GUIA PRÁTICO DE **ACUPUNTURA**

GUIA PRÁTICO DE ACUPUNTURA

Localização de pontos e técnicas de punção

Claudia Focks
Ulrich März

3ª EDIÇÃO

manole
editora

Título original em alemão: *Leitfaden Akupunktur: Punktlokalisation und Stichtechnik – 3ª Auflage.*

Esta 3ª edição do *Leitfaden Akupunktur*, de Claudia Focks e Ulrich März, foi publicada mediante acordo com Elsevier GmbH, a qual não teve participação na tradução.
ISBN do original: 978-3-437-56144-3

Produção editorial: Retroflexo Serviços Editoriais

Tradução da 1ª edição: Reinaldo Guarany
Tradução das atualizações da 2ª edição: Rodrigo Botelho (Capítulos 1 a 4, 6 e 7)
Cláudia Lahr Tetzlaff (Parte pré-textual, Capítulo 5 e Índice remissivo)
Tradução das atualizações da 3ª edição: Rodrigo Botelho (Parte pré-textual, Capítulos 1 a 4, 6 e 7 e Índice remissivo)
Cláudia Lahr Tetzlaff (Capítulo 5)
Revisão científica da 1ª edição: Dina Kaufman
Médica clínica-geral e homeopata, com especialização em medicina tradicional chinesa pela Universidade de Medicina Tradicional Chinesa de Beijing e curso avançado de acupuntura na Escola de Medicina Tradicional Chinesa de Xangai.

Consultoria científica das atualizações da 2ª edição: Daniel Camargo Pimentel
Médico pela Faculdade de Medicina da Universidade de São Paulo (FMUSP). Especialista em Medicina Física e Reabilitação pela FMUSP. Especialista em Acupuntura pelo Colégio Médico Brasileiro de Acupuntura (CMBA). Doutor pela FMUSP. Pós-Doutor pela Universidade de Harvard. Professor Colaborador da FMUSP. Diretor da Spine Center.

Revisão de tradução e revisão de prova: Depto. editorial da Editora Manole
Diagramação: Elisabeth Miyuki Fucuda
Ilustrações: Gerda Raichle, Henriette Rintelen
Fotografias: Anja Doehring
Capa: Ricardo Yoshiaki Nitta Rodrigues
Imagem da capa: istockphoto.com

CIP-BRASIL. CATALOGAÇÃO NA PUBLICAÇÃO
SINDICATO NACIONAL DOS EDITORES DE LIVROS, RJ

F676g
3. ed.

Focks, Claudia
Guia prático de acupuntura : localização de pontos e técnicas de punção / Claudia Focks, Ulrich März ; tradução Rodrigo Botelho, Cláudia Lahr Tetzlaff. - 3. ed. - Barueri [SP] : Manole, 2025.

Tradução de: Leitfaden akupunktur : punktlokalisation und stichtechnik
ISBN 9788520465134

1. Medicina chinesa - Manuais, guias, etc. 2. Acupuntura - Manuais, guias, etc. I. Botelho, Rodrigo. II. Tetzlaff, Cláudia Lahr. III. Título.

CDD: 615.892
25-97948.0 CDU: 615.814.1

Meri Gleice Rodrigues de Souza - Bibliotecária - CRB-7/6439

3ª edição brasileira – 2025

Direitos em língua portuguesa adquiridos pela:
Editora Manole Ltda.
Alameda Rio Negro, 967 – CJ 717 – Alphaville Comercial
CEP: 06454-000 – Barueri – SP – Brasil
Fone: (11) 4196-6000
www.manole.com.br | htt ps://atendimento.manole.com.br/

Impresso no Brasil | *Printed in Brazil*

Prefácio

"Encontrar pontos de acupuntura rapidamente e tratar de modo eficiente" e "passo a passo, desde a procura individual de pontos até a punção diferenciada". Essas duas premissas caracterizam o método de acupuntura, concebido como um guia prático.

Mediante a estrutura clara e visualmente elaborada, são acessíveis, de imediato, informações importantes e clinicamente relevantes para a procura de pontos e sua aplicação. Além disso, os terapeutas são guiados passo a passo pelo texto e orientados sobre a anatomia da superfície para a correta localização do ponto.

No Capítulo 5, capítulo central da obra, os pontos são expostos em fotografias, utilizando-se uma página para cada um. Nele se encontram também indicações sobre outros pontos de acupuntura, localizados nas proximidades, ou sobre pontos que se situam em posição comparável, em outras regiões anatômicas. Dessa maneira, por razões didáticas, a atenção deve ser dirigida do ponto isolado para uma orientação anatômica mais abrangente, fomentando uma compreensão que é fundamental para a localização de ponto. O Capítulo 6 mostra os pontos dos canais de energia uns em relação aos outros, arrematando esse conceito didático com figuras panorâmicas de pontos importantes sob aspectos regionais.

Os terapeutas especializados em medicina chinesa trabalham com a energia *qi* e seus movimentos. O ponto de acupuntura possui tanto um componente anatômico como energético. Nesse sentido, o ponto é vivo e ligado à rede de canais de energia e vasos do corpo.

Para aproveitar por completo o potencial de um tratamento de acupuntura, os pontos podem, adicionalmente, ser estimulados por determinadas indicações. Os estudantes de acupuntura na Ásia passam muitas horas treinando sua habilidade manual com almofadas e exercícios de *qigong* antes de poderem tratar um ponto em um paciente. O Capítulo 7 é, por isso, uma oportunidade oferecida aos usuários de se orientarem por técnicas diferenciadas de estimulação mais intensivas e aplicá-las de forma terapêutica.

Nesta terceira edição atualizada, diversas figuras foram retrabalhadas. Nesse trabalho, atentamos tanto para o tratamento visual do material gráfico como também para a revisão do texto no sentido do rigor, da facilidade de utilização e da aplicabilidade na prática.

Esperamos que este guia prático ofereça uma ajuda valiosa para praticantes e estudantes de acupuntura e teremos prazer em receber quaisquer sugestões e críticas.

Rottweil e Ulm, Alemanha
Claudia Focks e Ulrich März

Agradecimentos

Quem já teve a experiência de editar fotos ou vivenciar o processo de produção de texto para o projeto de um livro pode ter ideia da mão de obra necessária para que este guia prático obtivesse êxito tanto no aspecto visual como no conteúdo.

Agradecemos, primeiramente, aos modelos fotográficos e, em especial, à maravilhosa fotógrafa Anja Doehring. Seu trabalho sensível e dedicado formou a base visual para que o livro se tornasse, do ponto de vista artístico, um "presente para os olhos".

Gostaríamos de agradecer à artista gráfica Henriette Rintelen pela bem-sucedida configuração e conversão de nossas ideias em imagens.

Gostaríamos de agradecer novamente todos os colaboradores da Editora Elsevier por sua frutífera cooperação. Nessa tarefa, agradecemos em especial a Marko Schweitzer, pelo planejamento, Marion Kraus, pela gestão do projeto, Christel Hämmerle, pela escrita, e Ute Landwehr-Heldt, pela produção.

Nosso agradecimento pessoal a nossos companheiros Coralie März e Christoph Ranzinger.

Os autores

Dra. Claudia Focks, de Rottweil, Alemanha. Anestesiologista, especialista em acupuntura, tratamento natural e homeopatia. Ênfase na prática de medicina chinesa e psicoterapia. Formação em medicina chinesa na China e na Alemanha. Coeditora e coautora das seguintes obras: *Leitfaden Chinesische Medizin* [Manual de Medicina Chinesa], *Atlas Akupunktur* [Atlas de Acupuntura], *Karteikarten* e *CDROM Akupunktur*, todas publicadas pela Elsevier-Verlag, Munique. Realiza conferências sobre medicina chinesa.

Dr. Ulrich März, de Ulm, Alemanha. Clínico geral, especialista em acupuntura, quiroterapia, especialmente terapia da dor. Ênfase na prática de medicina chinesa e em formas de terapia manual. Formação em medicina chinesa na China e Alemanha. Leciona acupuntura e medicina tradicional chinesa (MTC) na Universität Ulm [Universidade de Ulm]. É diretor do curso de pós-graduação em acupuntura e MTC na Akademie für Wissenschaft, Wirtschaft und Technik [Academia para Ciência, Economia e Técnica] da Universität Ulm.

Instruções para uso:

✓ **Informações e dicas importantes**

! **Prestar atenção**

Abreviaturas

Canais de energia

P	Pulmão (*Fei*)
C	Coração (*Xin*)
F	Fígado (*Gan*)
BP	Baço-Pâncreas (*Pi*)
R	Rim (*Shen*)
IG	Intestino Grosso (*Da Chang*)
ID	Intestino Delgado (*Xiao Chang*)
VB	Vesícula Biliar (*Dan*)
E	Estômago (*Wei*)
B	Bexiga (*Pang Guang*)
CS	Circulação-Sexualidade (*Xin Bao*)
TA	Triplo Aquecedor (*San Jiao*)
VC	Vaso Concepção (*Ren Mai*)
VG	Vaso Governador (*Du Mai*)
Ex	Pontos Extras
Ex-CA	Pontos Extras do tórax e abdome
Ex-HN	Pontos Extras da cabeça e pescoço
Ex-LE	Pontos Extras dos membros inferiors
Ex-UE	Pontos Extras dos membros superiores

Sumário detalhado

1 Métodos de localização e medida em cun

C. Focks

O pressuposto básico para qualquer tratamento de acupuntura bem-sucedido é, além do diagnóstico diferenciado segundo os critérios da medicina chinesa e a correspondente escolha do ponto, o conhecimento sobre a localização exata dos pontos, bem como a inserção e a manipulação correta da agulha (▶ Cap. 7).

1.1 Métodos de localização na acupuntura corporal

Os pontos de acupuntura podem ser localizados de acordo com diversos métodos:
Relação anatômica: muitos pontos de acupuntura se situam em locais anatomicamente demarcados, por exemplo, em depressões, em inserções de músculos e tendões, em sulcos da pele, sobre espaços nas articulações, proeminências ósseas etc. A partir da localização correta e do treino adequado, o dedo que está palpando consegue sentir com segurança essas depressões e aberturas.
Diferentes pontos e locais de referência anatômicos formam a base para localizar pontos de acupuntura. No Capítulo 2, "Referência anatômica", são apresentados em detalhes os mais importantes deles. Diferenciam-se entre:

- **Marcadores fixos de orientação**, que não se alteram com as diferentes posições ou movimentos corporais. Eles contêm referências ósseas como depressões ou proeminências do sistema esquelético, e também, por exemplo, ângulo do sulco ungueal, papilas mamárias, umbigo etc. A medição em cun do corpo (▶ 1.2) depende, em grande parte, da base do marcador fixo de orientação.
- **Marcadores móveis de orientação**, que podem ser encontrados ou mais bem expostos quando se assume um movimento ou uma posição corporal específica (▶ 1.3.2). Exemplos: a flexão do cotovelo para a caracterização evidente da prega do cotovelo, por exemplo, para a localização de **IG-11** ou cerrar os dentes para a localização de **ID-18**. Além disso, por causa de uma consistência alterada da pele, podem ser sentidos pontos com o deslizamento suave do dedo que apalpa, por meio da dor à palpação, do inchaço e da interrupção do movimento.

Medição proporcional da distância até o ponto: para pontos que não estão situados diretamente em estruturas de referência, a medicina chinesa usa a unidade individual de medida em cun (▶ 1.2).
Aparelho elétrico de procura de ponto: com ele é medida a resistência elétrica da pele nos pontos. Em geral, ela é reduzida na região dos pontos de acupuntura. Esse método de localização é empregado, sobretudo, em auriculoacupuntura. No entanto, em acupuntura corporal, ele não tem se mostrado tão útil.

1.2 Medidas em cun do corpo

Os chineses utilizam o **cun** como unidade de medida para distâncias no corpo. Em oposição ao cun fixo chinês oficial (1 cun corresponde a 2,5 cm), ele é aplicado na medicina como **medida relativa** individual e proporcional ao tamanho do corpo. Essa unidade relativa de medida é definida pelo tamanho de uma parte do dedo do respectivo paciente (cun do dedo) ou pela distância entre determinadas partes do corpo do paciente (cun do corpo ou de partes do corpo).

Importante: nas indicações de cun, trata-se de indicações "aproximadas", isto é, elas conduzem até a região em que se deve procurar o ponto. A respectiva palpação é decisiva para a localização do ponto.

Para a localização de muitos pontos bastam as medições com o **cun dos dedos** (▶ Fig. 1.1, ▶ Tab. 1.1), frequentemente empregadas na prática. Na medição, deve-se sempre atentar que os **dedos do paciente** – não os do terapeuta – sirvam como unidade de medida. Havendo correspondência aproximada da largura dos dedos do terapeuta com a dos dedos do paciente, pode-se, para facilitar, medir com o cun do terapeuta. Da mesma forma, pequenos desvios em relação ao cun do paciente podem ser corrigidos – por meio de um ajuste proporcional das distâncias dos dedos do terapeuta, por exemplo, por meio da posição distante ou próxima dos dedos justapostos na posição transversal, ou um acréscimo imaginário à dimensão do cun dos polegares.

✓ Dica para encontrar a extremidade da prega axilar:
A prega axilar anterior (ventral) ou posterior (dorsal) corresponde à extremidade ventral ou dorsal da axila que continua no membro superior junto ao tórax e serve para a medição em cun da região do braço (▶ Fig. 1.2, **P-3**, **P-4**).

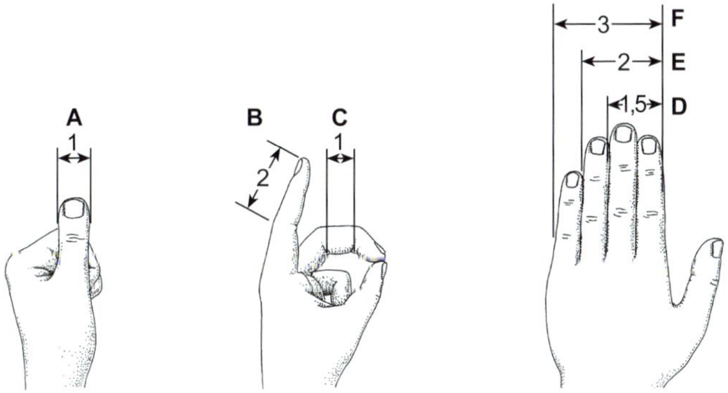

Figura 1.1

Tabela 1.1 Medidas em cun dos dedos		
A	1 cun como medida do polegar	Região mais larga da falange distal do polegar
B	2 cun como medida do indicador	Comprimento total das falanges distal e média do indicador
C	1 cun como medida do dedo médio	Distância entre ambas as extremidades da falange média, quando a ponta do dedo médio encosta na ponta do polegar
D	1,5 cun como medida transversal de dois dedos	Largura dos dedos indicador e médio, posicionados juntos na altura da segunda articulação interfalângica
E	2 cun como medida transversal de três dedos	Largura dos dedos indicador, médio e anular, posicionados juntos na altura da falange distal
F	3 cun como medida transversal de quatro dedos	Largura dos dedos indicador, médio, anular e mínimo, posicionados juntos na altura da segunda articulação interfalângica (largura de uma mão)

1

Quando o paciente encaixa a parte lateral da mão na axila, esta indica a área de transição. A extremidade da prega axilar projeta-se abaixo do músculo peitoral, que passa por baixo do músculo deltoide para se inserir no úmero. Dependendo das proporções do corpo, da posição do membro superior ou da tensão muscular, a localização da extremidade da prega axilar é muito variável. Por isso, ela deve ser localizada, em cada indivíduo, do melhor modo, ou seja, em posição relaxada com os membros superiores pendendo para baixo.

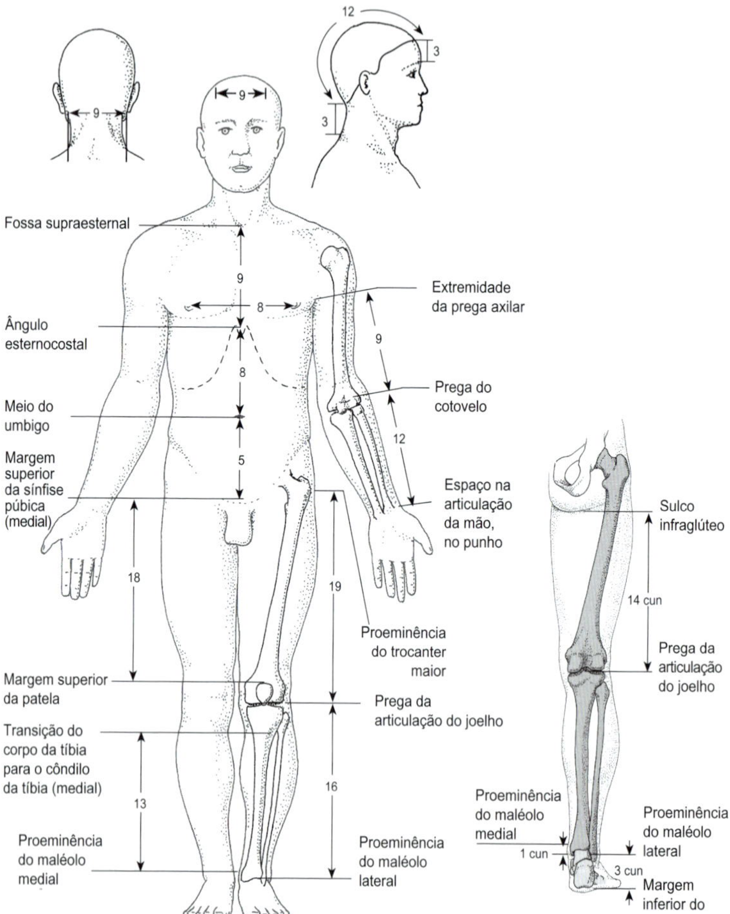

Figura 1.2

O **cun do corpo ou de partes do corpo**, por outro lado, considera as proporções dos segmentos individualizados do corpo por meio das partes a serem medidas por região (▶ Fig. 1.2, ▶ Tab. 1.2). Então elas são divididas em um determinado número de segmentos. A adoção dessa segmentação diferenciada na prática diária se configura, na maioria dos casos, como muito trabalhosa. Com frequência, para o estabelecimento dos pontos médios das partes (▶ 1.3.3), basta a técnica de localização com a ajuda das mãos, combinada à medição em cun dos dedos e à palpação indicativa para a localização correta. Para a orientação na região do abdome, pode ser empregada também uma fita métrica específica (▶ 1.3.1).

Tabela 1.2 Medidas em cun do corpo ou de partes do corpo

Cabeça		
Sagital	12 cun	Da linha anterior da raiz do cabelo (▶ 2.1.1) até a linha posterior da raiz do cabelo (▶ 2.1.5)
	3 cun	Do meio do supercílio até a linha anterior da raiz do cabelo (▶ 2.1.1)
	3 cun	Da margem inferior do processo espinhoso da C7 (▶ 2.4.1) até a linha posterior da raiz do cabelo (▶ 2.1.5)
	18 cun	Do ponto extra **Ex-HN-3** (*yintang*) até o ponto **VG-14**
Cabeça		
Transversal	9 cun	Do processo mastoide direito até o esquerdo (▶ 2.1.4)
	9 cun	Do ponto **E-8** à direita até o ponto **E-8** à esquerda
Tórax e abdome		
Sagital	9 cun	Da fossa supraesternal (**VC-22**) até o ângulo esternocostal (▶ 2.5, sínfise xifosternal)
	8 cun	Do ápice do ângulo esternocostal (▶ 2.5, sínfise xifosternal) até o meio do umbigo
	5 cun	Do meio do umbigo até a margem superior da sínfise púbica (▶ 2.5)
Transversal	8 cun	Do meio da papila mamária direita até o meio da papila mamária esquerda
Sagital	12 cun	Da extremidade da prega axilar até a extremidade lateral livre da 11ª costela (**F-13**)
Costas e região lombar		
Sagital	30 cun	Do processo espinhoso da T1 até a extremidade do cóccix
Transversal	3 cun	Da margem medial da escápula até a linha do processo espinhoso com a região do ombro relaxada (com os membros superiores pendendo livremente)
Membro superior		
Lateral	9 cun	Da prega axilar anterior até a prega do cotovelo
	12 cun	Da prega do cotovelo até o espaço na articulação da mão, no punho (▶ 2.3.3, espaço na articulação da mão, no punho)
Membro inferior		
Lateral	19 cun	Da proeminência do trocanter maior (▶ 2.6) até a prega do joelho
	16 cun	Da prega do joelho até a proeminência do maléolo lateral (▶ 2.6.2)
	14 cun	De **VB-34** (à frente e abaixo da cabeça da fíbula) até a proeminência do maléolo lateral (▶ 2.6.2)
	3 cun	Da proeminência do maléolo lateral (▶ 2.6.2) até a margem inferior do calcanhar

(continua)

Tabela 1.2 Medidas em cun do corpo ou de partes do corpo (*continuação*)		
Medial	18 cun	Margem superior da sínfise púbica (▶ 2.5) até a margem superior da patela (▶ 2.6.1)
	15 cun	Da prega medial do joelho até a proeminência do maléolo medial (▶ 2.6.2)
Membro inferior		
	13 cun	Do côndilo medial da tíbia (▶ 2.6.1, na transição para o corpo da tíbia) até a proeminência do maléolo medial (▶ 2.6.2)
Dorsal	14 cun	Do sulco infraglúteo até a prega do joelho
Diferença entre o maléolo medial e o maléolo lateral		
	1 cun	Diferença de altura da proeminência do maléolo medial (▶ 2.6.2) para a proeminência do maléolo lateral (▶ 2.6.2)

Costas e região lombar: os processos espinhosos vertebrais e os espaços intercostais são referências anatômicas que ajudam na localização dos pontos das costas e da região lombar (▶ Tab. 1.2). Sobretudo o processo espinhoso da C7, a transição lombossacral, a espinha ilíaca posterossuperior (EIPS) na altura do processo espinhoso da S2 (ou concavidade do forame e de S2) e o hiato sacral são **pontos de referência precisos**. Como pontos de referência menos precisos, há o ângulo da escápula na altura do processo espinhoso da T7, altura da crista ilíaca ("linha de Tuffier", em geral na altura do processo espinhoso da L4). **Atenção:** o posicionamento (ortostático, sentado ou em decúbito ventral), conforme a constituição individual do corpo e a posição da coluna vertebral (cifose, lordose etc.), influencia significativamente a altura da vértebra em relação às outras estruturas do corpo e, por esse motivo, pode haver uma variação individual considerável. Explicações mais exatas sobre isso estão no ▶ Capítulo 2 ▶ 2.4, Referência anatômica.

1.3 Dicas de procura

1.3.1 Fita métrica

Uma fita métrica especificamente preparada também pode ser usada para a localização do ponto, em especial na região abdominal, que tem formas variadas. Para isso, marca-se, por exemplo, uma fita métrica com 1 a 2 cm de largura e 40 cm de comprimento em distâncias uniformes de 2 cm. A ponta da fita e o correspondente número em cun prescrito são colocados sob tração nas extremidades do trecho a ser medido. Com isso, o resultado, dependendo da estrutura do corpo, é a medida relativa em cun do corpo ou do trecho do corpo.

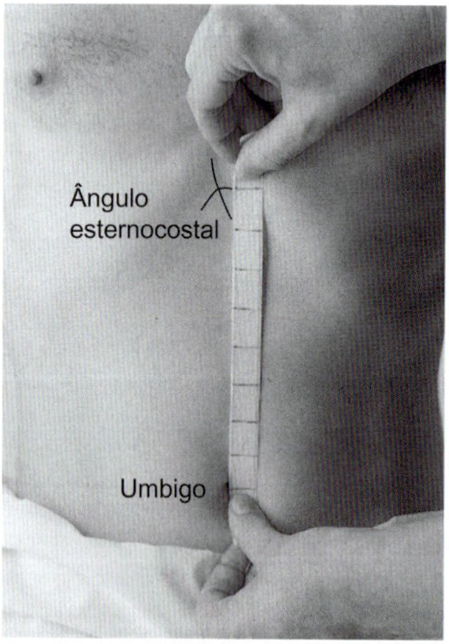

Figura 1.3

Exemplos:

- Para localizar um ponto na região do epigástrio, entre o ângulo esternocostal e o umbigo, estendem-se oito segmentos (▶ Fig. 1.3).
- Para localizar um ponto na região do hipogástrio, entre o umbigo e a margem superior da sínfise púbica, são estendidos cinco segmentos (▶ Fig. 1.4).

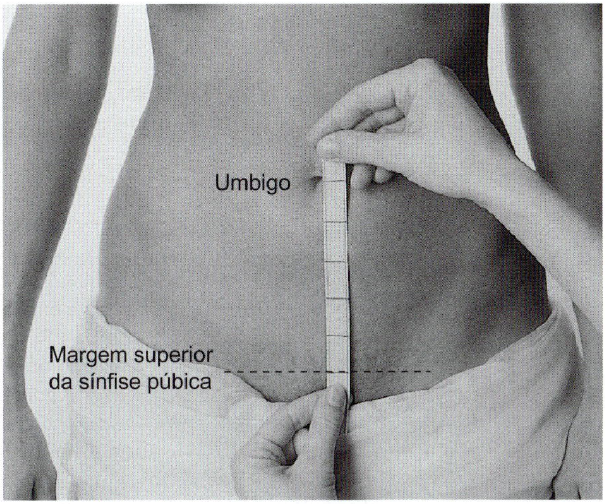

Figura 1.4

1.3.2 Posições e movimentos do corpo

Para a procura diferenciada de um ponto, podem ser adotadas determinadas posições, assim como podem ser realizados alguns movimentos com o corpo.

Exemplos:

- Melhor apresentação dos tendões com os punhos fechados, para a orientação dos pontos **Circulação-Sexualidade** na região do antebraço (▶ Fig. 1.5).
- A mão é colocada espalmada sobre a mesa com polegar e indicador unidos, o músculo adutor do polegar pressiona o músculo interósseo dorsal para cima. Localizar **IG-4** no ponto mais alto da protuberância muscular formada (▶ Fig. 1.6).
- Colocar o dedo sobre a porção proximal do processo estiloide ulnar (▶ 2.3.3). Durante o movimento da mão da posição de pronação para a posição de meia supinação, sente-se uma fenda em forma de sulco proximal ao processo estiloide (sulco de deslizamento para o tendão do músculo extensor ulnar do carpo). Localizar **ID-6** (▶ Fig. 1.7) nessa fenda.
- Na abdução do braço na transversal, formam-se duas pequenas cavidades planas na transição do ombro para o braço. Na cavidade anterior localiza-se **IG-15**, na cavidade posterior, **TA-14** (▶ Fig. 1.8).

1

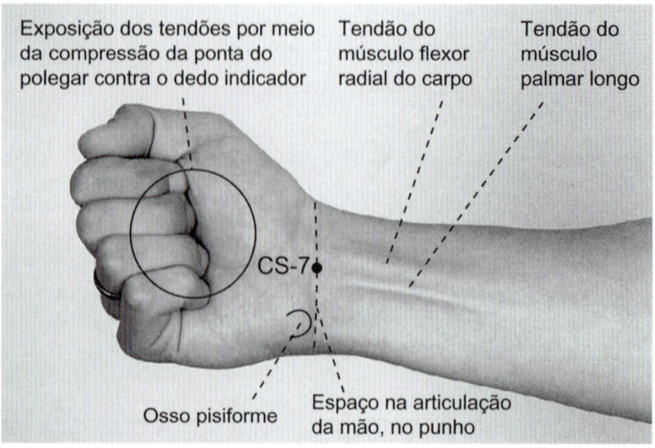

Figura 1.5

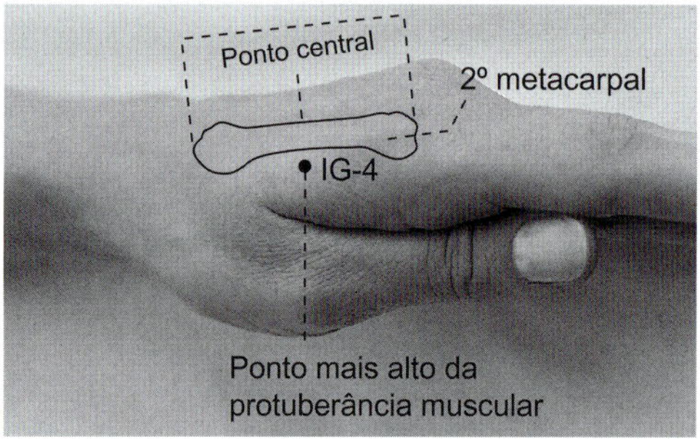

Figura 1.6

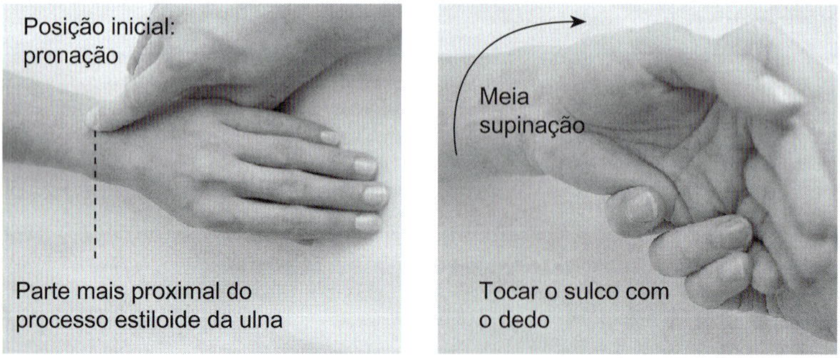

Figura 1.7

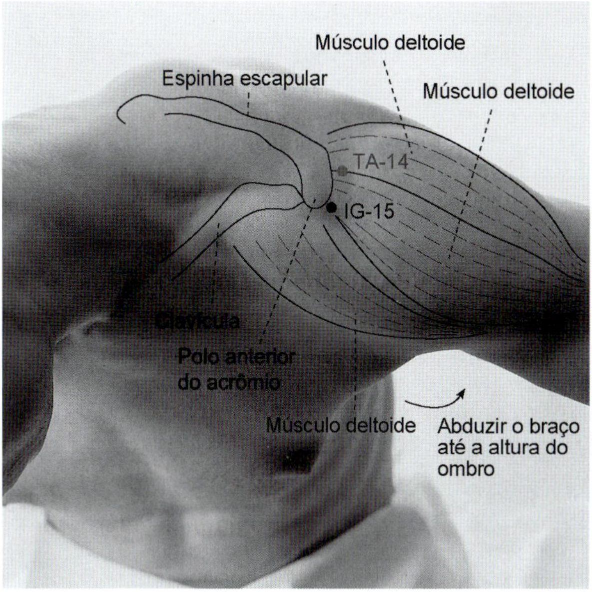

Figura 1.8

1.3.3 Técnica de localização com a ajuda das mãos

A técnica de localização com a ajuda das mãos é útil, em especial, na rápida determinação de pontos centrais de alguns trechos do corpo. Para isso, coloca-se os dedos mínimos de ambas as mãos nas extremidades de um trecho a ser medido, e as mãos devem se posicionar de maneira uniforme sobre o trecho. Dessa forma, os dois polegares se unem para indicar o ponto central do trecho.

Exemplos:

- Para determinar o ponto central de um trecho que mede 16 cun entre a prega do joelho e a proeminência do maléolo lateral, os dois dedos mínimos são colocados respectivamente em ambas as extremidades (▶ Fig. 1.9).
- Para determinar **VG-20**, uma das mãos é colocada à esquerda e a outra à direita da cabeça do paciente, e os dois dedos mínimos tocam, cada um, o ápice de cada uma das orelhas. Os polegares se unem na linha média do ápice do crânio e apontam para **VG-20** (▶ Fig. 1.10).

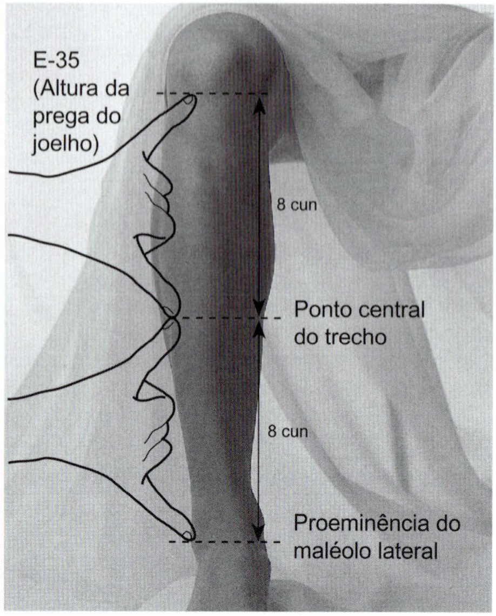

Figura 1.9

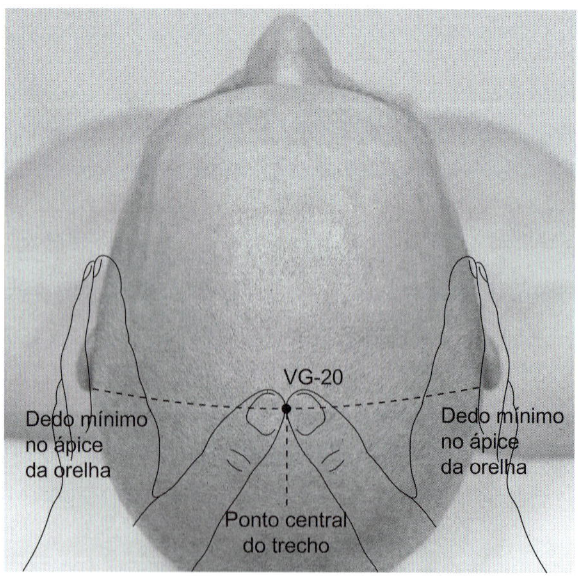

Figura 1.10

2 Referência anatômica

U. März

2.1 Cabeça

2.1.1 Ápice, fronte e parte superior da órbita

Ápice

▶ Fig. 2.1

No ponto de cruzamento da linha transversal, que passa pelo ápice do crânio, com uma linha imaginária que liga os ápices de ambas as orelhas, está localizado o ponto **VG-20** (*baihui*), em uma distância de 7 cun da linha posterior da raiz do cabelo e 5 cun da linha anterior da raiz do cabelo. Ele se encontra no ponto mais alto do crânio ("vértex" ou vértice).

Atenção: durante a procura, a cabeça do paciente deve ficar ereta. Técnica de localização com a ajuda das mãos (▶ Cap. 1, item 1.3.3): o terapeuta coloca uma de suas mãos à esquerda e a outra à direita da parte lateral da cabeça do paciente. Ao mesmo tempo, cada dedo mínimo toca o ápice de uma das orelhas. Então, os dois polegares tocam-se na linha transversal do ápice do crânio, indicando o ponto **VG-20** (*baihui*).

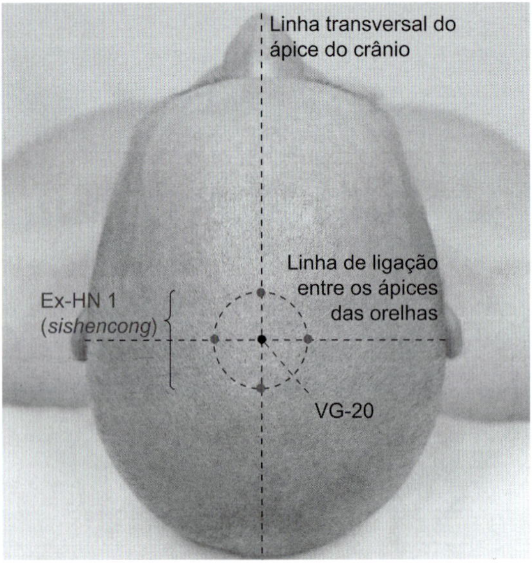

Figura 2.1

Linha anterior da raiz do cabelo

▶ Fig. 2.2

A linha anterior da raiz do cabelo limita a parte superior da fronte e pode ter uma grande variação de pessoa para pessoa. A linha da raiz do cabelo indica o início da zona original de crescimento do cabelo.

Como a raiz do cabelo pode prematuramente retroceder, sobretudo no caso dos homens, em razão da calvície, muitas vezes a linha da raiz onde o cabelo começou não é idêntica à linha atual, e há nessa área uma parte sem cabelo. Nesse caso, a linha originária da raiz do cabelo é indicada pela marca da prega superior da fronte, quando o paciente a franze. Refere-se aos pontos **VG-20** a **VG-24**, **B-3** a **B-7**, **VB-4** a **VB-7**, **VB-13** a **VB-15**, **E-8**.

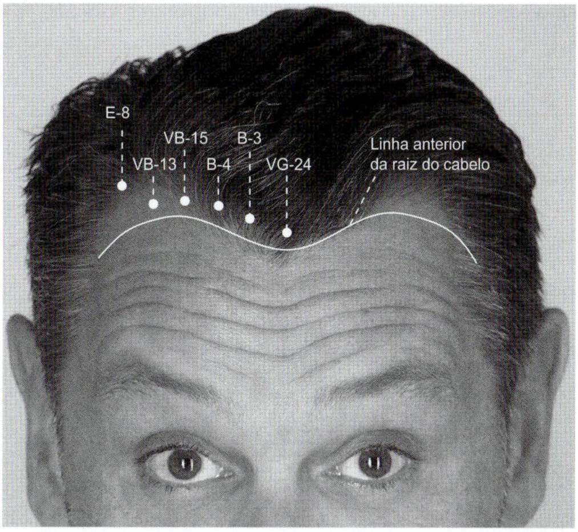

Figura 2.2

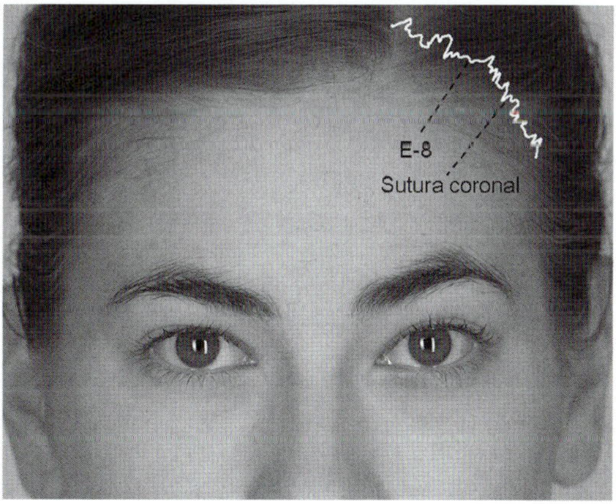

Figura 2.3

Sutura coronal e ângulo frontotemporal

▶ Fig. 2.3

O ângulo frontotemporal é formado pela transição do limite entre a têmpora e o cabelo para o limite entre a fronte e o cabelo e, com o início do aparecimento da calvície, recua para as chamadas "entradas".

Localizar **E-8** na transição do aspecto transversal (ápice do crânio) ao aspecto vertical (lateral do crânio) em um sulco palpável (sutura coronal), um pouco medial à linha natural do cabelo.

2

Fronte

▶ Fig. 2.4

Pode-se tocar, em ambos os lados da fronte, o abaulamento mais ou menos evidente das tuberosidades frontais. Em sua margem inferior está situada uma depressão rasa que é a transição para o arco superciliar, o ponto **VB-14**, em uma linha reta, perpendicular, acima da pupila. A distância de **VB-14** para a margem superior da órbita é de cerca de 1 cun.

Glabela, arco superciliar

▶ Fig. 2.4

A glabela é uma parte elevada e plana acima da raiz do nariz e entre os dois arcos superciliares. É o ponto de referência óssea central na região da fronte.

No centro da glabela encontra-se o ponto extra **Ex-HN-3** (*yintang*). Ao longo dos arcos superciliares encontram-se, da parte medial para a parte lateral, os pontos **B-2**, **Ex-HN-4** (*yuyao*) e **TA-23**.

Atenção: B-2 encontra-se no ângulo medial do olho, acima da incisura frontal (não supraorbital), quando ela é perceptível.

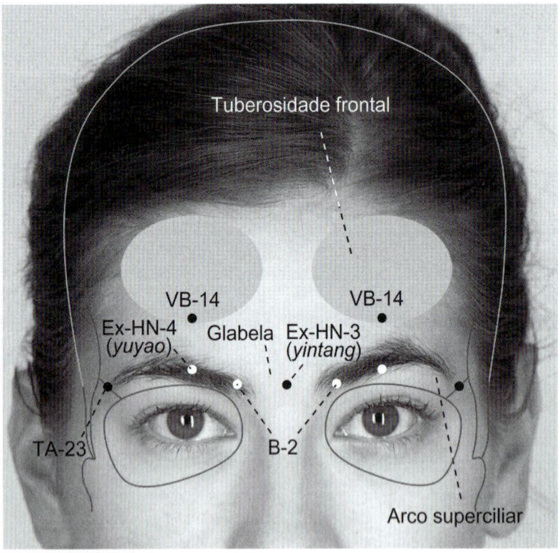

Figura 2.4

2.1.2 Meio da face e região do nariz

Ossos da face

▶ Fig. 2.5

Abaixo dos olhos a maxila constitui, junto com o zigomático, a estrutura óssea da face. São formados pontos de referência importantes nessa região pelo forame infraorbital, a margem inferior do zigomático e o arco zigomático do osso temporal.

Forame infraorbital

▶ Fig. 2.5

O ponto **E-2** se encontra no forame infraorbital, em uma linha reta, perpendicularmente abaixo da pupila, sobre a maxila. Está situado a pouco menos de um dedo em posição transversal abaixo da margem infraorbital saliente e é perceptível na palpação a partir da margem orbital na direção caudal, abaixo do abaulamento máximo da margem, como uma pequena depressão dolorida à pressão.

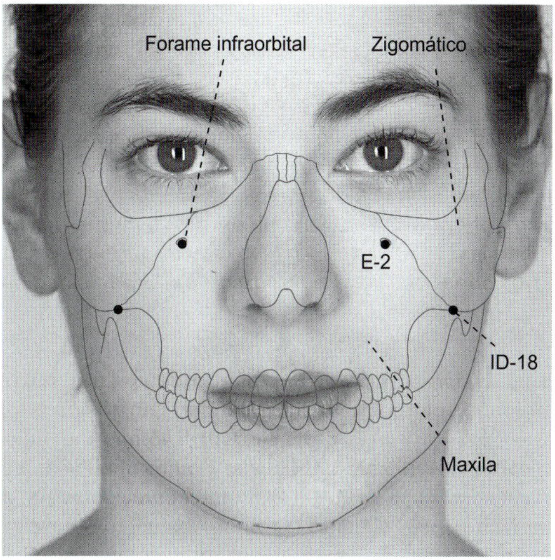

Figura 2.5

Zigomático

▶ Fig. 2.5

As estruturas ósseas abaixo da margem lateral da órbita são formadas pelo zigomático. Verticalmente abaixo do ângulo lateral do olho está, na margem inferior do zigomático, o ponto **ID-18**, à frente da margem do músculo masseter (na parte inferior da face e na região mentual, ▶ 2.1.3).

Arco zigomático

▶ Fig. 2.6

O zigomático estende-se lateralmente no arco zigomático e vai até por sobre o osso temporal. O zigomático é palpável como estrutura óssea que segue um pouco transversalmente em direção à orelha.

Na margem superior do arco zigomático encontram-se os pontos **VB-3** e, ligeiramente na direção cranial, **TA-22**, e na margem inferior, os pontos **E-7** e **TA-21**.

Articulação temporomandibular

▶ Fig. 2.6

Abaixo do arco zigomático está situada, à frente do trago da orelha, a articulação temporomandibular, cujo movimento pode ser sentido com o leve abrir e fechar da boca. O ponto E-7 está situado em uma depressão à frente da articulação temporomandibular, diretamente abaixo da margem do arco zigomático. Essa depressão encontra-se na incisura da mandíbula, que é formada pelo processo coronoide e pelo processo condilar da mandíbula. Com uma abertura maior da boca, quando se coloca o dedo neste local, ele se levanta da depressão sobre o ponto E-7, por meio do processo condilar da mandíbula, que desliza para a frente.

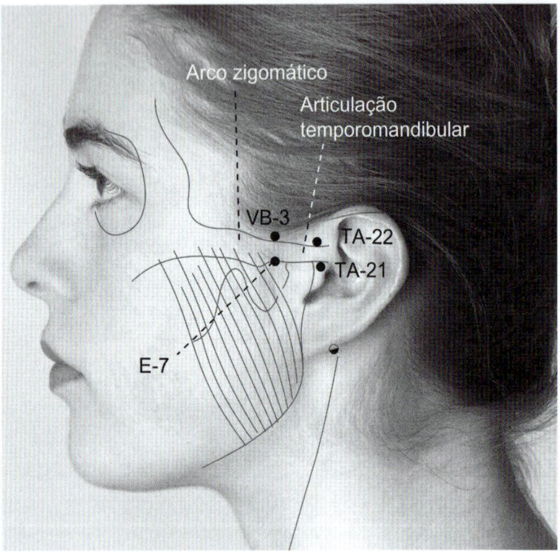

Figura 2.6

Sulco nasolabial ou sulco entre o nariz e os lábios

▶ Fig. 2.7

O sulco nasolabial começa na parte lateral do nariz, acima da asa do nariz, onde a área cartilaginosa se junta com a parte óssea, e dali segue para o ângulo da boca. O ponto **Ex-HN-8** (*shangyingxiang, bitong*) está localizado na sua extremidade superior, na transição da maxila para a cavidade nasal. O ponto **IG-20** está situado um pouco abaixo do ponto extra *bitong*, entre a margem da asa do nariz e o sulco nasolabial.

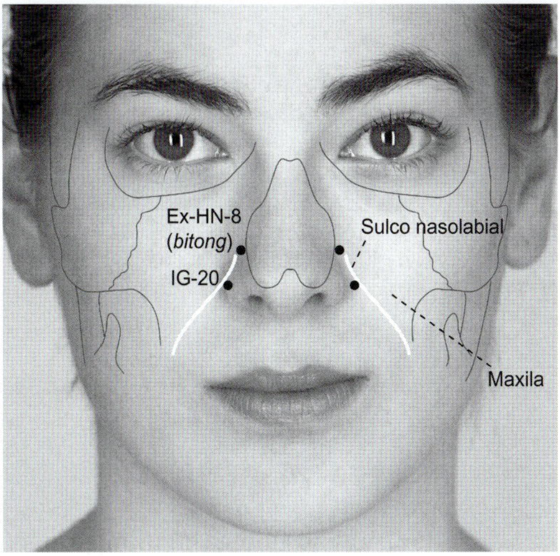

Figura 2.7

2.1.3 Parte inferior da face e região mentual

Ângulo da mandíbula

▶ Fig. 2.8

O ângulo da mandíbula corresponde à transição da margem da mandíbula, formando um ângulo de quase 90°, abaixo do lóbulo da orelha e ligeiramente anterior a ele. Ele indica a localização do ponto **E-6** (largura de um dedo acima do ângulo da mandíbula e anterior a ele), bem como dos pontos **ID-17** e **TA-16** (na altura do ângulo da mandíbula).

Músculo masseter

▶ Fig. 2.8

O contorno do músculo masseter pode ser bem delimitado com um forte cerramento dos dentes, entre a parte lateral da mandíbula e o zigomático. Ele surge no arco zigomático e se insere na região do ângulo da mandíbula.

Sulco mentolabial

▶ Fig. 2.9

Ele forma, no mento, um canal que segue transversalmente em direção ao lábio inferior. No meio dele encontra-se o ponto **VC-24**.

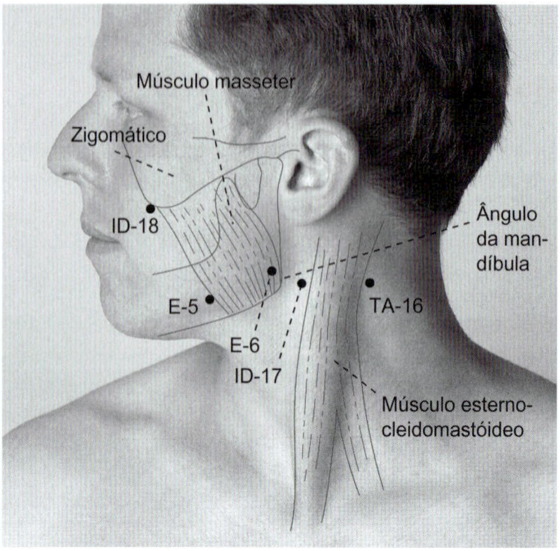

Figura 2.8

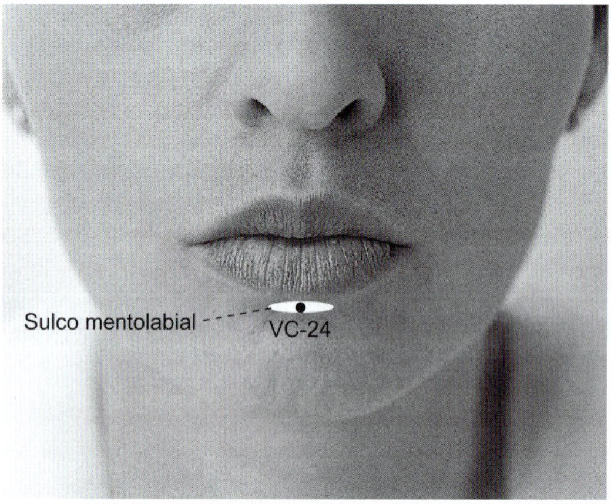

Figura 2.9

2.1.4 Região da orelha

▶ Fig. 2.10

Observação: os pontos de auriculoacupuntura não são considerados neste contexto.

Transição da concha da orelha à face

A transição da concha da orelha para as regiões das têmporas e da bochecha transcorre, na maioria dos casos, ligeiramente na vertical e pode ser visualizada por meio de uma leve inclinação no sentido anterior da concha da orelha e do trago (pequena saliência da orelha).

Nesse local se encontram, em uma linha craniocaudal, os pontos **TA-22**, **TA-21**, **ID-19** e **VB-2**.

Parte ascendente da hélice (ápice da orelha)

O ponto **TA-22** está situado anterior à parte ascendente da hélice, que limita a parte superior da concha da orelha e a face, acima do arco zigomático, aproximadamente na mesma altura que o ponto **VB-3** (▶ Fig. 2.6).

Incisura supratrágica

A incisura supratrágica é uma sinuosidade na região da cartilagem da orelha. Ela separa a parte ascendente da hélice do trago. O ponto **TA-21** está situado anterior à incisura supratrágica.

Trago

À frente da parte média do trago está o ponto **ID-19**.

Incisura intertrágica

A incisura intertrágica é uma sinuosidade da cartilagem da orelha que separa o trago do lóbulo da orelha e do antitrago. O ponto **VB-2** está situado em frente à incisura intertrágica.

Lóbulo da orelha

Abaixo do lóbulo da orelha e debaixo do canal auditivo encontra-se uma depressão, que é limitada dorsalmente pelo processo mastoide e anteriormente pela mandíbula. Essa depressão é limitada inferiormente pelo processo transverso da C1 (processo transverso do atlas). Nessa depressão encontra-se o ponto **TA-17**.

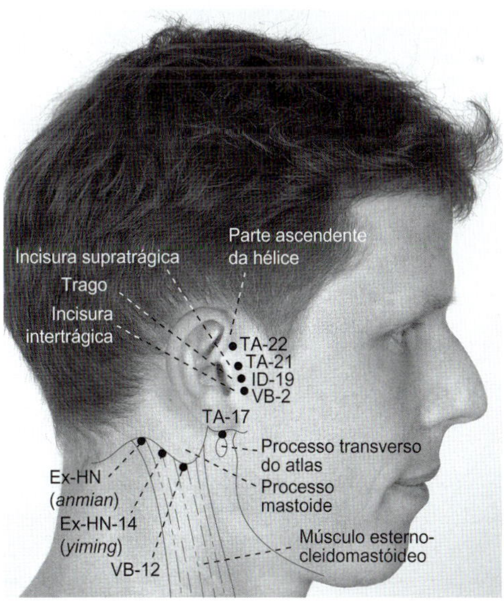

Figura 2.10

2

Processo transverso da C1 (atlas)

Pode ser tocado abaixo do lóbulo da orelha como uma estrutura óssea situada um pouco mais profundamente. Em geral é nitidamente dolorido sob pressão.

Processo mastoide

Na ponta do processo mastoide, palpável como estrutura óssea em forma cônica posteriormente à orelha, na transição do crânio para o pescoço, está situado o ponto **VB-12**. Na transição da sua base para o occipício está o ponto extra **Ex-HN** (*anmian*) e, ligeiramente mais caudal, o ponto extra **Ex-HN-14** (*yiming*).

2.1.5 Occipício e parte superior da nuca

▸ Fig. 2.11

Transição craniocervical

A transição da cabeça para o pescoço é formada pelo processo mastoide, pelos músculos do pescoço na parte dorsal e pelo occipício. Nessa transição encontram-se, da região lateral para a região dorsal, os pontos **VB-12**, **Ex-HN** (*anmian*), **Ex-HN-14** (*yiming*), **VB-20**, **B-10**, **VG-15** e **VG-16**.

Protuberância occipital externa

Pode ser palpada como uma saliência plana em forma de corcova na linha mediana posterior do occipício, quase sobre a transição craniocervical, e define a posição dos pontos **VG-16**, **VG-17** e **B-9**. Em muitos casos, com mais frequência nas mulheres, essa saliência só pode ser tocada com dificuldade ou até mesmo não pode ser tocada.

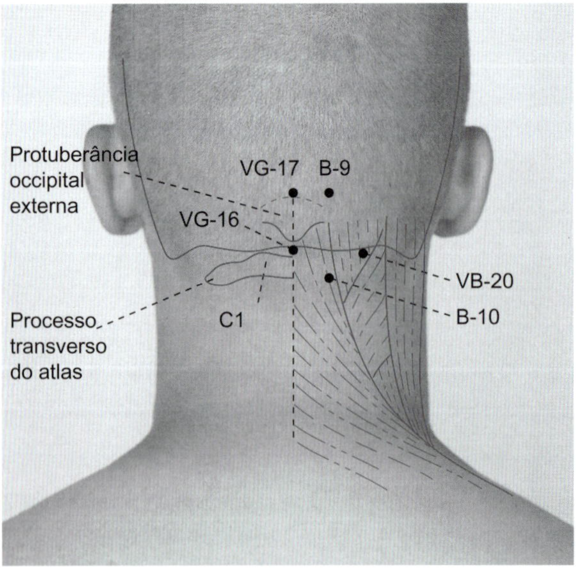

Figura 2.11

Linha posterior da raiz do cabelo

É usada como uma zona de referência ligeiramente imprecisa (variável) na procura de ponto na região occipital e para pontos de acupuntura no crânio.

2.2 Pescoço

▶ Fig. 2.12

2.2.1 Proeminência laríngea

No caso dos homens, a proeminência laríngea ("pomo de Adão") é em geral nitidamente visível e pode ser tocada como o ponto que se projeta mais para a parte medial. Nas mulheres, muitas vezes é mais difícil a identificação visual e, então, a estrutura precisa ser localizada por meio de palpação da abertura em forma de "V" (incisura tireóidea superior) na região cranial da cartilagem da tireoide, na linha média da laringe. Na altura da proeminência laríngea estão situados os pontos **E-9**, **IG-18** e **ID-16**.

2.2.2 Músculo esternocleidomastóideo

Esse músculo forma uma estrutura de referência anatômica de fácil identificação na face anterior e lateral do pescoço, que se torna visível e palpável por meio da rotação da cabeça para o lado oposto, o que pode ser mais reforçado ainda com a colocação de uma resistência contra a rotação (p. ex., no mento). O músculo tem uma parte tendínea arredondada na extremidade da superfície medial do manúbrio do esterno e uma parte mais larga e mais plana no terço esternal da clavícula, onde forma um triângulo estreito na região da articulação esternoclavicular. Ali se situa o ponto **E-11**. As duas extremidades do músculo são distinguíveis até o crânio e se inserem na parte posterior do processo mastoide, na metade lateral da linha nucal

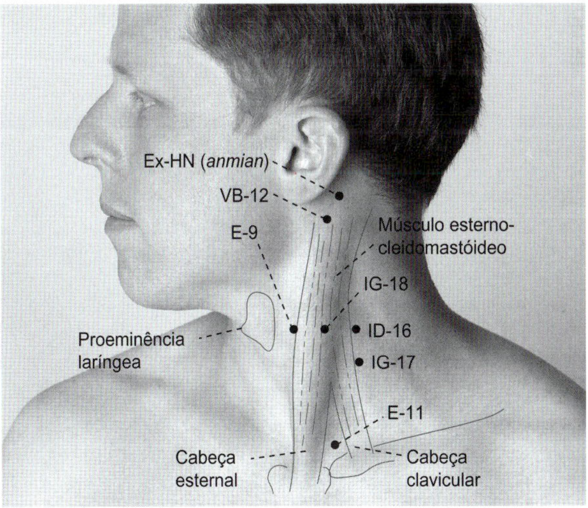

Figura 2.12

no occipício. Em seu percurso se encontram, além do ponto **E-11**, também os pontos **IG-17**, **IG-18**, **ID-16**, **E-9**, **VB-12** e o ponto extra **Ex-HN** (*anmian*).

2

2.3 Cintura escapular e membro superior

2.3.1 Cintura escapular e braço

Músculo trapézio

▶ Fig. 2.13

Esse músculo forma a demarcação superior do ombro e estende-se, em suas porções craniais, da região cervical da coluna vertebral até o acrômio, na escápula. Na margem cranial do músculo, na parte central do ombro, está localizado o ponto **VB-21**, e um pouco abaixo, o ponto **TA-15**.

Acrômio

O acrômio pode ser palpado na parte lateral da articulação do ombro, como um nível ósseo plano acima da cabeça do úmero que sobressai um pouco mais para lateral.

Espinha da escápula

▶ Fig. 2.13

A estrutura óssea que corre obliquamente sobre a escápula se origina no acrômio e termina na margem medial da escápula, em um arco raso e aberto para cima, onde se localiza o ponto **ID-13**. O ponto **IG-16** está situado no ângulo entre a origem da espinha da escápula no acrômio e a articulação acromioclavicular, que se situa mais anteriormente, sobre a parte mais lateral dos músculos trapézio e supraespinal.

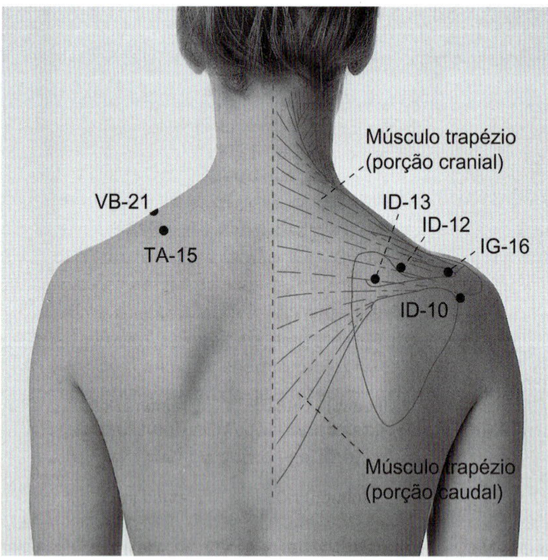

Figura 2.13

Cabeça do úmero

▶ Fig. 2.14, ▶ Fig. 2.15

A cabeça do úmero está situada abaixo do acrômio e segue, na maioria dos casos, um pouco mais para a parte lateral. Na abdução horizontal do membro superior, na transição do ombro para o braço, formam-se duas pequenas depressões na região lateral. Na depressão mais anterior está situado o ponto **IG-15**, na mais posterior está o ponto **TA-14**. As pequenas depressões marcam as margens do tubérculo maior, uma protuberância óssea do úmero proximal saliente no sentido lateral, que serve de ponto de inserção ao músculo redondo menor.

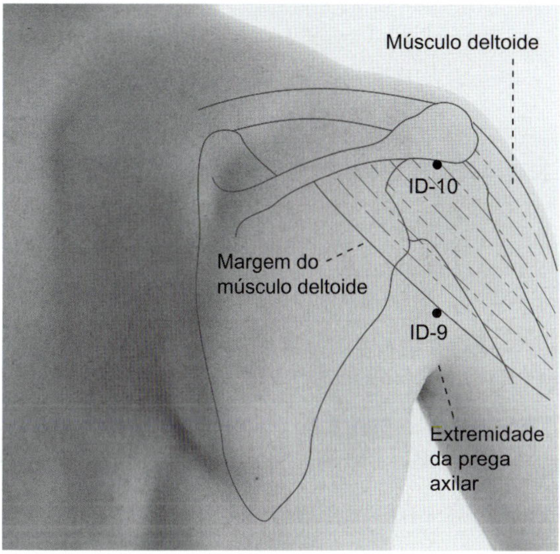

Figura 2.14

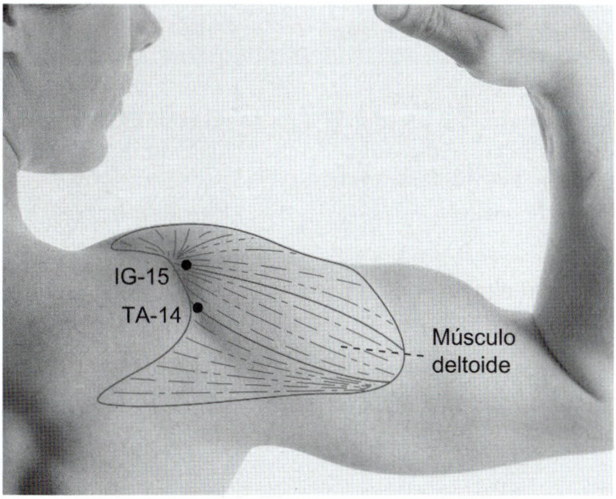

Figura 2.15

2

Músculo deltoide

▶ Fig. 2.14, ▶ Fig. 2.15, ▶ Fig. 2.16

Esse músculo envolve a cabeça do úmero nas suas partes espinal, acromial e clavicular. Sobre ele ou em suas margens estão os pontos **ID-9**, **ID-10**, **TA-14**, **IG-15**, o ponto extra **Ex-UE** (*jianquan*), **P-1**, **P-2**, **P-3** e **IG-14**.

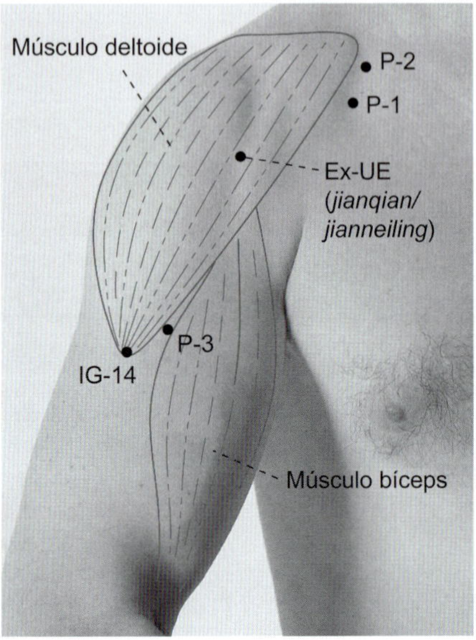

Figura 2.16

2.3.2 Região do cotovelo

Prega do cotovelo, tendão do bíceps

▶ Fig. 2.17

A face flexora do cotovelo corresponde à prega do cotovelo, entre os epicôndilos medial e lateral do úmero, e é dividida pelo tendão flexor. Encontram-se na região lateral do tendão do bíceps os pontos **IG-11** e **P-5**, e os pontos **CS-3** e **C-3** na região medial do tendão do bíceps.

Epicôndilos lateral e medial do úmero

▶ Fig. 2.18

Eles limitam os dois lados da prega do cotovelo, e o olécrano está situado entre eles, na região dorsal. No epicôndilo lateral originam-se os tendões extensores do punho; no epicôndilo medial, os tendões flexores.

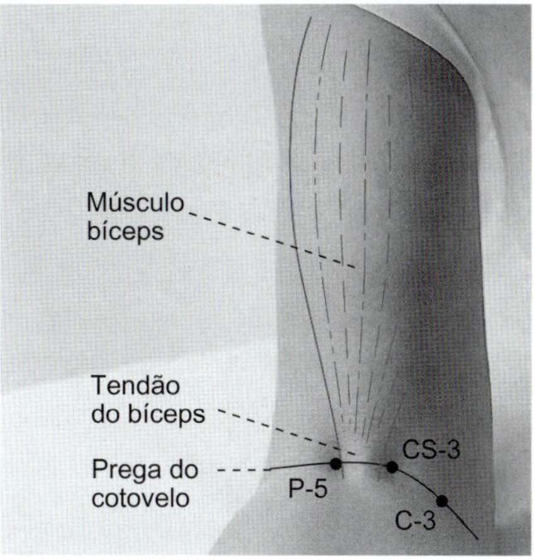

Figura 2.17

Olécrano

▶ Fig. 2.18

Essa estrutura forma a ponta do cotovelo. Entre o epicôndilo medial e a ponta do olécrano está situado o ponto **ID-8** no sulco ulnar, e o ponto **TA-10** pode ser encontrado em uma depressão próxima ao olécrano.

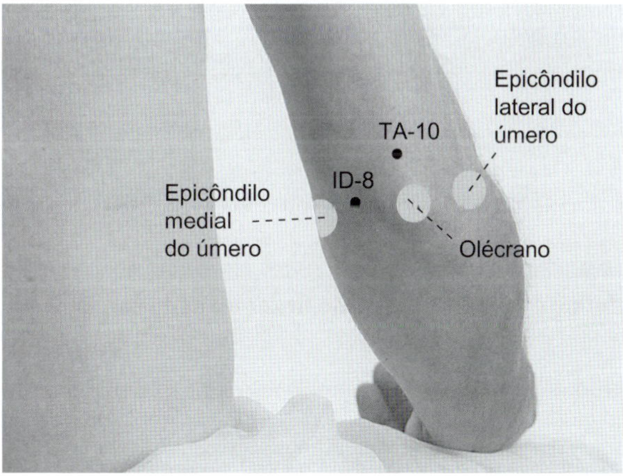

Figura 2.18

2.3.3 Antebraço e mão

▶ Fig. 2.19, ▶ Fig. 2.20, ▶ Fig. 2.21, ▶ Fig. 2.22

Na localização dos pontos de acupuntura no antebraço, deve-se prestar atenção à diferença de posição da mão e do antebraço na **pronação** ou na **supinação**, o que pode alterar a posição relativa de muitos pontos (ver indicações de localização dos diversos pontos). Desse modo, por exemplo: a linha que liga o ponto **IG-5** ao **IG-11**, na posição de supinação do antebraço, situa-se ao longo da margem lateral do antebraço; no entanto, na posição de pronação, ela se situa transversalmente, sobre o antebraço.

Espaço na articulação da mão, no punho, face flexora ("prega mais distal do punho")

▶ Fig. 2.19

Livros chineses de acupuntura descrevem a posição de muitos pontos na região do punho geralmente em relação à prega mais distal do punho. No entanto, como a prega é variável, uma orientação mais segura deve ocorrer no espaço na articulação da mão, no punho, entre a parte proximal dos ossos carpais de um lado e, do rádio com ulna, do outro lado. O espaço na articulação pode ser nitidamente palpado com um movimento relaxado da mão.

O proeminente osso pisiforme, indicando a parte proximal do carpo, serve como marcador ósseo para a face palmar do espaço na articulação na região ulnar por meio de seu limite proximal. Sobre a face palmar do punho estão situados os pontos C-7, CS-7 e P-9.

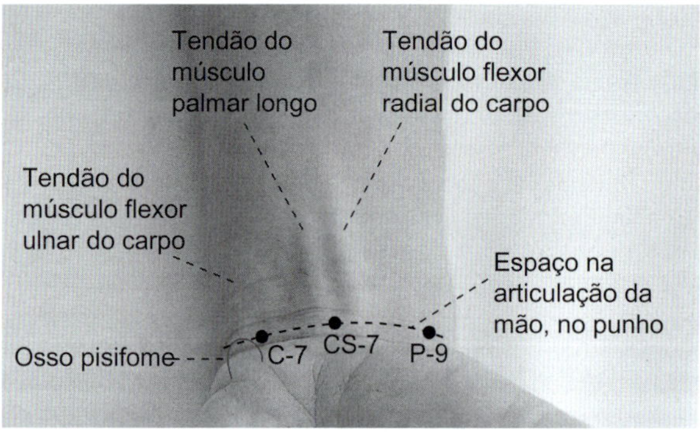

Figura 2.19

Osso pisiforme e tendão do músculo flexor ulnar do carpo

▶ Fig. 2.19

O osso pisiforme é um importante ponto de referência da face flexora da região ulnar do punho. O tendão do músculo flexor ulnar do carpo, que se insere nessa estrutura, caracteriza a posição de alguns pontos do canal de energia do coração: na margem radial do tendão estão situados os pontos **C-7** a **C-4**.

Processo estiloide do rádio

▶ Fig. 2.20

O processo estiloide do rádio forma uma saliência na extremidade distal do rádio, na parte anterior e lateral da face flexora. Na transição do processo estiloide do rádio para o corpo do rádio, pode-se palpar, na parte lateral da face flexora, um canal que segue obliquamente, onde se situa o ponto **P-7**, e um pouco mais distal e medialmente situa-se o ponto **P-8**, em frente à margem do processo estiloide do rádio.

Tabaqueira anatômica

▶ Fig. 2.20

Com o polegar abduzido, a "tabaqueira anatômica" forma uma depressão sobre a região do lado radial do espaço na articulação da mão, no punho, que aponta para o corpo, com a palma da mão na posição horizontal. Ela é limitada pelos tendões dos músculos extensor longo e extensor curto do polegar. Na depressão da "tabaqueira anatômica" está situado o ponto **IG-5**.

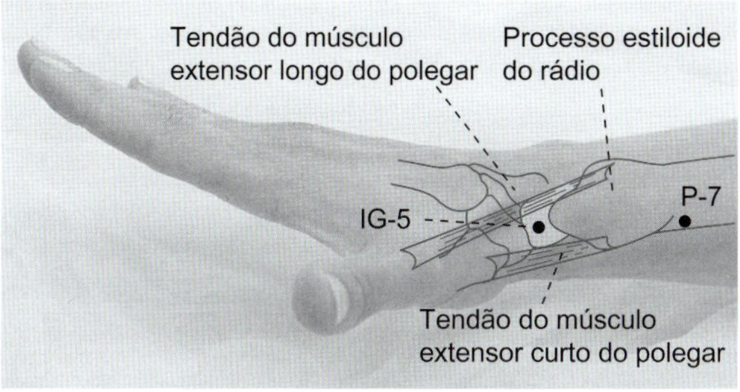

Figura 2.20

Processo estiloide da ulna

▶ Fig. 2.21

O processo estiloide da ulna forma uma nítida saliência na extremidade distal da face extensora da ulna. Com a flexão do cotovelo e a supinação do antebraço, pode-se palpar um pequeno sulco até o tendão do músculo extensor ulnar do carpo, onde se localiza o ponto **ID-6**.

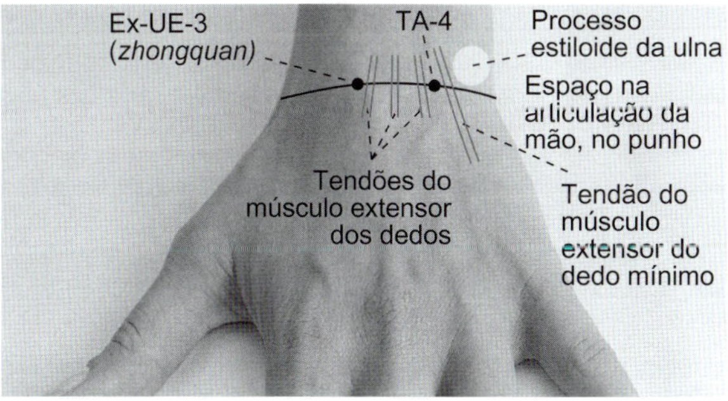

Figura 2.21

Espaço na articulação da mão, no punho, face extensora ("prega dorsal do punho")

▶ Fig. 2.21

Os pontos da face extensora da mão e do antebraço se orientam frequentemente, segundo livros chineses, pela prega dorsal do punho. No entanto, como a prega é variável, a referência segura deve ocorrer no espaço na articulação da mão, no punho, entre a parte proximal dos ossos carpais de um lado e, do rádio com a ulna, do outro lado. Com um movimento relaxado da mão, o espaço na articulação pode ser nitidamente palpado. Nesse local estão localizados os pontos **TA-4** e **Ex-UE-3** (*zhongquan*).

Osso pisiforme na parte lateral da mão

▸ Fig. 2.22

Distalmente à região ulnar do espaço na articulação da mão, no punho, o osso pisiforme é novamente uma referência na parte lateral da mão. Pode ser palpado como uma nítida saliência entre o espaço na articulação da mão, no punho, e a cabeça proximal do 5º osso metacarpal e separa os pontos **ID-4** (distal) e **ID-5** (proximal).

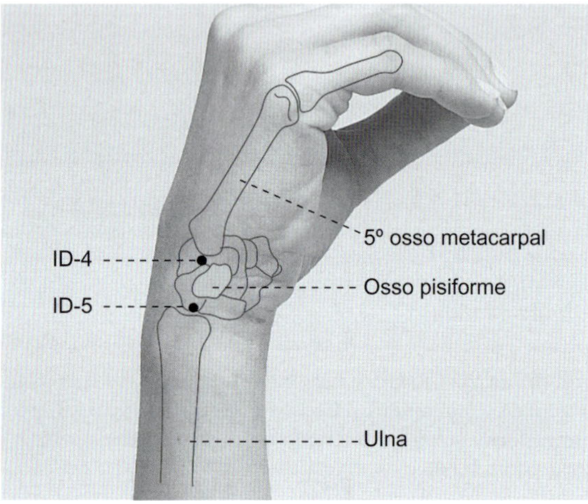

Figura 2.22

2.4 Coluna vertebral e transição da pelve

Os processos espinhosos da coluna possibilitam, na maioria dos casos da prática clínica, uma boa referência anatômica do curso da coluna vertebral. Ao mesmo tempo, o posicionamento correto do paciente é importante para se fazer um bom exame de palpação, ajudando a delimitar os espaços intervertebrais sem sobrecarregar de forma desnecessária a área palpada.

Para isso, o terapeuta coloca os dedos indicador e médio da mão que está realizando a palpação à esquerda e à direita de uma vértebra previamente bem localizada, e desliza uniformemente ambos os dedos entre os espaços intervertebrais. Estes podem servir como orientação ao longo da coluna vertebral, mesmo que, por exemplo, no caso de pacientes com muito tecido adiposo, nenhum processo espinhoso possa ser palpado, ou seja palpado com muita dificuldade.

√ **Observação sobre os pontos do ramo medial do canal de energia da Bexiga:** Na prática clínica, os pontos do ramo medial do canal de energia da Bexiga não são puncionados em todos os segmentos da coluna vertebral em uma distância regular de

1,5 cun da linha mediana. Eles são, pelo contrário, localizados em cima do ponto mais alto da musculatura paraespinal, de modo que a distância para a linha mediana é geralmente um pouco maior na parte inferior da região torácica da coluna vertebral e na parte superior da região lombar da coluna vertebral.

√ **Observação sobre o posicionamento:**
A posição de decúbito pode ter uma nítida influência sobre a altura da vértebra em relação a outras estruturas anatômicas, como as escápulas ou a pelve (para informações mais precisas, ver região torácica da coluna vertebral, ▶ 2.4.2, e região lombar da coluna vertebral, ▶ 2.4.3).

2.4.1 Região cervical da coluna vertebral

A orientação sobre a região cervical da coluna vertebral é mais bem realizada com o paciente sentado (ou em posição ortostática), que deve manter a cabeça em posição neutra.

Processo espinhoso da C2 (áxis)

▶ Fig. 2.23

A C1 (atlas) não tem processo espinhoso. Por esse motivo, quando a palpação começa no occipital, o primeiro processo espinhoso palpável na linha mediana posterior é o da C2 (áxis). Acima dele está localizado, na linha mediana, o ponto **VG-15**.

Os processos espinhosos da C3, C4 e C5 muitas vezes não são palpáveis ou são difíceis de serem palpados, enquanto o da C6 pode ser facilmente palpado (ver identificação da C6 e da C7).

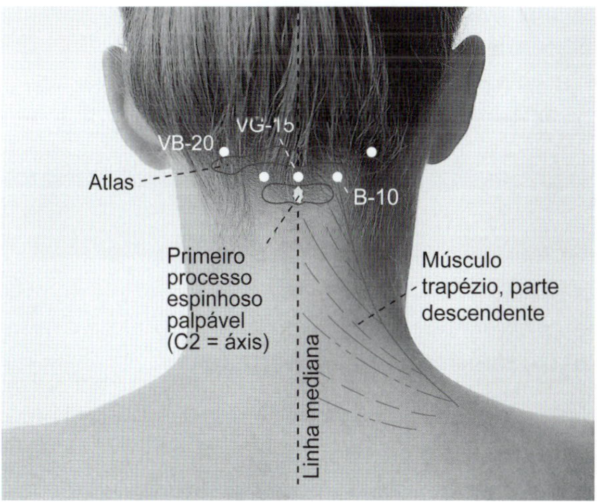

Figura 2.23

Vértebra proeminente (processo espinhoso da C7)

▶ Fig. 2.24

Colocam-se dois dedos, por exemplo, o dedo médio e o indicador, sobre os processos espinhosos da C6 e da C7, e em seguida, pede-se ao paciente que mova a cabeça para a frente e para trás (flexão e extensão). No caso de uma coluna vertebral funcionalmente apta, é possível sentir, já com uma leve extensão da cabeça, um movimento deslizante da C6 para a frente, em contraste com a C7, que permanece imóvel. No final, com uma extensão maior da região cervical da coluna vertebral, desaparece por completo o contato com a C6, enquanto a C7 ainda continua palpável.

Quando se sente um movimento de flexão na parte superior do dedo, as duas pontas de dedo estão sobre os processos espinhosos da C6 e da C7. Mas, se a vértebra permanecer imóvel sob a parte superior do dedo (mesmo com uma inclinação mais forte), quase sempre as pontas de dedo estão sobre a C7 e a T1.

É importante a correta identificação de C6, já que nem sempre a C7 é realmente a "vértebra proeminente". Com muita frequência, o processo espinhoso da T1 é tão comprido ou até mesmo ainda mais proeminente que o da C7.

Sob a ponta do processo espinhoso da C7 está situado o ponto **VG-14**.

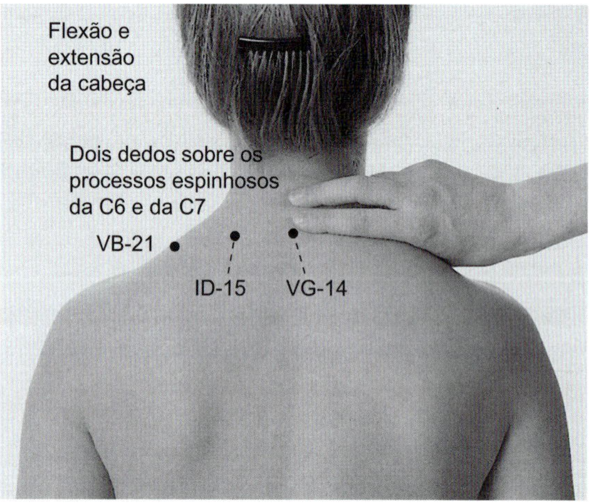

Figura 2.24

2.4.2 Região torácica da coluna vertebral

Uma leve cifose da região torácica da coluna vertebral pode ser útil para palpação e referência da vértebra torácica. Aproximadamente a partir do meio da região torácica da coluna vertebral, a palpação dos processos espinhosos torna-se cada vez mais difícil na posição sentada ou ortostática. Nesse caso, a posição em decúbito ventral é mais vantajosa. Para isso, uma almofada colocada sob o abdome do paciente é útil, em especial no caso de uma hiperlordose da região lombar da coluna vertebral. Dessa maneira, os espaços entre os processos espinhosos se tornam um pouco mais largos e, por isso, podem ser mais bem palpados.

Vértebras torácicas

▶ Fig. 2.25

Partindo-se da identificação da C6 e da C7 (▶ 2.4.1, região cervical da coluna vertebral), as vértebras torácicas são contadas a partir de T1 para baixo, e uma leve cifose facilita a orientação (ver os pontos do canal de energia da Bexiga e do Vaso Governador na região torácica da coluna).

Outro modo simplificado de localização da região torácica da coluna vertebral é também possível a partir da escápula:

- A margem medial da escápula na região da inserção da espinha da escápula projeta-se aproximadamente na altura do processo espinhoso da T3, estando o paciente sentado ou em posição ortostática com os membros superiores pendendo relaxadamente.
- A margem inferior da escápula (ângulo inferior) projeta-se aproximadamente na altura do processo espinhoso da T7, estando o paciente sentado ou em posição ortostática com os membros superiores pendendo relaxadamente.

Cuidado

A posição da escápula está sujeita a grandes variações. Por esse motivo, esse método serve apenas para uma orientação aproximada e não é apropriado para a localização exata e individual de vértebras.

Vértebras torácicas inferiores

As vértebras torácicas inferiores podem ser localizadas mais facilmente a partir da região lombar da coluna vertebral (▶ 2.4.3, região lombar da coluna vertebral).

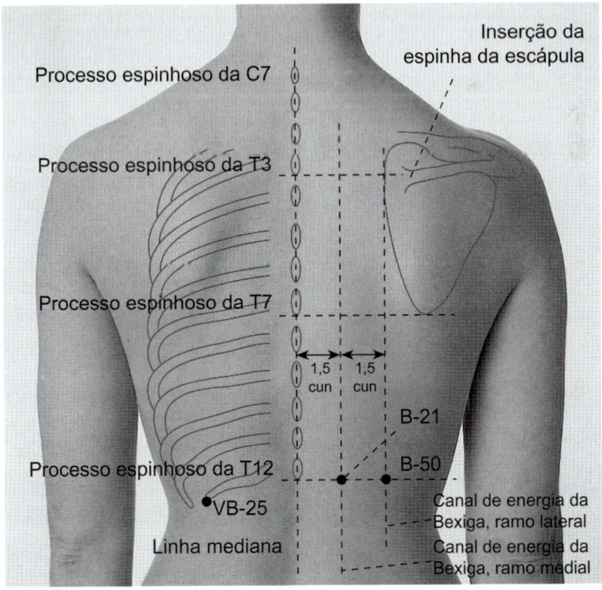

Figura 2.25

12ª Costela

▶ Fig. 2.25

A 12ª costela que parte de T12 marca o limite inferior da região dorsal do tórax. Pela palpação da 12ª costela, chega-se à sua extremidade livre, na região lateral das costas, onde se situa o ponto VB-25.

2.4.3 Região lombar da coluna vertebral

Crista ilíaca, "linha de Tuffier"

▶ Fig. 2.26

Para as vértebras lombares, palpa-se em primeiro lugar, na região lombar, as protuberâncias das duas cristas ilíacas, e segue-se seu curso lateral até o ponto mais alto. A linha imaginária entre ambos os pontos é denominada "linha de Tuffier". Seu ponto de interseção com a linha mediana serve, em geral, como indicação da altura do processo espinhoso da L4. Para isso, na prática, colocam-se ambas as mãos, diretamente em cima ou na lateral, junto aos pontos mais altos da crista ilíaca, e reúnem-se os dois polegares, no meio, sobre a região lombar da coluna vertebral. Ao mesmo tempo, deve-se atentar para que não haja nenhuma camada de pele e de músculo entre a mão e a crista ilíaca, já que dessa maneira a linha de Tuffier é deslocada para cima.

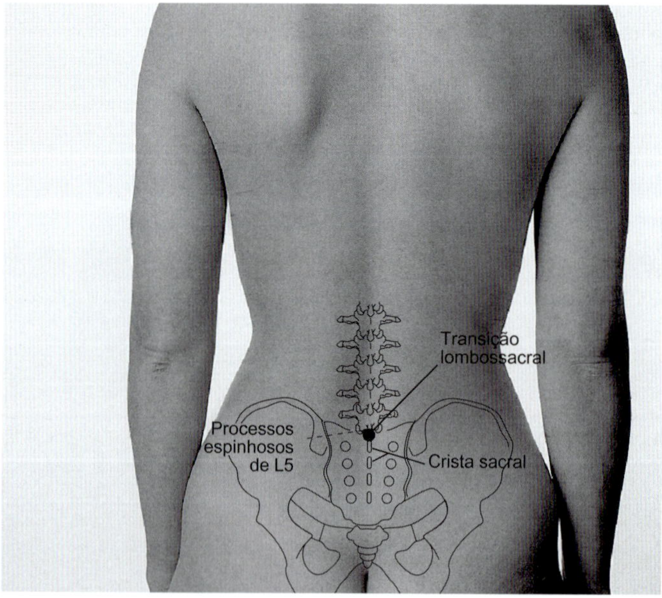

Figura 2.26

Cuidado

A posição (ortostática, sentada, em decúbito ventral) pode, assim como a posição da pelve e a posição da região lombar da coluna vertebral, ter uma nítida influência sobre a altura da vértebra em relação à pelve. Assim, a linha de Tuffier pode, na posição sentada ou em decúbito ventral, cruzar a região lombar da coluna vertebral em diferentes alturas; o mesmo vale, por exemplo, para pacientes em posição ortostática com uma hiperlordose da região lombar da coluna vertebral com anteflexão da pelve ou na retificação da lombar, com a pelve em retroflexão, no caso da musculatura isquiocrural encurtada. É mais nítido se orientar na região lombar da coluna vertebral pela transição lombossacral.

Transição lombossacral

Após a localização na região lombar da coluna vertebral com auxílio da crista ilíaca (ver Crista ilíaca), depara-se com a transição lombossacral, ao contar os processos espinhosos na direção caudal. Esta é sempre palpável ou visível, como uma prega ou depressão, antes de começar a protuberância da crista sacral com processos ósseos menores. **Encontrar:** em primeiro lugar, pode-se buscar de forma mais precisa a transição lombossacral na região lombar da coluna vertebral (idealmente em decúbito ventral), enquanto palpa-se na linha mediana do sacro, passando pelos processos espinhosos da crista sacral, em direção cranial, até abaixo dos processos espinhosos de L5 sensíveis; a transição lombossacral é palpável como um canal.

Cuidado

Variantes (descritas na literatura podem ser de até 15%): em alguns casos existe uma lombarização da S1 ou uma sacralização da L5. A região lombar da coluna vertebral é composta, então, por quatro ou seis vértebras.

Espinha ilíaca posterossuperior (EIPS)

▶ Fig. 2.27, ▶ Fig. 2.29

Outro importante ponto de referência na parte inferior das costas é a espinha ilíaca posterossuperior (EIPS), na extremidade dorsal da crista ilíaca, lateral à região superior do sacro, em ambos os lados. Frequentemente, encontra-se, na superfície, acima da EIPS, uma visível incisura na pele. A palpação é mais bem realizada em sentido caudal-cranial. Caso não seja visível nenhuma incisura na pele, palpa-se cerca de 3 cun a partir da extremidade cranial da prega interglútea, em ângulo de 45° para a região lateral e cranial, até poder ser palpada uma nítida protuberância óssea.

Em geral, a EIPS está situada na altura entre os forames de S1 e S2, de modo que o ponto **B-27** está situado medial ou ligeiramente superior e medial à EIPS, enquanto o ponto **B-28** pode ser encontrado medialmente abaixo da EIPS.

2.4.4 Sacro e transição da pelve

Sacro

Para orientação no sacro, devem ser palpados na linha mediana a crista sacral e o hiato sacral, bem como, na região lateral, os forames sacrais.

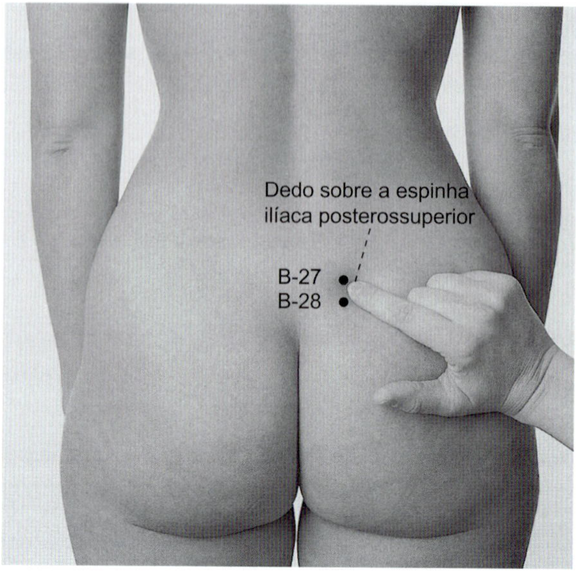

Figura 2.27

Crista sacral

▶ Fig. 2.28, ▶ Fig. 2.29

Na linha mediana podem ser palpados, sobre o sacro, os estreitos e irregulares processos espinhosos da crista sacral.

Hiato sacral

▶ Fig. 2.28, ▶ Fig. 2.29

O hiato sacral pode ser palpado como uma depressão em forma de "U", com a abertura para baixo, na extremidade caudal da crista sacral. Abaixo, na linha mediana, está situado o ponto **VG-2**. Além disso, o hiato sacral serve como ponto inicial do trecho de medição para o trocanter maior (membro inferior, ▶ 2.6) para encontrar o ponto **VB-30**.

Forames sacrais

▶ Fig. 2.28, ▶ Fig. 2.29

Entre a transição lombrossacral e o hiato sacral estão situados os quatro forames sacrais, frequentemente palpáveis (do ponto **B-31** a **B-34**) em distâncias relativamente regulares, mais ou menos de um dedo, de ambos os lados da linha mediana, aproximando-se cada vez mais para a região caudal da linha mediana. Eles definem a posição dos pontos **B-31** a **B-34**.

Articulação sacroilíaca

▶ Fig. 2.28, ▶ Fig. 2.29

A articulação sacroilíaca (ASI) pode ser palpada, em ambos os lados, como um canal entre o sacro e a EIPS (ver anteriormente) e as estruturas mais caudais do ílio. Na região da ASI estão situados os pontos **B-26** a **B-29**.

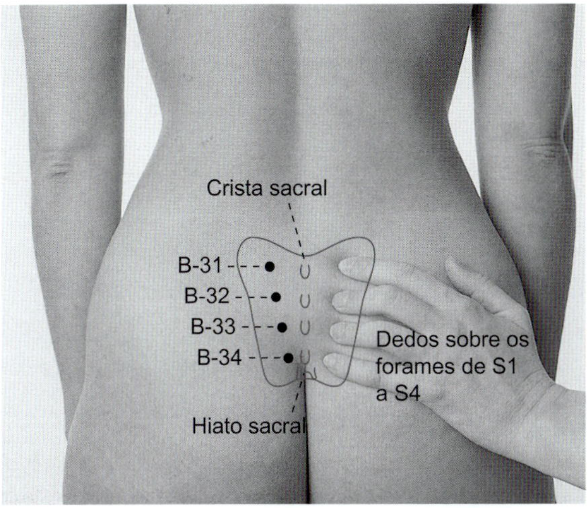

Figura 2.28

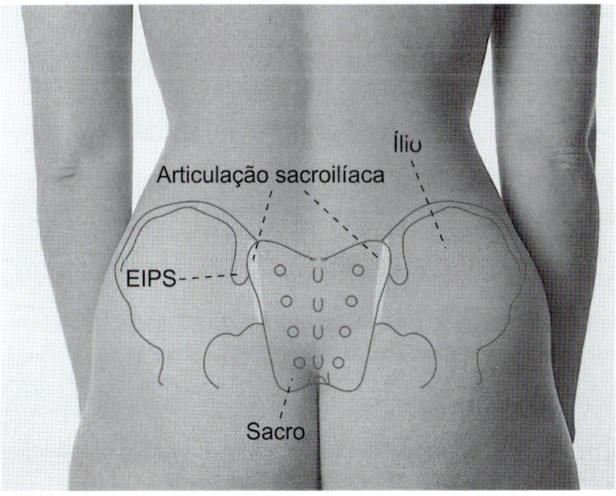

Figura 2.29

2

2.5 Tórax e abdome

2.5.1 Regiões anterior e lateral

Clavícula

▶ Fig. 2.30

A ligação entre a cintura escapular e o tórax forma a clavícula. Ela separa as fossas supraclaviculares maior e menor, que estão acima das costelas, onde se localizam os pontos **E-11**, **E-12** e o ponto extra **Ex-HN** (*jingbi*). Abaixo do meio da margem da clavícula está o ponto **E-13**, e a 2 cun lateralmente à linha mediana, o ponto **R-27**.

Fossa jugular

▶ Fig. 2.30

A fossa jugular forma uma depressão acima do esterno, entre as duas articulações esternoclaviculares, onde se situa o ponto **VC-22**.

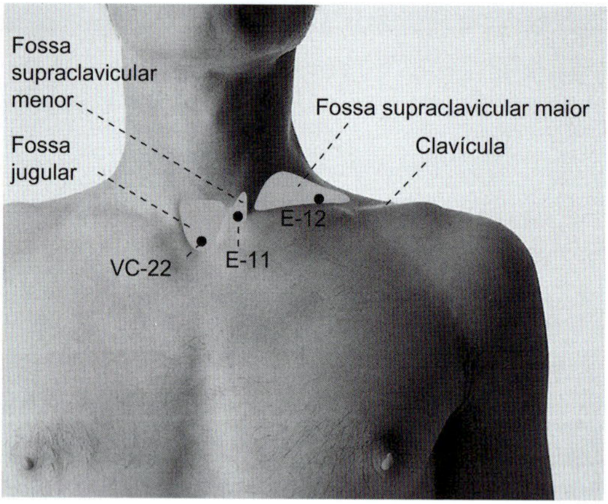

Figura 2.30

Costelas

▶ Fig. 2.31

A referência anatômica das costelas começa na parte medial da clavícula. Nesse local, a primeira costela segue fazendo um arco estreito sob a clavícula, para se inserir no manúbrio do esterno, diretamente abaixo da articulação esternoclavicular.

Atenção na palpação das costelas e dos espaços intercostais, bem como no momento da classificação dos pontos regionais da acupuntura:

- As costelas, a partir de sua inserção no esterno, inicialmente seguem em sentido caudal em linha reta ou levemente arqueadas, para então seguirem para a região lateral do tórax obliquamente em direção cranial.
- A partir dos 4° e 5° espaços intercostais, a palpação precisa ser mais lateral, já que, por causa do curso oblíquo das costelas e da fusão das porções mediais das costelas, os espaços intercostais não chegam tão perto da linha mediana.

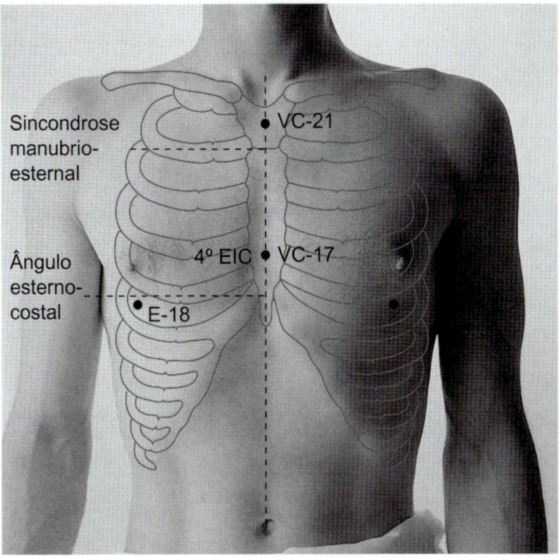

Figura 2.31

1ª Costela, 1º espaço intercostal (1º EIC)

▶ Fig. 2.31

Na palpação paraesternal no sentido craniocaudal, geralmente se começa abaixo da clavícula, onde está a 1ª costela. Nesse local está situado o ponto **R-27**, a 2 cun laterais à linha mediana. Seguindo-se em direção caudal, encontra-se o 1º espaço intercostal (1º EIC) e depois se começa a contagem com a 2ª costela, e assim por diante. Na linha mediana, o ponto **VC-20** está situado na altura do 1º EIC, um pouco acima do ponto **VC-21**.

2ª Costela, sincondrose manubrioesternal (transição do manúbrio do esterno para o corpo do esterno)

▶ Fig. 2.31

A sincondrose é, em geral, nitidamente palpável como uma estrutura que corre no esterno transversalmente em sentido craniocaudal. Lateralmente, insere-se a cartilagem costal da 2ª costela e abaixo dela está situado o 2º EIC. Partindo desse local, são contadas, por meio de palpação, as outras costelas e espaços intercostais.

2.5.2 Região craniolateral do tórax e processo coracoide

▶ Fig. 2.32

Na região craniolateral, o tórax é delimitado pela clavícula e pelo músculo deltoide, juntamente com o processo coracoide subjacente a ele. Partindo-se da extremidade da prega axilar anterior, palpa-se ao longo da margem do músculo deltoide cranialmente em direção ao ombro até a margem inferior da clavícula. O ponto **P-2** está situado no centro do triângulo deltoide-peitoral. Lateralmente, esse ângulo é delimitado por uma estrutura óssea nitidamente palpável, o processo coracoide. Delimitação anatômica para o tubérculo menor do úmero: com o cotovelo flexionado e com a rotação lateral do membro superior, o processo coracoide permanece imóvel, enquanto o tubérculo participa do movimento. O ponto **P-1** está situado abaixo, em posição ligeiramente lateral ao ponto **P-2** e medialmente à margem inferior do processo coracoide.

Os contornos do músculo deltoide e do triângulo deltoide-peitoral podem se tornar explícitos por meio de contração muscular, por exemplo, comprimindo-se as mãos diante do tórax.

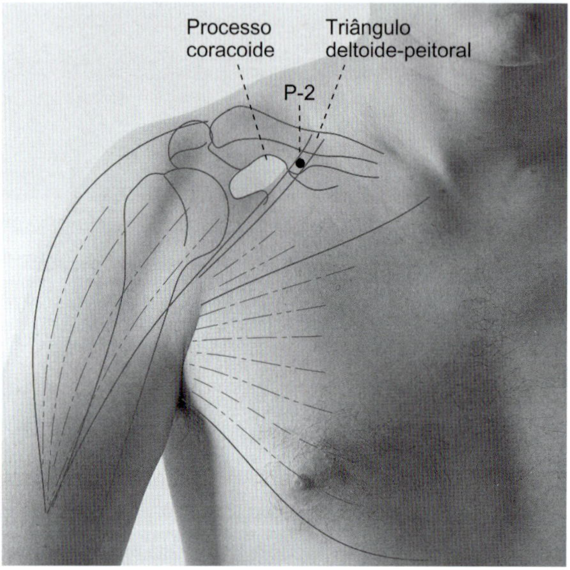

Figura 2.32

2.5.3 Linha medioclavicular, papila mamária, linha mamilar

Linha medioclavicular

▶ Fig. 2.33

A linha medioclavicular é mais uma referência na parte superior do tórax. É uma linha imaginária, que vai do meio da clavícula às papilas mamárias. Como, em geral, as papilas mamárias se situam em região ligeiramente mais lateral que o meio da clavícula, a linha medioclavicular segue em uma direção levemente oblíqua. Sobre ela estão situados os pontos **E-13** a **E-16**.

Papila mamária

▶ Fig. 2.33

A papila mamária está situada, no caso dos homens, no 4º EIC, lateralmente à linha mediana. Nas mulheres, a posição pode variar dependendo do formato das mamas. Sobre a papila mamária está situado o ponto **E-17**.

Linha mamilar

▶ Fig. 2.33

A linha mamilar é uma linha imaginária de referência na região mediolateral do tórax e do abdome, e segue, a partir das papilas mamárias, verticalmente em direção caudal. Sobre essa linha estão situados os pontos **E-18**, **F-14** e **VB-24**.

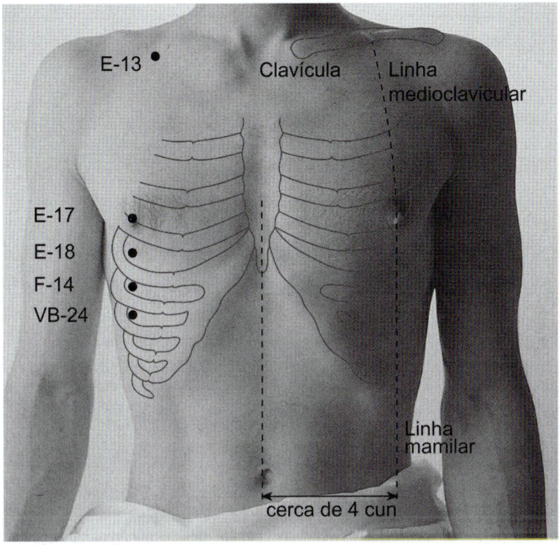

Figura 2.33

2.5.4 Ângulo esternocostal, processo xifoide e umbigo

▶ Fig. 2.34

Os dois arcos costais se unem na margem inferior do esterno no ângulo esternocostal, que, junto com o umbigo, serve como locais de referência para os pontos de acupuntura da região do epigástrio.

> **! Cuidado**
> Deve-se prestar especial atenção para que o ângulo esternocostal não seja confundido com a ponta do processo xifoide. Ele se insere no esterno, no ângulo esternocostal, e se ergue dali, dependendo do comprimento, mais ou menos para a região inferior do abdome. Para que a diferenciação seja clara, palpa-se caudalmente, ao longo de ambos os arcos costais inferiores, em direção ao esterno, até sua junção no ângulo esternocostal. Nesse ponto está situado o ponto **VC-16**.

2.5.5 Linha axilar

▶ Fig. 2.35

A linha axilar é uma linha imaginária de referência na região lateral do tórax e do abdome e, do meio da axila, segue em sentido vertical e caudal. Sobre essa linha estão situados os pontos **VB-22** e **BP-21**.

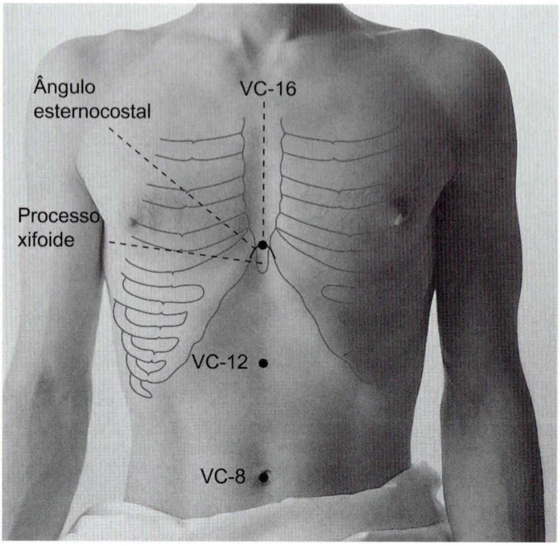

Figura 2.34

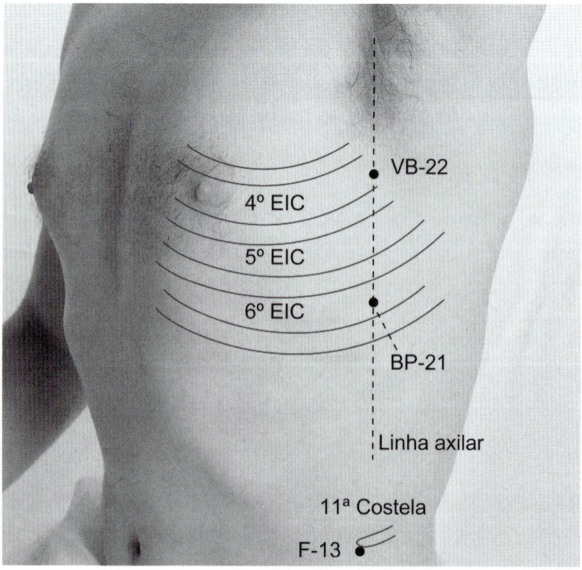

Figura 2.35

2.5.6 Extremidade livre da 11ª costela

▶ Fig. 2.35

Apenas ligeiramente abaixo do arco costal, palpa-se a extremidade livre da 11ª costela, na transição da região lateral do tórax para a região lateral do abdome. **Ajuda para busca:** o paciente coloca o cotovelo, flexionado em 90°, na região lateral de seu tórax; a ponta do olécrano muitas vezes situa-se próxima à extremidade livre da 11ª costela. O ponto **F-13** localiza-se na margem inferior e anterior da extremidade livre da 11ª costela.

2.5.7 Espinha ilíaca anterossuperior (EIAS)

▶ Fig. 2.36

Seguindo-se a margem superior da crista ilíaca para a frente e para baixo, chega-se à extremidade lateral da região inguinal até a espinha ilíaca anterossuperior (EIAS), que pode ser palpada nesse local, na parte lateral do hipogástrio, como uma protuberância óssea. À frente da EIAS está situado o ponto **VB-27** e, um pouco mais para medial e caudal, o ponto **VB-28**.

2.5.8 Sínfise púbica, umbigo

▶ Fig. 2.36

Na parte inferior do abdome, a margem superior da sínfise púbica é uma referência importante para os pontos de acupuntura da região do hipogástrio. O trecho entre o meio do umbigo e a margem superior da sínfise púbica é dividido em 5 cun de comprimento, que difere, é claro, de acordo com a medida em cun do dedo do paciente (▶ 1.2). A margem superior da sínfise púbica é normalmente palpada na linha mediana partindo da região púbica, onde se situa o ponto **VC-2**.

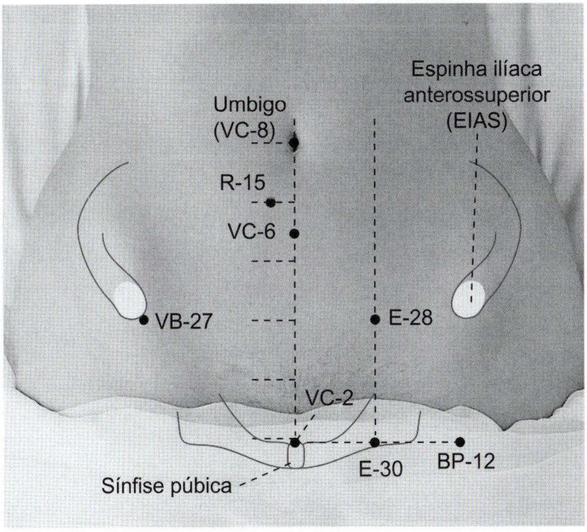

Figura 2.36

2.6 Membro inferior

2.6.1 Trocanter maior

▶ Fig. 2.37

A estrutura óssea da região da articulação do quadril que se salienta lateralmente serve como ponto de referência para uma linha imaginária de ligação com o hiato sacral. Sobre essa linha está situado o ponto **VB-30**, em um terço da distância até o trocanter maior. Uma outra linha de ligação com a espinha ilíaca anterossuperior (EIAS) (ver abdome, ▶ 2.5) define a posição do ponto **VB-29**.

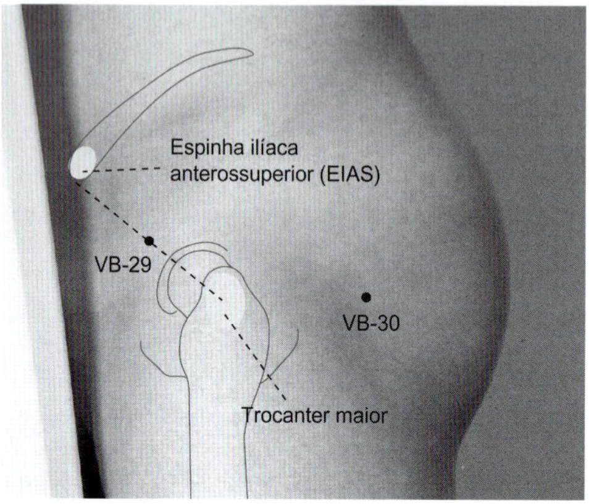

Figura 2.37

2.6.2 Região do joelho

▶ Fig. 2.38

É recomendável, na procura de pontos e na punção da agulha de acupuntura na região do joelho (fora os pontos da região poplítea), que o paciente esteja relaxadamente posicionado em decúbito lateral, com leve flexão do membro inferior e com o joelho apoiado em um rolo de espuma. Dessa maneira, as estruturas ósseas ficam mais bem expostas, bem como os denominados "dois olhos do joelho". No caso dos pontos na região poplítea, recomenda-se decúbito ventral, com descarga de peso com um rolo de espuma embaixo do pé, na região do maléolo.

Patela

A margem superior da patela define a posição do ponto **BP-10**, bem como dos pontos **E-32** a **E-34**.

Olhos do joelho

Na altura da margem inferior da patela estão situados, em sua transição para o tendão patelar em ambos os lados, as duas depressões chamadas de "olhos do joelho". O olho do joelho lateral corresponde a **E-35** e o medial, ao ponto extra **Ex-LE-4** (*neixiyan*).

Cabeça da fíbula

Abaixo da região lateral da articulação do joelho, a cabeça da fíbula é mais um ponto de referência. Para a localização do ponto **VB-34**, que está situado em uma depressão à frente e abaixo da cabeça da fíbula, procura-se esta na região da costura lateral da calça e, então, desliza-se com dois dedos em sentido caudal, e o dedo que está na região mais anterior resvala na depressão onde está o ponto.

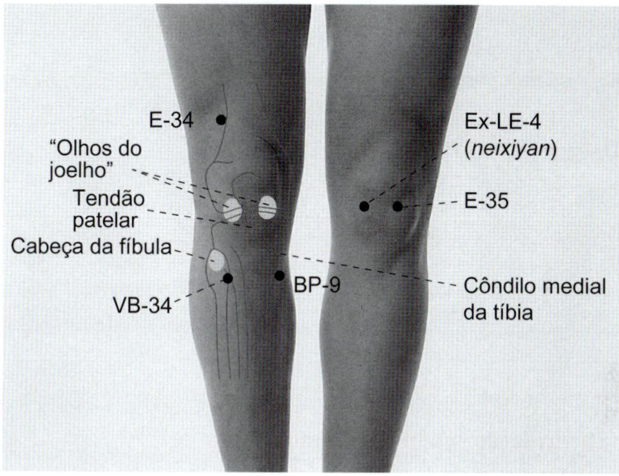

Figura 2.38

Transição do corpo da tíbia para o côndilo medial da tíbia

Abaixo da parte medial da articulação do joelho, a transição do côndilo da tíbia para o corpo da tíbia marca a posição do ponto BP-9. A maneira mais segura de se palpar essa transição é partir da margem posteromedial da tíbia em direção à cabeça da tíbia. Deve-se prestar atenção para que as partes moles da região superior da panturrilha não sejam pressionadas para a frente por um rolo de espuma para o joelho, o que dificultaria a palpação.

2.6.3 Tornozelo e pé

Proeminência do maléolo medial ou lateral

▶ Fig. 2.39

Atenção: a proeminência do maléolo ("ponta do maléolo") não é a margem inferior do tornozelo, mas sim a parte superior, que se destaca tanto na face medial como na face lateral. Elas são importantes referências para a procura de pontos nas regiões da perna e do tornozelo. Na proeminência do maléolo medial está situado o ponto extra Ex-LE-8 (*neijuajian*), e na proeminência do maléolo lateral está o ponto extra Ex-LE-9 (*waihuajian*).

Além disso, deve-se levar em conta: as partes superiores de ambos os tornozelos não estão anatomicamente na mesma altura, contrariando o que está escrito em alguns manuais chineses; existe uma diferença de altura de cerca de 1 cun entre eles (medidas em cun do corpo ▶ Fig. 1.2). Por conseguinte, os pontos **B-60** e **R-3** estão tampouco situados exatamente opostos um ao outro, eles têm apenas uma posição comparável.

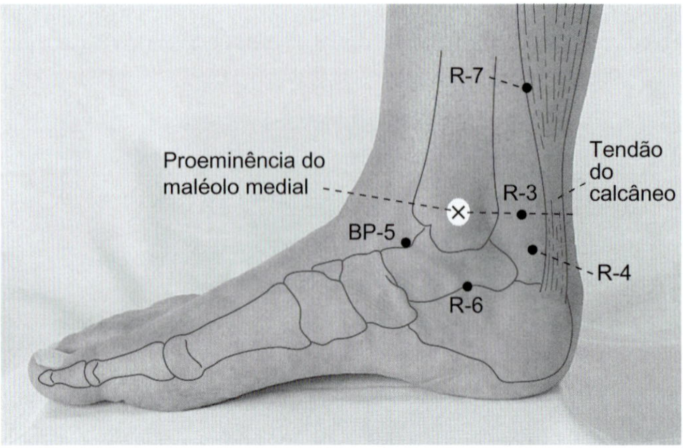

Figura 2.39

Espaço na articulação superior do tornozelo

▶ Fig. 2.40

O espaço na articulação superior do tornozelo pode ser claramente palpado entre os ossos, em flexão/extensão passiva, na parte anterior dos tornozelos, e é onde estão situados os pontos **F-4** e **E-41**.

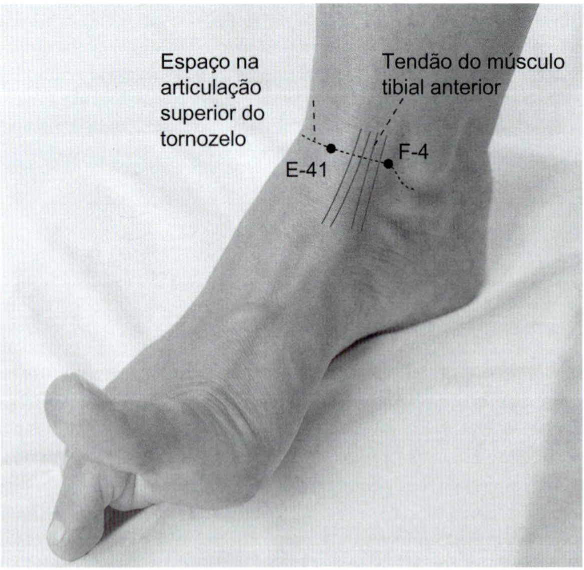

Figura 2.40

Tendão do calcâneo

▶ Fig. 2.39, ▶ Fig. 2.41

O tendão do calcâneo define em seu percurso, na perna e no calcanhar, a posição dos pontos situados medialmente **R-3**, **R-4**, **R-7**, bem como a dos pontos situados lateralmente **B-59** e **B-60**.

Tuberosidade da base do 5° metatarsal

▶ Fig. 2.41

Na margem lateral do metatarso há uma protuberância evidente situada na região média, na base (extremidade proximal) do 5° metatarsal. Na parte proximal da depressão dessa tuberosidade está situado o ponto **B-63**, e distalmente está situado o ponto **B-64**, na transição da base para o corpo do metatarso.

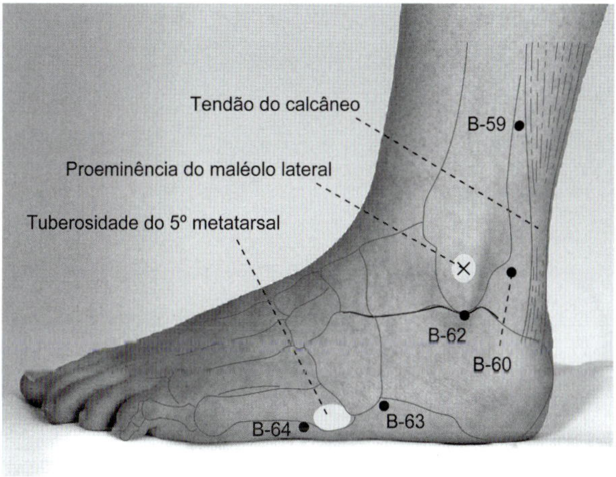

Figura 2.41

Base do 1° metatarsal

▶ Fig. 2.42

À palpação da margem medial do metatarso, no sentido distal para proximal, a base do 1° metatarsal (sua extremidade proximal) forma a primeira protuberância marcante. O ponto **BP-4** está situado distalmente a essa protuberância, na transição do corpo para a base do metatarso.

Tuberosidade do navicular

▶ Fig. 2.42

A tuberosidade do navicular pode ser palpada na margem medial do pé, local onde se situa o ponto **BP-4** (base do 1° metatarsal), depois de passar sobre a cabeça articular do 1° metatarsal, que é mais uma protuberância óssea. Nesse local está situado o ponto **R-2**.

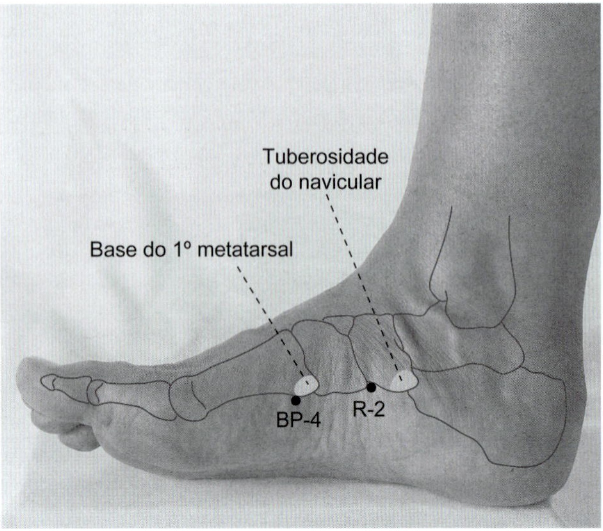

Figura 2.42

3 Sistema de canais de energia e vasos *luo* (*jing luo*)

C. Focks

De acordo com a medicina chinesa, o *jing luo* é constituído por um sistema de canais de energia e rede de vasos, nos quais fluem energia (*qi*), sangue (*xue*) e fluidos corporais (*jin ye*) em um ciclo rítmico de 24 horas por dia:

- Doze zonas ou regiões cutâneas (*pi bu*) ▶ 3.4.
- Vasos *luo* superficiais (*xue luo, fu luo, sun luo*) ▶ 3.7.
- Doze canais de energia musculotendíneos (*jing jin*) ▶ 3.5.
- Dezesseis vasos *luo* (*luo mai*) ▶ 3.7.
- Doze canais de energia principais com trajetos externos e internos (*jing zheng*) ▶ 3.3.
- Doze canais de energia divergentes (*jing bie*) ▶ 3.6.
- Oito vasos extraordinários (*qi jing ba mai*) ▶ 3.8.

3.1 Modelo de fluxo do canal de energia *qi*

Essencialmente, existem dois pontos de vista sobre a direção do fluxo de energia *qi* no *jing luo* (canais de energia e rede de vasos), e cada um se apoia respectivamente em uma compreensão diferente do movimento de energia *qi* no interior do corpo. Ambos os modelos se baseiam na imagem de uma pessoa com os braços erguidos para o céu (▶ Fig. 3.1, ▶ Fig. 3.2).

3.1.1 Modelo centrípeto de circulação

▶ Fig. 3.1

O pensamento central da cosmologia chinesa clássica compreende o ser humano como situado entre o céu (*yang*) e a terra (*yin*) e comporta a relação, a influência e a dependência recíprocas entre o cosmo e o ser humano. Por esse motivo, as primeiras representações do canal de energia mostram os (onze ou doze) canais de energia como caminhos, dos quais cada um começa nos membros superiores e inferiores, flui para o interior do corpo e termina na cabeça ou no tronco. Isso é demonstrado pelo modelo centrípeto de circulação (▶ Fig. 3.1).

Este se encontra também na teoria dos cinco pontos *shu* de transporte (▶ 4.1.6). Assim, a energia *qi* macrocósmica penetra no corpo por meio dos membros superiores e inferiores e então é comparável a uma correnteza que começa de forma muito dinâmica como poço, fonte e riacho, expande-se para um rio e desemboca em um mar largo e profundo nos cotovelos e joelhos, e depois, via canais de energia, segue até os órgãos internos. De acordo com essa apresentação, as funções do canal de energia são comparáveis a antenas que captam o influxo cósmico e o conduzem para dentro do corpo. Assim, o fluxo do canal de energia *qi* se dirige sempre do sentido distal (chegando da parte externa, entrando pelos membros superiores e inferiores) para proximal (em direção à parte interna, fluindo para os órgãos internos).

3.1.2 Modelo de circulação autossustentável

▶ Fig. 3.2

Na linha do desenvolvimento da moderna sociedade chinesa, a representação da relação estreita do ser humano com o cosmo (como modelo céu-terra-homem) se enfraqueceu. Cada vez mais, o sistema de canal de energia é equiparado a fenômenos criados pelo próprio homem, por exemplo, canais e valas de drenagem. O significado da ligação original com o cosmo recua diante de representações de

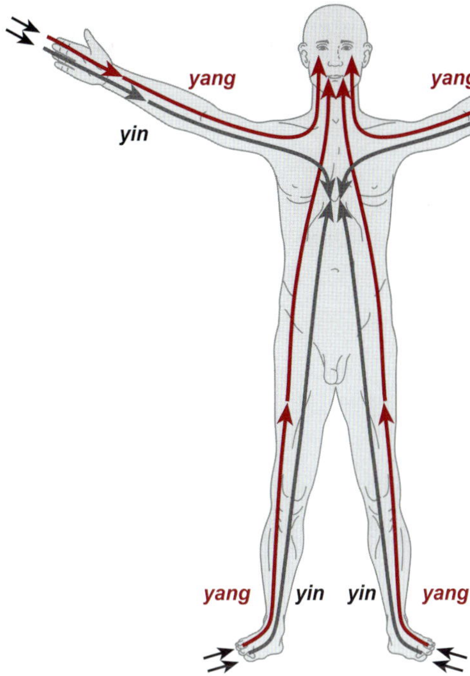

Figura 3.1 Modelo centrípeto de circulação.

entrelaçamentos de relações dentro da sociedade. A sociedade chinesa se juntou e formou uma densa unidade direcionada para fora. Nessa linha, o conceito de canais de energia como ligação com o macrocosmo foi, pelo menos em parte, abandonado, e o fluxo do canal de energia *qi* foi apresentado como uma circulação direcionada para fora mais independente e fechada em si, no sentido de um modelo de circulação autossustentável (▶ Fig. 3.2). De acordo com essa representação, a energia *qi* pode fluir para a frente e para trás, isto é, das extremidades exteriores para dentro do corpo e novamente ao contrário – de dentro para fora. Dessa forma, o fluxo de energia *qi* nos canais de energia principais se movimenta tanto na direção distal como na proximal, dependendo da polaridade *yin yang* do canal de energia, assim como da respectiva extremidade.

Nesse segundo conceito, provavelmente surgido em um momento posterior da história, a energia *qi* flui em uma circulação contínua através do corpo: do tórax para a mão, para a cabeça, para o pé e novamente para a região do tórax. Esse modelo reflete o desenvolvimento da civilização chinesa, da agricultura e, em especial, do controle da água e sua armazenagem em reservatórios, canais de drenagem e valas, em que se baseia uma grande parte das representações dos canais de energia como correntes da energia *qi* e do sangue. Com isso, as ligações entre os canais de energia foram vistas como anastomoses, que cuidam para que a energia *qi* possa fluir, em uma sequência ininterrupta e circular, de canal de energia para canal de energia, e esteja a cada vez em intercâmbio com o interior (ver Focks, 2006).

3

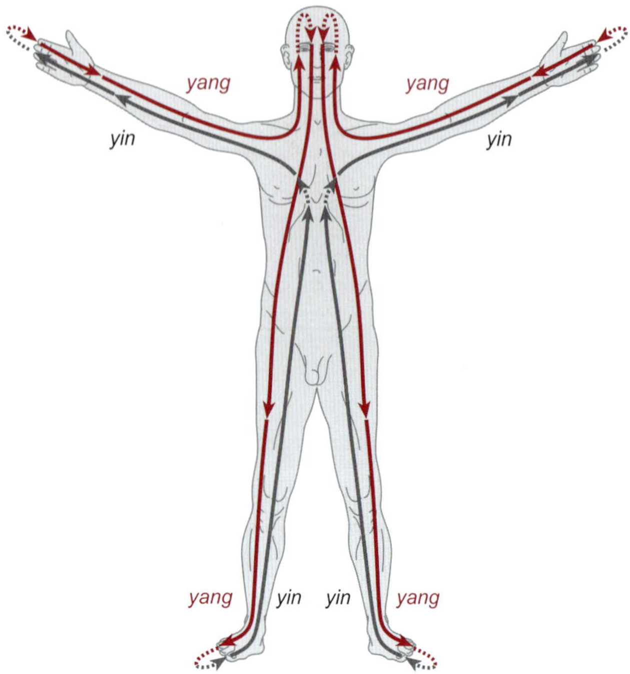

Figura 3.2 Modelo de circulação autossustentável.

Na tradição da acupuntura ocidental, em regra, foi atribuído maior significado a essa ideia do fluxo do canal de energia *qi*, o que, em parte, remonta ao método de numeração dos pontos dos canais de energia, comum no Ocidente. Contudo, a estrutura desse novo sistema de circulação também era muito inflexível para poder esclarecer satisfatoriamente determinados efeitos da acupuntura. Isso poderia explicar, de acordo com a concepção de Pirog (1996), por que os canais de energia secundários, por exemplo, os canais de energia musculotendíneos (▶ 3.5) e os canais de energia divergentes (▶ 3.6), foram integrados aos seus percursos primitivos e naturais, no sentido de uma circulação centrípeta no sistema de *jing luo*.

3.2 Composição do sistema de canais de energia e rede de vasos (*jing luo*)

Em *Huang Di Nei Jing Ling Shu* (Cap. 11) diz-se: "O homem vive, doenças surgem [...] o principiante e o mestre experiente sempre têm de começar com os *jing luo*". De acordo com a ideia da medicina chinesa, os *jing luo* são um sistema em rede de canais de energia e vasos pelos quais fluem energia *qi*, sangue *xue* e essências nutritivas. Eles têm conexões com os órgãos e vísceras (*zang/fu*) e "irrigam" todo o organismo. Isso significa que eles o abastecem com energia *qi* e sangue *xue* tanto na superfície (exterior) como também em profundidade (interior), tanto na parte superior como também na inferior. Observando-se pelo aspecto funcional, os *jing luo* são aptos para a divisão de energia *qi* e sangue, regulam *yin* e *yang* e protegem o corpo. Mas eles apresentam também possíveis vias de alastramento para enfermidades, e além disso mostram-se sobre eles reações a distúrbios corporais. Estes podem, por um lado, ser distúrbios dos próprios canais de energia, e, por outro, os *jing luo* refletem para fora doenças dos órgãos e vísceras (*zang/fu*). Na terapia, eles podem servir para conduzir a energia *qi* para as regiões enfermas. De acordo com a lei do *biao li* (de fora para dentro), o "exterior" se comunica com o "interior". Portanto, *biao* (exterior) representa a pele, os músculos e os trajetos superficiais do sistema *jing luo*. Os trajetos profundos dos canais de energia e os sistemas de órgãos, assim como os círculos funcionais (*zang/fu*) são agregados ao *li* (interior). Para garantir a circulação da energia *qi* e a comunicação entre exterior e interior, deve existir uma estrutura organizacional especial dentro do sistema *jing luo*. Nisso, os vasos extraordinários (▶ 3.8) ocupam uma posição excepcional. Embora eles desempenhem um importante papel na coordenação e regulação dos canais de energia principais e de todo o sistema *jing luo*, eles não conectam interior e exterior diretamente: assim, por exemplo, eles não estão em ligação direta com os órgãos e vísceras (*zang/fu*). Existem diversas representações da localização profunda dos canais de energia individuais e vasos no interior do corpo (ver Focks, 2006).

3.3 Os doze canais de energia principais (*jing zheng*)

Sinônimos: canais de energia, canais de energia regulares, meridianos.

Os doze canais de energia principais são parte integrante do sistema de canais de energia e desempenham o mais importante papel dentro da teoria *jing luo*.

Características

Os doze canais de energia principais estendem-se bilateralmente sobre o corpo. Cada canal de energia possui um caminho regular, próprio, com um trajeto interno e um externo. Distinguem-se os canais de energia *yin* e *yang*, que estão em uma recíproca relação entre o interior e o exterior. Cada canal de energia está associado a um órgão ou víscera (*zang/fu*) e está ligado por meio de seus trajetos internos tanto a seu próprio órgão ou víscera (*zang/fu*) como ao órgão do seu canal de energia acoplado interna ou externamente.

Patologia

Cada canal de energia tem seus sintomas e sinais patológicos, que são importantes guias na prática da acupuntura. As doenças dos canais de energia devem ser consideradas um complemento significativo da patologia de órgãos e vísceras (*zang/fu* – que, na verdade, é um fundamento da terapia fitoterápica chinesa). Porém, só serão discutidas brevemente neste manual de procura por pontos e abordadas de maneira mais detalhada no *Atlas de Acupuntura*.

Circulações dos canais de energia

A medicina chinesa diferencia, dentro do sistema de canais de energia, três circulações com quatro canais de energia diferentes cada uma. Dos canais de energia de uma circulação, seguem dois circulando pelo lado *yin* (interior) e dois circulando pelo lado *yang* (exterior).

Ligação entre eixo e camada

▶ Fig. 3.3

Sinônimo: ligação entre a parte de cima e a parte de baixo.

Essa ligação caracteriza a relação entre os dois canais de energia *yin* ou entre os dois canais de energia *yang* de uma circulação.

Exemplo: o eixo ou camada *taiyang*, o eixo *yangming* etc.

Canais de energia acoplados

Sinônimo: ligação interior-exterior.

Essa ligação caracteriza respectivamente a relação do canal de energia *yin* e *yang* da mão ou do canal de energia *yin* e *yang* do pé, dentro de uma circulação.

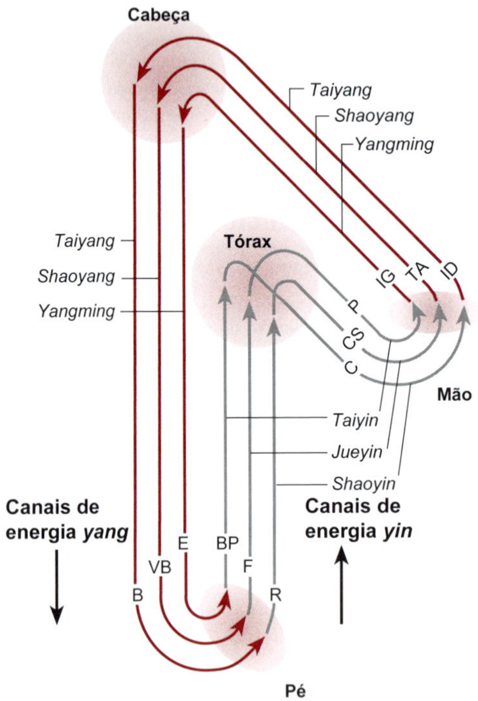

Figura 3.3 Circulações dos canais de energia.

Tabela 3.1 Circulações dos canais de energia		
1ª circulação		
Canal de energia do Pulmão	Do tórax às pontas dos dedos da mão	Mão – *taiyin*
Canal de energia do Intestino Grosso	Das pontas dos dedos da mão à face	Mão – *yangming*
Canal de energia do Estômago	Da face às pontas dos dedos do pé	Pé – *yangming*
Canal de energia do Baço-Pâncreas	Das pontas dos dedos do pé ao tórax (coração)	Pé – *taiyin*

(continua)

Tabela 3.1 Circulações dos canais de energia (*continuação*)		
2ª circulação		
Canal de energia do Coração	Do tórax às pontas dos dedos da mão	Mão – *shaoyin*
Canal de energia do Intestino Delgado	Das pontas dos dedos da mão à face	Mão – *taiyang*
Canal de energia da Bexiga	Da face às pontas dos dedos do pé	Pé – *taiyang*
Canal de energia do Rim	Das pontas dos dedos do pé ao tórax (pericárdio)	Pé – *shaoyin*
3ª circulação		
Canal de energia da Circulação-Sexualidade	Do tórax às pontas dos dedos da mão	Mão – *jueyin*
Canal de energia do Triplo Aquecedor	Das pontas dos dedos da mão à face	Mão – *shaoyang*
Canal de energia da Vesícula Biliar	Da face às pontas dos dedos do pé	Pé – *shaoyang*
Canal de energia do Fígado	Das pontas dos dedos do pé ao tórax (pulmão)	Pé – *jueyin*

Relógio orgânico

▶ Fig. 3.4

A circulação de energia dentro dos doze canais de energia principais ocorre em um ritmo circadiano de 24 horas, de modo que cada canal de energia conserve respectivamente um fluxo máximo de energia por duas horas.

A polarização de energia (mudança de *yin* para *yang* ou de *yang* para *yin*) ocorre sempre no âmbito das extremidades.

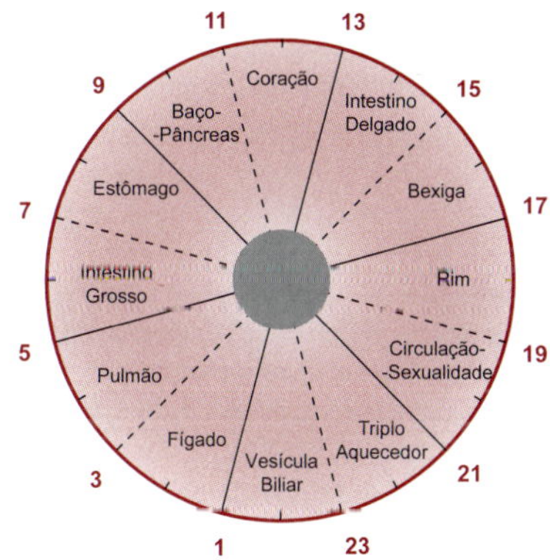

Figura 3.4 Relógio orgânico.

3.4 As doze zonas cutâneas (*pi bu*)

As doze zonas cutâneas fazem parte do sistema de canais de energia que correm mais superficialmente. Sua função é a circulação de energia *qi* e sangue para a superfície do corpo. Elas nutrem pele e poros e protegem o corpo contra fatores patogênicos externos.

Características

As zonas cutâneas são subdivididas ao longo do trajeto do respectivo canal de energia principal, bem como de seus vasos *luo* correspondentes. Por esse motivo, são denominadas conforme seus canais de energia principais e não possuem nenhum ponto próprio.

No diagnóstico das zonas cutâneas, elas refletem a condição fisiológica dos canais de energia principais e de seus respectivos órgãos ou vísceras (*zang/fu*), por exemplo, por meio de sensações patológicas, danos ou descolorações da pele.

Funções

As zonas cutâneas circulam sangue e energia *qi*, em especial a defesa *wei qi*, para a superfície do corpo e regulam as funções da pele e dos poros. Dessa maneira, fortalecem a defesa do corpo.

Patologia

As zonas cutâneas refletem distúrbios patológicos dos canais de energia principais e de seus respectivos órgãos ou vísceras (*zang/fu*).

A terapia e o diagnóstico ocorrem, por exemplo, pela acupuntura nos punhos e no pé. A terapia das zonas cutâneas também pode ocorrer via método *gua sha* (técnica chinesa de raspagem ▶ 7.6.1), bem como pelas técnicas de acupuntura de superfície: ventosaterapia, massagem etc. (▶ 7.6.3).

3.5 Os doze canais de energia musculotendíneos (*jing jin*)

Sinônimos: canais de energia musculotendíneos, canais de energia ou meridianos MT, canais de energia do músculo ou do tendão.

Os doze canais de energia musculotendíneos são extensões externas dos canais de energia principais. Suas diferentes funções abrangem o fortalecimento das ligações entre as articulações, músculos, tendões e ligamentos. Eles apoiam, assim, os fluxos naturais de movimento e a mobilidade.

Características

São doze os canais de energia bilaterais musculotendíneos. São ligados aos canais de energia principais e denominados de acordo com eles. Em princípio, os canais de energia musculotendíneos são grupos de músculos, tendões e ligamentos que se projetam ao longo do trajeto dos canais de energia principais e de seus respectivos vasos *luo*. Eles circulam (superficialmente) na periferia do corpo e auxiliam os canais de energia principais em sua circulação de energia *qi* e sangue para os músculos, tecidos, articulações, bem como para a superfície do corpo. Não possuem nenhum ponto próprio e tampouco qualquer ligação (direta) com os órgãos ou vísceras (*zang/fu*).

Cada um dos canais de energia musculotendíneos dispõe de um trajeto próprio, que, em geral, segue o canal de energia principal. Seu começo está sempre nas extremidades (pontas dos dedos das mãos ou dos pés), ao contrário dos canais de energia principais. Eles se ramificam a partir dos canais de energia principais geralmente nos pontos Poço *jing* (▶ 4.1.6). Ao mesmo tempo, seu trajeto se orienta sempre em sentido cranial, até o tronco ou até a cabeça e a face. Cobrem áreas maiores do que os respectivos canais de energia principais, ou seja, são mais largos e em forma de faixa. Sua expansão também inclui determinadas regiões que não são atravessadas nem pelos canais de energia principais nem pelos canais de energia divergentes. Apenas com o trajeto dos canais de energia musculotendíneos é possível compreender alguns efeitos de ponto dos canais de energia principais ligados a ele.

Os canais de energia musculotendíneos manifestam-se sob condições patológicas como os pontos *ashi* (*a shi xue*) ou pontos-gatilho.

Funções

A tarefa principal dos canais de energia musculotendíneos consiste em distribuir energia *qi* e sangue sobre a superfície do corpo, assim como em unir músculos, tendões e ligamentos às articulações. Em geral, eles ligam grupos de músculos sinergicamente ativos uns aos outros. Ao mesmo tempo, protegem os ossos e ligam-se formando uma rede das estruturas do corpo. Dessa maneira, auxiliam as articulações em sequências de movimentos e em suas funções.

Patologia

Geralmente, os distúrbios dos canais de energia musculotendíneos mostram-se, ao longo de seu trajeto, com os seguintes sintomas: tensões musculares, dores, cãibras, espasmos, rigidez, paralisias, fraqueza e inchaços dos músculos, tendões e ligamentos. Além disso, toda forma de restrição de movimento nas regiões das articulações indica uma coparticipação dos canais de energia musculotendíneos e cada um desses canais apresenta uma patologia particular.

Terapia

Para a terapia dos canais de energia musculotendíneos não existe nenhum ponto de acupuntura específico. Porém, os canais de energia musculotendíneos podem ser bem influenciados por uma punção superficial, entre outros, nos pontos *ashi*, bem como pelo uso de técnicas relativamente superficiais, como ventosaterapia, massagem tuina, martelo de cinco pontas, punção da pele e método *gua sha* (técnica de raspagem ▶ 7.6.1).

Pacientes são submetidos a terapias como a de punção e tratamento pelos pontos *ashi*, além de uma combinação de pontos locais, regionais e distantes (▶ 4.2.1). Em casos agudos com restrições de movimentos, são tratados em primeiro lugar pontos distantes e recomendados exercícios de movimentação na articulação afetada do paciente. No caso de um ferimento traumático agudo (com restrição de movimento), também pode ser empregado o chamado método *miu ci* (▶ 7.5.7).

Trajeto dos canais de energia musculotendíneos

Canal de energia musculotendíneo do Pulmão

O canal de energia musculotendíneo do Pulmão começa junto a **P-11** (*shaoshang*), ângulo radial do sulco ungueal do polegar, estende-se pelo lado radial ao longo do polegar e do primeiro metacarpo, depois, em direção proximal pela porção anterolateral do antebraço e segue para o músculo bíceps braquial e porção anterior do músculo deltoide. Ele se entrelaça (*jie*) na região anterior do ombro, próximo à articulação acromioclavicular, estende-se então sob a axila, atinge os outros canais de energia musculotendíneos *yin* da mão pelo **VB-22** (*yuanye*) e segue sob o músculo peitoral maior até a fossa supraclavicular, depois em direção a **IG-15** (*jianyu*), retorna a **E-12** (*quepen*), transpassa a fossa supraclavicular e se ramifica para as regiões do tórax, do hipocôndrio e para o diafragma.

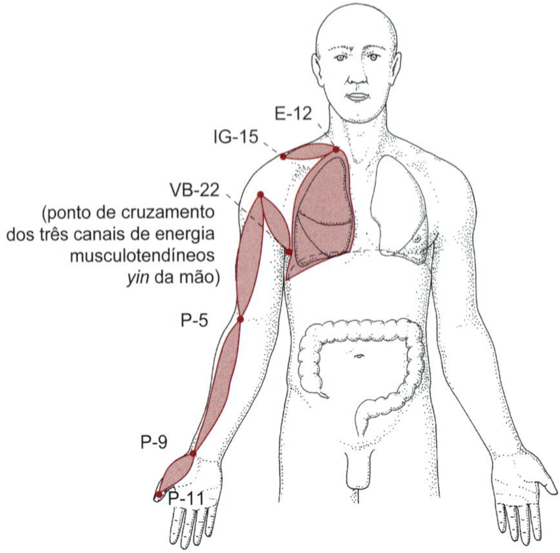

Figura 3.5 Canal de energia musculotendíneo do Pulmão.

Canal de energia musculotendíneo do Intestino Grosso

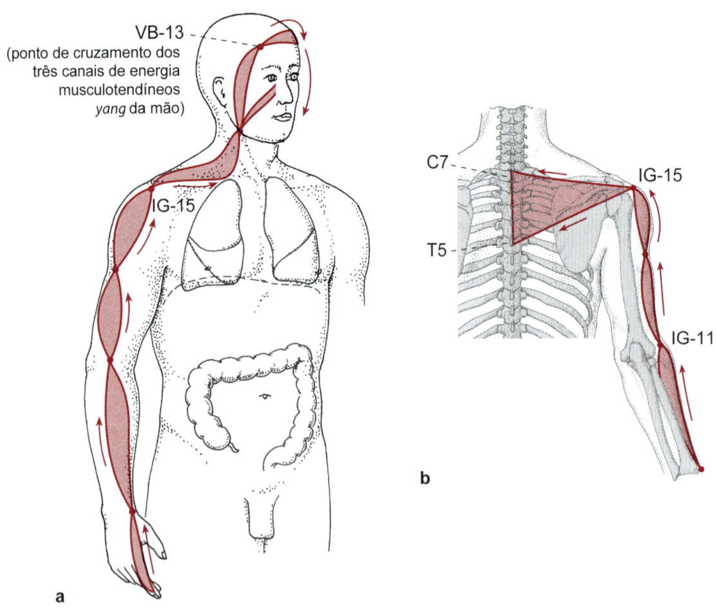

Figura 3.6 Canal de energia musculotendíneo do Intestino Grosso.

O canal de energia musculotendíneo do Intestino Grosso começa no dedo indicador junto a **IG-1** (*shangyang*), estende-se ao longo do dedo indicador e do segundo metacarpo em direção a **IG-5** (*yangxi*), segue ao longo da parte posterolateral do antebraço e então ao longo da parte lateral do braço em direção a **IG-15**. A partir desse ponto, um **ramo** dividido sobre a escápula se estende em direção à coluna vertebral e ali se coloca da vértebra C7 até a vértebra T5. O **ramo principal** do **IG-15** se estende em sentido cranial sobre a fossa supraclavicular e ao longo da região lateral da garganta para o ângulo do maxilar e se divide: **um ramo** se estende sobre o zigomático para a região lateral do nariz – o **outro ramo** segue sobre a região lateral da face e se encontra, em **VB-13** (*benshen*), com os outros canais de energia musculotendíneos *yang*, então se estende sobre a cabeça e termina na região do ângulo do maxilar do lado oposto. (**Observação:** de acordo com Solinas, Mainville e Auteroche [1998], segundo algumas escolas, o final do canal de energia é descrito até **IG-17** [*tianding*]).

Canal de energia musculotendíneo do Estômago

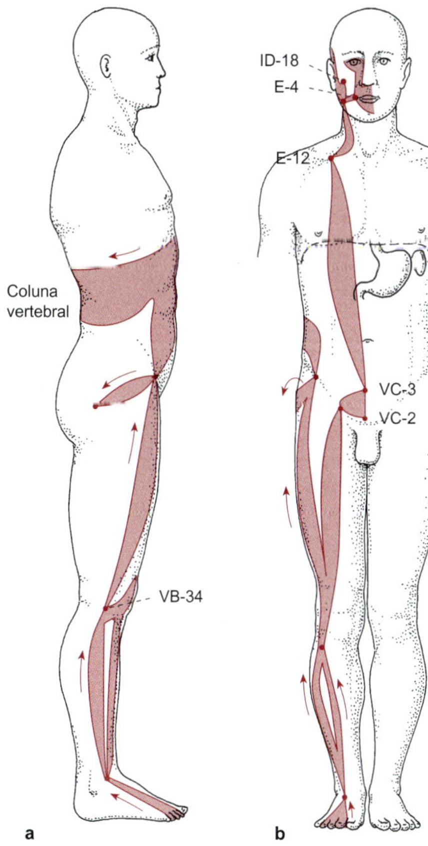

Figura 3.7 Canal de energia musculotendíneo do Estômago.

O canal de energia musculotendíneo do Estômago começa amplamente no segundo, terceiro e quarto dedos do pé, estende-se sobre o peito do pé até a cavidade da tíbia, onde ele se prende (*jie*) e se divide em dois ramos:

- **O ramo que percorre em sentido anterolateral** se estende sobre a patela, lateralmente à coxa e regiões do quadril e da coluna vertebral.
- **O ramo que percorre em sentido anterior** se estende sobre a patela, a porção anterior da coxa, na região inguinal, depois sobre as regiões do abdome e do tórax até a fossa supraclavicular e ao longo da região anterolateral da garganta para a frente até a região do ângulo do maxilar. Nesse ponto, ele se divide em **três ramos: um ramo** termina diante da orelha, um **segundo ramo** se estende até o zigomático, encontra os outros canais de energia musculotendíneos *yang* do pé em **ID-18** (*quanliao*), o **terceiro ramo** circunda a boca, estende-se para a região superior do nariz, onde se liga ao canal de energia musculotendíneo da Bexiga e então se divide para a pálpebra inferior.

Canal de energia musculotendíneo do Baço-Pâncreas

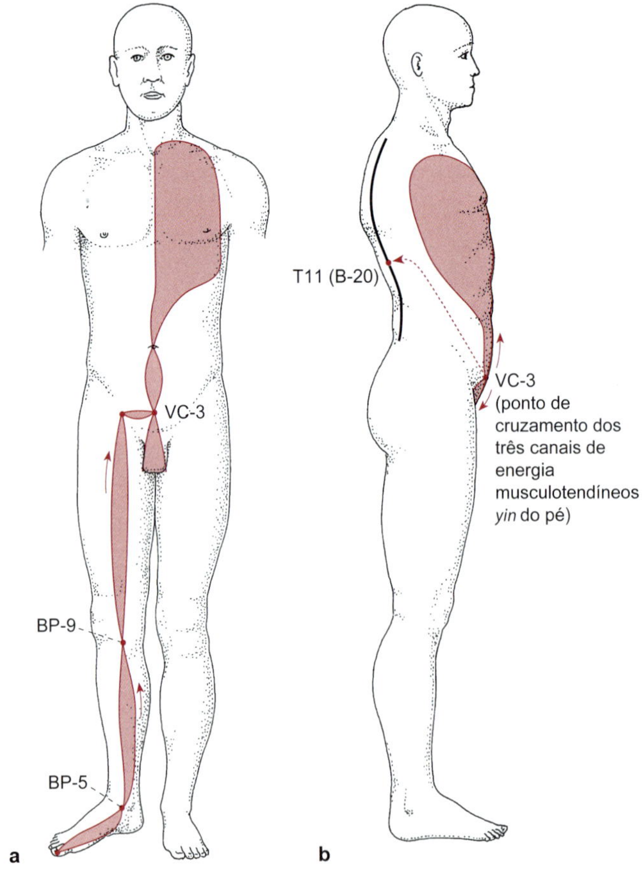

Figura 3.8 Canal de energia musculotendíneo do Baço-Pâncreas.

O canal de energia musculotendíneo do Baço-Pâncreas começa junto ao lado medial do hálux em **BP-1** (*yinbai*), segue ao longo da borda medial do pé, prende-se (*jie*) a **BP-5** (*shangqiu*), estende-se ao longo da tíbia medial e prende-se (*jie*) à região inguinal medial, estende-se até **VC-3** (*zhongji*), onde ele encontra os outros canais de energia musculotendíneos *yin* do pé e se divide em **três ramos: um ramo** se estende para a região genital, um **outro ramo** segue ao longo da linha mediana anterior, prende-se (*jie*) à região do umbigo, penetra o abdome e se enreda nas regiões das costelas e da cavidade do tórax, o **terceiro ramo** se estende profundamente no interior do corpo e termina na região da coluna vertebral, em **B-20** (*pishu*).

Canal de energia musculotendíneo do Coração

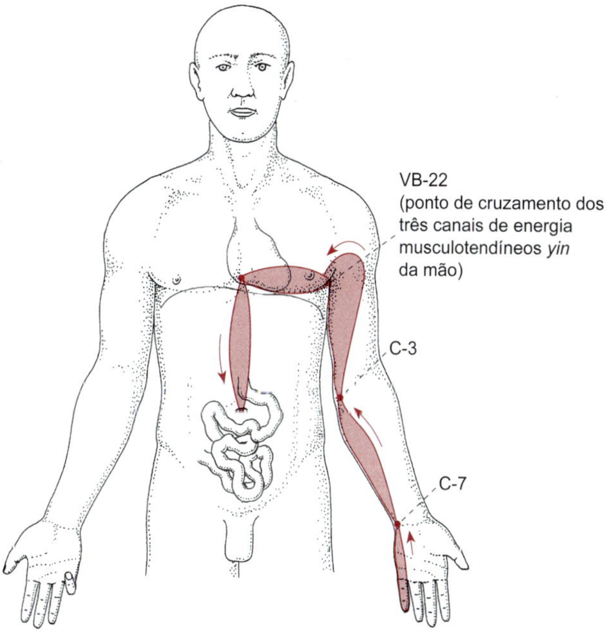

Figura 3.9 Canal de energia musculotendíneo do Coração.

O canal de energia musculotendíneo do Coração começa do lado radial junto ao dedo mínimo, estende-se sobre a porção anterior e radial do dedo mínimo e da mão, prende-se (*jie*) a **C-7** (*shenmen*), depois se estende sobre a parte anterior e ulnar do braço até a região da axila e encontra os outros canais de energia musculotendíneos *yin* da mão próximo a **VB-22** (*yuanye*). Desse ponto, ele se aprofunda, cruza a região do tórax, prende-se (*jie*) a **VC-17** (*danzhong*), depois segue até a entrada do estômago, penetra o diafragma e termina na região do umbigo.

Canal de energia musculotendíneo do Intestino Delgado

O canal de energia musculotendíneo do Intestino Delgado começa junto ao lado ulnar do dedo mínimo no **ID-1** (*shaoze*), estende-se ao longo da borda ulnar do dedo mínimo e da mão até **ID-5** (*yanggu*), depois segue para o cotovelo e para a axila. A partir desse ponto, **um ramo** adentra a cavidade da axila, onde ele se fixa (*jie*). **Um outro ramo** se expande sobre a escápula, depois se estende ao longo da região lateral da nuca, onde o canal de energia se divide em **dois ramos: um ramo que segue em sentido anterior** vai para o ângulo do maxilar, depois, ao longo da mandíbula até a orelha, sobre o zigomático e se fixa (*jie*) à órbita lateral, **um ramo que segue em sentido posterior** se fixa (*jie*) ao processo mastoide (desse ponto, um pequeno ramo adentra o ouvido), circunda a orelha, depois segue em sentido caudal até a região da face e a órbita lateral e novamente sobre a região frontoparietal da cabeça até **VB-13** (*benshen*), de acordo com Deadman, Al-Khafaji e Baker (2000), até **E-8** (*touwei*), onde ele encontra os outros canais de energia musculotendíneos *yang* da mão.

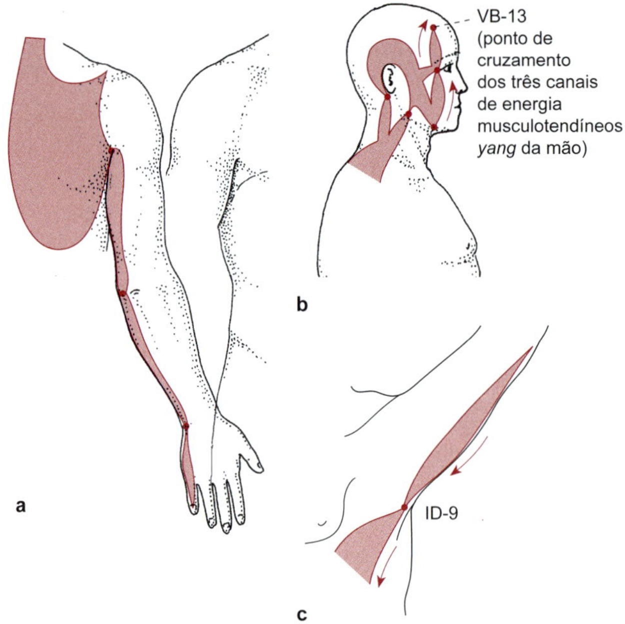

Figura 3.10 Canal de energia musculotendíneo do Intestino Delgado.

Canal de energia musculotendíneo da Bexiga

O canal de energia musculotendíneo da Bexiga começa lateralmente junto ao dedo mínimo do pé, se estende ao longo da borda lateral do pé até o maléolo lateral e desse ponto partem **três ramos**:

- **Um ramo** segue até o calcâneo, onde se fixa (*jie*) lateralmente e se expande sobre o calcanhar.

- **Um outro ramo** se estende ao longo da porção lateral da perna até a cabeça da fíbula.
- **O ramo principal** segue até o tendão do calcâneo, depois ao longo dos posteriores da coxa, fixa-se (*jie*) ao meio da prega entre a nádega e a coxa, segue lateralmente à coluna vertebral sobre as nádegas e as costas até a região da nuca, onde se fixa (*jie*) a **B-10** (*tianzhu*). Em seu trajeto, na altura da axila, divide-se em **dois ramos**: **um ramo** se estende para a região do ombro; o **outro ramo** penetra a axila, sobe

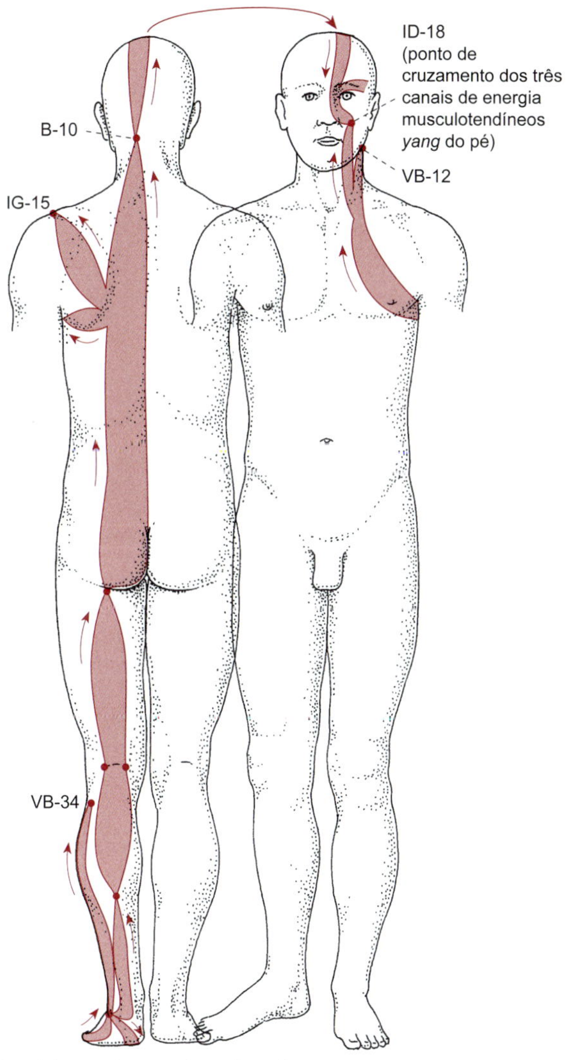

Figura 3.11 Canal de energia musculotendíneo da Bexiga.

até o tórax e segue até a fossa supraclavicular. Nesse ponto, ramificam-se novamente **dois sub-ramos: um sub-ramo** se eleva até o processo mastoide em **VB-12** (*wangu*) – o **outro sub-ramo** se estende sobre a região da face até **ID-18** (*quanliao*), onde se encontra com os outros canais de energia musculotendíneos *yang* do pé. **O ramo principal** se divide na altura de **B-10** (*tianzhu*) em **dois ramos: um ramo** penetra fundo até a raiz da língua; o **outro ramo** se estende lateralmente à linha mediana sobre o crânio até o canto interno dos olhos e se divide em **dois**

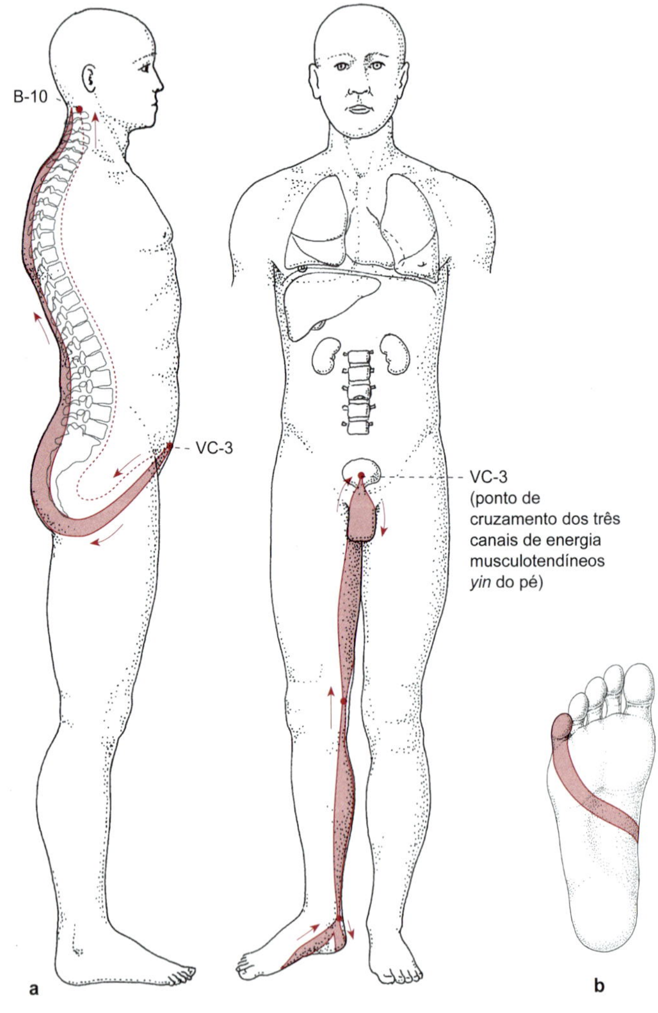

Figura 3.12 Canal de energia musculotendíneo do Rim.

ramos, dos quais um se fixa lateralmente ao nariz e segue sobre a região da face em direção caudal; o **outro ramo** se estende sobre a pálpebra superior, depois penetra fundo na região superior da órbita e termina no palato.

Canal de energia musculotendíneo do Rim

O canal de energia musculotendíneo do Rim começa sob o dedo mínimo do pé, depois segue em direção oblíqua sobre a sola do pé até o maléolo medial, onde ele se fixa (*jie*). A partir desse ponto, um **pequeno ramo** segue até a porção medial do calcâneo. O **ramo principal** segue ao longo da perna posteromedial sobre a região genital até o **VC-3** (*zhongji*), onde encontra os outros canais de energia musculotendíneos *yin*, penetra o abdome e segue ao longo da coluna vertebral até a região da nuca. A partir da região genital, **um ramo** se estende **interiormente** através das nádegas e segue a musculatura profunda ao longo da coluna vertebral até a região occipital.

Canal de energia musculotendíneo da Circulação-Sexualidade

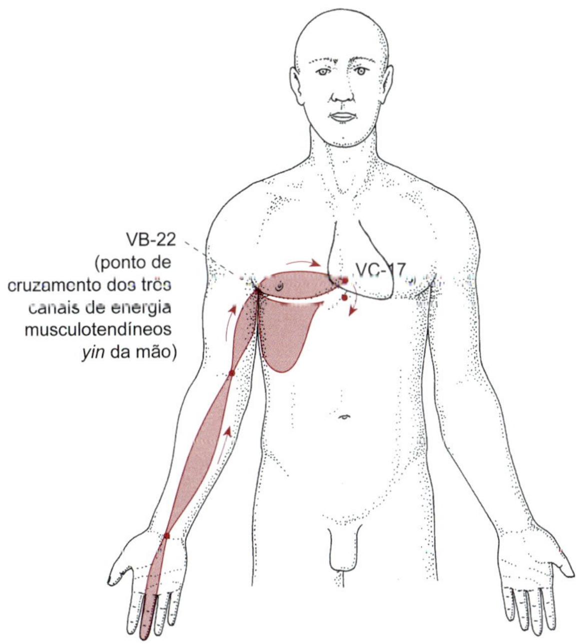

Figura 3.13 Canal de energia musculotendíneo da Circulação-Sexualidade.

O canal de energia musculotendíneo da Circulação-Sexualidade começa na ponta do dedo médio, estende-se sobre a porção anterior do dedo médio e do osso metacarpal, irradia-se sobre a superfície medial da mão, fixa-se (*jie*) no meio da região da articulação da mão e segue sobre a porção anterior do antebraço, bem como sobre a porção anteromedial do braço até a axila em direção a **VB-22** (*yuanye*), onde se encontra com os outros canais de energia musculotendíneos *yin* da mão.

Nesse ponto, o canal de energia se divide: **um ramo** se divide amplamente sobre as porções anterior, lateral e posterior das costelas; o **outro ramo** atravessa o tórax sob a axila, alcança a região medial do tórax à altura de **VC-17** (*danzhong*), de onde ele se expande dentro da cavidade do tórax e então se fixa (*jie*) ao diafragma.

Canal de energia musculotendíneo do Triplo Aquecedor

O canal de energia musculotendíneo do Triplo Aquecedor começa junto ao ângulo ulnar do sulco ungueal do dedo anelar, estende-se entre os 4° e 5° metacarpos para

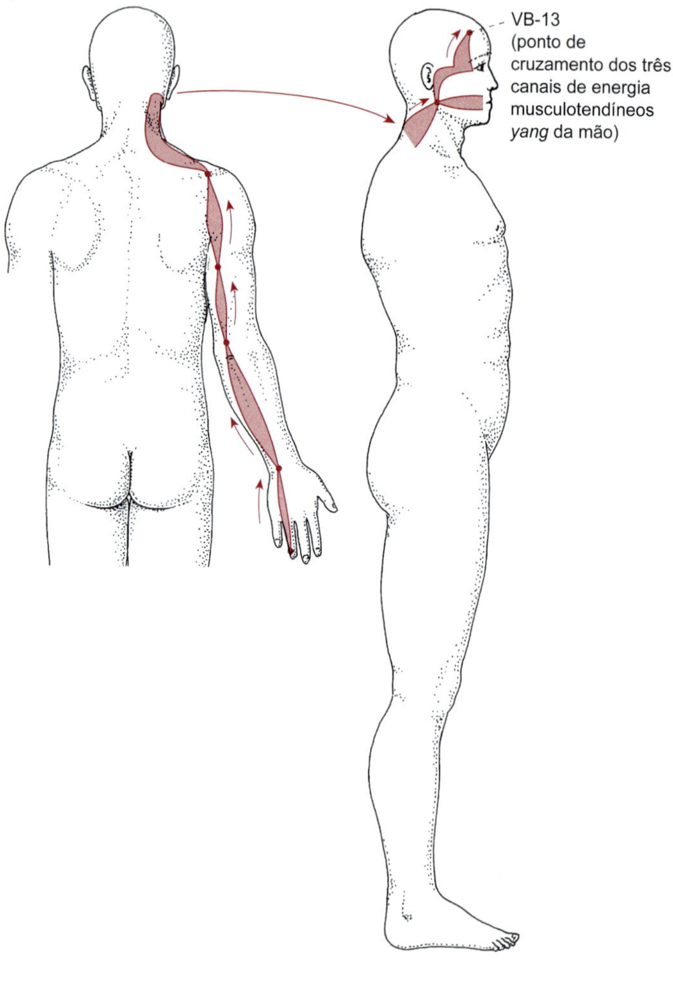

Figura 3.14 Canal de energia musculotendíneo do Triplo Aquecedor.

a articulação da mão, depois ao longo da parte posterior do antebraço e do braço, fixa-se (*jie*) à margem posterior do acrômio, segue sobre a porção posterior do ombro e a região lateral da nuca, alcança o ângulo do maxilar e se divide em **dois ramos: um ramo** atravessa o ângulo do maxilar, aprofunda-se até a raiz da língua; o **outro ramo** se eleva diante da região da orelha, fixa-se (*jie*) ao canto lateral do olho, cruza a região da têmpora e termina em **VB-13** (*benshen*), de acordo com Deadman (1998), na fronte, na região frontoparietal, onde ele se encontra com os outros canais de energia musculotendíneos *yang* da mão.

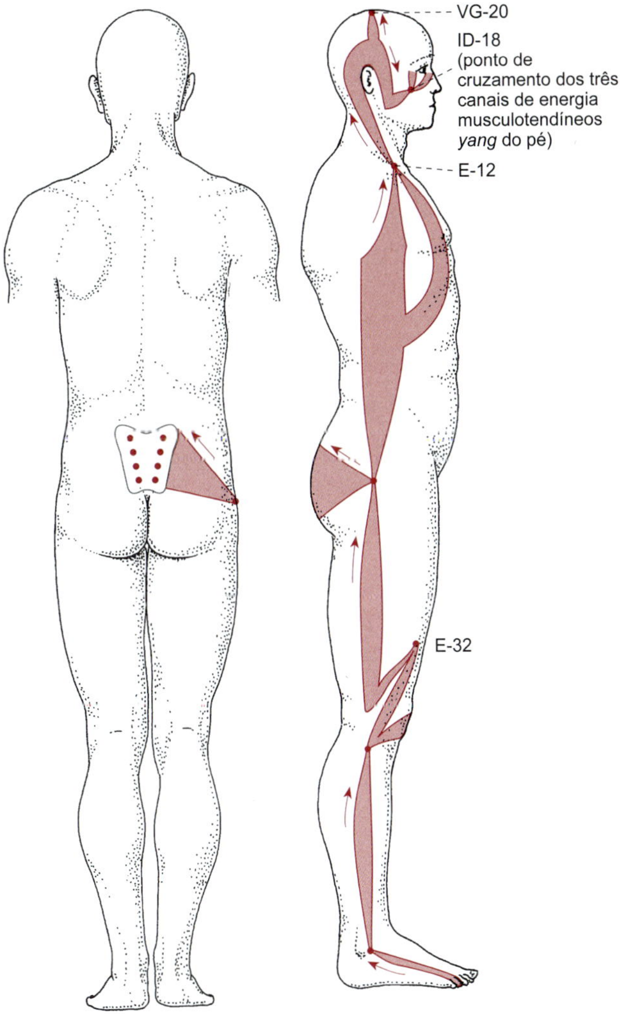

Figura 3.15 Canal de energia musculotendíneo da Vesícula Biliar.

Canal de energia musculotendíneo da Vesícula Biliar

O canal de energia musculotendíneo da Vesícula Biliar começa junto ao quarto dedo do pé, fixa-se (*jie*) à área de **VB-40** (*qiuxu*) anterior e inferior do maléolo lateral, segue para a porção lateral da perna, onde ocorre **uma ramificação** oblíqua a **E-32** (*futu*). O **ramo principal** segue ao trocanter maior. A partir desse ponto, segue **uma ramificação** ampla sobre a região das nádegas e do sacro. A partir da região do quadril, o canal de energia segue pelos lados até a região inferior das costelas, onde ele se divide em **dois ramos**: **um ramo** segue em sentido ventral sobre a porção lateral do tórax e se fixa (*jie*) a **E-12** (*quepen*) – o **outro ramo** segue a linha axilar média, depois se estende sobre o tórax para encontrar o outro ramo na fossa supraclavicular. O canal de energia segue ao longo da região lateral da garganta a partir de **E-12** e circunda a orelha. **Uma ramificação** segue depois à altura da ponta da orelha até **VG-20** (*baihui*). **Um ramo** desce da região da têmpora, cruza a bochecha até o maxilar, segue sobre o zigomático até **ID-18** (*quanliao*), onde encontra os outros canais de energia *yang* do pé e se divide em **dois ramos**, dos quais um segue lateralmente até a base do nariz, o outro, para o canto externo dos olhos.

Canal de energia musculotendíneo do Fígado

O canal de energia musculotendíneo do Fígado começa no lado dorsal do primeiro dedo do pé, segue ao longo da porção lateral e dorsal do primeiro dedo do pé até diante do maléolo medial, depois sobre a porção medial da tíbia e da coxa, alcança a região inguinal e encontra os outros canais de energia musculotendíneos *yin* do pé em **VC-3** (*zhongji*) e então segue sobre as genitálias.

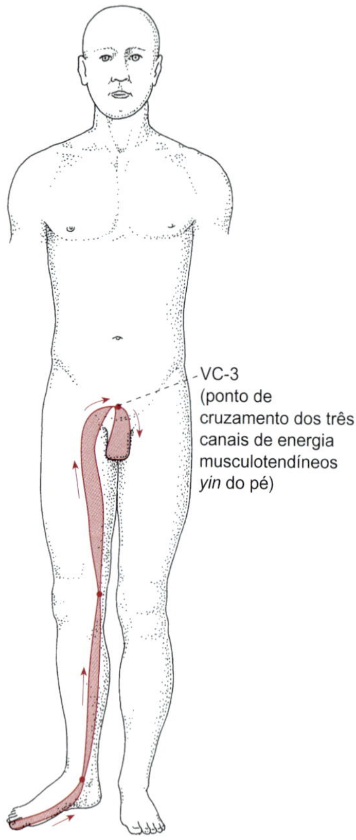

Figura 3.16 Canal de energia musculotendíneo do Fígado.

3.6 Os canais de energia divergentes (*jing bie*)

Sinônimos: canais de energia especiais, meridianos especiais, canais de energia que se separam.

Bie significa divergentes, que se separam. Os doze canais de energia divergentes são, nesse sentido, ramificações dos canais de energia principais. Auxiliam principalmente a comunicação entre órgãos ou vísceras (*zang/fu*) e os canais de energia e, em especial, a comunicação dos órgãos com os canais de energia acoplados, por meio da relação entre esses canais de energia (▶ 3.2). Fortalecem também a ligação com o coração.

São doze os canais de energia divergentes que correm bilateralmente, denominados segundo os respectivos canais de energia principais. Trata-se de canais de energia situados profundamente, que se ramificam a partir dos próprios canais de energia principais e se ligam aos órgãos ou vísceras internas (*zang/fu*). Não possuem nenhum ponto próprio, mas fortalecem a energia *qi* dos canais de energia principais.

Todos os canais de energia divergentes têm uma ligação direta ou indireta com o coração. Eles ligam os canais de energia principais acoplados interna ou externamente uns com os outros. Os doze canais de energia divergentes não possuem, eles próprios, nenhuma ligação correspondente à relação interna ou externa, como os seis canais de energia principais *yin* e os seis canais de energia *yang*; em contrapartida, dispõem de um sistema próprio das "seis uniões".

3.7 Vasos *luo*

Sinônimos: meridianos *luo*, colaterais.

Características

Os vasos *luo* são ramificações dos canais de energia principais. São divididos nos quinze/dezesseis grandes vasos *luo*, bem como em inúmeros pequenos vasos *luo* superficiais. Os pequenos vasos *luo* superficiais são sub-ramificações dos grandes vasos *luo*. São, por outro lado, subdivididos nos *sun luo* como ramificações verticais dos *luo mai*. Os *sun luo* distribuem-se tanto sobre toda a superfície do corpo como também nos órgãos internos. Os *sun luo* ramificam-se ainda nos *fu luo*, situados mais superficialmente. Os *fu luo* possuem, por outro lado, ramificações horizontais que são chamadas de *xue luo* (rede de vasos sanguíneos).

Pode-se dizer, em geral, que os vasos *luo* cobrem juntos o corpo como uma rede. Além disso, todos os vasos *luo* estão em ligação com o vaso *luo* principal do Baço-Pâncreas (em **BP-21**). Junto ao sistema de canais de energia restante, eles formam uma rede que distribui energia *qi* e sangue tanto pelo corpo como também pela sua superfície.

Os dezesseis grandes vasos *luo* ramificam-se em pontos específicos, os pontos *luo* (▶ 4.1.2), de seu respectivo canal de energia principal. Ao mesmo tempo, os pontos *luo* estão situados em zonas do corpo nas quais se ramificam os vasos *luo* que ligam os canais de energia acoplados interna ou externamente de *yin* e de *yang*.

Os dezesseis grandes vasos *luo* têm a função de condução e controle sobre os outros vasos *luo* do corpo. Além disso, cada um dos grandes vasos *luo* apresenta uma patologia particular. Em geral, fatores patogênicos se introduzem no corpo pelos vasos *luo* superficiais. Por outro lado, os vasos *luo* dos vasos sanguíneos (*xue luo*) refletem, por exemplo, distúrbios como estagnação da energia *qi* e do sangue do canal de energia ou do órgão por meio de sinais sobre a pele, como descolorações, teleangectasias etc.

Terapia

Os vasos *luo* podem ser bem influenciados por técnicas superficiais de punção e estimulação da pele (▶ 7.6), por exemplo, com martelos de cinco pontas, sangrias (microvenipunção), ventosaterapia e moxabustão.

3.8 Os oito vasos extraordinários (*qi jing ba mai*)

▶ Fig. 3.17

Os oito vasos extraordinários são, por assim dizer, as estruturas de canais de energia mais profundas e fundamentais. De acordo com algumas escolas da medicina chinesa, eles se desenvolvem muito cedo, já na fase embrionária. Por esse motivo, suas manifestações patológicas são caracterizadas por amplos conjuntos de sintomas. Segundo escritos clássicos, podem ser comparados com reservatórios de energia que recolhem excedentes de *yang*, energia *qi*, *yin* ou sangue e, em caso de necessidade, podem restituir o sistema de canais de energia principais.

Com exceção dos Vaso Concepção (*ren mai*) e Vaso Governador (*du mai*), eles não possuem nenhum ponto próprio, mas aproveitam pontos dos canais de energia principais regulares, que os ligam uns aos outros. Podem ser ativados por punção de seus pontos de abertura e de acoplamento (▶ 4.1.8).

Além disso, os vasos extraordinários são divididos em quatro pares, os quais sempre trabalham juntos com determinadas regiões do corpo.

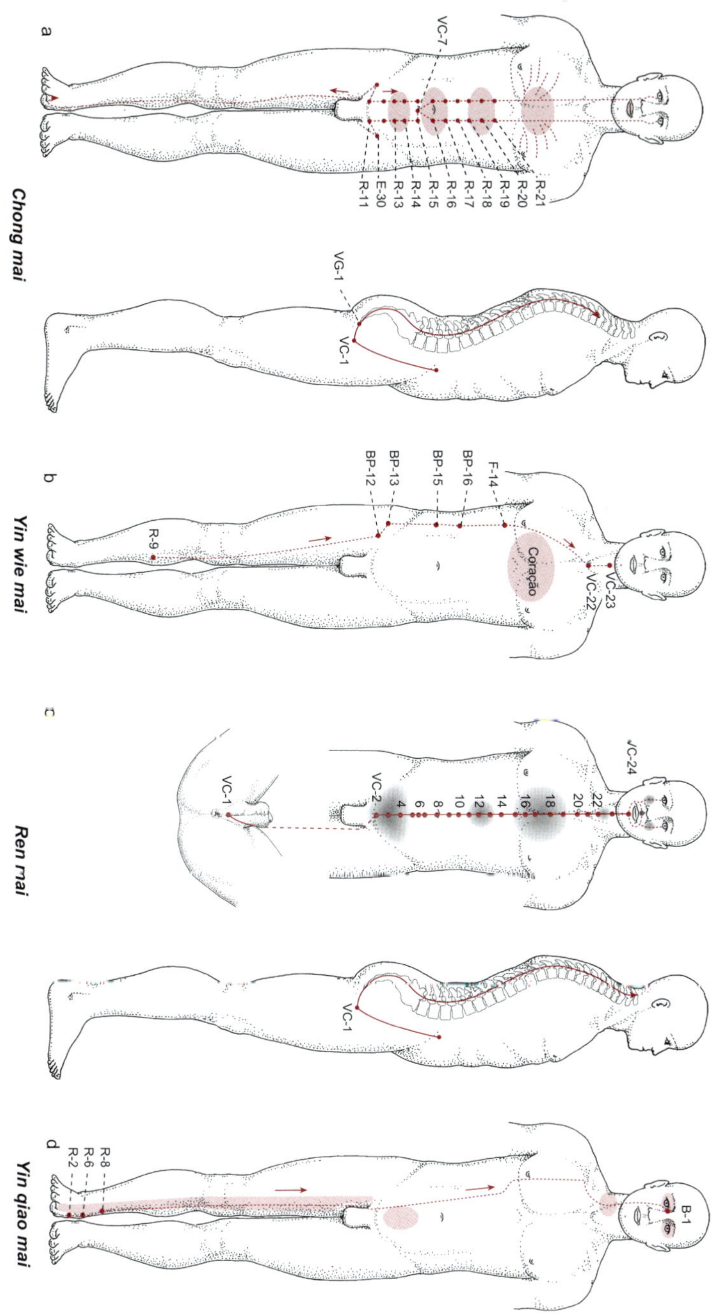

Figura 3.17 a-d Os oito vasos extraordinários.

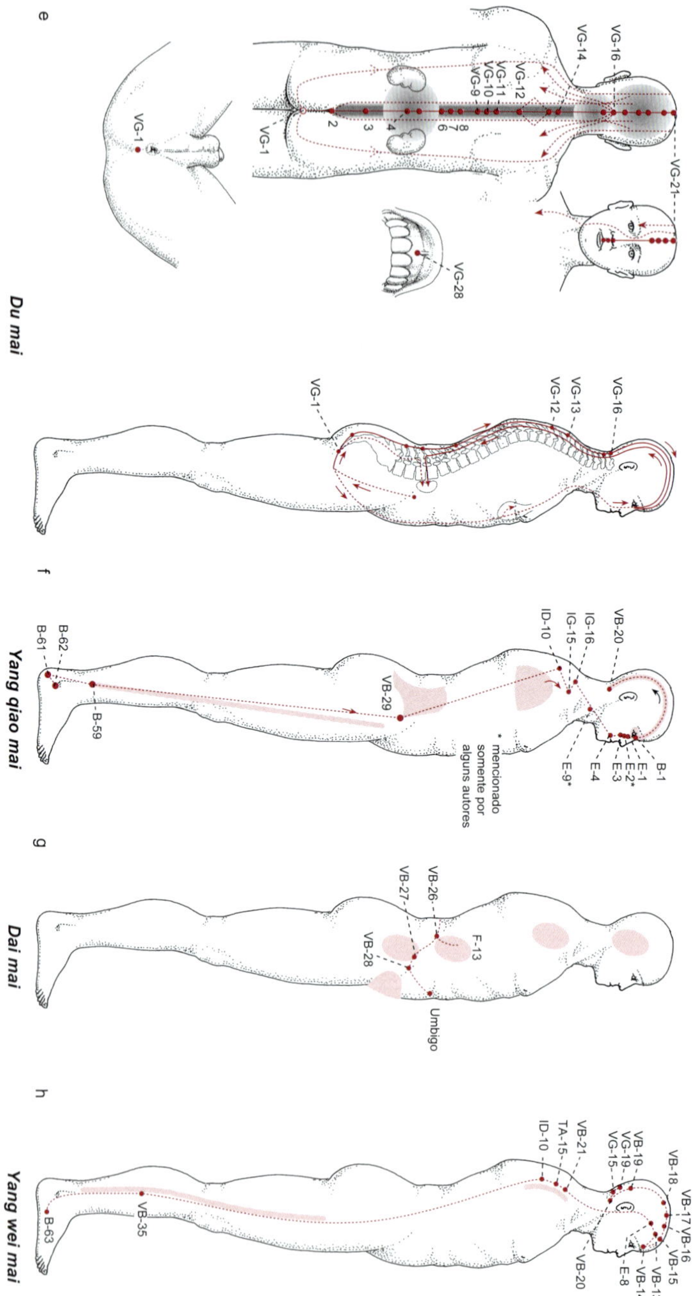

Figura 3.17 e-h Os oito vasos extraordinários.

4 Categorias e escolha dos pontos

C. Focks

Nos canais de energia (▶ 3) estão localizados, ao todo, 361 pontos de acupuntura. Por pontos, entende-se literalmente "buracos" ou "aberturas" que podem ser estimulados pela acupressão por massagem e na acupuntura pela punção de agulhas (▶ 7). Além disso, existe uma grande quantidade dos chamados pontos extras. Eles são pontos que existem fora dos canais de energia descritos. Os pontos principais, classificados pela Organização Mundial da Saúde (OMS), são descritos no Capítulo 5, ▶ 5.15.

Os pontos de acupuntura atuam:

- **Localmente:** p. ex., pontos na região do cotovelo no caso de doenças na região do cotovelo.
- **Regionalmente:** p. ex., em relação ao trajeto do canal de energia, como pontos no braço para o membro superior.
- Com o **respectivo órgão ou víscera** (*zang/fu*).
- De forma complementar por **funções especiais:** p. ex., pontos que tranquilizam o espírito *shen* ou que levam o calor para fora etc.

A Tabela 4.1 contém uma perspectiva sobre indicações gerais dos pontos dos canais de energia.

Tabela 4.1 Perspectiva sobre indicações gerais dos pontos dos canais de energia (baseado em Ellis, Wiseman, Boss, 1991)

<table>
<tr><th>Canal de energia</th><th colspan="3">Áreas de indicação</th></tr>
<tr><td colspan="4">Canais de energia yin da mão</td></tr>
<tr><td>P</td><td colspan="2">Pulmão, pescoço</td><td rowspan="3">Doenças da região torácica</td></tr>
<tr><td>CS</td><td>Coração, estômago</td><td rowspan="2">Doenças do shen</td></tr>
<tr><td>C</td><td>Coração</td></tr>
<tr><td colspan="4">Canais de energia yang da mão</td></tr>
<tr><td>IG</td><td colspan="2">Face, boca, nuca, dentes, nariz</td><td rowspan="3">Doenças oculares, doenças da garganta, infecções com febre</td></tr>
<tr><td>TA</td><td>Cabeça/lateral das costelas</td><td rowspan="2">Doenças auditivas</td></tr>
<tr><td>ID</td><td>Occipício, ombro, escápula, doenças do shen</td></tr>
<tr><td colspan="4">Canais de energia yin do pé</td></tr>
<tr><td>BP</td><td colspan="2">Baço, estômago, intestino</td><td rowspan="3">Doenças urogenitais, distúrbios menstruais, corrimento vaginal, doenças do shen</td></tr>
<tr><td>F</td><td colspan="2">Fígado, genitálias</td></tr>
<tr><td>R</td><td colspan="2">Rim, pulmão, pescoço</td></tr>
<tr><td colspan="4">Canais de energia yang do pé</td></tr>
<tr><td>E</td><td colspan="2">Parte anterior da cabeça, face, boca, dentes, pescoço, estômago, intestino</td><td rowspan="3">Doenças do shen, infecções com febre</td></tr>
<tr><td>VB</td><td>Região lateral da cabeça, ouvidos, lateral das costelas</td><td rowspan="2">Doenças oculares</td></tr>
<tr><td>B</td><td>Occipício, região lombar das costas</td></tr>
</table>

Além disso, pode-se diferenciar os vários grupos de pontos "específicos" (▶ 4.1) que são comumente superpostos como um grupo de pontos.

4.1 Pontos específicos

Pontos específicos (pontos de comando, pontos de reação, pontos especiais ou "especialmente classificados como buracos") são uma reunião de pontos em grupos com função semelhante ou com a mesma localização no trajeto do canal de energia correspondente (panorama completo na tabela localizada após o índice remissivo do livro).

4.1.1 Pontos *yuan* (*yuan xue*)

O ponto *yuan* (também chamado de ponto *qi* fonte ou ponto *qi* de origem) identifica a posição do canal de energia na qual o ponto *yuan-qi* do círculo funcional correspondente surge na superfície do corpo.

Localização: estão situados sempre na região do punho e do tornozelo.

4

Pontos *yuan* nos canais de energia *yin*

- **Pontos: P-9, BP-3, C-7, R-3, CS-7, F-3**
  - É sempre o terceiro ponto do canal de energia contado a partir da extremidade.
  - Ao mesmo tempo, é o ponto Corrente *shu* e o ponto Terra do canal de energia.
- **Efeito:**
  - Fortalecer no caso de estados de fraqueza e/ou de insuficiência do respectivo órgão (*zang*) (um ponto principal para essa indicação).
  - Regular o equilíbrio de *yin*/*yang*, ou seja, eles possuem o mesmo efeito compensador da homeostasia.
  - Como são simultaneamente os pontos Terra dos respectivos canais de energia *yin*, atuam de forma "terrena", estabilizando o corpo, as emoções e o espírito.

Pontos *yuan* nos canais de energia *yang*

- **Pontos: IG-4, E-42, ID-4, B-64, TA-4, VB-40**
  - É sempre o quarto ponto do canal de energia contado a partir da extremidade, exceto o próximo ao canal de energia da Vesícula Biliar (que é o quinto ponto do canal de energia)
  - Do ponto de vista energético do canal de energia, eles estão sempre situados entre os pontos Corrente *shu* e os pontos Rio *jing*.
- **Efeito:**
  - Eliminar os fatores patogênicos externos no caso das síndromes de excesso (indicação principal).
  - Fortalecer a respectiva víscera (*fu*).

Emprego

Diagnóstico: frequentemente dores provocadas por pressão ou alterações na pele, p. ex., manchas, inchaços, vermelhidão na região do ponto quando há distúrbios do canal de energia afetado, assim como do órgão ou víscera associados (*zang*/*fu*).

Terapêutico: em combinação com o ponto *luo* (combinação anfitrião-hóspede) do canal de energia acoplado interior/exterior para o aumento do efeito terapêutico (nivelamento de *yin* e *yang*). Em combinação com a inserção do respectivo ponto *shu* de transporte das costas em doenças dos órgãos ou vísceras (*zang*/*fu*). De acordo com Wiseman e Feng Ye (1998), os pontos *yuan* podem ser puncionados com força (+), em caso de insuficiência no canal de energia ou no órgão, e também de modo dispersante (–), quando houver repleção no canal de energia ou no órgão.

4.1.2 Pontos *luo* (*luo xue*)

Função e localização

Os pontos *luo* (também pontos de transição ou de passagem) estão situados em regiões do corpo nas quais os vasos ou rede de vasos *luo* se ramificam (▶ 3.7) e ligam os canais de energia acoplados interna/externamente (*yin* e *yang*) uns com os outros (▶ 3.3).

Tabela 4.2 Pontos *luo*	
Doze pontos *luo* dos canais de energia principais: geralmente ocupam uma posição distal à articulação do joelho ou do cotovelo	**P-7, IG-6, E-40, BP-4, C-5, ID-7, B-58, R-4, CS-6, TA-5, VB-37, F-5**
Ponto *luo* do Vaso Concepção	**VC-15** *(jiuwei)* **Função:** comanda os vasos *luo* dos canais de energia *yin*. **Indicação:** doenças e distúrbios abdominais.
Ponto *luo* do Vaso Governador	**VG-1** *(changqiang)* **Função:** comanda os vasos *luo* dos canais de energia *yang*. **Indicação:** problemas nas costas.
Ponto *luo* principal do Baço--Pâncreas	**BP-21** *(dabao)* **Função:** tem relação com todos os vasos *luo* e comanda todos os vasos sanguíneos e *luo* do corpo. **Indicação:** doenças das articulações, estados de dor e de fraqueza geral.
Ponto *luo* principal do Estômago	*xu li* (caminho livre) próximo ao ponto **E-18** (*rugen*), à esquerda, abaixo da papila mamária, em uma pequena depressão no 4° espaço intercostal (local onde se sente o batimento cardíaco). Contraindicado para moxabustão; a punção deve ser apenas superficial **Indicação:** problemas respiratórios e cardíacos, como asma, dispneia, enfisema e bradicardia, além da dispneia causada por ataques de pânico. **Observação:** na literatura ocidental, raramente *xu li* é nomeado. A localização e a importância do ponto estão relacionadas ao *Su Wen*, Cap. 18: "O vaso *luo* do Estômago começa no estômago, corre pelo diafragma, liga-se ao pulmão e chega à parte inferior esquerda do tórax (*rugen*), na superfície" (veja C. Focks, *Atlas Akupunktur*).

Emprego prático

Diagnóstico: de modo geral, nas síndromes de excesso, os vasos de *luo* bem como a rede de vasos *luo* são visíveis, por exemplo, por meio de manchas e inchaços na pele: nas síndromes de frio e dor, as alterações na pele são azulado-esverdeadas, nas síndromes de calor, avermelhadas, na estagnação crônica e na estase, escuras-violeta. Nas síndromes de insuficiência, é frequente não se apresentar nenhuma coloração, e sim uma acentuada frouxidão da tensão muscular nos casos crônicos graves (p. ex., síndrome de insuficiência da energia *qi*), como uma pequena fossa ou depressão na área do ponto.

Terapêutico: emprego no caso de doenças e distúrbios dos canais de energia correspondentes aos órgãos ou vísceras (*zang/fu*), bem como distúrbios dos canais de energia dos órgãos acoplados interna/externamente e em distúrbios que são causados por acúmulo de substâncias patogênicas, por exemplo, por estagnação da energia *qi*, estase sanguínea, retenção de umidade e de muco. Além disso, são muitos os pontos *luo* usados, sobretudo os dos canais de energia *yin*, nos problemas psicoemocionais, por exemplo, de forma clássica, os pontos **CS-6** e **C-5**.

Possibilidades de emprego dos pontos *luo*

- **Microvenipunção** (agulhas triangulares, lancetas ou martelos de cinco pontas) no ponto *luo* do canal de energia afetado: adequada nas síndromes de excesso com estagnação de energia *qi* e do sangue.
- **Combinação** dos pontos *luo* dos respectivos canais de energia interno/externo acoplados: aumenta o efeito terapêutico (p. ex., **E-40** e **BP-4** nas dores na barriga).
- **Punção** do ponto *luo* do canal de energia *yin* acoplado no lado contrário do corpo no tratamento, em combinação com diversos pontos do canal de energia *yang* acoplado interno/externo em um lado do corpo: promove o nivelamento *yin-yang*. Aplicação sobretudo em casos de problemas no canal de energia. **Exemplo:** **P-7** contralateral em caso de dor nos ombros no trajeto do canal de energia do Intestino Grosso.
- **Combinação** com pontos *yuan* do canal de energia acoplado interno/externo, além da compensação *yin-yang* nos canais de energia acoplados, assim como na combinação anfitrião-hóspede (▶ 4.3.4): aumenta o efeito terapêutico.

De acordo com textos atuais: combinação do ponto *yuan* com o ponto *luo* do mesmo canal de energia *yin* em casos de doenças crônicas (p. ex., **P-9** e **P-7** na tosse crônica) para aumentar o efeito terapêutico.

4.1.3 Pontos *xi* (*xi xue*)

Função e localização

Os pontos *xi* (também pontos de limite, de fenda ou de fendas) se distribuem, com exceção de **E-34** (região da coxa), no membro superior entre os dedos e o cotovelo, bem como no membro inferior entre os dedos dos pés e os joelhos. *Xi* significa lacuna no acúmulo de energia, isto é, nesses pontos o canal de energia *qi* se acumula, energia *qi* e sangue correm profundamente ali e, a partir de então, eles são especialmente atuantes para a ativação do canal de energia *qi*.

- **Pontos *xi* dos canais de energia principais:** P-6, IG-7, E-34, BP-8, C-6, ID-6, B-63, R-5, CS-4, TA-7, VB-36, F-6.
- **Pontos *xi* dos vasos extraordinários:** *yang qiao mai*: B-59; *yin qiao mai*: R-8; *yang wei mai*: VB-35; *yin wei mai*: R-9.

Emprego prático

Diagnóstico: auxílio para o diagnóstico de distúrbios no canal de energia e também na região do órgão ou víscera (*zang/fu*). Uma dor intensa e aguda sob pressão ou um avermelhamento e inchaço no ponto pode indicar estados de repleção; no entanto, uma dor imprecisa ou suave sob pressão ou uma pequena fossa no ponto indica estados de vazio do canal de energia ou do órgão ou víscera (*zang/fu*).

Terapêutico: empregado geralmente no caso de doenças agudas e/ou resistentes à terapia, sobretudo nos estados de repleção do canal de energia afetado e/ou respectivo órgão ou víscera (*zang/fu*). Nesse caso, escolher uma técnica de punção dispersante, desde que o paciente tenha uma boa constituição (▶ 7.4.2). Sobretudo nos estados de dor, os pontos *xi* mostram-se como efetivos. Além disso, os pontos *xi* dos canais de energia *yin* são empregados na terapia de doenças do sangue. Para aumento do efeito da terapia, também é importante a combinação correspondente com um ponto influente *hui* (▶ 4.1.7).

4.1.4 Pontos *shu* das costas (*bei shu xue*)

Função e localização

Os pontos *shu* das costas e de transporte (também pontos de concordância) estão situados no ramo medial da Bexiga nas costas, na altura do respectivo órgão ou víscera (*zang/fu*). Estão localizados geralmente na mesma altura que seus pontos *mu* anteriores correspondentes mais próximos (▶ 4.1.5).

Tabela 4.3 Pontos *shu* das costas

Órgão/víscera	Ponto *shu*
Pulmão	B-13 (*feishu*)
Intestino Grosso	B-25 (*dachangshu*)
Estômago	B-21 (*weishu*)
Baço	B-20 (*pishu*)
Coração	B-15 (*xinshu*)
Intestino Delgado	B-27 (*xiaochangshu*)
Bexiga	B-28 (*pangguangshu*)
Rins	B-23 (*shenshu*)
Circulação-Sexualidade	B-14 (*jueyinshu*)
Triplo Aquecedor	B-22 (*sanjiaoshu*)
Vesícula Biliar	B-19 (*danshu*)
Fígado	B-18 (*ganshu*)
Vaso Concepção	B-24 (*qihaishu*)

Emprego prático

Diagnóstico: muitas vezes os pontos apresentam-se doloridos espontaneamente e/ou sob pressão em caso de distúrbios do respectivo órgão ou víscera (*zang/fu*).

Terapêutico: emprego geralmente para o tratamento de doenças dos órgãos ou vísceras (*zang/fu*). Eles revigoram o *yang* no caso de doenças *yin* (doenças crônicas, síndromes do frio, síndromes de insuficiência ou doenças do órgão (*zang*)), sem falar nas doenças agudas dos órgãos internos. Na doença dos órgãos dos sentidos, é selecionado o respectivo ponto *shu* das costas do órgão (*zang*) associado. **Exemplo:** em doenças oculares, puncionar o ponto *shu* das costas do fígado **B-18** (*ganshu*).

Na síndrome de excesso, é realizada uma punção sedativa (–); na síndrome de insuficiência, punciona-se com o intuito de tonificar (+) ou usa-se moxabustão, na síndrome de insuficiência, realiza o tratamento sem sintomas de calor, a fim de aquecer os órgãos internos. As agulhas são mantidas por pouco tempo (cerca de 10 minutos); no caso da permanência por mais tempo da agulha, tem-se um efeito sedativo e, consequentemente, o paciente sente cansaço.

4.1.5 Pontos *mu* (*mu xue*)

Função e localização

Os pontos *mu* (também chamados pontos de alarme ou pontos de coleta; *mu* significa "coleta") estão situados geralmente nas regiões do tórax e do abdome, sempre nas proximidades do respectivo órgão ou víscera (*zang*/*fu*).

Tabela 4.4 Efeitos importantes dos pontos *mu*

Órgão/víscera	Pontos *mu* e efeitos importantes
Pulmão	P-1 (*zhongfu*) regula a energia *qi* dos pulmões, filtra o calor do pulmão
Intestino Grosso	E-25 (*tianshu*) regula o baço, estômago e intestino, elimina a umidade e a umidade quente (acaba com a diarreia e as dores)
Estômago	VC-12 (*zhongwan*) harmoniza e fortalece o Triplo Aquecedor médio, regula a energia *qi*
Baço	F-13 (*zhangmen*) harmoniza o fígado e o baço, regula o *qi* do fígado, fortalece o baço
Coração	VC-14 (*juque*) regula o coração, dissipa a estase do muco, alivia dores, abre o tórax, tranquiliza o *shen*
Intestino Delgado	VC-4 (*guanyuan*) fortalece o *yuan-qi*, fortalece a essência *jing*, fortalece e nutre os rins, aquece e fortalece o baço, beneficia o útero, regula o Triplo Aquecedor inferior
Bexiga	VC-3 (*zhongji*) beneficia a bexiga, expele a umidade e a umidade quente, reverte a estagnação, beneficia o Triplo Aquecedor inferior
Rins	VB-25 (*jingmen*) fortalece os rins, regula as vias de micção, fortalece o baço, regula os intestinos, beneficia a região lombar
Circulação--Sexualidade	VC-17 (*danzhong*) regula e fortalece a energia *qi*, abre o tórax, diminui a energia qi de contrafluxo dos pulmões e do estômago, beneficia as mamas
Triplo Aquecedor	VC-5 (*shimen*) regula e beneficia as vias de micção e a menstruação, regula o Triplo Aquecedor inferior
Vesícula Biliar	VB-24 (*riyue*) beneficia a vesícula biliar, regula a energia *qi* do fígado, elimina a umidade quente, diminui a energia *qi* do contrafluxo, harmoniza o Triplo Aquecedor médio
Fígado	F-14 (*qimen*) regula a energia *qi* e o sangue do fígado (sobretudo no Triplo Aquecedor superior e médio), resfria o sangue, desfaz acúmulos, harmoniza o fígado e o estômago

Emprego prático

Diagnóstico: muitas vezes os pontos doem espontaneamente ou quando são pressionados, no caso de distúrbios do respectivo órgão ou víscera (*zang*/*fu*).

Terapêutico: emprego para a regulação dos órgãos ou vísceras (*zang/fu*) correspondentes, principalmente nas síndromes *yang* (doenças agudas, síndromes de calor, síndromes de excesso). Dependendo se predomina uma síndrome de excesso ou de insuficiência, pode-se empregar a técnica de tonificação. O método *shu-mu* (▶ 4.3.3) tem dado bons resultados na prática (em uma sessão simultaneamente, ou então alternar o ponto *shu* das costas e o ponto *mu* correspondente em sessões seguidas). Uma outra combinação satisfatória é a punção simultânea do ponto Mar Inferior *xiahe* (▶ 4.1.9) com o ponto *mu* da víscera (*fu*) correspondente na terapia de doenças de vísceras (*fu*).

4.1.6 Cinco pontos *shu* de transporte (*wu shu xue*)

Os cinco pontos *shu* de transporte (também antigos pontos de mudança dos elementos) distribuem-se no **membro superior**, entre os **dedos das mãos** e a região do **cotovelo**, e no **membro inferior**, entre os **dedos dos pés** e a **região do joelho**.
Distinguem-se dois modelos teóricos a respeito da aplicação prática, a saber, em seu papel como:

- **Pontos *shu* de transporte**, no âmbito da teoria do fluxo do canal de energia *qi*, ou como
- **Pontos das fases de mudança e pontos elemento**, no âmbito da teoria das cinco fases de mudança (veja também a escolha do ponto de acordo com as fases de mudança (▶ 4.2.5).

Portanto, embora os cinco pontos *shu* de transporte sejam idênticos aos cinco pontos das fases de mudança no que diz respeito à localização, sua dinâmica e possibilidades de aplicação dentro do sistema do fluxo do canal de energia *qi* são bastante independentes, por vezes até mesmo contrárias a sua função como ponto das fases de mudança.

Aplicação como:

- **Pontos *shu* de transporte (pontos antigos):** na base dessa descrição e dessa aplicação estão antigas representações do fluxo do canal de energia *qi*, que se relacionam com um "modelo centrípeto de circulação" (▶ 3.1). Nele a energia *qi* é recebida de fora (nas extremidades pelo entorno e do céu) e conduzida para o interior do corpo. Comparável ao curso de um rio, da nascente até o desaguar no mar, a energia *qi* flui da **periferia** até as regiões do cotovelo e dos joelhos e depois segue para o interior.
  - Assim o fluxo começa sempre bem superficial nas extremidades com o ponto *jing* (traduzido como "poço" ou "fonte"). A água chega aqui na superfície, é dinâmica e instável (troca de polaridade *yin/yang* e *yang/yin*).
  - Depois o curso d'água transforma-se em fonte (*ying*) e riacho (*shu*), ambos ainda muito dinâmicos – a água corre aqui rapidamente e ainda superficialmente.
  - O curso d'água, cada vez mais profundo, se torna mais largo e lento como um rio (*jing*), e finalmente transborda como ampla corrente no mar (*he*).
- **Fases de mudança e pontos elemento:** a descrição e aplicação dos cinco pontos "antigos" como fases de mudança e como pontos elemento estão relacionadas com a teoria das cinco fases de mudança e dos cinco elementos.

Na prática, mostrou-se eficiente, na aplicação dos pontos, utilizar o respectivo modelo teórico indicado para a terapia, isto é, de acordo com os pontos, aplicar um dos dois modelos. A aplicação dos cinco pontos *shu* de transporte de acordo com a teoria do fluxo de energia *qi* encontra-se neste subitem (▶ 4.1.6), a aplicação dos pontos segundo as cinco fases de mudança, em ▶ 4.2.5.

Pontos Poço *jing* (*jing xue*)

De acordo com as cinco fases de mudança (▶ 4.2.5): canais de energia *yin*: ponto Madeira, canais de energia *yang*: ponto Metal.

- **Pontos:** ▶ Tabela 4.5, assim como tabela localizada após o índice remissivo do livro (também traduzido como ponto Fonte *jing*).
- **Localização:** respectivamente, o ponto final e o ponto de início nas pontas dos dedos das mãos e dos pés (exceção: **R-1** na planta do pé), o trajeto emerge aqui na parte mais superficial, e acontece, em relação à energética dos canais, uma troca de polaridades (*yin/yang*, *yang/yin*). **Atenção:** a punção é intensa, dolorosa e significa uma forte irritação para o sistema.
- **Efeito:** filtra o calor, restabelece a consciência, elimina o calor e o excesso da extremidade superior do canal de energia, nos distúrbios do *shen*, elimina o excesso e o frio abaixo do coração.
- **Indicação:** nos casos agudos, eliminação rápida de fatores patogênicos externos, forte ação sobre o *shen*, por exemplo, no coma, colapso, choque, mas também em forte irritabilidade e condições de agitação. Os pontos *yin* do canal de energia adicionalmente atuam em distúrbios do órgão *zang* associado e na expulsão do ar interno. Microvenipunção em caso de calor e excesso na região do canal de energia, sobretudo para a dispersão a partir da região superior do corpo.

Pontos Fonte *ying* (*ying xue*)

De acordo com os cinco pontos de mudança (▶ 4.2.5): canais de energia *yin*: ponto Fogo, canais de energia *yang*: ponto Água. **Atenção:** punção dolorosa em alguns casos, por exemplo nos pontos **P-10**, **CS-8** e **C-8**.

- **Pontos:** ▶ Tab. 4.5, assim como a tabela localizada após o índice remissivo do livro (também traduzido como Ponto Riacho *ying*)
- **Localização:** contado o segundo ponto do canal de energia respectivo a partir da extremidade. Posição no membro superior entre os ossos da falange e dos metacarpos, no membro inferior, entre os ossos da falange, exceto **R-2**.
- **Efeito:** eliminam fatores patogênicos externos e internos, filtram especialmente o calor dos órgãos *zang/fu* associados e do canal de energia, sobretudo na porção superior do corpo; pontos muito dinâmicos.
- **Indicação:** tratar infecção febril, síndrome do calor externo sobre pontos do canal de energia *yang*, síndrome do calor endógeno ou de insuficiência-calor sobre pontos do canal de energia *yin*.

Pontos Riacho *shu* (*shu xue*)

De acordo com os cinco pontos de mudança (▶ 4.2.5): canais de energia *yin*: ponto Terra (ponto *yuan* simultaneamente ▶ 4.1.1), canais de energia *yang*: ponto Madeira.

- **Pontos:** ▶ Tab. 4.5, assim como tabela localizada após o índice remissivo do livro (tradução de *shu*: transportar; ponto traduzido também como Ponto Rio *shu*).
- **Localização:** respectivamente, o terceiro ponto do canal de energia contado a partir da extremidade, exceto pelo canal de energia da Vesícula Biliar, que é o quarto ponto do canal de energia. Respectivamente proximal à articulação metacarpofalângica ou metatarsofalângica, com a exceção de **R-3** (posterior ao maléolo medial), **F-3** e **BP-3** (respectivamente junto à terminação distal dos metatarsos), assim como **P-9**, **C-7** e **CS-7** (fenda do punho).
- **Efeito:** serve como ponto de entrada para fatores patogênicos, a punção fortalece a defesa *wei-qi* e a eliminação de fatores patogênicos dos respectivos canais de energia.

- **Indicação:** enfermidades dolorosas nas articulações (sobretudo por umidade, mas a síndrome *bi* provoca também vento patogênico), sensação de peso corporal, na melhora/piora alternada da enfermidade. Síndrome exógena (pontos do canal de energia *yang*): sobretudo os pontos Riacho *shu* dos canais de energia *yang* têm efeito importante sobre os canais de energia associados. Síndrome endógena (pontos do canal de energia *yin*): os pontos Riacho *shu* dos canais de energia *yin* são pontos importantes para o fortalecimento e a harmonização do respectivo órgão *zang*.

Pontos Rio *jing* (*jing xue*)

De acordo com os cinco pontos de mudança (▶ 4.2.5): canais de energia *yin*: pontos Metal, canais de energia *yang*: ponto Fogo.

- **Pontos:** ▶ Tab. 4.5, assim como tabela localizada após o índice remissivo do livro (tradução de *jing*: atravessar; ponto traduzido também como ponto Corrente *jing*).
- **Localização:** entre o ponto Riacho *shu* e o ponto Mar *he* do respectivo canal de energia, isto é, no membro superior, sobre, proximal ou distal ao punho; no membro inferior, sobre, proximal ou distal ao tornozelo.

Tabela 4.5 Os cinco pontos de transporte *shu*

Nos canais de energia *yin*

Fase de mudança/canal de energia	Ponto Madeira	Ponto Fogo	Ponto Terra	Ponto Metal	Ponto Água
P	P-11	P-10	P-9 +	P-8	P-5 –
BP	BP-1	BP-2 +	BP-3	BP-5 –	BP-9
C	C-9 +	C-8	C-7 –	C-4	C-3
R	R-1 –	R-2	R-3	R-7 +	R-10
CS	CS-9 +	CS-8	CS-7 –	CS-5	CS-3
F	F-1	F-2 –	F-3	F-4	F-8 +
Fluxo de energia *qi* do canal de energia	Ponto Poço *jing*	Ponto Fonte *ying*	Ponto Corrente *shu*	Ponto Rio *jing*	Ponto Mar *he*

Nos canais de energia *yang*

Fase de mudança/canal de energia	Ponto Metal	Ponto Água	Ponto Madeira	Ponto Fogo	Ponto Terra
IG	IG-1	IG-2 –	IG-3	IG-5	IG-11 +
E	E-45 –	E-44	E-43	E-41 +	E-36
ID	ID-1	ID-2	ID-3 +	ID-5	ID-8 –
B	B-67 +	B-66	B-65 –	B-60	B-40
TA	TA-1	TA-2	TA-3 +	TA-6	TA-10 –
VB	VB-44	VB-43 +	VB-41	VB-38 –	VB-34
Fluxo de energia *qi* do canal de energia	Ponto Poço *jing*	Ponto Fonte *ying*	Ponto Corrente *shu*	Ponto Rio *jing*	Ponto Mar *he*

+: ponto de tonificação; –: ponto de sedação

- **Efeito:** desviam fatores patogênicos externos na direção das articulações, ossos e tendões.
- **Indicação:** dispneia, queixas na região da faringe, como inflamações na garganta, tosse, febre/calafrios alternados (utilizar, sobretudo, os pontos do canal de energia *yin*); enfermidades dolorosas nas articulações e tendões (síndrome *bi*).

Pontos Mar *he* (*he xue*)

De acordo com os cinco pontos de mudança (▶ 4.2.5): canais de energia *yin*: ponto Água; canais de energia *yang*: ponto Terra.

- **Pontos:** ▶ Tab. 4.5, assim como tabela localizada após o índice remissivo do livro (tradução para *he*: agrupar, ligar).
- **Localização:** na região do cotovelo e dos joelhos.
- **Efeito:** diminui a energia *qi* de contrafluxo, interrompe a diarreia.
- **Indicação:** aplicação sobretudo em enfermidades dos órgãos *fu* do trato gastrintestinal, por exemplo, vômitos, diarreia (utilizar especialmente pontos do canal de energia *yang*); enfermidades da pele, sobretudo **IG-11** e **B-40**.

4

4.1.7 Oito pontos influentes *hui* (*ba hui xue*)

Sinônimos: pontos-mestre dos oito tecidos, "buracos das oito reuniões". *Hui* significa "reunir-se", "encontrar-se um com o outro". Nos pontos *hui*, a energia *qi* flui do tecido do corpo correspondente até a superfície.

Tabela 4.6 Oito pontos influentes *hui*

Ponto	Tecido do corpo	Área de indicação
F-13 (*zhangmen*)	Órgãos (*zang*)	Doenças dos órgãos (*zang*) (fortalece o baço e indiretamente todos os órgãos (*zang*))
VC-12 (*zhongwan*)	Vísceras (*fu*)	Doenças das vísceras (*fu*), por exemplo, no trato gastrintestinal
VC-17 (*danzhong*)	Energia *qi*, o ponto tem um forte efeito sobre *zong-qi*	Doenças e distúrbios respiratórios, como soluço, pela alteração do fluxo da energia *qi*; controla o *zong-qi* e com isso a função dos pulmões e do coração
B-17 (*geshu*)	Sangue	Doenças do sangue, como anemia, estase sanguínea, hemorragias e doenças ginecológicas
VB-34 (*yanglingquan*)	Tendões	Doenças das articulações, tendões e músculos
P-9 (*taiyuan*)	Vasos sanguíneos	Estimula a circulação periférica do sangue por harmonização da energia *zong-qi* e fluxo sanguíneo; doenças vasculares, como vasculite, arteriosclerose
B-11 (*dazhu*)	Ossos	Doenças na região dos ossos, como problemas nos ombros, coluna vertebral, dores em articulações e ossos
VB-39 (*xuanzhong*)	Medula óssea	Doenças da medula óssea, medula espinal e da substância do cérebro (substância nervosa)

4.1.8 Pontos de abertura dos oito vasos extraordinários

Sinônimos: pontos cardeais, pontos de ligação, pontos-chave.

Observação: fisiologia/figuras dos oito vasos extraordinários (▶ 3.8).

Tabela 4.7 Pontos de abertura dos oito vasos extraordinários (visão geral)

Pares	Vaso extraordinário	Ponto de abertura	Ponto de acoplamento (ponto de abertura do par)	Região do corpo tratada
Par 1	*chong mai*	**BP-4**	**CS-6**	Coração, tórax, estômago
	yin wei mai	**CS-6**	**BP-4**	
Par 2	Vaso Governador	**ID-3**	**B-62**	Canto medial do olho, região da nuca, ombro, costas, canais de energia do Intestino Delgado e da Bexiga
	yang qiao mai	**B-62**	**ID-3**	
Par 3	*dai mai*	**VB-41**	**TA-5**	Região lateral dos olhos e têmporas, ouvidos, bochechas, nuca e ombros
	yang wei mai	**TA-5**	**VB-41**	
Par 4	Vaso Concepção	**P-7**	**R-6**	Face, garganta, tórax, pulmão, diafragma, abdome
	yin qiao mai	**R-6**	**P-7**	

Função e localização

Existem diferentes indicações de como os pontos de abertura e acoplamento dos vasos extraordinários devem ser puncionados. Na prática, resultaram em bom efeito terapêutico os procedimentos descritos a seguir:

Para abrir e regular um vaso extraordinário:

- Em primeiro lugar, puncionar o respectivo ponto de abertura e, em seguida, o ponto de acoplamento contralateral (ponto de abertura do parceiro correspondente). Dessa maneira, é estimulada uma mobilização, dinamização e regulação da energia *qi* que corre no vaso.
- Em uma próxima sessão, pode ser anexado o ponto *xi* do vaso extraordinário (▶ 4.1.3) ou, então, na mesma ou na próxima sessão, outros pontos do canal de energia do vaso, a fim de continuar apoiando o fluxo dinamizado da energia *qi* no vaso.
- De acordo com Kirschbaum (1995), adicionalmente propõe-se o seguinte **processo diferenciado** para a "abertura" de um vaso extraordinário: **nas mulheres:** em primeiro lugar, puncionar de modo energético e neutro o **ponto de abertura do lado *direito*** (▶ 7.5.2); em seguida, puncionar **de modo energético e neutro o ponto de acoplamento à *esquerda*.** Por fim, pontos seguintes do respectivo vaso ainda poderão ser puncionados.
- **Nos homens:** em primeiro lugar, puncionar de modo energético e neutro o **ponto de abertura no lado *esquerdo***; em seguida, puncionar **de modo energético e neutro o ponto de acoplamento à *direita*.** Por fim, outros pontos do respectivo vaso ainda poderão ser puncionados.
- **Tempo de permanência da agulha:** as agulhas são deixadas de 20 a 25 minutos por vez e, em seguida, retiradas em uma sequência oposta.

4.1.9 Pontos Mar Inferior *xiahe* (*xia he xue*)

Os pontos Mar Inferior *xiahe* são empregados como pontos principais para o tratamento de doenças de vísceras (*fu*) correspondentes.

Tabela 4.8 Pontos Mar Inferior *xiahe* (visão geral)	
E-36 (*zusanli*)	Ponto *xiahe* do Estômago **Indicação:** inapetência, dor e sensação de desconforto epigástrico, refluxo ácido, dores no abdome, obstipação, diarreia
E-37 (*shangjuxu*)	Ponto *xiahe* do Intestino Grosso **Indicação:** apendicite, diarreia
E-39 (*xiajuxu*)	Ponto *xiahe* do Intestino Delgado **Indicação:** diarreia, dores abdominais
VB-34 (*yanglingquan*)	Ponto *xiahe* da Vesícula Biliar **Indicação:** colecistite, vômitos
B-40 (*weizhong*)	Ponto *xiahe* da Bexiga **Indicação:** incontinência urinária, retenção de urina
B-39 (*weiyang*)	Ponto *xiahe* do Triplo Aquecedor **Indicação:** incontinência urinária, retenção de urina

4.1.10 Pontos de cruzamento *jiaohui* (*jiao hui xue*)

Pontos de cruzamento *jiaohui* (também pontos de ligação) são lugares de cruzamento entre vários canais de energia e vasos que, em razão da interferência de vários canais de energia durante a punção, com frequência têm um espectro de ação maior. Por isso, por exemplo, o número de agulhas pode ser reduzido em caso de um bom efeito.

Tabela 4.9 Pontos de cruzamento importantes	
VG-14 (*dazhui*)	Ponto de cruzamento de todos os canais de energia *yang*
BP-6 (*sanyinjiao*)	Ponto de cruzamento dos três canais de energia *yin* do pé
VC-3 (*zhongji*)	Ponto de cruzamento do Vaso Concepção com três canais de energia *yin* do pé
VC-4 (*guanyuan*)	
F-14 (*qimen*)	Ponto de cruzamento do *yin wei mai*, canais de energia do Fígado e do Baço-Pâncreas
VG-26 (*shuigou, renzhong*)	Ponto de cruzamento do Vaso Governador, canais de energia do Intestino Grosso e do Estômago

4.1.11 Pontos Gao Wu

Os pontos de comando Gao Wu (também "pontos-mestre das regiões") são pontos com grande influência em determinadas regiões do corpo. O emprego terapêutico desses pontos em combinação com pontos de efeito específico, como os pontos locais, fortalece o efeito na respectiva região.

Tabela 4.10 Pontos e emprego prático	
E-36 (*zusanli*)	Todas as doenças da região abdominal
IG-4 (*hegu*)	Região da face e doenças bucais
P-7 (*lieque*)	Cabeça e região occipital
B-40 (*weizhong*)	Costas e região lombar
CS-6 (*neiguan*)	Região do tórax
VG-26 (*shuigou, renzhong*)	Para reanimação (segundo alguns autores, há acréscimos, p. ex., Deadman, Al-Khafaji e Baker 2000)

4.1.12 Pontos Janela do Céu

Pouco se encontra nos clássicos chineses sobre esses pontos. Em âmbito anglo-americano, existem descrições feitas, por exemplo, por Ross (1998) e Deadman, Al-Khafaji e Baker (2000), às quais faremos referência neste livro.

- **Pontos Janela do Céu:** **P-3** (*tianfu*), **IG-18** (*futu*), **CS-1** (*tianchi*), **TA-16** (*tianyou*), **ID-16** (*tianchuang*), **ID-17** (*tianrong*), **E-9** (*renying*), **B-10** (*tianzhu*), **VC-22** (*tiantu*), **VG-16** (*fengfu*).
- **Localização:** oito dos pontos Janela do Céu encontram-se no pescoço (exceções: **P-3**, no braço, e **CS-1**, na região do tórax), isso poderia indicar a função dos pontos Janela do Céu: regular o fluxo entre a cabeça e o corpo. **Observação:** segundo Deadman, Al-Khafaji e Baker (2000), o que vem depois de *Ma Shi* **ID-17** foi trocado por **VB-9** (*tianchong*). Assim, todos os seis canais de energia *yang* estariam representados por pontos.

Possibilidades de emprego dos pontos Janela do Céu

Os pontos **Janela do Céu** podem ser aplicados nas várias síndromes e indicações seguintes.

Distúrbios do fluxo de energia *qi*

- **P-3, IG-18, VC-22** na energia *qi* de contrafluxo dos pulmões com tosse, arquejo.
- **CS-1** na energia *qi* de contrafluxo dos pulmões com muito muco.
- **E-9** na energia *qi* de contrafluxo dos pulmões e do estômago.
- **B-10** em caso de tontura, dor de cabeça e rigidez do pescoço etc.
- **VG-16** no caso de vento interno do fígado.

Bócio, inchaço, dor e estagnação da energia *qi* na região da nuca e pescoço

Principalmente emprego do ponto na região local.

Doenças com início agudo

- **IG-18** na afonia repentina.
- **E-9** na diarreia aguda reincidente.
- **ID-16** na afonia repentina, por exemplo, após acidente vascular cerebral.
- **B-10** na epilepsia.
- **TA-16** no derrame do canal auditivo.
- **VC-22** na dificuldade aguda de respiração.
- **VG-16** na afasia repentina provocada por acidente vascular cerebral.

Doenças psicoemocionais

- **P-3** na sonolência, tristeza, desorientação, esquecimento, perda do sono.
- **ID-16** na agitação maníaca e distúrbios maníacos.
- **B-10** na mania, alucinações, epilepsia, ataques convulsivos infantis.
- **TA-16** nos sonhos confusos.
- **VG-16** na mania, tristeza e pânico com batimentos cardíacos acelerados induzidos pelo medo.

No tratamento de doenças dos órgãos dos sentidos

Exemplos:

- **P-3** na hemorragia nasal, visão embaçada, miopia.
- **E-3** na visão embaçada.

- **ID-16** na surdez, zumbido, dores no ouvido.
- **ID-17** no zumbido e na surdez.
- **B-10** nas dores nos olhos, vermelhidão nos olhos, visão embaçada, lacrimejamento, dificuldades de fala, obstrução nasal, perda do olfato.
- **TA-16** nos distúrbios de audição, distúrbios da visão, dores nos olhos, lacrimejamento, perda do olfato, obstrução nasal.
- **VG-16** nos distúrbios de fala (após aploplexia), visão embaçada, hemorragia nasal.
- **VC-22** nos distúrbios de fala.

4.1.13 Pontos dos Quatro Mares

Os pontos têm influência especial sobre o respectivo "mar" e o beneficiam.

Mar do *qi*

Pontos: E-9 (*renying*), VC-17 (*danzhong/shanzhong*), VG-15 (*yamen*), VG-14 (*dazhui*).
De acordo com o clássico Huang Di Nei Jing Ling Shu: "Quando o Mar do *qi* está em repleção, essa repleção se apresenta no tórax, além de falta de ar e uma coloração vermelha no rosto. Quando o Mar do *qi* é insuficiente (vazio), apresenta-se pouca energia para falar".

Mar do Sangue

Pontos: B-11 (*dazhu*), E-37 (*shangjuxu*) e E-39 (*xiajuxu*).
Huang Di Nei Jing Ling Shu: "O *chong mai* é o mar de todos os canais de energia. Na porção superior, encontra-se **B-11**, e na porção inferior, ele termina no **E-37** e **E-39**. Quando o Mar do Sangue está em repleção, o sujeito tem a sensação de que seu corpo é maior, sente-se desconfortável, mas não sabe o que está doente; quando o Mar do Sangue é insuficiente (vazio), ele tem a sensação de que seu corpo é menor, sente-se reduzido, mas não sabe o que está doente".

Mar da Água e dos Cereais

Pontos: E-30 (*qichong*), como ponto mais alto do Mar do Alimento, e **E-36** (*zusanli*), como ponto mais baixo do Mar do Alimento.
Huang Di Nei Jing Ling Shu: "Quando o Mar do Alimento está em repleção, mostra-se uma sensação de empachamento abdominal, e quando é insuficiente, mostra-se uma inapetência".

Mar da Medula

Pontos: VG-20 (*baihui*) e VG-16 (*fengfu*).

4.1.14 Pontos Estrela do Céu segundo Ma Dan Yang

Primeiramente eram onze e depois passaram a doze pontos de Ma Dan Yang (um famoso médico da dinastia Jin), considerados os pontos do corpo mais importantes da acupuntura. **Observação:** mais tarde, Xu Feng acrescentou aos onze pontos o ponto F-3 como o 12º ponto.
Pontos pertencentes: P-7 (*lieque*), IG-4 (*hegu*), IG-11 (*quchi*), E-36 (*zusanli*), E-44 (*neiting*), C-5 (*tongli*), B-40 (*weizhong*), B-57 (*chengshan*), B-60 (*kunlun*), VB-30 (*huantiao*), VB-34 (*yanglingquan*), F-3 (*taichong*).

4.1.15 Pontos do Espírito segundo Sun Si Miao

Sinônimo: os 13 pontos do espírito/dos espíritos ou também pontos dos demônios. Esses pontos referem-se a um método de Sun Si Miao (um famoso médico da dinastia Tang), empregados para a terapia de distúrbios que hoje seriam classificados como graves distúrbios psíquicos, maníacos e epilepsia.
VG-26, P-11, BP-1, CS-7, B-62, VG-16, E-6, VC-24, CS-8, VG-23, IG-11, Ex-HN-11 (*baiquan*), **VC-1** (corresponde ao original: nas mulheres, ponto extra *yumentou*; nos homens, ponto extra *yinxiafen*).
Cada ponto do espírito Sun Si Miao possui um nome chinês alternativo, no qual também está sempre contida a palavra "espírito", no sentido de "demônio" ou "espírito (*gui*)", por exemplo, **VG-26** como *guigong* (palácio do(s) espírito(s)). Existem variações em relação à lista de pontos apresentada, como a do médico chinês Gao Wu, que retirou da lista os pontos **B-62, VG-23, VC-1** (originalmente: *yumentou/yinxiafeng*) e **IG-11** mas, em compensação, mencionou **VG-24, E-17, F-2** e **VB-34**.

4.1.16 Pontos de Entrada/Saída

Observação: o seguinte excerto foi publicado pela primeira vez em Focks, 2006.
Na literatura chinesa moderna, os pontos de Entrada/Saída não são considerados uma categoria de pontos separada e são bastante encontrados na literatura ocidental, por exemplo, Jarrett (2003), Hicks, Hicks e Mole (2004) e Pirog (1996). De acordo com Hicks et al., originalmente são admitidas fontes chinesas. Os pontos se relacionam com o curso do fluxo de energia *qi* dentro do relógio biológico (▶ Fig. 3.4). Na transição de um canal de energia para outros, estabelecem-se ligações e *shunts*. No ponto de Entrada de um canal de energia, a energia *qi* flui do canal de energia anterior, no ponto de Saída, ela flui de um canal de energia para o canal seguinte, de acordo com o relógio biológico. Dessa forma, os pontos de Entrada e Saída frequentemente se correspondem, mas nem sempre ao ponto de Início e Fim do canal de energia correspondente.

Tabela 4.11 Pontos de Entrada/Saída

Canal de energia (ponto de Início/Fim)	Horário/tempo máximo de fluxo	Pontos de Entrada/Saída no curso		
Pulmão (P-1/P-11)	3-5 horas	P-1 (*zhongfu*)	→	P-7 (*lieque*)*
				↓
Intestino Grosso (IG-1/IG-20)	5-7 horas	IG-20 (*yingxiang*)	←	IG-4 (*hegu*)*
		↓		
Estômago (E-1/E-45)	7-9 horas	E-1 (*chengqi*)	→	E-42 (*chongyang*)*
				↓
Baço-Pâncreas (BP-1/BP-21)	9-11 horas	BP-21 (*dabao*)	←	BP-1 (*yinbai*)
		↓		
Coração (C-1/C-9)	11-13 horas	C-1 (*jiquan*)	→	C-9 (*shaochong*)
				↓

(continua)

Tabela 4.11 Pontos de Entrada e Saída (*continuação*)

Canal de energia (ponto de Início/Fim)	Horário/tempo máximo de fluxo	Pontos de Entrada/Saída no curso		
Intestino Delgado (ID-1/ID-19)	13-15 horas	ID-19 (*tinggong*)	←	ID-1 (*shaoze*)
		↓		
Bexiga (B-1/B-67)	15-17 horas	B-1 (*jingming*)	→	B-67 (*zhiyin*)
				↓
Rim (R-1/R-27)	17-19 horas	R-22 (*bulang*)*	←	R-1 (*yongquan*)
		↓		
Circulação-Sexualidade (CS-1/CS-9)	19-21 horas	CS-1 (*tianchi*)**	→	CS-8 (*laogong*)
				↓
Triplo Aquecedor (TA-1/TA-23)	21-23 horas	TA-22 (*erheliao*)*	←	TA-1 (*guanchong*)
		↓		
Vesícula Biliar (VB-1/VB-44)	23-1 hora	VB-1 (*tongziliao*)	→	VB-41 (*zulinqi*)*
				↓
Fígado (F-1/F-14)	1-3 horas	F-14 (*qimen*)	←	F-1 (*dadun*)

* Pontos de Entrada e de Saída não representam os pontos de Início e Fim do respectivo canal de energia.

** Nas mulheres, em razão da localização anatômica de **CS-1** junto ao peito, **CS-2** é frequentemente indicado para o tratamento.

Bloqueio de Entrada/Saída e tratamento: a tomada do pulso pode indicar, como diagnóstico, um bloqueio parcial ou total entre os pontos de Entrada e Saída. O bloqueio leva à contenção do fluxo de energia *qi* do canal de energia seguinte. Para restabelecer o *shunt*, o fluxo entre os canais de energia, punciona-se o ponto de Saída do canal de energia bloqueado simultaneamente ao ponto de Entrada do canal de energia seguinte. De forma complementar, de acordo com Hicks, Hicks e Mole (2004), vários outros pontos de Entrada/Saída também podem ser escolhidos, antes e depois dos canais de energia afetados, para regular o fluxo bloqueado por um trecho maior. A punção deveria, também em distúrbios unilaterais, seguir sempre de forma **bilateral**. Por outro lado, se não houver um *shunt* entre dois canais de energia, mas sim, no total, um canal de energia em sua circulação, por exemplo, bloqueado por uma cicatriz, todo o fluxo do canal de energia pode ser dinamizado e fortalecido por meio da punção simultânea de seus pontos de Entrada/Saída.

Pirog (1996) compara os pontos com as válvulas de ativação e desativação de torneiras de água, que regulam a fluência e a interrupção em um encanamento ("os canais de energia").

- A técnica de puncão tonificadora do ponto de Entrada opera um acesso aumentado ao canal de energia e é como a abertura de uma válvula de entrada. Exemplo: **P-1** + abre a válvula de entrada – o canal de energia do Pulmão, por exemplo, antes localizado no vazio, conserva mais água.

- A técnica de punção tonificadora do ponto de Saída reduz o fluxo no canal de energia afetado e é como a abertura de uma válvula de saída. Exemplo: **F-14** + abre a válvula de saída – a repleção do canal de energia do Fígado é dispersada.
- A técnica de punção sedativa do ponto de Entrada reduz o fluxo de energia *qi* no canal de energia afetado e é como o fechamento de uma válvula de entrada. Exemplo: **P-1** – fecha a válvula de entrada e reduz o acesso a partir do canal de energia do Fígado (p. ex., em uma repleção já constituída no canal de energia do Pulmão).
- A técnica de punção sedativa do ponto de Saída fortalece o fluxo de energia *qi* no respectivo canal de energia e é como o fechamento de uma válvula de saída. Exemplo: **F-14** – fecha a válvula de saída – isso impede outra perda de um canal de energia do Fígado já localizado no vazio.

4.2 Estratégias de escolha dos pontos

4.2.1 Pontos locais, regionais e distantes

Pontos

Pontos locais

Os pontos locais estão situados diretamente na região da doença; todo ponto doloroso sob pressão (ponto *ashi*) pode ser um ponto local.
Indicação: têm sua maior efetividade no tratamento de doenças crônicas locais, mas também em distúrbios agudos.

Pontos regionais

Os pontos regionais estão situados nas proximidades da região da doença ou da dor.
Indicação: eficácia comprovada, em vez dos pontos locais, em doenças agudas dolorosas, para o fortalecimento dos efeitos terapêuticos dos pontos locais e distantes.

Pontos distantes

Os pontos distantes situam-se "longe" da região da doença, mas possuem um efeito terapêutico sobre ela, seja diretamente ou por meio de uma relação dentro do sistema de canais de energia (▶ 3).

Indicação: sobretudo em doenças agudas, mas também para crônicas; função segundo a medicina chinesa: fazem com que os canais de energia sejam contínuos em casos de invasão de frio, umidade e vento ou de distúrbios de energia *qi* e da circulação sanguínea.

Localização: os pontos distantes mais eficazes e mais dinâmicos situam-se sempre distalmente ao joelho (membro inferior) ou do cotovelo (membro superior). Em geral, os pontos distantes dos canais de energia do pé têm um efeito mais dinâmico e mais forte em comparação com os pontos dos canais de energia da mão.

Técnica de punção da agulha: em casos agudos e em fortes estados de dor, os pontos distantes podem ser puncionados de maneira dispersante (▶ 7.4.2), a fim de ativar mais fortemente o fluxo da energia *qi* dos canais de energia bloqueados.

Estimulação de ponto distante: emprego em caso de restrição de mobilidade causada por dor no sistema esquelético. **Técnica:** o terapeuta estimula o ponto distante escolhido com técnica de punção fortemente dispersante (▶ 7.4.2), enquanto o paciente move a articulação afetada.

Reforço do efeito: combinação simultânea de pontos distantes dos canais de energia da mão com pontos distantes dos canais de energia do pé ou combinação de pontos distantes com pontos regionais e locais correspondentes.

Escolha diferenciada dos pontos distantes

Pontos distantes podem também ser escolhidos de acordo com as áreas correspondentes. Para isso, a região afetada é examinada primeiramente. Depois, a área correspondente a essa região é puncionada no lado contralateral (▶ Fig. 4.1).

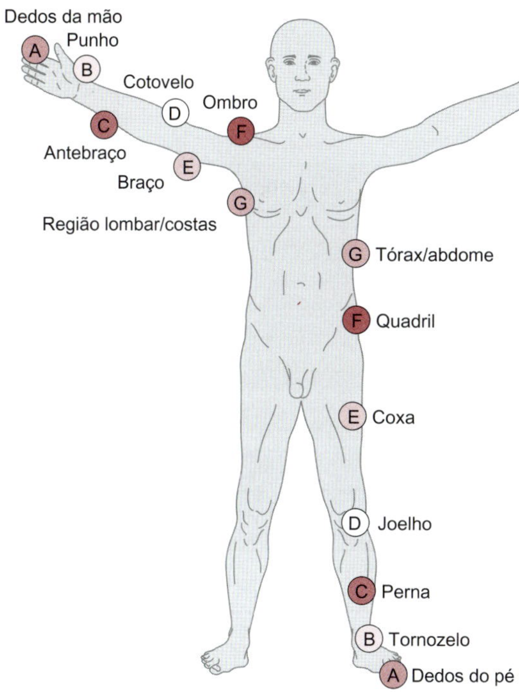

Figura 4.1 Escolha dos pontos distantes de acordo com as áreas correspondentes.

Emprego prático

Tabela 4.12 Escolha dos pontos de acordo com a participação regional e de órgãos

Região	Pontos locais	Pontos regionais	Pontos distantes
Fronte	Ex-HN-3 (*yintang*), VB-14	E-8	IG-4, E-44
Região temporal da cabeça	Ex-HN-5 (*taiyang*), VB-8	TA-17, (VB-20)	TA-3, TA-5, VB-43, VB-41
Região occipital da cabeça	B-10, VB-20	VG-14	ID-3, B-65, B-60, P-7, Ex-UE-8 (*wailaogong*)
Ápice da cabeça	VG-20	Ex-HN-1 (*sishencong*), VG-23	F-3

(continua)

4

Tabela 4.12 Escolha dos pontos de acordo com a participação regional e de órgãos (*continuação*)

Região	Pontos locais	Pontos regionais	Pontos distantes
Olhos	B-1, E-1, Ex-HN-4 (*yuyao*), Ex-HN-7 (*qiuhou*)	VC-23, E-2, B-2, Ex-HN-5 (*taiyang*), TA-23	VB-37, ID-6, F-3, F-2, IG-4
Ouvidos	TA-21, ID-19, VB-2	ID-17, VB-20, VB-8, TA-17	TA-3, VB-41, TA-5
Nariz	VG-25, IG-20	VG-23, VG-24, B-7, B-8, Ex-HN-8 (*shangyingxiang*), Ex-HN-9 (*neiyingxiang*)	IG-4, IG-3, E-44, IG-11, E-45, P-7
Pescoço	VC-23	ID-17, VC-22, E-10	IG-4, IG-11, R-6, P-10, E-44
Boca/dentes	E-4, E-6	Ex-HN (*jiachengjiang*), E-7	IG-4, E-44, IG-2
Língua	Ex-HN-11, -12, -13	VC-23	CS-8, C-5, R-6, VC-15
Pulmão	P-1, VC-17, VC-22	B-13, B-43, VG-14, VC-12, VC-6	P-5, P-7, E-40, CS-6
Coração	VC-17, B-15	VC-14, VG-11, B-14	C-7, CS-6, C-5, C-3, CS-4
Baço/estômago	B-20, B-21, VC-12	BP-15, F-13, Ex-B-3 (*weiwanxiashu*), E-21	E-36, BP-4, CS-6
Fígado	F-13	B-18, B-20, F-14, VC-12	VB-34, F-3
Vesícula biliar	VB-24	VC-11, E-21, B-19	F-3, VB-34, VB-40, Ex-LE-6 (*dannang*)
Intestino grosso	BP-15, E-25	B-25	IG-11, E-37
Intestino delgado	E-28, VC-4, VC-9	B-27	E-39, ID-4
Reto	VG-1, B-35	B-30, B-34	VG-20, B-57
Rins	B-23, B-52, B-53	VC-4, E-29	R-3, R-7, R-6
Bexiga	VC-3, E-28	B-28, B-23	R-7, R-3
Região urogenital	VC-4, E-29, VC-3, E-30	B-23, B-32, Ex-CA-1 (*zigong*)	R-3, F-3, BP-6
Hipocôndrio	VB-25, VB-26, VB-27	F-14, BP-21, F-13	TA-5, VB-38, -34, -43, TA-6
Região do epigástrio	VC-12, VC-13	VC-8, E-19	BP-4, CS-6, E-36
Região do hipogástrio	VC-3, VC-4, VC-6	E-25, E-28, E-30	BP-6, BP-1, F-8
Região lombar da coluna vertebral	VG-4, B-23, B-25, B-52	VB-25, VB-30	ID-3, ID-6, B-40, B-60

Tabela modificada segundo Ellis, Wiseman, Boss, 1995.

Tabela 4.13 Escolha dos pontos de acordo com a participação regional de articulações

Articulação	Pontos locais	Pontos regionais	Pontos distantes
Maxilar	E-7, ID-19	TA-17	IG-4
Região cervical da coluna vertebral	Ex-B-2 (*huatuojiají*), VB-20, B-10	VG-14, B-11, VB-21	Ex-UE-8 (*wailaogong*), ID-3, TA-5, TA-8, VB-39, B-60
Ombro	TA-14, IG-15, Ex-UE (*jianqian*)	ID-9 a ID-15, TA-15, VB-21, IG-14, TA-13	IG-4, P-7, TA-1, TA-5, E-38, E-36, B-58
Cotovelo	TA-10, ID-8, IG-11, P-5	IG-10, IG-13, IG-14	TA-5, IG-1, IG-4
Mão	IG-4, IG-5, ID-5, CS-7, ID-4, TA-4	P-7, TA-5	BP-5, IG-1, IG-4
Dedos das mãos	Rigidez: ID-5, IG-4, ID-3; dormência e dor: ID-3, IG-3, TA-3, Ex-UE-9 (*baxie*)	TA-5, ID-5	IG-4
Região torácica da coluna vertebral	Ex-B-2 (*huatuojiají*), B-17 a B-23	B-38 a B-47	ID-3, ID-6, B-60, B-40, B-57
Região lombar da coluna vertebral	Ex-B-2 (*huatuojiají*), VG-3, VG-4, B-23, B-24, B-25, B-26, Ex-B-8 (*shiqizhuixia*)	B-52, B-54	B-60, B-40, B-59, B-62, VG-26, VG-12, Ex-UE-7 (*yaotongdian*)
Região sacroilíaca	B-27, B-28, B-32, Ex-B-8 (*shiqizhuixia*)	B-23	B-58, B-40
Quadril	VB-29, VB-30, B-54, B-49, B-50	VB-31	B-62, VB-41, VB-39
Joelho	E-36, BP-9, F-7, F-8, R-10, VB-34, B-40, Ex-LE-5 (*xiyan*), Ex-LE-2 (*heding*), VB-35	E-34, BP-10, VB-33	IG-5, BP-5
Pé	VB-40, E-41, B-60, BP-5, B-62, F-4, R-6	VB-34, E-36, R-7	IG-5, IG-2, IG-3, P-10, CS-7
Dedos dos pés	BP-3, Ex-LE-10 (*bafeng*)	BP-4, E-41, BP-9, BP-5, R-6, B-60, B-65, VB-38	IG-4

4.2.2 Escolha dos pontos de acordo com o canal de energia afetado

Caracteriza uma escolha de ponto que se refere ao sistema de canal de energia (▶ 3):

- Escolha de ponto de um canal de energia que segue pela região da doença.
- Pontos de um canal de energia que se encontra em **acoplamento interno-externo** (▶ 3.3) com o canal de energia afetado.
- Pontos de um canal de energia do mesmo eixo, por exemplo, pontos do eixo *yangming* (IG/E) ou eixo *taiyang* (ID/B).

4

Tabela 4.14 Escolha dos pontos de acordo com o canal de energia afetado

Zona	Canal de energia	Pontos principais	Pontos secundários
Cabeça			
Fronte	**E**	E-44	E-41, VB-14
Bochechas	**ID**	ID-3	ID-18
Lateral do nariz	**E, IG**	E-41	IG-20
Ao redor do mento	**E, VC**	E-41	E-6, E-7, VC-24
Parietal	**VB, TA**	VB-38, TA-3	E-8, VB-8
Ápice	**VC, B, F**	B-65, F-3	VG-20
Nuca			
Anterior	**VC, E**	VC-22, E-41	E-10, P-7
Lateral	**IG, ID, TA**	IG-4, ID-3, TA-5, (VB-40)	P-7
Posterior	**VG, B, VB**	B-60, VG-16	B-10, VB-20
Costas, ombro			
Espinal	**VG, B**	B-60, B-40	VG-4, VG-6, VG-14
Lateral	**B**	B-60, B-65	B-40, pontos *shu* das costas (▶ 4.1.4) local
Escápula	**ID**	ID-3	VB-34
Tórax			
Esternal	**VC, R**	VC-17, R-3	TA-6
Linha mamilar	**E**	E-18, E-34, E-40	ID-1, TA-6

Tabela modificada segundo Ellis, Wiseman e Boss (1995).

4.2.3 Escolha dos pontos de acordo com os sintomas

Os pontos também podem ser tradicionalmente escolhidos segundo experiências práticas da terapia. Naturalmente, tal escolha de ponto não deve nem pode substituir um diagnóstico diferencial para o tratamento baseado na causa, mas pode ser útil em situações que exijam uma ação rápida.

Exemplos:

Em caso de febre	**VG-14** ou **IG-11**
Para o tratamento de distúrbios gastrintestinais agudos	**E-36, VC-12**

4.2.4 Escolha dos pontos de acordo com o fluxo da energia *qi* pelo órgão

O fluxo fisiológico de energia *qi* do Fígado e do Baço-Pâncreas é crescente, o do Pulmão e do Estômago, decrescente (*qi* – mecanismo do meio).

- **Para estimular a queda do fluxo de energia *qi* do Pulmão e do Estômago:** por exemplo, pontos como VC-10, VC-13, E-34, P-7 etc.

- Em caso de *fogo do coração*: C-5, C-8, no *fogo do fígado*: F-2, F-1, para contrapor o ardor extremamente forte do fogo.
- **Para estimular a elevação do fluxo de energia *qi* do Baço-Pâncreas:** por exemplo, pontos que elevam a energia *qi*, como VC-6, VC-12, VG-20, B-20.

4.2.5 Escolha dos pontos de acordo com as cinco fases de mudança (elementos)

▶ Fig. 4.2

Pontos: veja a tabela localizada após o índice remissivo do livro ▶ Fig. 4.2 (veja também Cinco pontos *shu* de transporte, ▶ 4.1.6).

As cinco fases de mudança influenciam-se mutuamente tanto do ponto de vista fisiológico (ciclo *sheng* e *ke*) como também patológico (ciclo *cheng*, *wu* e, em parte, *sheng*). Nos distúrbios das relações e das transformações, surgem síndromes patológicas (▶ Fig. 4.2).

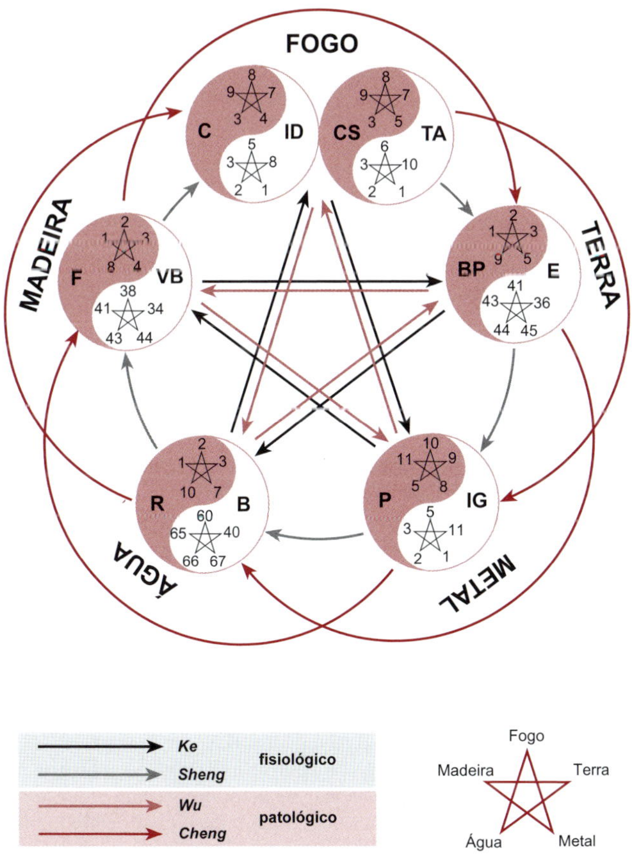

Figura 4.2 Ciclo das cinco fases de mudança.

- **Ciclo *sheng*** (ciclo de concepção, nascimento, alimentação ou mãe-filho): uma fase de transformação alimenta e gera a seguinte. Cada fase é, por um lado, mantenedora (mãe) e igualmente é alimentada por uma outra fase de mudança antecedente (criança). O *fogo* alimenta a *terra*, a *terra* alimenta o *metal*, o *metal* alimenta a *água*. A *água* alimenta a *madeira* e a *madeira* volta a alimentar o *fogo*. **Condições patológicas:** ou a *mãe* é fraca demais e não consegue alimentar suficientemente a *criança* ou a *criança* é forte demais, afasta demais a mãe e a enfraquece.
- **Ciclo *ke*** (ciclo de controle): uma fase de mudança mantém a outra sob controle e é, em contrapartida, controlada por uma outra fase.
- **Ciclo *cheng*** (sobrecontrole): a fase controlada é patologicamente oprimida e enfraquecida.
- **Ciclo *wu*** (escárnio): uma fase de mudança se torna patologicamente mais forte que sua fase de controle.

Escolha simples dos pontos segundo o ciclo *sheng*

▶ Fig. 4.2

Princípio terapêutico: em estados de insuficiência deve-se fortalecer a mãe, em estados de repleção deve-se drenar (sedar) o filho. Os pontos mãe e filho também se referem à denominação dos pontos de tonificação e sedação do respectivo canal de energia.

Pontos de tonificação (+)

P-9	CS-9	C-9	BP-2	F-8	R-7
IG-11	TA-3	ID-3	E-41	VB-43	B-67

Pontos de sedação (–)

P-5	CS-7	C-7	BP-5	F-2	R-1
IG-2	TA-10	ID-8	E-45	VB-38	B-65

Para técnica correta de punção a fim de se atingir o efeito desejado também é importante:

- Puncionar os pontos de tonificação de modo tonificante.
- Puncionar os pontos de sedação de modo dispersante.

Observação: a denominação pontos de tonificação e pontos de sedação é discutível, já que as propriedades de um ponto muitas vezes são superadas por suas outras propriedades. Assim, por exemplo, **CS-9** e **C-9** são enumerados, segundo a teoria das fases de mudança, entre os pontos de tonificação, já que são mãe pelas fases de mudança. Porém, encontram emprego terapêutico com mais frequência, por exemplo, os pontos Poço *jing* no fluxo da energia *qi* no canal de energia, em caso agudo (▶ 4.1.6), a fim de, sobretudo, drenar calor.

Exemplos:

- **Condição de insuficiência:** em caso de uma insuficiência de um canal de energia/órgão, escolher, no canal de energia, o ponto correspondente à fase de mudança da mãe no canal de energia e puncionar de modo tonificante (+). Quando, por exemplo, o pulmão está em insuficiência (vazio), puncionar de modo tonificante (+) o **P-9** (ponto Terra) sobre o canal de energia do Pulmão.

- **Condição de repleção:** em caso de uma repleção de um canal de energia/órgão, escolher, no canal de energia, o ponto correspondente à fase de mudança do filho no canal de energia e puncionar de forma sedativa (–). Quando, por exemplo, o pulmão está em repleção, puncionar de modo sedativo (–) o **P-5** (ponto Água) sobre o canal de energia do Pulmão.

Escolha de ponto simples segundo o ciclo *ke*

▶ Fig. 4.2

Os pontos das cinco fases de mudança também podem ser aproveitados para a terapia de fatores patogênicos externos. Usa-se nesse caso especialmente o ciclo *ke* (ciclo de controle) na terapia.

Emprego:

- Puncionar no canal de energia *yin*, o ponto que apresenta o fator patogênico, por exemplo, em caso de calor, puncionar de maneira dispersante o ponto Fogo.
- Adicionalmente, no canal de energia *yang* acoplado, puncionar o ponto que controla o fator e puncionar de forma tonificante, segundo o ciclo *ke* ou de controle (▶ Fig. 4.2). Por exemplo, a água apaga (controla) o fogo; por esse motivo, puncionar o ponto Água no canal de energia *yang*.

Terapia diferenciada segundo as cinco fases de mudança

Aplicação: ▶ Fig. 4.2 apresenta as relações entre as fases de mudança isoladas. Dessa figura depreende-se, para a respectiva fase de mudança, a fase de mudança correspondente na relação mãe-filho (no ciclo *sheng* ou de concepção) e controlado-controlador (no ciclo *ke* ou de controle).

Encontra-se, por exemplo, uma fase em condição de insuficiência, depois fixa-se, com o auxílio da ▶ Tab. 4.15, um esquema de tratamento, então a escolha dos pontos segue de acordo com a ▶ Tab. 4.16.

Exemplos de emprego de terapia da fase de mudança diferenciada com a seguinte situação: o pulmão (como filho do Baço-Pâncreas) encontra-se em situação de insuficiência. Para a escolha do ponto, procurar, na ▶ Tab. 4.16, a linha do filho (Pulmão) e puncionar de modo tonificante (+) o ponto relacionado da **coluna 1**: **P-9** = ponto Terra e ponto Fases da mãe do Pulmão (Baço-Pâncreas) no canal de energia dos Pulmões. Caso, adicionalmente, a mãe também se encontre em uma situação de insuficiência (seria o caso, p. ex., das síndromes da insuficiência do baço-pâncreas), puncionar então, isolada ou complementarmente, de modo tonificante (+) pontos da **coluna 2**: **BP-3** = ponto Terra e Fases da mãe (Baço-Pâncreas) no seu próprio canal de energia.

Emprego dos pontos das cinco fases de mudança para a eliminação de fatores externos

Há uma conexão entre as cinco fases de mudança e os fatores patogênicos de acordo com Maciocia (1994, 2008); Ross (1998), por outro lado, representa a visão de que os pontos só sejam aplicados em doenças internas:

- *Madeira* equivale a vento.
- *Fogo* equivale a calor (fogo).
- *Terra* equivale a umidade.

Tabela 4.15 Diagnóstico diferencial segundo as cinco fases de mudança

Fase em condição de insuficiência	Possíveis causas	Princípios terapêuticos (▶ Tab. 4.16)	Ciclo
Filho	Mãe não alimenta o filho de forma suficiente	Fortalecer o filho (+) (Tab. 4.16, ▶ coluna 1), eventualmente, fortalecer também a mãe (+) (Tab. 4.16, ▶ coluna 2)	*sheng*
Mãe	Filho demanda demais da mãe	Enfraquecer o filho (–) (Tab. 4.16, ▶ colunas 5, 6), eventualmente também fortalecer a mãe (+) (Tab. 4.16, coluna 2)	*sheng*
Controlado	Controlador oprime e enfraquece o que deve ser controlado	Enfraquecer o controlador (–) (Tab. 4.16, ▶ colunas 3, 4)	*cheng*
Controlador	A fase a ser controlada é mais forte e enfraquece o controlador	Fortalecer o controlador (+) (Tab. 4.16, ▶ colunas 7, 8)	*wu*

Tabela 4.16 Terapia diferenciada segundo as cinco fases de mudança

Ciclo	Ciclo *Sheng*		Ciclo *Ke*		Ciclo *Sheng*		Ciclo *Ke*	
Coluna	1	2	3	4	5	6	7	8
Técnica de punção	Tonificar pontos (+)		Sedar pontos (–)		Sedar pontos (–)		Tonificar pontos (+)	
Filho								
Pulmão	P-9	BP-3	P-10	C-8	P-5	R-10	P-10	C-8
Circulação-Sexualidade	CS-9	F-1	CS-3	R-10	CS-7	BP-3	CS-3	R-10
Coração	C-9	F-1	C-3	R-10	C-7	BP-3	C-3	R-10
Baço-Pâncreas	BP-2	C-8	BP-1	F-1	BP-5	P-8	BP-1	F-1
Fígado	F-8	R-10	F-4	P-8	F-2	C-8	F-4	P-8
Rim	R-7	P-8	R-3	BP-3	R-1	F-1	R-3	BP-3
Intestino Grosso	IG-11	E-36	IG-5	ID-5	IG-2	B-66	IG-5	ID-5
Triplo Aquecedor	TA-3	VB-41	TA-2	B-66	TA-10	E-36	TA-2	B-66
Intestino Delgado	ID-3	VB-41	ID-2	B-66	ID-8	E-36	ID-2	B-66
Estômago	E-41	ID-5	E-43	VB-41	E-45	IG-1	E-43	VB-41
Vesícula Biliar	VB-43	B-66	VB-44	IG-1	VB-38	ID-5	VB-44	IG-1
Bexiga	B-67	IG-1	B-40	E-46	B-65	VB-41	B-40	E-36

- *Metal* equivale a aridez.
- *Água* equivale a frio.

De acordo com essas relações recíprocas, os pontos das fases de mudança podem ser empregados para a remoção do fator patogênico.

Exemplo: em uma inflamação aguda no pescoço com febre, forte vermelhidão, inchaço e dor na garganta em decorrência de vento-calor, nesse caso as **fases de mudança** afetadas são *madeira* (vento) e *fogo* (calor).

Órgão afetado, canal de energia afetado: pulmão.

Terapia: selecionar o ponto Madeira (vento) no canal de energia do Pulmão (**P-11**) e o ponto Fogo (calor/fogo) no canal de energia do Pulmão (**P-10**).

Pontos *ben* (raiz, fases de mudança ou pontos elemento)

Definição: o ponto *ben* é o respectivo ponto da fase de mudança no qual cada fase se encontra em seu "elemento" (sua "fase de mudança"). **Exemplo:** o baço-pâncreas pertence à fase de mudança terra, o ponto Terra do canal de energia do baço-pâncreas é o ponto *ben* associado. **Pontos:** *Metal*: **P-8, IG-1,** *Fogo*: **C-8, ID-5, CS-8, TA-6,** *Terra:* **BP-3, E-36,** *Madeira:* **F-1, VB-41,** *Água:* **R-10, B-66.**

Emprego:

- **Em condições de insuficiência/repleção:** no fortalecimento do ponto *ben* correspondente, o órgão associado e o canal de energia associado também são tonificados (+), por exemplo, em uma condição de insuficiência. Na sedação do ponto *ben* correspondente, o órgão associado e o canal de energia associado também são sedados (-), por exemplo, em uma condição de repleção.
- **Aspecto espiritual:** os pontos *ben* dos canais de energia *yin* devem, de forma complementar, possuir uma ação sobre o aspecto espiritual da respectiva fase de mudança: o ponto *ben* dos pulmões sobre o *po* (a alma corporal), o ponto *ben* do coração sobre o *shen* (o espírito), o ponto *ben* do baço-pâncreas sobre o *yi* (o pensamento), o ponto *ben* do fígado sobre o *hun* (a alma errante e etérea) e o ponto *ben* do rim sobre o *zhi* (a força de vontade).

4.3 Combinação de pontos

4.3.1 Introdução

Após um diagnóstico e uma classificação chinesa, além da diferenciação dos sintomas em um padrão de desarmonia (*bian zheng*), princípios terapêuticos correspondentes devem ser formulados. A escolha dos pontos e sua combinação segue, na acupuntura, sobretudo segundo sua dinâmica de canal de energia. Na escolha do ponto, na combinação dos pontos e técnica de estimulação aplicada, a seguinte máxima é importante: "Aplicação de quantas agulhas forem necessárias e o mínimo possível!" Deve-se atentar, além disso, para não mudar constantemente os pontos, mas também não utilizar uma rígida "receita de pontos" por um longo tempo (taquifilaxia), e sim reagir de maneira flexível às alterações presentes na dinâmica da doença. Isso significa acrescentar, descartar pontos ou empregar métodos diferenciados de estimulação (▶ 7.5), assim como aplicar moxabustão, ventosaterapia etc.

- **Em doenças agudas:** pontos da extremidade, como pontos *xi*, em doenças agudas internas, de forma complementar, pontos *mu*.

- **Em doenças crônicas:** pontos *yuan*, *luo*, *shu* das costas.
- **Em exacerbação aguda:** pontos *luo*, *yuan*, *xi*.

Sequência temporal de agulhas dentro de uma receita de acupuntura

- **Na punção das agulhas:** colocar as agulhas na sequência da cabeça aos pés (vale, sobretudo, para pontos nas extremidades), já que a cada punção um breve fluxo de energia *qi* corre de baixo para cima. Especialmente na síndrome de excesso: remove fatores patogênicos, fortalece o efeito dispersante. **Exceções:** pontos na cabeça/rosto no primeiro tratamento (**cuidado:** eventualmente desconfortável, colapso pelas agulhas). Estimulação do ponto distante, por exemplo, nas inflamações agudas das articulações. Nas síndromes de insuficiência: ordem das agulhas de baixo para cima e, na medida do possível, colocar cada agulha com um intervalo de 0,5 min., isso tem um efeito tonificante da energia *qi*.
- **Na retirada das agulhas:** na maioria das vezes, de cima para baixo. Boa na síndrome de excesso (p. ex., energia *qi* crescente ou estagnação horizontal da energia *qi*): demanda a circulação de energia *qi* e direciona a energia *qi* para baixo. **Exemplo:** na tosse, dores no hipocôndrio, tontura. **Exceção:** nas síndromes de insuficiência, sobretudo com energia *qi* decrescente e energia *qi* do baço-pâncreas decrescente, retirar as agulhas na sequência de baixo para cima, isso eleva a energia *qi*.

Mudança da combinação de pontos

Em caso de resistência à terapia, melhora insuficiente (p. ex., melhora de apenas alguns sintomas) ou desenvolvimento de novos sintomas, rever o diagnóstico e fazer as readequações correspondentes.

4.3.2 Combinação de um ponto local com um ponto distante

A escolha e combinação do ponto podem ocorrer segundo a relação das regiões do corpo (▶ Tab. 4.12), assim como em doenças do aparelho locomotor, segundo a relação com a articulação (▶ Tab. 4.13).

No caso das doenças na região do canal de energia: por exemplo, nas síndromes *bi* dos tendões e articulações, pode ser realizada, primeiramente, uma estimulação do ponto distante (▶ 4.2.1). Em seguida, deve-se escolher pontos locais e regionais de acordo com a dor à palpação e puncionar e/ou aplicar ventosa.

Nas doenças dos órgãos ou vísceras (*zang/fu*): em casos agudos, muitas vezes convém, a princípio, empregar apenas pontos distantes; em caso de melhora, por exemplo, de sintomas agudos de dor, usar também pontos locais. Em casos crônicos, é indicada uma combinação simultânea de pontos locais e distantes (pontos regionais, entre outros, pontos *shu-mu*, ▶ 4.3.3) ou a combinação de ponto de abertura de um vaso extraordinário (▶ 4.1.8) com pontos locais da região doente.

4.3.3 Combinação frente-costas

Caracteriza a combinação de pontos ventrais com dorsais.

- **Pontos ventrais:** geralmente pontos na região do tórax e abdome.
- **Pontos dorsais:** pontos na região das costas.

Método *shu-mu*

A **variante mais importante** da combinação frente-costas é a combinação de um ponto *shu* das costas (▶ 4.1.4) com o ponto *mu* (▶ 4.1.5) do respectivo órgão ou víscera (*zang*/*fu*) afetado.

O método *shu-mu* aumenta e prolonga o efeito terapêutico, por exemplo, em relação ao emprego exclusivo dos pontos. Ele possui um forte efeito equilibrador no *yin-yang* e tem dado bons resultados, em especial, no tratamento das doenças crônicas do respectivo órgão ou víscera (*zang*/*fu*).

O método *shu-mu* pode ser **empregado** da seguinte forma:

- Terapia dos pontos *shu* das costas ou dos pontos *mu* simultaneamente em uma sessão.
- Em caso de frequência mais breve da terapia, os pontos *shu* das costas e os pontos *mu* também podem ser tratados de maneira alternada, por exemplo, em uma sessão é puncionado em primeiro lugar o ponto *shu* das costas, na sessão seguinte, o ponto *mu* correspondente etc.
- A combinação *shu-mu* também pode ser usada como forma de compensação para um tratamento incorreto. Por exemplo, no caso de um tempo de permanência da agulha longo demais nos pontos *shu* das costas em um paciente com sintomas de fadiga, puncionar os pontos *mu* para compensar.

Tabela 4.17 Área de indicação para a combinação *shu-mu*

Órgão	Ponto *shu*	Ponto *mu*	Indicação
P	B-13	P-1	Doenças do trato respiratório, como tosse, dispneia
CS	B-14	VC-17	Doenças cardíacas, como angina de pelto, arritmias
C	B-15	VC-14	Doenças do coração e do estômago, como palpitações, dor de estômago
F	B-18	F-14	Distúrbios do fígado e da vesícula biliar, como dor no flanco, refluxo gastroesofágico
VB	B-19	VB-24	Distúrbios do fígado e da vesícula biliar, como dor na região, icterícia
BP	B-20	F-13	Doenças do fígado, baço e pâncreas, como dor ou fisgada no abdome, distúrbios digestivos
E	B-21	VC-12	Doenças do estômago, como dores de estômago, perda de apetite
TA	B-22	VC-5	Distúrbios do metabolismo de água, como edemas, diarreia
R	B-23	VB-25	Doenças dos rins e do trato urogenital
IG	B-25	E-25	Distúrbios do intestino grosso, como obstipação, diarreia, dores na barriga
ID	B-27	VC-4	Distúrbios do intestino delgado, da bexiga e do trato urogenital, como incontinência urinária, retenção urinária, espermatorreia
B	B-28 +	VC-3 +	Distúrbios da bexiga e do trato urogenital, como incontinência urinária, retenção urinária e distúrbios menstruais

4

Equilíbrio entre o Vaso Governador e o Vaso Concepção

Os pontos do Vaso Concepção estão situados na parte ventral e os pontos do Vaso Governador estão na parte dorsal. A combinação de pontos do Vaso Governador e do Vaso Concepção tem um efeito equilibrador de *yin-yang* e regula o fluxo da energia *qi* para cima e para baixo. Portanto, ocorre um equilíbrio entre "frente e atrás" e entre "*yin* e *yang*". Além disso, essa combinação influencia fortemente a psique e, dependendo da técnica de punção e da escolha de ponto, tem um efeito psiquicamente tranquilizador ou estimulante.

Importantes combinações dos pontos Vaso Governador e Vaso Concepção

- **VG-20** (*baihui*) e **VC-4** (*guanyuan*): com moxabustão, fortalece e aquece o *yang* da bexiga e dos rins e o *yang-qi* como um todo.
- **VG-20** (*baihui*) e **VC-6** (*qihai*): fortalece e eleva a energia *qi*, vitaliza o ânimo (na depressão).
- **VG-20** (*baihui*) e **VC-12** (*zhongwan*): fortalece o estômago e o baço-pâncreas, vitaliza o ânimo (na depressão).
- **VG-20** (*baihui*) e **VC-15** (*jiuwei*): tranquiliza o *shen*, vitaliza o ânimo (na depressão).
- **VG-20** (*shenting*) e **VC-4** (*guanyuan*): alimenta os rins, fortalece o *jing*, tranquiliza o *shen*.

4.3.4 Combinação *yin-yang*

Sinônimos: combinação interno/externo, combinação de pontos do canal de energia *yin* com pontos do canal de energia *yang*.

A combinação *yin-yang* equilibra o fluxo de *yin* e *yang* nos canais de energia. Ela se relaciona com a energia dos canais (circulações de canais de energia ▶ Fig. 3.3).

!

- A punção de um número excessivo de pontos do canal de energia *yang* provoca nervosismo e estados de inquietação no paciente. Nesse caso, a punção de pontos do canal de energia *yin* pode desencadear equilíbrio e tranquilizar.
- A punção de um número excessivo de pontos do canal de energia *yin* causa cansaço. Nesse caso, a punção de pontos do canal de energia *yang* pode proporcionar equilíbrio e atuar de modo estimulante.

Equilíbrio *yin-yang* em canais de energia acoplados

▶ 3.3

Esse equilíbrio está relacionado com os canais de energia acoplados interno/externo de uma circulação: por exemplo, os canais de energia do Pulmão e do Intestino Grosso são os canais de energia acoplados interno/externo da mão da primeira circulação, por outro lado, os canais de energia do Estômago e do Baço-Pâncreas são os canais de energia acoplados interior/exterior do pé da primeira circulação (▶ 3.3).

Efeito: aumenta o efeito terapêutico em relação ao emprego dos pontos de forma isolada.

Exemplos:
- **P-11** (*shaoshang*) e **IG-4** (*hegu*) eliminam o vento-calor, acaba com as dores de garganta.
- **E-36** (*zusanli*) e **BP-4** (*gongsun*) em caso de queixas no estômago.

Combinação importante, dentro das combinações *yin-yang*, a combinação *yuan-luo*.
- Ponto *yuan* (▶ 4.1.1) do canal de energia primariamente adoecido é combinado com o ponto *luo* (▶ 4.1.2) do canal de energia acoplado interno/externo (sinônimo: combinação anfitrião *[yuan]*/hóspede *[luo]*). *Exemplo*: combinação de IG-4 e P-7.

Outra possibilidade: puncionar apenas o ponto de acupuntura do canal de energia *yang* em doenças do canal de energia *yin* acoplado. **Exemplo:** puncionar apenas IG-4 em caso de resfriados (síndrome dos pulmões).

Combinações de pontos importantes
- **IG-4** (*hegu*) e **P-7** (*lieque*) fortalece a função de redução da energia *qi* dos pulmões, dissipa fatores patogênicos externos, fortalece a defesa *wei-qi*, tranquiliza o *shen*.
- **E-40** (*fenglong*) e **BP-3** (*taibai*) fortalece o baço-pâncreas e transforma o muco.
- **VB-37** (*guangming*) e **F-3** (*taichong*) clareia os olhos em síndromes do fígado.
- **CS-6** (*neiguan*) e **TA-4** (*yangchi*) regula do Triplo Aquecedor, movimenta a energia *qi* do fígado, tranquiliza o *shen*, relaxa os músculos na região do pescoço e dos ombros.

Equilíbrio *yin-yang* em canais de energia não acoplados

Exemplos para combinações de pontos importantes
- **E-36** (*zusanli*) e **CS-6** (*neiguan*) harmoniza o Triplo Aquecedor médio, reduz a energia *qi* do Estômago de contrafluxo.
- **E-40** (*fenglong*) e **CS-6** (*neiguan*) regula o Triplo Aquecedor médio, reduz a energia *qi* do Estômago de contrafluxo, transforma o muco, tranquiliza o *shen*.
- **ID-1** (*shaoze*) e **F-3** (*taichong*) movimenta a energia *qi* do fígado no peito, em caso de tensão pré-menstrual no peito ou distúrbios da lactação.
- **IG-4** (*hegu*) e **R-7** (*fuliu*) regula o suor. **IG-4+** e **R-7–** estimula o suor, por exemplo, em caso de invasão de vento-calor no pulmão sem formação de suor. **IG-4–** e **R-7+** acaba com o suor nos casos de suor espontâneo em insuficiência de energia *qi* (– e + relacionam-se a indicações de S. Clavey, 2004).

4.3.5 Combinação em cima-embaixo

A combinação em cima-embaixo cria um equilíbrio entre a região superior e inferior do corpo pela distribuição uniforme dos pontos escolhidos. Por exemplo, no caso de dor na cabeça, puncionar juntos IG-4 no membro superior e E-44 no membro inferior.

Efeito: favorece o fluxo regular da energia *qi* nos canais de energia.

Combinação importante: a punção do ponto de abertura e de acoplamento de um vaso extraordinário (▶ 4.1.8).

É melhor **não utilizar** a combinação em cima-embaixo nas seguintes circunstâncias:

- Em caso de problemas agudos nas articulações ou nas costas com limitação de movimento, a princípio realizar apenas estimulação dispersante de ponto distante.
- Em caso de um desequilíbrio energético entre as regiões superior e inferior do corpo. Por exemplo, em caso de calor na região da cabeça (p. ex., insuficiência *yin* dos rins com insuficiência-fogo), primeiro puncionar **R-1**, para direcionar o fluxo de energia *qi* da direção cranial para caudal, ou, por exemplo, em caso de prolapso do útero, realizar moxabustão no ponto **VG-20**, para direcionar o fluxo de energia *qi* da direção caudal para cranial.

4.3.6 Combinação esquerda-direita

- O equilíbrio entre a metade direita e a esquerda do corpo é geralmente feita pela punção bilateral dos pontos escolhidos.
- Reforço da terapia em comparação com a punção unilateral.

Emprego prático em canais de energia acoplados

- No caso de distúrbios agudos de um canal de energia com problemas unilaterais pela invasão de fatores patogênicos externos: combinação de pontos locais do lado afetado com o ponto *luo* do canal de energia afetado no lado contralateral.
- Em distúrbios crônicos de um canal de energia com problemas unilaterais pela invasão de fatores patogênicos: combinação de pontos locais do lado afetado com o ponto *luo* do canal de energia acoplado no lado contralateral (técnica tonificante de punção).

Indicações para punção unilateral e/ou contralateral de um ponto

- No caso de doenças dolorosas agudas: puncionar contralateral ou diagonalmente (canais de energia correspondentes da mão e do pé, ver também método *miu ci* ▶ 7.5.7).
- No caso de problemas articulatórios crônicos: punção ipsilateral de vários pontos no trajeto do canal de energia, puncionar pontos contralaterais para atingir o equilíbrio.
- Para terapia em crianças (menos agulhas).
- Após terapia de longa duração: punção contralateral temporária do lado saudável para compensar.
- Em vasos extraordinários (▶ 3.8, ▶ 4.1.8).

4.3.7 Combinação "grande picada"

Sinônimos: combinação punção em série.

São puncionados em "série" dois ou mais pontos de acupuntura ao longo de um canal de energia.

A combinação "grande picada" é empregada frequentemente para o tratamento de doenças do aparelho locomotor ou do sistema nervoso.

4.3.8 Tratamento de acordo com o relógio orgânico

É atribuído a cada canal de energia/órgão, em um ciclo de 24 h, um fluxo de energia máximo de duas horas (▶ Fig. 3.4, relógio orgânico chinês).

Se um órgão está no tempo de funcionamento máximo, o órgão oposto se encontra simultaneamente em seu tempo mínimo de funcionamento, ou seja, nesse momento ele possui apenas o fluxo mínimo da energia *qi*. Os sintomas de uma doença que se manifestam juntos ou sozinhos de maneira regular em uma determinada hora do dia podem indicar um distúrbio funcional do órgão, que tem nesse momento seu tempo de funcionamento máximo (no caso de síndrome de excesso) ou seu tempo de funcionamento mínimo (no caso de síndrome de insuficiência).

Exemplo: distúrbios de sono regularmente entre 1 e 3 h podem ser interpretados como indicação de distúrbio do fígado. Nesse caso, pode-se recorrer à terapia do ponto de tonificação e/ou ponto *luo* do canal de energia oposto no relógio orgânico. Ele seria o ponto de tonificação ou ponto *luo* do canal de energia do Intestino Delgado. Essa regra também é chamada de **regra de meio-dia/meia-noite**.

Observação: a medicina chinesa conhece métodos muito diferenciados da cronoacupuntura, como o método *zi wu liu zhu* e o método *ling gui ba fa*, nos quais os pontos são puncionados em tempos específicos.

5 Canais de energia principais

C. Focks e U. März

P

5.1 Canal de energia principal do Pulmão (*taiyin* da mão)

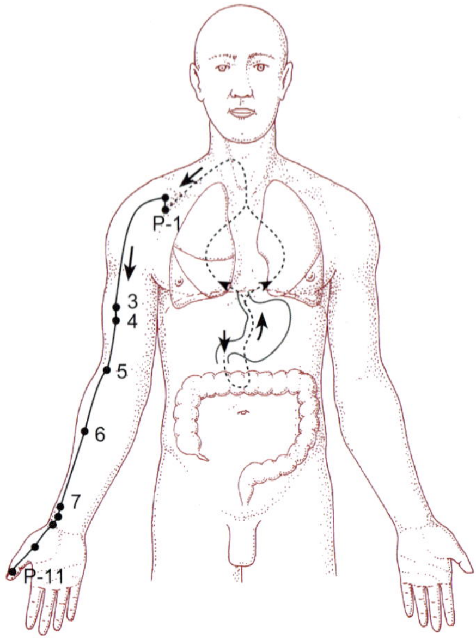

Circulação	primeira circulação
Tempo máximo	3-5 h
Ligação com órgãos ou vísceras (*zang*/*fu*)	estômago, **intestino grosso, pulmão**
Acoplamento interno-externo (*yin*/*yang*)	canal de energia do P (*yin*) com o canal de energia do IG (*yang*)
Ligação em cima-embaixo (*yin*/*yin*)	canal de energia do P (*yin*) com o canal de energia do BP (*yin*) como eixo *taiyin*

Figura 5.1

Trajeto

O canal de energia principal do Pulmão se origina, em seu trajeto **interno**, no Triplo Aquecedor médio na região do estômago, próximo ao ponto **VC-12** (*zhongwan*), indo em direção à região caudal, à víscera (*fu*) acoplada e ao intestino grosso. Desse local sobe para o estômago, atravessa o diafragma e entra no pulmão, o órgão (*zang*) correspondente. Segue ao longo da região do pescoço, passa como um arco para a lateral do tórax e inicia seu trajeto **superficial** (externo) pela parede lateral do tórax na altura do 1º espaço intercostal, seguindo pela face anterolateral do braço e do antebraço até chegar ao ângulo radial do sulco ungueal do polegar.

Pontos específicos segundo sua função

- Ponto *yuan* (▶ 4.1.1): **P-9** (*taiyuan*).
- Ponto *luo* (▶ 4.1.2): **P-7** (*lieque*).
- Ponto *xi* (▶ 4.1.3): **P-6** (*kongzui*).
- Ponto *shu* das costas (▶ 4.1.4): **B-13** (*feishu*).
- Ponto *mu* (▶ 4.1.5): **P-1** (*zhongfu*).
- **Cinco pontos *shu* de transporte** (▶ 4.1.6):
  - Ponto Poço *jing* (madeira): **P-11** (*shaoshang*).
  - Ponto Fonte *ying* (fogo): **P-10** (*yuji*).
  - Ponto Corrente *shu* (terra), ponto de tonificação: **P-9** (*taiyuan*).
  - Ponto Rio *jing* (metal), ponto *ben* (ponto da Fase de Mudança ou ponto Raiz): **P-8** (*jingqu*).
  - Ponto Mar *he* (água), ponto de sedação: **P-5** (*chize*).

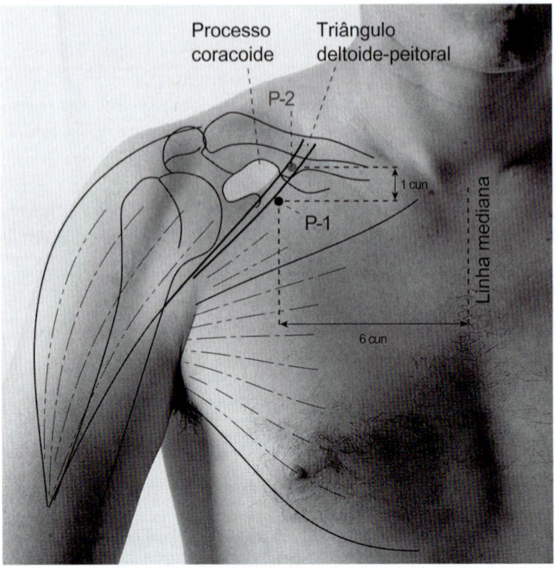

Figura 5.2

Localização 6 cun laterais à região anterior da linha mediana e cerca de 1 cun abaixo de **P-2**, ligeiramente medial ao limite inferior do processo coracoide e aproximadamente na altura do 1º espaço intercostal.

Como encontrar Orientação a partir do **P-2**, no triângulo deltoide-peitoral, que é limitado cranialmente pela clavícula e lateralmente pelo processo coracoide (que é coberto pelo músculo deltoide). A partir desse ponto, palpar 1 cun ao longo da margem do músculo deltoide em direção caudal, onde está localizado **P-1**, ligeiramente medial ao limite inferior do músculo deltoide sobre a parede torácica – a uma distância de aproximadamente 6 cun da linha mediana.

Referência Aproximadamente na mesma altura estão situados os pontos **VC-20**, **R-26**, **E-14** (na linha mediana, 2 e 4 cun lateralmente à linha mediana). O ponto **BP-20** também está situado cerca de 6 cun laterais à linha mediana, abaixo de **P-1**, na altura do 2º espaço intercostal.

Punção Oblíqua (cerca de 45º), em direção laterodorsal, de 0,5 a 0,8 cun, rumo ao processo coracoide, com irradiação perceptível no tórax. **Cuidado:** pneumotórax, a punção nunca deve ser realizada em direção mediodorsal.

Efeitos e indicações mais importantes

- **Regula e diminui a energia *qi* do pulmão, filtra o calor do Triplo Aquecedor superior, transforma o muco:** doenças do trato respiratório.
- **Regula os caminhos da água:** obstrução nasal, inchaço do rosto.
- **Canal de energia local e musculotendíneo:** problemas na região anterior do ombro e parede lateral do tórax.

Particularidades Ponto *mu* do pulmão, ponto de cruzamento com o canal de energia do Baço-Pâncreas, ponto de Entrada. Ponto importante no caso de doenças respiratórias.

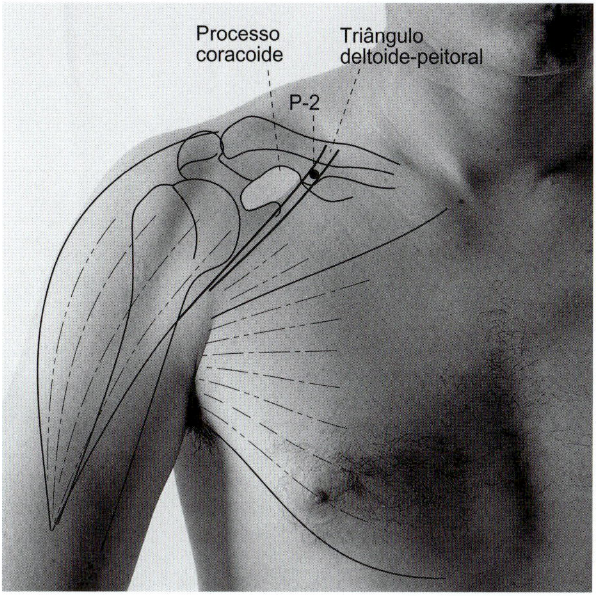

Figura 5.3

Localização 6 cun laterais à região anterior da linha mediana abaixo da clavícula, no centro do triângulo deltoide-peitoral.

Como encontrar Procurar o ângulo formado pela margem inferior lateral da clavícula com o processo coracoide da escápula (coberto pelo músculo deltoide). Nesse local, na transição da inserção clavicular do músculo deltoide para o músculo peitoral (triângulo deltoide-peitoral), está situado **P-2** no centro de um sulco facilmente palpável na parede torácica, em uma distância de cerca de 6 cun da linha mediana.

Referência **P-1** está situado 1 cun abaixo e geralmente um pouco lateral de **P-2**. Aproximadamente na mesma altura (abaixo da clavícula) estão situados os pontos **VC-21**, **R-27** e **E-13** (na linha mediana, na margem inferior da clavícula e 2 e 4 cun lateralmente à linha mediana, respectivamente).

Punção Oblíqua, em sentido laterodorsal em, no máximo, 0,5 a 0,8 cun. **Cuidado:** pneumotórax, a punção nunca deve ser feita em direção mediodorsal.

Efeitos e indicações mais importantes

- **Filtra o calor dos pulmões, diminui a energia *qi* dos pulmões:** doenças do trato respiratório, tosse, asma, dispneia, sensação de pressão no tórax.
- **Conduz o calor das extremidades para fora:** sensação ruim com calor persistente (por meio de deficiência de frio) nas extremidades (sensação de calor profundo no osso).
- **Torna permeáveis o canal de energia e o canal de energia musculotendíneo:** dores nas regiões posterior e lateral do tórax, dor no ombro, síndrome do impacto do ombro.

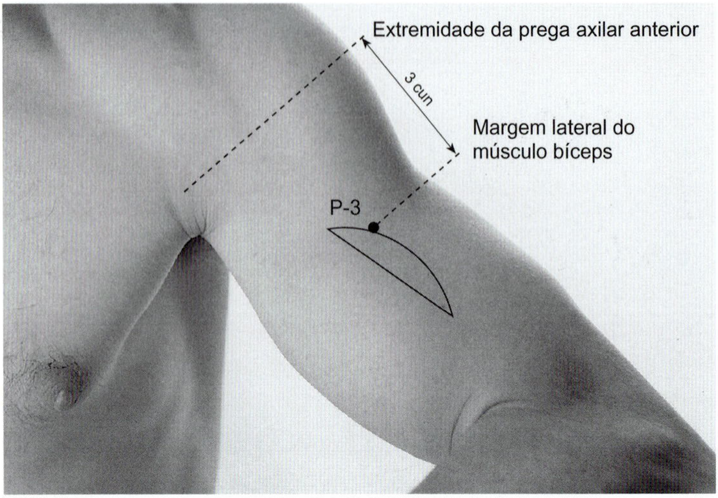

Figura 5.4

Localização No lado interno do braço, 3 cun distais a partir da extremidade anterior da prega axilar, no sulco bicipital lateral.

Como encontrar Estender o músculo bíceps contra resistência. Localizar **P-3** no sulco da margem lateral do bíceps, 3 cun distais da extremidade anterior da prega axilar (▶ 1.2). Ocasionalmente pode-se sentir a pulsação (artéria braquial). **Ou:** dividir em três a distância entre a prega axilar e a prega do cotovelo (**P-5**). **P-3** está situado no primeiro terço do trecho de ligação, visto a partir da prega axilar.

Referência **P-4** está situado a 1 cun distalmente de **P-3** no sulco. **CS-2** está situado 2 cun distais da prega axilar entre as cabeças longa e curta do músculo bíceps braquial.

Punção Vertical, de 0,5 a 1 cun; a moxabustão é contraindicada segundo alguns textos.

Efeitos e indicações mais importantes

- **Regula e diminui a energia *qi* do pulmão:** doenças do trato respiratório, como asma brônquica, dispneia.
- **Filtra o calor do pulmão, resfria o sangue, estanca hemorragias:** tosse com catarro amarelo e/ou com sangue, hemorragia nasal.
- **Tranquiliza o *po* (corpo-alma):** distúrbios do sono, estados de confusão mental, tristeza sem causa.
- **Torna permeável o canal de energia, alivia dores:** dor, inchaço ou enrubescimento da região medial do braço.
- **Como Ponto Janela do Céu:** bócio, doenças oculares.

Particularidade Ponto Janela do Céu.

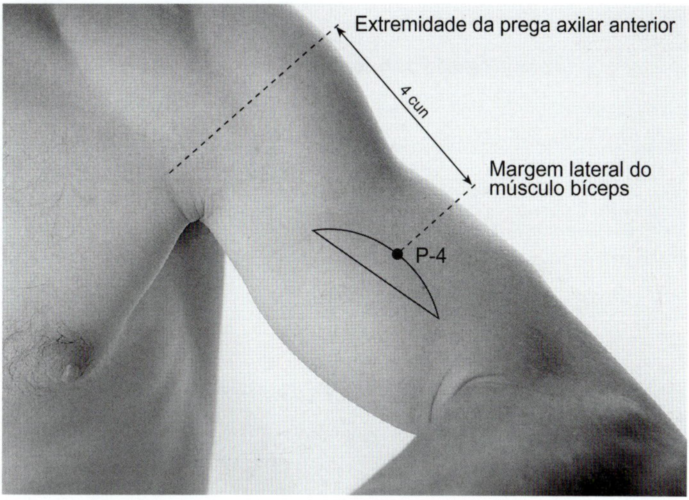

Figura 5.5

Localização No lado medial do braço, 4 cun distais à extremidade anterior da prega axilar, no sulco bicipital lateral.

Como encontrar Estender o músculo bíceps contra resistência. Palpar **P-4** na depressão da margem lateral do músculo (sulco bicipital lateral), 4 cun distais da extremidade anterior da prega axilar (▶ 1.2). Ocasionalmente pode-se sentir a pulsação (artéria braquial).

Ou: A distância entre a prega axilar e a prega do cotovelo (**P-5**) totaliza 9 cun do corpo. Dividir essa distância ao meio e localizar **P-4** cerca de 0,5 cun proximais ao ponto central do trecho, no sulco da margem lateral do bíceps.

Referência **P-3** está situado a 1 cun mais proximalmente de **P-4**, no sulco.

Punção Vertical, de 0,5 a 1 cun.

Efeitos e indicações mais importantes

- **Diminui a energia *qi* do pulmão:** tosse, dispneia, asma brônquica.
- **Regula e move a energia *qi* e o sangue no tórax:** angina de peito, palpitações, sensação de pressão no tórax e agitação.
- **Torna permeável o canal de energia:** dor na região medial do membro superior.

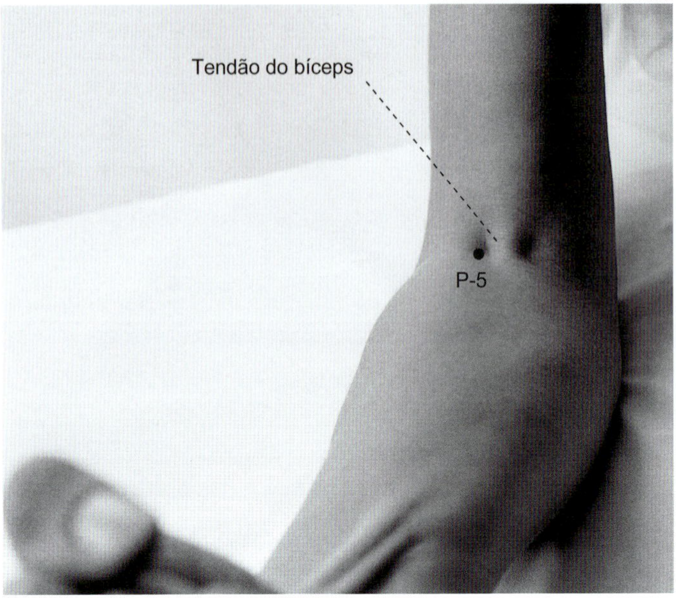

Figura 5.6

Localização Radial ao tendão do bíceps, na prega do cotovelo.

Como encontrar Buscar a partir da flexão do cotovelo na posição supina do antebraço. Deixar o músculo bíceps esticar contra resistência. **P-5** está situado radialmente, na prega do cotovelo.

Referência Também na região da prega estão situados **CS-3, C-3, IG-11** (ulnar ao tendão do bíceps, na extremidade ulnar da prega do cotovelo com sua flexão completa entre a extremidade radial da prega do cotovelo e o epicôndilo lateral).

Punção Vertical, de 0,5 a 1 cun. A maneira recomendada de puncionar é em leve flexão do cotovelo e em supinação do antebraço. Microvenipunção em estados de calor (▶ 7.6.1). **Cuidado:** veia cubital.

Efeitos e indicações mais importantes

- **Filtra o calor do Triplo Aquecedor superior, diminui a energia *qi* do pulmão:** doenças do trato respiratório, como tosse, dispneia e asma brônquica.
- **Regula os caminhos da água:** distúrbios de micção, edemas.
- **Torna permeável o canal de energia, relaxa os tendões e alivia a dor:** problemas do membro superior no trajeto do canal de energia, ponto distante no caso de problemas no joelho e na região lombar da coluna vertebral.

Particularidades Ponto Mar *he*, ponto Água, ponto de sedação, ponto distante para o pulmão, ponto local para a região do cotovelo.

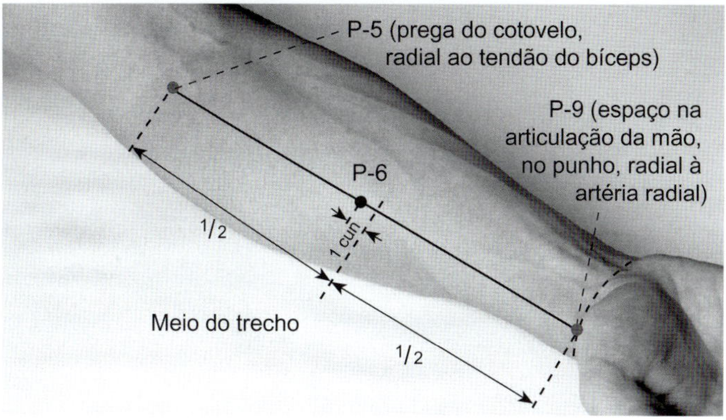

Figura 5.7

Localização Na linha de ligação entre **P-5** (prega do cotovelo) e **P-9** (espaço na articulação da mão), 5 cun distais a **P-5** e 7 cun proximais a **P-9**.

Como encontrar Técnica de localização com a ajuda das mãos (▶ 1.3.3): dividir em metades iguais o trecho entre **P-5** (radial ao tendão do bíceps na prega do cotovelo) e **P-9** (radial à artéria radial no espaço da articulação da mão, no punho) e localizar **P-6** a 1 cun proximal do ponto central do trecho.

Referência **P-4** está situado mais medialmente (entre os tendões) e mais distalmente (1 cun distal ao ponto central do trecho).

Punção Vertical, de 0,5 a 1 cun.

Efeitos e indicações mais importantes

- **Diminui a energia *qi* do pulmão:** tosse, dispneia, asma brônquica.
- **Filtra o calor, umedece o pulmão, estanca hemorragias, suaviza quadros clínicos agudos:** tosse aguda com catarro amarelo viscoso, eventualmente com sangue, tonsilite, laringite, infecção febril aguda sem suor (principalmente por acometimento causado por vento, calor ou secura).
- **Torna permeável o canal de energia:** problemas no braço, na articulação do cotovelo e no dedo.

Particularidade Ponto *xi*.

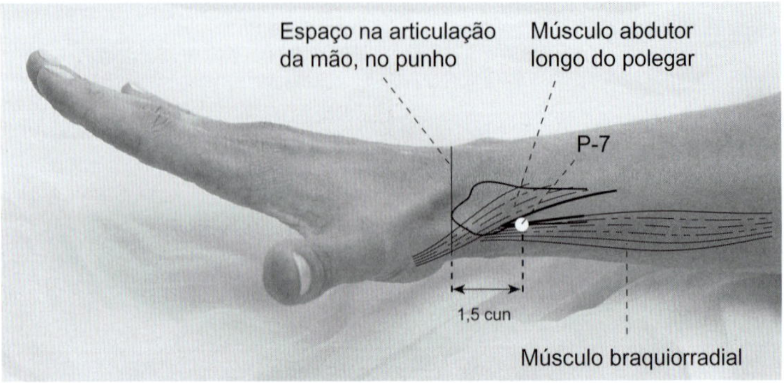

Figura 5.8

Localização Lado radial do antebraço, diretamente sobre o processo estiloide do rádio, cerca de 1,5 cun proximal ao espaço na articulação da mão, no punho ("prega na articulação da mão, no punho"), em uma depressão em forma de "V".

Como encontrar Realizar a palpação ao longo da transição do aspecto radial para o palmar do rádio, até que seja possível sentir a depressão transversal antes do processo estiloide do rádio. A depressão é formada pelos tendões dos músculos braquiorradial e abdutor longo do polegar. Localizar **P-7** nesse espaço entre os dois tendões.

Punção Oblíqua, de 0,5 a 1 cun, em direção ao ombro ou ao punho. **Cuidado:** veia cefálica.

Efeitos e indicações mais importantes

- **Beneficia a nuca e a cabeça:** problemas na nuca, na cabeça e na região cervical da coluna vertebral.
- **Abre o lado exterior, conduz o vento para fora, diminui a energia *qi* do pulmão:** infecções com febre, doenças das vias respiratórias, paresia facial, neuralgia do trigêmeo, dores na cabeça.
- **Abre e regula o Vaso Concepção:** por exemplo, retenção de lóquios puerperais, dores nas genitálias.
- **Regula os caminhos da água:** doenças das vias urinárias.
- **Torna permeável o canal de energia e alivia a dor:** problemas no membro superior no trajeto do canal de energia.
- **Como Ponto *luo*:** distúrbios psíquicos (p. ex., gargalhadas inadequadas, esquecimento).

Particularidades Ponto *luo*, ponto de abertura do Vaso Concepção, ponto Estrela do Céu (segundo Ma Dan Yang), ponto Gao Wu (ponto-mestre) para nuca e occipício, ponto de Saída.

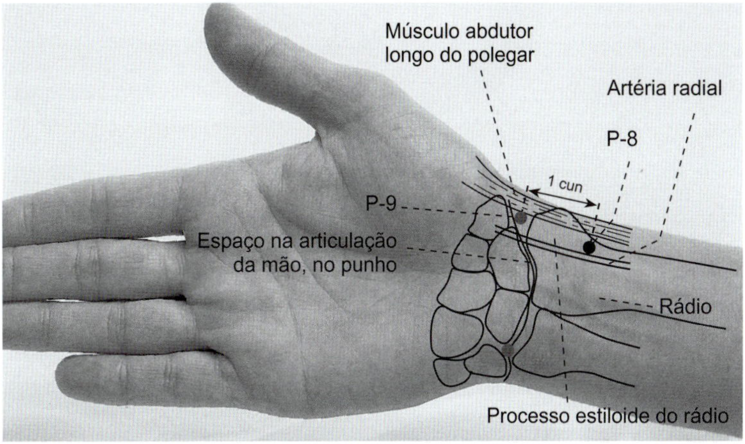

Figura 5.9

Localização Radial à artéria radial, 1 cun proximal à região palmar do espaço na articulação da mão, no punho ("prega mais distal do punho").

Como encontrar A região palmar do espaço na articulação da mão, no punho (▶ 2.3.3) pode ser nitidamente palpada com um movimento mais relaxado da mão. Nessa altura, sente-se a pulsação radial; **P-9** encontra-se radial à artéria. **P-8** está situado 1 cun proximal de **P-9**.

Referência **IG-5** está situado nas proximidades de **P-8**, porém no lado dorsal do punho, na tabaqueira anatômica.

Punção Com localização por meio de palpação, pressionar afastando a artéria radial e puncionar obliquamente afastando-se dela, em direção proximal ou vertical, de 0,2 a 0,5 cun. A moxabustão é contraindicada segundo alguns clássicos.

Efeitos e indicações mais importantes

- **Diminui a energia *qi* do pulmão, alivia a tosse e ofegação:** doenças do trato respiratório, como tosse, asma brônquica, dispneia, sensação de enfartamento, infecção febril sem suor.
- **Torna permeável o canal de energia, principalmente o canal de energia local:** problemas no punho e, quando for ponto distante, também dores na região em torno de **R-1**.

Particularidades Ponto Rio *jing*, ponto Metal, ponto *ben* (ponto da Fase de Mudança ou ponto Raiz).

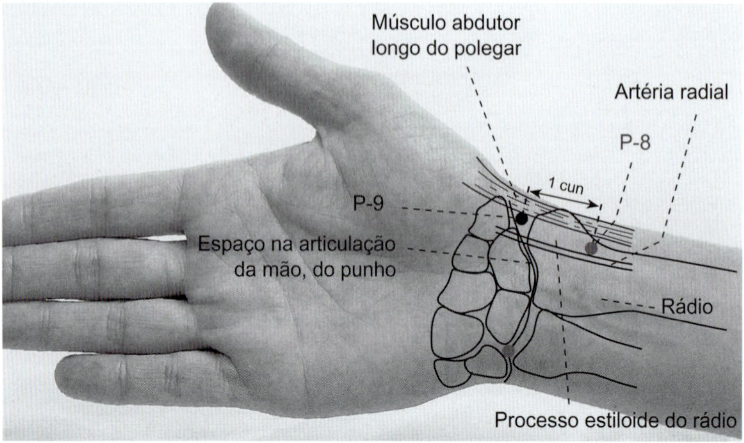

Figura 5.10

Localização Na região palmar do espaço na articulação da mão, no punho ("prega distal do punho"), radial à artéria radial e ulnar ao tendão do músculo abdutor longo do polegar.

Como encontrar A região palmar do espaço na articulação da mão, no punho (▶ 2.3.3) pode ser nitidamente palpada com um movimento mais relaxado da mão. Na altura do espaço da articulação, palpar a artéria radial (pulsação) no lado radial e localizar P-9 radialmente.

Referência CS-7 e C-7 estão situados na mesma altura, no espaço na articulação da mão, no punho (entre dois tendões e radiais à inserção do tendão do músculo flexor ulnar do carpo, no osso pisiforme).

Punção Vertical, de 0,2 a 0,5 cun. **Cuidado:** posição da agulha nas proximidades da artéria radial. Nas pulsações da agulha (apropriadas), não realizar técnica de estimulação.

Efeitos e indicações mais importantes

- **Fortalece o pulmão, transforma o muco, diminui a energia *qi* do pulmão:** doenças do trato respiratório, como tosse, dispneia.
- **Regula e harmoniza os vasos** (**harmoniza a relação *zong-qi* e circulação do sangue**): doenças vasculares, doença cardíaca indireta, por exemplo, em palpitações e dispneia de carga.
- **Torna permeável o canal de energia e alivia dores:** problemas no trajeto do canal de energia e do canal de energia musculotendíneo.

Particularidades Ponto *yuan*, ponto Corrente *shu*, ponto Terra, ponto de tonificação, ponto influente *hui* (ponto-mestre) dos vasos. Ponto importante para a tonificação da energia *qi* e do *yin* do pulmão, especialmente em situações crônicas.

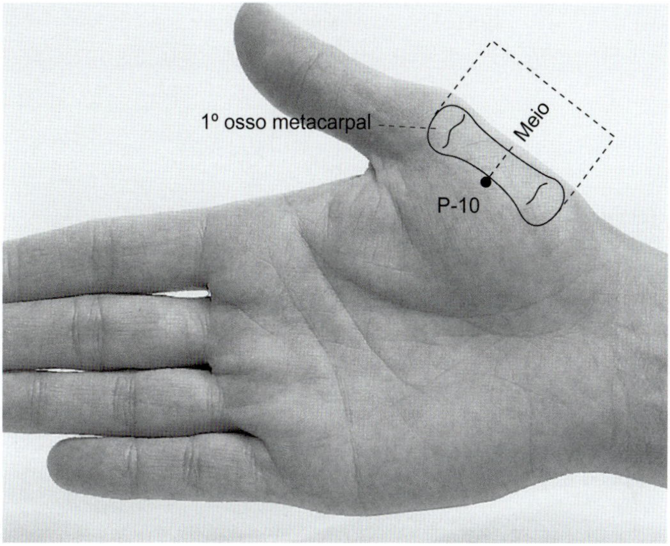

Figura 5.11

Localização Na margem palmar, sobre a eminência tenar e no centro do primeiro osso metacarpal.

Como encontrar Com o polegar relaxado, palpar a "barriga" da eminência tenar em sentido palmar-radial e, em seguida, o primeiro osso metacarpal. **P-10** está localizado no centro desse osso e em sua "margem" palmar.

Referência **IG-4** está situado no centro da protuberância dorsal do polegar.

Punção Vertical, de 0,5 a 0,8 cun. **Cuidado:** dolorosa.

Efeitos e indicações mais importantes

- **Diminui a energia *qi* do pulmão:** doenças do trato respiratório, como tosse, asma brônquica.
- **Filtra o calor dos pulmões:** tosse com sangue.
- **Beneficia a garganta:** laringite, faringite.
- **Diminui a energia *qi* de contrafluxo:** arroto, soluço, dispneia (principalmente estridor inspiratório).
- **Harmoniza o estômago e o coração:** disfagia.

Particularidades Ponto Fonte *ying*, ponto Fogo, ponto distante importante no caso de dores na garganta provocadas por vento-calor e calor.

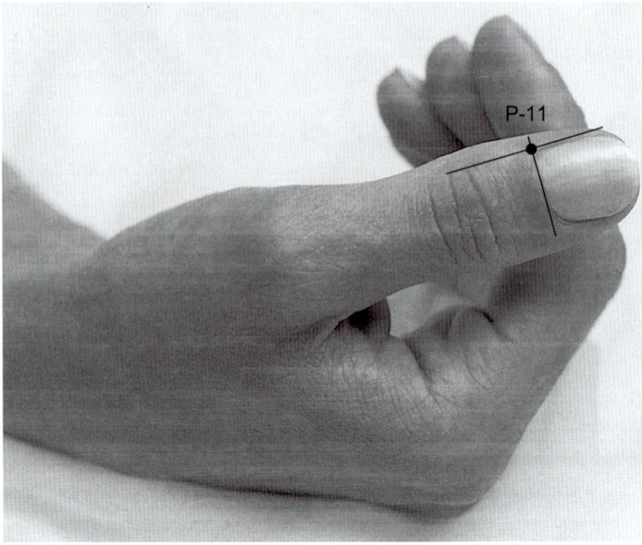

Figura 5.12

Localização 0,1 cun proximal e lateral ao ângulo radial do sulco ungueal do polegar.

Como encontrar O ponto situa-se na interseção de duas tangentes que demarcam a porção radial da unha do polegar proximal e lateralmente, cerca de 0,1 cun distante da margem livre da unha.

Punção Vertical, 0,1 cun, ou oblíqua em direção proximal. Não puncionar no vale da unha. Microvenipunção (▶ 7.6.1), no caso de sintomas agudos (dor, inflamação).

Efeitos e indicações mais importantes

- **Revitaliza os sentidos:** perda de consciência, colapso, acidente vascular cerebral, epilepsia.
- **Filtra o calor, beneficia a garganta:** infecções agudas e com febres, inflamações na garganta (laringite, faringite, amidalite), tosse, estados de inquietação.
- **Torna permeável o canal de energia, alivia a dor:** dores e cãibras no polegar, dores na articulação da mão, do punho.

Particularidades Ponto Poço *jing*, ponto Madeira, ponto do Espírito segundo Sun Si Miao. Ponto distante importante no caso de dores na garganta provocadas por vento e calor (com microvenipunção).

IG

5.2 Canal de energia principal do Intestino Grosso (*yangming* da mão)

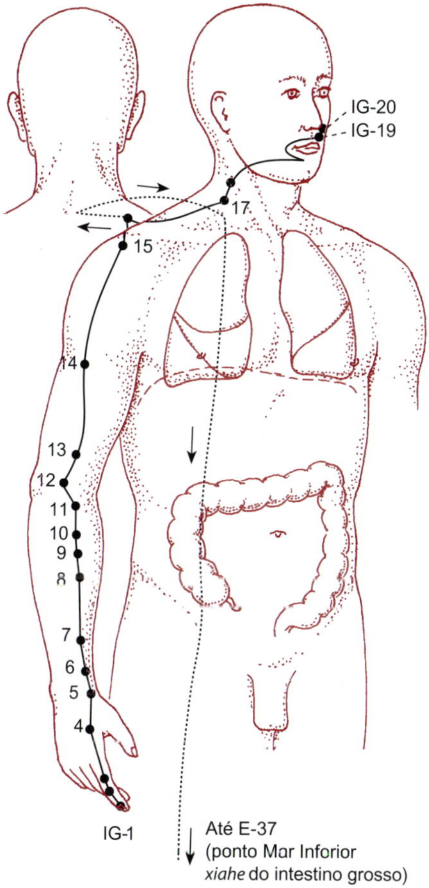

Circulação	primeira circulação
Tempo máximo	5-7 h
Ligação com órgãos ou vísceras (*zang*/*fu*)	**intestino grosso, pulmão**
Acoplamento interno-externo (*yin*/*yang*)	canal de energia do IG (*yang*) com o canal de energia do P (*yin*)
Ligação em cima-embaixo (*yang*/*yang*)	canal de energia do IG (*yang*) com o canal de energia do E (*yang*) como eixo *yangming*

Figura 5.13

Trajeto

O canal de energia principal do Intestino Grosso começa **superficialmente** no ângulo radial do sulco ungueal do dedo indicador. Ele corre de início entre os 1º e 2º ossos metacarpais, depois disso passa da região radial do antebraço para a região lateral do cotovelo. Continua em direção proximal ao longo da região lateral do braço para o ombro (**IG-15**) e sobre o acrômio para a C7 (**VG-14**). Depois, desce para a fossa supraclavicular. Então, o trajeto **interno** se ramifica ligando-se ao órgão (*zang*) acoplado – o pulmão –, atravessando o diafragma e entrando na víscera (*fu*) correspondente – o intestino grosso. O ramo **externo** (**superficial**) que sai da fossa supraclavicular segue em direção cranial para a região do pescoço e passa sobre a face. Um outro ramo **medial** entra na gengiva dos dentes frontais inferiores e circunda o lábio superior. De acordo com alguns textos, o canal de energia cruza para o lado oposto, onde encontra o vaso extraordinário Vaso Governador na região do filtro nasal. Assim, o canal de energia, segundo essas fontes, deve terminar em cada lado contralateral do nariz em **IG-20**, localizado na extremidade superior do sulco nasolabial. Um ramo medial do canal de energia do Intestino Grosso dirige-se distalmente para **E-37**, o ponto Mar Inferior *xiahe* do intestino grosso.

Pontos específicos segundo sua função

- **Ponto *yuan*** (▶ 4.1.1): **IG-4** (*hegu*).
- **Ponto *luo*** (▶ 4.1.2): **IG-6** (*pianli*).
- **Ponto *xi*** (▶ 4.1.3): IG-7 (*wenliu*).
- **Ponto *shu* das costas** (▶ 4.1.4): **B-25** (*dachangshu*).
- **Ponto *mu*** (▶ 4.1.5): **E-25** (*tianshu*).
- **Cinco pontos *shu* de transporte** (▶ 4.1.6):
  - Ponto Poço *jing* (metal), ponto *ben* (ponto da Fase de Mudança ou ponto Raiz): **IG-1** (*shangyang*).
  - Ponto Fonte *ying* (água), ponto de sedação: **IG-2** (*erjian*).
  - Ponto Corrente *shu* (madeira): **IG-3** (*sanjian*).
  - Ponto Rio *jing* (fogo): **IG-5** (*yangxi*).
  - Ponto Mar *he* (terra), ponto de tonificação: **IG-11** (*quchi*).

Dicas gerais para encontrar os pontos

- O trajeto da linha de ligação **IG-5** a **IG-11** (trecho de 12 cun no antebraço ▶ 1.2) modifica-se dependendo da posição de supinação ou pronação do antebraço. Por esse motivo, uma melhor localização é possível com o antebraço na posição neutra e com leve flexão do cotovelo.

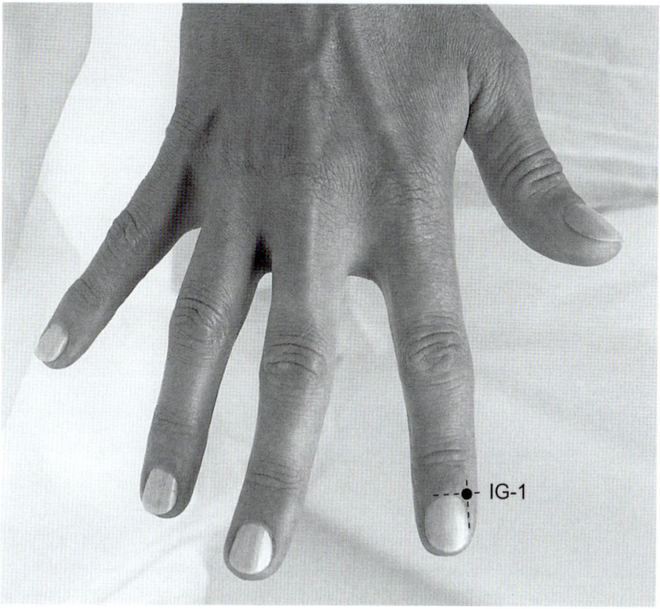

Figura 5.14

Localização 0,1 cun proximal e radial ao ângulo radial do sulco ungueal do dedo indicador.

Como encontrar O ponto está situado na interseção de duas tangentes que limitam a unha do dedo indicador em sentido proximal e radial, cerca de 0,1 cun da margem livre da unha.

Punção Vertical, de 0,1 cun, ou oblíqua em direção proximal. Não puncionar no vale da unha. Em caso de problemas agudos (dor, inflamação): microvenipunção (▶ 7.6.1). **Cuidado:** ponto doloroso.

Efeitos e indicações mais importantes

- **Elimina o calor, alivia o inchaço e a dor:** dores e inflamação na garganta, dores nos dentes, inchaço e inflamação na região da mandíbula, infecção febril aguda, problemas no ouvido, como zumbido e surdez.
- **Torna permeável o canal de energia (canal de energia musculotendíneo):** dor na nuca e no ombro com irradiação na fossa supraclavicular, dormência dos dedos.
- **Libera os sentidos:** colapso, perda da consciência.

Particularidades Ponto Poço *jing*, ponto Metal, ponto *ben* (ponto da Fase de Mudança ou ponto Raiz), segundo alguns autores ponto de Entrada.

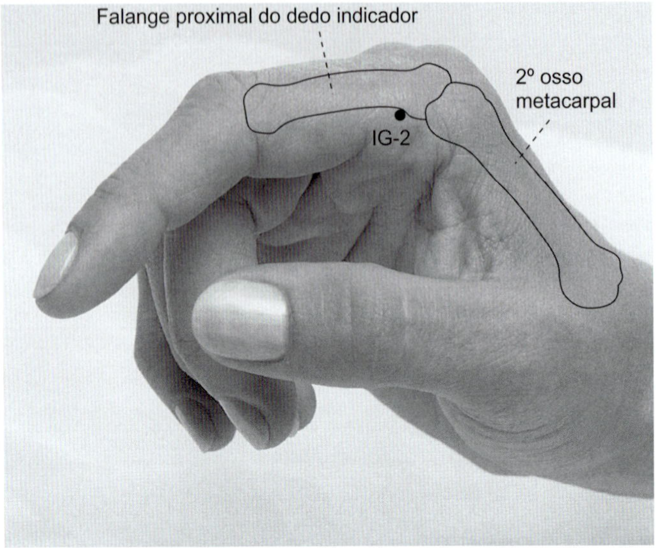

Figura 5.15

Localização No lado radial do dedo indicador, distal à articulação proximal do dedo indicador, na transição do corpo para a base da falange proximal do indicador.

Como encontrar Com a mão relaxada, palpar no lado radial, na transição da área/borda da pele, ao longo do corpo da falange proximal do dedo indicador em direção à articulação metacarpofalângica, até conseguir sentir nitidamente o ângulo que é formado entre o corpo e a base. O ponto **IG-2** está situado na transição do corpo para a base e um pouco abaixo (em sentido palmar) da curvatura mais lateral do osso.

Punção Vertical ou oblíqua, de 0,2 a 0,5 cun, em direção proximal ou distal e ligeiramente em direção palmar.

Efeitos e indicações mais importantes

- **Filtra o calor, expulsa o vento, alivia o inchaço e a dor:** dores nos dentes, secura na boca, hemorragia nasal, inflamação na garganta (laringite, faringite), doenças oculares, como conjuntivite.

Particularidades Ponto Fonte *ying*, ponto Água, ponto de sedação, ponto distante para a boca e os dentes.

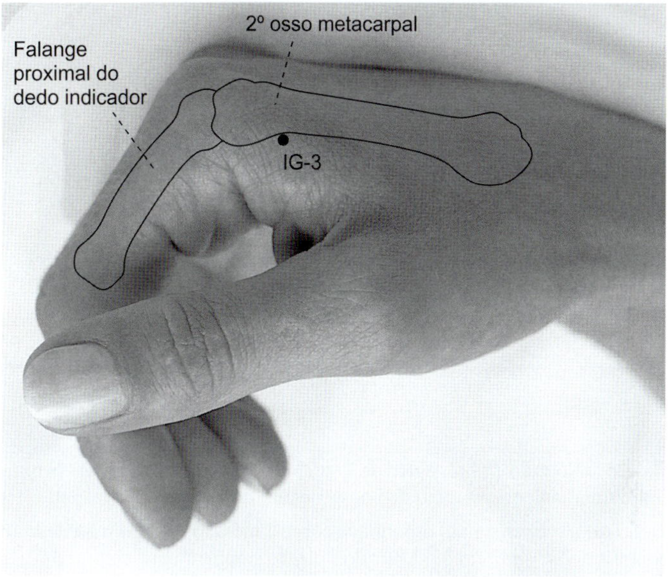

Figura 5.16

Localização No lado radial do dedo indicador, proximal à articulação metacarpofalângica do dedo indicador, na transição do corpo para a cabeça do 2° osso metacarpal.

Como encontrar Com a mão relaxada, palpar no lado radial, na transição da área/borda da pele, ao longo do corpo do 2° metacarpo em direção distal, até conseguir sentir nitidamente o ângulo formado pela cabeça com o corpo. O ponto está situado na transição do corpo para a cabeça e um pouco abaixo (em sentido palmar) da curvatura mais lateral do osso metacarpal.

Referência **ID-3** está situado em posição comparável, no 5° osso metacarpal, na região ulnar (na parte lateral da mão); em posições comparáveis nas bordas dos pés, encontram-se medialmente **BP-3** e lateralmente **B-65**.

Punção Com o punho relaxado, pouco abaixo da margem inferior do osso metacarpal, verticalmente, de 0,3 a 0,8 cun, em direção a **ID-3**.

Efeitos e indicações mais importantes

- **Expulsa o vento, filtra o calor, beneficia a faringe e os dentes:** inflamações na região da face e da boca, dores na garganta, dores nos dentes, hemorragias nasais, dores agudas nos olhos.
- **Elimina excessos, cessa a diarreia:** diarreia, borborigmo.
- **Local:** problemas nos dedos das mãos e no metacarpo dorsal com rigidez, inchaço e dor, frequentemente em combinação com o **ID-3.**

Particularidades Ponto Corrente *shu*, ponto Madeira. Ponto importante no caso de dores nos dedos e no metacarpo.

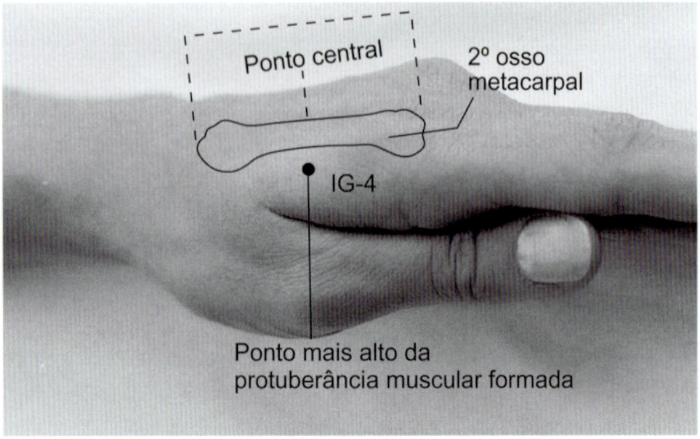

Figura 5.17

Localização No lado radial, entre os 1º e 2º ossos metacarpais (mais próximo ao 2º) e aproximadamente no meio do comprimento do 2º osso metacarpal.

Como encontrar Com a mão espalmada sobre a mesa, o polegar e do dedo indicador comprimidos, o músculo adutor do polegar empurra para cima o músculo interósseo dorsal. Puncionar a agulha no ponto mais alto da protuberância muscular formada e empurrar para a frente, em direção à base do 2º osso metacarpal.

Ou: o osso está situado no centro do 2º osso metacarpal, na região da bissetriz (tecido mole) que se forma ao abduzir o polegar, um pouco mais próximo do 2º osso metacarpal do que do 1º.

Punção Vertical ou levemente oblíqua, em direção proximal, de 0,5 a 1 cun. **Cuidado:** é contraindicada a punção dispersante durante a gravidez. Exceção: facilitação do parto.

Efeitos e indicações mais importantes

- **Abre o lado exterior, expulsa o vento:** infecção com febre.
- **Regula a face e a cabeça:** problemas na região da cabeça e, entre outras, da face, paresia facial.
- **Regula o *wei-qi* de defesa e a transpiração:** para a regulação da transpiração.
- **Torna permeável o canal de energia e alivia a dor:** problemas do membro superior, dor, espasmo, em geral para analgesia.
- **Estimula o trabalho de parto:** para a facilitação do parto.
- **Beneficia o *yang*:** colapso, perda de consciência, acidente vascular cerebral.

Particularidades Ponto *yuan*, ponto Gao Wu (ponto-mestre) para regiões da face e da boca, ponto Estrela do Céu segundo Ma Dan Yang, para alguns autores ponto de Entrada. Ponto mais importante para analgesia, geralmente combinação bilateral com **F-3**, como *si guan* (Quatro Portões).

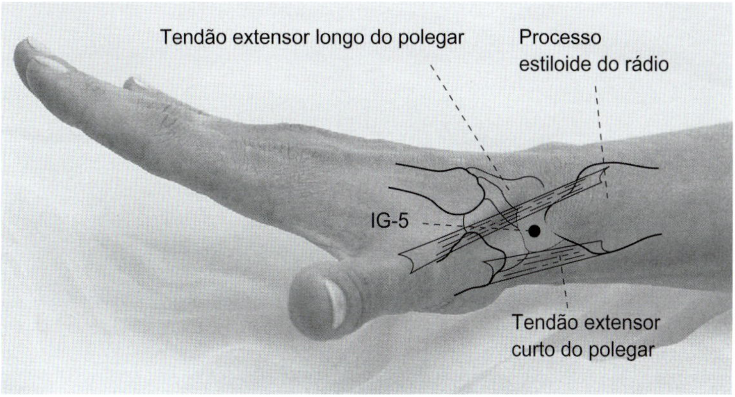

Figura 5.18

Localização No lado radial do punho, com o polegar abduzido, na depressão entre o tendão do músculo extensor longo do polegar e o extensor curto do polegar (tabaqueira anatômica).

Como encontrar Com o polegar abduzido, a tabaqueira anatômica forma uma fossa situada no lado radial do punho, que na posição horizontal da palma da mão fica em direção ao corpo. O ponto está situado sobre o espaço na articulação da mão, no punho.

Referência A partir do **IG-5**, passando sobre o tendão do músculo extensor curto do polegar em direção ventral, está situado **P-9**, também sobre o espaço na articulação da mão, no punho.

Punção Vertical, de 0,3 a 0,5 cun. **Cuidado:** não puncionar a veia cefálica que segue superficialmente.

Efeitos e indicações mais importantes

- **Beneficia o punho:** problemas no punho, tendinoses locais.
- **Filtra o fogo *yangming*, afasta o vento e tranquiliza o *shen*:** sinusite, hemorragias nasais, inflamações oculares, otite, inflamações na garganta, dores nos dentes, distúrbios psíquicos, como estados de inquietação, no caso de febre, condições maníacas.

Particularidades Ponto Rio *jing*, ponto Fogo. Ponto local importante no caso de problemas no punho.

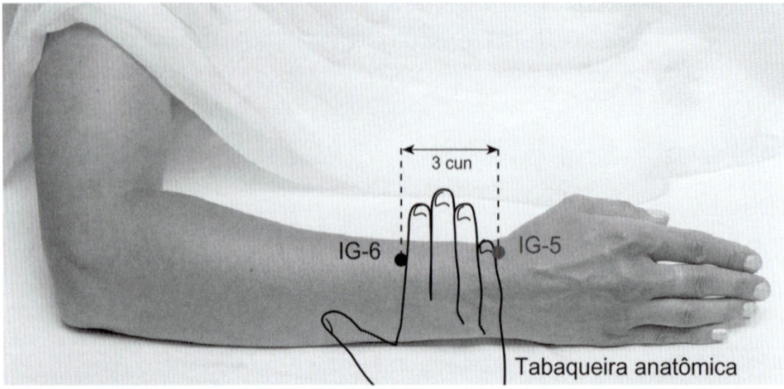

Figura 5.19

Localização 3 cun proximais de **IG-5** (meio da tabaqueira anatômica, ▶ 2.3.3) na linha de ligação **IG-5** a **IG-11** entre o músculo abdutor longo do polegar e o músculo extensor curto do polegar, na altura da transição musculotendínea.

Como encontrar Prestar atenção: a linha **IG-5** a **IG-11** segue em supinação ao longo da margem radial do antebraço; no entanto, em pronação, segue transversalmente sobre o antebraço. **IG-6** está situado sobre a face dorsal do rádio e é mais bem localizado com o antebraço em posição neutra durante a flexão do cotovelo. A partir de **IG-5** (centro da tabaqueira anatômica), medir 3 cun (largura da mão) sobre a linha **IG-5** a **IG-11**, em sentido proximal e localizar **IG-6** nesse local.

Referência Na mesma altura (3 cun proximal do espaço na articulação da mão, no punho) estão situados **TA-6** e **TA-7** (depressão entre o rádio e o músculo e depressão entre a ulna e o músculo, respectivamente), na região dorsal do antebraço, bem como **CS-5**, na região anterior do antebraço (entre os tendões).

Punção Oblíqua a superficial subcutânea, de 0,5 a 1 cun.

Efeitos e indicações mais importantes

- **Elimina o vento, filtra o calor (principalmente na região do face):** dores nos dentes, dores maxilares, conjuntivite, rinite, doenças (agudas) do ouvido.
- **Regula os caminhos da água:** edemas, distúrbios na micção, borborigmos com edemas.
- **Torna permeável o canal de energia e os vasos *luo*:** problemas no membro superior.

Particularidade Ponto *luo*.

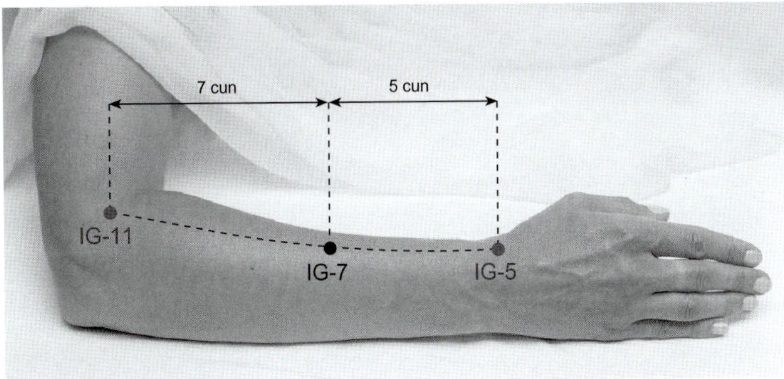

Figura 5.20

Localização 5 cun proximais de **IG-5** (meio da tabaqueira anatômica, ▶ 2.3.3), em direção à extremidade lateral da prega do cotovelo, ou 1 cun distal ao meio do trecho **IG-5** a **IG-11**.

Como encontrar Prestar atenção: a linha **IG-5** a **IG-11** segue em supinação ao longo da margem radial do antebraço; no entanto, em pronação, segue transversalmente sobre o antebraço. **IG-7** está situado sobre a face dorsal do rádio, e é mais bem localizado com o antebraço em posição neutra e durante a flexão do cotovelo. Por meio da técnica de localização com a ajuda das mãos (▶ 1.3.3), determinar o ponto médio do trecho entre **IG-5** (meio da tabaqueira anatômia) e **IG-11** (depressão entre a prega do cotovelo e o epicôndilo lateral) e a partir desse ponto médio, localizar **IG 7**, deslocando-se 1 cun em direção distal.

Referência **TA-8** está situado 4 cun proximais ao espaço dorsal na articulação da mão, no punho, entre a ulna e o rádio, portanto 1 cun distal a **IG-7**, no meio da região dorsal do antebraço.

Punção Oblíqua a superficial subcutânea, de 0,5 a 1 cun.

Efeitos e indicações mais importantes

- **Trata os problemas agudos:** síndrome de ombro-mão, dores e inflamação nas regiões da face e da garganta.
- **Filtra o calor e o calor tóxico:** inflamações na região da face, antraz (carbúnculo), furúnculo, inflamação na garganta (tonsilite), paresia facial.
- **Regula o estômago e o intestino:** dores abdominais, meteorismo, borborigmos.

Particularidade Ponto *xi*.

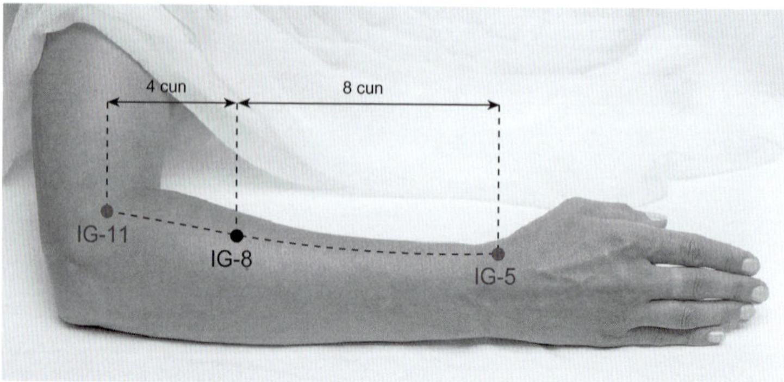

Figura 5.21

Localização 4 cun distais à extremidade lateral da prega do cotovelo em direção a IG-5 (meio da tabaqueira anatômica ▶ 2.3.3), sobre a linha de ligação que vai de IG-5 a IG-11.

Como encontrar Prestar atenção: a linha **IG-5** a **IG-11** segue em supinação ao longo da margem radial do antebraço; no entanto, em pronação, transversalmente sobre o antebraço. **IG-8** está situado na face dorsal do rádio, e é mais facilmente localizado com o antebraço em posição neutra durante a flexão do cotovelo. Sobre essa linha, medir 4 cun distais a **IG-11** (depressão entre a prega do cotovelo e o epicôndilo lateral) e localizar **IG-8** nesse ponto.

Referência TA-9 está situado a 5 cun distais do olécrano entre o rádio e a ulna, portanto aproximadamente 1 cun distal a **IG-8**, no meio da região dorsal do antebraço.

Punção Vertical ou oblíqua, de 0,5 a 1 cun.

Efeitos e indicações mais importantes

- **Torna o canal de energia permeável, filtra o calor e expulsa o vento:** dor, inflamação, parestesias ou paralisias no membro superior, dores de cabeça, sobre o canal de energia extraordinário do Intestino Grosso e também mastite.
- **Harmoniza o intestino delgado:** sensação de plenitude abdominal, dores abdominais.
- **Filtra o fogo *yangming*, tranquiliza o *shen*:** condições maníacas.

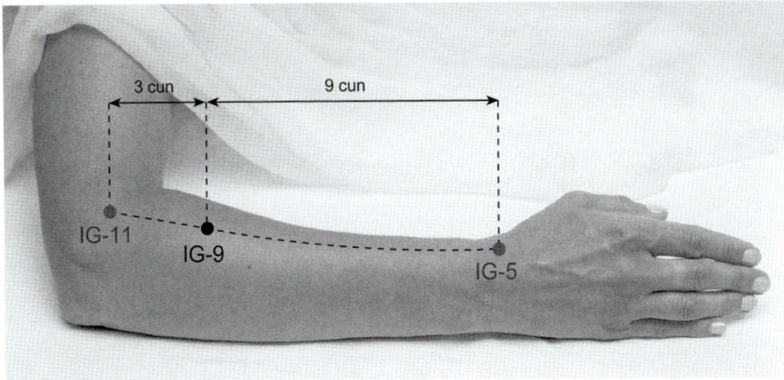

Figura 5.22

Localização 3 cun distais à extremidade lateral da prega do cotovelo em direção a IG-5 (meio da tabaqueira anatômica ▶ 2.3.3), sobre a linha de ligação que vai de IG-5 a IG-11.

Como encontrar Prestar atenção: a linha **IG-5** a **IG-11** segue em supinação ao longo da margem radial do antebraço; no entanto, em pronação, transversalmente sobre o antebraço. **IG-9** está situado sobre a face dorsal do rádio e é mais facilmente localizado com o antebraço em posição neutra durante a flexão do cotovelo. Sobre essa linha, medir 3 cun a partir de **IG-11**, em direção distal. O ponto **IG-9** está situado em uma depressão bem palpável, muitas vezes dolorida quando pressionada, entre dois ventres musculares.

Punção Vertical ou oblíqua, de 0,5 a 1 cun.

Efeitos e indicações mais importantes

- **Torna permeável o canal de energia, alivia a dor:** dor, distúrbios de sensibilidade, parestesias e paresias do membro superior, especialmente nas regiões do ombro e do cotovelo.
- **Harmoniza o intestino grosso:** borborigmos, dores abdominais, meteorismo, diarreia.

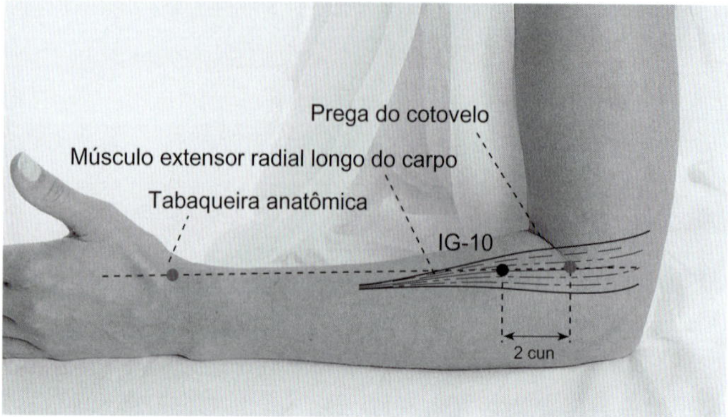

Figura 5.23

Localização 2 cun distais a **IG-11** (prega do cotovelo) sobre a linha de ligação **IG-5** a **IG-11** no músculo extensor radial longo do carpo, em punção mais profunda no músculo supinador.

Como encontrar Prestar atenção: a linha **IG-5** a **IG-11** segue em supinação ao longo da margem radial do antebraço; no entanto, em pronação, transversalmente sobre o antebraço. **IG-10** está situado na face dorsal do rádio e é mais facilmente localizado com o antebraço em posição neutra durante a flexão do cotovelo. Sobre essa linha, palpar 2 cun a partir de **IG-11** (na depressão, em direção lateral, da ponta radial da prega do cotovelo), em direção distal e nesse local está situado o ponto **IG-10** que, em geral, é sensível à pressão.

Punção Vertical ou oblíqua, de 0,5 a 1,5 cun.

Efeitos e indicações mais importantes

- **Regula a energia *qi* e o sangue, torna permeável o canal de energia e alivia a dor:** parestesias, dores e paresias do membro superior, problemas na região lombar da coluna vertebral, dores de dente na região do maxilar superior, paresia facial.
- **Regula o estômago e o intestino:** distúrbios do trato gastrintestinal (aplicação pouco comum).

Particularidade Ponto local importante (nos problemas de cotovelo, é recomendado como alternativa ao **IG-11** para prevenção de uma taquifilaxia), muitas vezes em combinação "grande picada" (▶ 4.3.7) com outros pontos de canal de energia.

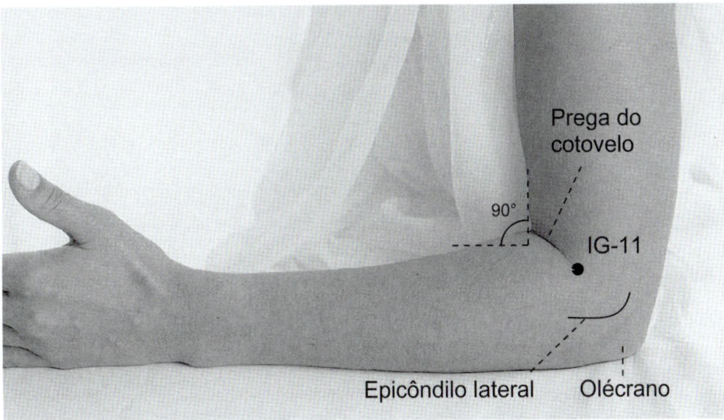

Figura 5.24

Localização Com o cotovelo em flexão, na extremidade lateral da prega do cotovelo, em uma depressão entre a extremidade da prega e o epicôndilo lateral do úmero, na região do músculo extensor radial longo do carpo.

Como encontrar Primeiramente, com o cotovelo em flexão máxima, procurar a extremidade lateral da prega do cotovelo, em seguida palpar nessa área, com o cotovelo flexionado em 90°, uma depressão dolorida, quando pressionada na região do músculo extensor radial longo do carpo. Nesse local está situado **IG-11**, nas proximidades da margem da região proximal do rádio.

Referência Também na altura da prega do cotovelo estão situados P-5 e CS-3 (radial e ulnarmente ao tendão do bíceps), bem como C-3 (na extremidade medial da prega com o cotovelo em flexão máxima).

Punção Vertical, de 1 a 1,5 cun.

Efeitos e indicações mais importantes

- **Filtra o calor, elimina o fogo *yangming*:** febre alta, inflamações na região da cabeça e da faringe, como ponto do Espírito segundo Sun Si Miao, em condições maníacas e epilepsia.
- **Resfria o sangue, conduz a umidade para fora, expulsa o vento, suaviza o prurido:** doenças cutâneas, como urticária, erisipela, herpes-zóster.
- **Torna permeável o canal de energia, alivia a dor:** problemas do membro superior, em especial na região do cotovelo, ao mesmo tempo ponto distante para paresia do membro inferior e problemas na região da articulação do tornozelo.

Particularidades Ponto Mar *he*, ponto Terra, ponto de tonificação, ponto do Espírito segundo Sun Si Miao, ponto Estrela do Céu (segundo Ma Dan Yang). Ponto importante no caso de estados de calor e problemas no membro superior.

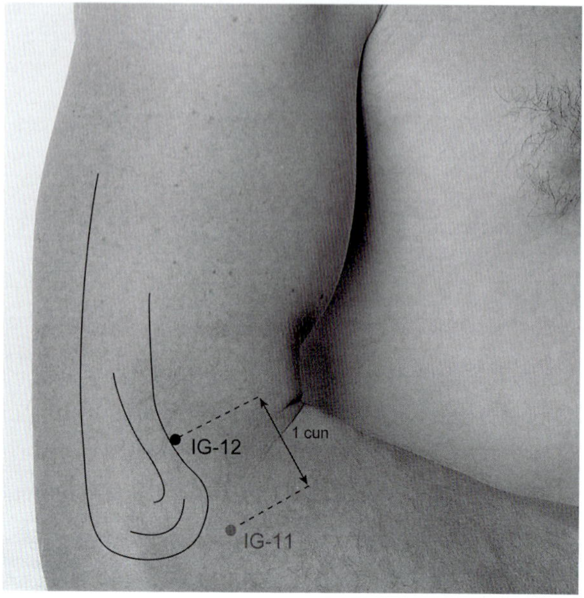

Figura 5.25

Localização 1 cun proximal à extremidade lateral da prega do cotovelo (localização de **IG-11**), na margem anterior do úmero.

Como encontrar **IG-12** é mais bem localizado com o cotovelo flexionado em cerca de 90°. Partindo-se de **IG-11** (na extremidade lateral da prega do cotovelo), palpar 1 cun em direção proximal e, nesse local, palpar a margem anterior do úmero. Nessa região está situado **IG-12** na transição do corpo para o epicôndilo lateral do úmero em frente à margem anterior do osso.

Punção Vertical, de 0,5 a 1 cun, em direção medial ao local entre a margem do osso e a musculatura flexora do membro superior.

Efeitos e indicações mais importantes

- **Torna permeável o canal de energia, beneficia a articulação do cotovelo, alivia a dor:** dor, parestesias e rigidez na articulação do cotovelo, problemas na região do antebraço.

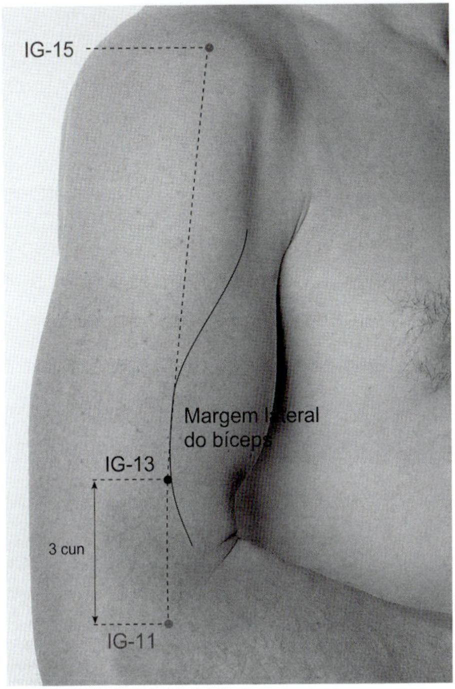

Figura 5.26

Localização Na região lateral do braço, 3 cun proximais à extremidade lateral da prega do cotovelo (localização de **IG-11**) em direção à cabeça do úmero.

Como encontrar A melhor localização é com o cotovelo flexionado e o bíceps tensionado, para a melhor apresentação da margem lateral do bíceps. O ponto está situado sobre a linha de ligação entre **IG-11** (extremidade lateral da prega do cotovelo) e **IG-15** (fossa anterior do ombro). Nessa linha, medir 3 cun a partir de **IG-11** em direção proximal, e localizar **IG-13** na margem lateral do bíceps e no sulco entre o músculo bíceps e o músculo braquial.

Punção Vertical, de 0,5 a 1 cun, ao longo da margem anterior do úmero.

Efeitos e indicações mais importantes

- **Torna permeável o canal de energia, alivia a dor:** problemas nas regiões do cotovelo, antebraço e ombro.
- **Regula a energia *qi*, elimina a umidade, transforma o muco:** escrófula (como IG-14).
- **Elimina a tosse:** tosse, respiração ofegante.

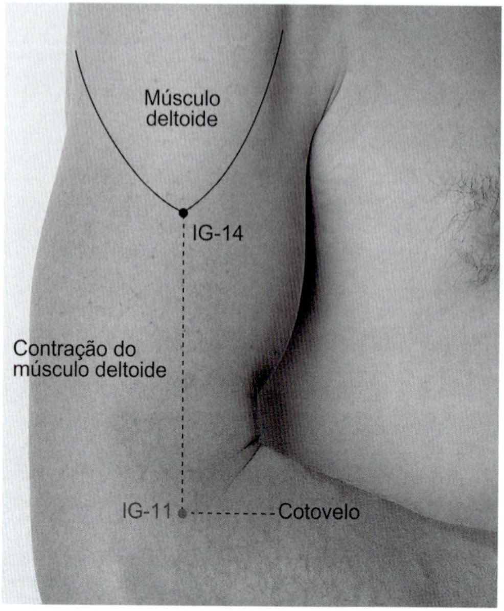

Figura 5.27

Localização Na região lateral do braço sobre a linha de ligação de **IG-11** a **IG-15**, 7 cun proximais a **IG-11**, na inserção inferior do músculo deltoide, que termina em ponta.

Como encontrar A melhor localização é com o cotovelo flexionado e o músculo deltoide tensionado (p. ex., contra resistência) para a melhor apresentação da demarcação lateral do ventre do músculo. **IG-14** está situado na área da inserção que termina em ponta do músculo deltoide, em uma depressão. **Para orientação:** o ponto está situado cerca de 2 cun caudais à extremidade anterior da prega axilar (▶ 1.2).

Punção Vertical, de 0,5 a 1 cun. No caso de doenças oculares, também oblíqua, em sentido proximal, até 1,5 cun, em direção ao ombro.

Efeitos e indicações mais importantes

- **Torna permeável o canal de energia, alivia as dores:** problemas na região do ombro e no membro superior, principalmente na irradiação do ombro e do cotovelo.
- **Beneficia os olhos:** doenças oculares (vermelhidão, inchaço e calor).
- **Regula a energia *qi*, dissolve o acúmulo de muco:** bócio, escrófula, dores torácicas (como **IG-13**, **IG-15**, **IG-16**).

Particularidades Importante ponto local. Segundo alguns autores, ponto de cruzamento com os canais de energia do Intestino Delgado e da Bexiga e com o *yang wei mai*.

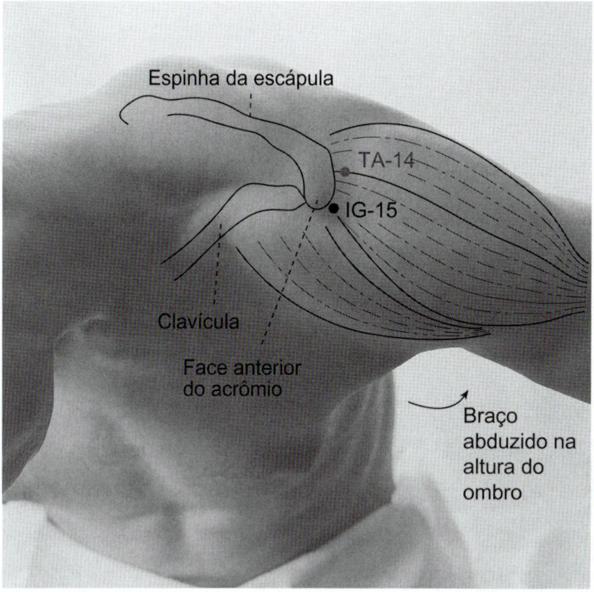

Figura 5.28

Localização Na depressão lateral do acrômio, sobre a cabeça do úmero, entre o tubérculo menor (localizado anteriormente) e o tubérculo maior (localizado lateralmente), no sulco intertubercular.

Como encontrar A cabeça do úmero está situada sob o acrômio e se projeta mais lateral e anteriormente. Ao abduzir o braço até a posição horizontal, formam-se duas pequenas depressões na transição entre o ombro e o braço. Na depressão mais anterior está o ponto **IG-15**, e na mais posterior está o ponto **TA-14**. Essas depressões marcam as bordas do tubérculo maior, uma proeminência óssea do úmero proximal onde se inserem os músculos supraespinal, infraespinal e redondo menor.

Punção Vertical, 0,5 cun, com braço e ombro pendendo para baixo, ou oblíqua, em direção distal, de 1 a 1,5 cun. **Cuidado:** articulação do ombro.

Efeitos e indicações mais importantes

- **Elimina o vento e a umidade, torna permeável o canal de energia, alivia a dor, beneficia o ombro:** problemas na região do ombro e no membro superior.
- **Elimina o vento, regula a energia *qi* e o sangue:** urticária.
- **Regula a energia *qi*, dissolve o acúmulo de muco:** bócio, escrófula (como **IG-13**, **IG-14**, **IG-16**).

Particularidades Ponto de cruzamento com o *yang qiao mai*. Importante ponto local no caso de problemas no ombro, muitas vezes em combinação "grande picada" (▶ 4.3.7) e com outros pontos de canal de energia para o tratamento de problemas do membro superior.

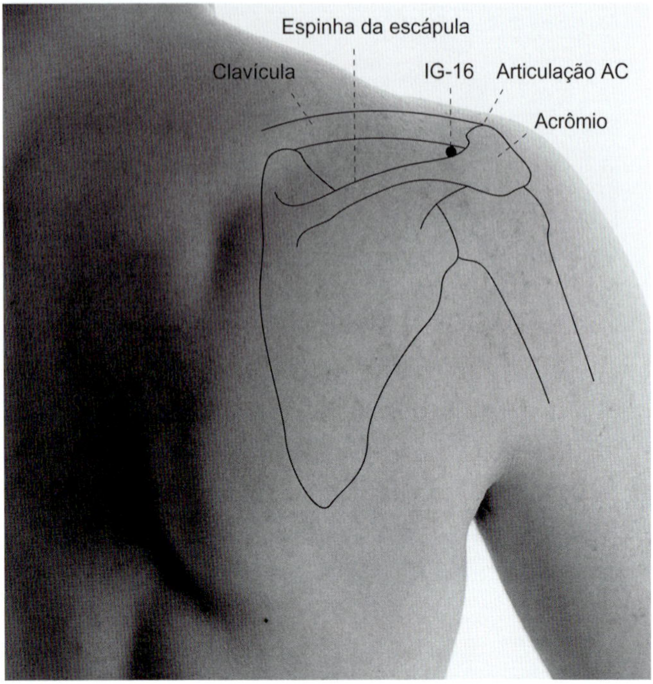

Figura 5.29

Localização Na depressão entre a extremidade lateral da clavícula e a transição da espinha da escápula para o acrômio.

Como encontrar O ponto encontra-se no ombro, no ângulo entre a articulação acromioclavicular (AC) e a transição da espinha da escápula para o acrômio (▶ 2.3.1) sobre a porção mais lateral dos músculos trapézio e supraespinal. A partir desse local, o tendão do músculo supraespinal se insere sob o acrômio, onde muitas vezes provoca problemas por causa das estreitas relações anatômicas (p. ex., síndrome do impacto).

Punção Vertical ou oblíqua, de 0,5 a 1 cun. **Cuidado:** pneumotórax.

Efeitos e indicações mais importantes

- **Torna permeável o canal de energia, alivia a dor, beneficia a articulação do ombro:** problemas na articulação do ombro, como doenças do manguito rotador, síndrome do tendão do supraespinal, síndrome do impacto, síndrome de ombro-mão.
- **Regula a energia *qi* e o sangue, dissolve o acúmulo de muco:** estancamento sanguíneo no tórax e hematêmese, bócio e escrófula (como **IG-13, IG-14, IG-15**).

Particularidade Ponto de cruzamento com o *yang qiao mai*.

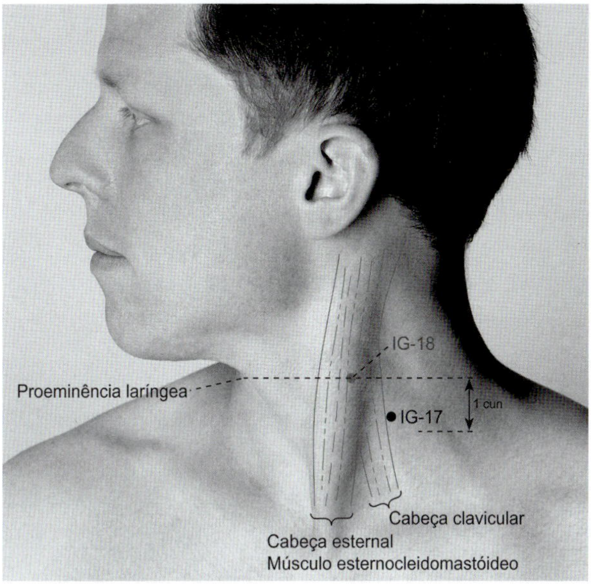

Figura 5.30

Localizaçao Na margem posterior do músculo esternocleidomastóideo, 1 cun caudal da altura da proeminência laríngea (▶ 2.2, IG 18).

Como encontrar O ponto está situado em posição diretamente posterior à margem do músculo esternocleidomastóideo, na musculatura lateral do pescoço. O músculo pode ser mais facilmente identificado e palpado com uma rotação da cabeça para o lado oposto.

Referência **IG-18** está situado 1 cun cranial de **IG-17**, entre as duas cabeças do músculo esternocleidomastóideo.

Punção Vertical, de 0,3 a 0,5 cun, ou oblíqua, até 0,8 cun. Antes da punção, se for o caso, fazer a cabeça voltar à posição neutra. **Cuidado:** artéria carótida, veia jugular.

Efeitos e indicações mais importantes

- **Beneficia a faringe e a laringe:** dores e inflamações na garganta, disfagia, rouquidão, perda (aguda) da voz, escrófula, bócio.

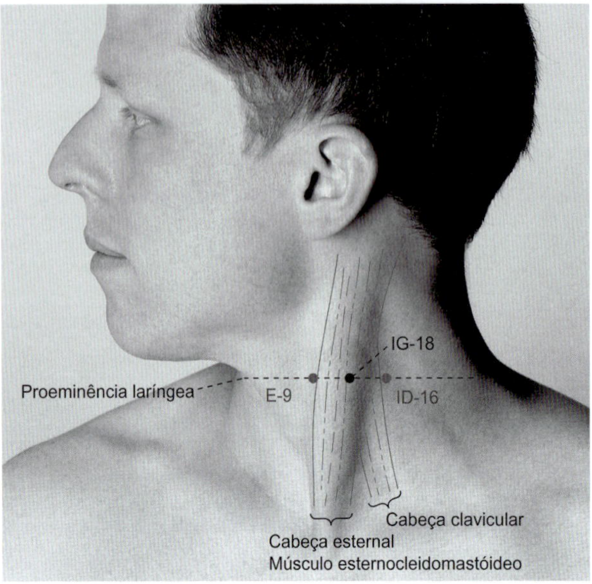

Figura 5.31

Localização Na região cervical lateral, na altura da proeminência laríngea entre as cabeças esternal e clavicular do músculo esternocleidomastóideo (▶ 2.2).

Como encontrar Traçar uma linha a partir da proeminência laríngea (ponta) em direção dorsal, sobre o músculo esternocleidomastóideo. **IG-18** está situado entre as duas cabeças do músculo, que pode ser mais facilmente identificado e palpado com a rotação da cabeça para o lado oposto.

Referência Na mesma altura estão situados **E-9**, medialmente ao músculo esternocleidomastóideo, e **ID-16**, posteriormente à margem do músculo.

Punção Vertical, de 0,3 a 0,5 cun, ou oblíqua, até 0,8 cun. Antes da punção, se for o caso, fazer a cabeça voltar à posição neutra. **Cuidado:** artéria carótida, veia jugular.

Efeitos e indicações mais importantes

- **Beneficia a faringe e a laringe:** dores e inflamações na garganta, perda da voz e rouquidão (aguda e crônica), disfagia, distúrbios nas pregas vocais, escrófula, bócio.
- **Alivia a tosse e o chiado:** tosse, respiração ofegante.

Particularidades Ponto Janela do Céu. Emprego frequente no caso de disfagia, por exemplo, após acidente vascular cerebral.

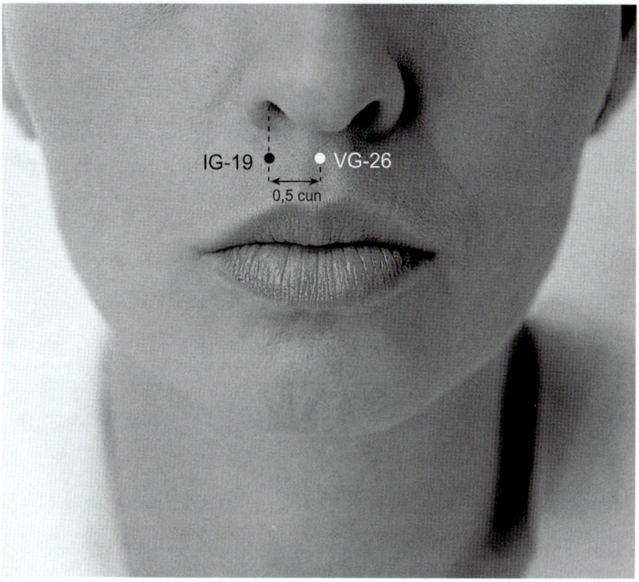

Figura 5.32

Localização Em direção caudal para a margem lateral da narina, na maxila.

Como encontrar Com a divisão em três partes do trecho entre a margem lateral da narina e a margem do lábio superior, **IG-19** está situado na transição do terço cranial para o terço médio.

Referência **VG-26** está situado na mesma altura, na linha mediana (distância de cerca de 0,5 cun).

Punção Vertical ou oblíqua, de 0,3 a 0,5 cun. **Cuidado:** ponto doloroso. De acordo com alguns textos, a moxabustão é contraindicada.

Efeitos e indicações mais importantes

- **Expulsa o vento e abre o nariz:** rinite com congestão nasal, distúrbios do olfato, pólipos nasais, paresia facial com desvio de boca, trismo.

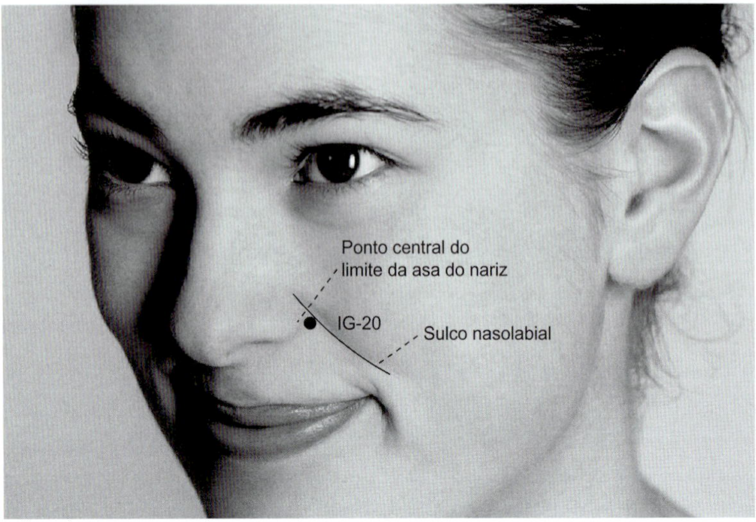

Figura 5.33

Localização Próximo ao sulco nasolabial, na altura do ponto central do limite lateral da asa do nariz.

Como encontrar Procurar o ponto central do limite lateral da asa do nariz e seguir em direção ao sulco nasolabial (▶ 2.1.2). A maneira mais delicada e eficaz de localizar o ponto não é diretamente no sulco nasolabial, mas sim no delta entre a margem da asa do nariz e o sulco nasolabial. Localizar nesse local **IG-20**.

Punção Vertical ou oblíqua em sentido cranial, em direção a **Ex-HN-8** (*shangyingxiang/bitong*: na extremidade superior do sulco nasolabial na transição osteocartilaginosa), de 0,3 a 0,5 cun, ou superficial subcutânea, de 0,3 a 0,5 cun. **Cuidado:** ponto doloroso. Segundo alguns textos, a moxabustão é contraindicada.

Efeitos e indicações mais importantes

- **Libera o nariz, expulsa o vento, filtra o calor:** doenças nasais (sangramento do nariz, pólipos nasais, dores no nariz, rinite, sinusite, distúrbios do olfato), problemas ao longo do canal de energia *yangming* (IG/E) na face, como paresia facial, tique facial, neuralgia do trigêmeo, prurido, edema, eflorescências e dores nas regiões da boca e do nariz, como acne vulgar, conjuntivite.

Particularidades Ponto de cruzamento com o canal de energia do Estômago. Ponto de Saída. Ponto local mais importante no caso de doenças nasais.

E

5.3 Canal de energia principal do Estômago (*yangming* do pé)

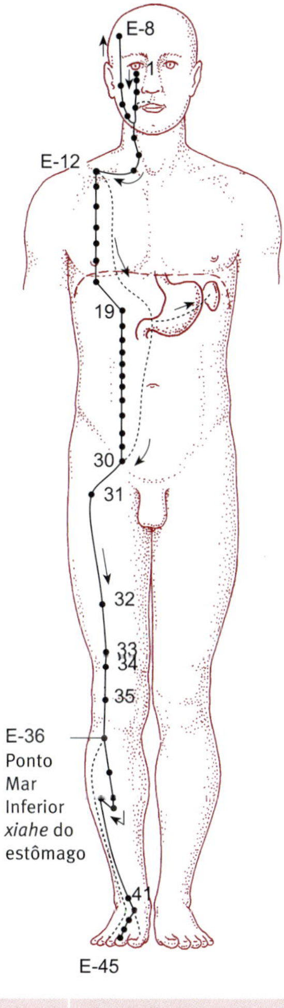

Circulação	primeira circulação
Tempo máximo	7-9 h
Ligação com órgãos ou vísceras (*zang*/ *fu*)	**estômago, baço**
Acoplamento interno-externo (*yin*/ *yang*)	canal de energia do E (*yang*) com o canal de energia do BP (*yin*)
Ligação em cima-embaixo (*yang*/ *yang*)	canal de energia do E (*yang*) com o canal de energia do IG (*yang*) como eixo *yangming*

Figura 5.34

E

Trajeto

O canal de energia principal do Estômago começa em sua ligação com o eixo, o ponto final do canal de energia do Intestino Grosso, lateral à asa do nariz, e ascende em um ramo medial da raiz do nariz até abaixo do globo ocular. Na margem infraorbital, o canal de energia chega à superfície. Desse local vai para a lateral ao longo do nariz e entra, seguindo internamente, na gengiva da maxila, então sai de novo, circunda superficialmente os lábios e sai sobre a região inferior da bochecha. A seguir, ele se contorce ao longo do ângulo mandibular e sobe antes do ouvido até o ângulo frontotemporal. No ângulo mandibular, divide-se um segundo ramo que segue ao longo da região cervical lateral para a fossa supraclavicular. Nesse ponto se origina um ramo medial que passa pelo diafragma, entra na víscera correspondente (*fu*) – o estômago –, liga-se então com o órgão (*zang*) acoplado – o baço – e sai de novo do corpo um pouco acima da região inguinal. O trajeto **externo** (superficial) do canal de energia vai da fossa supraclavicular em sentido caudal sobre a papila mamária e passa pelo umbigo, então segue formando um arco entre a perna e o joelho, em seguida continua para baixo ao longo da margem anterior da tíbia e do dorso do pé, e termina na margem lateral do ângulo do sulco ungueal do segundo dedo do pé. Um ramo medial origina-se abaixo da região do joelho e segue até a lateral do dedo médio do pé. A partir do dorso do pé, um outro ramo medial liga-se ao canal de energia do Baço-Pâncreas acoplado ao lado medial do hálux.

Pontos específicos segundo sua função

- **Ponto *yuan*** (▶ 4.1.1): **E-42** (*chongyang*).
- **Ponto *luo*** (▶ 4.1.2): **E-40** (*fenglong*).
- **Ponto *xi*** (▶ 4.1.3): **E-34** (*liangqiu*).
- **Ponto *shu* das costas** (▶ 4.1.4): **B-21** (*weishu*).
- **Ponto *mu*** (▶ 4.1.5): **VC-12** (*zhongwan*).
- **Cinco pontos *shu* de transporte** (▶ 4.1.6):
  - Ponto Poço *jing* (metal), ponto de sedação: **E-45** (*lidui*).
  - Ponto Fonte *ying* (água): **E-44** (*neiting*).
  - Ponto Corrente *shu* (madeira): **E-43** (*xiangu*).
  - Ponto Rio *jing* (fogo), ponto de tonificação: **E-41** (*jiexi*).
  - Ponto Mar *he* (terra), ponto *ben* (ponto da Fase de Mudança ou ponto Raiz): **E-36** (*zusanli*).

Dicas gerais para encontrar os pontos

- **E-1** a **E-4** projetam-se sobre a linha vertical da pupila (com o olhar voltado para a frente).
- **E-12** a **E-18** estão situados respectivamente 4 cun laterais à linha mediana (na linha medioclavicular e mamilar):
  - **E-12**: fossa supraclavicular.
  - **E-13**: margem inferior da clavícula.
  - **E-14** a **E-18**: nos 1º a 5º espaços intercostais.
- **E-19** a **E-30** estão situados respectivamente 2 cun laterais à linha mediana (na metade do trecho entre a linha mediana e a linha mamilar):
  - **E-19** a **E-25** distribuem-se no trecho de 8 cun (▶ 1.2): ângulo esternocostal – umbigo (**E-19** a **E-25** em passos de 1 cun, de 6 cun acima até a altura do umbigo).
  - **E-26** a **E-30** distribuem-se no trecho de 5 cun (▶ 1.2): umbigo – margem superior da sínfise púbica (respectivamente em passos de 1 cun, de 4 cun acima até a altura da margem superior da sínfise púbica).

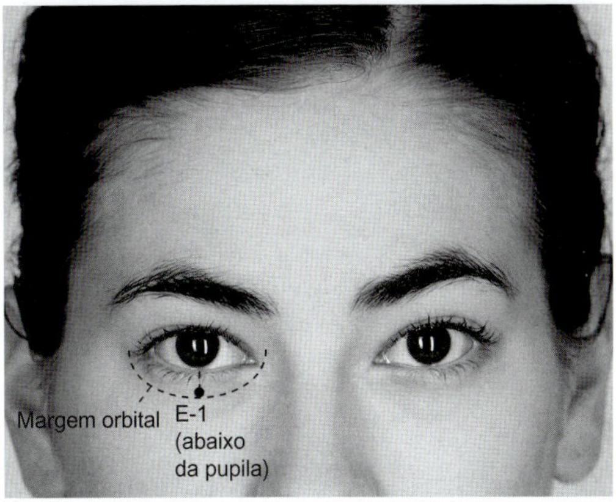

Figura 5.35

Localização Com o olhar voltado para a frente, em uma linha vertical através do centro da pupila entre o globo ocular e a margem infraorbital.

Como encontrar Os primeiros quatro pontos do canal de energia do Estômago estão situados na "linha vertical da pupila", com o paciente olhando para a frente. A margem infraorbital se impõe na região da pálpebra inferior como margem óssea nitidamente palpável. **E-1** está situado diretamente acima da margem infraorbital, na linha da pupila.

Punção Pedir que o paciente olhe para cima e empurrar suavemente o globo ocular da pálpebra inferior para cima, puncionando ao longo da margem orbital, verticalmente, de 0,5 a 1 cun, em direção dorsal. **Cuidado:** plexo venoso e artérias nesse local, não ferir o globo ocular e o periósteo. A punção só deve ser feita por um acupunturista experiente. Atentar-se à dor que a agulha pode causar. Nenhuma manipulação da agulha deve ser feita. Depois da retirada da agulha, comprimir o ponto da punção. Mesmo assim, é possível o surgimento de hematoma (esclarecer ao paciente). A moxabustão é contraindicada. Pontos com menos possibilidades de complicações no caso de doenças oculares: **B-2, TA-21, VB-1, E-2, Ex-HN-5** (*taiyang*) e **Ex-HN-4** (*yuyao*).

Efeitos e indicações mais importantes

- **Expulsa o vento, filtra o calor, beneficia os olhos:** doenças oculares de qualquer origem, tiques, paresia facial.

Particularidades Ponto de cruzamento com o Vaso Concepção e o *yang qiao mai*, segundo alguns autores também com o Vaso Governador. Ponto de Entrada. Ponto local importante para doenças oculares (▶ 4.2.1).

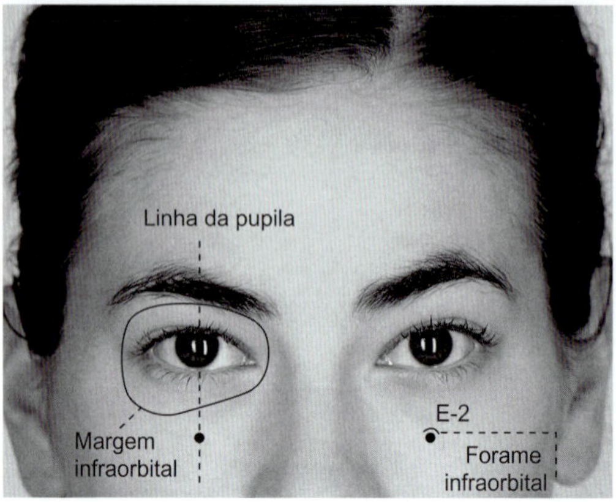

Figura 5.36

Localização Com o olhar voltado para a frente, em uma linha vertical através do centro da pupila na depressão do forame infraorbital.

Como encontrar Os quatro primeiros pontos do canal de energia do Estômago estão situados na "linha vertical da pupila", com o paciente olhando para a frente. A margem infraorbital destaca-se na região da pálpebra inferior como margem óssea facilmente palpável. Partindo da margem infraorbital, palpar sobre a linha da pupila em direção caudal até a depressão do forame infraorbital (▶ 2.1.2) (em geral, está situado um pouco mais medialmente que a linha da pupila), onde se localiza **E-2**.

Punção Vertical, de 0,2 a 0,3 cun, ou superficial subcutânea em direção a **ID-18** ou **IG-20** (p. ex., na paresia facial). A punção profunda (oblíqua, em direção cranial) é contraindicada. **Cuidado:** nervo infraorbital, lesão no olho. De acordo com alguns textos, a moxabustão é contraindicada.

Efeitos e indicações mais importantes

- **Beneficia os olhos, filtra o calor, elimina o vento:** doenças oculares, olho afetado por rinite (alérgica), paresia facial, neuralgia do trigêmeo, tiques (pálpebras).

Particularidades De acordo com alguns autores, é um ponto de cruzamento com o *yang qiao mai*. Importante ponto local para o tratamento de doenças oculares, dores, parestesias e paresias na região da face, ponto substituto de **E-1** com menor risco.

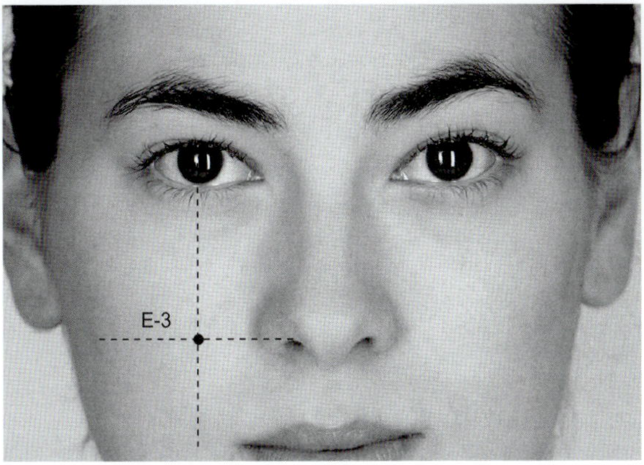

Figura 5.37

Localização Com o olhar voltado para a frente, em uma linha vertical através do centro da pupila, na altura da margem inferior da asa do nariz.

Como encontrar Os quatro primeiros pontos do canal de energia do Estômago estão situados na "linha vertical da pupila", com o olhar voltado para a frente. E-3 está situado no cruzamento da linha da pupila com uma linha horizontal na altura da margem inferior da asa do nariz.

Punção Vertical, de 0,3 a 0,5 cun, ou superficial subcutânea em direção a E-4, ID-18 etc.

Efeitos e indicações mais importantes

- **Expulsa o vento, dispersa acumulações, torna permeável o canal de energia, alivia a dor:** inchaços locais, hemorragias nasais, paresia e tique facial, neuralgia facial, dores nos dentes, dores de cabeça.

Particularidade Ponto de cruzamento com o *yang qiao mai*.

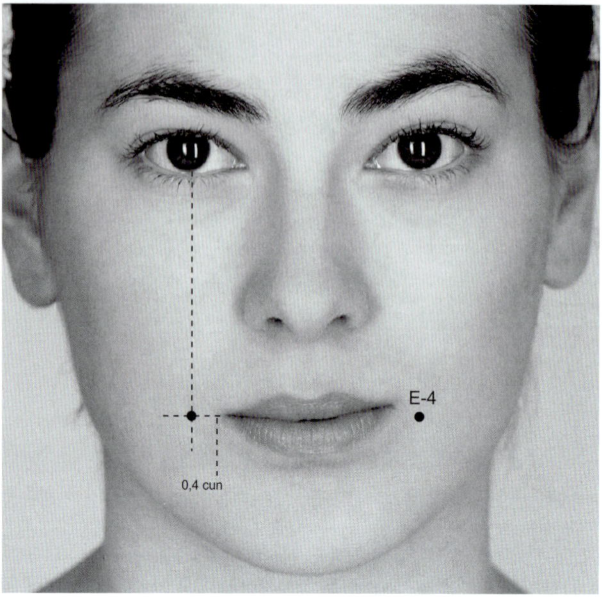

Figura 5.38

Localização Com o olhar voltado para a frente, em uma linha vertical através do centro da pupila, cerca de 0,4 cun lateral ao ângulo da boca.

Como encontrar Os quatro primeiros pontos do canal de energia do Estômago estão situados na "linha vertical da pupila", com o paciente olhando para a frente. Localizar **E-4** na interseção de duas linhas, a do prolongamento horizontal do ângulo da boca com a linha vertical da pupila. Ele está situado a cerca de 0,4 cun do ângulo da boca, no sulco nasolabial (▶ 2.1.2). Ele pode ser marcado de maneira mais nítida com um sorriso do paciente.

Punção Vertical ou oblíqua em direção lateral, de 0,3 a 0,5 cun, ou superficial subcutânea, cerca de 1 a 2 cun em direção a **E-5**. **Cuidado:** artéria, veia facial.

Efeitos e indicações mais importantes

- **Expulsa o vento** (**da face**), **torna permeável o canal de energia, alivia a dor, relaxa a musculatura da face:** paresia facial e tique facial na região da boca e da bochecha, neuralgia do trigêmeo (3º ramo), doenças da maxila, dores nos dentes, hipersalivação, afasia motora, anestésico nas extrações de dente na região da maxila.
- **Como ponto distante** (**raro**)**:** doenças do membro inferior.

Particularidades Ponto de cruzamento com o canal de energia do Intestino Grosso, o Vaso Concepção, o *yang qiao mai*, bem como, segundo alguns autores, o Vaso Governador. Importante ponto local no caso de neuralgias e paresias da região da boca e da bochecha.

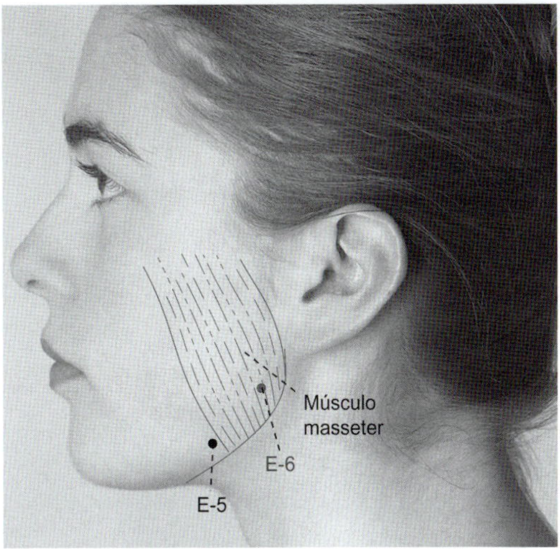

Figura 5.39

Localização Na região lateral da mandíbula, na margem anterior do músculo masseter.

Como encontrar Pedir ao paciente que cerre os dentes com firmeza, para que se possa palpar facilmente a margem anterior do masseter. E-5 está situado diretamente anterior à margem do músculo, em uma depressão rasa sobre a mandíbula, um pouco acima da margem da mandíbula. A artéria facial é palpável nesse local.

Referência **E-6** está situado na parte do músculo que mais se eleva durante a mordida, à largura de um dedo anteriormente e acima do ângulo do maxilar.

Punção Oblíqua, de 0,3 a 0,5 cun, ou superficial subcutânea em direção a E-6. **Cuidado:** artéria, veia facial.

Efeitos e indicações mais importantes

- **Expulsa o vento, torna permeável o canal de energia, suaviza o inchaço:** dores nos dentes na região da mandíbula, inchaços locais, neuralgia facial, paresia facial, trismo, paralisias da língua.

Particularidade Segundo alguns autores, ponto de cruzamento com o canal de energia da Vesícula Biliar.

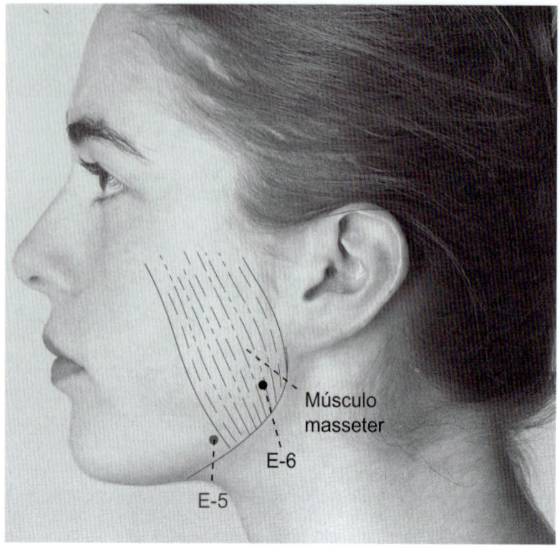

Figura 5.40

Localização Com forte pressão na mastigação, na saliência do músculo masseter, cerca de um dedo médio de largura anteriormente e acima do ângulo da mandíbula.

Como encontrar Pedir ao paciente que cerre os dentes com firmeza. Com isso, a saliência do músculo masseter se apresenta nitidamente. **E-6** está situado então na proeminência do músculo, ligeiramente anterior ao ângulo da mandíbula (▶ 2.1.3) e acima dele. Com movimentos de mastigação do maxilar como "morder e soltar", o dedo que está realizando a palpação cai, no momento do "soltar", na depressão correspondente.

Referência E-5 está situado medialmente na depressão, na margem anterior do músculo masseter.

Punção Leve abertura de boca (músculo masseter relaxado). Vertical ou oblíqua, de 0,3 a 0,5 cun, ou superficial subcutânea, cerca de 1 a 1,5 cun em direção a E-4, E-5, E-7, por exemplo, no caso de paresia facial.

Efeitos e indicações mais importantes

- **Elimina o vento, beneficia o maxilar e os dentes, torna permeável o canal de energia e os vasos *luo*, alivia a dor:** problemas na região dos dentes, da boca, da bochecha e do maxilar.
- **Como Ponto do Espírito segundo Sun Si Miao:** eventualmente, para relaxamento de trismo na epilepsia.

Particularidades Ponto do Espírito segundo Sun Si Miao, segundo alguns autores, é o ponto de cruzamento com o canal de energia da Vesícula Biliar. Importante ponto local para a região do maxilar. Posição corresponde a um frequente ponto-gatilho no músculo masseter.

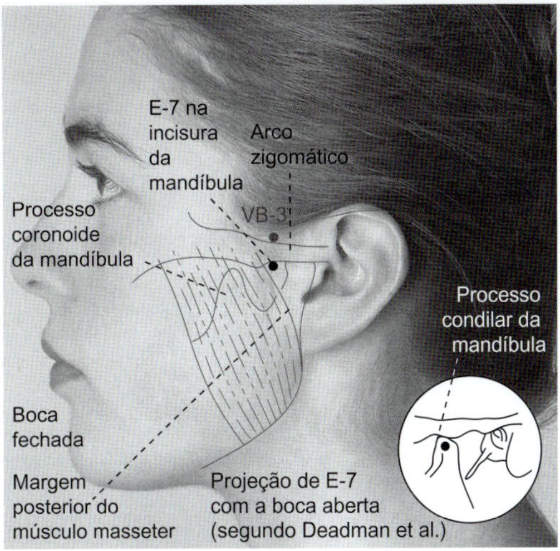

Figura 5.41

Localização Com a boca fechada, abaixo do arco zigomático no meio da depressão da incisura da mandíbula, entre o processo coronoide e o processo condilar da mandíbula.

Como encontrar Deslizar o dedo que está realizando a palpação sob a margem inferior do arco zigomático (▶ 2.1.2) em direção à orelha, até que ele chegue a uma depressão rasa facilmente palpável, ligeiramente anterior à articulação temporomandibular. Nesse local está situado **E-7**, posterior à margem do músculo masseter (cerrar os dentes). Controle: com a abertura máxima da boca, o processo condilar da mandíbula desliza para a frente e a depressão rasa desaparece.

Referência A partir de **E-7**, verticalmente para cima (cranial), passando sobre o arco zigomático, está situado **VB-3**.

Punção Com a boca fechada. Vertical, de 0,5 a 1 cun, ou superficial subcutânea, de 1 a 1,5 cun em direção a **E-6, ID-19, ID-18.**

Efeitos e indicações mais importantes

- **Torna permeável o canal de energia, beneficia os dentes, o maxilar e os ouvidos, alivia a dor:** problemas na região dos dentes, boca, bochechas e articulação temporomandibular (principalmente na região da mandíbula), neuralgia do trigêmeo, doenças da orelha.

Particularidades Ponto de cruzamento com o canal de energia da Vesícula Biliar. Importante ponto local e frequente ponto-gatilho.

E

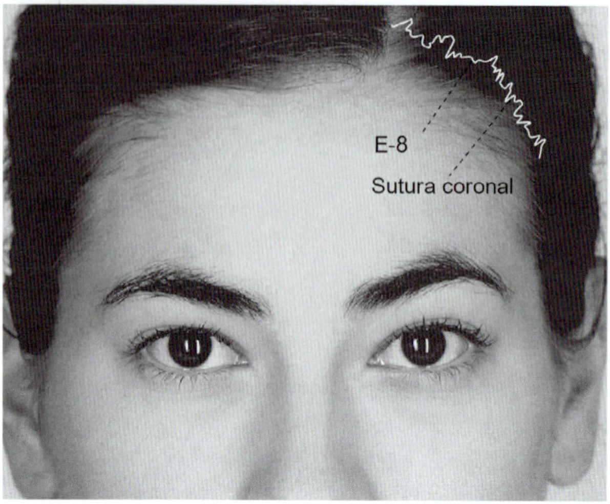

Figura 5.42

Localização No ângulo frontotemporal, em uma depressão palpável (sutura coronal), um pouco para dentro da linha natural do cabelo.

Como encontrar E-8 está situado na transição entre a parte horizontal (topo do crânio) e a parte vertical (lateral do crânio), em uma depressão palpável (sutura coronal), um pouco para dentro da linha natural do cabelo.

Referência Também 0,5 cun para dentro da linha anterior da raiz do cabelo estão situados **VG-24, B-3, B-4, VB-15** e **VB-13** (linha mediana, supercílio sobre a margem medial do olho, 1,5 cun laterais à linha mediana, linha da pupila, 3 cun laterais à linha mediana). As distâncias se referem ao trecho em cun do corpo (▶ 2.2): **VG-14** a **E-8** = 4,5 cun. **E-8** marca com **VB-7** (depressão na altura do ápice da orelha no limite da raiz do cabelo) uma linha arqueada, sobre a qual se dividem em cinco trechos regulares os pontos **E-8, VB-4** a **VB-7**.

Punção Superficial subcutânea, de 0,5 a 1 cun, em direção occipital ou caudal. A moxabustão, segundo textos clássicos, é proibida.

Efeitos e indicações mais importantes

- **Expulsa o vento (exterior e interior) da região da cabeça e dos olhos, beneficia os olhos, alivia as dores:** dores na cabeça, enxaqueca, tontura, problemas na região dos olhos.

Particularidades Ponto de cruzamento com o canal de energia da Vesícula Biliar e o *yang wei mai*. Importante ponto local no caso de dores na cabeça e doenças oculares.

E

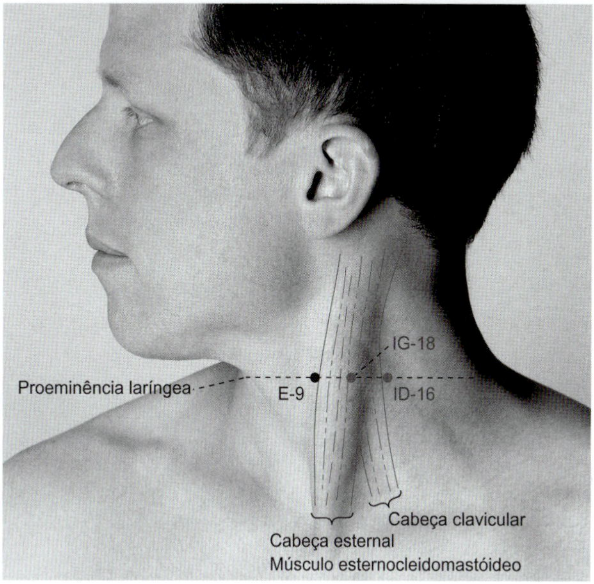

Figura 5.43

Localização 1,5 cun lateral à linha mediana anterior na altura da proeminência laríngea, na margem anterior do músculo esternocleidomastóideo.

Como encontrar Traçar uma linha da proeminência laríngea em sentido dorsal até a margem anterior do músculo esternocleidomastóideo (▶ 2.2). E-9 está situado anterior à margem do músculo que pode ser mais bem palpado e visto com a rotação da cabeça para o lado oposto.

Referência Na mesma altura estão situados **ID-16** (posterior ao músculo esternocleidomastóideo) e **IG-18** (entre as duas cabeças do músculo).

Punção Antes da punção, se necessário, girar a cabeça de volta. A punção ocorre ventralmente à pulsação da carótida, 0,5 a 1 cun verticalmente entre a artéria e a cartilagem tireóidea. **Cuidado:** artéria carótida, seio carótico (sob estado de irritação, risco de queda de pressão sanguínea e perda de consciência), veias jugulares.

Efeitos e indicações mais importantes

- **Regula o *qi* e o sangue, diminui o *qi* de contrafluxo:** dores na cabeça, rubor na face, tontura, hipertonia, hipotonia, colapso, tosse, dificuldades de respiração, dispneia, sensação de plenitude torácica com dificuldade respiratória e rubor na face, vômitos.
- **Torna permeável o canal de energia, alivia a dor:** dores lombares.
- **Beneficia a garganta:** problemas na garganta (inchaço, inflamação e dor), bócio, escrófula.

Particularidades Ponto Janela do Céu, ponto Mar do *qi*, ponto de cruzamento com o canal de energia da Vesícula Biliar.

E

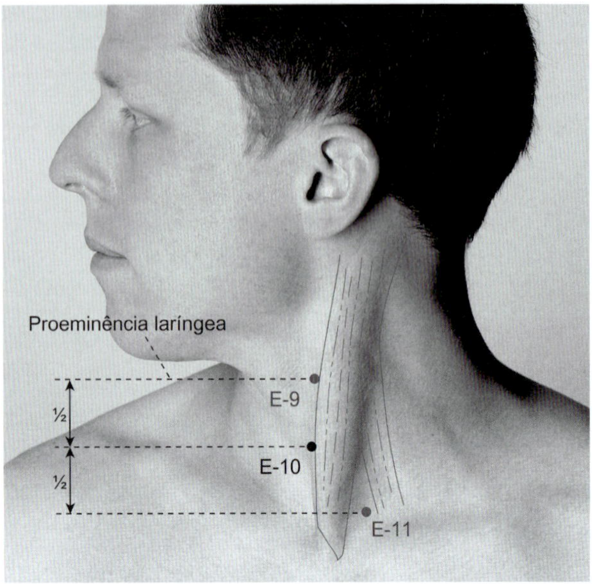

Figura 5.44

Localização Na margem anterior do músculo esternocleidomastóideo, no meio de uma linha de ligação entre **E-9** a **E-11**.

Como encontrar **E-9** e **E-10** se encontram medialmente à margem anterior do músculo esternocleidomastóideo (▶ 2.2), **E-11** está situado lateralmente à inserção esternal do músculo. Colocar o dedo médio da mão esquerda sobre **E-9** na altura da proeminência laríngea e o polegar sobre **E-11**, lateralmente à inserção do músculo no esterno. **E-10** se encontra no meio entre os dois dedos. O músculo pode ser mais bem palpado e visto com a rotação da cabeça para o lado oposto.

Punção Antes da punção, se necessário, girar a cabeça do paciente de volta. A punção é feita obliquamente em direção medial, de 0,5 a 1 cun, afastando-se da artéria. **Cuidado:** artéria carótida e veias jugulares.

Efeitos e indicações mais importantes

- **Regula o *qi* do pulmão:** tosse, dispneia, asma brônquica.
- **Beneficia a garganta:** inflamações na garganta, como laringite, faringite, escrófula, bócio.

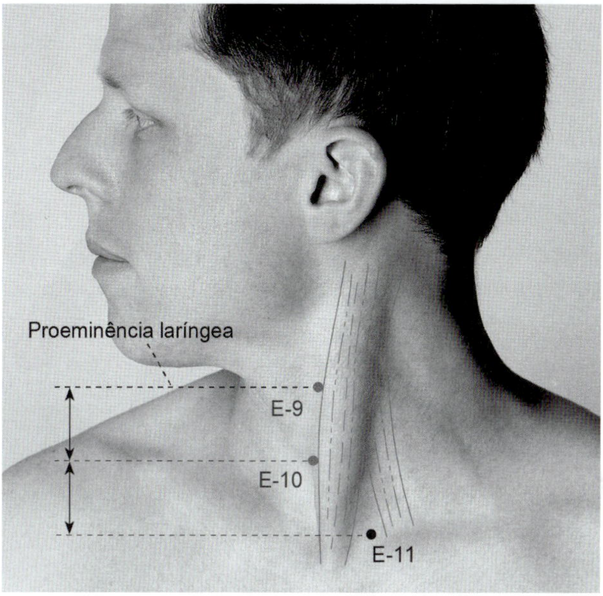

Figura 5.45

Localização Na margem superior da clavícula, entre as duas inserções tendíneas do músculo esternocleidomastóideo.

Como encontrar A inserção esternal em forma de cordão do músculo esternocleidomastóideo (▶ 2.2) é ressaltada nitidamente com a rotação da cabeça para o lado oposto (especialmente em contra resistência ao queixo). Na região diretamente lateral pode-se palpar uma fossa rasa, antes de começar a inserção mais bidimensional da cabeça clavicular do músculo. Nessa fossa, a supraclavicular menor, está situado **E-11**.

Punção Vertical, de 0,3 a 0,5 cun. **Cuidado:** pneumotórax, veias jugulares.

Efeitos e indicações mais importantes

- **Beneficia a garganta:** inflamações na garganta, como faringite e laringite, rigidez na nuca (especialmente na rotação lateral da cabeça), bócio.
- **Diminui o *qi*:** tosse, dispneia, asma brônquica, soluço.

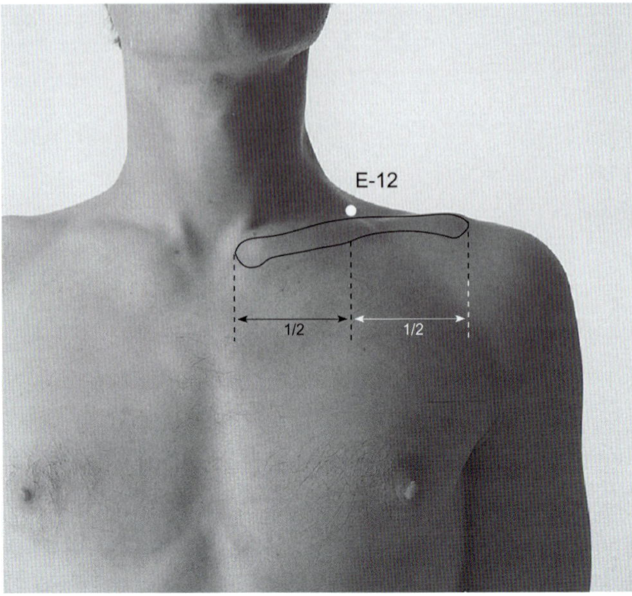

Figura 5.46

Localização Na fossa supraclavicular maior acima do meio da clavícula, cerca de 4 cun lateralmente à linha mediana anterior.

Como encontrar Palpar a partir da linha mediana anterior cerca de 4 cun em direção lateral até o meio da clavícula. Nesse ponto, uma vertical imaginária marca a linha clavicular média. **E-12** está situado, posteriormente à margem superior da clavícula, na fossa supraclavicular maior, lateralmente à cabeça clavicular do músculo esternocleidomastóideo.

Punção Vertical, de 0,3 a 0,5 cun. Conduzir a agulha exatamente ao longo da margem posterior da clavícula. **Cuidado:** pneumotórax, sobretudo no caso de pacientes enfisematosos, artérias cervicais superficial e profunda. De acordo com alguns autores, esse ponto é contraindicado durante a gravidez.

Efeitos e indicações mais importantes

- **Diminui o *qi* dos pulmões, filtra o calor na garganta:** tosse, dispneia, asma brônquica, inflamações na garganta, disfagia.
- **Torna permeável o canal de energia, alivia a dor:** dores nas regiões supraclavicular e do ombro com irradiação para a região do pescoço, problemas no membro superior.

Particularidades Ponto de cruzamento com os canais de energia do Intestino Grosso, do Intestino Delgado, da Vesícula Biliar e do Triplo Aquecedor.

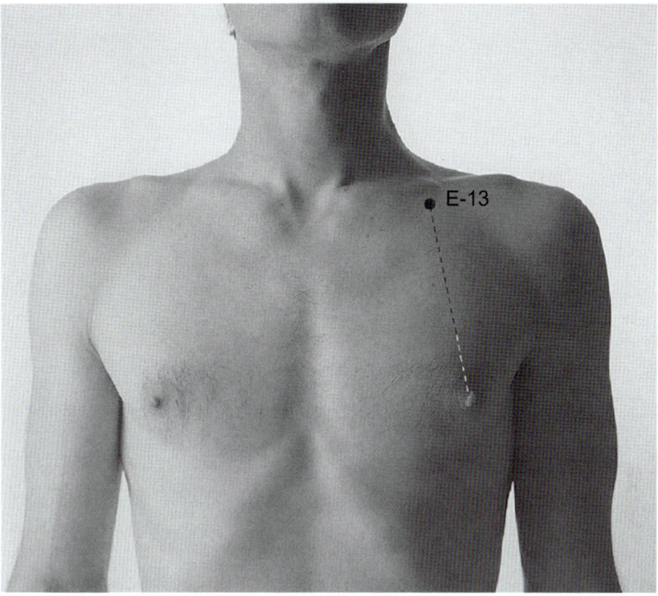

Figura 5.47

Localização No meio e sob a margem inferior da clavícula, 4 cun lateralmente à linha mediana anterior.

Como encontrar A linha clavicular média (cerca de 4 cun laterais à linha mediana anterior) segue ligeiramente oblíqua pela região superior do tórax, do meio da clavícula para a papila mamária, situada em geral um pouco mais lateralmente. Procurar o ponto do meio da clavícula, ou seja, 4 cun laterais à linha mediana anterior, e localizar **E-13** abaixo da margem inferior da clavícula. Como a 1ª costela segue dorsalmente na forma de um arco curto, em geral **E-13** se projeta lateralmente à 1ª costela.

Referência **VC-21**, **R-27** e **P-2** estão situados quase na mesma altura (linha mediana, 2 cun e 6 cun laterais à linha mediana). **E-14** está localizado um pouco abaixo do ponto **E 13**, na altura do 1º espaço intercostal (EIC).

Punção Oblíqua, em sentido lateral ou medial, de 0,3 a 0,5 cun, ou superficial subcutânea, até 0,8 cun, no trajeto do canal de energia. **Cuidado:** pneumotórax, artéria subclávia e veia subclávia.

Efeitos e indicações mais importantes

- **Diminui o *qi*:** tosse, dispneia, soluço, asma brônquica.
- **Abre o tórax:** sensação de pressão e tensão torácica, dores no ombro com irradiação nas regiões laterais do tórax e do pescoço.

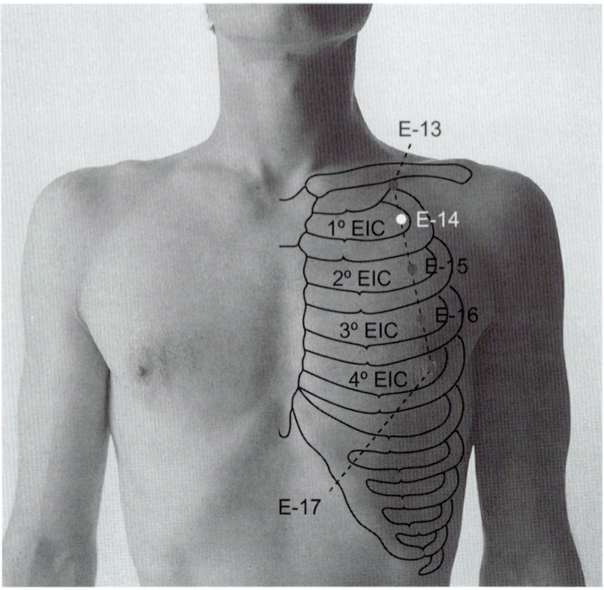

Figura 5.48

Localização No 1º espaço intercostal, na linha clavicular média, 4 cun laterais à linha mediana anterior.

Como encontrar A linha clavicular média (cerca de 4 cun laterais à linha mediana anterior) segue ligeiramente oblíqua pela região superior do tórax, do meio da clavícula para a papila mamária, situada em geral um pouco mais lateralmente. Na palpação paraesternal em sentido craniocaudal, quase sempre se palpa diretamente abaixo da clavícula a 1ª costela, que muitas vezes também pode estar oculta, quase por completo, debaixo da clavícula. Em direção caudal, segue-se então o 1º espaço intercostal, em cuja altura se situa **E-14**, na linha clavicular média. Para mais informações a respeito de orientação sobre a região intercostal, ver ▶ 2.5.

Referência Também estão situados na altura do 1º espaço intercostal os pontos **VC-20**, **R-26** (linha mediana e 2 cun laterais à linha mediana) e **P-1** (cerca de 6 cun laterais à linha mediana). **E-13** está situado apenas um pouco acima de **E-14**, abaixo da margem inferior da clavícula.

Punção Oblíqua, em direção medial, de 0,3 a 0,5 cun, no curso do espaço intercostal, ou superficial subcutânea, de 0,5 a 0,8 cun, no trajeto do canal de energia ou contra ele. **Cuidado:** pneumotórax.

Efeitos e indicações mais importantes

- **Diminui o *qi* do contrafluxo:** tosse, dispneia.
- **Abre o tórax:** dor e sensação de pressão no tórax e na região lateral das costelas.

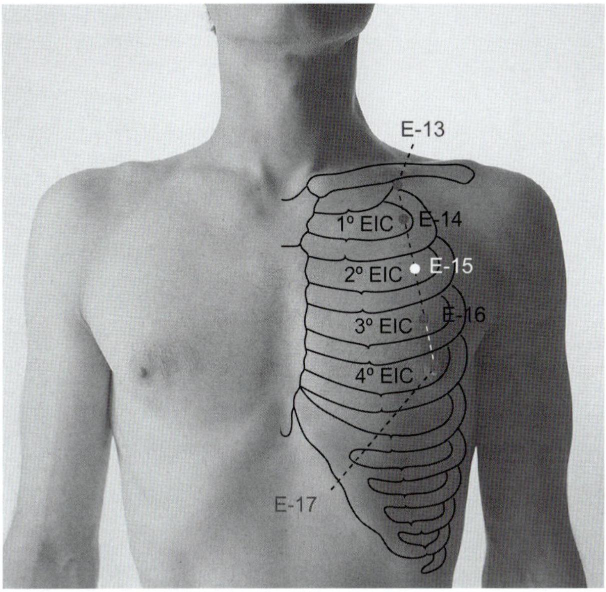

Figura 5.49

Localização No 2º espaço intercostal, sobre a linha clavicular média, 4 cun laterais à linha mediana anterior.

Como encontrar A linha clavicular média (cerca de 4 cun laterais à linha mediana anterior) segue ligeiramente oblíqua pela região superior do tórax, do meio da clavícula para a papila mamária, que muitas vezes se situa um pouco mais lateralmente. Contar o 2º espaço intercostal paraesternalmente, a partir da clavícula, ou a partir da sincondrose manubrioesternal (2ª costela) (▶ 2.5). Então, seguir seu curso até a linha clavicular média, onde está situado **E-15**. Prestar atenção no curso ascendente do espaço intercostal.

Referência Na mesma altura estão situados **VC-19**, **R-25** e **BP-20** (linha mediana, 2 cun e 6 cun laterais à linha mediana).

Punção Oblíqua, de 0,3 a 0,5 cun, em direção medial, no curso do espaço intercostal, ou superficial subcutânea, de 0,5 a 0,8 cun, no trajeto do canal de energia ou contra ele. **Cuidado:** pneumotórax.

Efeitos e indicações mais importantes

- **Diminui o *qi* do contrafluxo:** tosse, dispneia, asma brônquica.
- **Abre o tórax:** dor e sensação de pressão no tórax e na região lateral das costelas.
- **Beneficia as mamas:** mastite, mastopatia.
- **Alivia a dor e a irritação da pele:** prurido generalizado, dificuldades e inflamações do corpo, dores na pele.

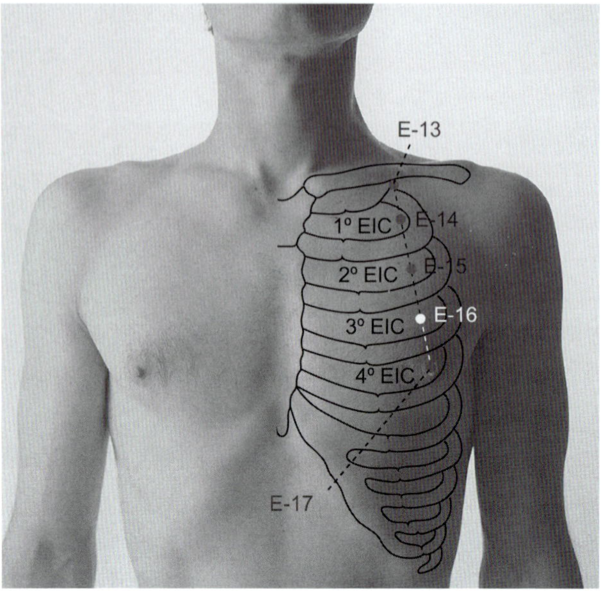

Figura 5.50

Localização No 3º espaço intercostal, sobre a linha clavicular média, 4 cun laterais à linha mediana anterior.

Como encontrar A linha clavicular média (cerca de 4 cun laterais à linha mediana anterior) segue ligeiramente oblíqua pela região superior do tórax, do meio da clavícula para a papila mamária, que muitas vezes se situa um pouco mais lateralmente. Contar o 3º espaço intercostal paraesternalmente, a partir da clavícula, ou a partir da sincondrose manubrioesternal (2ª costela) (▶ 2.5). Então, seguir seu curso até a linha clavicular média, onde está situado **E-16**. Prestar atenção no curso ascendente do espaço intercostal. Especialmente nos homens também se pode contar o espaço intercostal a partir da altura da papila mamária (4º espaço intercostal) em direção cranial.

Referência Na mesma altura estão situados **VC-18**, **R-24** e **BP-19** (linha mediana, 2 cun e 6 cun laterais à linha mediana).

Punção Oblíqua, de 0,3 a 0,5 cun, em direção medial, no curso do espaço intercostal, ou superficial subcutânea, de 0,5 a 0,8 cun, no trajeto do canal de energia ou contra ele. **Cuidado:** pneumotórax.

Efeitos e indicações mais importantes

- **Regula o *qi*, suaviza a tosse e a dificuldade de respiração, abre o tórax:** tosse, asma brônquica, dor e sensação de pressão no tórax e na região lateral das costelas.
- **Beneficia as mamas:** mastite, mastopatia.

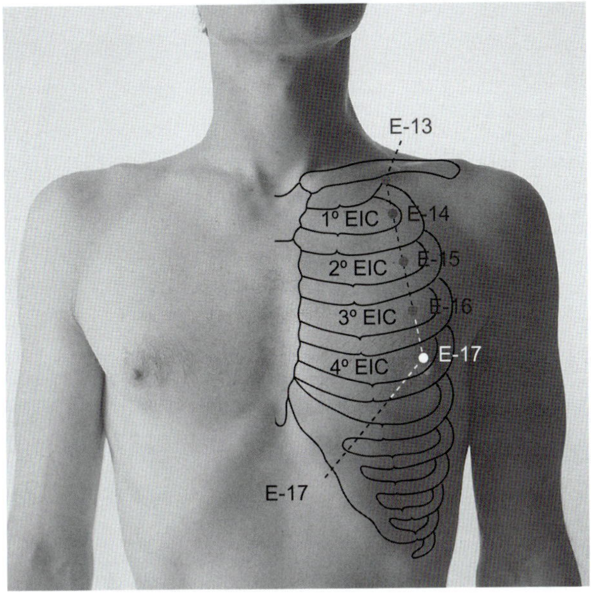

Figura 5.51

Localização No centro da papila mamária.

Como encontrar No centro da papila mamária. Esta se projeta, principalmente no caso dos homens, normalmente 4 cun laterais à linha mediana anterior e na altura do 4º espaço intercostal, e serve como ponto de orientação.

Referência Do mesmo modo, na altura do 4º espaço intercostal estão situados **VC-17**, **R-23**, **BP-18**, **CS-1**, **VB-22** e **VB-23** (linha mediana, 2 cun e 6 cun laterais à linha mediana, 1 cun lateral à papila mamária, 3 cun abaixo da dobra da axila, 1 cun anterior a **VB-22**). Nas mulheres é muito variável a posição da papila mamária e, por esse motivo, ela não deve ser usada como ponto de orientação. Utilizar a região intercostal como orientação (▶ 2.5).

Punção Não realizar terapia, o ponto serve apenas como orientação.

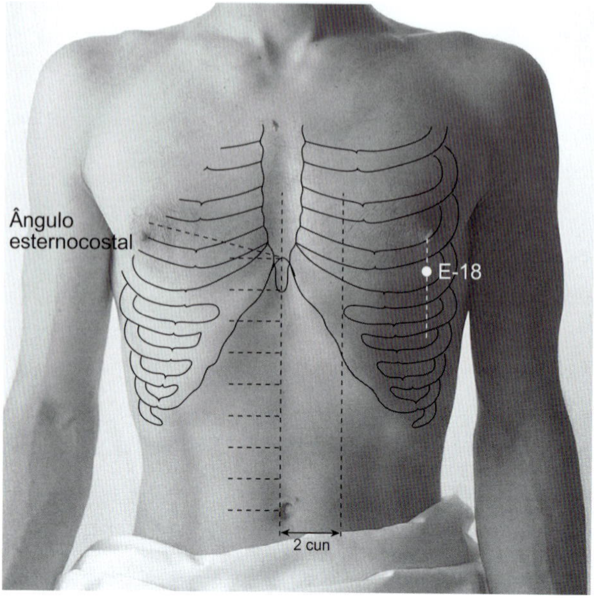

Figura 5.52

Localização No 5° espaço intercostal, sobre a linha mamilar, 4 cun laterais à linha mediana anterior.

Como encontrar A linha mamilar, uma linha vertical auxiliar para a orientação na região do tórax está situada aproximadamente 4 cun laterais à linha mediana anterior (▶ 2.5). Nos homens, a papila mamária está situada geralmente na altura do 4° espaço intercostal; um espaço intercostal em direção caudal se encontra **E-18** sobre a linha mamilar. O ponto se situa muitas vezes na margem inferior do músculo peitoral maior; nas mulheres se encontra na inserção inferior do peito. Orientação mais segura no caso das mulheres: contar o 5° espaço intercostal paraesternalmente a partir da clavícula ou a partir da sincondrose manubrioesternal (2ª costela) (▶ 2.5). Depois seguir seu curso até a linha mamilar, onde está situado **E-18.** Prestar atenção no curso ascendente do espaço intercostal.

Referência Na mesma altura estão situados **VC-16**, **R-22** e **BP-17** (linha mediana, 2 cun e 6 cun laterais à linha mediana).

Punção Oblíqua, de 0,3 a 0,5 cun, em direção medial ou lateral, no curso do espaço intercostal, ou superficial subcutânea, de 0,5 a 0,8 cun, no trajeto do canal de energia ou contra ele. **Cuidado:** pneumotórax.

Efeitos e indicações mais importantes

- **Beneficia as mamas, alivia o inchaço:** distúrbios de lactação, mastite, mastopatia, segundo alguns autores também indução do parto.
- **Abre o tórax, alivia a tosse e a dificuldade de respiração:** tosse, dispneia, asma brônquica, dor e sensação de pressão no tórax e na região lateral das costelas.

Particularidade Importante ponto local.

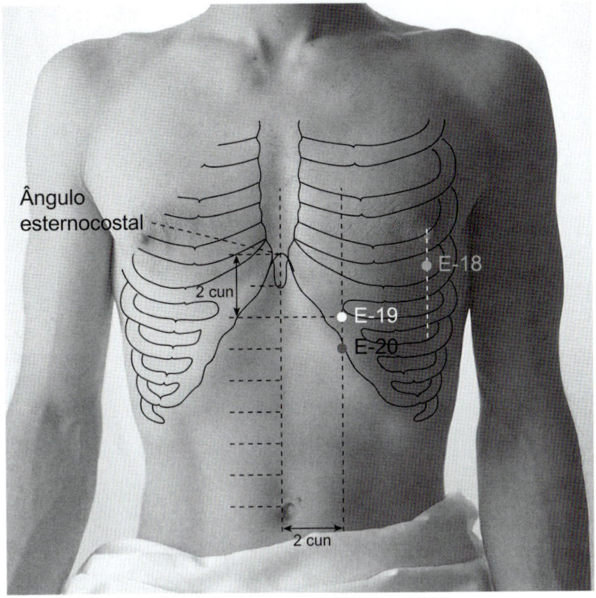

Figura 5.53

Localização 2 cun caudais do ângulo esternocostal, 6 cun craniais do umbigo e 2 cun laterais da linha mediana anterior.

Como encontrar A distância entre o ângulo esternocostal (▶ 2.5) e o umbigo é dividida em 8 cun do corpo (Atenção: medida proporcional ▶ 1.2). A partir do ângulo esternocostal, medir primeiramente 2 cun em direção caudal e então 2 cun em direção lateral; nesse ponto situa-se **E-19** que, dependendo da forma do tórax, ou se projeta sobre o arco costal ou acima do abdome.

Referência Na mesma altura estão situados **VC-14**, **R-21** e **F-14** (linha mediana, 0,5 cun lateral à linha mediana, na linha mamilar no 6° espaço intercostal). Observação: a partir de **E-19**, o canal de energia do Estômago segue apenas 2 cun laterais à linha mediana.

Punção Vertical, de 0,5 a 0,8 cun. Se o ponto se projeta sobre o arco costal, realizar punção superficial subcutânea sobre a costela, ou localizar o ponto um pouco mais medial, ou então escolher um ponto substituto. **Cuidado:** peritônio, pericárdio.

Efeitos e indicações mais importantes
- **Regula o Triplo Aquecedor médio, diminui o *qi* de contrafluxo:** inapetência, náuseas, vômitos, dores no estômago, gastrite, distensão abdominal, borborigmo.
- **Diminui o *qi* dos pulmões, alivia a tosse e a dificuldade de respiração:** tosse, dispneia, asma brônquica.

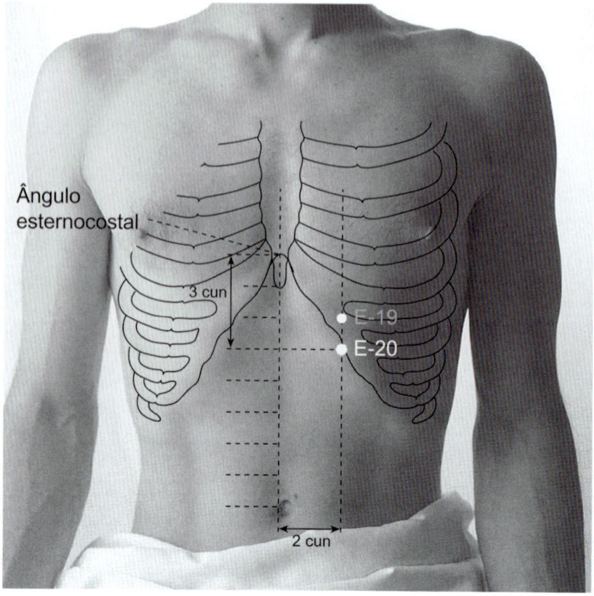

Figura 5.54

Localização 3 cun caudais do ângulo esternocostal, 5 cun craniais do umbigo e 2 cun laterais da linha mediana anterior.

Como encontrar A distância entre o ângulo esternocostal (▶ 2.5) e o umbigo é dividida em 8 cun do corpo (Atenção: medida proporcional ▶ 1.2). A partir do ângulo esternocostal, medir primeiramente 3 cun em direção caudal e então 2 cun em direção lateral; nesse ponto situa-se **E-20** que, dependendo da forma do tórax, pode se projetar sobre o arco costal ou sobre o abdome.

Ou: técnica de localização com a ajuda das mãos ▶ 1.3.3): medir 1 cun cranial do ponto médio da distância (posicão de **VC-12**), entre o ângulo esternocostal e o umbigo, e então 2 cun em direção lateral.

Referência Na mesma altura estão situados **VC-13**, **R-20** e **VB-24** (linha mediana, 0,5 cun lateral à linha mediana, no 7º espaço intercostal na linha mamilar).

Punção Vertical, de 0,5 a 1 cun. Se o ponto se projeta sobre o arco costal, ou realizar punção superficial subcutânea sobre a costela, ou localizar o ponto um pouco mais medial, ou então escolher um ponto substituto. **Cuidado:** peritônio, hepatomegalia (à direita) durante a gravidez.

Efeitos e indicações mais importantes

- **Regula o Triplo Aquecedor médio, diminui o *qi* do pulmão do contrafluxo e o *qi* do estômago:** problemas de digestão com inapetência, náuseas, vômitos, dores no estômago, sensação de tensão abdominal, doenças do trato respiratório, como tosse, dispneia, asma brônquica.

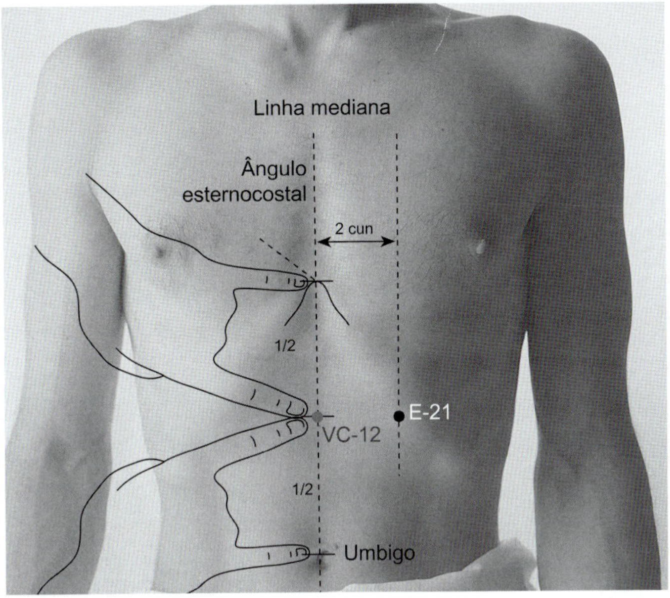

Figura 5.55

Localização 4 cun craniais do umbigo, 4 cun caudais do ângulo esternocostal e 2 cun laterais da linha mediana anterior.

Como encontrar A distância entre o ângulo esternocostal (▶ 2.5) e o umbigo é dividida em 8 cun do corpo (Atenção: medida proporcional ▶ 1.2). Por meio da técnica de localização com a ajuda das mãos (▶ 1.3.3) dividir a distância entre o ângulo esternocostal e o umbigo (posição de **VC-12**) ao meio e medir 2 cun para a lateral. Nesse ponto se situa **E-21** que, dependendo da forma do tórax, em alguns casos também pode se projetar sobre o arco costal (ângulo subcostal estreito) ou sobre o abdome.

Referência Na mesma altura estão situados **VC-12** e **R-19** (linha mediana e 0,5 cun lateral à linha mediana).

Punção Vertical, de 0,5 a 1 cun. Se o ponto se projeta sobre o arco costal, ou realizar punção superficial subcutânea sobre a costela, ou localizar o ponto um pouco mais medial, ou então escolher um ponto substituto. **Cuidado:** peritônio, hepatomegalia (à direita), durante a gravidez.

Efeitos e indicações mais importantes

- **Regula e desloca o *qi*, harmoniza o Triplo Aquecedor médio, aumenta o *qi*, acaba com a diarreia:** distúrbios do trato gastrintestinal, como meteorismo, dores epigástricas, vômitos, diarreia, borborigmo.

Particularidade Importante ponto local no caso de problemas do abdome epigástrico, lateral e região lateral das costelas.

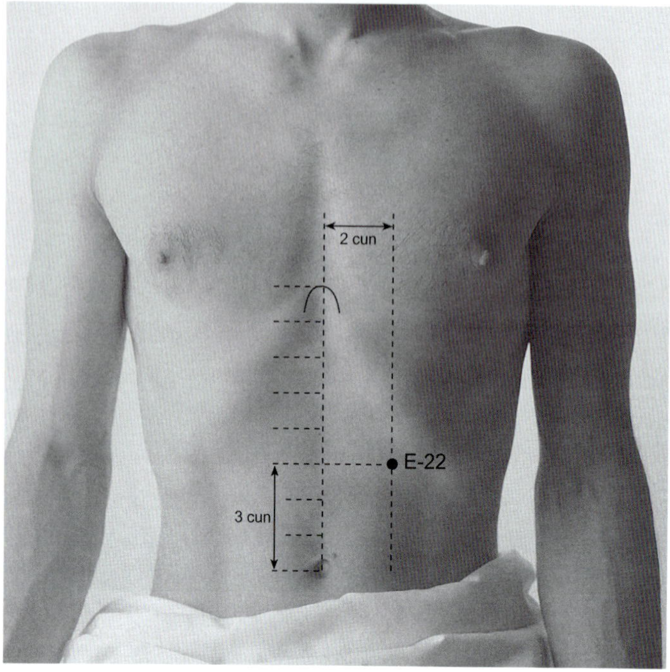

Figura 5.56

Localização 3 cun craniais do umbigo, 5 cun caudais do ângulo esternocostal e 2 cun laterais da linha mediana anterior.

Como encontrar A distância entre o ângulo esternocostal (▶ 2.5) e o umbigo é dividida em 8 cun do corpo (Atenção: medida proporcional ▶ 1.2). Medir 3 cun em sentido cranial, a partir do umbigo, em seguida 2 cun para lateral; neste ponto está situado **E-22**.

Ou: por meio da técnica de localização com a ajuda das mãos (▶ 1.3.3) dividir a distância entre o ângulo esternocostal e o umbigo (posição de **VC-12**) ao meio. A partir desse ponto, medir 1 cun em direção caudal e, em seguida, 2 cun para a lateral.

Referência Na mesma altura estão situados **VC-11**, **R-18** e **BP-16** (linha mediana, 0,5 cun e 4 cun laterais à linha mediana).

Punção Vertical, de 0,8 a 1 cun. **Cuidado:** peritônio, durante a gravidez.

Efeitos e indicações mais importantes

- **Regula o *qi* e os intestinos, alivia a dor:** dores abdominais (principalmente dor periumbilical), sensação de tensão e repleção abdominal , inapetência, meteorismo, diarreia, borborigmos, constipação.
- **Beneficia a micção:** edema, ascite, enurese.

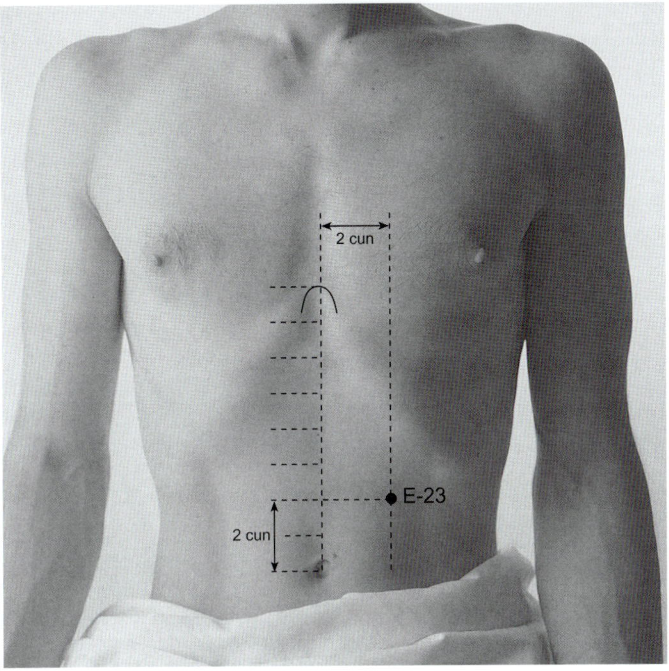

Figura 5.57

Localização 2 cun craniais do umbigo e 2 cun laterais da linha mediana anterior.

Como encontrar A distância entre o ângulo esternocostal (▶ 2.5) e o umbigo é dividida em 8 cun do corpo (Atenção: medida proporcional ▶ 1.2). Medir 2 cun em sentido cranial, a partir do umbigo, em seguida, a 2 cun para a lateral, está situado E-23.

Ou: por meio da técnica de localização com a ajuda das mãos (▶ 1.3.3) dividir a metade da distância inferior entre o ângulo esternocostal e o umbigo (posição de **VC-12**) ao meio, e, em seguida, medir 2 cun para a lateral.

Referência Na mesma altura estão situados **VC-10**, **R-17** e **Ex-CA** (*weishang*) (linha mediana, 0,5 cun e 4 cun laterais à linha mediana).

Punção Vertical, de 0,5 a 1 cun. **Cuidado:** peritônio, durante a gravidez.

Efeitos e indicações mais importantes

- **Harmoniza o Triplo Aquecedor médio, transforma o muco:** problemas gastrintestinais, como inapetência, dores no estômago, dores no abdome, distúrbios digestivos, diarreia, doenças de *shan*[1].
- **Tranquiliza o *shen*:** distúrbios psíquicos com estados de inquietação, agitação, condições maníacas.

1 N.T.: *Shan* é um termo coletivo para as doenças das genitálias externas (testículos e escroto) ou da hérnia, ou para uma dor abdominal aguda acompanhada por dificuldade em urinar e constipação.

E

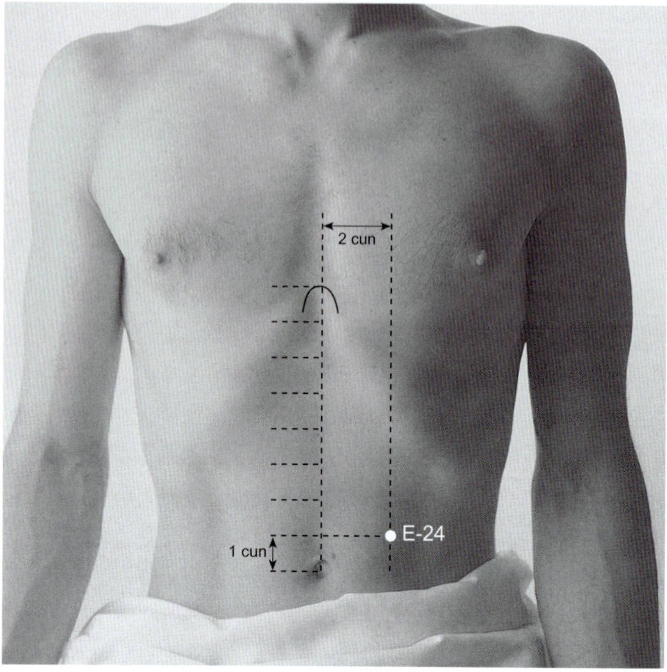

Figura 5.58

Localização 1 cun cranial do umbigo e 2 cun laterais da linha mediana anterior.

Como encontrar A distância entre o ângulo esternocostal (▶ 2.5) e o umbigo é dividida em 8 cun do corpo (Atenção: medida proporcional ▶ 1.2). Medir 1 cun em sentido cranial, a partir do umbigo, em seguida, a 2 cun para a lateral, está situado E-24.

Referência Na mesma altura está situado **VC-9** (linha mediana). Com muita frequência, **F-13** (na extremidade livre da 11ª costela) também se projeta nessa altura.

Punção Vertical, de 0,8 a 1,2 cun. **Cuidado:** peritônio, durante a gravidez.

Efeitos e indicações mais importantes

- **Regula o estômago, alivia vômitos:** náuseas, vômitos, dores no estômago.
- **Transforma o muco, tranquiliza o *shen*:** distúrbios psíquicos, condições maníacas.

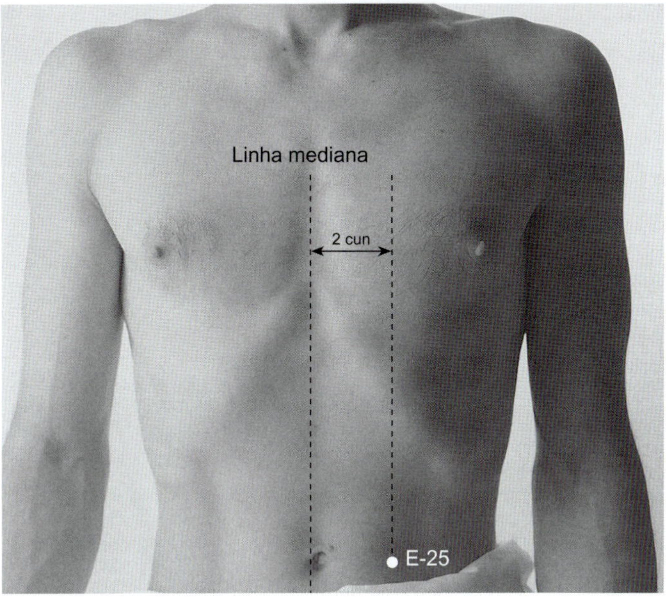

Figura 5.59

Localização 2 cun laterais ao umbigo.

Como encontrar A partir do meio do umbigo, medir 2 cun para a lateral; nesse lugar está situado **E-25**.

Referência Na mesma altura estão situados **VC-8**, **R-16**, **BP-15** e **VB-26** (umbigo, 0,5 cun lateral ao umbigo, linha mamilar, ou então 4 cun laterais ao umbigo, na altura do umbigo, diretamente na vertical, abaixo da extremidade livre da 11ª costela).

Punção Vertical, de 0,8 a 1,2 cun, ou oblíqua, em sentido caudal e, no caso de doenças ginecológicas, em direção ao útero. **Cuidado:** peritônio, durante a gravidez. O umbigo alcança as aponeuroses da musculatura oblíqua do abdome, na transição para a bainha do músculo reto do abdome.

Efeitos e indicações mais importantes

- **Regula o baço, o estômago e o intestino, remove a umidade e a umidade quente:** distúrbios gastrintestinais (p. ex., constipação, diarreia, borborigmos, meteorismo), distúrbios da micção, edema.
- **Regula o *qi* e o sangue, alivia estagnações:** meteorismo, dores abdominais e periumbilicais, distúrbios de menstruação, doenças de *shan*.

Particularidades Ponto *mu* do intestino grosso. Importante ponto no caso de distúrbios gastrintestinais.

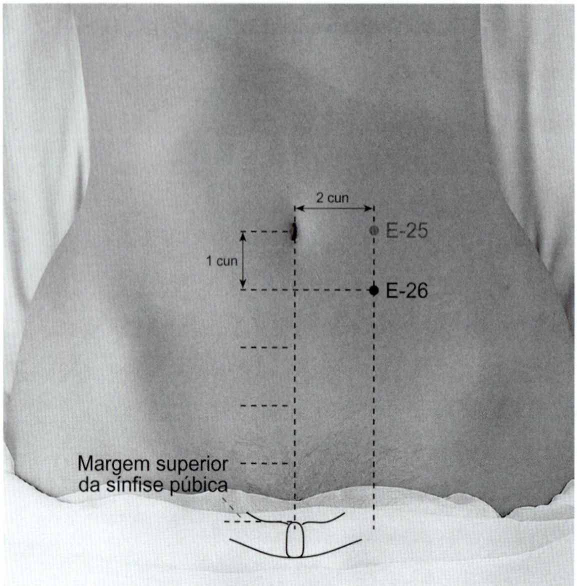

Figura 5.60

Localização 1 cun caudal ao umbigo e 2 cun laterais à linha mediana anterior.

Como encontrar A distância entre o meio do umbigo e a margem superior da sínfise púbica é dividida em 5 cun do corpo (Atenção: medida proporcional ▶ 1.2). A partir do umbigo, medir 1 cun em direção caudal e 2 cun para a lateral; nesse lugar está situado **E-26**.

Referência Na mesma altura estão situados **VC-7** e **R-15** (linha mediana e 0,5 cun lateral à linha mediana).

Punção Vertical, de 0,5 a 1,5 cun. **Cuidado:** peritônio, durante a gravidez.

Efeitos e indicações mais importantes

- **Regula o *qi*, alivia a dor:** dores abdominais agudas e distensão abdominal, distúrbios de menstruação (p. ex., dismenorreia, amenorreia), doenças de *shan*.

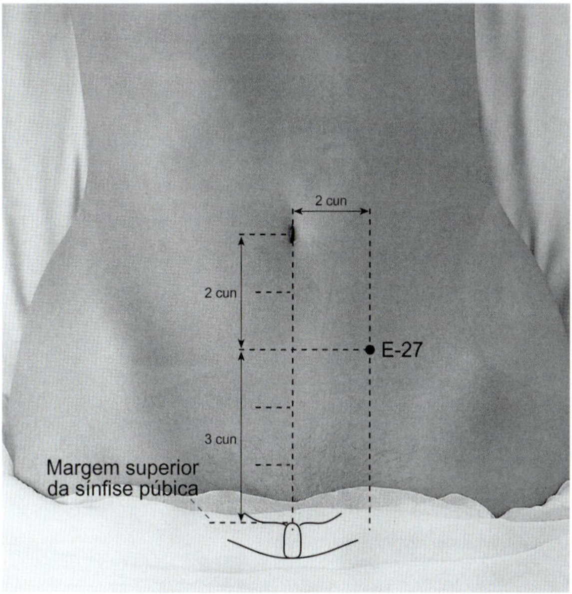

Figura 5.61

Localização 2 cun caudais ao umbigo e 2 cun laterais à linha mediana anterior.

Como encontrar A distância entre o meio do umbigo e a margem superior da sínfise púbica é dividida em 5 cun do corpo (Atenção: medida proporcional ▶ 1.2). A partir do meio do umbigo, medir 2 cun em direção caudal e 2 cun para a lateral; nesse lugar está situado E-27.

Referência Na mesma altura estão situados **VC-5** e **R-14** (linha mediana e 0,5 cun lateral à linha mediana).

Punção Vertical, de 0,5 a 1,5 cun. **Cuidado:** peritônio, durante a gravidez.

Efeitos e indicações mais importantes

- **Regula o *qi*:** sensação de tensão e repleção no hipogástrio, doenças de *shan*.
- **Beneficia os rins e a micção, fortalece o *yang* e a essência *jing*:** disúria, distúrbios da micção, retenção de urina, distúrbios da ejaculação, distúrbios da menstruação, ansiedade, palpitações causadas por medo e susto com distúrbios do sono.

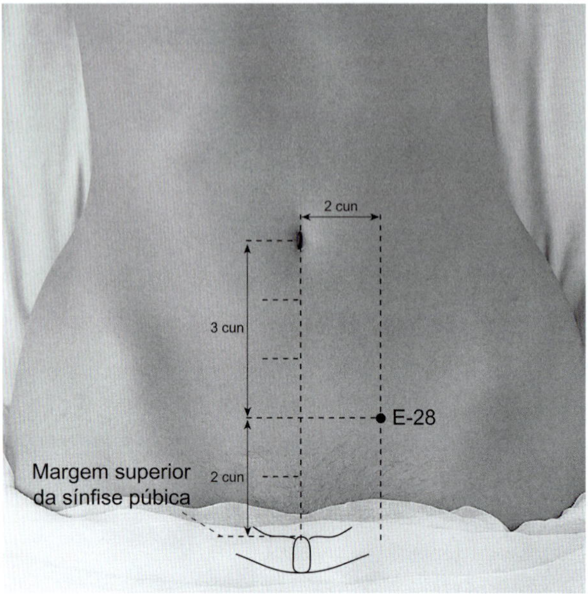

Figura 5.62

Localização 3 cun caudais ao umbigo ou 2 cun craniais à margem superior da sínfise púbica e 2 cun laterais à linha mediana anterior.

Como encontrar A distância entre o meio do umbigo e a margem superior da sínfise púbica é dividida em 5 cun do corpo (Atenção: medida proporcional ▶ 1.2). Medir a partir do meio da margem superior da sínfise púbica 2 cun em sentido cranial ou, a partir do umbigo, 3 cun em sentido caudal; então, a 2 cun laterais está situado E-28.

Referência Na mesma altura estão situados **VC-4**, **R-13**, **Ex-CA** *yijing*, **Ex-CA** *qimen*, **Ex-CA** *tituo* (linha mediana, 0,5, 1, 3 e 4 cun laterais à linha mediana).

Punção Vertical, de 0,5 a 1,5 cun. **Cuidado:** peritônio, durante a gravidez e bexiga cheia (pedir ao paciente para esvaziar a bexiga antes da punção).

Efeitos e indicações mais importantes

- **Filtra a umidade e o calor, beneficia o Triplo Aquecedor inferior e desloca o** ***qi***: sensações de tensão e dor na região inferior do abdome, inflamações no trato urogenital, distúrbios da menstruação como dismenorreia (com projeção nas regiões lombar e da coxa), infertilidade, retenção de placenta, massas uterinas, doenças de *shan*, dores lombares, nos ombros e nas costas).

Particularidade Ponto local importante para o trato urogenital.

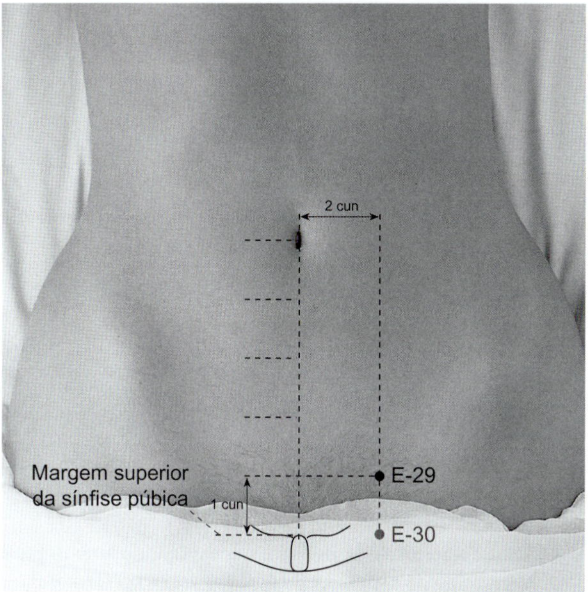

Figura 5.63

Localização 1 cun cranial à margem superior da sínfise púbica ou 4 cun caudais ao umbigo e 2 cun laterais à linha mediana anterior.

Como encontrar A distância entre o meio do umbigo e a margem superior da sínfise púbica é dividida em 5 cun do corpo (Atenção: medida proporcional ▶ 1.2). A partir do meio da margem superior da sínfise púbica, medir 1 cun em sentido cranial e, então, a 2 cun laterais está situado **E-29**.

Referência Na mesma altura estão situados **VC-3**, **R-12** e **Ex-CA 1** *zigong* (linha mediana, 0,5, 3 cun laterais à linha mediana).

Punção Vertical, de 0,5 a 1,5 cun. **Cuidado:** peritônio, durante a gravidez e bexiga cheia (pedir ao paciente para esvaziar a bexiga antes da punção). A moxabustão, principalmente com punção, é recomendada.

Efeitos e indicações mais importantes

- **Aquece o Triplo Aquecedor inferior, regula a menstruação, beneficia a região genital:** dores na região inferior do abdome, distúrbios menstruais (p. ex., amenorreia), massas uterinas (p. ex., mioma), prolapso uterino, infertilidade, secreção vaginal, doenças de *shan*, posição elevada do testículo, impotência, dores no pênis, nictúria.

Particularidade É um importante ponto local para o trato urogenital.

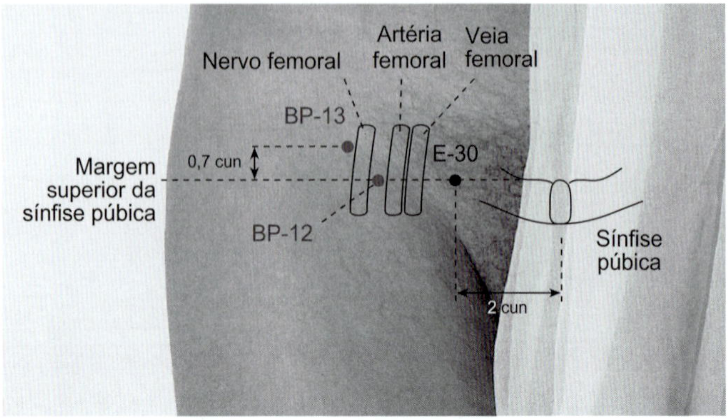

Figura 5.64

Localização 2 cun laterais à margem superior da sínfise púbica e mediais à artéria e veia femoral, cerca de 1 cun acima da região inguinal.

Como encontrar Orientação a partir do meio da margem superior da sínfise púbica (posição de **VC-2**), e então localizar **E-30** a 2 cun em sentido lateral. Ele se projeta cerca de 1 cun cranial à prega inguinal e medial à artéria e veia femoral.

Referência Na mesma altura estão situados **VC-2**, **R-11** e **BP-12** (linha mediana, 0,5 cun lateral à linha mediana e 3,5 cun laterais à linha mediana). **F-12** está situado a 1 cun caudal e 0,5 cun lateral a **E-30** na região inguinal.

Punção Vertical, de 0,5 a 1 cun, ou levemente oblíqua, até 1,5 cun em direção à genitália externa, nos casos de doenças do trato urogenital. **Cuidado:** artéria femoral, bexiga (punção não muito profunda em direção cranial e, antes da punção, pedir ao paciente para esvaziar a bexiga), canal espermático nos homens (punção não muito profunda em direção caudal), durante a gravidez.

Efeitos e indicações mais importantes

- **Regula o *qi* do Triplo Aquecedor inferior:** problemas no hipogástrio, distúrbios da micção, distúrbios funcionais sexuais, hérnias (inguinais), doenças da região genital externa.
- **Regula o *chong mai*:** distúrbios ginecológicos, *ben tun qi* (*qi* do leitão correndo).
- **Fortalece o Mar do Alimento ("o *qi* adquirido"):** convalescença, distúrbios do apetite.

Particularidades Ponto Mar do Alimento. Ponto de cruzamento com o *chong mai*, segundo alguns autores, também com o canal de energia da Vesícula Biliar. Utilizado amplamente em doenças da região do Triplo Aquecedor inferior.

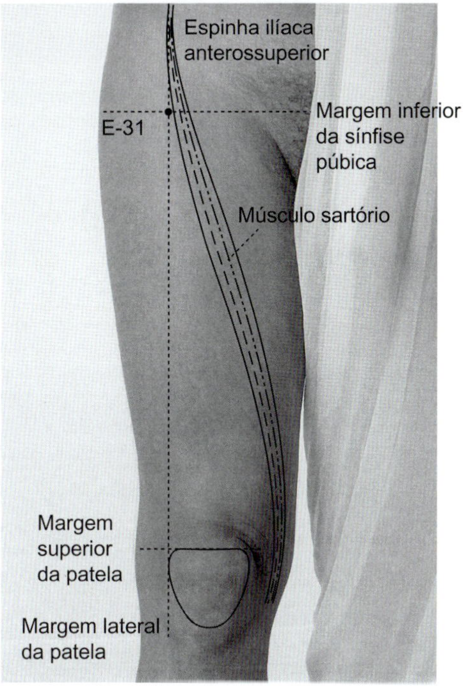

Figura 5.65

Localização Na altura da margem inferior da sínfise púbica, caudal à espinha ilíaca anterossuperior (EIAS) e lateral ao músculo sartório, durante a flexão do quadril.

Como encontrar O músculo sartório origina-se na espinha ilíaca anterossuperior (EIAS) e segue transversalmente sobre a coxa em sentido medial. Na região inguinal e da parte proximal da coxa, ele pode ser mais facilmente palpado com a rotação lateral do membro inferior, com o joelho e o quadril levemente flexionados. **E-31** está situado na margem lateral do músculo, no ponto de cruzamento entre a linha de ligação da espinha ilíaca anterossuperior à margem superolateral da patela e uma linha horizontal ao longo da margem inferior da sínfise púbica.

Punção Vertical, de 1 a 1,5 cun.

Efeitos e indicações mais importantes

- **Torna permeável o canal de energia, alivia a dor, elimina o vento e a umidade:** dores, restrições de movimento, parestesias, paresias do membro inferior; problemas nas articulações do quadril e do joelho; atrofia e contratura musculares.

Particularidades Emprego especial no tratamento da síndrome fria e úmida *bi*, dos problemas no joelho ou na região lombar da coluna vertebral; de parestesias e dores no quadril e no membro inferior, com irradiação ao longo do canal de energia, muitas vezes na combinação "grande picada" (▶ 4.3.7) com **E-36** e **E-41**.

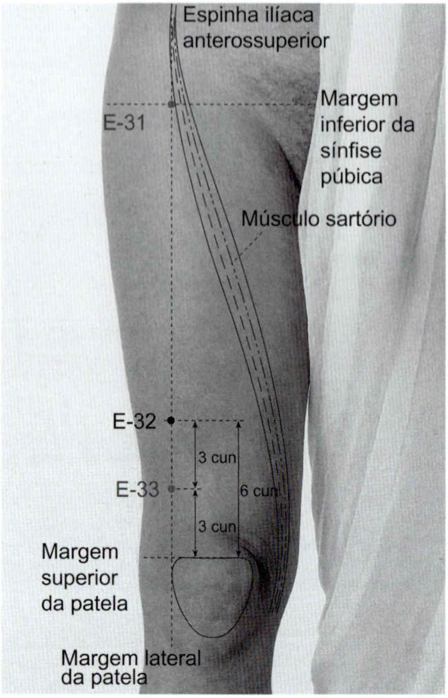

Figura 5.66

Localização Na coxa, 6 cun proximais da margem superolateral da patela, na linha de ligação entre a margem superior da patela e a espinha ilíaca anterossuperior.

Como encontrar Dividir em três partes o comprimento da coxa, da espinha ilíaca anterossuperior à margem superolateral da patela. O ponto está situado na transição do terço inferior da coxa para o médio, em uma depressão do músculo quadríceps.

Punção Vertical, de 0,5 a 2 cun.

Efeitos e indicações mais importantes

- **Torna permeável o canal de energia, alivia a dor, elimina o vento, a umidade:** dores, restrições de movimento, parestesias e paresias do membro inferior, problemas nas articulações do quadril e do joelho, atrofia e contratura musculares, doenças de *shan*.

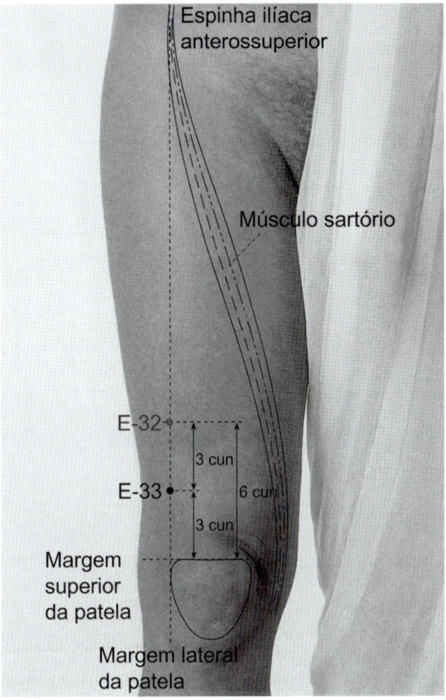

Figura 5.67

Localização 3 cun proximais da margem superolateral da patela, na linha de ligação com a espinha ilíaca anterossuperior.

Como encontrar A partir da margem superolateral da patela, medir 3 cun em sentido proximal, na linha de ligação com a espinha ilíaca anterossuperior. O ponto está situado em um sulco, na transição do músculo reto femoral ao músculo vasto lateral.

Punção Vertical, de 0,5 a 1,5 cun.

Efeitos e indicações mais importantes

- **Torna permeável o canal de energia, alivia a dor, elimina o vento, a umidade:** dores, restrições de movimento, parestesias e paresias do membro inferior, problemas na articulação do joelho, atrofia e contratura musculares, doenças de *shan*.

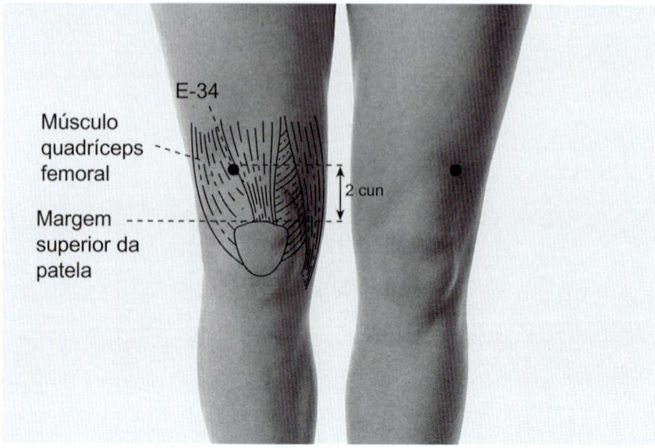

Figura 5.68

Localização 2 cun proximais à margem superolateral da patela sobre a linha de ligação em direção à espinha ilíaca anterossuperior, em uma depressão do músculo vasto lateral.

Como encontrar A partir da margem superolateral da patela, medir 2 cun em sentido proximal, na linha de ligação com a espinha ilíaca anterossuperior (EIAS ▶ 3.5). **E-34** está situado em uma depressão palpável no músculo vasto lateral do quadríceps femoral. O ponto se projeta sobre a linha de ligação entre a margem superolateral da patela e a espinha ilíaca anterossuperior (EIAS ▶ 3.5).

Referência Na mesma altura estão situados os pontos de **Ex-LE-1** (respectivamente 1,5 cun lateral e medial de **E-34**). Em posição comparável ao lado medial do membro inferior, está situado **BP-10** (2 cun proximais à margem superomedial da patela, em uma depressão do músculo vasto medial).

Punção Vertical ou oblíqua, de 1 a 1,5 cun. A técnica de punção muito sedativa tem rápido efeito relaxante nas peristalses gástrica e intestinal.

Efeitos e indicações mais importantes

- **Regula o *qi* do estômago, alivia estados agudos:** doenças agudas e dolorosas do estômago.
- **Torna permeável o canal de energia, alivia dores:** distúrbios funcionais dolorosos na região da articulação do joelho, mastite.

Particularidades Ponto *xi*. Importante ponto local/regional no caso de problemas no joelho, muitas vezes usado em combinação com os dois "olhos do joelho" **Ex-LE-5** (*xiyan*), como também **BP-10, BP-9, VB-34.**

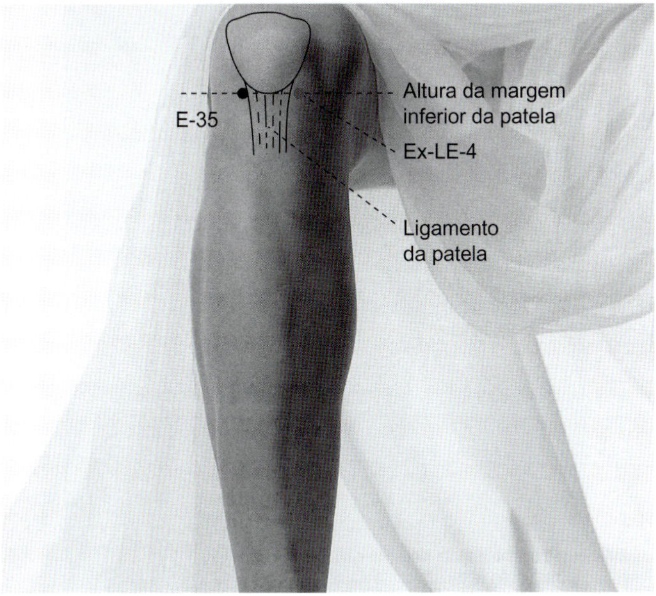

Figura 5.69

Localização Com o joelho flexionado, diretamente abaixo e lateralmente à patela, em uma depressão lateral do ligamento da patela.

Como encontrar Melhores localização e punção com leve flexão do joelho (colocando um rolo de espuma sob o joelho). Localizar **E-35** na altura da margem inferolateral da patela, na depressão lateral do ligamento da patela. Ele se projeta na altura do espaço na articulação do joelho e corresponde aproximadamente ao local de acesso artroscópico da articulação.

Referência E-35 também é chamado de "olho lateral/externo do joelho" e é parte do ponto extra **Ex-LE-5** (*xiyan*).

Punção Levemente oblíqua em direção medial, de 0,5 a 1 cun, ao "olho do joelho" do lado medial **Ex-LE-4** (*neixiyan*). **Cuidado:** articulação do joelho.

Efeitos e indicação mais importante

- **Expulsa o vento e a umidade, torna permeável o canal de energia, alivia inchaço e dor:** quaisquer problemas na região do joelho.

Particularidade Importante ponto local para o tratamento de todos os problemas do joelho, frequentemente em combinação com **Ex-LE-4** (*neixiyan*), **E-34**, **BP-10**, **BP-9**, **VB-34**.

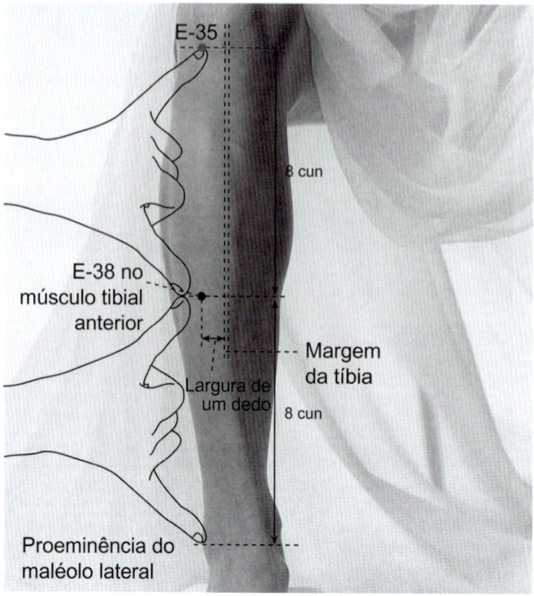

Figura 5.72

Localização No meio da linha de ligação de **E-35** a **E-41** e lateralmente a largura de um dedo à margem anterior da tíbia, no músculo tibial anterior.

Como encontrar Técnica de localização com a ajuda das mãos (▶ 1.3.3): a partir do ponto médio da distância entre **E-35** ("olho lateral do joelho") e **E-41** (depressão da tíbia), medir lateralmente a largura de um dedo (medir a largura de um dedo médio na margem da tíbia). **E-38** está situado nesse local, em uma depressão facilmente palpada (escolher o local mais doloroso à pressão).

Ou: medir, a partir de **E-35**, 8 cun (largura de duas mãos e três dedos posicionados transversalmente) distais e a largura de um dedo lateralmente.

Referência Na mesma altura estão situados **E-40** (porém, a largura de um dedo mais lateralmente) e **B-57** (lado dorsal da perna, no meio da linha de ligação **B-40** a **B-60**).

Punção Vertical ou oblíqua, de 1 a 1,5 cun.

Efeitos e indicações mais importantes

- **Elimina o vento e a umidade, torna permeável o canal de energia, alivia dores, beneficia os ombros:** ponto distante, sobretudo no caso de dores agudas e distúrbios de abdução na articulação do ombro, locais e no trajeto do canal de energia na região do membro inferior.

Particularidades Ponto distante muito eficaz no tratamento de problemas no ombro, frequentemente no caso de restrição de movimento com a técnica de estimulação de ponto distante.

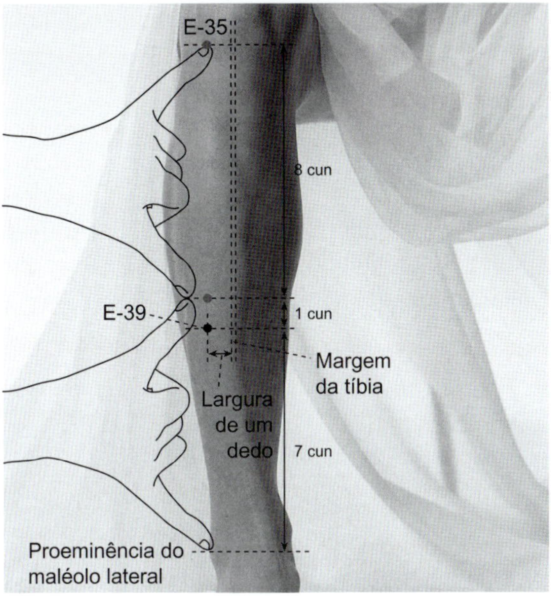

Figura 5.73

Localização 1 cun distal de **E-38** (meio da linha de ligação **E-35** a **E-41**) e a largura de um dedo lateralmente à margem anterior da tíbia, no músculo tibial anterior.

Como encontrar Técnica de localização com a ajuda das mãos (▶ 1.3.3): a partir do ponto médio da distância entre **E-35** ("olho lateral do joelho") e **E-41** (depressão da tíbia), medir 1 cun distal e a largura de um dedo lateralmente (medir a largura de um dedo médio na margem da tíbia). **E-39** está situado nesse local, em uma depressão facilmente palpada (escolher o lugar mais doloroso à pressão).

Referência Na mesma altura, também a 7 cun proximais da proeminência do maléolo lateral, estão situados **VB-35**, **VB-36** e **B-58** (na margem posterior da fíbula, na margem anterior da fíbula, na margem lateral do músculo gastrocnêmio).

Punção Vertical ou oblíqua, de 1 a 1,5 cun.

Efeitos e indicações mais importantes

- **Move o *qi* do intestino delgado, harmoniza os intestinos, filtra a umidade e o calor:** problemas no abdome, como gastrenterite aguda, diarreia, meteorismo, dores no hipogástrio (até na região dos testículos).
- **Torna permeável o canal de energia, alivia dores:** problemas no membro inferior e no trajeto do canal de energia.

Particularidades Ponto Mar Inferior *xiahe* do intestino delgado, ponto Mar do Sangue.

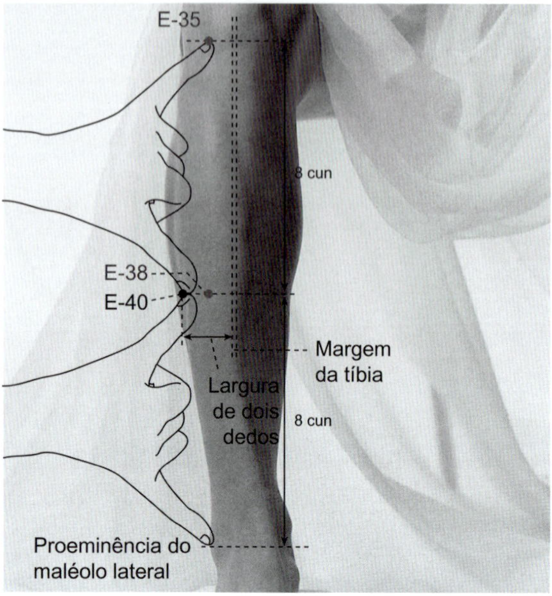

Figura 5.74

Localização No meio da linha de ligação de **E-35** a **E-41** e, lateralmente à margem anterior da tíbia, a largura de dois dedos ou, lateralmente a partir de **E-38**, entre os músculos extensor longo dos dedos do pé e o músculo fibular curto, a largura de um dedo.

Como encontrar Técnica de localização com a ajuda das mãos (▶ 1.3.3): a partir do ponto médio da distância entre **E-35** ("olho lateral do joelho") e **E-41** (depressão da tíbia), medir lateralmente a largura de dois dedos (largura de dois dedos médios na margem da tíbia) e localizar **E-40**, em uma depressão facilmente palpada (escolher o local mais doloroso à pressão).

Referência Também a 8 cun proximais da proeminência do maléolo lateral, estão situados **E-38** (largura de um dedo lateral à tíbia) e **B-57** (dorsal, no meio, entre **B-40** e **B-60**).

Punção Vertical ou oblíqua, de 1 a 1,5 cun.

Efeitos e indicações mais importantes

- **Transforma a umidade e o muco, filtra o muco do pulmão e do coração, alivia a tosse, tranquiliza o *shen*:** "distúrbios do muco" como:
  - muco visível, por exemplo, nas doenças das vias respiratórias, diarreia;
  - muco não visível, por exemplo, nódulos subcutâneos, bócio, mioma; dores imprecisas e/ou sensações de dormência ao longo dos canais de energia; indisposição, vertigem, condições maníacas, epilepsia, acidente vascular cerebral nas doenças causadas por "vento e muco".

Particularidades Ponto *luo*. Principal ponto para "distúrbios do muco".

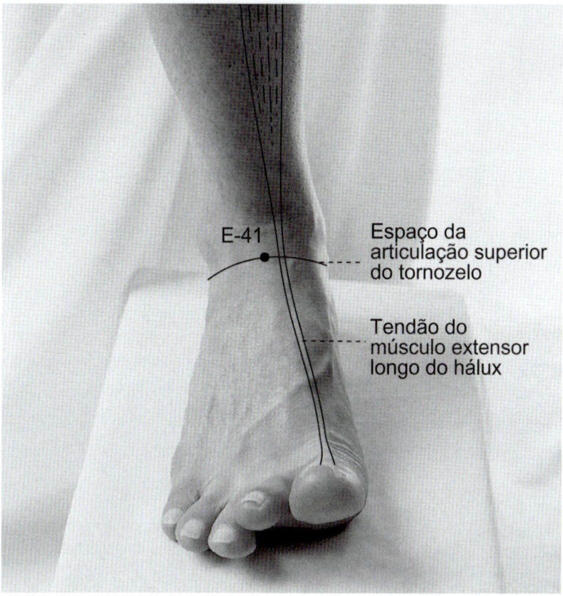

Figura 5.75

Localização Na região da articulação do tornozelo, na depressão entre os tendões do músculo extensor longo dos dedos do pé e do músculo extensor longo do hálux.

Como encontrar Pedir ao paciente para levantar o hálux, a fim de tornar mais evidente o tendão do músculo extensor longo do hálux. O ponto se encontra lateral ao tendão em uma depressão bem palpável, na altura da proeminência do maléolo lateral (▶ 2.6.2) e acima do espaço na articulação superior do tornozelo.

Referência Na mesma altura está situado **F-4** (medial ao tendão, no meio entre **BP-5** e **E-41**).

Punção Vertical, de 0,5 a 1 cun, ou oblíqua, abaixo do tendão, ligando-se à parte medial em direção a **BP-5** e à parte lateral em direção a **VB-40**. **Cuidado:** artéria, veia e nervo tibiais mais profundamente.

Efeitos e indicações mais importantes

- **Filtra o calor do estômago e do canal de energia do Estômago:** problemas na região ocular, na face e na região frontal da cabeça (inchaços, dores, rubores, inflamações etc.), problemas gastrintestinais (causados por calor no estômago).
- **Tranquiliza o *shen*:** estados de inquietação e confusão mental (condições maníacas, agitação, hipertensão).
- **Torna permeável o canal de energia, alivia dor:** problemas na região da articulação do tornozelo, da perna e do joelho, em doenças de atrofia no princípio de cadeia com **E-31** (*biguan*) e **E-36** (*zusanli*).

Particularidades Ponto Rio *jing*, ponto Fogo, ponto de tonificação. Importante ponto local para o tratamento de problemas na articulação do tornozelo. Importante ponto distante no caso de dores na região frontal da cabeça, causadas por calor ou fogo no estômago.

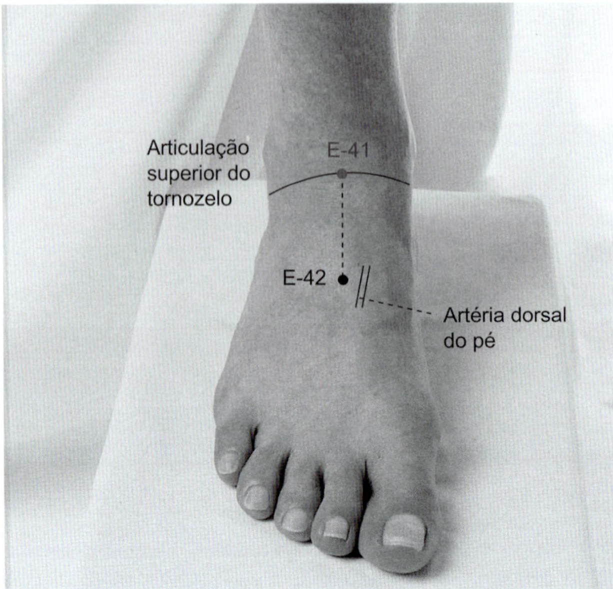

Figura 5.76

Localização Ponto mais alto do dorso do pé entre os tendões do músculo extensor longo do hálux e do músculo extensor longo dos dedos do pé, diretamente lateral ao lugar onde se palpa a artéria dorsal do pé. Referências ósseas: em direção proximal, os 2º e 3º metatarsais e, distalmente, os 2º e 3º cuneiformes. **Posição alternativa:** às vezes, o ponto pode ser palpável também lateralmente à porção medial do tendão do músculo extensor longo dos dedos do pé (em direção ao segundo dedo do pé).

Como encontrar Com o dedo palpante, deslizar de **E-43** (na depressão entre as bases dos 2º e 3º metatarsais) para a parte proximal em direção a **E-41** (na depressão da tíbia). Localizar **E-42** no ponto mais alto do dorso do pé, na depressão lateral ao ponto onde se sente o pulso. Geralmente ele está situado lateralmente ao tendão do músculo extensor longo do hálux, que se apresenta nitidamente quando o hálux é flexionado.

Punção Vertical, de 0,2 a 0,5 cun. **Cuidado:** artéria dorsal do pé.

Efeitos e indicações mais importantes

- **Filtra o calor do canal de energia do Estômago, regula o estômago:** problemas na região da cabeça e do estômago ao longo do canal de energia, por exemplo paresia facial, dores de dente, edema e dor facial, problemas epigástricos.
- **Tranquiliza o *shen*:** condições maníacas.
- **Torna permeável o canal de energia, alivia a dor:** problemas na perna e na parte posterior do pé (p. ex., inchaços, dor).

Particularidades Ponto *yuan*, ponto de Saída.

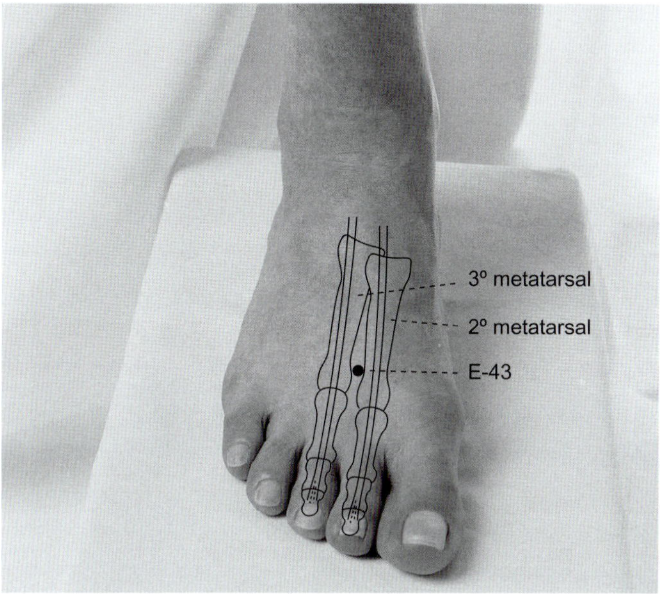

Figura 5.77

Localização No dorso do pé, na depressão entre os 2° e 3° metatarsais, na área de transição entre o corpo e a cabeça desses dois ossos metatarsais.

Como encontrar Deslizar com o dedo palpante no sulco entre os 2° e 3° metatarsais, da parte distal (dedos do pé) para a proximal (articulação do pé), até que o dedo encontre, distalmente à articulação metatarsofalângica, em uma depressão. Nesse ponto localizar **E-43**, que está situado mais ou menos na altura da transição do corpo para a cabeça dos dois metatarsais.

Punção Vertical ou oblíqua, de 0,5 a 1 cun.

Efeitos e indicações mais importantes

- **Regula o baço, o estômago e o intestino, elimina edema:** distúrbios gastrintestinais com meteorismo e borborigmo, soluço, edema e inchaço edematoso sobretudo nas regiões facial e ocular, síndrome *bi* de vento, calor e umidade com vermelhidão, inchaço e dores nas articulações em geral e, sobretudo, nas regiões dos dedos e do dorso do pé.

Particularidades Ponto Corrente *shu*, ponto Madeira. Geralmente empregado no tratamento de doenças "inflamatórias" das articulações (síndromes *bi*).

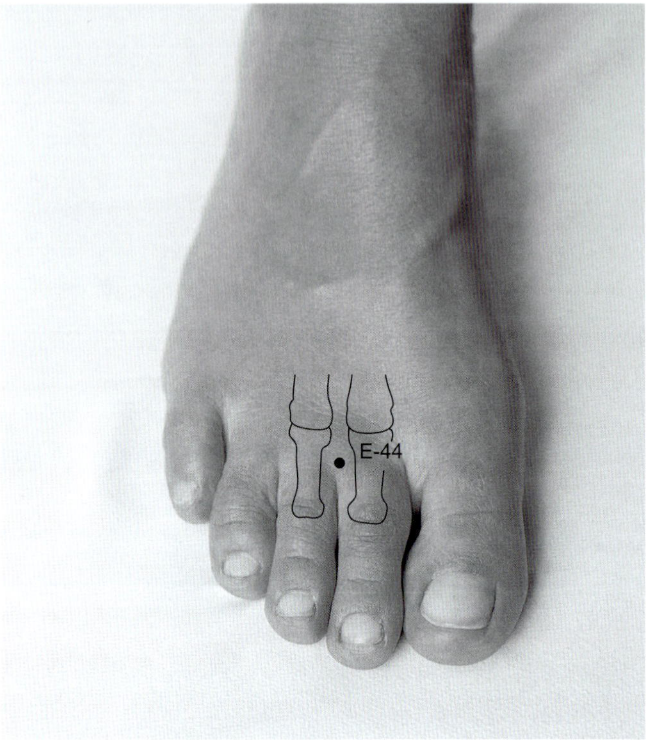

Figura 5.78

Localização Entre o segundo e o terceiro dedo do pé, proximalmente à prega interdigital.

Como encontrar Procurar a prega interdigital entre o segundo e o terceiro dedo do pé e, em seguida, localizar **E-44**, que se encontra mais ou menos proximal à extremidade da prega.

Punção Vertical ou oblíqua, de 0,5 a 1 cun, em direção proximal.

Efeitos e indicações mais importantes

- **Filtra o calor do estômago e do canal de energia do Estômago, torna permeável o canal de energia, alivia a dor:** dor e inflamação na região facial, como dores nos dentes, sinusite maxilar, hemorragia nasal, neuralgia do trigêmeo, dores na garganta.
- **Regula o intestino, elimina a umidade e o calor:** problemas abdominais, como dores na barriga, diarreia, borborigmo.
- **Tranquiliza o *shen*:** estados de inquietação, irritabilidade.

Particularidades Ponto Fonte *ying*, ponto Água. Ponto Estrela do Céu segundo Ma Dan Yang. Ponto principal para eliminação de calor da região da face e da cabeça.

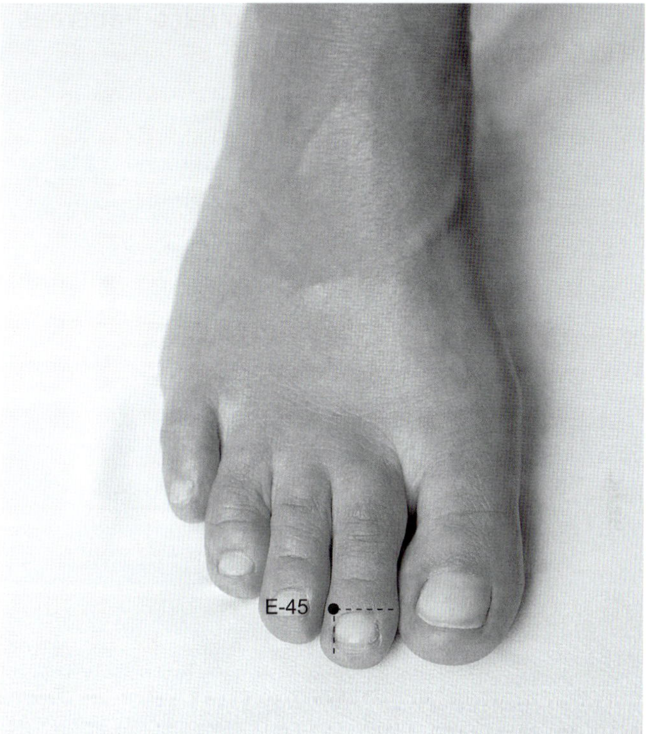

Figura 5.79

Localização 0,1 cun proximal e lateral ao ângulo lateral do sulco ungueal do segundo dedo do pé.

Como encontrar O ponto está situado no ponto de interseção de duas tangentes, que limitam proximal e lateralmente a unha do segundo dedo do pé, distando mais ou menos 0,1 cun da margem livre da unha.

Punção Vertical ou oblíqua em direção proximal, 0,1 cun. Não puncionar no vale da unha. **Cuidado:** dolorosa. É possível realizar microvenipunção (▶ 7.6.1). A moxabustão é recomendada de acordo com a técnica do "pequeno fogo que atrai o grande fogo" em casos significativos de insônia provocada por fogo ou muco-calor.

Efeitos e indicações mais importantes

- **Filtra o calor do canal de energia do Estômago, torna permeável o canal de energia:** dores e inflamações na região facial, como dores no dente, sinusite maxilar, hemorragia nasal, neuralgia do trigêmeo, dores na garganta, infecções febris.
- **Libera os sentidos, tranquiliza o *shen*:** condições maníacas, distúrbios do sono e pesadelos, estado de não consciência, acanhamento.

Particularidades Ponto Poço *jing*, ponto Metal, ponto de sedação. Importante ponto distante em todos os "estados de calor" na região da cabeça.

5.4 Canal de energia principal do Baço-Pâncreas (*taiyin* do pé)

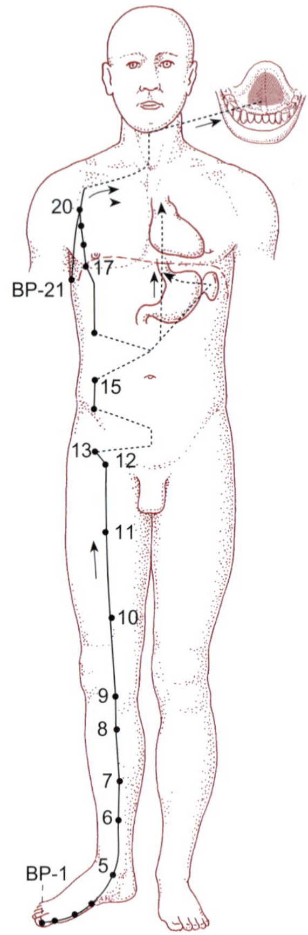

Circulação	primeira circulação
Tempo máximo	9-11 h
Ligação com órgãos ou vísceras (*zang/fu*)	**baço, estômago,** coração
Acoplamento interno-externo (*yin/yang*)	canal de energia do BP (*yin*) com o canal de energia do E (*yang*)
Ligação em cima-embaixo (*yin/yin*)	canal de energia do BP (*yin*) com o canal de energia do P (*yin*) como eixo *taiyin*

Figura 5.80

Trajeto

O canal de energia do Baço-Pâncreas inicia-se **superficialmente** (externo) no ângulo medial do sulco ungueal do hálux, seguindo ao longo da margem medial do pé. Em seguida, ele segue anteriormente ao maléolo medial, ao longo da margem posterior da tíbia em sentido proximal, passa pela região anteromedial do joelho e da coxa e entra na região do abdome. Desse ponto ele segue lateralmente à linha mediana até o 2° espaço intercostal, depois faz um arco em direção caudal para enfim terminar a 6 cun distais da axila, sobre a linha axilar média em **BP-21**. O trajeto **interno** ramifica-se pouco depois da entrada na região do abdome, segue para o correspondente órgão (*zang*), o baço, e se liga à víscera (*fu*) acoplada, o estômago. A partir daí, o canal de energia passa pelo diafragma, segue ao longo do esôfago, alcança a raiz da língua e se dispersa sobre a sua superfície inferior. Um outro ramo **medial** a partir do estômago atravessa o diafragma e segue para o coração, onde se liga com o canal de energia do Coração.

Pontos específicos segundo sua função

- **Ponto *yuan*** (▶ 4.1.1): **BP-3** (*taibai*).
- **Ponto *luo*/ponto *luo* principal do baço** (▶ 4.1.2): **BP-4** (*gongsun*) e **BP-21** (*dabao*).
- **Ponto *xi*** (▶ 4.1.3): **BP-8** (*diji*).
- **Ponto *shu* das costas** (▶ 4.1.4): **B-20** (*pishu*).
- **Ponto *mu*** (▶ 4.1.5): **F-13** (*zhangmen*).
- **Cinco pontos *shu* de transporte** (▶ 4.1.6):
  - Ponto Poço *jing* (madeira): **BP-1** (*yinbai*).
  - Ponto Fonte *ying* (fogo), ponto de tonificação: **BP-2** (*dadu*).
  - Ponto Corrente *shu* (terra), ponto *ben* (ponto da Fase de Mudança ou ponto Raiz): **BP-3** (*taibai*).
  - Ponto Rio *jing* (metal), ponto de sedação: **BP-5** (*shangqiu*).
  - Ponto Mar *he* (água): **BP-9** (*yinlingquan*).

Dicas gerais para encontrar os pontos

- **BP-13** a **BP-16** estão situados respectivamente a 4 cun laterais da linha mediana (= linha mamilar):
  - **BP-13**: 0,7 cun cranial a **BP-12**.
  - **BP-14**: 1,3 cun caudal ao umbigo.
  - **BP-15**: na altura do umbigo.
  - **BP-16**: 3 cun craniais ao umbigo.
- **BP-17** a **BP-20** estão situados respectivamente a 6 cun laterais da linha mediana e distribuem-se respectivamente nos 5° a 2° espaços intercostais.

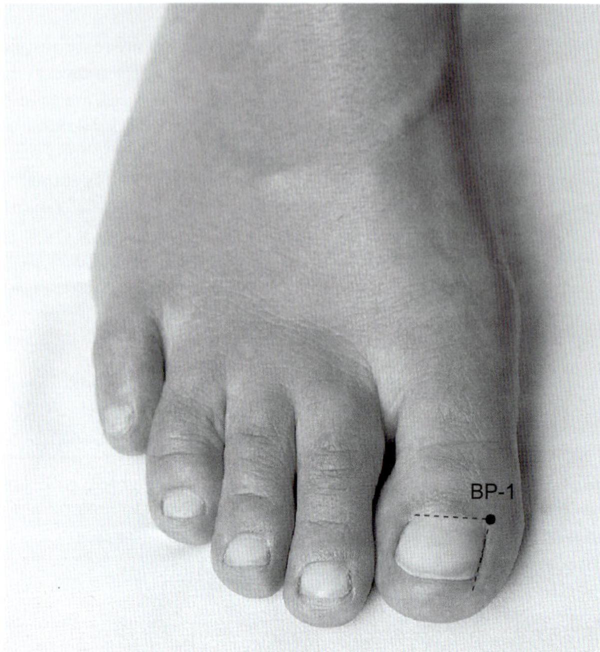

Figura 5.81

Localização 0,1 cun proximal e medial ao ângulo medial do sulco ungueal do hálux.

Como encontrar O ponto está situado na interseção de duas tangentes que limitam a unha em seus lados proximal e medial, a uma distância de aproximadamente 0,1 cun da margem livre da unha.

Punção Vertical, de 0,1 cun, ou oblíqua em direção proximal. Não puncionar no vale da unha. **Cuidado:** dolorosa. É possível realizar microvenipunção (▶ 7.6.1) e moxabustão.

Efeitos e indicações mais importantes

- **Cessa sangramentos:** sangramentos (nas fragilidades do baço "manter o sangue nos vasos" frequentemente com moxabustão ou durante o aquecimento no sangue com microvenipunção ou moxabustão), por exemplo, em metrorragia, sangramentos uterinos, hemorragias nasais, hematúria, sangramentos no trato gastrintestinal (vômitos com sangue, sangue nas fezes).
- **Regula o baço:** diarreia, gastrenterite aguda, meteorismo agudo.
- **Abre o tórax:** sensação de pressão e aperto no tórax.
- **Tranquiliza o coração e o *shen*, libera os sentidos:** distúrbios de sono com muitos sonhos (infantil), epilepsia, distúrbios psíquicos com estados de inquietação, condições maníacas, estado de não consciência.

Particularidades Ponto Poço *jing* (▶ 4.1.6), ponto Madeira, ponto do Espírito segundo Sun Si Miao, ponto de Entrada. Importante ponto distante para a região inferior do abdome.

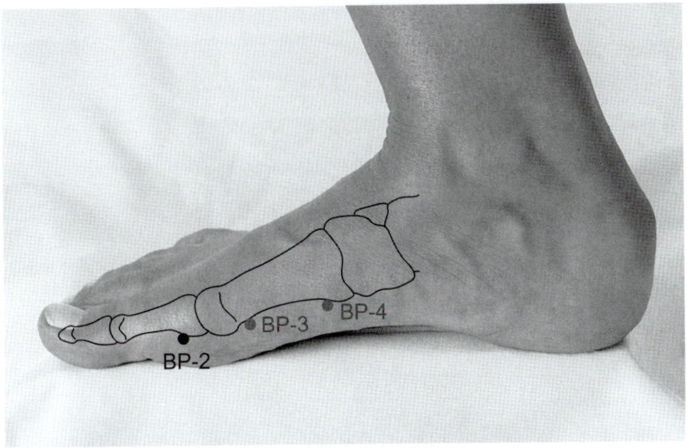

Figura 5.82

Localização Na margem medial do hálux, na transição do corpo para a base da falange proximal e distalmente à 1ª articulação metatarsofalângica.

Como encontrar Palpar a margem medial do hálux, em sentido distal-proximal; em direção à articulação proximal, até a transição do corpo para a base da falange proximal ser palpável. **BP-2** está situado distalmente à base, que pode ser palpada como um nítido degrau, um pouco abaixo da curvatura mais lateral do osso, na transição entre as superfícies vermelha e branca da pele (planta/dorso do pé).

Referência Em posição comparável, na margem lateral do pé, está situado **B-66**. Em posição comparável, na parte lateral da mão, estão situados **ID-2**, na margem ulnar, e **IG-2**, na margem radial.

Punção Vertical, de 0,2 a 0,5 cun, um pouco abaixo da margem do osso. **Cuidado:** dolorosa.

Efeitos e indicações mais importantes

- **Regula o baço, harmoniza o Triplo Aquecedor médio, filtra o calor, elimina a umidade e a umidade quente:** problemas do trato gastrintestinal, como gastrenterite aguda e crônica, gastrite, obstipação, dores na barriga, sensação de tensão no abdome, náusea, edema, infecções febris sem sudorese.
- Como ponto local na região do hálux.

Particularidades Ponto Fonte *ying*, ponto Fogo, ponto de tonificação.

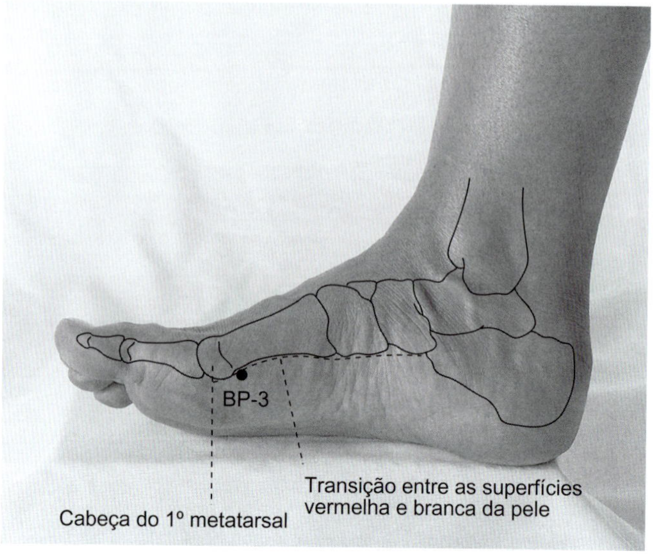

Figura 5.83

Localização Na margem medial do pé, na depressão proximal à cabeça do 1º metatarsal, na transição entre as superfícies vermelha e branca da pele da planta/dorso do pé.

Como encontrar Na palpação da margem medial do pé, ao longo da transição entre as superfícies vermelha e branca da pele (planta/dorso do pé), em sentido distal (dedos do pé), encontra-se, proximalmente à articulação proeminente do hálux, uma depressão na transição da cabeça para o corpo do 1º metatarsal. Nesse local se encontra **BP-3**. O ponto está situado um pouco abaixo da curvatura mais externa do osso.

Referência Em posição comparável, na margem lateral do pé, está situado **B-65** (proximal à cabeça do 5º metatarsal) e, na parte lateral da mão, estão situados **ID-3** na margem ulnar e **IG-3** na margem radial.

Punção Vertical, de 0,5 a 1 cun. **Cuidado:** dolorosa.

Efeitos e indicações mais importantes

- **Fortalece o baço e o estômago, regula o *qi*:** distúrbios do trato gastrintestinal, por exemplo, diarreia, obstipação, meteorismo, vômitos.
- **Remove a umidade e a umidade quente:** doenças com acúmulo de umidade com sensação de peso do corpo, dores em ossos e articulações.
- ***Qi* local em movimento:** problemas na região do hálux e da cabeça do 1º metatarsal.

Particularidades Ponto *yuan*, ponto Corrente *shu*, ponto Terra, ponto *ben* (ponto da Fase de Mudança ou ponto Raiz). Importante ponto para o fortalecimento do baço.

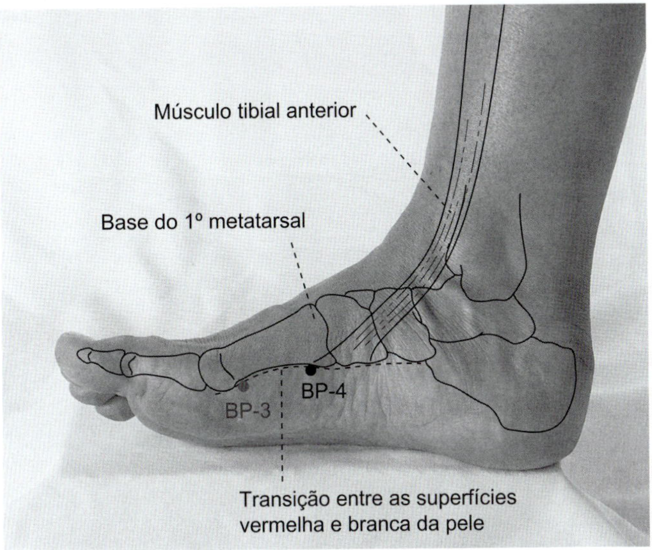

Figura 5.84

Localização Na depressão distal à base do 1° metatarsal, na transição entre as superfícies vermelha e branca da pele da planta/dorso do pé.

Como encontrar Na palpação da margem medial do metatarso, na transição entre as superfícies vermelha e branca da pele da planta/dorso do pé, em sentido distal (articulação do hálux) para proximal (direção da articulação do pé), a base do 1° metatarsal (▶ 2.6.2, sua extremidade proximal) forma a primeira saliência óssea marcante. Localizar, distalmente a essa saliência, **BP-4** na depressão junto à transição do corpo para a base do 1° metatarsal. O ponto está situado um pouco abaixo da curvatura mais externa do osso.

Referência Um pouco mais distal está situado **BP-3**, na transição entre o corpo e a base do 1° metatarsal. Em posição comparável na margem lateral do metatarso está situado **B-64** (na transição entre o corpo e a cabeça do 5° metatarsal).

Punção Vertical, de 0,5 a 1 cun. **Cuidado:** dolorosa.

Efeitos e indicações mais importantes

- **Fortalece o baço, harmoniza o Triplo Aquecedor médio, regula o *qi*, remove a umidade:** problemas gastrintestinais, como vômitos, borborigmos, diarreia aguda, dores abdominais (principalmente epigástricas e periumbilicais), meteorismo.
- **Como ponto *luo*, tranquiliza o *shen*:** distúrbios psíquicos, como condições maníacas, distúrbios de sono com perturbações.
- **Protege o coração e o tórax, regula o *chong mai*:** dor precordial (trajeto do canal de energia do Baço-Pâncreas/*chong mai*), edemas da face, problemas ginecológicos, como dismenorreia, retenção da placenta, distúrbios dos lóquios.
- **Local:** metatarsalgia.

Particularidades Ponto *luo*, ponto de abertura do *chong mai*.

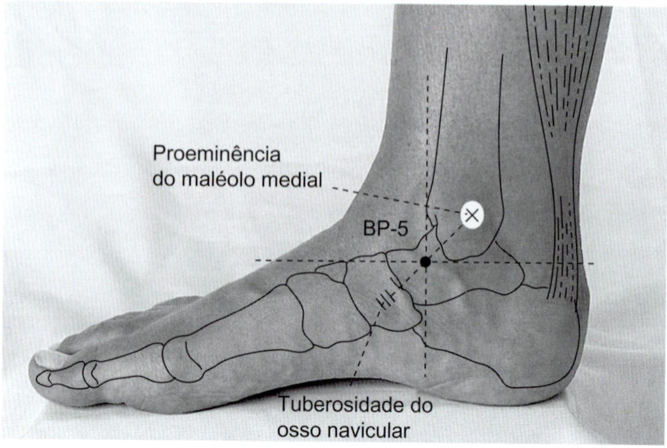

Figura 5.85

Localização Na depressão no ponto de interseção de uma vertical e uma horizontal, respectivamente nas margens anterior e inferior do maléolo medial. Ou: depressão no meio da linha de ligação entre a proeminência do maléolo medial e a tuberosidade do osso navicular.

Como encontrar Localizar **BP-5** na depressão anterior ao maléolo medial e abaixo dele, no ponto de interseção de uma vertical e uma horizontal, respectivamente nas margens anterior e inferior do maléolo medial. O ponto está situado distalmente ao tendão do músculo tibial anterior.

Referência Em posição comparável na face lateral do pé está situado **VB-40** (depressão no ponto de interseção de uma vertical e uma horizontal, respectivamente nas margens anterior e inferior do maléolo lateral).

Punção Vertical, de 0,2 a 0,3 cun.

Efeitos e indicações mais importantes

- **Fortalece o baço, remove a umidade, beneficia os tendões e os ossos:** distúrbios do trato gastrintestinal, síndrome *bi* da umidade com rigidez, inchaços e sensação de peso na musculatura e nas articulações, bem como o desenvolvimento na forma da síndrome *bi* dos ossos com deformações na articulação, doenças da articulação do tornozelo (*qi* local em movimento).
- **Tranquiliza o *shen*:** distúrbios psíquicos, como cisma depressiva, distúrbios de sono com pesadelos, estados de ansiedade.

Particularidades Ponto Rio *jing*, ponto Metal, ponto de sedação. Importante ponto no caso de síndromes *bi* de umidade.

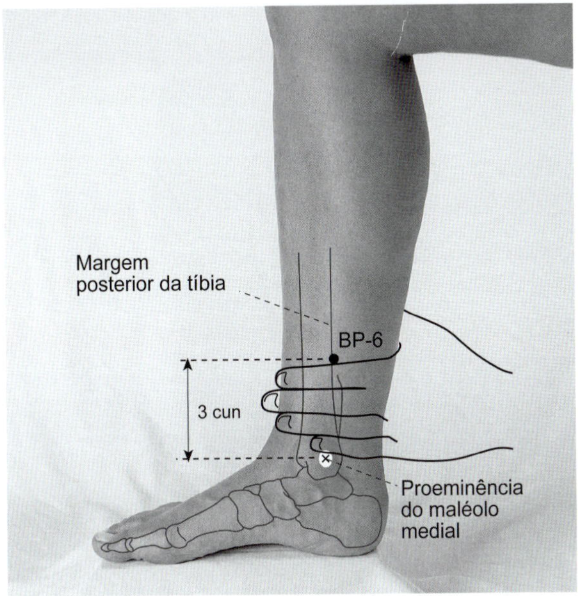

Figura 5.86

Localização 3 cun proximais à proeminência do maléolo medial, dorsalmente à margem medial da tíbia.

Como encontrar Medir, a partir da proeminência do maléolo medial (▶ 2.6.2), 3 cun (largura de uma mão) em sentido proximal e localizar **BP-6** em uma depressão, muitas vezes dolorosa sob pressão, na margem posterior da tíbia. Às vezes, o ponto pode estar situado mais à frente, na região da tíbia, o que pode ser confirmado por constatação de dor sob pressão. Em condições de plenitude, o ponto frequentemente fica inchado.

Referência Em posição comparável, está situado lateralmente **VB-39** (3 cun proximais à proeminência do maléolo lateral na margem anterior da fíbula, ponto de cruzamento dos três canais de energia *yang* do pé).

Punção Vertical ou oblíqua, de 1 a 1,5 cun. **Cuidado:** no caso de gravidez, sobretudo a técnica de punção dispersante é contraindicada; exceção: facilitação do parto.

Efeitos e indicações mais importantes

- **Fortalece o baço e o estômago, transforma a umidade:** problemas gastrintestinais.
- **Nutre o sangue e o *yin*, regula a menstruação, estimula o trabalho de parto:** estados de fraqueza, ponto principal nos distúrbios ginecológicos e obstétricos.
- **Regula a micção, beneficia as genitálias, harmoniza o Triplo Aquecedor inferior:** problemas urológicos e andrológicos, distúrbios sexuais, problemas na região genital.
- **Tranquiliza o *shen*:** distúrbios psíquicos, distúrbios do sono.

Particularidades Ponto de cruzamento com os canais de energia do Fígado e do Rim (ponto *luo* dos grupos dos três canais de energia *yin* do pé). Ponto importante no caso de problemas do Triplo Aquecedor inferior (principalmente em ginecologia, urologia).

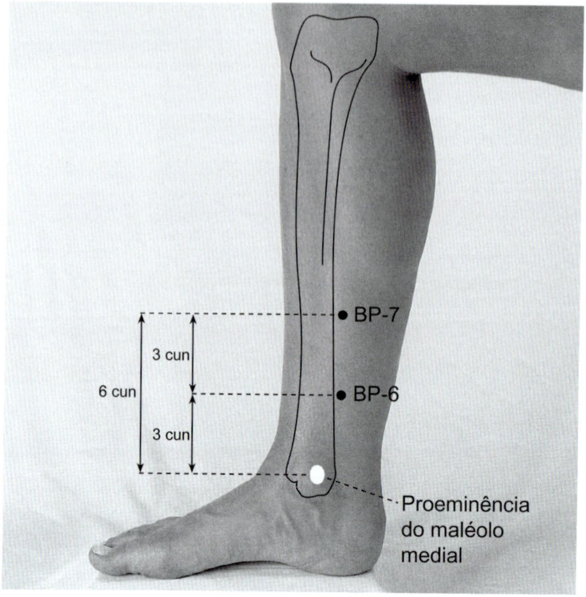

Figura 5.87

Localização 6 cun proximais à proeminência do maléolo medial, dorsalmente à margem medial da tíbia.

Como encontrar A partir da proeminência do maléolo medial, medir 6 cun em sentido proximal e palpar dorsalmente a margem medial da tíbia. **BP-7** está situado diretamente posterior à margem do osso.

Ou: técnica de localização com a ajuda das mãos (▶ 1.3.3): medir, a partir do ponto médio de distância entre **BP-9** (distal ao côndilo da tíbia) e a proeminência do maléolo medial, 1 cun em sentido distal e nesse ponto localizar **BP-7**.

Referência **BP-6** está situado no ponto médio entre a extremidade do maléolo e BP-7, a 3 cun de distância de cada um.

Punção Vertical, de 1 a 1,5 cun. A moxabustão, segundo alguns textos clássicos, é contraindicada.

Efeitos e indicações mais importantes

- **Fortalece o baço, remove a umidade, beneficia a micção:** sensação de plenitude e tensão abdominais, borborigmo, meteorismo, retenção de urina, edemas, atrofia muscular, distúrbios da sensibilidade e sensação de frio no membro inferior.

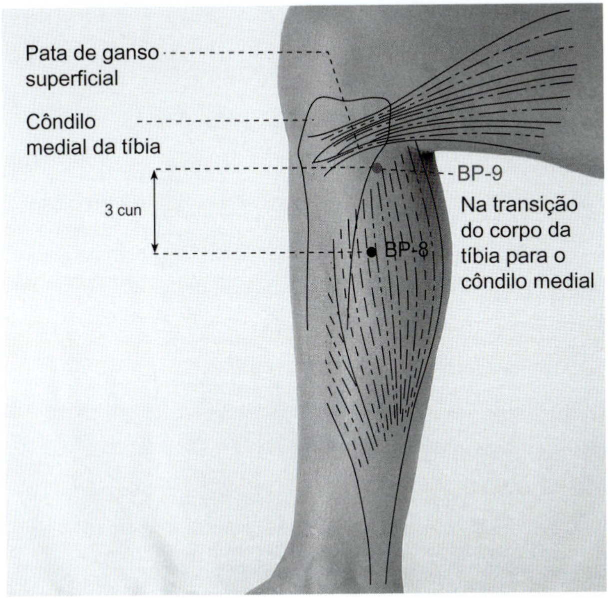

Figura 5.88

Localização 3 cun distais a **BP-9** (transição entre o corpo e o côndilo medial da tíbia, dorsalmente à margem medial da tíbia.

Como encontrar A partir do côndilo da tíbia (**BP-9**), medir 3 cun (largura de uma mão), em sentido distal, na linha de ligação entre **BP-9** e a proeminência do maléolo medial. Nesse ponto, localizar **BP-8**, dorsalmente à margem medial da tíbia.

Punção Vertical, de 1 a 1,5 cun.

Efeitos e indicações mais importantes

- **Regula a menstruação, tonifica o sangue, suaviza condições agudas:** problemas ginecológicos, como dismenorreia aguda, irregularidades do ciclo menstrual, mioma.
- **Regula o baço, remove a umidade:** problemas gastrintestinais, como sensação de pressão e tensão abdominais, inapetência, diarreia aguda e crônica, distúrbios da micção, edema.

Particularidades Ponto *xi*. Ponto principal no tratamento da dismenorreia aguda, muitas vezes em combinação com **IG-4** e a técnica de punção dispersante (▶ 7.4.2).

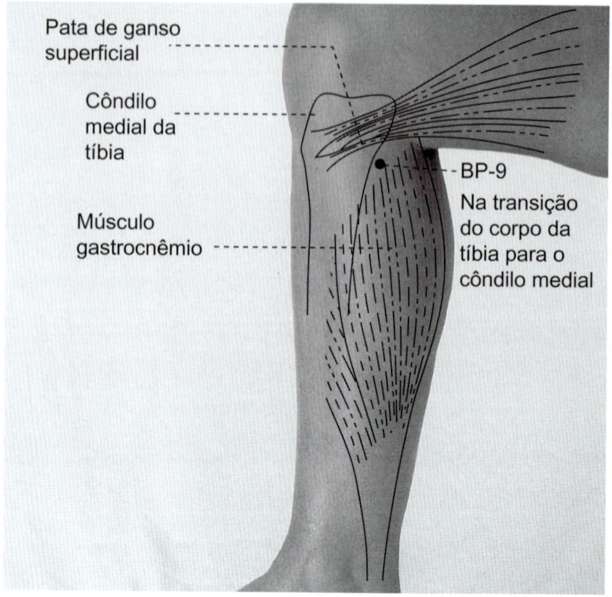

Figura 5.89

Localização Com o joelho em flexão, na depressão distal ao côndilo medial da tíbia, na transição entre o corpo e o côndilo medial da tíbia.

Como encontrar **Posicionamento do paciente:** localização e punção, com o joelho flexionado, incluindo uma leve rotação lateral da articulação do quadril. O ideal é pedir ao paciente para levantar o joelho um pouco em relação à base ou sobre um rolo de espuma, localizar o ponto com o dedo e, então, examinar novamente e puncionar. **Encontrar:** palpar a partir da margem posteromedial da tíbia para a parte proximal, em direção à cabeça da tíbia, até uma depressão muitas vezes sensível à pressão, na transição do corpo à cabeça da tíbia (**BP-9**).

Referência Aproximadamente na mesma altura está situado **F-7** (mas a 1 cun dorsal de **BP-9**), assim como **VB-34** (anterior à cabeça da fíbula e abaixo dela).

Punção Vertical, de 1 a 1,5 cun.

Efeitos e indicações mais importantes

- **Regula o baço, elimina a umidade, abre os caminhos da água, beneficia o Triplo Aquecedor inferior:** distúrbios com "retenção de umidade" no Triplo Aquecedor inferior e médio, como no tratamento de doenças do trato urogenital e gastrintestinal, edema e síndrome *bi* de umidade em qualquer local do corpo.
- **Local:** problemas no joelho, especialmente com inchaços.

Particularidades Ponto Mar *he*, ponto Água. Ponto principal para problemas de umidade. Importante ponto local.

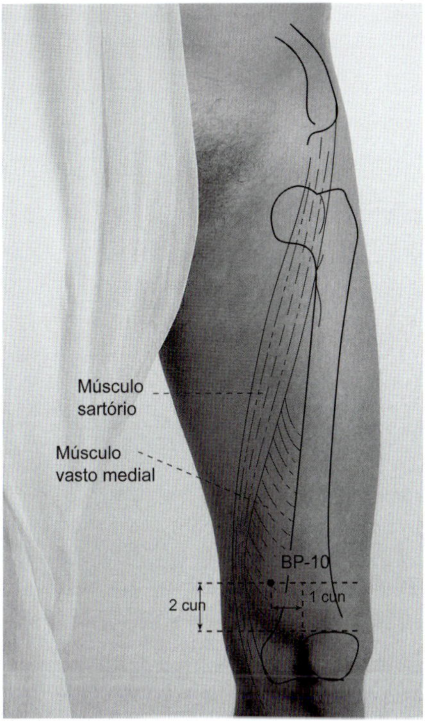

Figura 5.90

Localização Com o joelho em flexão, 2 cun proximais à margem superior medial da patela e ligeiramente mediais, em um sulco do músculo vasto medial.

Como encontrar A partir da margem superior medial da patela, medir 2 cun em sentido proximal e palpar, um pouco medialmente (cerca de 1 cun), um sulco no músculo vasto medial. Nesse ponto, localizar **BP-10**.

Punção Vertical ou oblíqua, de 1 a 1,5 cun.

Efeitos e indicações mais importantes

- **Fortalece o sangue, desloca a estase sanguínea, resfria o sangue, estanca hemorragias, regula a menstruação, beneficia a pele:** emprego no tratamento de todos os distúrbios do sangue, problemas ginecológicos (causados por calor no sangue ou estase sanguínea), doenças da pele (causadas por calor no sangue, estase sanguínea, anemia).
- **Local:** ponto local no caso de problemas no joelho.

Particularidade Importante ponto para a regulação do sangue.

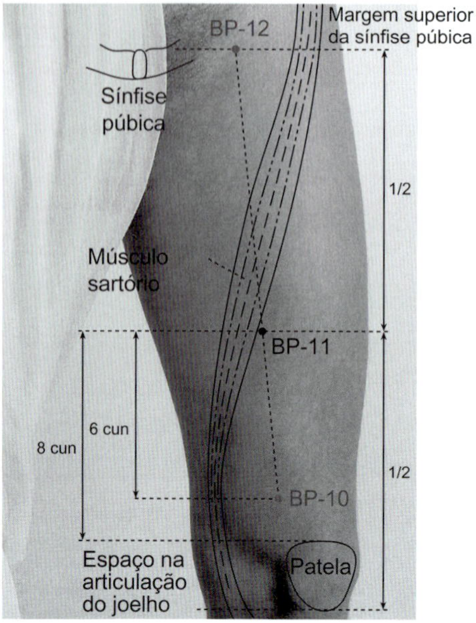

Figura 5.91

Localização 6 cun proximais a **BP-10**, ou seja, 8 cun proximais à margem superior medial da patela, na altura do meio do fêmur entre os músculos sartório e vasto medial.

Como encontrar Localizar primeiro **BP-10** no lado medial da coxa (2 cun proximalmente e um pouco medialmente à margem superior medial da patela, em um sulco do músculo vasto medial). Medir a partir daí 6 cun verticais em direção proximal até a margem lateral do músculo sartório. Nesse local está situado **BP-11** em uma depressão.

Ou: técnica de localização com a ajuda das mãos (▶ 1.3.3): dividir ao meio a distância entre o centro do espaço na articulação do joelho e **BP-12** (3,5 cun laterais ao centro da margem superior da sínfise púbica) e, nesse ponto, localizar **BP-11**.

Punção Vertical ou oblíqua, de 0,5 a 1 cun. **Cuidado:** artéria, veia femoral.

Efeitos e indicações mais importantes

- **Regula o Triplo Aquecedor inferior e a micção, conduz a umidade para fora, filtra o calor:** distúrbios da micção, como disúria, retenção de urina, enurese, eczema e prurido das genitálias externas, inchaço, inflamação e dores na região inguinal e na região inferior do abdome.

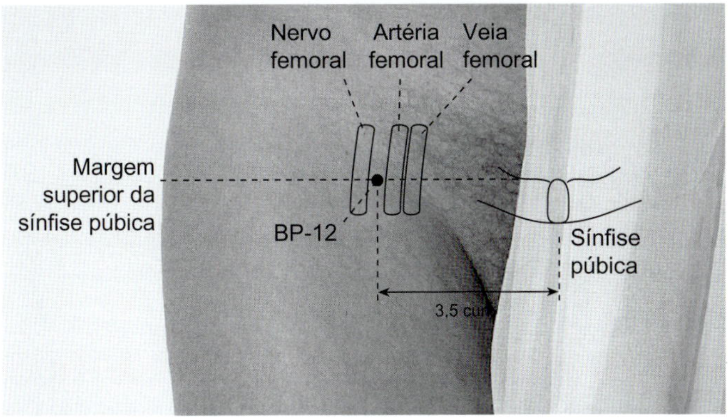

Figura 5.92

Localização 3,5 cun laterais à linha mediana, na altura da margem superior da sínfise púbica, lateralmente à artéria femoral.

Como encontrar Medir, a partir do centro da margem superior da sínfise púbica (**VC-2**), 3,5 cun em direção lateral. Nesse local é possível sentir a pulsação da artéria femoral na região inguinal. **BP-12** está situado diretamente lateral à artéria, em uma depressão.

Referência Na mesma altura estão situados **VC-2**, **R-11** e **E-30** (linha mediana, 0,5 cun lateral à linha mediana e 2 cun laterais à linha mediana). **F-12** está situado 2,5 cun lateralmente à linha mediana, porém a 1 cun caudal da margem superior da sínfise púbica.

Punção Vertical, de 0,5 a 1 cun. **Cuidado:** em direção medial, perigo de punção da artéria; em direção lateral, possível lesão do nervo femoral.

Efeitos e indicações mais importantes

- **Tonifica o sangue, regula o *qi* no Triplo Aquecedor inferior, alivia a dor:** dores no hipogástrio e na região inguinal, endometriose, mioma, cistos nos ovários, doenças de *shan*, dores no quadril com irradiação para a região inguinal.
- **Diminui a energia *qi* fetal ascendente:** em caso de distensão, sensação de plenitude e dor no abdome e na região do coração durante gravidez tardia (*yin wei mai*).
- **Filtra o calor, conduz a umidade para fora, regula a micção:** doenças das vias urinárias, corrimento vaginal.

Particularidade Ponto de cruzamento com o canal de energia do Fígado e o *yin wei mai*.

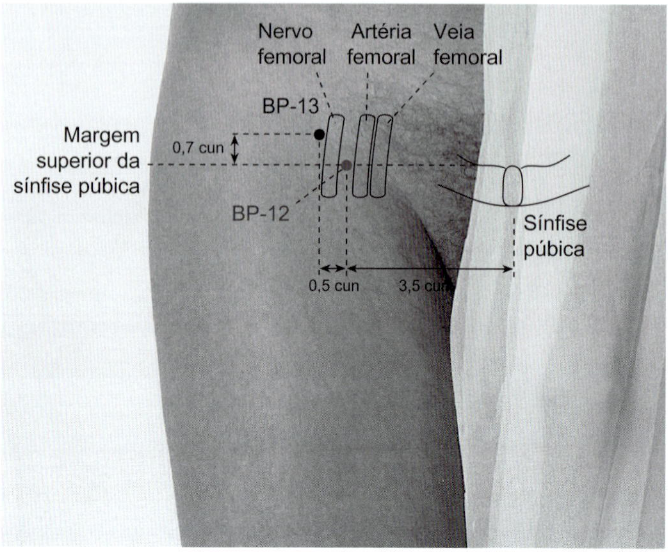

Figura 5.93

Localização 4 cun laterais à linha mediana e 0,7 cun craniais à altura da margem superior da sínfise púbica.

Como encontrar Medir, a partir do centro da margem superior da sínfise púbica (posição de **VC-2**), 4 cun em direção lateral. A partir desse ponto, palpar 0,7 cun, em direção cranial, e localizar **BP-13** em uma depressão na região inguinal.

Referência **BP-13** está situado a 0,5 cun lateral, bem como 0,7 cun cranial de **BP-12**.

Punção Vertical, de 1 a 1,5 cun. **Cuidado:** peritônio, durante a gravidez.

Efeitos e indicações mais importantes

- **Regula o *qi*, alivia a dor:** sensação de pressão e dor no hipogástrio, dor na região inguinal, doenças de *shan*, distúrbios ginecológicos, como mioma, cistos nos ovários, obstipação.

Particularidade Ponto de cruzamento com o canal de energia do Fígado e o *yin wei mai*.

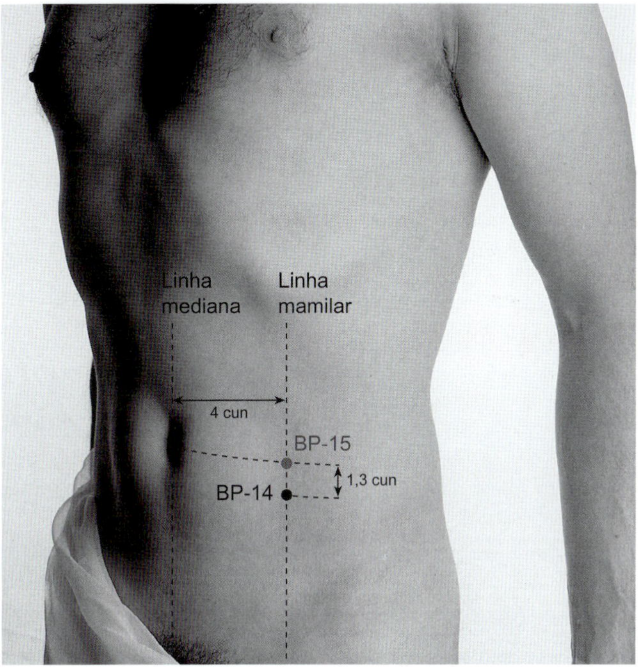

Figura 5.94

Localização 4 cun laterais à linha mediana anterior na linha mamilar, 3 cun craniais a **BP-13** ou, então, 1,3 cun caudais a **BP-15**.

Como encontrar Localizar primeiro **BP-15**, situado 4 cun lateralmente ao umbigo, na linha mamilar. Partindo desse local, medir cerca de 1,3 cun em direção caudal, onde está situado **BP-14**.

Punção Vertical, de 1 a 1,5 cun. **Cuidado:** peritônio, durante a gravidez.

Efeitos e indicações mais importantes

- **Aquece e regula o Triplo Aquecedor inferior, diminui o *qi* de contrafluxo:** diarreia (por meio de frio), obstipação e tensão abdominal, dores periumbilicais, doenças de *shan*, problemas cardíacos e tosse causada por um fluxo ascendente da energia *qi*.

Particularidade Ponto doloroso à pressão no caso de apendicite.

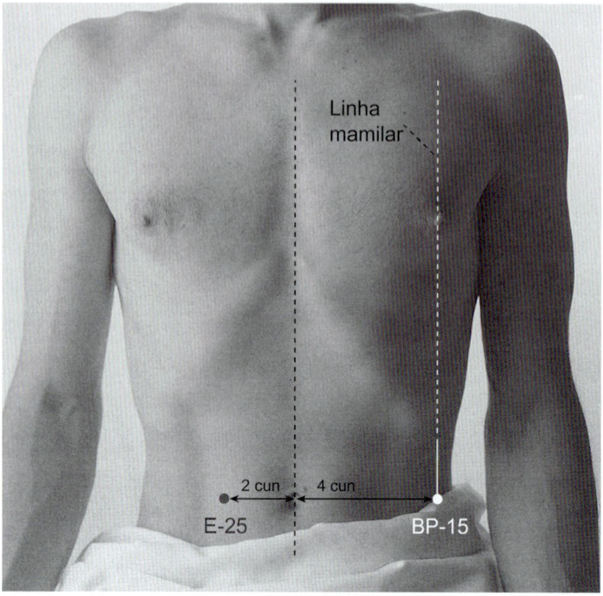

Figura 5.95

Localização 4 cun laterais ao meio do umbigo, na linha mamilar.

Como encontrar Localizar **BP-15**, situado 4 cun lateralmente ao umbigo. O ponto está situado na linha mamilar.

Referência Também na altura do umbigo estão situados **VC-8**, **R-16**, **E-25**, **VB-26** (umbigo, 0,5 cun lateral ao umbigo, 2 cun laterais ao umbigo, altura do umbigo, diretamente na linha vertical abaixo da extremidade livre da 11ª costela).

Punção Vertical, de 1 a 1,5 cun. **Cuidado:** peritônio, durante a gravidez. A agulha alcança as aponeuroses da musculatura transversa do abdome.

Efeitos e indicações mais importantes

- **Desloca o *qi*, regula o intestino:** distúrbios do trato gastrintestinal, como obstipação (emprego preferencial em relação a **E-25**) e diarreia (sobretudo por frio e umidade fria).
- **Psicoemocional:** no caso de choro, tristeza e ressentimento depressivo.

Particularidades Ponto de cruzamento com o *yin wei mai*. Importante ponto para a regulação do *qi* do intestino grosso.

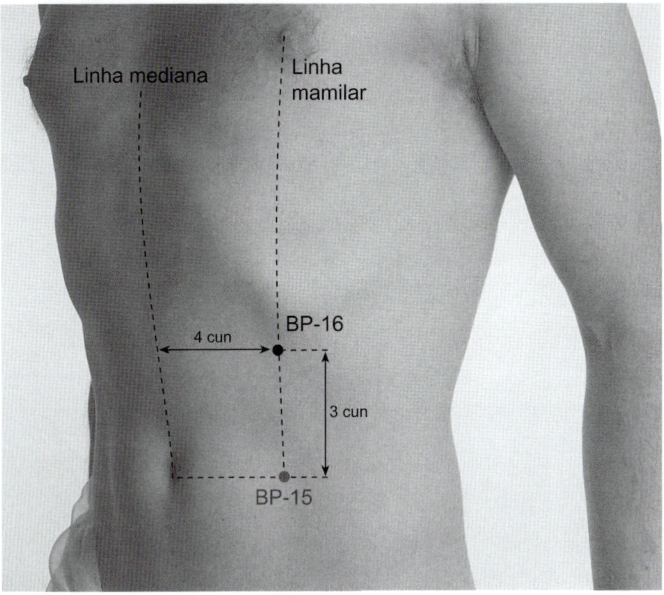

Figura 5.96

Localização 3 cun craniais ao meio do umbigo e 4 cun laterais à linha mediana anterior, na linha mamilar.

Como encontrar A distância entre o ângulo esternocostal (▶ 2.5) e o umbigo é dividida em 8 cun do corpo do paciente (Atenção: medida proporcional, ▶ 1.2). Medir primeiramente 3 cun craniais ao umbigo e, em seguida, 4 cun para a lateral. **BP-16** está situado sobre a linha mamilar. O ponto projeta-se de acordo com a forma do tórax, ou sobre o abdome ou sobre o arco costal.

Referência Na mesma altura estão situados **VC-11**, **R-18** e **E-22** (linha mediana, 0,5 cun lateral à linha mediana e 2 cun laterais à linha mediana).

Punção Vertical, de 0,5 a 1,5 cun. **Cuidado:** peritônio, durante a gravidez. O ponto se projeta no arco costal dependendo da forma do tórax, então deve-se inserir a agulha de maneira superficial subcutânea ou localizar o ponto um pouco mais medialmente ou escolher um ponto substituto.

Efeitos e indicações mais importantes

- **Regula o *qi* do intestino:** dores periumbilicais, distúrbios digestivos, como diarreia e obstipação.

Particularidade Ponto de cruzamento com o *yin wei mai*.

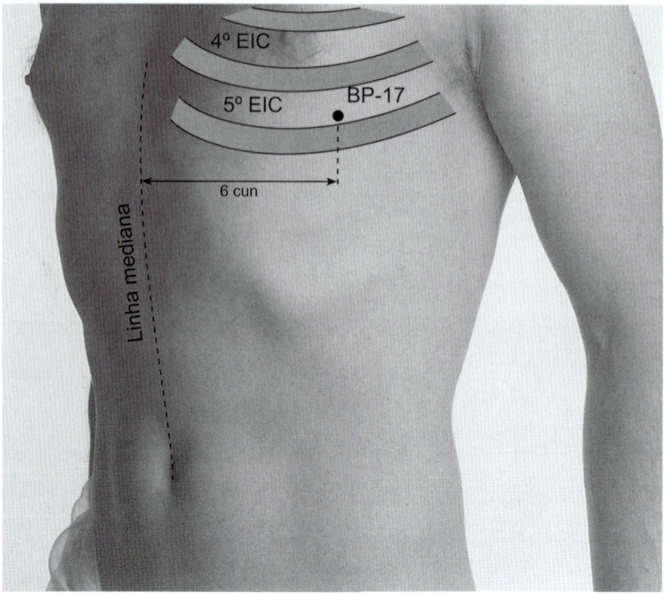

Figura 5.97

Localização No 5º espaço intercostal, 6 cun laterais à linha mediana ou 2 cun laterais à linha mamilar.

Como encontrar A papila mamária apresenta uma posição regular no caso dos homens, já nas mulheres em decúbito dorsal, está situada frequentemente na altura do espaço 4º intercostal. Localizar **BP-17** no 5º espaço intercostal, 2 cun laterais à linha mamilar. Atentar-se para a subida do espaço intercostal para a lateral! A orientação é segura a partir da clavícula ou da sincondrose manubrioesternal (▶ 2.5). Contar desse local, em direção caudal, até o 5º espaço intercostal e seguir seu curso até 6 cun laterais à linha mediana ou 2 cun laterais à linha mamilar, onde está situado **BP-17**.

Referência Além disso, estão situados na altura do 5º espaço intercostal (tenha em conta o curso do espaço intercostal) **VC-16**, **R-22** e **E-18** (linha mediana, 2 cun laterais à linha mediana e 4 cun laterais à linha mediana).

Punção Oblíqua, em sentido medial ou lateral, de 0,3 a 0,5 cun, no curso do espaço intercostal, ou superficial subcutânea, de 0,5 a 0,8 cun, seguindo o trajeto do canal de energia ou contra ele. **Cuidado:** pneumotórax.

Efeitos e indicações mais importantes

- **Elimina estagnação de alimentos e líquidos, beneficia a digestão:** estagnação dos alimentos com sensação de plenitude pós-prandial, refluxo, dor e sensação de pressão no tórax e na região lateral das costelas, neuralgia intercostal.

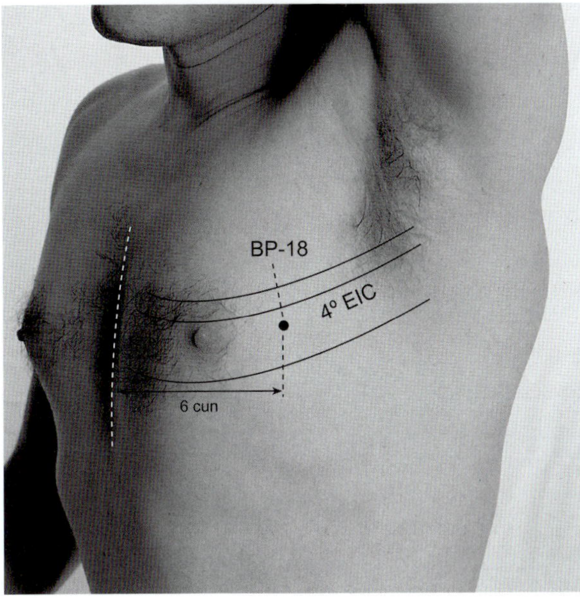

Figura 5.98

Localização No 4º espaço intercostal, 6 cun laterais à linha mediana anterior ou 2 cun laterais à papila mamária.

Como encontrar A papila mamária apresenta uma posição regular no caso dos homens, já nas mulheres em decúbito dorsal, está situada frequentemente na região do 4º espaço intercostal. Localizar, seguindo a partir dela o curso do espaço intercostal, **BP-18** no 4º espaço intercostal, 2 cun laterais à papila mamária. Atentar-se para a subida do espaço intercostal para a lateral! A orientação é segura a partir da clavícula ou da sincondrose manubrioesternal (▶ 2.5). Contar desse local, em direção caudal, até o 4º espaço intercostal e seguir seu curso por 6 cun laterais à linha mediana ou 2 cun laterais à papila mamária, onde está situado **BP-18**.

Referência Além disso, na altura do 4º espaço intercostal (tenha em conta o curso do espaço intercostal) estão situados **VC-17**, **R-23**, **E-17**, **CS-1**, **VB-22** e **VB-23** (linha mediana, 2 cun laterais à linha mediana ou papila mamária, 4 cun laterais à linha mediana ou papila mamária, 1 cun lateral à papila mamária, linha axilar média e 1 cun anterior a **VB-22**).

Punção Oblíqua, em sentido medial ou lateral, de 0,3 a 0,5 cun, no curso do espaço intercostal, ou superficial subcutânea, de 0,5 a 0,8 cun, seguindo o trajeto do canal de energia ou contra ele. **Cuidado:** pneumotórax.

Efeitos e indicações mais importantes

- **Diminui o *qi*, abre o tórax:** tosse, dispneia, soluço, dor e sensação de pressão na região lateral do tórax, neuralgia intercostal.
- **Beneficia as mamas:** mastite, mastodinia, distúrbios da lactação.

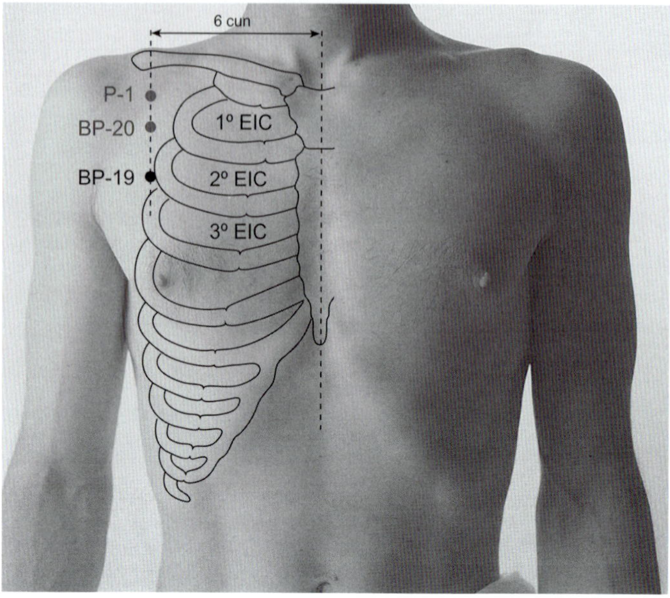

Figura 5.99

Localização No 3º espaço intercostal, 6 cun laterais à linha mediana anterior.

Como encontrar Contar o espaço intercostal paraesternalmente a partir da clavícula ou da sincondrose manubrioesternal (▶ 2.5). Atentar-se para a subida do espaço intercostal para a lateral! Localizar o 3º espaço intercostal e seguir seu curso até 6 cun laterais à linha mediana, onde está situado **BP-19**.

Referência Além disso, na altura do 3º espaço intercostal (tenha em conta o curso do espaço intercostal) estão situados **VC-18, R-24** e **E-16** (linha mediana, 2 cun laterais à linha mediana e 4 cun laterais à linha mediana).

Punção Oblíqua, em sentido medial ou lateral, de 0,3 a 0,5 cun, no curso do espaço intercostal, ou superficial subcutânea, de 0,5 a 0,8 cun, seguindo o trajeto do canal de energia ou contra ele. **Cuidado:** pneumotórax.

Efeitos e indicações mais importantes

- **Diminui o *qi*:** tosse, dispneia, asma.
- **Abre o tórax:** sensação de tensão e dor na região lateral do tórax.

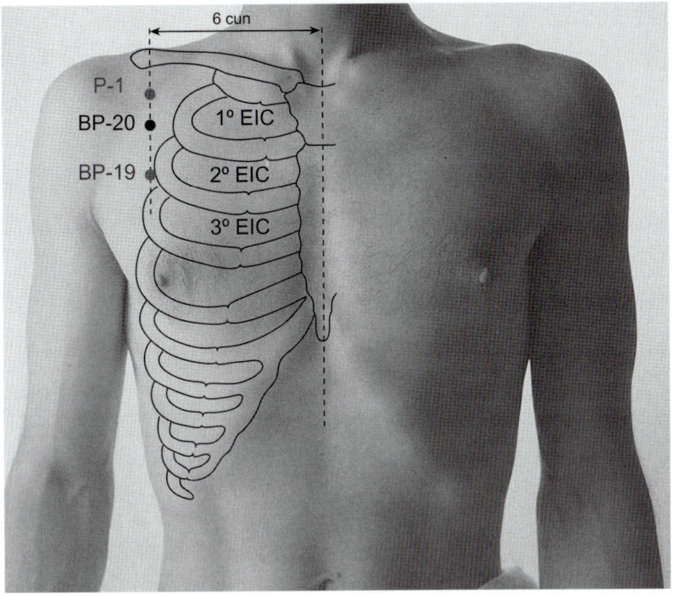

Figura 5.100

Localização No 2º espaço intercostal, 6 cun laterais à linha mediana anterior.

Como encontrar Contar o espaço intercostal paraesternalmente a partir da clavícula ou da sincondrose manubrioesternal (▶ 2.5). Atentar-se para a subida do espaço intercostal para a lateral! Seguir o curso do 2º espaço intercostal até 6 cun laterais à linha mediana, onde está situado **BP-20**.

Referência **BP-20** encontra-se a cerca de 1 cun, em sentido caudal, de **P-1**.

Além disso, na altura do 2º espaço intercostal (atentar para o curso do espaço intercostal) estão situados **VC-19**, **R-25** e **E-15** (linha mediana, 2 cun laterais à linha mediana e 4 cun laterais à linha mediana).

Punção Oblíqua, em sentido medial ou lateral, de 0,3 a 0,5 cun, no curso do espaço intercostal, ou superficial subcutânea, de 0,5 a 0,8 cun, seguindo o trajeto do canal de energia ou contra ele. **Cuidado:** pneumotórax.

Efeitos e indicações mais importantes

- **Abre o tórax:** sensação de dor e pressão na região lateral do tórax, neuralgia intercostal.
- **Diminui o *qi*:** tosse, dispneia.

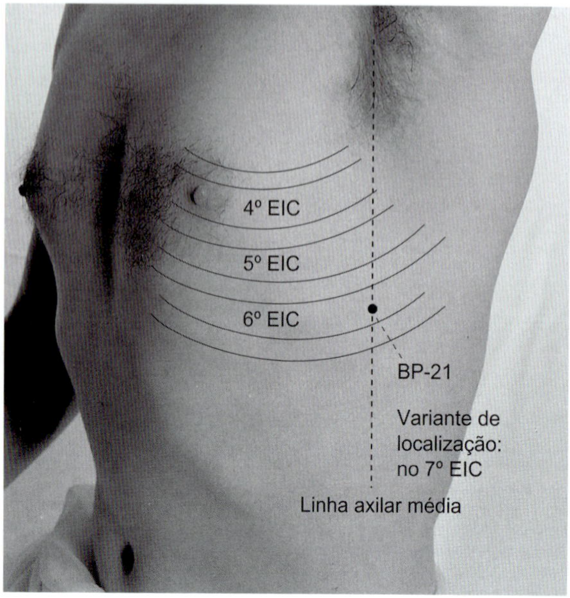

Figura 5.101

Localização Na linha axilar média, no 6° ou 7° espaço intercostal. Atenção: variante de localização, segundo diferentes autores; por isso, sensibilidade à pressão é decisiva.

Como encontrar Atentar-se para a subida do espaço intercostal para a lateral! Contar o espaço intercostal paraesternalmente a partir da clavícula ou da sincondrose manubrioesternal (▶ 2.5) até o 6° espaço intercostal (ou 7° EIC, de acordo com a sensibilidade à pressão) e, então, seguir o curso do espaço intercostal até a linha axilar média. Nesse local está situado **BP-21**, que muitas vezes é sensível à pressão.

Punção Oblíqua, em sentido medial ou lateral, de 0,3 a 0,5 cun, no curso do espaço intercostal, ou superficial subcutânea, de 0,5 a 0,8 cun, seguindo o trajeto do canal de energia ou contra ele. **Cuidado:** pneumotórax.

Efeitos e indicações mais importantes

- **Regula o *qi* e o sangue, fortalece os tendões e as articulações, estimula e controla todos os vasos *luo*:** dores por todas as partes do corpo (desde que os vasos *luo* sejam abundantes), sensação geral de fraqueza ou sensibilidade causada por lesão (desde que os vasos *luo* sejam escassos), doenças relacionadas a dores, como fibromialgia, problemas reumáticos.
- **Abre o tórax:** dor e sensação de pressão na região lateral do tórax, neuralgia intercostal, dispneia.

Particularidades Grande vaso *luo* do baço (▶ 4.1.2), ponto de Saída.

C

5.5 Canal de energia principal do Coração (*shaoyin* da mão)

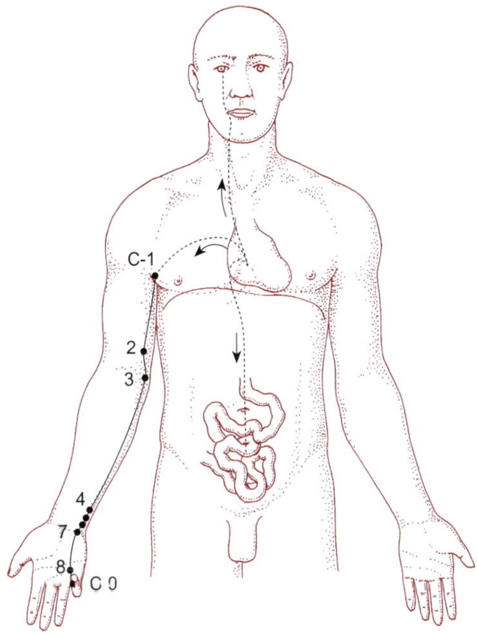

Circulação	segunda circulação
Tempo máximo	11-13 h
Ligação com órgãos ou vísceras (*zang*/ *fu*)	**coração**, **intestino delgado**, pulmão
Acoplamento interno-externo (*yin*/ *yang*)	canal de energia do C (*yin*) com o canal de energia do ID (*yang*)
Ligação em cima-embaixo (*yin*/ *yin*)	canal de energia do C (*yin*) com o canal de energia do R (*yin*) como eixo *shaoyin*

Figura 5.102

Trajeto

O trajeto **interno** do canal de energia principal do Coração origina-se no próprio coração e estende-se para os vasos que ligam o coração aos outros órgãos ou vísceras (*zang/fu*). Em seguida passa pelo diafragma e liga-se ao seu órgão acoplado, o intestino delgado. Um ramo **medial** do canal de energia segue ao longo do esôfago para a região cranial e distribui-se no tecido do bulbo do olho. O ramo principal segue do coração para o pulmão, faz um arco em direção caudal e, no meio da axila, torna-se *superficial*. A partir daí, o canal de energia segue **superficialmente** (externo) ao longo da face anteromedial do braço até o cotovelo, desse local segue ao longo da face anteromedial do antebraço até a palma da mão, entre os 4º e 5º ossos metacarpais, em seguida pelo lado radial ao longo do dedo mínimo, terminando no ângulo radial do sulco ungueal. Nesse local, o canal de energia do Coração (fim) liga-se ao canal de energia do Intestino Delgado (começo).

C

Pontos específicos segundo sua função

- **Ponto *yuan*** (▶ 4.1.1)**: C-7** (*shenmen*).
- **Ponto *luo*** (▶ 4.1.2)**: C-5** (*tongli*).
- **Ponto *xi*** (▶ 4.1.3): **C-6** (*yinxi*).
- **Ponto *shu* das costas** (▶ 4.1.4)**: B-15** (*xinshu*).
- **Ponto *mu*** (▶ 4.1.5)**: VC-14** (*juque*).
- **Cinco pontos *shu* de transporte** (▶ 4.1.6)**:**
  - Ponto Poço *jing* (madeira), ponto de tonificação: **C-9** (*shaochong*).
  - Ponto Fonte *ying* (fogo), ponto *ben* (ponto da Fase de Mudança ou ponto Raiz): **C-8** (*shaofu*).
  - Ponto Corrente *shu* (terra), ponto de sedação: **C-7** (*shenmen*).
  - Ponto Rio *jing* (metal): **C-4** (*lingdao*).
  - Ponto Mar *he* (água): **C-3** (*shaohai*).

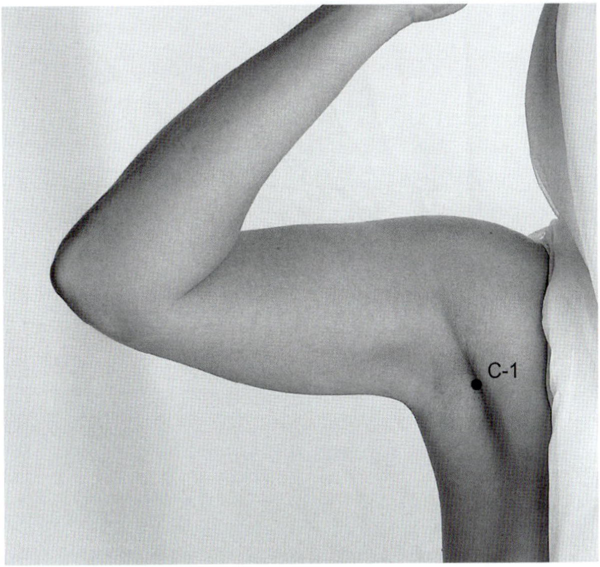

Figura 5.103

Localização Com o membro superior abduzido, no meio da axila, medial à artéria axilar.

Como encontrar Com o membro superior abduzido, palpar ao longo da parede lateral do tórax em sentido proximal no meio da axila, até alcançar o ponto mais alto. Nesse ponto está situado **C-1**.

Punção Palpar a artéria antes da punção. A direção da punção é vertical, de 0,5 a 1 cun, em direção a **VB-21** (margem do trapézio, no meio do ombro), sobre a artéria axilar palpável. **Cuidado:** plexo e artéria axilares. A punção em direção medial pode lesionar a pleura e o pulmão.

Efeitos e indicações mais importantes

- **Abre o tórax:** dor na região das costelas e do coração, angina de peito, palpitações.
- **Torna permeável o canal de energia, beneficia o membro superior:** dor, restrição de movimento e distúrbios da sensibilidade do membro superior.

Particularidades Ponto de Entrada. Ponto importante na prática do *qigong*: a região axilar deve permanecer sempre ligeiramente aberta nos exercícios (e no dia a dia), a fim de garantir um fluxo desimpedido de *qi* e sangue para o membro superior e permitir um retorno.

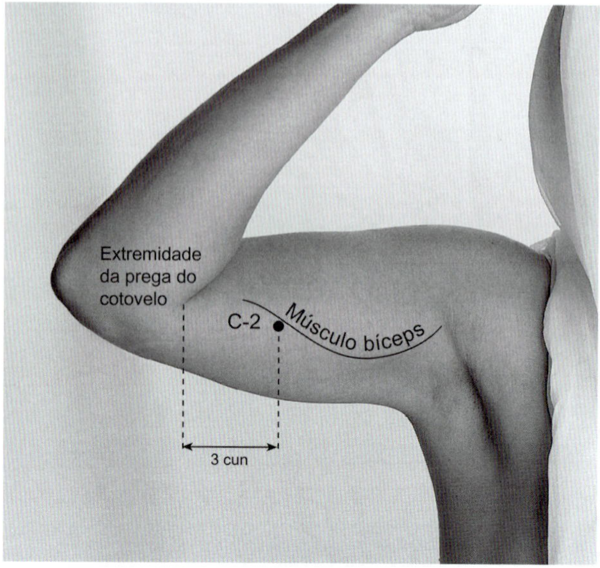

Figura 5.104

Localização 3 cun proximais à prega do cotovelo, na margem medial do músculo bíceps braquial.

Como encontrar Com o cotovelo em flexão, palpar, a partir da extremidade ulnar da prega do cotovelo (C-3), 3 cun em direção à axila. **C-2** está situado no sulco anterior à margem medial do músculo bíceps braquial. Para melhor apresentação, contrair o músculo bíceps.

Punção Vertical ou oblíqua, de 0,5 a 1 cun. **Cuidado:** artéria braquial. Segundo alguns textos clássicos, a punção é contraindicada, por isso recomenda-se moxabustão.

Efeitos e indicações mais importantes

- **Torna permeável o canal de energia, alivia a dor:** dor e restrição de movimento na região do ombro, do braço e da axila.

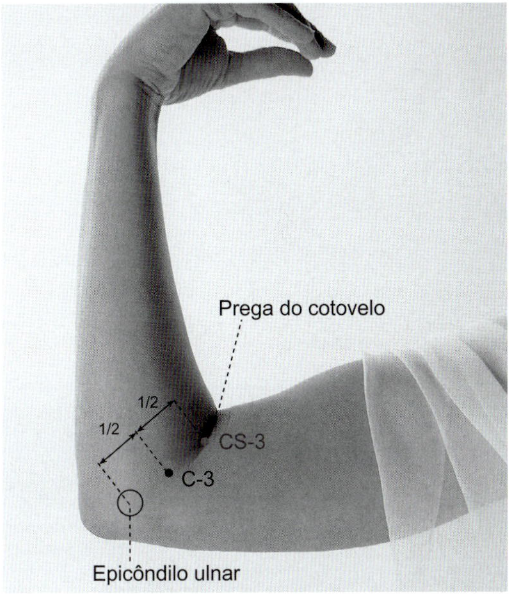

Figura 5.105

Localização Com o cotovelo em flexão, na concavidade entre a extremidade ulnar da prega do cotovelo e o epicôndilo ulnar do úmero.

Como encontrar A localização torna-se melhor com leve flexão do cotovelo, com o antebraço em posição de supinação. Orientação a partir da extremidade ulnar da prega do cotovelo e palpar em direção ao epicôndilo ulnar do úmero (▶ 2.3.2), até encontrar uma concavidade anterior ao epicôndilo. Localizar C-3 nesse ponto. O ponto está situado aproximadamente no meio da distância entre **CS-3** e o epicôndilo ulnar. **Ou:** com a flexão completa do cotovelo, C-3 está situado diretamente na extremidade medial da prega.

Referência Também na altura da prega do cotovelo estão situados **CS-3** (ulnar ao tendão do bíceps), **P-5** (radial ao tendão do bíceps) e **IG-11** (na extremidade radial da prega).

Punção Oblíqua, de 0,5 a 1,5 cun, em direção distal ou proximal, ou vertical em direção a **IG-11**. A moxabustão, segundo alguns textos clássicos, é contraindicada.

Efeitos e indicações mais importantes

- **Transforma o muco, filtra o calor, tranquiliza o *shen*:** distúrbios psíquicos, distúrbios do sono, condições maníacas e de confusão mental (no caso de calor na cabeça causado por calor no coração), vermelhidão nos olhos, úlceras na boca e na língua.
- **Torna permeável o canal de energia:** problemas (dor, paresias, distúrbios funcionais, tremor) na região do cotovelo e no trajeto do canal de energia.

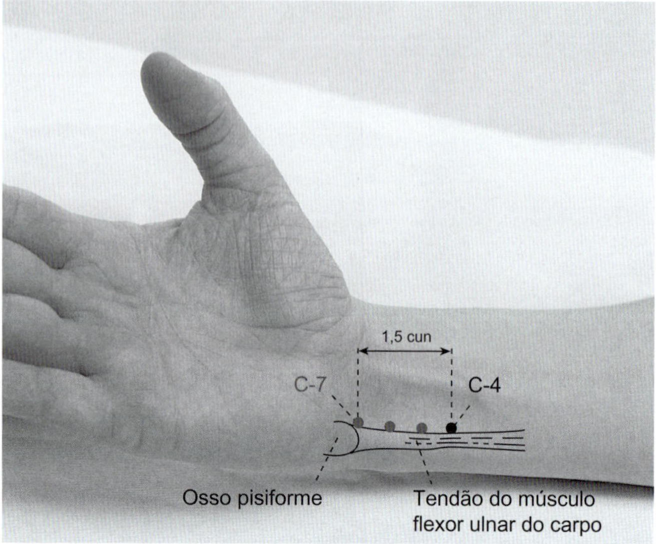

Figura 5.106

Particularidades Ponto Mar *he*, ponto Água.

Localização 1,5 cun proximal à parte palmar do espaço da articulação da mão, no punho ("prega distal do punho"), radial ao tendão do músculo flexor ulnar do carpo.

Como encontrar Posicionar o antebraço relaxado em supinação. O tendão do músculo flexor ulnar do carpo pode ser bem palpado na face anterior e ulnar do antebraço, e proximal ao punho, sua inserção é no osso pisiforme (▶ 2.3.3). **C-4** está situado a 1,5 cun proximal do espaço na articulação (C-7), diretamente radial ao tendão.

Referência Seguem-se, em uma linha em direção ao punho, C-5, C-6 e C-7, com intervalos de 0,5 cun de distância. **P-7** está situado cerca de 1,5 cun proximal ao espaço na articulação da mão, no punho, no lado radial do antebraço.

Punção Vertical ou oblíqua, de 0,3 a 1 cun, em direção proximal ou distal. **Cuidado:** artérias e nervos ulnares.

Efeitos e indicações mais importantes

- **Torna permeável o canal de energia, relaxa os tendões e os músculos:** dores e contraturas musculares no membro superior, neuralgia do nervo ulnar.
- **Tranquiliza o *shen*:** distúrbios do sono com sonhos agitados, ansiedade, tristeza, epilepsia, "síndrome das pernas inquietas".
- **Fortalece a voz:** rouquidão aguda, afonia.

Particularidades Ponto Rio *jing*, ponto Metal.

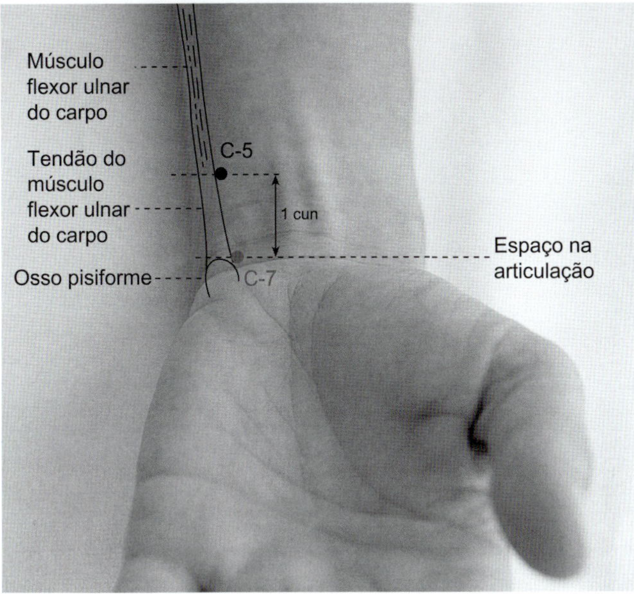

C

Figura 5.107

Localização 1 cun proximal à parte palmar do espaço na articulação da mão, no punho ("prega distal do punho"), radial ao tendão do músculo flexor ulnar do carpo.

Como encontrar Posicionar o antebraço relaxado em supinação. O tendão do músculo flexor ulnar do carpo pode ser bem palpado na face anterior e ulnar do antebraço, e proximal ao punho; sua inserção é no osso pisiforme (▶ 2.3.3). C-5 está situado 1 cun proximal do espaço na articulação (C-7), diretamente radial ao tendão.

Referência Em uma linha radial ao tendão estão situados **C-6** e **C-4** (0,5 e 1,5 cun proximal a C-7). **P-8** também está situado 1 cun proximalmente à parte palmar do espaço na articulação da mão, no punho, porém do lado radial do antebraço.

Punção Vertical, de 0,3 a 0,5 cun, ou oblíqua em direção proximal ou distal, de 0,5 a 1 cun. **Cuidado:** dolorosa. Artérias e nervos ulnares.

Efeitos e indicações mais importantes

- **Regula o *qi* do coração (ponto principal) e o ritmo cardíaco:** problemas funcionais do coração, distúrbios do ritmo cardíaco.
- **Tranquiliza o *shen*:** distúrbios psíquicos.
- **Beneficia a língua:** ponto principal em caso de distúrbios da fala.
- **Beneficia a bexiga (via canal de energia *taiyang*):** distúrbios de micção.
- **Torna permeável o canal de energia, alivia a dor:** problemas no punho e no antebraço.

Particularidades Ponto *luo*, ponto Estrela do Céu (segundo Ma Dan Yang). Ponto principal para a regulação e o fortalecimento do *qi* do coração.

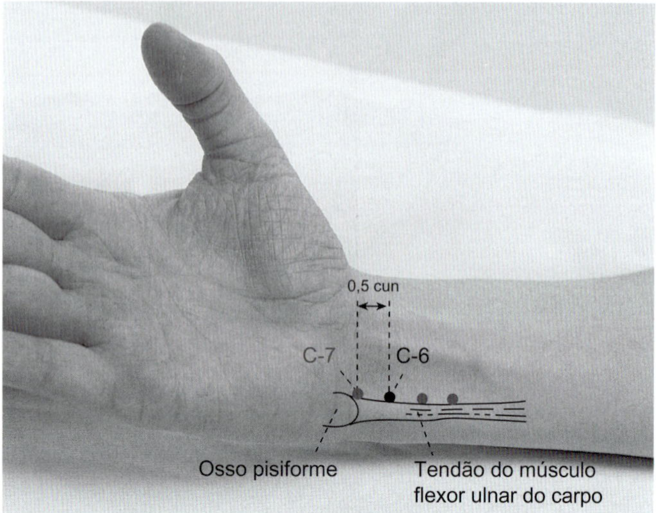

Figura 5.108

Localização 0,5 cun proximal à parte palmar do espaço na articulação da mão, no punho ("prega distal do punho"), radial ao tendão do músculo flexor ulnar do carpo.

Como encontrar Posicionar o antebraço relaxado em supinação. O tendão do músculo flexor ulnar do carpo pode ser bem palpado na face ulnar do antebraço, e proximal ao punho; sua inserção é no osso pisiforme (▶ 2.3.3). **C-6** está situado 0,5 cun proximal do espaço na articulação (**C-7**), diretamente radial ao tendão.

Referência **C-5** e **C-4** estão situados na mesma linha, a 0,5 cun de distância um do outro, em sentido proximal.

Punção Vertical, de 0,3 a 0,5 cun, ou oblíqua em direção proximal a distal, de 0,5 a 1 cun. **Cuidado:** dolorosa. Artérias e nervos ulnares.

Efeitos e indicações mais importantes

- **Fortalece e regula o *yin* e o sangue do coração, filtra o vazio e o calor do coração, tranquiliza o *shen*, suaviza estados agudos:** transpiração noturna, doença de "vapor do osso", estados de inquietação, desassossego, distúrbios cardiovasculares funcionais, taquicardias, angina de peito; bom para o tratamento de estados agudos.

Particularidades Ponto *xi*. Ponto importante para o tratamento de transpiração noturna causada por doenças do *yin* ou doenças do sangue do coração.

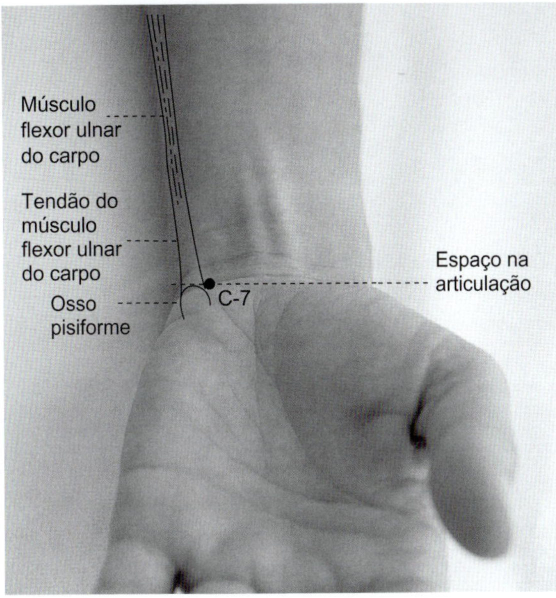

Figura 5.109

Localização No espaço palmar na articulação da mão, no punho ("prega distal do punho"), radialmente à inserção do tendão do músculo flexor ulnar do carpo.

Como encontrar Posicionar o antebraço relaxadamente em supinação. O tendão do músculo flexor ulnar do carpo pode ser bem palpado na face ulnar do antebraço, e proximal ao punho; sua inserção é no osso pisiforme (▶ 2.3.3). C-7 está situado no espaço na articulação, diretamente radial à inserção do tendão.

Referência Em uma linha radial ao tendão estão situados, com intervalos de 0,5 cun de distância, **C-6**, **C-5** e **C-4**. Também no espaço na articulação da mão, no punho, estão situados **CS-7** (bem no meio dos tendões) e **P-9** (lado radial, lateral à artéria radial).

Punção Vertical, de 0,3 a 0,5 cun, ou horizontal sob o tendão (paralelamente ao espaço na articulação até 0,5 a 0,8 cun). **Cuidado:** dolorosa. Artéria e nervo ulnares.

Efeitos e indicações mais importantes

- **Regula e fortalece o coração, tranquiliza *o shen*:** problemas cardíacos funcionais, palpitações, distúrbios psíquicos, distúrbios do sono, tranquilização psíquica em caso de abstinência e obstetrícia.
- **Elimina o calor do canal de energia do Coração** (via canal de energia *taiyang*): distúrbios da micção.
- ***Qi* local em movimento:** problemas na região do punho.

Particularidades Ponto *yuan*, ponto Corrente *shu*, ponto Terra, ponto de sedação. Um ponto principal para a tranquilização do *shen*.

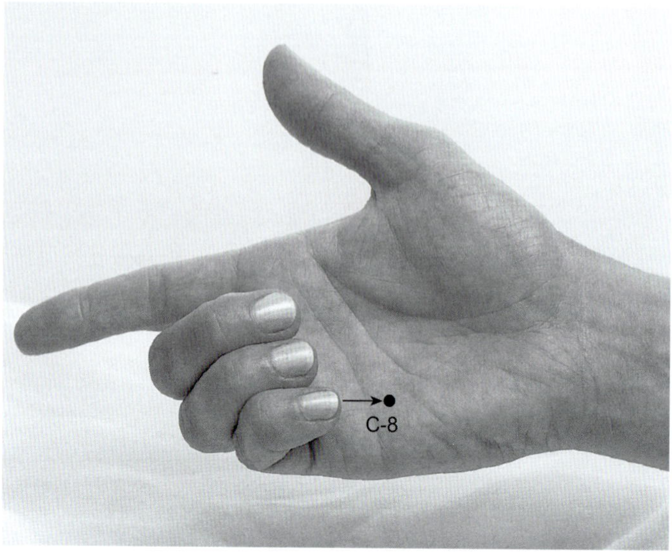

Figura 5.110

Localização Na palma da mão, entre os 4º e 5º ossos metacarpais.

Como encontrar Com o punho cerrado, **C-8** está situado geralmente sob a ponta do dedo mínimo, na concavidade entre os 4º e 5º ossos metacarpais. Isso corresponde, comumente, a uma localização entre as duas pregas distais transversais da mão. Muitas vezes, o ponto torna-se dolorido à pressão.

Referência Geralmente **CS-8** está situado sob a ponta do dedo médio ao fechar o punho, entre os 2º e 3º ossos metacarpais.

Punção Vertical, 0,5 cun. **Cuidado:** ponto dolorido. Eventualmente, no momento da punção, há um estímulo competitivo com a unha do dedo nas imediações, pedir então para o paciente inspirar.

Efeitos e indicações mais importantes

- **Remove o calor do coração e do intestino delgado:** problemas na região do trato urogenital, como prurido ou dores na região genital, dor ao urinar, enurese, bexiga irritada (sobre o *bao mai* também nos casos de prolapso uterino).
- **Regula o *qi* do coração, tranquiliza o *shen*:** problemas cardíacos funcionais, palpitações, depressão, medos e fobias, transtornos esofágicos, agitação, epilepsia.
- **Torna permeável o canal de energia, alivia a dor:** contraturas do dedo, sensação de calor na palma da mão, problemas no trajeto do canal de energia.

Particularidades Ponto Fonte *ying*, ponto Fogo, ponto *ben* (ponto Fase de Mudança ou ponto Raiz).

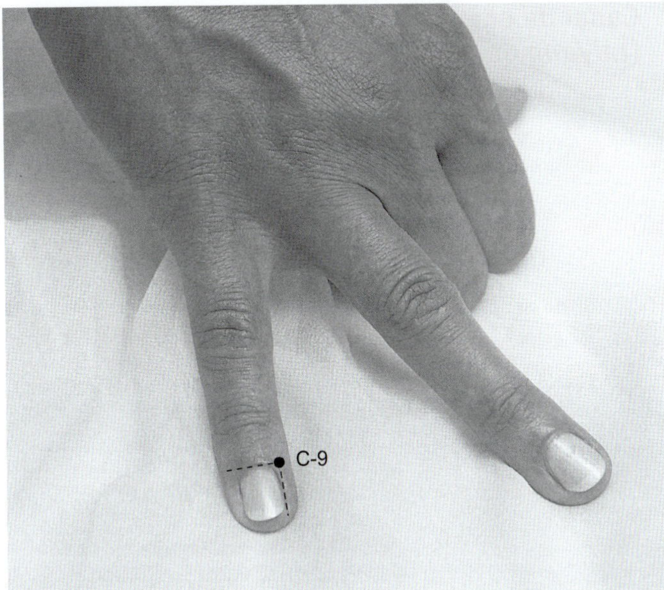

Figura 5.111

Localização 0,1 cun proximal e radial ao ângulo radial do sulco ungueal do dedo mínimo.

Como encontrar O ponto está situado na interseção de duas tangentes, que limitam as partes proximal e radial da unha do dedo mínimo, cerca de 0,1 cun de distância da margem livre da unha.

Referência No lado oposto, no ângulo ulnar do sulco ungueal, está situado **ID-1**.

Punção Vertical, 0,1 cun, ou oblíqua em direção proximal ou microvenipunção (▶ 7.6.1). Não puncionar no vale da unha. **Cuidado:** dolorosa.

Efeitos e indicações mais importantes

- **Reanima a consciência:** colapso, perda da consciência, ponto de emergência.
- **Remove o calor, beneficia a língua, os olhos e a garganta:** inflamação e dor nas regiões ocular, da língua, da faringe e da garganta.
- **Regula a energia *qi* no tórax, tranquiliza o *shen*:** palpitações, distúrbios do ritmo cardíaco, sensação de pressão e aperto no tórax, angina de peito, estados de inquietação ou ansiedade.
- **Torna permeável o canal de energia:** dores, restrições de movimento, distúrbios da sensibilidade e distúrbios de irrigação sanguínea no membro superior.

Particularidades Ponto Poço *jing*, ponto Madeira, ponto de tonificação, ponto de Saída.

5.6 Canal de energia principal do Intestino Delgado (*taiyang* da mão)

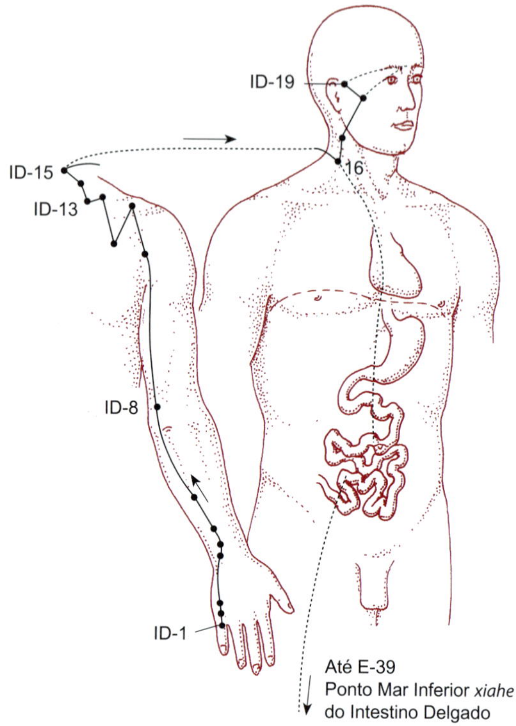

Circulação	segunda circulação
Tempo máximo	13-15 h
Ligação com órgãos ou vísceras (*zang/fu*)	**coração**, estômago, **intestino delgado**
Acoplamento interno-externo (*yin/yang*)	canal de energia do ID (*yang*) com o canal de energia do C (*yin*)
Ligação em cima-embaixo (*yang/yang*)	canal de energia do ID (*yang*) com o canal de energia da B (*yang*) como eixo *taiyang*

Figura 5.112

Trajeto

O canal de energia principal do Intestino Delgado inicia-se **superficialmente** (externo) no ângulo ulnar do sulco ungueal do dedo mínimo, segue ao longo da face ulnar da mão para o punho e sobre o processo estiloide da ulna. Segue ao longo da margem ulnar para a região medial do cotovelo e passa entre o olécrano e o epicôndilo medial pela face posterior do úmero, proximal à articulação do ombro. Segue em zigue-zague sobre a escápula e encontra o vaso extraordinário Vaso Governador em **VG-14**. Em seguida, vai em direção anterior à fossa supraclavicular. Nesse ponto origina um ramo **medial** que se liga ao coração e segue ao longo do esôfago em direção caudal, passando pelo diafragma até o estômago e, em seguida, à víscera acoplada (*fu*), o intestino delgado. **Superficialmente**, o canal de energia a partir da fossa supraclavicular segue ao longo do pescoço para a bochecha e termina anterior ao ouvido. Um ramo **medial** segue, partindo da bochecha, para a região infraorbital e depois segue para a asa do nariz, para se ligar ao canal de energia da Bexiga. Um outro ramo **medial** passa pelo ângulo lateral do olho até a orelha.

ID

Pontos específicos segundo sua função

- **Ponto *yuan*** (▶ 4.1.1): **ID-4** (*wangu*).
- **Ponto *luo*** (▶ 4.1.2): **ID-7** (*zhizheng*).
- **Ponto *xi*** (▶ 4.1.3): **ID-6** (*yanglao*).
- **Ponto *shu* das costas** (▶ 4.1.4): **B-27** (*xiaochangshu*).
- **Ponto *mu*** (▶ 4.1.5): **VC-4** (*guanyuan*).
- **Cinco pontos *shu* de transporte** (▶ 4.1.6):
  - Ponto Poço *jing* (metal): **ID-1** (*shaoze*).
  - Ponto Fonte *ying* (água): **ID-2** (*qiangu*).
  - Ponto Corrente *shu* (madeira), ponto de tonificação: **ID-3** (*houxi*).
  - Ponto Rio *jing* (fogo), ponto *ben* (ponto Fase de Mudança ou ponto Raiz): **ID-5** (*yanggu*).
  - Ponto Mar *he* (terra), ponto de sedação: **ID-8** (*xiaohai*).

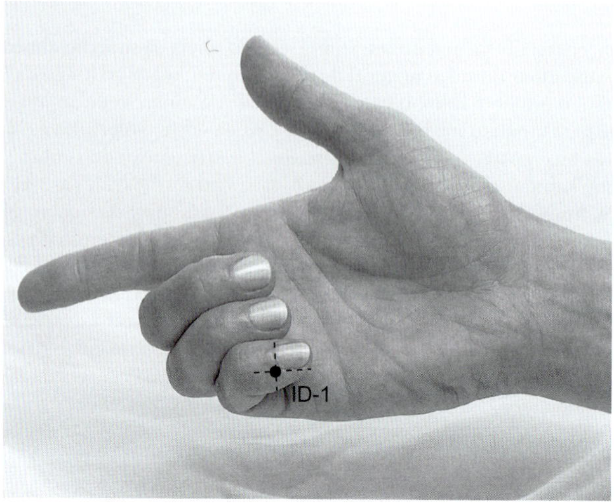

Figura 5.113

Localização 0,1 cun proximal e ulnar ao ângulo ulnar do sulco ungueal do dedo mínimo.

Como encontrar O ponto está situado na interseção de duas tangentes que limitam a unha do dedo mínimo em sentido proximal e ulnar, aproximadamente 0,1 cun de distância da margem livre da unha.

Referência Em frente, no ângulo radial do sulco ungueal, está situado **C-9**.

Punção Vertical, 0,1 cun, ou oblíqua em direção proximal ou microvenipunção (▶ 7.6.1). Não puncionar no vale da unha. **Cuidado:** dolorosa.

Efeitos e indicações mais importantes

- **Remove o calor:** inflamações e inchaços na boca e na região da face, vermelhidão nos olhos, hemorragia nasal, infecção aguda.
- **Libera os sentidos:** distúrbios da visão, da audição e da movimentação da língua.
- **Reanima a consciência:** desmaio, colapso.
- **Beneficia as mamas:** distúrbios da lactação, mastite.
- **Torna permeável o canal de energia:** dores nas regiões ulnar do antebraço e dorsal do braço, no ombro e na nuca.

Particularidades Ponto Poço *jing*, ponto Metal, ponto de Entrada.

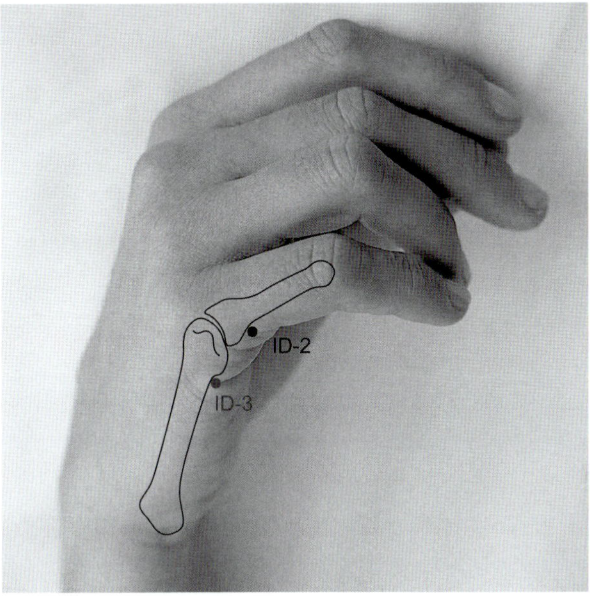

Figura 5.114

Localização No lado ulnar do dedo mínimo distalmente à articulação proximal, na transição do corpo para a base da falange proximal.

Como encontrar Na margem ulnar do dedo mínimo, palpar distalmente em direção à articulação proximal, até conseguir sentir nitidamente o ângulo formado pela base com o corpo. O ponto está situado na transição do corpo para a base e um pouco abaixo (palmar) da curvatura mais lateral do osso.

Referência **IG-2** está situado em uma posição comparável na falange proximal do dedo indicador. Em uma posição comparável nas bordas do pé, encontram-se **BP-2** medialmente e **B-66** lateralmente.

Punção Vertical ou oblíqua, de 0,2 a 0,5 cun, em sentido proximal ou distal, bem como ligeiramente palmar. **Cuidado:** dolorosa.

Efeitos e indicações mais importantes

- **Conduz o calor para fora, expulsa o vento, remove o inchaço:** infecções febris, dores de garganta, conjuntivite, distúrbios da visão, otite, distúrbios da audicão, como zumbido, inchaço nas bochechas, rinite, dores nos dentes.
- **Torna permeável o canal de energia, alivia a dor:** dor nos dedos e nas articulações proximais, distúrbios da sensibilidade, problemas no trajeto do canal de energia.

Particularidades Ponto Fonte *ying*, ponto Água.

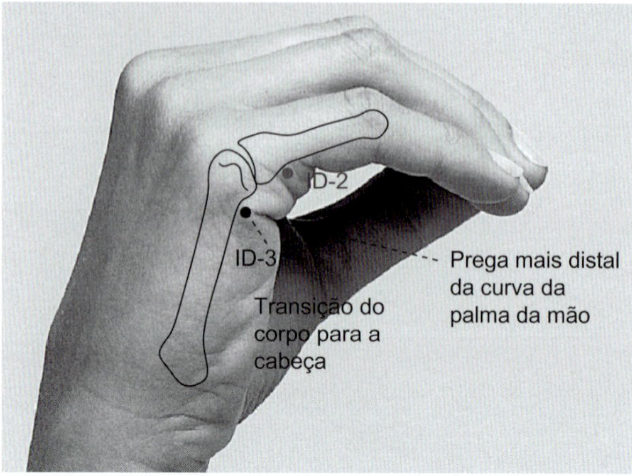

Figura 5.115

Localização Na margem ulnar da mão, na depressão proximal à articulação proximal do dedo mínimo.

Como encontrar Deslizar ao longo da margem ulnar da mão, de proximal (punho) para distal (para o dedo mínimo), até que o dedo seja freado na transição entre o corpo e a cabeça do 5º osso metacarpal anterior à articulação proximal do dedo mínimo. Localizar nesse local **ID-3**. O ponto está situado um pouco abaixo da curvatura mais lateral do osso. **Ou:** localização com punho cerrado de maneira frouxa. Procurar a prega geralmente distal situada na prega da curva da palma da mão (começa geralmente entre o dedo indicador e o dedo médio, indo para o dedo mínimo). Na extremidade da prega encontra-se uma pequena protuberância da pele. **ID-3** está situado nesse limite com a imediação mais ou menos proximal-dorsal, em uma depressão palpável.

Referência Em posição comparável na margem radial da mão está situado **IG-3**, na margem do pé estão situados medialmente **BP-3** e lateralmente **B-65**.

Punção Vertical, de 0,5 a 1 cun. **Cuidado:** dolorosa, puncionar com o punho posicionado de maneira frouxa.

Efeitos e indicações mais importantes
- **Elimina o vento e o calor:** infecções febris, inchaço na garganta e nas bochechas.
- **Elimina o calor, beneficia os sentidos:** doenças na região facial, sobretudo orelhas e olhos, transpiração noturna em combinação com **C-6**.
- **Regula o Vaso Governador, tranquiliza o *shen*:** cãibras, tremores, tontura, epilepsia.
- **Beneficia a nuca e a parte posterior da cabeça, torna permeável o canal de energia, alivia a dor:** problemas na região da nuca, do ombro, do braço e da coluna vertebral, dores na região occipital da cabeça, **local** nos casos de doenças das articulações dos dedos, em especial dos dedos mínimo e anular.

Particularidades Ponto Corrente *shu*, ponto Madeira, ponto de tonificação, ponto de abertura do Vaso Governador. Importante ponto distante para a região cervical da coluna vertebral.

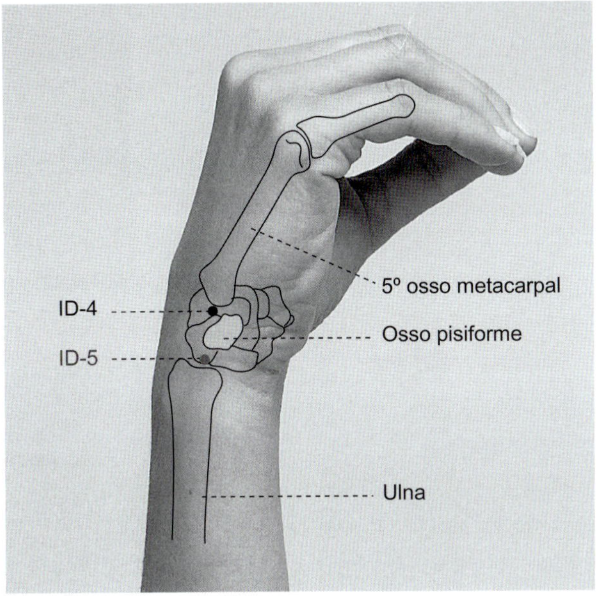

Figura 5.116

Localização Na margem ulnar da mão entre o 5º osso metacarpal e o carpo, na transição entre as superfícies vermelha e branca da pele da palma e do dorso da mão.

Como encontrar Partindo distalmente, palpar ao longo do corpo do 5º osso metacarpal na margem da mão em direção proximal, até chegar, passando por cima da protuberância da base, na fenda entre o osso metacarpal e o carpo.

Referência Na mesma linha, mais proximalmente, passando por cima da saliência do osso pisiforme, está situado **ID-5** na altura do espaço na articulação da mão, no punho.

Punção Vertical, de 0,3 a 0,5 cun. **Cuidado:** dolorosa.

Efeitos e indicações mais importantes

- **Remove o calor, torna permeável o canal de energia, alivia o inchaço e a dor (problemas no trajeto do canal de energia):** queixas na região dos dedos, região ulnar do punho, braço, cotovelo, ombro, nuca, região da bochecha (inchaço), zumbido.
- **Filtra a umidade e o calor, suaviza a icterícia:** ponto empírico no caso de icterícia.

Particularidade Ponto *yuan*.

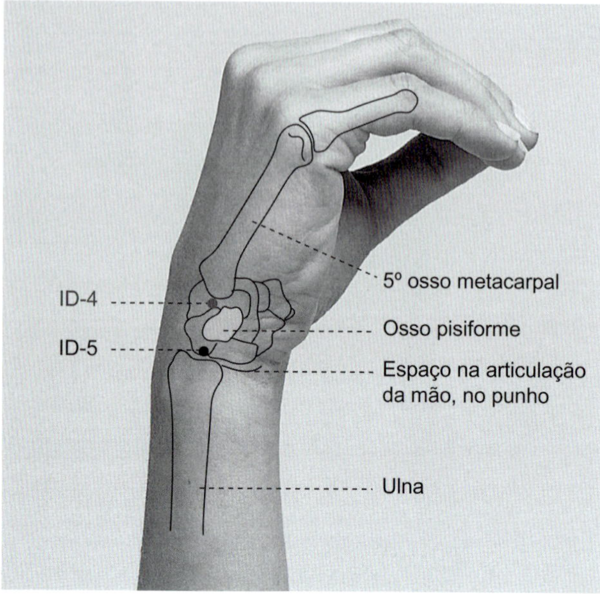

Figura 5.117

Localização Na face ulnar do punho, na depressão distal do processo estiloide da ulna, na altura do espaço lateral na articulação.

Como encontrar Por meio do movimento relaxado da mão, o espaço na articulação pode ser palpado na região ulnar. **ID-5** está situado diretamente distal ao processo estiloide da ulna (▶ 2.3.3), em uma linha com a "margem da mão" sobre o espaço na articulação da mão, no punho.

Referência Na mesma linha, mais distalmente, passando por cima da saliência do osso pisiforme, está situado **ID-4**.

Punção Vertical, de 0,3 a 0,5 cun.

Efeitos e indicações mais importantes

- **Filtra o calor e alivia inchaços:** inflamações e inchaços nas regiões da garganta e submandibular, infecções febris, dores nos dentes, inflamações nos olhos e ouvidos, trismo, local nos casos de problemas no punho.
- **Conduz para fora como ponto Fogo do intestino delgado, sobre o acoplamento interno-externo, o calor do coração e tranquiliza o *shen*:** distúrbios psíquicos com condições maníacas.

Particularidades Ponto Rio *jing*, ponto Fogo, ponto *ben* (ponto Fase de Mudança ou ponto Raiz).

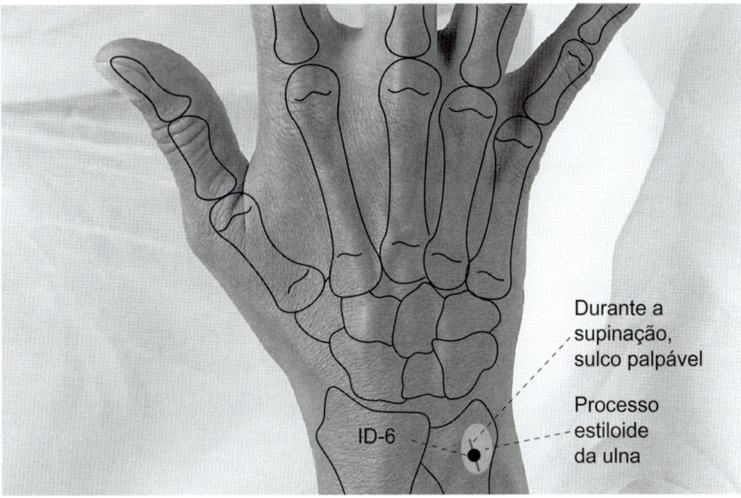

Figura 5.118

Localização Sobre a parte lateral do antebraço, na depressão radial e proximal do processo estiloide da ulna, que surge com o movimento da mão da posição de pronação para a de supinação.

Como encontrar A melhor forma de localização é com leve flexão do cotovelo. Colocar o dedo que está palpando sobre a parte distal do processo estiloide da ulna (▶ 2.3.3). Durante o movimento da mão da posição de pronação para a de meia supinação, o dedo palpa um espaço ósseo junto à encosta proximal do processo estiloide (sulco deslizante para o tendão do músculo extensor ulnar do carpo). Esse espaço ósseo também pode ser palpado quando a mão do paciente repousa em seu tórax (posição de meia supinação). Localizar **ID-6** nesse espaço ósseo.

Punção Vertical ou ligeiramente oblíqua, de 0,5 a 0,8 cun, proximalmente em direção a **CS-6** ou ao longo do tendão em direção à articulação do cotovelo.

Efeitos e indicações mais importantes

- **Torna permeável o canal de energia, alivia dores, beneficia o ombro e o braço, alivia estados agudos:** distúrbios funcionais dolorosos na região do ombro e da nuca, lumbago agudo, problemas na articulação do tornozelo.
- **Beneficia os olhos:** doenças oculares (padrão vazio), como capacidade visual limitada.

Particularidades Ponto *xi*. Importante ponto distante no caso de restrição de movimento da região cervical (p. ex., torcicolo agudo) e da região lombar da coluna vertebral (p. ex., lumbago agudo).

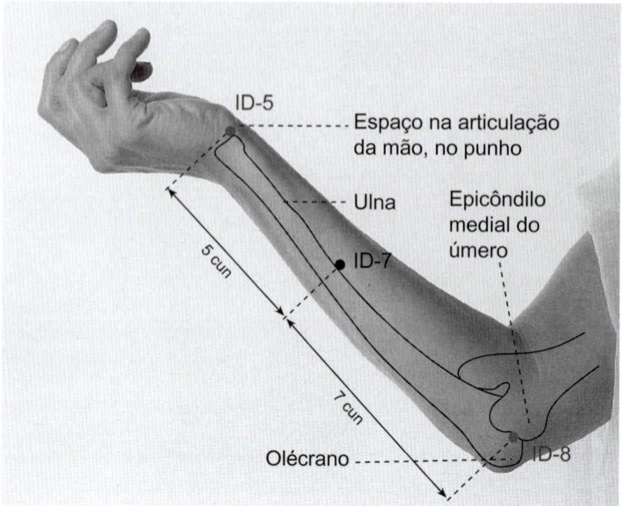

Figura 5.119

Localização Sobre a parte lateral do antebraço, 5 cun proximais ao espaço na articulação da mão, no punho, em uma linha de ligação entre **ID-5** (espaço ulnar na articulação da mão, no punho) e **ID-8** (sulco ulnar do cotovelo), ou então 1 cun distal ao meio dessa distância.

Como encontrar Técnica de localização com a ajuda das mãos (▶ 1.3.3): medir, a partir do ponto médio da distância entre **ID-5** (espaço ulnar na articulação da mão, no punho) e **ID-8** (sulco ulnar do cotovelo), 1 cun em sentido distal, e, nesse ponto, localizar **ID-7**. O ponto está situado entre a margem palpável da ulna e o músculo flexor ulnar do carpo, localizado anteriormente.

Punção Vertical, de 0,5 a 1 cun.

Efeitos e indicações mais importantes

- **Torna permeável o canal de energia:** dor e restrição de movimento no braço, no ombro e na nuca.
- **Libera a superfície:** infecções febris, dores nos membros.
- **Tranquiliza o *shen*:** estados intensos de inquietação, ansiedade e agitação.

Particularidade Ponto *luo*.

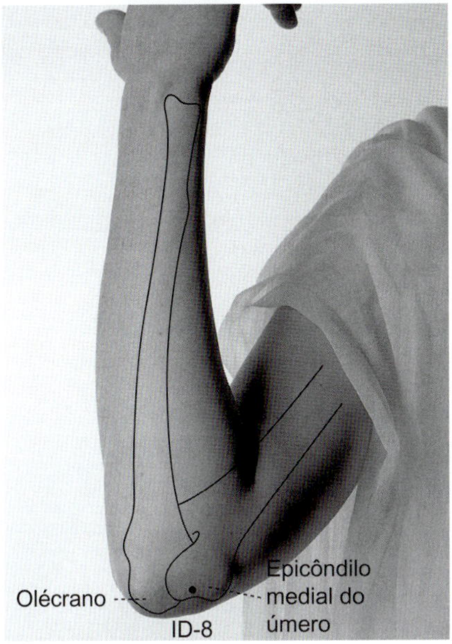

Figura 5.120

Localização Com o cotovelo flexionado, no espaço (sulco ulnar) entre o olécrano da ulna e o epicôndilo medial do úmero.

Como encontrar Em uma linha de ligação entre a ponta do olécrano e o ápice do epicôndilo medial está situado **ID-8**, no ponto mais fundo do espaço entre as duas saliências ósseas.

Punção Vertical ou oblíqua, de 0,3 a 0,5 cun. **Cuidado:** nesse espaço também corre o nervo ulnar.

Efeitos e indicações mais importantes

- **Torna permeável o canal de energia:** epicondilopatia medial, dores ao longo das faces dorsolaterais do braço, no ombro e na escápula.
- **Tranquiliza o *shen*:** estados intensos de inquietação, ansiedade e agitação.
- **Elimina o calor e o inchaço:** inflamação na garganta, inchaço nas bochechas, dores de dente, dores de cabeça.

Particularidades Ponto Mar *he*, ponto Terra, ponto de sedação.

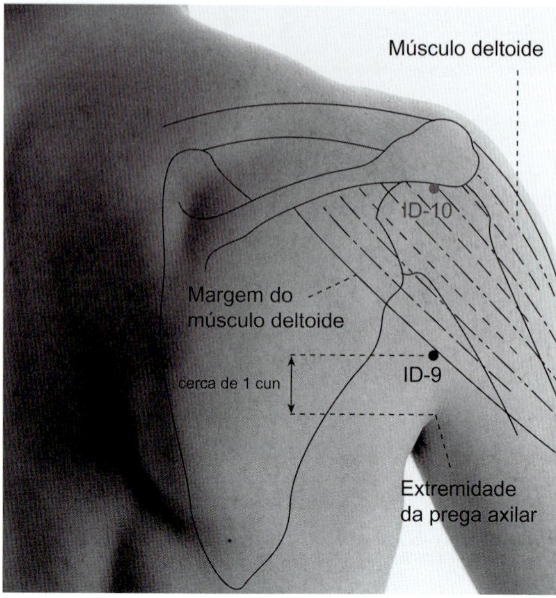

Figura 5.121

Localização Com o braço aduzido (posição normal), no prolongamento da prega axilar dorsal em direção cranial antes da margem inferior do músculo deltoide.

Como encontrar Com o paciente sentado de maneira ereta, palpa-se da extremidade superior da prega axilar dorsal em direção cranial, até se encontrar a margem inferior do músculo deltoide como nível plano. Em caso de dúvida, pedir ao paciente para contrair o músculo. **ID-9** está situado anterior à margem inferior do músculo.

Punção Vertical, de 1 a 1,5 cun.

Efeitos e indicações mais importantes

- **Torna permeável o canal de energia, expulsa o vento, beneficia o ombro:** dor e restrição de movimento na região lateral da escápula, da articulação dorsal do ombro e da parte posterior do braço.

Particularidade ID-9 corresponde a um ponto-gatilho que frequentemente é doloroso à pressão.

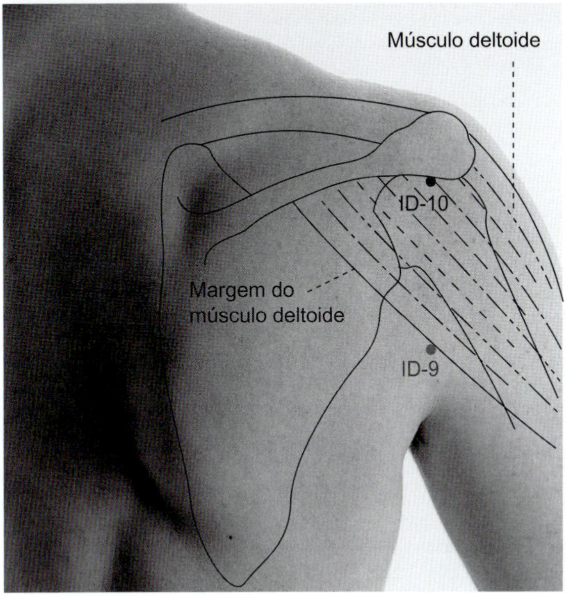

Figura 5.122

Localização Com o braço aduzido (posição normal), no prolongamento da prega axilar dorsal em direção cranial, sob a margem da espinha da escápula.

Como encontrar Com o paciente sentado de maneira ereta, palpa-se da prega axilar dorsal em direção cranial, passando sobre a margem do músculo deltoide (**ID-9**) até a resistência óssea da espinha da escápula, que nessa região chama-se acrômio e forma um arco raso aberto para baixo. **ID-10** está situado abaixo da margem óssea.

Punção Vertical, de 0,5 a 1,5 cun.

Efeitos e indicações mais importantes

- **Torna permeável o canal de energia, relaxa os tendões:** dor e restrição de movimento na região lateral da escápula, da articulação dorsal do ombro e da parte posterior do braço, "ombro congelado".

Particularidades Ponto de cruzamento com o canal de energia da Bexiga, *yang wei mai* e o *yang qiao mai*. **ID-10** corresponde a um ponto-gatilho que frequentemente é doloroso à pressão. Além disso, nele está o local de acesso posterior para a punção da articulação do ombro.

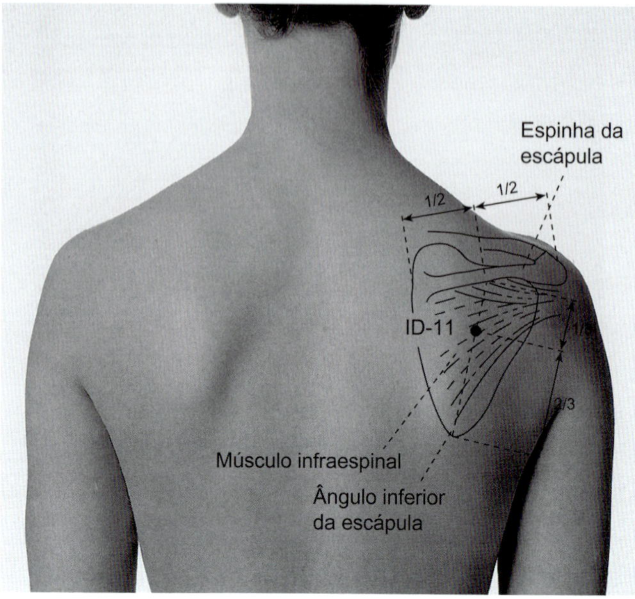

Figura 5.123

Localização Na escápula, em uma depressão do músculo infraespinal, mais ou menos em um terço do intervalo da linha de ligação entre o meio da espinha da escápula e o ângulo inferior da escápula.

Como encontrar **Posição:** decúbito ventral, ou melhor, sentado com a região do ombro relaxada. Traçar uma linha de ligação imaginária a partir do meio da espinha da escápula (▶ 2.3.1) para o ângulo inferior da escápula. Localizar, no limite entre o terço superior e o médio dessa linha de ligação, frequentemente também um pouco mais baixo, o ponto **ID-11**, geralmente sensível à pressão, em uma depressão do músculo infraespinal. No caso do paciente em posição ortostática ou sentado com os membros superiores pendentes, o ponto se projeta geralmente na altura do processo espinhoso da vértebra T4 ou da vértebra T5.

Referência Diretamente acima de **ID-11** está situado **ID-12**, no centro da fossa supraespinal.

Punção Vertical ou oblíqua, no músculo, de 0,5 a 1,5 cun.

Efeitos e indicações mais importantes

- **Torna permeável o canal de energia, alivia a dor, desloca o *qi*, relaxa o tórax e a região lateral das costelas:** problemas na região do ombro e da escápula (sobretudo em distúrbios de rotação lateral) e no trajeto do canal de energia (p. ex., problemas na região da mandíbula, e na região lateral do membro superior).
- **Beneficia as mamas:** em combinação com **VC-17**, **E-18** e **ID-1** no caso de distúrbios da lactação e mastite aguda.

Particularidade **ID-11** é frequentemente ponto-gatilho no músculo infraespinal.

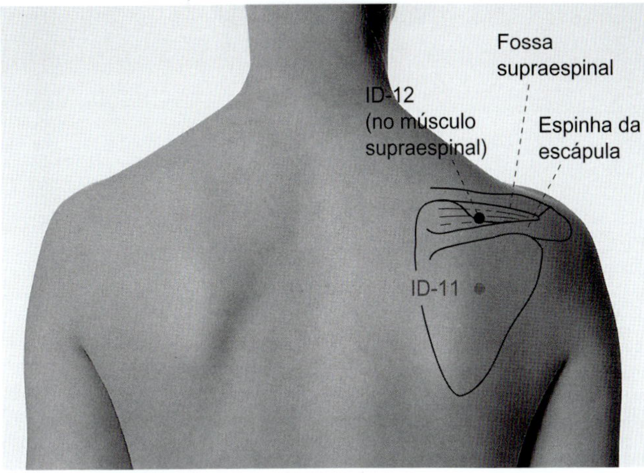

Figura 5.124

Localização Verticalmente acima de **ID-11**, no meio da fossa supraespinal da escápula.

Como encontrar **Posição:** decúbito ventral, ou melhor, sentado com a região do ombro relaxada. Localizar **ID-12** no meio da fossa supraespinal. O ponto se projeta, em geral, diretamente acima do centro da espinha da escápula (▶ 2.3.1).

Referência **ID-11** está situado frequentemente vertical, abaixo de **ID-12**, sobre a escápula.

Punção Vertical ou oblíqua no músculo supraespinal em direção ao ombro, de 0,5 a 1 cun. **Cuidado:** pneumotórax.

Efeitos e indicações mais importantes

- **Remove o vento, beneficia o ombro e a escápula:** distúrbios funcionais dolorosos na região do ombro e da nuca (sobretudo ao "vento" patogênico).

Particularidades Ponto de cruzamento com os canais de energia da Vesícula Biliar, do Triplo Aquecedor e do Intestino Grosso. **ID-12** é frequentemente um ponto-gatilho no músculo supraespinal.

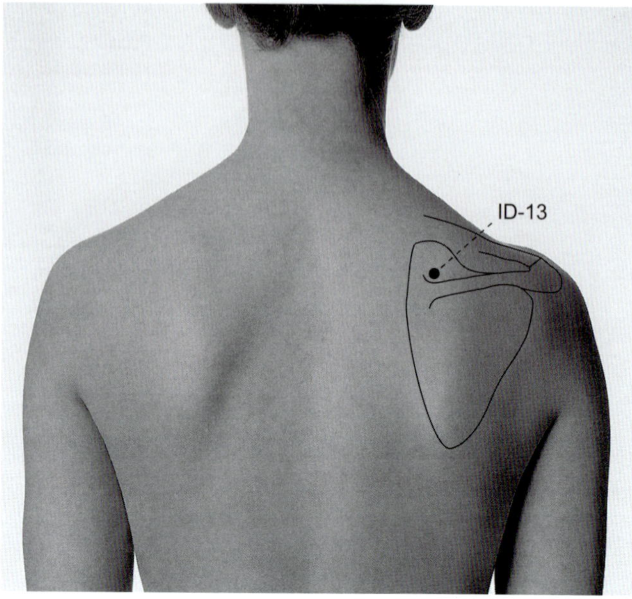

Figura 5.125

Localização Na extremidade medial da fossa supraespinal.

Como encontrar A espinha da escápula projeta-se em forma de delta em sua extremidade medial e forma em direção cranial um arco que, na palpação, é identificado como um "muro curvo", daí o nome chinês. Na cavidade desse arco, ainda na escápula, está situado **ID-13**, na região da origem medial do músculo supraespinal.

Referência Aproximadamente na mesma altura estão situados os pontos **Ex-B-2** (*huatuojiaji*), **B-12** e **B-41** (0,5, 1,5 e 3 cun lateral à linha mediana).

Punção Vertical, de 0,3 a 0,5 cun, ou oblíqua, em direção lateral, de 0,5 a 1 cun. Com a localização correta, não há perigo de uma punção da pleura.

Efeitos e indicações mais importantes

- **Torna permeável o canal de energia, beneficia o ombro e a escápula:** dor e restrição de movimento na região medial da escápula, do ombro e da parte inferior da região cervical da coluna vertebral e parte superior da região torácica da coluna vertebral.

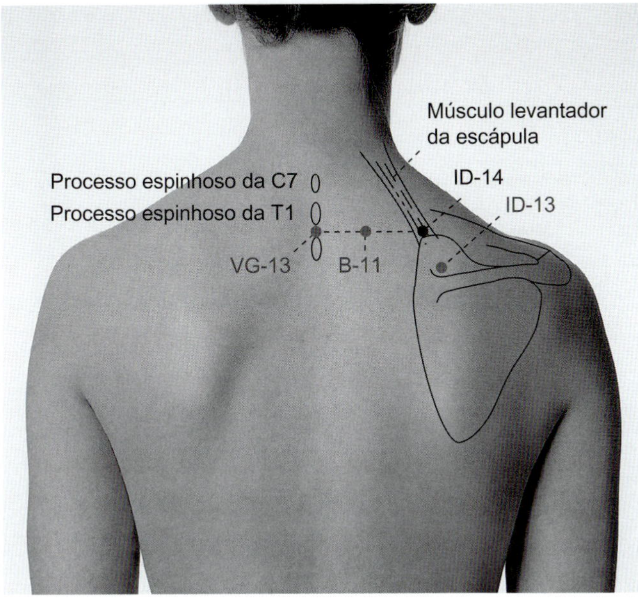

Figura 5.126

Localização 3 cun laterais da margem inferior do processo espinhoso da T1, na região de inserção do músculo levantador da escápula.

Como encontrar O músculo levantador da escápula origina-se na porção superior da margem medial da escápula para o ângulo superior. Nessa região ele apresenta frequentemente miogelose e, por esse motivo, bem demarcável e doloroso à pressão (ponto-gatilho). **ID-14** encontra-se pouco acima da inserção do músculo propriamente dita, portanto, ao contrário de **ID-13**, não mais em cima da escápula.

Referência Aproximadamente na mesma altura estão situados **VG-13**, um ponto de **Ex-B-2** (*huatuojiaji*) e **B-11** (abaixo do processo espinhoso da vértebra T1, 0,5 e 1,5 cun lateral à linha mediana).

Punção Oblíqua, em direção medial, de 0,5 a 1 cun. **Cuidado:** pneumotórax.

Efeitos e indicações mais importantes

- **Torna permeável o canal de energia, alivia a dor:** dor e restrição de movimento na região do ombro e da parte inferior da região cervical da coluna vertebral e parte superior da região torácica da coluna vertebral.
- **Elimina o vento e o frio:** dores e tensões após corrente de ar fria.

Particularidade Ponto-gatilho no músculo levantador da escápula.

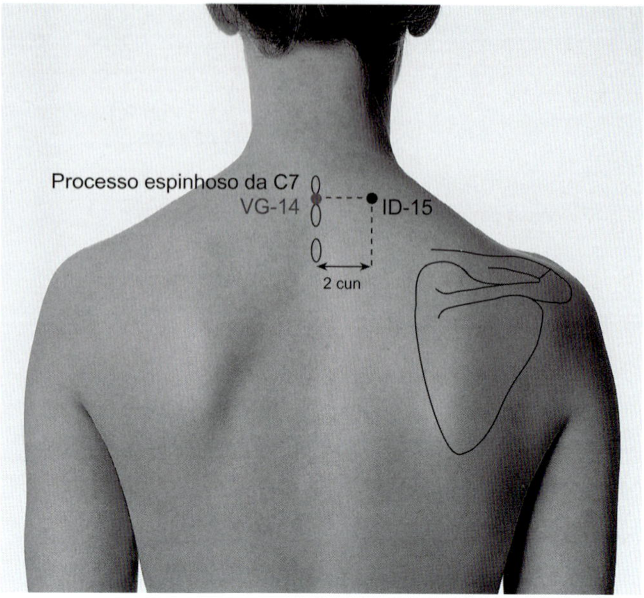

Figura 5.127

Localização 2 cun laterais à margem inferior do processo espinhoso da C7.

Como encontrar Orientação a partir da C7 (▶ 2.4.1). Medir, a partir da margem inferior, 2 cun em direção lateral e, nesse ponto, localizar **ID-15**.

Referência Na mesma altura estão situados **VG-14**, **Ex-B-1** *dingchuan* e **Ex-B** *jiehexue* (linha mediana, 0,5 e 3,5 cun laterais à linha mediana).

Punção Oblíqua para medial, em direção à coluna vertebral, de 0,5 a 1 cun. **Cuidado:** pneumotórax.

Efeitos e indicações mais importantes

- **Torna permeável o canal de energia, alivia a dor:** dor e restrição de movimento na região do ombro e da parte inferior da região cervical da coluna vertebral e parte superior da região torácica da coluna vertebral.
- **Diminui o *qi* dos pulmões:** doenças do trato respiratório, como tosse.

Particularidades Um ponto-gatilho no músculo levantador da escápula. Ponto eficaz no caso de problemas na transição cervicodorsal.

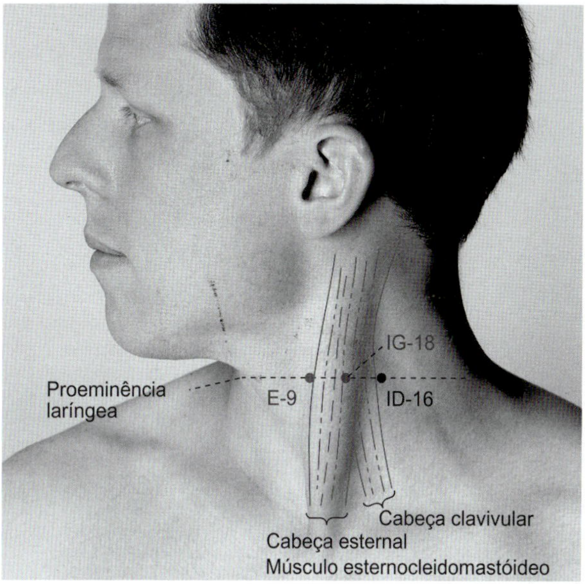

Figura 5.128

Localização Cerca de 3,5 cun laterais à linha mediana anterior, na altura da proeminência laríngea na margem posterior do músculo esternocleidomastóideo.

Como encontrar Traçar, a partir da proeminência laríngea (ponta da proeminência laríngea ▶ 2.2), uma linha em direção dorsal até a margem posterior do músculo esternocleidomastóideo. **ID-16** está situado diretamente posterior à margem do músculo, que pode ser mais facilmente palpado e identificado com a rotação da cabeça para o lado oposto.

Referência Na mesma altura estão situados **E-9** (antes do músculo esternocleidomastóideo) e **IG-18** (entre as duas cabeças do músculo).

Punção Vertical, de 0,5 a 0,8 cun. Antes da punção, se necessário, girar a cabeça de volta. **Cuidado:** veia jugular externa.

Efeitos e indicações mais importantes

- **Como ponto Janela do Céu beneficia a garganta, as orelhas e a voz, regula o *qi*, tranquiliza o *shen*:** inflamações na garganta, rouquidão, bócio, escrófula, dores de cabeça, inchaço na face e nas bochechas, doenças psíquicas, como condições maníacas e depressivas.
- **Torna permeável o canal de energia, alivia a dor:** problemas na região da nuca e do ombro.

Particularidade Ponto Janela do Céu.

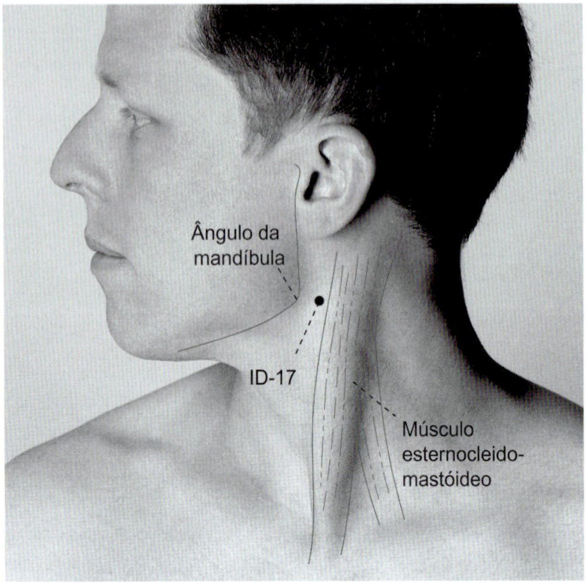

Figura 5.129

Localização Dorsal ao ângulo da mandíbula e anterior à margem anterior do músculo esternocleidomastóideo.

Como encontrar Com a rotação da cabeça para o lado, a margem do músculo esternocleidomastóideo destaca-se melhor. **ID-17** está situado no centro, entre o ângulo da mandíbula e a margem anterior do músculo esternocleidomastóideo.

Punção Vertical ou oblíqua, em direção à raiz da língua, 0,5 a 1 cun anterior à artéria carótida. **Cuidado:** artéria carótida interna, veias jugulares externa e interna.

Efeitos e indicações mais importantes

- **Como ponto Janela do Céu beneficia as orelhas, a nuca e a garganta, diminui o *qi* de contrafluxo, elimina o inchaço, tranquiliza o *shen*:** inflamações de garganta, rouquidão, sensação de bolo na garganta, doenças da orelha, bócio, escrófula, dores de cabeça, inchaço na face e nas bochechas, doenças psíquicas, como condições maníacas e depressivas.

Particularidade Ponto Janela do Céu.

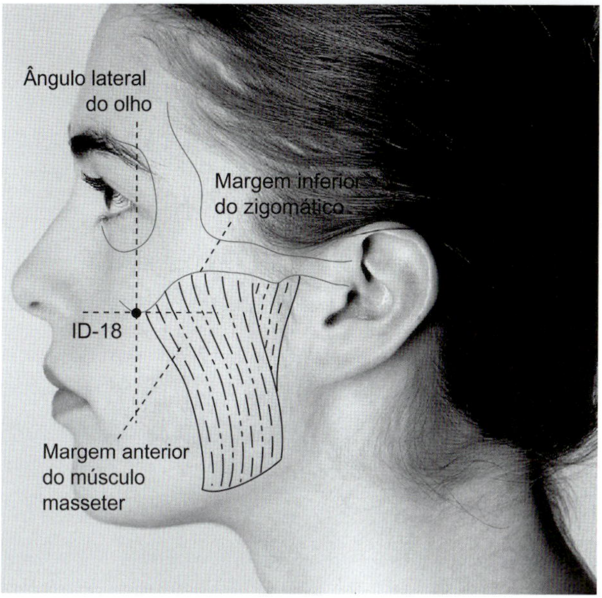

Figura 5.130

Localização Na interseção de uma vertical que passa no ângulo lateral do olho com a margem inferior do zigomático, na margem anterior do músculo masseter.

Como encontrar Traçar uma vertical imaginária através do ângulo lateral do olho até a margem inferior do zigomático. **ID-18** está situado em uma depressão da margem anterior do músculo masseter (mais ou menos na altura do limite lateral da asa do nariz, **IG-20**). Com os movimentos de mastigação do paciente fica nitidamente palpável a margem anterior do músculo masseter.

Punção Vertical ou oblíqua, de 0,3 a 0,5 cun, ou superficial subcutânea, de 1 a 1,5 cun, em direção a **E-4**, **E-7** e **IG-20**. A moxabustão, de acordo com alguns textos, é contraindicada.

Efeitos e indicações mais importantes

- **Elimina o vento, filtra o calor, alivia o inchaço e a dor:** paresia facial, tiques, neuralgia do segundo ramo do trigêmeo, sinusite maxilar, síndrome de dor miofascial, inchaços edematosos, problemas maxilares, dores nos dentes (dentes da maxila), anestesia por acupuntura em caso de extração de dentes.

Particularidades Ponto de cruzamento com o canal de energia do Triplo Aquecedor. Importante ponto local.

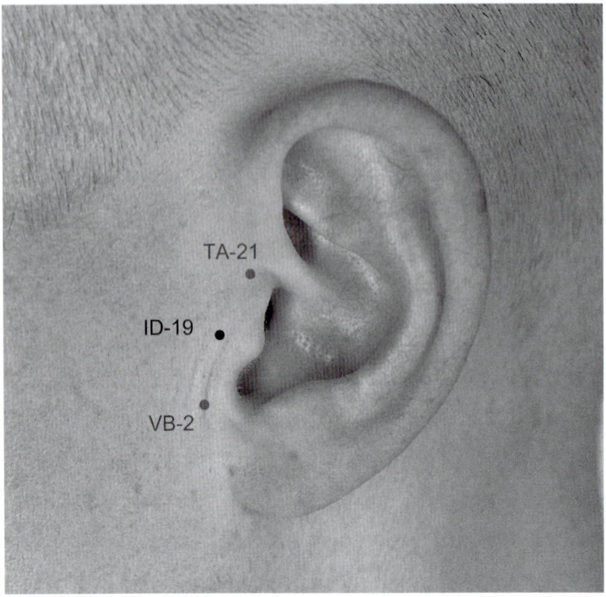

Figura 5.131

Localização Anterior à orelha, na altura do meio do trago, em uma depressão entre o trago e o processo condilar da mandíbula.

Como encontrar Procurar, anteriormente à orelha, a transição da orelha (cartilagem) à bochecha. Nesse local, apresenta-se geralmente, com a idade, um trajeto pronunciado do sulco. Nessa transição, localizar **ID-19** na altura do meio do trago.

Referência **ID-19** está situado no meio dos três pontos que se localizam anteriormente à orelha, **TA-21** situa-se cranialmente e **VB-2** é localizado distalmente a ID-19.

Punção Vertical, de 0,5 a 1 cun, ou levemente oblíqua, em direção caudal com a boca aberta. **Cuidado:** o ponto está situado, como **TA-21** e **VB-2**, próximo à artéria temporal superficial e ao nervo auriculotemporal.

Efeitos e indicações mais importantes

- **Beneficia as orelhas:** doenças do ouvido, distúrbios da articulação temporomandibular (nesse caso, **VB-2** é mais eficaz).
- **Tranquiliza o *shen*:** distúrbios psíquicos.

Particularidades Ponto de cruzamento com os canais de energia da Vesícula Biliar e do Triplo Aquecedor, ponto de Saída. Importante ponto local no caso de doenças do ouvido.

5.7 Canal de energia principal da Bexiga (*taiyang* do pé)

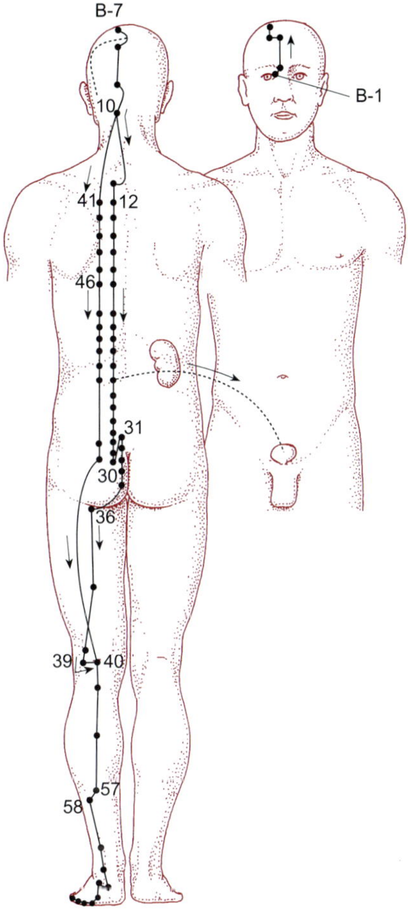

Circulação	segunda circulação
Tempo máximo	15-17 h
Ligação com órgãos ou vísceras (*zang*/ *fu*)	**rim, bexiga**
Acoplamento interno-externo (*yin*/ *yang*)	canal de energia da B (*yang*) com o canal de energia do R (*yin*)
Ligação em cima-embaixo (*yang*/ *yang*)	canal de energia da B (*yang*) com o canal de energia do ID (*yang*) como eixo *taiyang*

Figura 5.132

Trajeto

O canal de energia da Bexiga segue cranialmente do ângulo medial do olho para a fronte e liga-se ao Vaso Governador no ápice da cabeça. Desse ponto, um ramo bifurca-se para a têmpora. O trajeto **interno** do canal de energia entra na cabeça e liga-se ao cérebro. **Superficialmente**, o canal de energia divide-se na região da nuca em dois ramos que descem pela parte dorsal. Os dois ramos correm paralelamente à coluna vertebral em direção caudal, o ramo medial a 1,5 cun e o ramo lateral a 3 cun laterais da linha mediana. Ambos chegam à região lombar. Então, o ramo medial (no ponto **B-23**) segue um trajeto **interno** pelo abdome, para se ligar primeiro aos órgãos (*zang*) acoplados, os rins, e, em seguida, à víscera (*fu*) correspondente, a bexiga. O ramo medial **superficial** (externo) segue pela região glútea e coxa, terminando na fossa poplítea. Nesse local, ele une-se mais uma vez ao ramo lateral externo da Bexiga. O ramo lateral da Bexiga segue pela região glútea, pela face posterolateral da coxa e encontra o ramo medial da Bexiga, que desce até a fossa poplítea. Dali, o canal de energia prossegue ao longo da porção posterolateral da perna para o pé, passa pelo maléolo lateral e, ao longo da margem lateral do pé, vai até o ângulo lateral do sulco ungueal do dedo mínimo do pé, onde se liga ao canal de energia do Rim (acoplado interna-externamente).

B

Pontos específicos segundo sua função

- **Ponto *yuan* (▶ 4.1.1): B-64** (*jinggu*).
- **Ponto *luo* (▶ 4.1.2): B-58** (*feiyang*).
- **Ponto *xi* (▶ 4.1.3): B-63** (*jinmen*).
- **Ponto *xi* do *yang qiao mai*:** B-59 (*fuyang*).
- **Ponto *shu* das costas (a bexiga) (▶ 4.1.4): B-28** (*pangguangshu*).
  - Ponto *shu* do pulmão: **B-13** (*feishu*).
  - Ponto *shu* da Circulação-Sexualidade: **B-14** (*jueyinshu*).
  - Ponto *shu* do coração: **B-15** (*xinshu*).
  - Ponto *shu* do Vaso Governador: **B-16** (*dushu*).
  - Ponto *shu* do diafragma: **B-17** (*geshu*).
  - Ponto *shu* do fígado: **B-18** (*ganshu*).
  - Ponto *shu* da vesícula biliar: **B-19** (*danshu*).
  - Ponto *shu* do baço: **B-20** (*pishu*).
  - Ponto *shu* do estômago: **B-21** (*weishu*).
  - Ponto *shu* do Triplo Aquecedor: **B-22** (*sanjiaoshu*).
  - Ponto *shu* do rim: **B-23** (*shenshu*).
  - Ponto *shu* do intestino grosso: **B-25** (*dachangshu*).
  - Ponto *shu* do intestino delgado: **B-27** (*xiaochangshu*).
- **Ponto *mu* (▶ 4.1.5): VC-3** (*zhongji*).
- **Cinco pontos *shu* de transporte (▶ 4.1.6):**
  - Ponto Poço *jing* (metal), ponto de tonificação: **B-67** (*zhiyin*).
  - Ponto Fonte *ying* (água), ponto *ben* (ponto Fase de Mudança ou ponto Raiz): **B-66** (*zutonggu*).
  - Ponto Corrente *shu* (madeira), ponto de sedação: **B-65** (*shugu*).
  - Ponto Rio *jing* (fogo): **B-60** (*kunlun*).
  - Ponto Mar *he* (terra): **B-40** (*weizhong*).

Dicas para encontrar e puncionar os pontos

Ramo medial da Bexiga: segue de **B-11** (altura da margem inferior do processo espinhoso da T1) a **B-30** (altura do processo espinhoso de S4 e forame de S4), 1,5 cun lateral à linha mediana. **Para ajudar a lembrar dos pontos na região torácica da coluna do ramo medial da Bexiga:**

- **B-11 a B-17:** segundo algarismo da numeração correspondente à altura da vértebra torácica. Exemplo: **B-13** corresponde à altura da T3.
- **B-18 a B-21:** segundo algarismo da numeração + 1. Exemplo: **B-19** (9 + 1) correspodente à altura da T10.

Ramo lateral da Bexiga: segue de **B-41** (altura da margem inferior do processo espinhoso da T2) a **B-54** (altura do processo espinhoso de S4 e forame de S4), 3 cun laterais à linha mediana. **Para ajudar a lembrar dos pontos na região torácica da coluna do ramo lateral da Bexiga:**

- **B-41 a B-46:** segundo algarismo da numeração + 1. Exemplo: **B-42** (2 + 1) corresponde à altura da T3.
- **B-47 a B-49:** segundo algarismo da numeração + 2. Exemplo: **B-47** (7 + 2) corresponde à altura da T9.
- **B-50:** segundo algarismo da numeração + 12.

Punção: para os pontos das costas nos ramos medial e lateral da Bexiga, usualmente se emprega a punção subcutânea e superficial em direção à coluna vertebral. Depois disso, o paciente pode posicionar-se em decúbito dorsal durante o tempo da punção; eventualmente, as agulhas são fixadas antes com fitas adesivas.

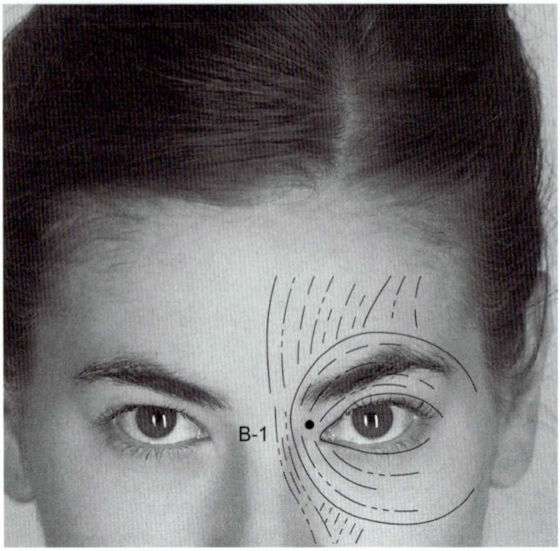

Figura 5.133

Localização Em uma depressão, 0,1 cun acima e medial ao ângulo medial do olho.

Como encontrar **B-1** está situado em um pequeno sulco, no ângulo medial do olho, que pode ser encontrado acima da inserção da pálpebra superior. Em direção medial, palpa-se o limite ósseo da raiz do nariz.

Referência **B-2** está situado diretamente acima de **B-1**, em uma depressão na extremidade medial do supercílio; **E-1** situa-se na linha da pupila, entre o bulbo do olho e a margem infraorbital; **VB-1** e **TA-23**, no ângulo lateral do olho.

Punção Pedir ao paciente que movimente os olhos, com as pálpebras fechadas, para a lateral e para baixo. Em seguida, afastar suavemente o bulbo do olho da pálpebra superior, em direção caudal e lateral. Puncionar ao longo da margem supraorbital verticalmente em direção dorsal. **Cuidado:** artéria, veia angular, bulbo do olho, periósteo. Somente um acupunturista experiente deve realizar a punção. Depois da retirada da agulha, deve-se comprimir o ponto de punção por cerca de 3 minutos. Mesmo assim, é possível aparecer um hematoma (deve-se avisar o paciente). **Não** manipular a agulha. A moxabustão é contraindicada. Ponto substituto: **B-2** ou superficial subcutânea **B-1** a **B-2**.

Efeitos e indicações mais importantes

- **Elimina o vento, filtra o calor, beneficia os olhos:** qualquer doença ocular, paresia facial.

Particularidades Ponto de cruzamento com os canais de energia do Estômago, da Vesícula Biliar, do Triplo Aquecedor e *yin qiao mai*, *yang qiao mai*, assim como para alguns autores, com o canal de energia do Intestino Delgado e *du mai*, ponto de Entrada.

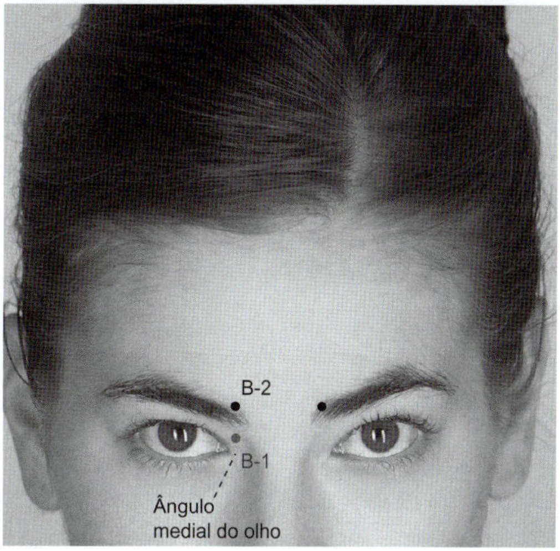

Figura 5.134

Localização Em uma depressão na extremidade medial do supercílio, diretamente sobre o ângulo medial do olho.

Como encontrar O curso da extremidade do supercílio é variável, por esse motivo uma orientação segura da região do supercílio é o local diretamente acima do ângulo medial do olho (**B-1**). Palpar nessa área a margem orbital à procura de uma depressão geralmente sensível à pressão. **Cuidado: B-2** não está situado com exceção de variantes muito raras – no forame supraorbital (situa-se mais lateralmente), mas sim na região do ponto de saída do ramo medial da artéria supratroclear e nervo supraorbital do ramo medial (incisura frontal).

Referência **B-1** está situado caudalmente a **B-2**.

Punção Oblíqua, de cranial para caudal, ou superficial subcutânea, de 0,3 a 0,5 cun em direção ao problema ou em caso de sintomas de calor com microvenipunção. **Cuidado:** ramos do nervo frontal, do nervo facial e dos vasos sanguíneos. A moxabustão, segundo a maioria dos autores, é contraindicada. Vale como substituto de menor risco para **B-1**.

Efeitos e indicações mais importantes

- **Beneficia os olhos:** doenças oculares.
- **Expulsa o vento, filtra o calor:** infecções febris com a participação do nariz e dos olhos, rinite (alérgica), sinusite.
- **Libera a cabeça, alivia a dor:** paresia e tique facial, neuralgia do primeiro ramo do trigêmeo, dores na cabeça (região frontal), enxaqueca.
- **Trajeto do canal de energia divergente da Bexiga:** dores hemorroidais.

Particularidade Ponto local importante empregado com frequência para a região dos olhos.

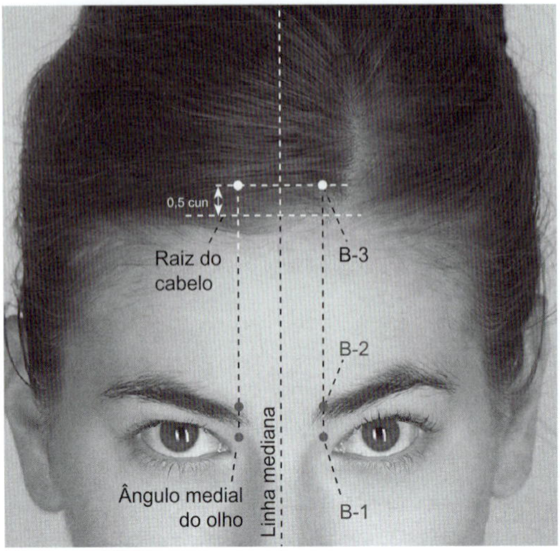

B

Figura 5.135

Localização 0,5 cun acima da linha anterior da raiz do cabelo, verticalmente ao ângulo medial do olho.

Como encontrar Localizar **B-3** perpendicularmente ao ângulo medial do olho (**B-1**) e 0,5 cun acima da linha anterior da raiz do cabelo (▶ 2.1.1).

Referência Na mesma altura, também 0,5 cun acima da linha anterior da raiz do cabelo, estão situados **VG-24**, **B-4**,**VB-15**, **VB-13** e **E-8** (1,5 cun lateral à linha mediana, linha da pupila, 3 cun laterais à linha mediana e no ângulo frontotemporal).

Punção Superficial subcutânea, de 0,5 a 1 cun. A moxabustão, segundo alguns textos, é contraindicada.

Efeitos e indicações mais importantes

- **Elimina o vento, filtra o calor da região frontal e da cabeça, beneficia o nariz e os olhos:** rinite, sinusite, dores na região frontal da cabeça, dores na cabeça no trajeto do canal de energia, tontura, distúrbios da visão, epilepsia.

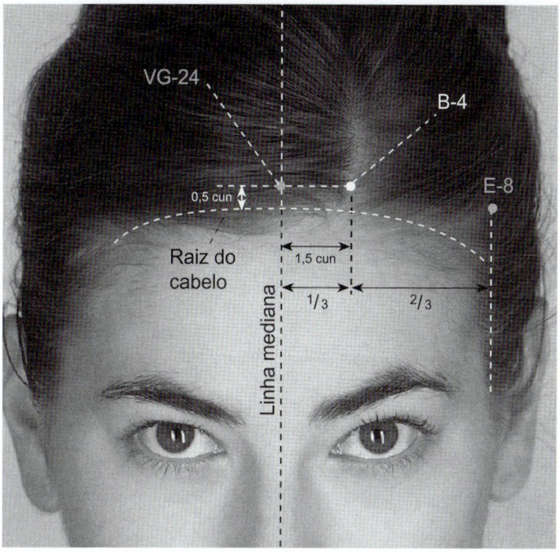

Figura 5.136

Localização 0,5 cun acima da linha anterior da raiz do cabelo e 1,5 cun lateral à linha mediana, ou então no primeiro terço de distância da linha **VG-24** a **E-8**.

Como encontrar Enquanto **B-3** está situado em uma linha vertical que passa pelo ângulo do olho, **B-4** encontra-se ligeiramente mais lateral, e a respeito disso o nome do ponto dá uma indicação. A distância de 1,5 cun lateralmente à linha mediana refere-se à medida em cun do corpo do paciente **VG-24** a **E-8**, 1,5 cun (▶ 1.2). Dividir a distância em três partes e localizar **B-4** no primeiro terço da distância (a partir de **VG-24**) a 0,5 cun acima da linha da raiz do cabelo.

Referência Na mesma altura, também 0,5 cun acima da linha anterior da raiz do cabelo, estão situados **VG-24**, **B-3**, **VB-15**, **VB-13** e **E-8** (linha mediana, acima do ângulo medial do olho, linha da pupila, 3 cun laterais à linha mediana e no ângulo frontotemporal).

Punção Superficial subcutânea, de 0,5 a 1 cun.

Efeitos e indicações mais importantes

- **Elimina o vento, filtra o calor da cabeça, beneficia os olhos e o nariz:** infecção febril com vermelhidão nos olhos, rinite, sinusite, hemorragia nasal, dores na região frontal e no ápice da cabeça, tontura, distúrbios da visão.

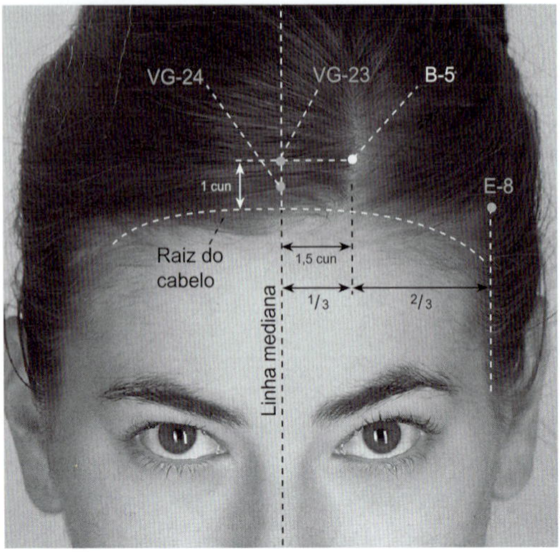

B

Figura 5.137

Localização 1 cun acima da linha anterior da raiz do cabelo e 1,5 cun lateral à linha mediana, ou então no primeiro terço de distância na linha **VG-24** a **E-8**.

Como encontrar A distância de 1,5 cun lateral à linha mediana refere-se à distância em cun do corpo do paciente de **VG-24** a **E-8**, 4,5 cun (▶ 1.2). Ao dividir em três essa distância, localizar o ponto **B-5** a partir do ponto do primeiro terço de distância (a partir de **VG-24**), 1 cun acima da linha da raiz do cabelo.

Referência Na mesma altura, 1 cun acima da linha da raiz do cabelo, está situado **VG-23** na linha mediana.

Punção Superficial subcutânea, de 0,5 a 1 cun. A moxabustão, segundo alguns textos, é contraindicada.

Efeitos e indicações mais importantes

- **Elimina o vento, filtra o calor da cabeça e do nariz, atua sobre a diminuição do *yang*:** infecções febris, rinite, sinusite, dores na região frontal e no ápice, sensação de rigidez na região superior das costas, atordoamento, tontura, epilepsia.

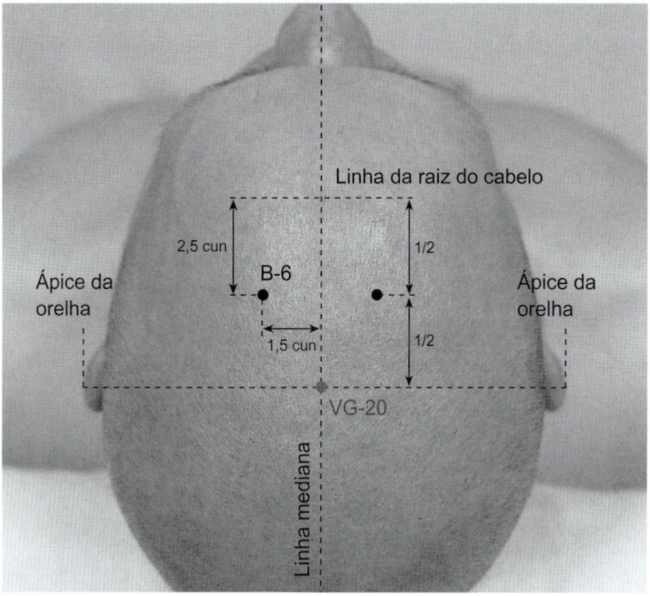

Figura 5.138

Localização 2,5 cun acima da linha anterior da raiz do cabelo e 1,5 cun lateral à linha mediana, ou então no primeiro terço de distância da linha **VG-24** a **E-8**.

Como encontrar A melhor opção é a técnica de localização com a ajuda das mãos (▶ 1.3.3): localizar primeiro, na linha mediana, a linha anterior da raiz do cabelo (▶ 2.1.1), bem como **VG-20**, ponto de interseção da linha mediana na região do ápice do crânio com a linha entre os ápices das duas orelhas (5 cun acima da linha anterior da raiz do cabelo). Em seguida, determinar o ponto médio da distância entre os dois pontos de referência (corresponde a 2,5 cun acima da linha anterior da raiz do cabelo). Partindo, então, do ponto médio da distância, 1,5 cun em direção lateral (corresponde ao ponto do primeiro terço da distância de **VG-24** a E-8), localizar **B-6**.

Referência **VB-17** está situado também a 2,5 cun cranial à linha anterior da raiz do cabelo, mas lateral (linha da pupila).

Punção Superficial subcutânea, de 0,5 a 1 cun. A moxabustão, segundo alguns textos, é contraindicada.

Efeitos e indicações mais importantes

- **Elimina o vento, filtra o calor da cabeça, especialmente na região dos olhos e do nariz:** distúrbios da visão, rinite, sinusite, anosmia, dor no ápice da cabeça, paresia facial, tontura aguda ou que se manifesta de maneira intermitente.

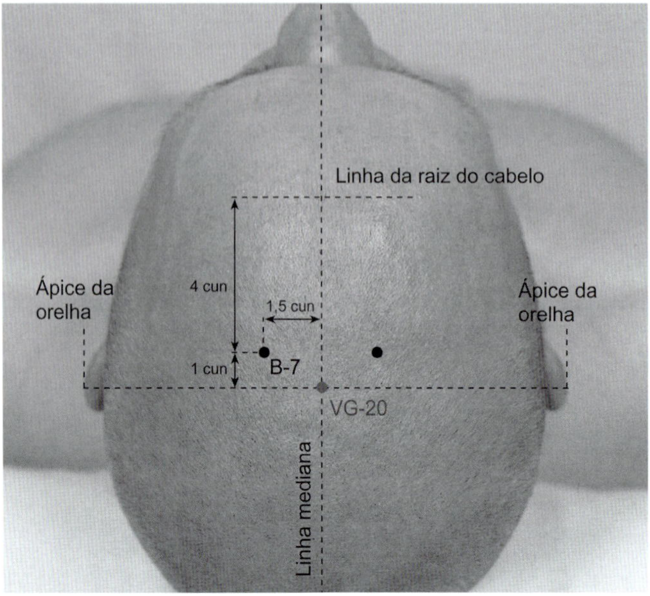

Figura 5.139

Localização 4 cun acima da linha anterior da raiz do cabelo, ou então 1 cun anterior a **VG-20** e 1,5 cun lateral à linha mediana.

Como encontrar Orientação a partir de **VG-20** (ponto de interseção da linha mediana na região do ápice do crânio com a linha entre os ápices das duas orelhas, 5 cun acima da linha anterior da raiz do cabelo). Em seguida, medir 1 cun anterior a **VG-20** e 1,5 cun em direção lateral e localizar **B-7**.

Referência **VB-18** está situado também a 4 cun acima da linha anterior da raiz do cabelo, mas lateralmente na linha da pupila.

Punção Superficial subcutânea, de 0,5 a 1 cun. A moxabustão, segundo alguns textos, é contraindicada.

Efeitos e indicações mais importantes

- **Filtra a cabeça, beneficia sobretudo o nariz:** doenças nasais (hemorragia nasal, pólipos no nariz, rinite, sinusite, anosmia), dor na região do ápice da cabeça, cabeça pesada, paresia facial, rigidez na nuca, desequilíbrio ortostático.

Particularidade Ponto importante para tratamento de doenças nasais.

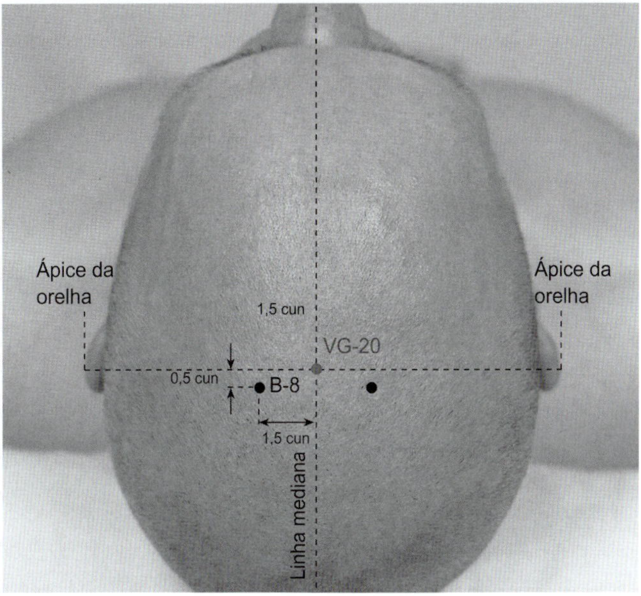

Figura 5.140

Localização 5,5 cun acima da linha anterior da raiz do cabelo, ou então 0,5 cun posterior a **VG-20** e 1,5 cun lateral à linha mediana.

Como encontrar Orientação a partir de **VG-20** (ponto de interseção da linha mediana da região do ápice do crânio com a linha entre os ápices das duas orelhas, 5 cun acima da linha anterior da raiz do cabelo). Medir, a partir de **VG-20**, 0,5 cun em direção dorsal e, em seguida, 1,5 cun para a lateral. Localizar nesse local **B-8**.

Punção Superficial subcutânea, de 0,5 a 1 cun.

Efeitos e indicações mais importantes

- **Libera os sentidos, acalma o vento, transforma o muco, tranquiliza o *shen*:** rinite, anosmia, zumbido, paresia facial, bócio, tontura, desequilíbrio ortostático, acidente vascular cerebral, estados de confusão mental, condições maníacas, epilepsia.

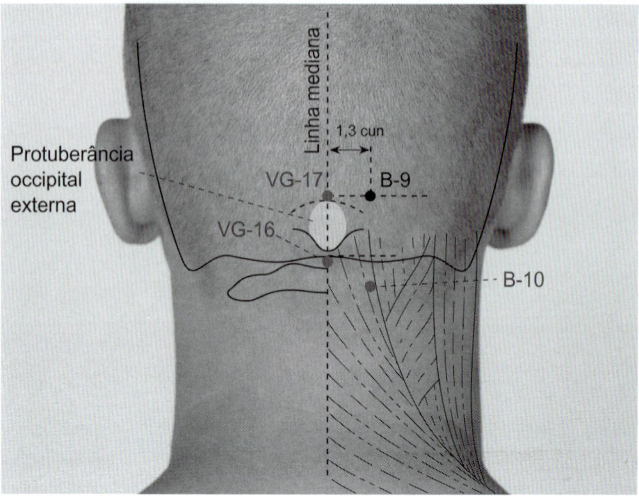

B

Figura 5.141

Localização 1,3 cun lateral a **VG-17** (diretamente acima da protuberância occipital externa).

Como encontrar Melhor localização a partir de **VG-17** (em uma depressão na linha mediana diretamente acima da margem superior da protuberância occipital externa. Medir então 1,3 cun para a lateral. Nesse local está localizado **B-9**, mais ou menos em uma vertical acima de **B-10**.

Referência Na mesma altura estão situados **VG-17** (linha mediana, depressão sobre a margem superior da protuberância) e **VB-19** (lateral a uma linha vertical sobre o ponto **VB-20**).

Punção Superficial subcutânea, de 0,5 a 1 cun.

Efeitos e indicações mais importantes

- **Elimina o vento e o frio, alivia dores, beneficia o nariz e os olhos:** infecções febris, rinite, sinusite, anosmia, doenças oculares, dores na região dos olhos e das bochechas, dores na cabeça, sensação de tensão (parte posterior da cabeça e nuca), estados de confusão mental, desequilíbrio ortostático, epilepsia.

Particularidade B-9 é uma das três passagens importantes dos exercícios de *qigong (san guan).*

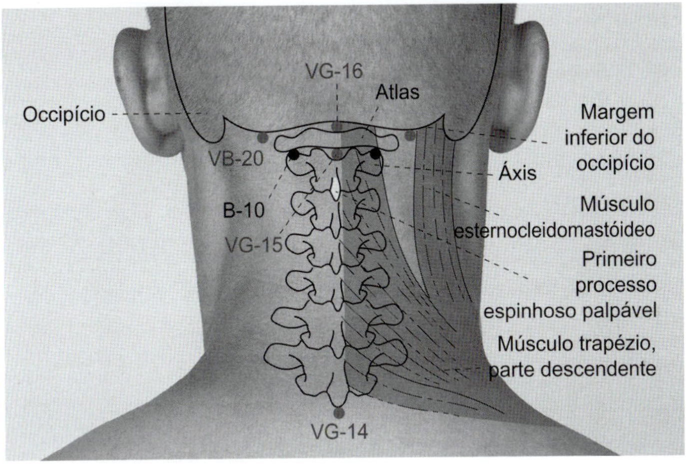

Figura 5.142

B

Localização Cerca de 1,3 cun lateral a **VG-15**, na área de inserção do músculo trapézio, na margem inferior do occipício, próximo ao ponto de saída do nervo occipital maior.

Como encontrar Em posição ereta e relaxada da cabeça, localizar primeiro **VB-20** abaixo da borda inferior do occipício, na lacuna entre as inserções dos músculos esternocleidomastóideo e trapézio. Deslizar o dedo desse local em um ângulo de cerca de 45° em direção medial e caudal, até que ele fique preso na protuberância muscular do trapézio. Nesse ponto localizar **B-10**. **Para orientação:** colocar, com a intenção de examinar, o dedo médio esquerdo sobre **VB-20**; o dedo indicador (mais curto) esquerdo aponta, assim, para **B-10**.

Referência **VG-15** está situado na mesma altura, distante cerca de 1,3 cun e sobre a linha mediana, acima do áxis (primeiro processo espinhoso palpável).

Punção Oblíqua em direção lateral ou dorsal, de 0,5 a 1 cun abaixo da borda do músculo trapézio, ou em direção dorsal através do músculo. **Cuidado:** não apontar a agulha em sentido cranial.

Efeitos e indicações mais importantes

- **Regula o *qi*, acalma o vento, tranquiliza o *shen*, beneficia a cabeça e os sentidos:** infecções febris, rinite, sinusite, doenças oculares (vermelhidão, dores, distúrbios da visão), tontura, distúrbios do sono, estados de agitação, condições maníacas, epilepsia.
- **Torna permeável o canal de energia, alivia dores:** dor na nuca e no ápice da cabeça com restrição de movimento na região cervical da coluna.
- **Fortalece a região inferior da coluna:** ponto distante no caso de dor lombar aguda em ambos os lados.

Particularidades Ponto Janela do Céu. Ponto importante para acalmar o vento (interno e externo).

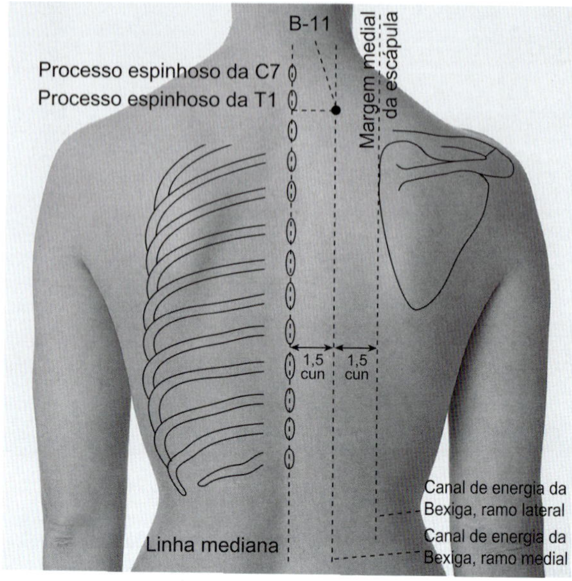

Figura 5.143

Localização 1,5 cun lateral à linha mediana, na altura da margem inferior do processo espinhoso da T I (com ombros caídos, na altura do acrômio).

Como encontrar Orientação a partrir do processo espinhoso da C7 (▶ 2.4.1). O próximo processo espinhoso em direção caudal é o da T1. Na altura da margem inferior do processo espinhoso da T1, medir 1,5 cun para a lateral, e neste ponto localizar **B-11**, na elevação mais alta da musculatura paraespinal.

Referência Na mesma altura estão situados **VG-13**, um ponto de **Ex-B-2** (*huatuojiaji*) e **ID-14** (linha mediana, 0,5 cun lateral à linha mediana e 3 cun laterais à linha mediana).

Punção Oblíqua em direção à coluna vertebral, de 0,5 a 1 cun, ou superficial subcutânea (ver Dicas para encontrar e puncionar os pontos, ▶ 5.7). **Cuidado:** pneumotórax.

Efeitos e indicações mais importantes

- **Expulsa os fatores patogênicos, consolida o exterior:** infecção com febre, dores de cabeça e nos membros, predisposição a infecções.
- **Regula o *qi* do pulmão, alivia a tosse:** doença no trato respiratório como tosse, dispneia, asma brônquica, sensação de plenitude torácica, dores na garganta.
- **Beneficia os ossos e as articulações:** problemas na nuca, escápula, coluna (regiões cervical e torácica), problemas nos ossos e nas articulações em geral (síndromes *bi*).

Particularidades Ponto influente *hui* dos ossos, ponto de cruzamento com o canal de energia do Intestino Delgado, bem como, segundo alguns autores, com os canais de energia do Triplo Aquecedor, da Vesícula Biliar e o Vaso Governador, ponto Mar do Sangue.

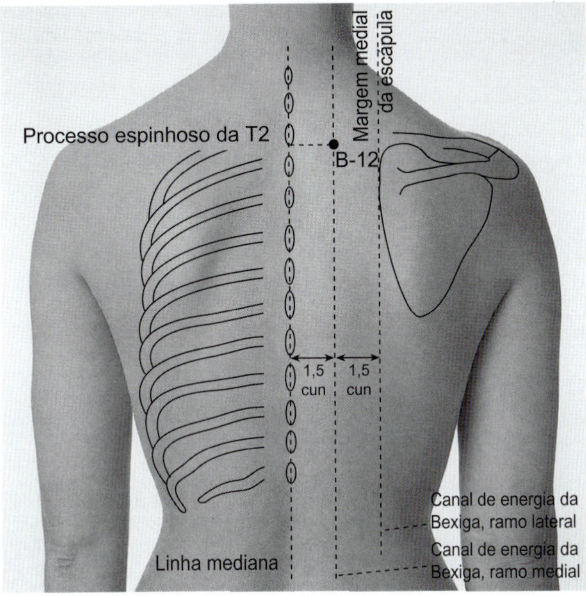

Figura 5.144

Localização 1,5 cun lateral à linha mediana, na altura da margem inferior do processo espinhoso da T2.

Como encontrar Orientação a partir do processo espinhoso da C7 (▶ 2.4.1). Contar então dois processos espinhosos em direção caudal até a margem inferior do processo espinhoso da T2. Localizar nessa altura **B-12**, 1,5 cun para a lateral, na elevação mais alta da musculatura paraespinal.

Referência Na mesma altura estão situados um ponto do **Ex-B-2** (*huatuojiaji*), **B-41** (0,5 e 3 cun laterais à linha mediana) e **ID-13** (na escápula, sobre a extremidade de sua espinha).

Punção Oblíqua em direção à coluna vertebral, de 0,5 a 1 cun, ou superficial subcutânea (ver Dicas para encontrar e puncionar os pontos, ▶ 5.7). A punção por meio de sangramento é recomendada para alívio patogênico; a moxabustão é recomendada para fortalecimento imune. **Cuidado:** pneumotórax.

Efeitos e indicações mais importantes

- **Expulsa o vento, abre o exterior, beneficia o nariz:** infecção com febre, tremores de frio e aversão ao vento e frio, dores de cabeça e nos membros, rinite, sinusite, sangramento nasal.
- **Distribui e diminui o *qi* do pulmão:** doenças do trato respiratório.
- **Fortalece o *wei qi* de defesa, estabiliza a superfície:** predisposição a infecções (alérgica), rinite, esgotamento na convalescença.
- **Torna permeável o canal de energia:** problemas e mialgias nas regiões cervical e torácica da coluna e da cintura escapular.

Particularidades Ponto de cruzamento com o Vaso Governador. Ponto principal para conduzir os fatores patogênicos para fora, sobretudo o vento.

B

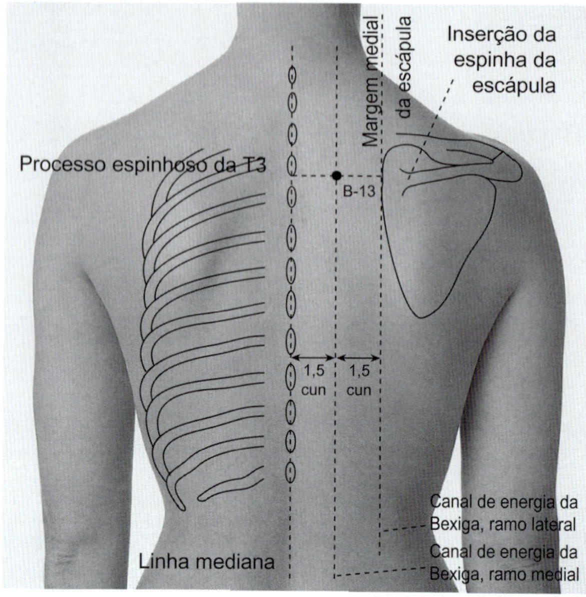

Figura 5.145

Localização 1,5 cun lateral à linha mediana, na altura da margem inferior do processo espinhoso da T3.

Como encontrar Orientação a partir do processo espinhoso da C7 (▶ 2.4.1). Contar então três processos espinhosos em direção caudal até a margem inferior do processo espinhoso da T3. Localizar nessa altura **B-13**, 1,5 cun para a lateral, na elevação mais alta da musculatura paraespinal. **Para orientação:** a margem medial da escápula projeta-se geralmente na altura da inserção da espinha da escápula na margem medial na altura do processo espinhoso da T3, com o paciente sentado ou em pé com os membros superiores pendendo para baixo.

Referência Na mesma altura estão situados **VG-12**, um ponto de **Ex-B-2** (*huatuojiaji*) e **B-42** (linha mediana, 0,5 e 3 cun laterais à linha mediana).

Punção Oblíqua em direção à coluna vertebral, de 0,5 a 1 cun, ou superficial subcutânea (ver Dicas para encontrar e puncionar os pontos, ▶ 5.7). **Cuidado:** pneumotórax. Em deficiência crônica de *qi* do pulmão sem sinais de calor, aplicar moxabustão no ponto **B-13**.

Efeitos e indicações mais importantes

- **Fortalece, distribui e diminui o *qi* do pulmão, nutre o *yin* do pulmão:** doenças do trato respiratório com tosse, dispneia, asma brônquica, vômitos e sensação de plenitude com tosse em casos de distúrbios do estômago, predisposição a infecções, transpiração espontânea, estados de fraqueza, transpiração noturna com secura na boca e garganta, doenças dos pulmões, prurido cutâneo, urticária.
- **Filtra o calor do pulmão:** repleção do pulmão, textos clássicos: distúrbios psíquicos com condições maníacas.
- **Libera o exterior:** infecção aguda, aversão a calafrio e frio em casos de e após infecções.
- **Trajeto do canal de energia:** problemas na região da nuca, das costas e do ombro.

Particularidades Ponto *shu* do pulmão. Ponto principal para o tratamento de todas as doenças pulmonares.

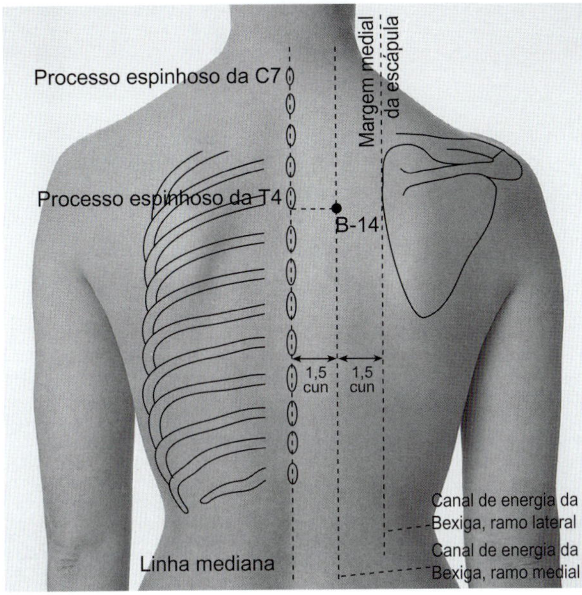

Figura 5.146

Localização 1,5 cun lateral à linha mediana, na altura da margem inferior do processo espinhoso da T4.

Como encontrar Orientação a partir do processo espinhoso da C7 (▶ 2.4.1). Contar então quatro processos espinhosos em direção caudal até a margem inferior do processo espinhoso da T4. Localizar nessa altura **B-14**, 1,5 cun para a lateral na elevação mais alta da musculatura paraespinal.

Referência Na mesma altura estão situados um ponto de **Ex-B-2** (*huatuojiaji*) e **B-43** (0,5 e 3 cun laterais à linha mediana).

Punção Oblíqua em direção à coluna vertebral, de 0,5 a 1 cun, ou superficial subcutânea (ver Dicas para encontrar e puncionar os pontos, ▶ 5.7). **Cuidado:** pneumotórax.

Efeitos e indicações mais importantes

- **Distribui o *qi* do fígado, regula e diminui o *qi*, abre o tórax, regula o coração:** sensação de aperto e angústia torácica (p. ex., angina de peito) com agitação em casos de doenças cardíacas, tosse e vômito, dores na região do tórax, região torácica da coluna e costelas.

Particularidade Ponto *shu* dorsal da Circulação-Sexualidade.

B

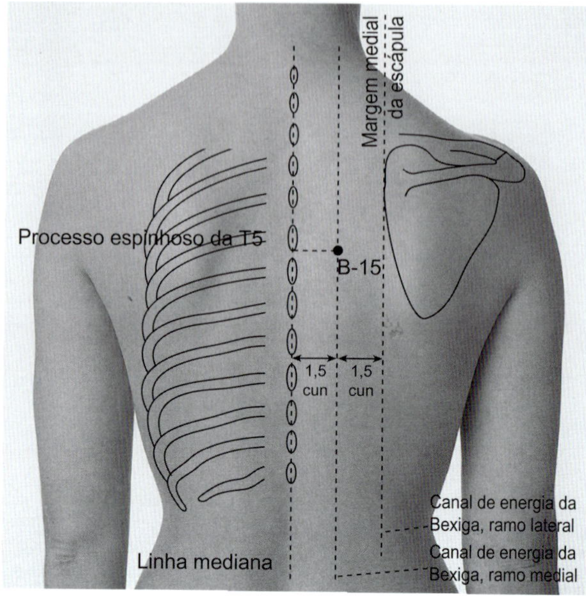

Figura 5.147

Localização 1,5 cun lateral à linha mediana, na altura da margem inferior do processo espinhoso da T5.

Como encontrar Orientação a partir do processo espinhoso da C7 (▶ 2.4.1). Contar então cinco processos espinhosos em direção caudal até a margem inferior do processo espinhoso da T5. Localizar nessa altura **B-15**, 1,5 cun para a lateral, na elevação mais alta da musculatura paraespinal.

Referência Na mesma altura estão situados **VG-11**, um ponto de **Ex-B-2** (*huatuojiaji*) e **B-44** (linha mediana, 0,5 e 3 cun laterais à linha mediana).

Punção Oblíqua em direção à coluna vertebral, de 0,5 a 1 cun, ou superficial subcutânea (ver Dicas para encontrar e puncionar os pontos, ▶ 5.7). **Cuidado:** pneumotórax.

Efeitos e indicações mais importantes

- **Regula o *qi* do coração, nutre e fortalece o coração, tranquiliza o *shen*:** palpitações (com condições de angústia), distúrbios do ritmo do coração, atraso no desenvolvimento da fala da criança (ligado à língua-coração), distúrbios psicovegetativos.
- **Abre o tórax, remove a estase sanguínea:** dores no tórax, na região torácica da coluna e das costelas, angina de peito, tosse, soluço.
- **Filtra o calor-fogo, tranquiliza o *shen*:** distúrbios psíquicos com pânico, fobias, agitações, distúrbios elevados do sono, muitos sonhos (também ejaculação com sonhos eróticos), nos casos de muco adicional e também condições maníacas, demência, epilepsia.

Particularidade Ponto *shu* do coração.

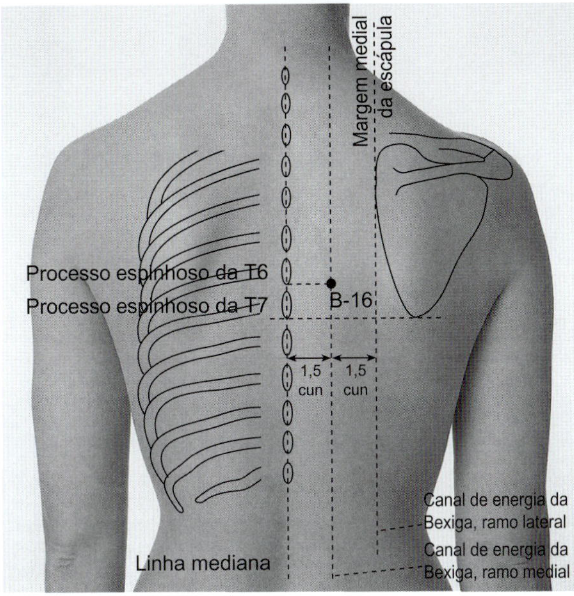

Figura 5.148

Localização 1,5 cun lateral à linha mediana, na altura da margem inferior do processo espinhoso da T6.

Como encontrar Orientação a partir do processo espinhoso da C7 (▶ 2.4.1). Contar então seis processos espinhosos em direção caudal até a margem inferior do processo espinhoso da T6. Nessa altura medir 1,5 cun para a lateral, e neste ponto localizar **B-16**, na elevação mais alta da musculatura paraespinal.

Referência Na mesma altura estão situados **VG-10**, um ponto de **Ex-B-2** (*huatuojiaji*) e **B-45** (linha mediana, 0,5 e 3 cun laterais à linha mediana).

Punção Oblíqua em direção à coluna vertebral, de 0,5 a 1 cun, ou superficial subcutânea (ver Dicas para encontrar e puncionar os pontos, ▶ 5.7). **Cuidado:** pneumotórax.

Efeitos e indicações mais importantes

- **Abre o tórax, regula o *qi* no tórax e no abdome:** angina de peito, dores no tórax, na região torácica da coluna e das costelas, distensão abdominal, doenças de pele como prurido, psoríase, alopecia.

Particularidade Ponto *shu* do Vaso Governador.

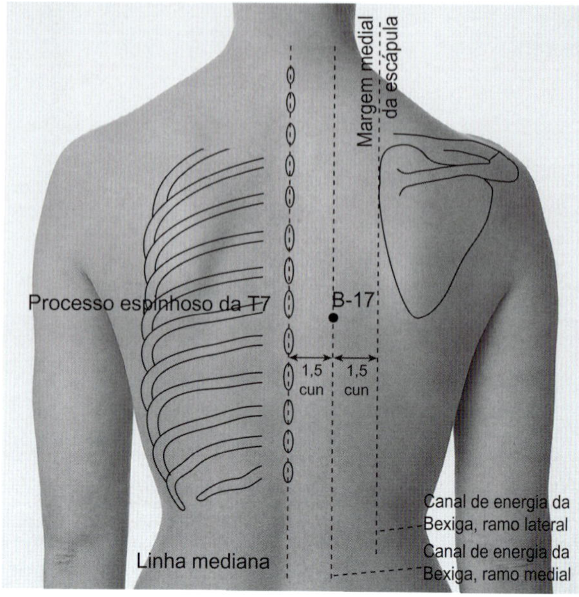

Figura 5.149

Localização 1,5 cun lateral à linha mediana, na altura da margem inferior do processo espinhoso da T7.

Como encontrar Orientação a partir do processo espinhoso da T7 (▶ 2.4.1). Contar então sete processos espinhosos em direção caudal até a margem inferior do processo espinhoso da T7. Na altura da margem inferior está situado **B-17**, 1,5 cun para a lateral, na elevação mais alta da musculatura paraespinal.

Referência Na mesma altura estão situados **VG-9**, um ponto de **Ex-B-2** (*huatuojiaji*) e **B-46** (linha mediana, 0,5 e 3 cun laterais à linha mediana).

Punção Oblíqua em direção à coluna vertebral, de 0,5 a 1 cun, ou superficial subcutânea (ver Dicas para encontrar e puncionar os pontos, ▶ 5.7). **Cuidado:** pneumotórax.

Efeitos e indicações mais importantes

- **Resfria o calor do sangue, estanca hemorragias, elimina a estase sanguínea, tonifica, nutre e harmoniza o sangue:** qualquer doença do sangue (causadas pelo calor no sangue, estase sanguínea ou anemia), angina de peito, doenças com dor (por meio de estase sanguínea principalmente no Triplo Aquecedor superior e médio), doenças de pele, tontura, transpiração noturna, febre com "doença do vapor dos ossos" com transpiração noturna (em razão de insuficiência de sangue e de *yin*), doenças psíquicas graves (por estase sanguínea), síndrome *bi* crônica.
- **Regula o diafragma, diminui o *qi* de contrafluxo:** tosse, dispneia, refluxo, constrição do esôfago, distúrbios do diafragma.
- **Move o *qi* local e no canal de energia:** problemas locais (região torácica da coluna, miogeloses, neuralgia intercostal).

Particularidades Ponto *shu* do diafragma, ponto influente *hui* do sangue.

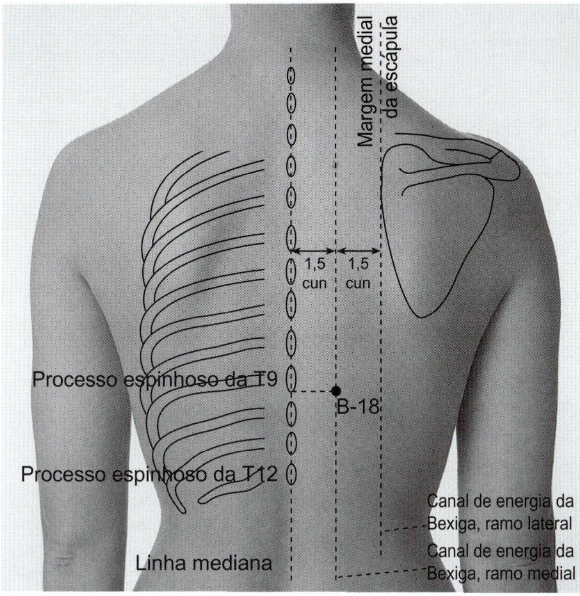

Figura 5.150

Localização 1,5 cun lateral à linha mediana, na altura da margem inferior do processo espinhoso da T9.

Como encontrar Orientação a partir do processo espinhoso da T7 (▶ 2.4.1). Contar então nove processos espinhosos em direção caudal até a margem inferior do processo espinhoso da T9. Na altura da margem inferior está situado **B-18**, 1,5 cun para a lateral, na elevação mais alta da musculatura paraespinal.

Referência Na mesma altura estão situados **VG-8**, um ponto de **Ex-B-2** (*huatuojiaji*) e **B-47** (linha mediana, 0,5 e 3 cun laterais à linha mediana).

Punção Oblíqua em direção à coluna vertebral, de 0,5 a 1 cun, ou superficial subcutânea (ver Dicas para encontrar e puncionar os pontos, ▶ 5.7). **Cuidado:** pneumotórax.

Efeitos e indicações mais importantes

- **Distribui o *qi* do fígado, regula e nutre o sangue do fígado, resfria o fogo, filtra a umidade e o calor, acalma o vento (interno):** em distúrbios causados por estagnação do *qi* do fígado e/ou umidade quente, como sensação de tensão e dores no tórax, epigástrio e região das costelas, distúrbios do fígado e da vesícula biliar, sangramento por meio do fogo do fígado, tontura, distúrbios da menstruação, distúrbios psíquicos com agressividade e condições maníacas, epilepsia.
- **Beneficia os olhos e os tendões:** problemas de visão, conjuntivite, câibras musculares, contraturas de tendão.

Particularidade Ponto *shu* do fígado.

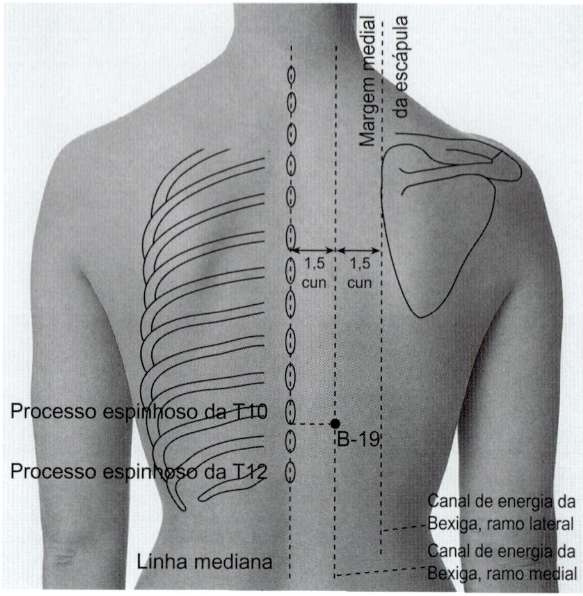

Figura 5.151

Localização 1,5 cun lateral à linha mediana, na altura da margem inferior do processo espinhoso da T10.

Como encontrar Orientação a partir do processo espinhoso da T7 (▶ 2.4.1). Contar então dez processos espinhosos em direção caudal até a margem inferior do processo espinhoso da T10. Na altura da margem inferior está situado **B-19**, 1,5 cun para a lateral, na elevação mais alta da musculatura paraespinal.

Ou: palpação orientada em direção cranial, da inserção costal mais inferior (T12) até a T10.

Ou: orientação a partir da região lombar da coluna(▶ 2.4.3).

Referência Na mesma altura estão situados **VG-7**, um ponto de **Ex-B-2** (*huatuojiaji*) e **B-48** (linha mediana, 0,5 e 3 cun laterais à linha mediana).

Punção Oblíqua em direção à coluna vertebral, de 0,5 a 1 cun, ou superficial subcutânea (ver Dicas para encontrar e puncionar os pontos, ▶ 5.7). **Cuidado:** pneumotórax.

Efeitos e indicações mais importantes

- **Filtra a umidade e o calor do fígado e da vesícula biliar:** doenças do fígado e da vesícula biliar com icterícia, gosto amargo na boca, dores torácica e no hipocôndrio, distúrbios de digestão.
- **Elimina os fatores patogênicos do *shaoyang*:** síndrome *shaoyang*.
- **Fortalece e regula o *qi* da vesícula biliar:** ansiedade, medo.

Particularidade Ponto *shu* da vesícula biliar.

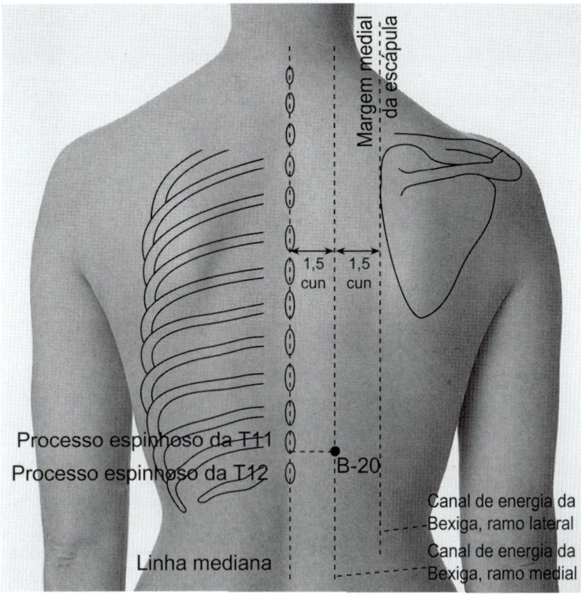

Figura 5.152

B

Localização 1,5 cun lateral à linha mediana, na altura da margem inferior do processo espinhoso da T11.

Como encontrar Orientação a partir do processo espinhoso da C7 (▶ 2.4.1). Contar então onze processos espinhosos em direção caudal até a margem inferior do processo espinhoso da T11. Na altura da margem inferior está situado **B-20**, 1,5 cun para a lateral, na elevação mais alta da musculatura paraespinal.

Ou: palpação orientadora em direção cranial, da inserção costal mais inferior (T12) até a T11.

Ou: orientação a partir da região lombar da coluna (▶ 2.4.3).

Referência Na mesma altura estão situados **VG-6**, um ponto de **Ex-B-2** (*huatuojiaji*) e **B-49** (linha mediana, 0,5 e 3 cun laterais à linha mediana).

Punção Oblíqua em direção à coluna vertebral, de 0,5 a 1 cun, ou superficial subcutânea (ver Dicas para encontrar e puncionar os pontos, ▶ 5.7). **Cuidado:** pneumotórax.

Efeitos e indicações mais importantes

- **Fortalece o *qi* e o *yang* do baço, regula o *qi* do meio, aumenta o *qi*, mantém o sangue (nos vasos):** problemas do trato gastrintestinal (diarreia, abdome cheio, falta de apetite, distensão abdominal), estados de esgotamento físico, atrofia muscular, visceroptose, anemia, hemorragias.
- **Transforma a umidade:** "síndrome da umidade", como edema, inchaços, sensação de peso no corpo.

Particularidades Ponto *shu* do baço. Ponto principal para o fortalecimento do meio.

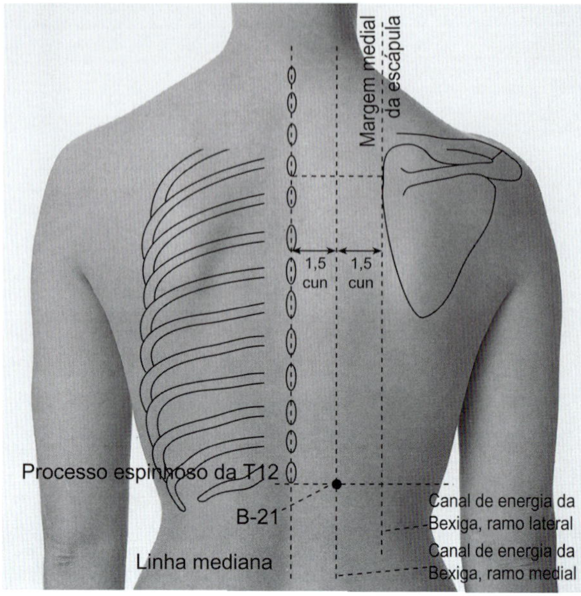

Figura 5.153

Localização 1,5 cun lateral à linha mediana, na altura da margem inferior do processo espinhoso da T12.

Como encontrar Palpação orientadora da inserção costal mais inferior (corresponde à altura da T12) e medir, na altura da margem inferior do processo espinhoso T12, 1,5 cun lateral à linha mediana e desse ponto localizar **B-21**.

Ou: orientação a partir da região lombar (▶ 2.4.3).

Referência Na mesma altura estão situados um ponto de **Ex-B-2** (*huatuojiaji*) e **B-50** (0,5 e 3 cun laterais à linha mediana).

Punção Oblíqua em direção à coluna vertebral, de 0,5 a 1 cun, ou superficial subcutânea (ver Dicas para encontrar e puncionar os pontos, ▶ 5.7). **Cuidado:** pneumotórax.

Efeitos e indicações mais importantes

- **Regula o estômago, diminui o *qi* de contrafluxo, harmoniza o Triplo Aquecedor médio, elimina a umidade e a estagnação (alimentar):** problemas do trato gastrintestinal (distúrbios do epigástrio, flatulência e repleção abdominal, distúrbios do apetite, borborigmo, diarreia), massa abdominal, edema.
- **Local e trajeto do canal de energia:** problemas nas regiões torácica e lombar da coluna, miogeloses, neuralgia intercostal.

Particularidades Ponto *shu* do estômago. Ponto principal para a regulação de distúrbios funcionais do estômago de qualquer origem.

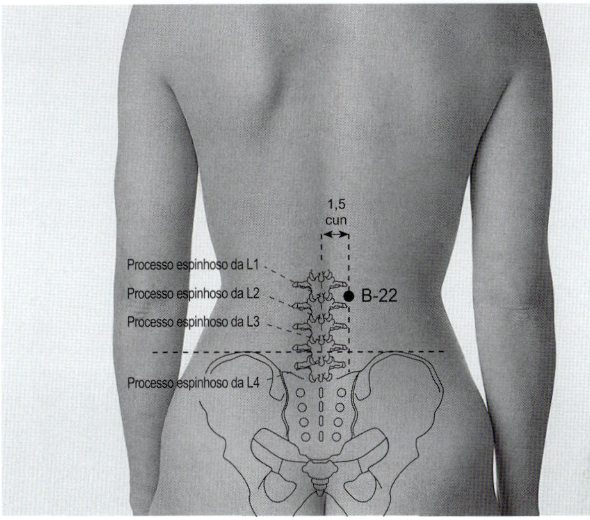

Figura 5.154

Localização 1,5 cun lateral à linha mediana, na altura da margem inferior do processo espinhoso da L1.

Como encontrar Para orientação na região lombar da coluna (▶ 2.4.3), procurar (melhor em decúbito ventral) a transição lombossacral: na linha mediana do sacro, sobre o processo espinhoso da crista sacral em direção cranial, até abaixo do proeminente processo espinhoso da L5 da transição lombossacral, como um sulco palpável. Contar, em sentido cranial, do processo espinhoso de L5 até o processo espinhoso de L1. Localizar nessa altura **B-22**, 1,5 cun para a lateral.

Referência Na mesma altura estão situados **VG-5**, um ponto de **Ex-B-2** (*huatuojiaji*), **B-51** e **Ex-B-4** (*pigen*) (linha mediana, 0,5, 3 e 3,5 cun laterais à linha mediana).

Punção Vertical ou oblíqua, de 0,5 a 1,5 cun em direção à coluna, ou superficial subcutânea. (ver Dicas para encontrar e puncionar os pontos, ▶ 5.7). **Cuidado:** rins.

Efeitos e indicações mais importantes

- **Regula o Triplo Aquecedor, Estômago e Baço-pâncreas, remove a umidade, elimina a massa (abdominal):** problemas gastrintestinais (distensão, repleção e massa abdominais, distúrbios digestivos, distúrbios de apetite, borborigmo), dores de cabeça, tontura.
- **Abre os caminhos da água:** doenças das vias urinárias, edemas.
- **Harmoniza o *shaoyang*:** síndrome de *shaoyang*.
- **Local/trajeto do canal de energia:** problemas na região lombar e ombros, miogeloses.

Particularidade Ponto *shu* do Triplo Aquecedor.

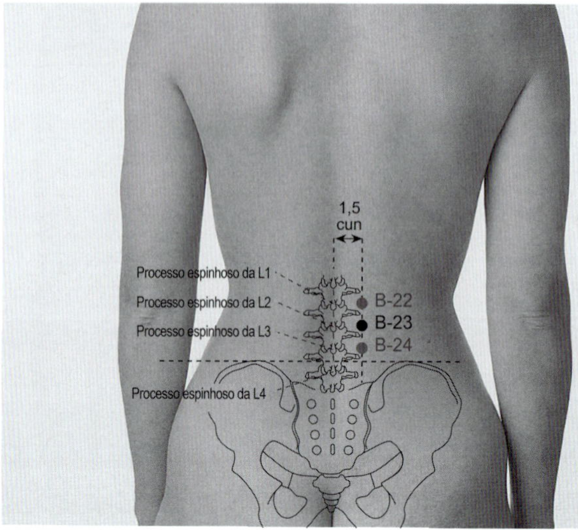

Figura 5.155

Localização 1,5 cun lateral à linha mediana posterior, na altura da margem inferior do processo espinhoso da L2.

Como encontrar Para orientação na região lombar da coluna (▶ 2.4.3), procurar (melhor em decúbito ventral) a transição lombossacral: palpar na linha mediana do sacro, sobre o processo espinhoso da crista sacral em direção cranial, até abaixo do proeminente processo espinhoso da L5 da transição lombossacral, como um sulco palpável. Contar, em sentido cranial, do processo espinhoso de L5 até o processo espinhoso de L2 e localizar nessa altura **B-23**, 1,5 cun para a lateral.

Referência Na mesma altura estão situados **VG-4**, um ponto de **Ex-B-2** (*huatuojiaji*) e **B-52** (linha mediana, 0,5 e 3 cun laterais à linha mediana).

Punção Vertical ou oblíqua, de 0,5 a 1,5 cun em direção à coluna, ou superficial subcutânea. (ver Dicas para encontrar e puncionar os pontos, ▶ 5.7). **Cuidado:** rins.

Efeitos e indicações mais importantes

- **Fortalece os rins, o *qi* e o *yang* dos rins, beneficia o *jing*, nutre o *yin* dos rins:** esgotamento crônico, distúrbios da memória, tontura, problemas respiratórios.
- **Regula o Triplo Aquecedor inferior, beneficia o útero:** problemas crônicos na área urogenital.
- **Beneficia os ossos e a medula:** osteoporose, osteomalacia.
- **Beneficia os olhos e as orelhas:** doenças (crônicas) oculares e das orelhas.
- **Fortalece a região lombar das costas:** fraqueza/problemas crônicos da região lombar e dos membros inferiores.

Particularidades Ponto *shu* dos rins. Ponto principal para o fortalecimento dos rins.

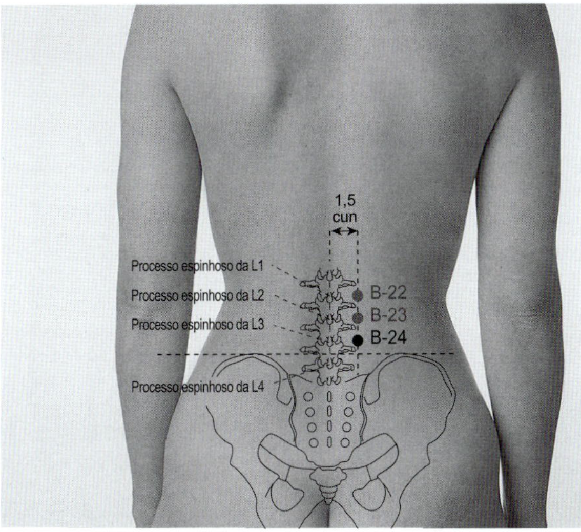

Figura 5.156

Localização 1,5 cun lateral à linha mediana, na altura da margem inferior do processo espinhoso da L3.

Como encontrar Para orientação na região lombar da coluna (▶ 2.4.3), procurar (melhor em decúbito ventral) a transição lombossacral: palpar na linha mediana do sacro, sobre o processo espinhoso da crista sacral em direção cranial, até abaixo do proeminente processo espinhoso da L5 da transição lombossacral, como um sulco palpável. Contar, em sentido cranial, do processo espinhoso de L5 até o processo espinhoso de L3 e localizar nessa altura **B-24,** 1,5 cun para a lateral.

Referência Na mesma altura estão situados um ponto de **Ex-B-2** (*huatuojiaji*) e **Ex-B-5** (*xiajishu*) (0,5 e 3 pontos: linha mediana e 2 pontos 3 cun laterais à linha mediana, com localização segundo indicações da OMS).

Punção Vertical, de 0,5 a 1,5 cun.

Efeitos e indicações mais importantes

- **Beneficia as costas e as pernas:** dor não radicular e radicular das costas e das pernas.
- **Regula do Triplo Aquecedor inferior:** problemas menstruais (como dismenorreia), hemorroidas, diarreia.

Particularidades Ponto *shu* do *qi*.

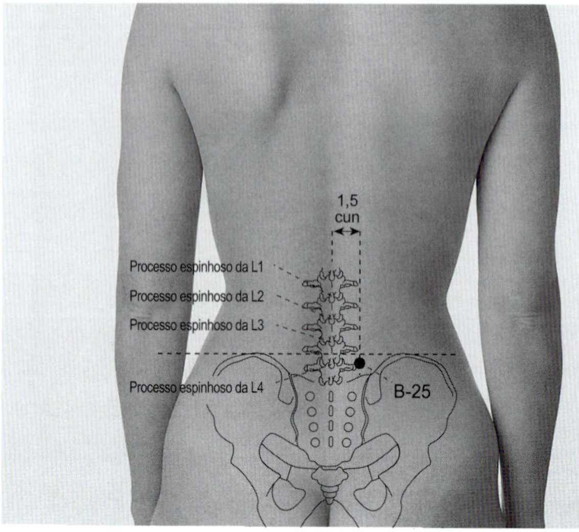

Figura 5.157

Localização 1,5 cun lateral à linha mediana, na altura da margem inferior do processo espinhoso da L4.

Como encontrar Para orientação na região lombar da coluna (▶ 2.4.3), procurar (melhor em decúbito ventral) a transição lombossacral: palpar na linha mediana do sacro, sobre o processo espinhoso da crista sacral em direção cranial, até abaixo do proeminente processo espinhoso da L5 da transição lombossacral, como um sulco palpável. Palpar, em sentido cranial, do processo espinhoso de L5 até o próximo processo espinhoso (de L4) e localizar nessa altura **B-25**, 1,5 cun para a lateral.

Referência Na mesma altura estão situados **VG-3**, um ponto de **Ex-B-2** (*huatuojiaji*), **Ex-B-6** (*yaoyi*) e **Ex-B-7** (*yaoyan*) (linha mediana, 0,5, 3 e 3,5 cun laterais à linha mediana).

Punção Vertical, de 1 a 1,5 cun.

Efeitos e indicações mais importantes

- **Regula os intestinos e estimula o seu fluxo do *qi*:** distúrbios no trato intestinal (borborigmo, diarreia, meteorismo, micção e defecação dificultadas).
- **Fortalece a região lombar das costas:** dores e restrições de movimento na região lombar, problemas no membro inferior do trajeto do canal de energia.

Particularidades Ponto *shu* do intestino grosso. Ponto importante para a regulação do *qi* do intestino grosso e importante ponto local para o tratamento de problemas na região lombar.

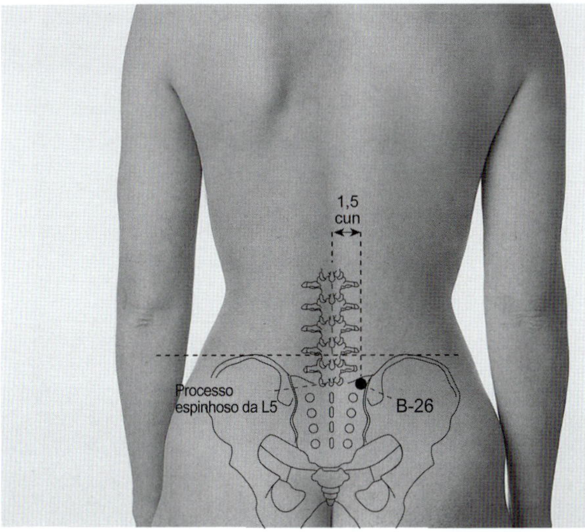

Figura 5.158

Localização 1,5 cun lateral à linha mediana, na altura da margem inferior do processo espinhoso da L5.

Como encontrar Para orientação na região lombar da coluna (▶ 2.4.3), procurar (melhor em decúbito ventral) a transição lombossacral: palpar na linha mediana do sacro, sobre o processo espinhoso da crista sacral em direção cranial, até abaixo do proeminente processo espinhoso da L5 da transição lombossacral, como um sulco palpável. Medir, em sentido lateral, do processo espinhoso de L5, 1,5 cun para a lateral e localizar nessa altura **B-26.**

Referência Na mesma altura estão situados **Ex-B-8** (*shiqizhui*) e um ponto de **Ex-B-2** (*huatuojiaji*) (linha mediana e 0,5 cun lateral à linha mediana).

Punção Vertical, de 0,5 a 1,5 cun.

Efeitos e indicações mais importantes

- **Fortalece as costas (região inferior), sobretudo nas síndromes de insuficiência dos rins:** qualquer dor nas costas, sobretudo se crônica-recidiva.
- **Regula o Triplo Aquecedor inferior:** meteorismo, diarreia, obstipação, mioma, doenças das vias urinárias, incontinência urinária, distúrbios da ejaculação, anexite.

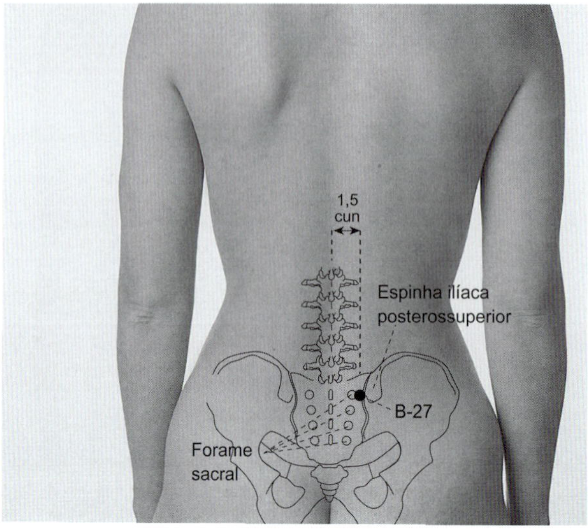

Figura 5.159

Localização 1,5 cun lateral à linha mediana, na altura do forame de S1.

Como encontrar Orientação a partir da espinha ilíaca posterossuperior (EIPS ▶ 2.4.3), que se forma lateralmente à região superior do sacro, bilateralmente à extremidade da crista ilíaca. Nesse ponto, encontra-se superficialmente, com frequência, sobre a EIPS, uma retração da pele. A palpação é mais bem realizada no sentido caudal para cranial. **B-27** está situado ligeiramente cranial e medial à espinha ilíaca posterossuperior. O ponto situa-se 1,5 cun lateral à linha mediana, na altura do forame de S1.

Referência Na mesma altura está situado **B-31** (no forame de S1). **B-28** está situado ligeiramente caudal e medial à espinha ilíaca posterossuperior, na altura do forame de S2.

Punção Vertical, de 0,5 a 1 cun.

Efeitos e indicações mais importantes

- **Regula o *qi* do intestino delgado, intestino grosso e bexiga:** doenças de *shan* (p. ex., dor nos testículos), doenças das vias urinárias, defecação e micção dificultadas, edema, dor no hipogástrio, local, nos casos de artrose na articulação sacroilíaca.
- **Conduz a umidade e a umidade quente para fora:** edema, diarreia, doenças intestinais inflamatórias, hemorroidas, obstipação.

Particularidade Ponto *shu* do intestino delgado.

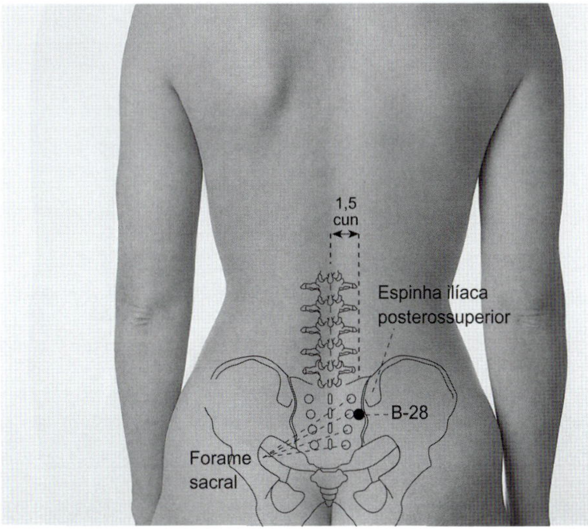

Figura 5.160

Localização 1,5 cun lateral à linha mediana, na altura do forame de S2.

Como encontrar Orientação a partir da espinha ilíaca posterossuperior (EIPS ▶ 2.4.3), que se forma lateralmente à região superior do sacro, bilateralmente à extremidade da crista ilíaca. Nesse ponto, encontra-se superficialmente, com frequência, sobre a EIPS, uma retração da pele. A palpação é mais bem realizada no sentido caudal para cranial. **B-28** está situado ligeiramente caudal e medial à espinha ilíaca posterossuperior. O ponto situa-se 1,5 cun lateral à linha mediana, na altura do forame de S2.

Referência Na mesma altura estão situados **B-32** e **B-53** (no forame de S2 e 3 cun laterais à linha mediana). **B-27** está situado ligeiramente cranial e medial à espinha ilíaca posterossuperior, na altura do forame de S1.

Punção Vertical, de 0,5 a 1,5 cun. No caso de problemas locais, a direção da agulha deve ser ligeiramente oblíqua em direção à articulação sacroilíaca.

Efeitos e indicações mais importantes

- **Regula a bexiga, filtra a umidade e o calor do Triplo Aquecedor inferior, elimina a estagnação, transforma as massas:** problemas urogenitais, diarreia, massas abdominais.
- **Beneficia a região lombar e os membros inferiores:** problemas nas regiões lombar e sacral.

Particularidade Ponto *shu* da bexiga.

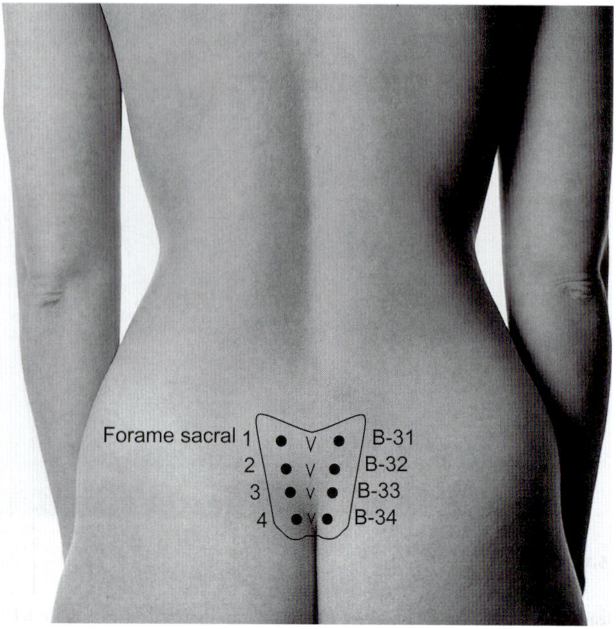

Figura 5.163

Em virtude de efeitos e indicações semelhantes, os pontos seguintes serão tratados em comum.

B-31 (*shangliao*) "Fossa superior", localizado no forame sacral de S1
B-32 (*ciliao*) "Fossa seguinte", localizado no forame sacral de S2
B-33 (*zhongliao*) "Fossa média", localizado no forame sacral de S3
B-34 (*xialiao*) "Fossa inferior", localizado no forame sacral de S4

Como encontrar Para orientação na região lombar da coluna e do sacro (ver ▶ 2.4.3, 2.4.4). Entre a transição lombossacral e o hiato sacral situam-se os quatro forames sacrais mais palpáveis, em distâncias relativamente uniformes, aproximadamente um dedo de ambos os lados da linha mediana, que se aproximam, cada vez mais em sentido caudal, da linha mediana.

Referência Na mesma altura de **B-31** a **B-34**, estão situados no ramo medial da bexiga os pontos **B-27** a **B-30** (respectivamente 1,5 cun lateral à linha mediana). Além disso, na altura de **B-32**, está situado o ponto **B-53** (3 cun laterais à linha mediana). Na altura de **B-34**, estão os pontos **B-54** e **Ex-B** (*tunzhong*) (3 e 3,5 cun laterais à linha mediana).

Punção Vertical, de 0,7 a 1,5 cun. **Cuidado:** gravidez (é contraindicada sobretudo a técnica de punção sedativa). Exceção: para facilitar o parto.

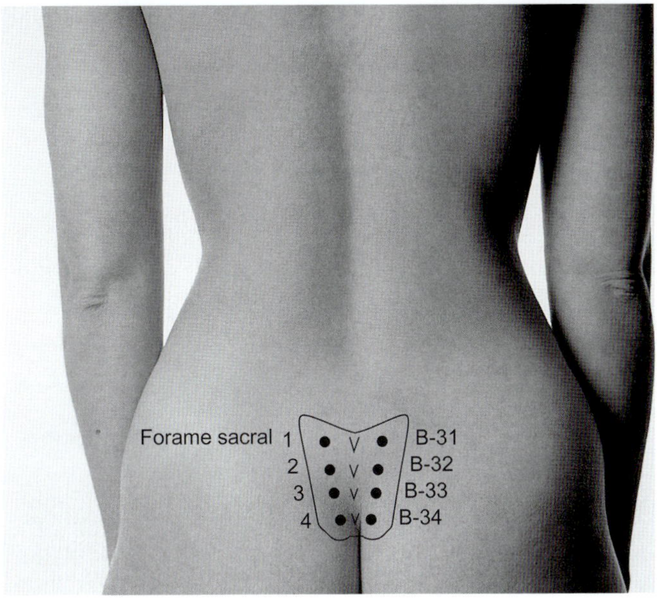

Figura 5.164

B

Efeitos e indicações mais importantes

- **Regulam o Triplo Aquecedor inferior, beneficiam a micção (todos os oito pontos):** distúrbios nas vias urogenitais como problemas menstruais (dismenorreia, problemas na área da genitália externa, corrimento vaginal), sendo que **B-32** e **B-33** têm efeito mais forte no caso de doenças urológicas, e **B-34**, nas doenças genitais.
- **Fortalecem os rins e o *jing*:** **B-33** no caso de esgotamento extremo ou **B-32** para o tratamento da infertilidade feminina.
- **Beneficiam os intestinos:** a defecação é auxiliada por todos os quatro pontos, sendo que **B-34** tem o espectro mais amplo de efeito.
- **Auxiliam o trabalho de parto:** em obstetrícia, no caso de acentuado trabalho de parto prolongado e/ou difícil, p. ex., **B-32** com eletroacupuntura.
- **Fortalecem a região lombossacral:** problemas na região lombossacral, dores, distúrbios da sensibilidade e paresias no membro inferior, sendo que **B-32** e **B-33** possuem efeito mais forte.

Particularidade Segundo alguns autores, são pontos de cruzamento do canal de energia da Vesícula Biliar.

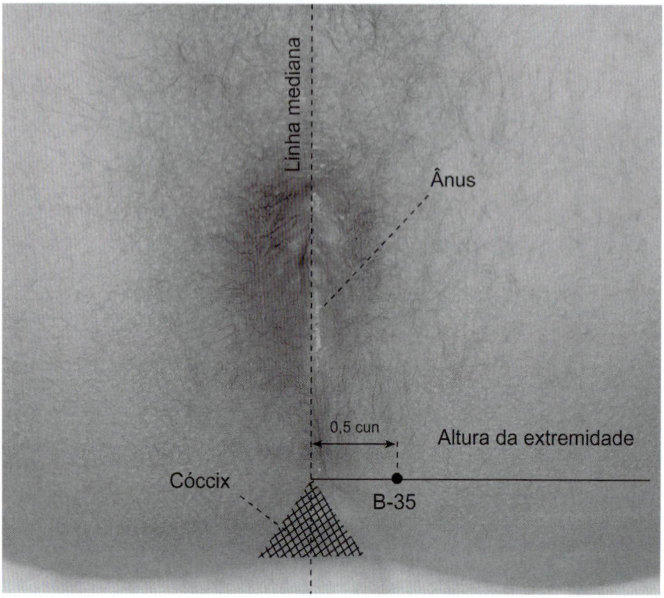

Figura 5.165

Localização 0,5 cun lateral à linha mediana posterior, na altura da extremidade do cóccix.

Como encontrar Palpar, acima do ânus, o cóccix que, em comparação ao sacro, é móvel. Localizar **B-35** a 0,5 cun lateral da linha mediana, na altura da extremidade do cóccix.

Referência **VG-2** se encontra no hiato sacral, na linha mediana (▶ 2.4.4), acima de **B-35** e da extremidade do cóccix.

Punção Vertical, de 1 a 1,5 cun.

Efeitos e indicações mais importantes

- **Filtra a umidade e o calor do Triplo Aquecedor inferior:** disenteria, diarreia, prurido genital, corrimento vaginal.
- **Trata hemorroidas:** hemorroidas, prolapso retal, distúrbios de potência.
- **Beneficia o cóccix:** dores no cóccix.

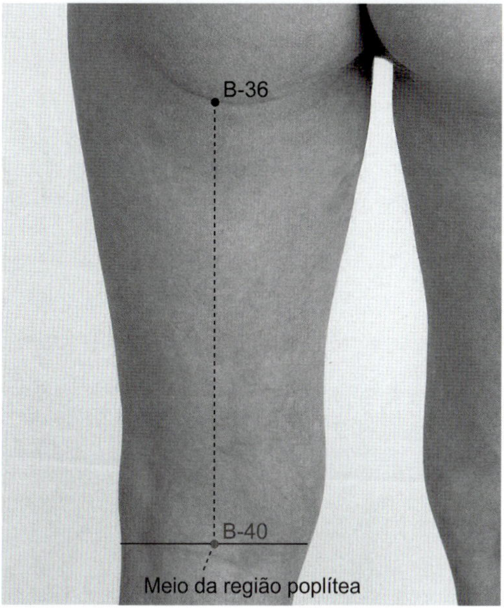

Figura 5.166

Localização No sulco infraglúteo, em uma reta perpendicular ao meio da região poplítea (**B-40**).

Como encontrar Orientação pelo meio da região poplítea (no caso de pacientes obesos, palpar o meio com ajuda das estruturas ósseas e musculares). **B-36** encontra-se em uma reta acima do meio da região poplítea, no sulco infraglúteo, na transição entre a nádega e o lado posterior da coxa (palpar depressão).

Punção Vertical, de 1 a 2 cun.

Efeitos e indicações mais importantes

- **Torna o canal de energia permeável, alivia a dor, relaxa os tendões:** dores na região lombossacral, em especial com irradiação ao longo do canal de energia da Bexiga, hipoatrofia ou hiperatrofia dos músculos dos membros inferiores, síndrome *bi*, sobretudo no caso de dores nas costas com arqueamento muscular duro, tendinopatias na região da pelve e da nádega.
- **Regula o Triplo Aquecedor inferior, local:** defecação e micção dificultadas, dores genitais, hemorroidas.

B

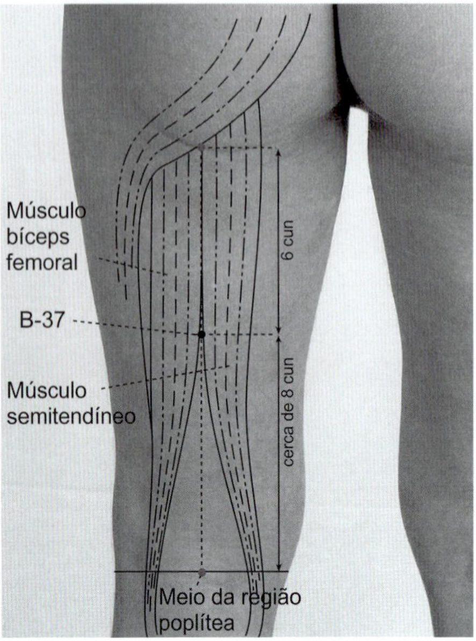

Figura 5.167

Localização 6 cun distais a **B-36** (sulco infraglúteo), na linha entre **B-36** e **B-40** (meio da região poplítea), em uma lacuna entre os músculos.

Como encontrar Orientação pelo **B-36** (no meio do sulco infraglúteo) e palpar a partir desse ponto cerca de 6 cun sobre o lado posterior da coxa em direção ao meio da região poplítea (▶ B-40). Nesse local está situado **B-37**, que se projeta, sobretudo no caso de pacientes magros, no vértice entre a porção longa do músculo bíceps femoral e o músculo semitendíneo e, geralmente, fica distante cerca de 8 cun do meio da região poplítea.

Ou: técnica de localização com a ajuda das mãos (▶ 1.3.3): dividir ao meio a distância entre **B-40** (meio da região poplítea) e **B-36** (no meio da região do sulco infraglúteo). Localizar **B-37** cerca de 1 a 2 cun proximais ao ponto médio da distância determinada na depressão entre os dois ventres do músculo.

Punção Vertical, de 0,5 a 2 cun.

Efeitos e indicações mais importantes

- **Torna permeável o canal de energia, alivia a dor, beneficia a região lombar das costas:** dor não radicular irradiada para as costas no trajeto do canal de energia, atrofias musculares, problemas na região lombar e nas pernas (dor e restrições do movimento).

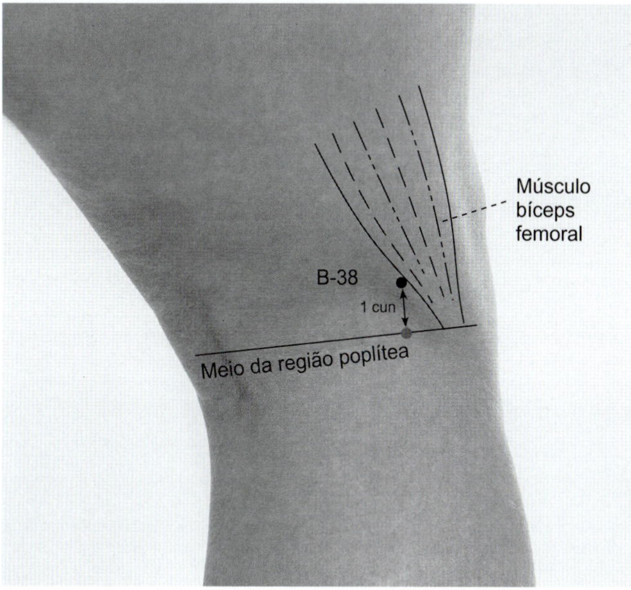

Figura 5.168

Localização Lateralmente na região poplítea, 1 cun proximal e lateral ao meio da região poplítea (**B-40**) e medial ao músculo bíceps femoral, ou seja, 1 cun proximal a **B-39**.

Como encontrar Orientação pela prega da região poplítea. Com o joelho flexionado, na lateral da região poplítea, o tendão do músculo bíceps femoral torna-se mais nitidamente palpável e visível. Localizar **B-38** na margem medial desse tendão, 1 cun acima da prega da região poplítea.

Referência **B-39** está situado 1 cun distal a **B-38**, na altura da prega da região poplítea.

Punção Vertical, de 1 a 2 cun.

Efeitos e indicações mais importantes

- **Relaxa os tendões, alivia a dor:** contraturas de flexão, espasmos de flexão na articulação do joelho, dores e distúrbios da sensibilidade no trajeto do canal de energia.
- **Filtra o calor:** distúrbios intestinais ("calor no intestino delgado" e obstipação).

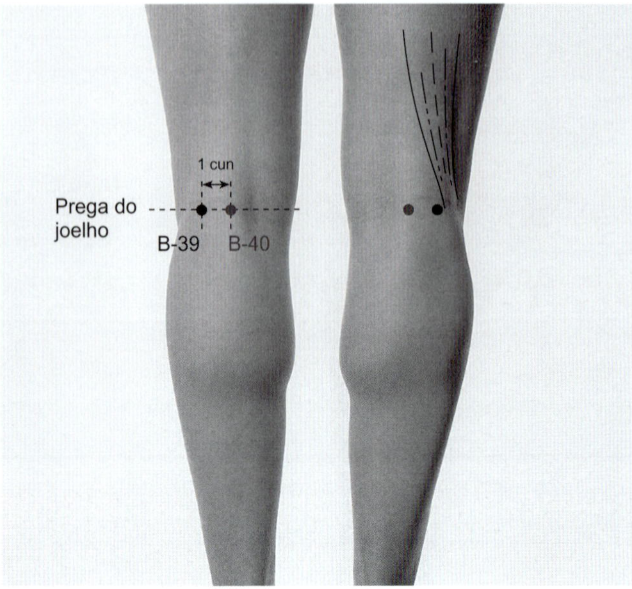

Figura 5.169

Localização Extremidade lateral da prega do joelho, sobre o lado medial do tendão da cabeça longa do músculo bíceps femoral, 1 cun lateral a **B-40** (no meio da região poplítea).

Como encontrar Localização com o joelho levemente flexionado. Procurar o meio da prega (dorsal) do joelho (**B-40**) e localizar **B-39** a cerca de 1 cun lateral desse local, em uma depressão medial ao tendão da cabeça longa do músculo bíceps femoral.

Referência Na mesma altura está situado **B-40**, no meio da prega do joelho.

Punção Vertical, de 0,5 a 1,5 cun. **Cuidado:** nervo fibular comum.

Efeitos e indicações mais importantes

- **Harmoniza o Triplo Aquecedor, regula o caminho da água:** doenças urogenitais, disúria, retenção urinária, enurese, edema.
- **Torna o canal de energia permeável, alivia as dores:** distúrbios funcionais dolorosos na região do joelho, bem como dor e inchaço na região axilar (trajeto do canal de energia musculotendíneo da Bexiga), sensação de plenitude e tensão abdominais, hemorroidas, obstipação.

Particularidade Ponto Mar Inferior *xiahe* do Triplo Aquecedor.

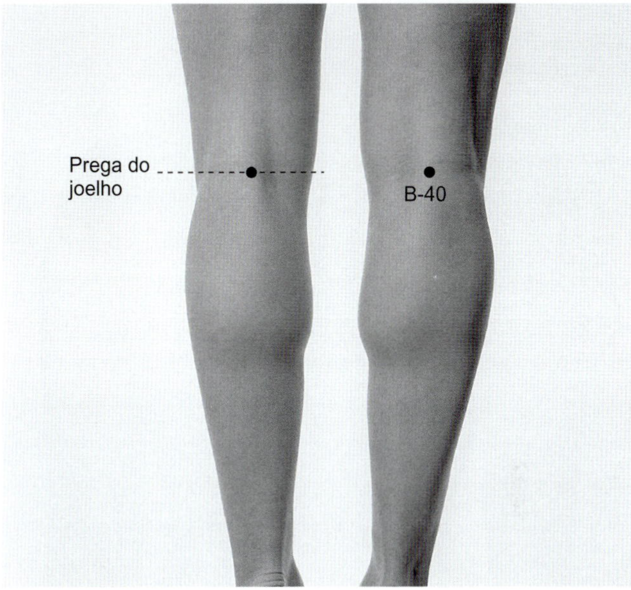

Figura 5.170

Localização No meio da prega do joelho, entre os tendões dos músculos bíceps femoral e semitendíneo.

Como encontrar Localização com o joelho levemente flexionado. Procurar o meio da prega do joelho (nesse local a pulsação eventualmente é palpável) e localizar **B-40**.

Referência Na mesma altura estão situados **B-39** (1 cun para a lateral), **R-10** (medial: entre os tendões dos músculos semimembranáceo e semitendíneo) e **F-8** (medial: anterior aos tendões dos músculos semimembranáceo e semitendíneo).

Punção Vertical, de 0,5 a 1,5 cun. **Cuidado:** nervo, artéria, veia poplítea no fundo. A moxabustão, segundo alguns autores, é contraindicada.

Segundo alguns autores, a eliminação de calor e a remoção de estase sanguínea são recomendadas: microvenipunção das veias superficiais, podendo o ponto ser submetido em seguida a uma ventosaterapia curta. **Cuidado:** usar apenas em casos de excesso e em pacientes com estrutura corporal forte.

Efeitos e indicações mais importantes

- **Filtra o calor (do verão), cessa vômitos e diarreia:** gastrenterite aguda, sensação de plenitude e tensão abdominal, insolação.
- **Resfria o sangue:** doenças da pele, como eczema, erisipela, furúnculo, alergias.
- **Beneficia a bexiga:** doenças urológicas.
- **Beneficia a região lombar e o joelho, torna permeável o canal de energia, alivia as dores:** problemas nas regiões do joelho e lombossacral e no membro inferior (paresias etc.)

Particularidades Ponto Mar *he*, ponto Terra, ponto Mar Inferior *xiahe* da bexiga, ponto Estrela do Céu (segundo Ma Dan Yang), ponto Gao Wu (ponto-mestre) para a região lombar.

B

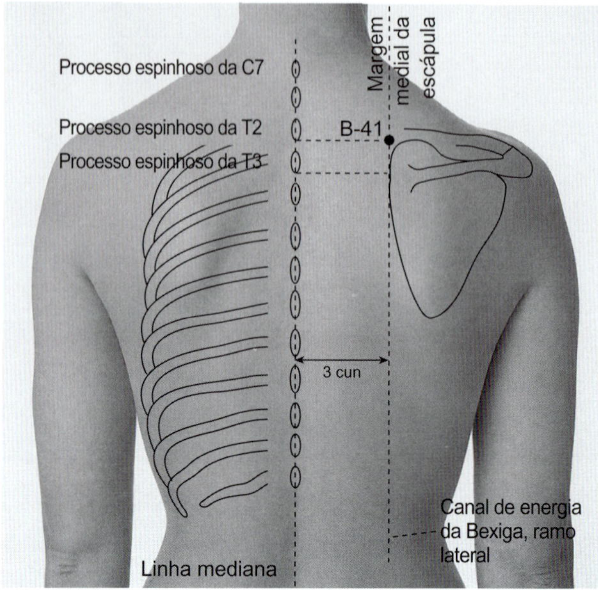

Figura 5.171

Localização 3 cun laterais à linha mediana, na altura da margem inferior do processo espinhoso da T2.

Como encontrar Orientação a partir do processo espinhoso da C7 (▶ 2.4.1). Contar então dois processos espinhosos em direção caudal até a margem inferior do processo espinhoso da T2. Localizar nessa altura **B-41**, 3 cun em sentido lateral.

Referência Na mesma altura estão situados um ponto de **Ex-B-2** (*huatuojiaji*) e **B-12** (0,5 e 1,5 cun lateral à linha mediana) e **ID-13** (está situado mais lateralmente, na escápula). **Observação:** o ramo lateral do canal de energia da Bexiga começa em **B-41** e vai até **B-54**.

Punção Oblíqua, de 0,3 a 0,5 cun. **Cuidado:** pneumotórax.

Efeitos e indicações mais importantes

- **Expulsa o vento e o frio:** dor no ombro, nuca, costas nos casos de infecções agudas.
- **Torna permeável o canal de energia, alivia a dor:** dor, restrição de movimento e distúrbio da sensibilidade na região do ombro, nuca, parte superior das costas e cotovelo (causa muscular ou neuropática).

Particularidade Ponto de cruzamento com o canal de energia do Intestino Delgado.

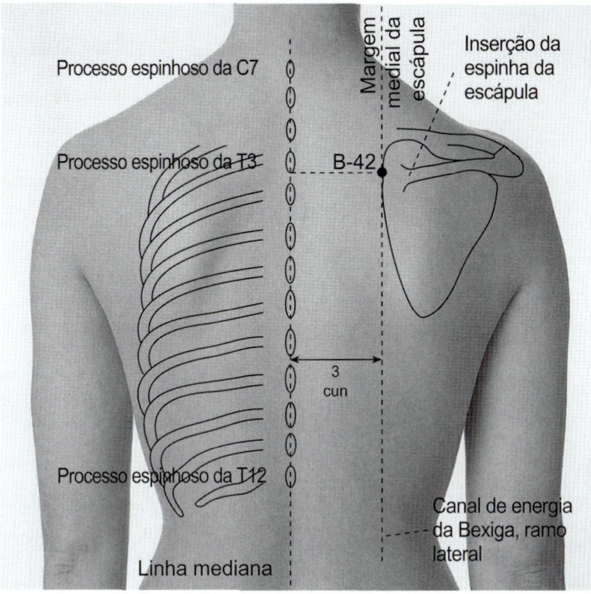

Figura 5.172

Localização 3 cun laterais à linha mediana, na altura da margem inferior do processo espinhoso da T3.

Como encontrar Orientação a partir do processo espinhoso da C7 (▶ 2.4.1). Contar então três processos espinhosos em direção caudal até a margem inferior do processo espinhoso da T3. **B-42** está situado nessa altura, 3 cun para a lateral. **Observação:** a margem medial da escápula na região da inserção da espinha da escápula projeta-se na altura do processo espinhoso da T3, na posição sentada ou em pé com os braços relaxados.

Referência Na mesma altura estão situados **VG-12**, um ponto de **Ex-B-2** (*huatuojiaji*) e **B-13** (linha mediana, 0,5 e 1,5 cun lateral à linha mediana).

Punção Oblíqua, de 0,3 a 0,5 cun. **Cuidado:** pneumotórax.

Efeitos e indicações mais importantes

- **Fortalece e nutre o pulmão, alivia a respiração ofegante e a tosse, tranquiliza o espírito inferior *po*:** doenças pulmonares (congênitas), asma brônquica, tosse, dispneia.
- **Torna permeável o canal de energia, alivia a dor:** dor e restrição de movimento na região da nuca, do ombro e da parte superior das costas.

B

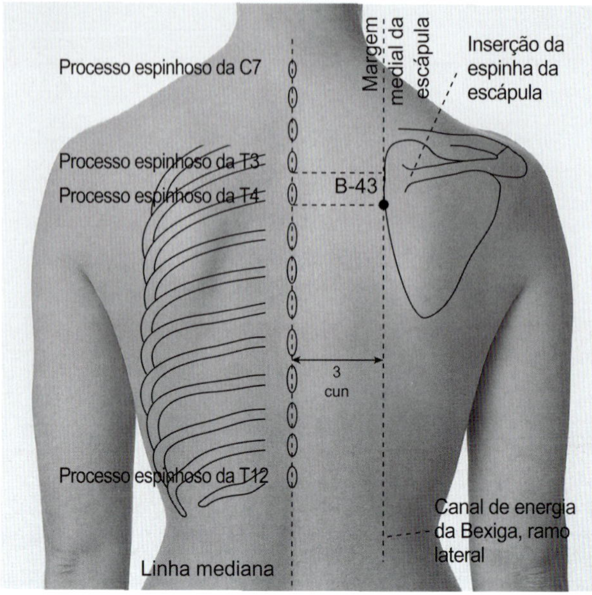

Figura 5.173

Localização 3 cun laterais à linha mediana, na altura da margem inferior do processo espinhoso da T4.

Como encontrar Orientação a partir do processo espinhoso da C7 (▶ 2.4.1). Contar então quatro processos espinhosos em direção caudal até a margem inferior do processo espinhoso da T4. Localizar nessa altura **B-43**, 3 cun para a lateral. A linha de 3 cun projeta-se em geral sobre o limite medial da escápula, na posição sentada, com o ombro relaxado.

Referência Na mesma altura estão situados um ponto de **Ex-B-2** (*huatuojiaji*) e **B-14** (0,5 e 1,5 cun lateral à linha mediana).

Punção Oblíqua, de 0,3 a 0,5 cun. **Cuidado:** pneumotórax. Emprego frequente de moxabustão.

Efeitos e indicações mais importantes

- **Fortalece e nutre o pulmão, o coração, os rins, o estômago, o baço e o *yin*, filtra o calor:** síndrome de insuficiência e fraqueza, doença de pulmão (congênita) com tosse, asma brônquica, transpiração noturna, doença de "vapor do osso".
- **Tranquiliza o *shen*:** distúrbios de sono, estados de confusão mental, distúrbios da memória.
- **Fortalece o *yuan-qi*:** estados de fraqueza e esgotamento.
- **Remove o muco:** "distúrbios do muco", por exemplo, com desenvolvimento crônico de doença.

Particularidade Ponto importante para o tratamento de síndromes de insuficiência (indicação clássica).

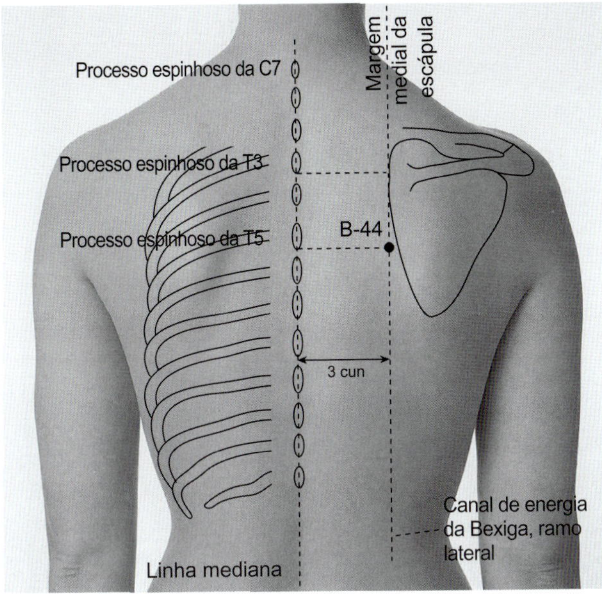

Figura 5.174

Localização 3 cun laterais à linha mediana, na altura da margem inferior do processo espinhoso da T5.

Como encontrar Orientação a partir do processo espinhoso da C7 (▶ 2.4.1). Contar então cinco processos espinhosos em direção caudal até a margem inferior do processo espinhoso da T5. Localizar nessa altura **B-44**, 3 cun para a lateral. **Observação:** a linha de 3 cun projeta-se em geral sobre o limite medial da escápula, na posição sentada, com o ombro relaxado.

Referência Na mesma altura estão situados **VG-11**, um ponto de **Ex-B-2** (*huatuojiaji*) e **B-15** (linha mediana, 0,5 e 1,5 cun lateral à linha mediana).

Punção Oblíqua, de 0,3 a 0,5 cun. **Cuidado:** pneumotórax.

Efeitos e indicações mais importantes

- **Regula o *qi* no Triplo Aquecedor superior, abre o tórax:** tosse, asma brônquica, sensação de pressão no tórax, disfagia.
- **Torna permeável o canal de energia, alivia a dor:** dor e restrição de movimento na região cervical da coluna, ombro e parte superior das costas.

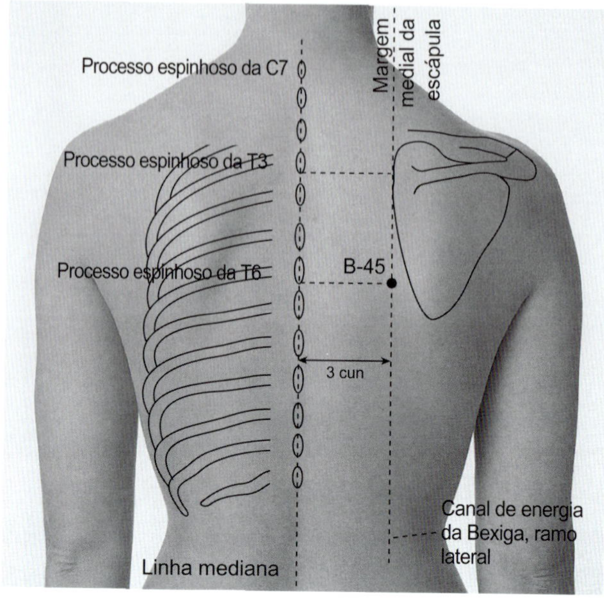

Figura 5.175

Localização 3 cun laterais à linha mediana, na altura da margem inferior do processo espinhoso da T6.

Como encontrar Orientação a partir do processo espinhoso da C7 (▶ 2.4.1). Contar então seis processos espinhosos em direção caudal até a margem inferior do processo espinhoso da T6. Localizar nessa altura **B-45**, 3 cun para a lateral. **Observação:** a linha de 3 cun projeta-se em geral sobre o limite medial da escápula, na posição sentada, com o ombro relaxado.

Referência Na mesma altura estão situados **VG-10**, um ponto de **Ex-B-2** (*huatuojiaji*) e **B-16** (linha mediana, 0,5 e 1,5 cun lateral à linha mediana).

Punção Oblíqua, de 0,3 a 0,5 cun. **Cuidado:** pneumotórax.

Efeitos e indicações mais importantes

- **Expulsa o vento, filtra o calor, diminui o *qi* do pulmão:** infecção com febre (sem suor), tontura, tosse, dispneia.
- **Fortalece o *qi* e o sangue (*xue*), alivia a dor:** efeito analgésico em caso de dores na cabeça, ombro, tórax, escápula, região lateral das costelas, costas, região lombar, flatulência abdominal.

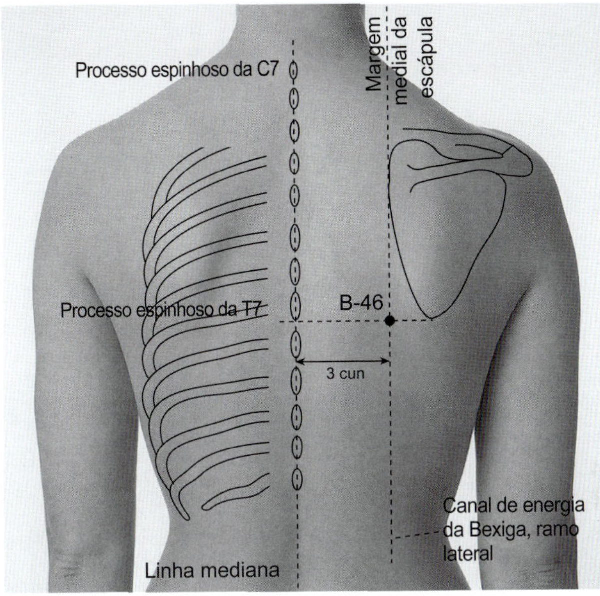

Figura 5.176

Localização 3 cun laterais à linha mediana, na altura da margem inferior do processo espinhoso da T7.

Como encontrar Orientação a partir do processo espinhoso da C7 (▶ 2.4.1). Contar então sete processos espinhosos em direção caudal até a margem inferior do processo espinhoso da T7. A partir desse ponto, localizar **B-46**, 3 cun para a lateral.

Referência Na mesma altura estão situados **VG-9**, um ponto de **Ex-B-2** (*huatuojiaji*) e **B-17** (linha mediana, 0,5 e 1,5 cun lateral à linha mediana).

Punção Oblíqua, de 0,3 a 0,5 cun. **Cuidado:** pneumotórax.

Efeitos e indicações mais importantes

- **Regula o diafragma e diminui o *qi* inverso, harmoniza o Triplo Aquecedor médio:** soluço, eructação, vômitos, hipersalivação, inapetência, sensação de plenitude.
- **Torna permeável o canal de energia, alivia a dor:** dores e sensação de rigidez no trajeto do canal de energia (tórax e lateral das costas).

B

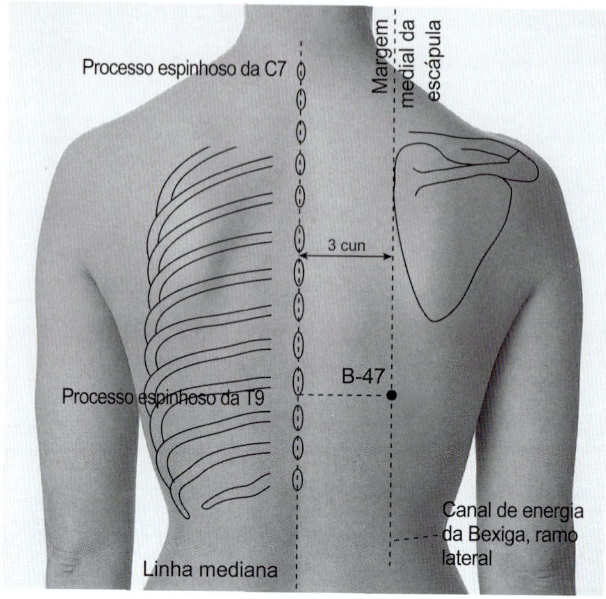

Figura 5.177

Localização 3 cun laterais à linha mediana, na altura da margem inferior do processo espinhoso da T9.

Como encontrar Orientação a partir do processo espinhoso da C7 (▶ 2.4.1). Contar então nove processos espinhosos em direção caudal até a margem inferior do processo espinhoso da T9. A partir desse ponto, localizar **B-47**, 3 cun para a lateral.

Referência Na mesma altura estão situados **VG-8**, um ponto de **Ex-B-2** (*huatuojiaji*) e **B-18** (linha mediana, 0,5 e 1,5 cun lateral à linha mediana).

Punção Oblíqua, de 0,3 a 0,5 cun. **Cuidado:** pneumotórax.

Efeitos e indicações mais importantes

- **Distribui o *qi* do fígado, relaxa os tendões:** dores e sensação de tensão nas regiões de transição toracolombar e lateral das costelas, contraturas dos tendões, problemas nas articulações e nos ossos.
- **Harmoniza o Triplo Aquecedor médio:** gastrenterite, diarreia, vômitos, borborigmo.

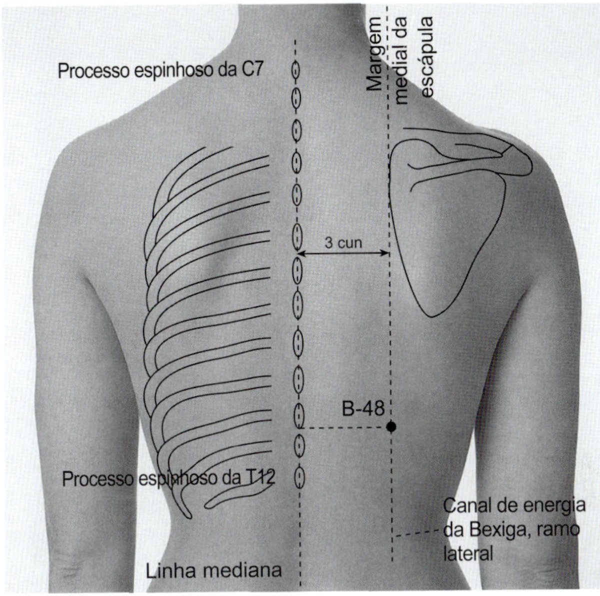

Figura 5.178

Localização 3 cun laterais à linha mediana, na altura da margem inferior do processo espinhoso da T10.

Como encontrar Orientação a partir do processo espinhoso da C7 (▶ 2.4.1). Contar desse local dez processos espinhosos em direção caudal até a margem inferior do processo espinhoso da T10 e localizar nessa altura **B-48**, 3 cun para a lateral.

Ou: palpação orientada a partir da inserção costal mais inferior (T12), em direção cranial, até T10. **Ou:** orientação a partir da região lombar da coluna (▶ 2.4.3).

Referência Na mesma altura estão situados **VG-7**, um ponto de **Ex-B-2** (*huatuojiaji*) e **B-19** (linha mediana, 0,5 e 1,5 cun lateral à linha mediana).

Punção Oblíqua, de 0,3 a 0,5 cun. **Cuidado:** pneumotórax.

Efeitos e indicações mais importantes

- **Regula a vesícula biliar, filtra a umidade e o calor, harmoniza o Triplo Aquecedor médio:** dores na transição toracolombar e região lateral das costelas, dor epigástrica, gastrenterites, icterícia, colecistite, diarreia, doenças intestinais inflamatórias, borborigmo.

B

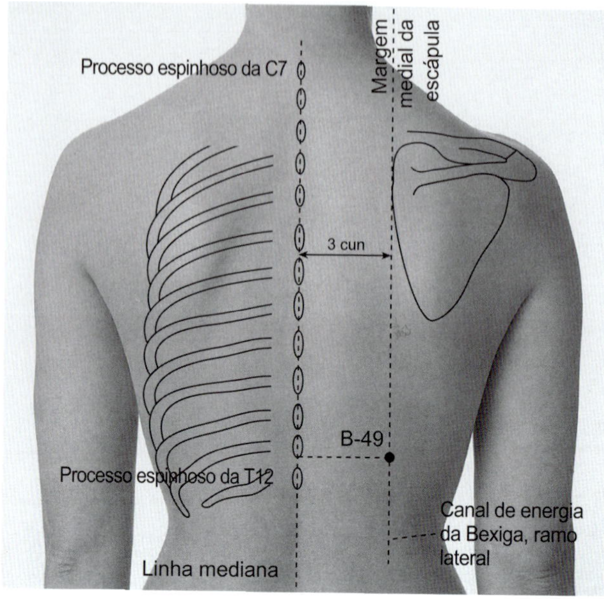

Figura 5.179

Localização 3 cun laterais à linha mediana, na altura da margem inferior do processo espinhoso da T11.

Como encontrar Palpação orientadora em direção cranial, da inserção costal mais inferior (T12) até o processo espinhoso de T11. Localizar nessa altura **B-49**, 3 cun para a lateral.

Ou: orientação a partir da região lombar da coluna (▶ 2.4.3).

Referência Na mesma altura estão situados **VG-6**, um ponto de **Ex-B-2** (*huatuojiaji*) e **B-20** (linha mediana, 0,5 e 1,5 cun lateral à linha mediana).

Punção Oblíqua, de 0,3 a 0,5 cun. **Cuidado:** pneumotórax.

Efeitos e indicações mais importantes

- **Filtra a umidade e o calor:** doenças intestinais inflamatórias, icterícia, hepatite, disúria com urina escura.
- **Harmoniza o baço e o estômago:** gastrenterites, flatulências, vômitos, sensação de repleção.
- **Local:** problemas na transição toracolombar (aversão ao frio).

B

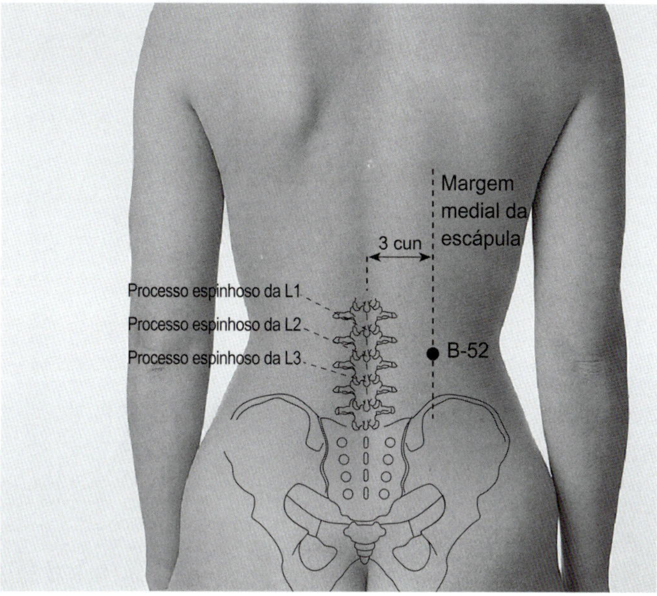

Figura 5.182

Localização 3 cun laterais à linha mediana, na altura da margem inferior do processo espinhoso da L2.

Como encontrar Para orientação na região lombar da coluna (▶ 2.4.3), procurar (melhor na posição de decúbito ventral) a transição lombossacral: na linha mediana, palpar a partir do sacro sobre o processo espinhoso da crista sacral, em direção cranial, até abaixo do saliente processo espinhoso da L5, da transição lombossacral, como sulco palpável. Contar em sentido cranial do processo espinhoso da L5 até a margem inferior do processo espinhoso da L2 e nessa altura, 3 cun para a lateral, localizar B-52.

Referência Na mesma altura estão situados **VG-4**, um ponto de **Ex-B-2** (*huatuojiaji*) e **B-23** (linha mediana, 0,5 e 1,5 cun lateral à linha mediana).

Punção Vertical ou oblíqua, de 0,5 a 1 cun. **Cuidado:** rins.

Efeitos e indicações mais importantes

- **Fortalece os rins e a essência, regula a micção:** distúrbios das funções sexuais (impotência, problemas de ejaculação), problemas genitais, distúrbios de micção, edemas.
- **Beneficia a região lombar:** problemas na região lombar da coluna com dificuldade de movimentos.

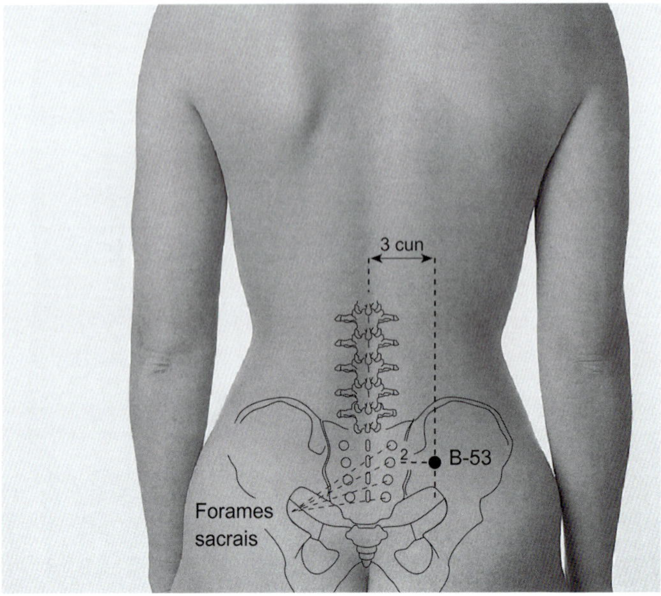

Figura 5.183

Localização 3 cun laterais à linha mediana, na altura do forame de S2.

Como encontrar Para orientação na região lombar da coluna e do sacro (ver ▶ 2.4.3, 2.4.4). Entre a transição lombossacral e o hiato sacral estão situados frequentemente quatro forames sacrais palpáveis em distâncias relativamente iguais, cerca de um dedo dos dois lados da linha mediana, que se aproximam em direção caudal à linha mediana. Na altura do forame de S2, 3 cun laterais à linha mediana, encontra-se **B-53**.

Referência Na mesma altura estão situados **B-32** e **B-28** (no forame de S2 e 1,5 cun lateral à linha mediana).

Punção Vertical ou oblíqua, de 1 a 1,5 cun.

Efeitos e indicações mais importantes

- **Fortalece a região lombar, torna permeável o canal de energia, alivia dores:** dor lombar ou sacral, isquialgia, rigidez nos membros inferiores.
- **Regula o Triplo Aquecedor inferior:** disúria, tendência a edema, hipertrofia da próstata, micção e defecação dificultadas, obstipação.

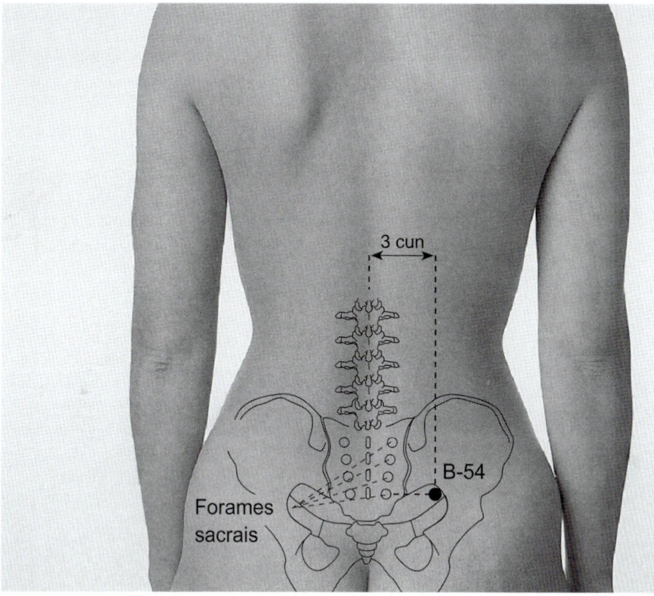

Figura 5.184

Localização 3 cun laterais à linha mediana, na altura do forame de S4.

Como encontrar Para orientação na região lombar da coluna e do sacro (ver ▶ 2.4.3, 2.4.4). Entre a transição lombossacral e o hiato sacral estão situados frequentemente quatro forames sacrais palpáveis em distâncias relativamente iguais, cerca de um dedo dos dois lados da linha mediana, que se aproximam em direção caudal à linha mediana. Na altura do forame de S4, 3 cun laterais à linha mediana, encontra-se B-54. O ponto se projeta aproximadamente no centro das nádegas.

Referência Na mesma altura estão situados **B-34, B-30** e **Ex-B** (*tunzhong*) (no forame de S4, 1,5 e 3,5 cun laterais à linha mediana).

Punção Vertical, de 1,5 a 2,5 cun, ou em direção ao ânus ou à região genital, de 2 a 3 cun (conforme a indicação).

Efeitos e indicações mais importantes

- **Torna permeável o canal de energia, alivia dores, fortalece a região lombar:** problemas nas regiões lombar, glútea e membros inferiores, isquialgia.
- **Regula a micção, elimina hemorroidas:** distúrbios de micção (retenção urinária, disúria), hipertrofia da próstata, hemorroidas.

Particularidade Ponto local importante.

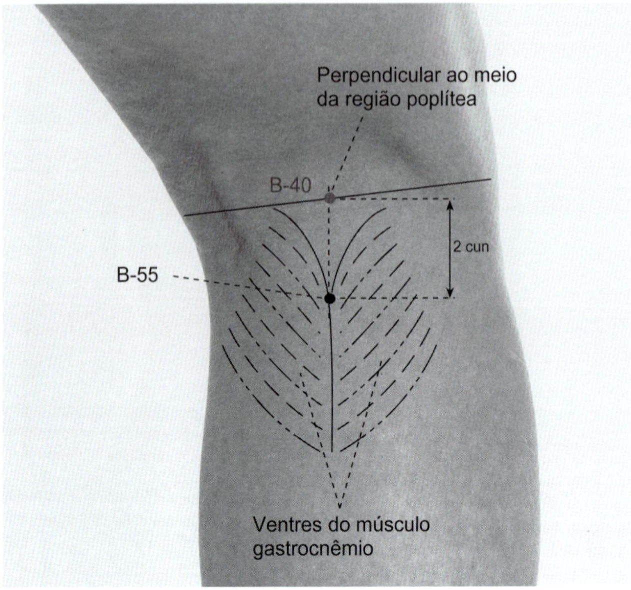

Figura 5.185

Localização 2 cun distais de **B-40** (meio da região poplítea), em uma depressão entre os dois ventres do músculo gastrocnêmio.

Como encontrar Localizar a prega do joelho por meio de flexão. No caso de pessoas magras, palpar o espaço na articulação do joelho. Palpar, do meio da prega do joelho (**B-40**), 2 cun em direção distal; **B-55** está situado em uma depressão entre os dois ligamentos do músculo gastrocnêmio.

Punção Vertical ou oblíqua, de 1 a 1,5 cun.

Efeitos e indicações mais importantes

- **Torna permeável o canal de energia, alivia dores:** dor lombar radicular nas costas com irradiação na região abdominal, genital ou dos membros inferiores, eventualmente com paresias, alodinia ou disestesia com sensação de calor no lado medial da coxa.
- **Estanca hemorragias uterinas, elimina dor genital:** hemorragias uterinas disfuncionais, dores na região genital, doenças do *shan*, corrimento vaginal.

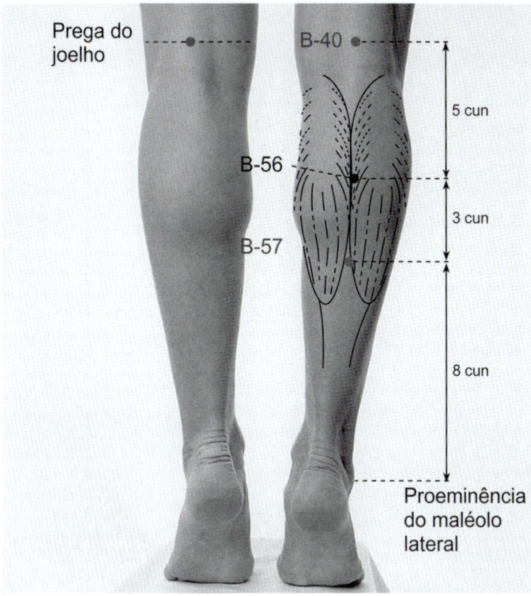

Figura 5.186

Localização 5 cun distais de **B-40** (meio da região poplítea), entre os dois ventres do músculo gastrocnêmio.

Como encontrar Localizar a prega do joelho por meio de flexão. No caso de pessoas magras, palpar o espaço na articulação do joelho. **B-56** encontra-se 5 cun distalmente ao meio da prega do joelho (**B-40**), em uma depressão entre os dois ventres do músculo gastrocnêmio.

Punção Vertical ou oblíqua, de 1 a 1,5 cun.

Efeitos e indicações mais importantes

- **Relaxa os músculos e os tendões, torna permeável o canal de energia, alivia dores:** cãibras na região sural, fasciculações e espasmos (por toda a parte dorsal do corpo), problemas nas regiões dorsal da perna e do pé (dores nos calcanhares), inchaços nas axilas (trajeto do canal de energia musculotendíneo da Bexiga).
- **Elimina hemorroidas (trajeto do canal de energia divergente da Bexiga):** ponto distante no caso de hemorroidas, problemas de defecação, fissuras anais, prolapso do reto.

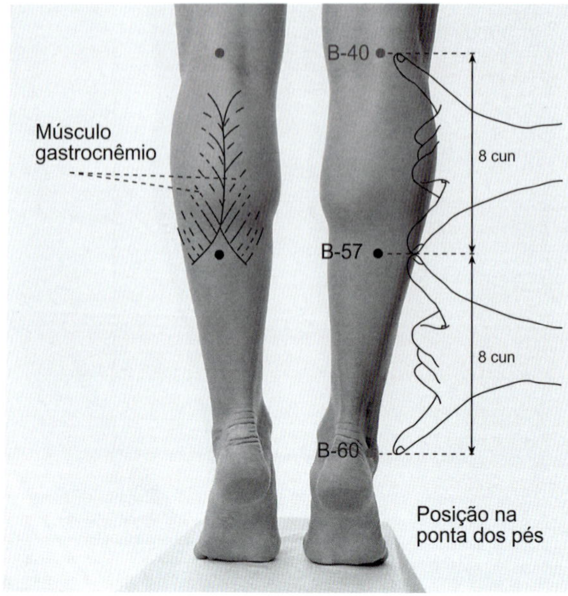

Figura 5.187

Localização No meio da região sural, entre as cabeças do músculo gastrocnêmio, na linha de ligação de **B-40** a **B-60**, cerca de 8 cun distalmente a **B-40** (meio da região poplítea).

Como encontrar Deslizar pela parte dorsal, ao longo do tendão do calcâneo, em sentido distal-proximal, até palpar a depressão formada pelas inserções dos dois ventres do músculo gastrocnêmio. Esta apresenta-se melhor com a contração da musculatura da região sural.

Ou: técnica de localização com a ajuda das mãos (▶ 1.3.3): dividir ao meio a distância entre **B-40** (meio da região poplítea) e **B-60** (depressão entre o tendão do calcâneo e a proeminência do maléolo lateral) e localizar **B-57** no ponto central da distância entre inserções dos ventres do músculo.

Referência Aproximadamente na mesma altura estão situados **E-38** e **E-40** (largura de um dedo, lateralmente à tíbia e largura de dois dedos, lateralmente à tíbia), na face anterolateral da perna.

Punção Vertical ou oblíqua, de 1 a 1,5 cun.

Efeitos e indicações mais importantes

- **Relaxa os músculos e os tendões, torna permeável o canal de energia, alivia as dores:** dores/cãibras na região sural, da perna e do calcanhar, problemas na região lombar (sobretudo dorsal).
- **Elimina hemorroidas (trajeto do canal de energia divergente da Bexiga):** ponto distante no tratamento de hemorroidas, problemas de defecação, fissura anal, prolapso retal.

Particularidades Ponto Estrela do Céu segundo Ma Dan Yang. Ponto distante importante para o reto.

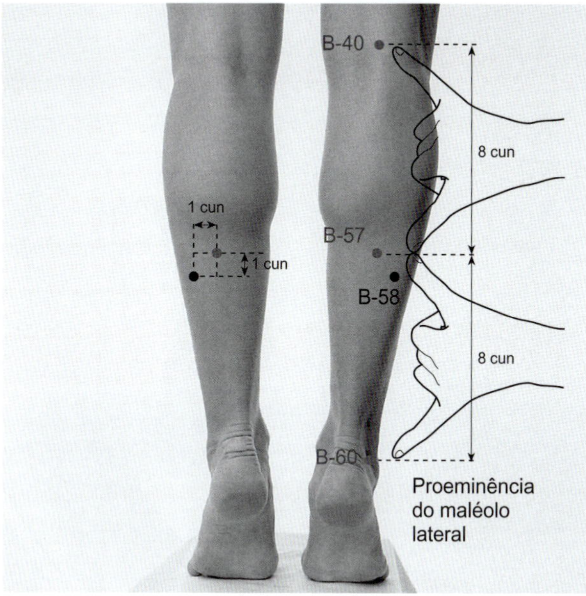

Figura 5.188

Localização 1 cun distal e 1 cun lateral a **B-57**, ou então 7 cun proximais a **B-60** na margem posterior da fíbula e na margem inferior do músculo gastrocnêmio.

Como encontrar Primeiramente palpar **B-57** (meio da região sural entre os ventres do músculo). A partir desse local, medir 1 cun distalmente e 1 cun lateralmente e localizar **B-58** na margem inferior do músculo gastrocnêmio.

Referência Na mesma altura (7 cun proximalmente à proeminência do maléolo lateral) estão situados **VB-35** (na margem posterior da fíbula), **VB-36** (na margem anterior da fíbula) e **E-39** (1 cun distal ao meio da linha de ligação de **E-35** a **E-41** e a largura de um dedo lateralmente à margem da tíbia).

Punção Vertical ou oblíqua, de 1 a 1,5 cun.

Efeitos e indicações mais importantes

- **Torna permeável o canal de energia, alivia dores:** lumbago, lombociatalgia, problemas na região sural e na perna.
- **Expulsa o vento, harmoniza as regiões superior e inferior:** infecções com febre (sem transpiração), dores na cabeça, tontura, calor na cabeça e hemorragias nasais, (manias, epilepsia).
- **Elimina hemorroidas (trajeto do canal de energia divergente da Bexiga):** hemorroidas.

Particularidade Ponto *luo*.

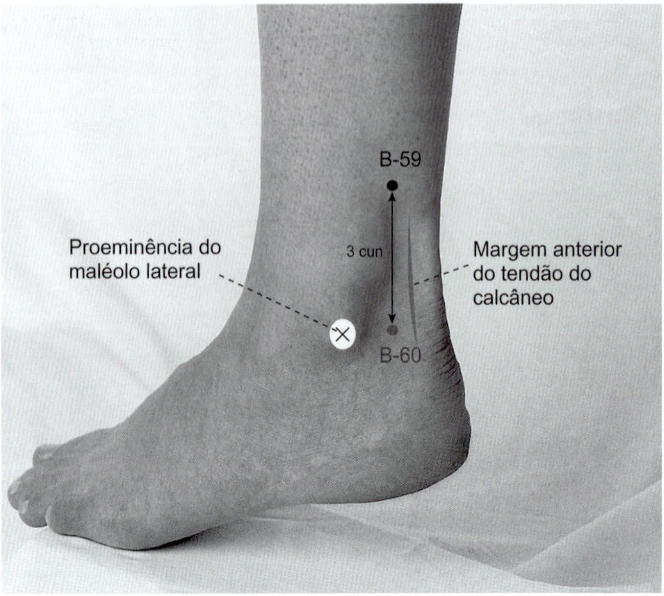

Figura 5.189

Localização Face lateral da perna, 3 cun proximais de **B-60** (depressão entre a proeminência do maléolo lateral e o tendão do calcâneo).

Como encontrar Orientação a partir de **B-60**: o ponto está situado no sulco entre a proeminência do maléolo lateral e o tendão do calcâneo. No caso de edemas no tornozelo ou na perna, a depressão não fica mais visível, mas é palpável. Medir, a partir de **B-60**, 3 cun (largura de uma mão) para proximal e localizar **B-59**, que está situado em uma depressão entre o tendão do calcâneo e os tendões dos músculos fibulares longo e curto.

Referência **VB-39** está situado 3 cun proximais, verticalmente acima da proeminência do maléolo lateral.

Punção Vertical ou oblíqua, de 1 a 1,5 cun.

Efeitos e indicações mais importantes

- **Torna permeável o canal de energia, alivia dores, fortalece a parte inferior das costas e as pernas:** dores nas costas e nos membros inferiores (causa radicular ou neuropática), úlcera na perna, dores no tornozelo, espasmos clônicos, cãibras, dores nos olhos.
- **Regula o *yang qiao mai*:** em obstruções de *yang qiao mai*, sobretudo na síndrome *bi* com vento e umidade (articulações distendidas e dores que mudam de lugar, especialmente de um lado).

Particularidades Ponto *xi* do *yang qiao mai* e, segundo alguns autores, ponto de cruzamento com o *yang qiao mai*.

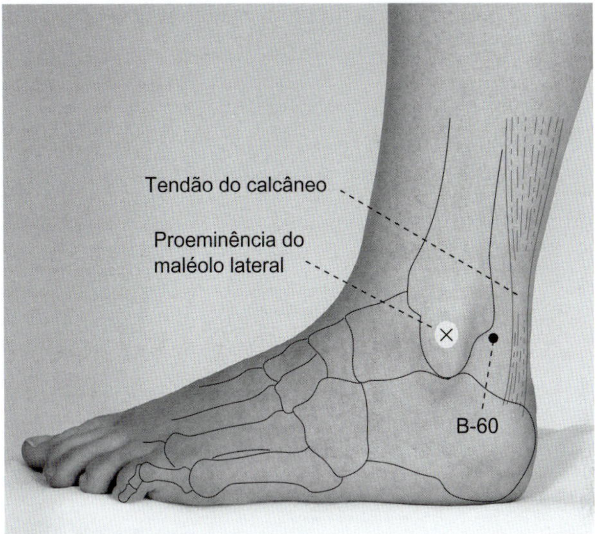

Figura 5.190

Localização Na depressão na linha de ligação entre o tendão do calcâneo e a proeminência do maléolo lateral.

Como encontrar Procurar a proeminência do maléolo lateral (▶ 2.6.2). Palpar a partir desse local em uma linha horizontal em direção ao tendão do calcâneo e localizar **B-60** na depressão anterior ao tendão.

Punção Vertical, de 0,5 a 1 cun. **Cuidado:** em caso de gravidez, a técnica de punção sedativa é contraindicada. Exceção: facilitação do parto.

Efeitos e indicações mais importantes

- **Filtra o calor, diminui o *yang* e o excesso (sobretudo da cabeça), acalma o vento:** dores de cabeça (sobretudo no caso de dor de cabeça occipital), tontura, hemorragias nasais, dores nos olhos, epilepsia, trismo, dor de dente (maxila).
- **Torna permeável o canal de energia, alivia dores, relaxa os tendões, fortalece a região lombar:** problemas ao longo do trajeto da região cervical da coluna, nuca (torcicolo), ombros, costas, lombociatalgia, sobretudo em casos crônicos, problemas na articulação do tornozelo.
- **Estimula o trabalho de parto, obstetrícia:** trabalho de parto demorado, retenção da placenta, (defecação dificultada via canal de energia divergente).

Particularidades Ponto Rio *jing*, ponto Fogo, ponto Estrela do Céu (Ma Dan Yang). Importante ponto distante para a região cervical da coluna, da nuca e da região lombar da coluna (sobretudo em casos crônicos).

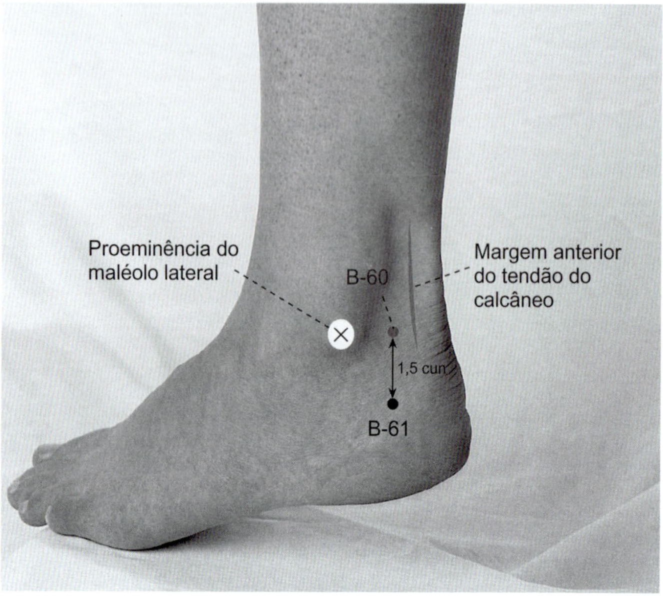

Figura 5.191

Localização Na região lateral do calcanhar, 1,5 cun distal de **B-60** (depressão entre a proeminência do maléolo lateral e o tendão do calcâneo), em um sulco dorsal ao calcâneo, no calcanhar.

Como encontrar Primeiramente localizar **B-60**: o ponto está situado na depressão entre a proeminência do maléolo lateral e o tendão do calcâneo. No caso de edema no tornozelo ou na perna, a depressão geralmente não é mais visível, mas é palpável. Medir 1,5 cun distalmente a partir de **B-60**. Localizar **B-61** em uma depressão no calcanhar.

Punção Vertical ou oblíqua, de 0,3 a 0,5 cun.

Efeitos e indicações mais importantes

- **Torna permeável o canal de energia, relaxa os tendões, alivia dores:** dor na cabeça, nas costas (radicular), na lombar, no joelho, no calcanhar, cãibras nas pernas, disúria, sensação de peso na cabeça, epilepsia, mania, psicoses.

Particularidade Ponto de cruzamento com o *yang qiao mai*.

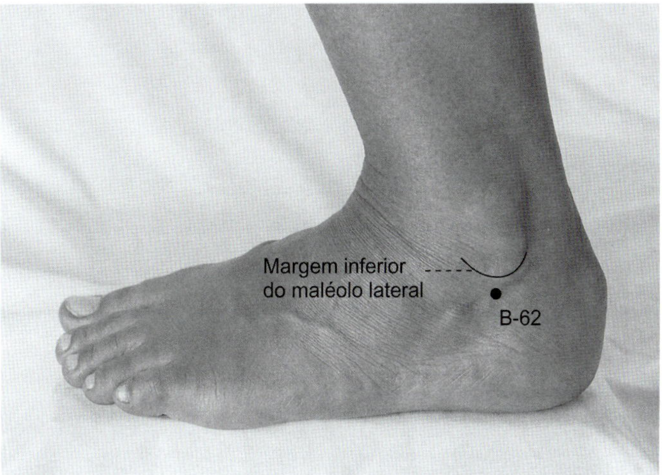

Figura 5.192

B

Localização Em uma depressão diretamente distal da proeminência do maléolo lateral, acima do espaço na articulação entre o tálus e o calcâneo.

Como encontrar Procurar a proeminência do maléolo lateral (▶ 2.6.2). Localizar **B-62** na vertical diretamente abaixo, em uma depressão abaixo da margem inferior do maléolo e acima dos tendões fibulares na região do espaço na articulação entre o tálus e o calcâneo.

Punção Vertical ou oblíqua, de 0,3 a 0,5 cun. A agulha alcança o ligamento calcaneofibular acima dos tendões dos músculos fibular longo e curto, eventualmente também a cápsula articular.

Efeitos e indicações mais importantes

- **Acalma o vento (interior), elimina o calor (da cabeça), tranquiliza o *shen*, beneficia a cabeça e os olhos:** dores na cabeça, tontura, epilepsia, mania, doenças oculares.
- **Expulsa o vento externo:** doenças com febre.
- **Abre e regula o *yang qiao mai*:** distúrbios do sono.
- **Torna o canal de energia permeável, alivia as dores:** problemas no curso da coluna vertebral e no trajeto do canal de energia, bem como na região do tornozelo e do calcanhar.
- **Trajeto do canal de energia musculotendíneo da Bexiga:** inchaços na região da axila e do pescoço.

Particularidades Ponto de abertura do *yang qiao mai*, ponto do Espírito segundo Sun Si Miao.

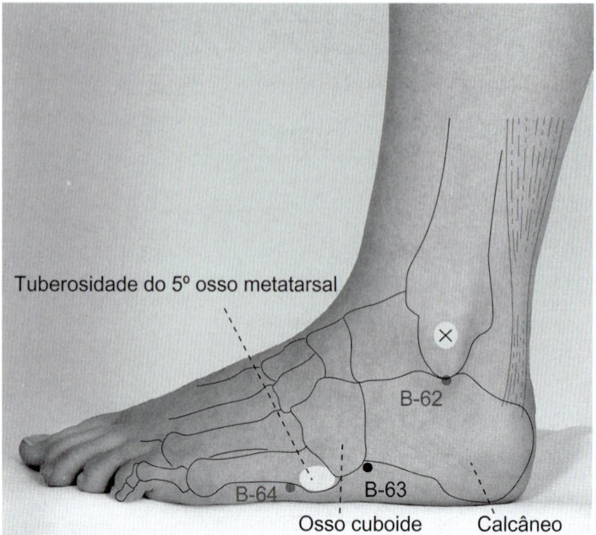

Figura 5.193

Localização Na margem lateral do pé, na transição entre as superfícies vermelha e branca da pele (região plantar/região dorsal do pé), proximalmente à tuberosidade do 5º osso metatarsal, em uma depressão anterior e inferior a **B-62** entre o calcâneo e o cuboide. **Observação: B-63**, segundo alguns autores, está mais situado entre o osso cuboide e a tuberosidade do 5º osso metatarsal; o fator decisivo é a sensibilidade à pressão.

Como encontrar Seguindo ao longo das estruturas ósseas da margem lateral do pé, na transição entre as superfícies vermelha e branca da pele (região plantar/região dorsal do pé), pode-se palpar uma protuberância óssea aproximadamente no meio do comprimento do pé: a tuberosidade do 5º osso metatarsal (▶ 2.6.2). Palpar um pouco mais proximalmente a partir desse local (portanto, em direção ao calcanhar) a depressão entre o calcâneo e o cuboide, na qual está situado **B-63**.

Referência **B-64** está situado distalmente (em direção aos dedos do pé) à tuberosidade do 5º osso metatarsal.

Punção Vertical, de 0,3 a 0,5 cun. **Cuidado:** dolorosa.

Efeitos e indicações mais importantes

- **Torna permeável o canal de energia, elimina estagnações (ponto *xi*):** dor (aguda) e restrição de movimento ao longo de todo o trajeto do canal de energia, sobretudo na região lombar e os membros inferiores, doenças de *shan* agudas.
- **Acalma o vento (interno) e tranquiliza o *shen*:** condições maníacas, sobretudo epilepsia focal nas crianças, epilepsia.

Particularidades Ponto *xi*, ponto de cruzamento com o *yang wei mai*.

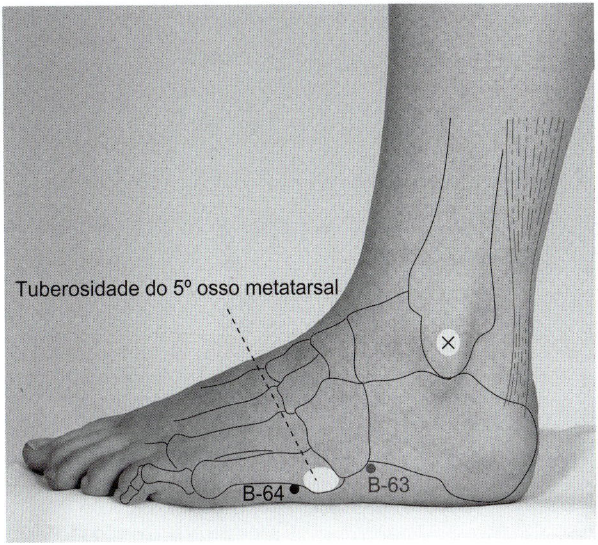

Figura 5.194

Localização Distal à tuberosidade do 5º osso metatarsal na transição entre as superfícies vermelha e branca da pele (região plantar/região dorsal do pé).

Como encontrar Seguindo ao longo das estruturas ósseas da margem lateral do pé, na transição entre as superfícies vermelha e branca da pele (região plantar/região dorsal do pé), pode-se palpar, aproximadamente no meio do comprimento do pé, uma nítida saliência óssea: a tuberosidade do 5º osso metatarsal (▶ 2.6.2). Imediatamente distal a esse local (portanto, em direção aos dedos do pé) está situado **B-64**, na depressão da base do 5º osso metatarsal.

Referência **B-63** está situado proximalmente à tuberosidade do 5º osso metatarsal, na depressão entre o calcâneo e o cuboide, ou segundo alguns autores, entre o osso cuboide e a tuberosidade do 5º osso metatarsal. Em posição comparável, na margem medial do pé, está situado **BP-4** na depressão distal à base do 1º osso metatarsal.

Punção Vertical, de 0,3 a 0,5 cun. **Cuidado:** dolorosa.

Efeitos e indicações mais importantes

- **Libera os olhos e a cabeça, acalma o vento:** dor na cabeça (sobretudo pulsátil), cabeça pesada, distúrbios na visão, tontura, exantema no ângulo medial do olho, rinite.
- **Tranquiliza o *shen*:** palpitações, manias, medo, horror, epilepsia.
- **Torna permeável o canal de energia, alivia dores:** problemas na garganta, nas costas e nas pernas.

Particularidade Ponto *yuan*.

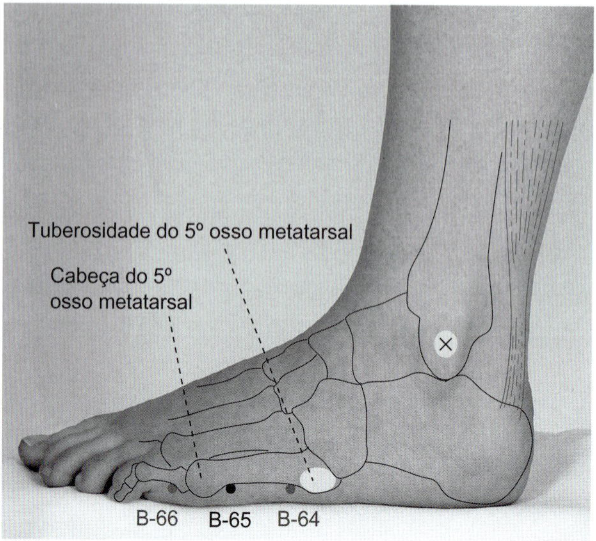

Figura 5.195

Localização Na margem lateral do pé, na transição entre as superfícies vermelha e branca da pele (região plantar/região dorsal do pé), no sulco proximal da cabeça do 5º osso metatarsal.

Como encontrar Palpando-se ao longo das estruturas ósseas da margem lateral do pé, na transição entre as superfícies vermelha e branca da pele (região plantar/região dorsal do pé), pode-se sentir uma saliência óssea palpável mais ou menos no meio do comprimento do pé: a tuberosidade do 5º osso metatarsal (▶ 2.6.2). Distalmente a esse local (portanto, em direção aos dedos do pé) uma outra saliência é palpável na lateral do começo da polpa do dedo mínimo: a cabeça do 5º osso metatarsal. **B-65** é palpável em um sulco imediatamente proximal à saliência óssea, na transição entre as superfícies vermelha e branca da pele (região plantar/região dorsal do pé).

Referência **B-66** está situado distalmente à cabeça do 5º osso metatarsal, na transição entre a base e o corpo da falange proximal do dedo mínimo do pé. Em posição comparável, na margem medial do pé está situado **BP-3**, proximalmente à cabeça do 1º osso metatarsal, e na parte lateral da mão estão situados **ID-3** (na face ulnar) e **IG-3** (na face radial).

Punção Vertical, de 0,3 a 0,5 cun. **Cuidado:** dolorosa.

Efeitos e indicações mais importantes

- **Filtra os olhos e a cabeça:** dor na cabeça (occipício), rigidez na nuca, surdez, vertigem, doenças dos olhos.
- **Filtra o calor, alivia inchaço:** infecções febris, doenças de pele como antraz (carbúnculo), hemorroidas, diarreia.
- **Torna permeável o canal de energia, alivia dores:** problemas nas costas (região lombar) e na perna.

Particularidades Ponto Corrente *shu*, ponto Madeira, ponto de sedação.

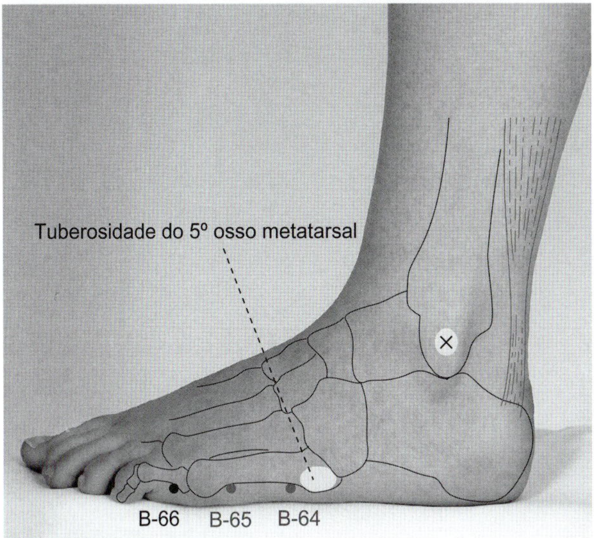

Figura 5.196

Localização Na margem lateral do pé, na transição entre as superfícies vermelha e branca da pele (região plantar/região dorsal do pé), no sulco distal à articulação metatarsofalângica do dedo mínimo.

Como encontrar Palpando-se ao longo das estruturas ósseas da margem lateral do pé, na transição entre as superfícies vermelha e branca da pele (região plantar/região dorsal do pé), pode-se sentir uma saliência óssea palpável aproximadamente no meio do comprimento do pé: a tuberosidade do 5º osso metatarsal (▶ 2.6.2). Distalmente a esse local (portanto, em direção aos dedos do pé), uma outra saliência é palpável na lateral do começo da polpa do dedo mínimo do pé: a cabeça do 5º osso metatarsal ou a articulação metatarsofalângica. Imediatamente distal à saliência óssea está situado **B-66**, no sulco na transição entre a base e o corpo da falange proximal do dedo mínimo do pé.

Referência **B-65** está situado proximalmente à cabeça do 5º osso metatarsal. Em posição comparável, na margem medial do pé está situado **BP-2** e na parte lateral da mão estão situados **ID-2** (na face ulnar) e **IG-2** (na face radial).

Punção Vertical, de 0,3 a 0,5 cun. **Cuidado:** dolorosa.

Efeitos e indicações mais importantes

- **Filtra a cabeça dos fatores patogênicos:** peso na cabeça, dores na garganta, vertigem, conjuntivite, hemorragias nasais.
- **Diminui o *qi* do pulmão e do estômago:** tosse, dispneia, sensação de aperto no tórax, vômitos, eructação, disfagia, alimentos não digeridos nas fezes.

Particularidades Ponto Fonte *ying*, ponto Água, ponto *ben* (ponto Fase de Mudança ou ponto Raiz).

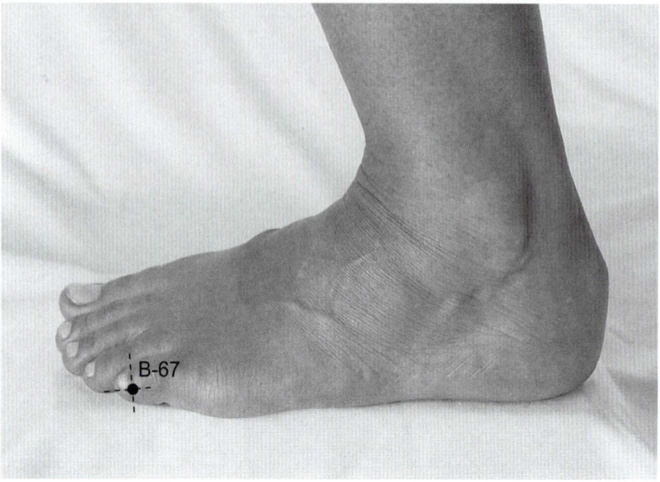

Figura 5.197

Localização 0,1 cun proximal e lateral ao sulco ungueal do dedo mínimo do pé.

Como encontrar O ponto está situado no local de interseção de duas tangentes, que limitam lateral e proximalmente a unha do dedo mínimo do pé, distante mais ou menos 0,1 cun da margem da unha.

Punção Vertical, 0,1 cun, ou oblíqua em direção proximal. Não puncionar no vale da unha. Microvenipunção (▶ 7.6.1).

Efeitos e indicações mais importantes

- **Cientificamente comprovado:** mudança da posição do feto antes do parto para que a cabeça fique aparente: ao que parece, moxabustão e eletroacupuntura do ponto são os mais eficientes (cerca de 70 a 80%).
- **Facilita o trabalho de parto:** regulador e estimulante do trabalho de parto.
- **Expulsa o vento, filtra os olhos e a cabeça:** sobretudo em casos agudos: dor na cabeça (ápice/occipital), conjuntivite, dores oculares, rinite, dor na garganta, surdez, zumbido, neuralgia intercostal.
- **Regula o *yin* e o *yang* do elemento água na fase de mudança:** disúria, sensações de calor nos pés.

Particularidades Ponto Poço *jing*, ponto Metal, ponto de tonificação, ponto de Saída.

5.8 Canal de energia principal do Rim (*shaoyin* do pé)

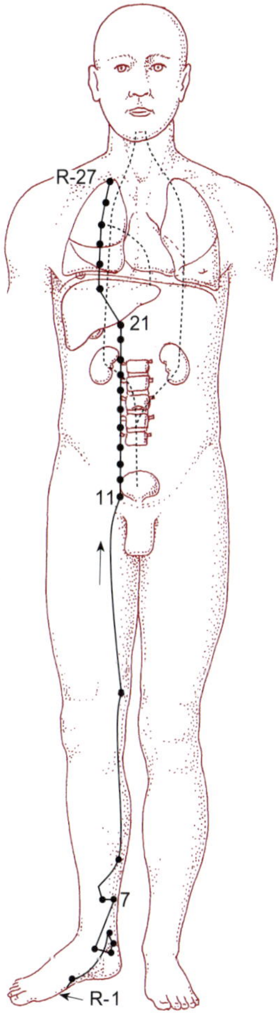

Circulação	segunda circulação
Tempo máximo	17-19 h
Ligação com órgãos ou vísceras (*zang/fu*)	**rim, bexiga,** fígado, pulmão, pericárdio, coração
Acoplamento interno-externo (*yin/ yang*)	canal de energia do R (*yin*) com o canal de energia da B (*yang*)
Ligação em cima-embaixo (*yin/yin*)	canal de energia do R (*yin*) com o canal de energia do C (*yin*) como eixo *shaoyin*

Figura 5.198

Trajeto

O trajeto superficial do canal de energia principal do Rim começa na região plantar, em uma depressão entre o 2º e 3º ossos metatarsais, segue em diagonal pela planta e pela parte inferior da tuberosidade do navicular, passa posteriormente ao maléolo medial, toma a forma de um laço e entra no calcanhar. Desse local segue o seu trajeto **interno** pela face medial da perna para a face posteromedial da coxa em direção à coluna vertebral e liga-se com o órgão correspondente (*zang*), o rim, e a víscera acoplada (*fu*), a bexiga. O canal de energia sai novamente do rim, segue em direção cranial passando pelo fígado e pelo diafragma, entra no pulmão, segue pela garganta e termina na raiz da língua. Um outro ramo **medial** sai do pulmão, corre para o coração e entra no tórax para se ligar ao canal de energia da Circulação-Sexualidade. O trajeto **externo** do canal de energia do Rim, que se ramifica da região perineal, sai da margem superior da sínfise púbica, segue em direção cranial lateralmente à linha mediana, primeiro a 0,5 cun e, a partir do 5º espaço intercostal, segue 2 cun lateralmente à linha mediana anterior até a fossa infraclavicular.

Pontos específicos segundo sua função

- **Ponto *yuan* (▶ 4.1.1): R-3** (*taixi*).
- **Ponto *luo* (▶ 4.1.2): R-4** (*dazhong*).
- **Ponto *xi* (▶ 4.1.3): R-5** (*shuiquan*).
- **Ponto *shu* das costas (▶ 4.1.4): B-23** (*shenshu*).
- **Ponto *mu* (▶ 4.1.5): VB-25** (*jingmen*).
- **Cinco pontos *shu* de transporte (▶ 4.1.6):**
  - Ponto Poço *jing* (madeira), ponto de sedação: **R-1** (*yongquan*).
  - Ponto Fonte *ying* (fogo): **R-2** (*rangu*).
  - Ponto Corrente *shu* (terra): **R-3** (*taixi*).
  - Ponto Rio *jing* (metal), ponto de tonificação: **R-7** (*fuliu*).
  - Ponto Mar *he* (água), ponto *ben* (ponto Fase de Mudança ou ponto Raiz): **R-10** (*yingu*).

Dicas gerais para encontrar os pontos

- **R-11** a **R-21** estão situados 0,5 cun lateralmente à linha mediana:
  - **R-11** a **R-15** distribuem-se na distância de 5 cun (▶ 1.2): margem superior da sínfise púbica – umbigo (em distâncias de 1 cun da altura da margem superior da sínfise púbica até 4 cun craniais à margem superior da sínfise púbica).
  - **R-16** a **R-21** distribuem-se em um trecho de 8 cun (▶ 1.2): umbigo – ângulo esternocostal (**R-16** a **R-21** em distâncias de 1 cun da altura do umbigo até 6 cun craniais ao umbigo).
- **R-22** a **R-27** estão situados 2 cun lateralmente à linha mediana:
  - **R-22** a **R-26** (do 5º ao 1º espaço intercostal).
  - **R-27:** na margem inferior da clavícula.

R

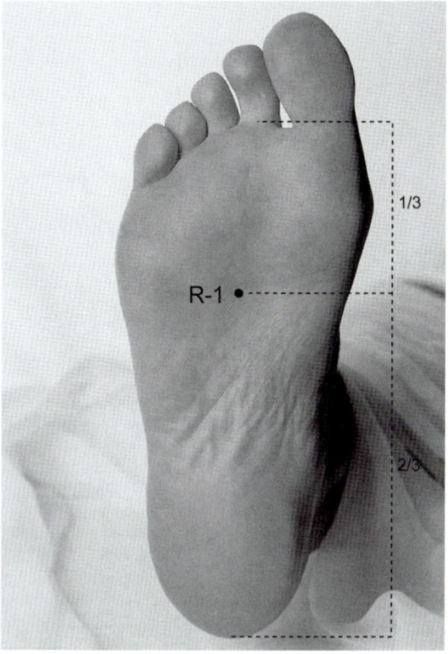

Figura 5.199

Localização Na região plantar, em uma depressão entre os 2º e 3º ossos metatarsais, na transição do terço anterior para o terço médio da planta.

Como encontrar Medir um terço a partir da margem anterior da planta. Na palpação da curvatura da planta do pé está situado o ponto, cuja posição é a mais elevada.

Punção Vertical, de 0,5 a 1 cun. A punção é extremamente dolorosa e só é recomendada em caso de sérios problemas ou em emergências; muitas vezes é empregada a acupressão. Moxabustão é possível.

Efeitos e indicações mais importantes

- **Reconstrói o *yang* em colapsos:** desmaio, perda de consciência, choque.
- **Elimina o excesso da cabeça e diminui o *yang*:** forte dor na cabeça (ápice), crise de enxaqueca, tontura, hipertensão, ataque convulsivo, acidente vascular cerebral, *ben tun qi* (*qi* do leitão correndo).
- **Tranquiliza o *shen*:** estado de forte preocupação, mania, agitação, distúrbios do sono.

Particularidades Ponto Poço *jing*, ponto Madeira, ponto de sedação, ponto de Entrada. O ponto de acupuntura na região mais inferior de todo o corpo.

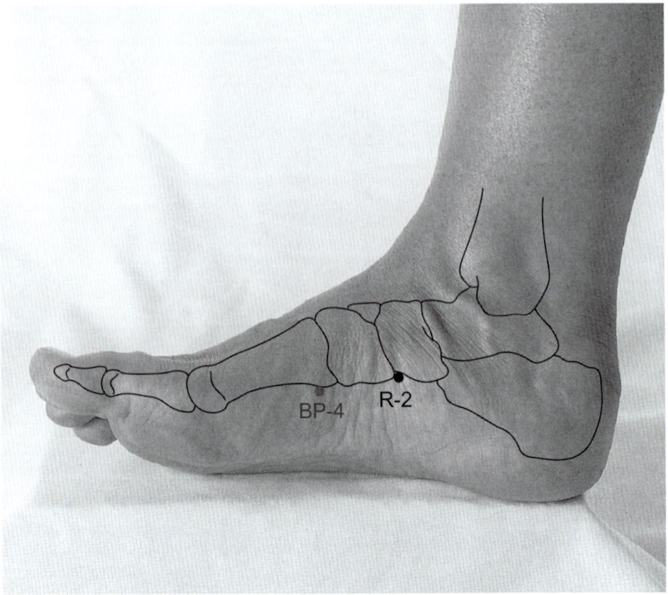

Figura 5.200

Localização Na margem medial do pé, na região anteroinferior da tuberosidade do navicular, na transição entre as superfícies vermelha e branca da pele (planta e dorso do pé).

Como encontrar Palpar em direção distal-proximal sobre a margem medial do metatarso até encontrar, após o 1º osso metatarsal, a base deste (**BP-4**). Logo a seguir encontra-se o cuneiforme medial e, por fim, o proeminente navicular. Anterior a ele está situado **R-2**, no ângulo caudal da articulação entre o cuneiforme medial e o navicular.

Punção Da região medial verticalmente abaixo da margem do osso, de 0,5 a 1 cun. **Cuidado:** ponto doloroso.

Efeitos e indicações mais importantes

- **Filtra o calor insuficiente:** inflamação de garganta com boca seca, rouquidão, suor noturno, plantas dos pés quentes, síndrome das pernas inquietas.
- **Regula o Triplo Aquecedor inferior e o rim:** prurido genital, distúrbios menstruais, infertilidade, prolapso uterino, falta de libido, impotência.
- **Local:** dor ou edema na região do metatarso.

Particularidades Ponto Fonte *ying*, ponto Fogo, ponto de cruzamento com o *yin qiao mai*, segundo alguns autores.

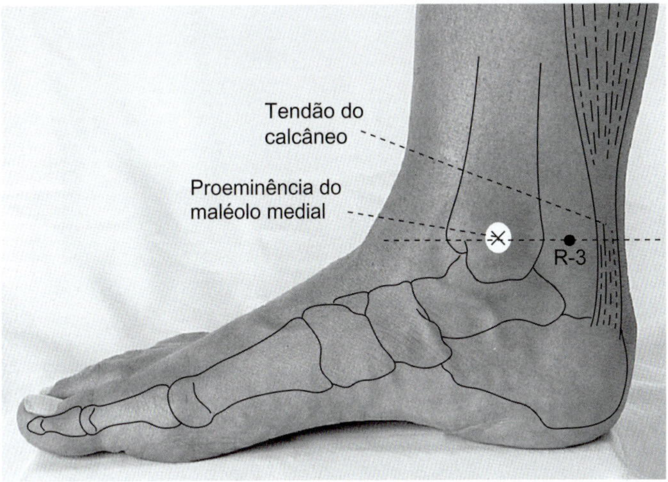

Figura 5.201

Localização No sulco entre a proeminência do maléolo medial e o tendão do calcâneo.

Como encontrar Procurar a proeminência do maléolo medial (▶ 2.6.2). Partindo desse local, palpar horizontalmente em direção ao tendão do calcâneo até o dedo tocar em um sulco em cujo centro está situado R-3.

Punção Vertical, de 0,3 a 1 cun.

Efeitos e indicações mais importantes

- **Nutre o *yin* dos rins, filtra o calor insuficiente, fortalece o *yang* dos rins, estabiliza o *qi* dos rins e o pulmão (função de recepção do *qi* dos rins):** estado de fraqueza crônico, dificuldades na audição, zumbido, tontura, distúrbios do sono, doenças crônicas das vias respiratórias, obstipação (causada por insuficiência do *yin*), doenças crônicas urogenitais (distúrbios de diurese, distúrbios menstruais, problemas do climatério, distúrbios de fertilidade), distúrbios sexuais funcionais como impotência.
- **Fortalece a região lombar, local:** problemas crônicos na região lombar da coluna vertebral e joelho, problemas na região da articulação do tornozelo.

Particularidades Ponto *yuan*, ponto Corrente *shu*, ponto Terra. Principal ponto para o fortalecimento dos rins.

R

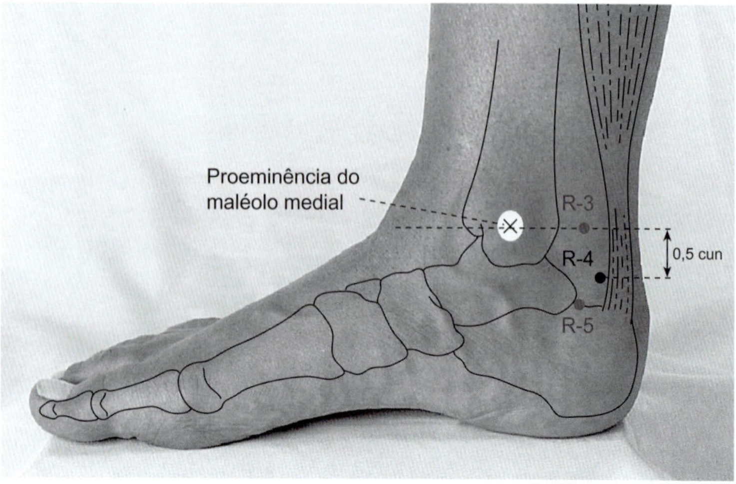

Figura 5.202

Localização Anterior à margem medial do tendão do calcâneo, acima de sua inserção no calcâneo, cerca de 0,5 cun distal e dorsal a **R-3**.

Como encontrar Traçar uma linha horizontal partindo da proeminência do maléolo medial até a região anterior à margem medial do tendão do calcâneo. Em seguida, medir 0,5 cun em direção distal. **R-4** está situado em um sulco anterior ao tendão do calcâneo, um pouco acima de sua inserção no calcâneo.

Ou: R-4 está situado dorsalmente ao ponto central de uma linha de ligação entre **R-3** e **R-5**, anteriormente ao tendão do calcâneo.

Punção Vertical, de 0,3 a 0,5 cun. Não puncionar o tendão.

Efeitos e indicações mais importantes

- **Fortalece o rim a conservar o *qi*, beneficia os pulmões:** estados de exaustão, asma, dispneia, asma brônquica, garganta seca, síndrome da coluna lombar, disúria, dificuldade de micção.
- **Beneficia o ânimo, alivia o medo:** desânimo, estados de medos, agitação, palpitações no caso de ansiedade, distúrbios do sono.
- **Local:** dor no calcanhar, dor no local de inserção do tendão do calcâneo, como vaso *luo*, no caso de rigidez e dor na região lombar da coluna vertebral.

Particularidade Ponto *luo*.

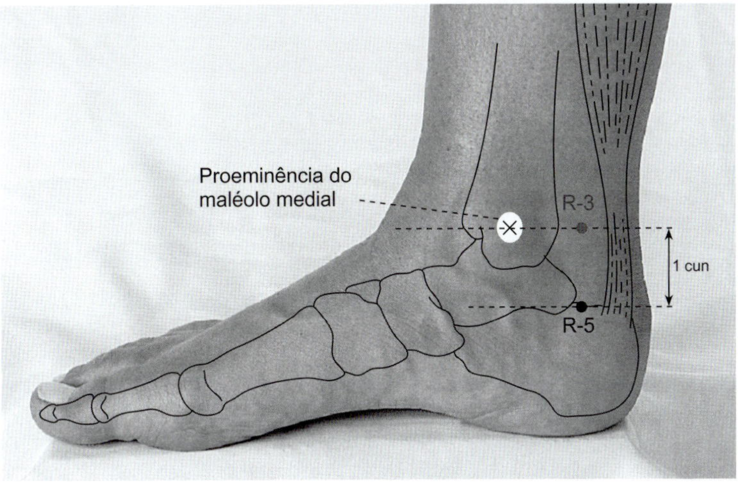

Figura 5.203

Localização 1 cun distal a **R-3**, em uma depressão na região do espaço na articulação entre o tálus e o calcâneo.

Como encontrar Localizar primeiro **R-3** no sulco entre a proeminência do maléolo medial e o tendão do calcâneo (▶ 2.6.2). Palpar, partindo de **R-3**, cerca de 1 cun em direção distal, rumo à planta, até que o dedo possa localizar uma depressão na área do espaço na articulação entre o tálus e o calcâneo, onde está situado **R-5**.

Punção Oblíqua a vertical, pela margem do osso, de 0,3 a 0,5 cun.

Efeitos e indicações mais importantes

- **Regula o *chong mai* e o Vaso Concepção, auxilia a menstruação e a micção:** distúrbios menstruais, como dismenorreia, irregularidades do ciclo menstrual e amenorreia (padrão de vazio e de repleção); doenças das vias urinárias, como infecções agudas, micção dificultada.

Particularidades Ponto *xi*. Emprego sobretudo nos distúrbios agudos, para a eliminação de dor.

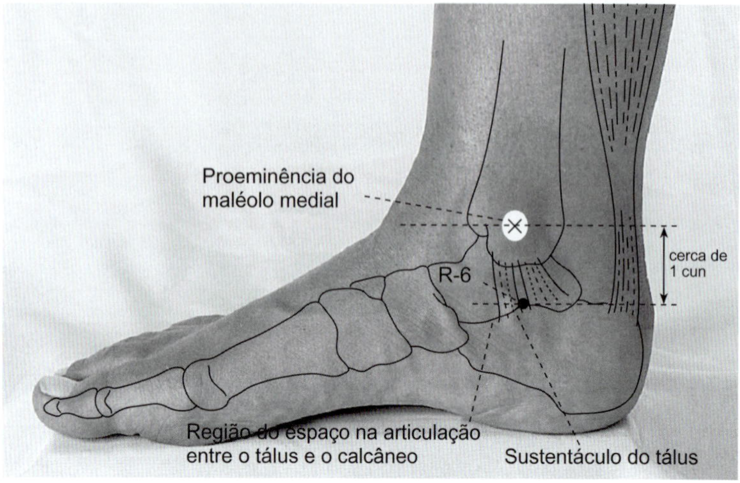

Figura 5.204

Localização Na depressão distal da margem inferior do maléolo medial, na região do espaço na articulação entre o tálus e o calcâneo.

Como encontrar Palpar distalmente a partir da proeminência do maléolo medial (▶ 2.6.2) até sentir, distalmente da margem inferior do tornozelo, uma depressão na região do espaço na articulação entre o tálus e o calcâneo. **R-6** está situado geralmente entre os tendões dos músculos tibial e flexor longo dos dedos do pé. Diretamente distal ao ponto pode-se palpar uma pequena protuberância óssea (sustentáculo do tálus). Quando o paciente abduz o pé medialmente (posição de supinação), surge frequentemente uma prega na altura do ponto. Como variante de localização é indicada muitas vezes a distância de aproximadamente 1 cun distal à proeminência do maléolo medial; porém, o decisivo para a localização do ponto não é a indicação em cun, mas sim a depressão na região do espaço na articulação distalmente à proeminência.

Punção Vertical até oblíqua, de 0,3 a 0,5 cun. A agulha alcança, assim, o ligamento deltoide.

Efeitos e indicações mais importantes

- **Nutre o *yin* dos rins, filtra o calor insuficiente, beneficia a garganta, regula o Triplo Aquecedor inferior e o *yin qiao mai*:** problemas crônicos de garganta e olhos, sensação de bolo na garganta, tontura, obstipação (por meio de *yin* insuficiente), distúrbios urogenitais, distúrbios menstruais (dismenorreia, amenorreia, irregularidades do ciclo menstrual), no caso de trabalho de parto demorado, prolapso uterino, problemas no climatério, doenças do *shan*, tensão e contração do lado medial da perna, tensão abdominal e sensação de plenitude abdominal.
- **Tranquiliza o *shen*:** distúrbios no sono, estados de preocupação e agitação, sonolência.
- **Local:** aquilodinia, distúrbios funcionais da região inferior da articulação do tornozelo (pronação e supinação).

Particularidades Ponto de abertura do *yin qiao mai*. Importante ponto principalmente para o fortalecimento do *yin* dos rins.

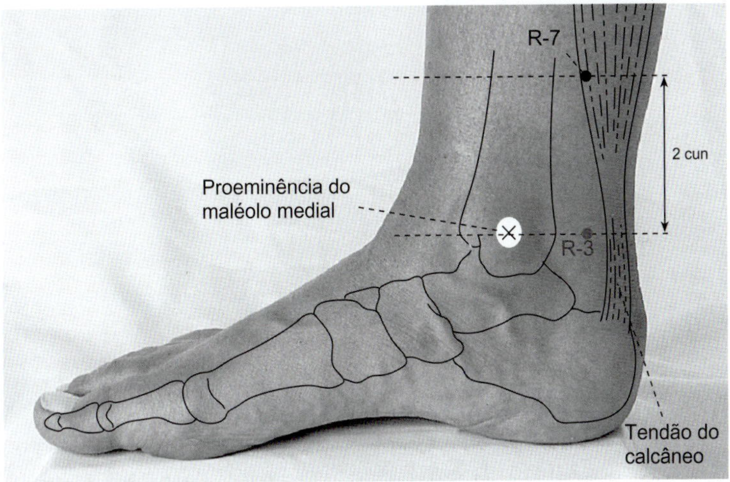

Figura 5.205

Localização 2 cun diretamente proximais a **R-3**, na margem anterior do tendão do calcâneo.

Como encontrar Localizar primeiro **R-3** na altura da proeminência do maléolo medial (▶ 2.6.2), no sulco entre o maléolo e o tendão do calcâneo. Medir, a partir de **R-3**, 2 cun proximais em direção à articulação do joelho e localizar **R-7** no sulco na margem anterior do tendão do calcâneo.

Referência Na mesma altura, porém mais medialmente, está situado **R-8** (2 cun diretamente proximais ao maléolo medial, dorsal à margem posterior da tíbia).

Punção Vertical, de 0,5 a 1 cun.

Efeitos e indicações mais importantes

- **Regula os caminhos da água, elimina edema, fortalece os rins** (sobretudo o *yang* **do rim**), **remove a umidade e a umidade quente:** todas as formas de edemas, doenças urológicas-andrológicas (distúrbios na micção, infecções nas vias urinárias, espermatorreia), doenças intestinais (no caso de calor úmido), como diarreia, doenças intestinais inflamatórias, como ponto Rio *jing*, nos casos de boca e língua seca.
- **Regula a secreção de suor:** para a regulação de suor (mecanismo de porosidade).
- **Fortalece a região lombar:** dores lombares (no caso de estagnação da energia *qi* e fraqueza dos rins).

Particularidades Ponto Rio *jing*, ponto Metal, ponto de tonificação.

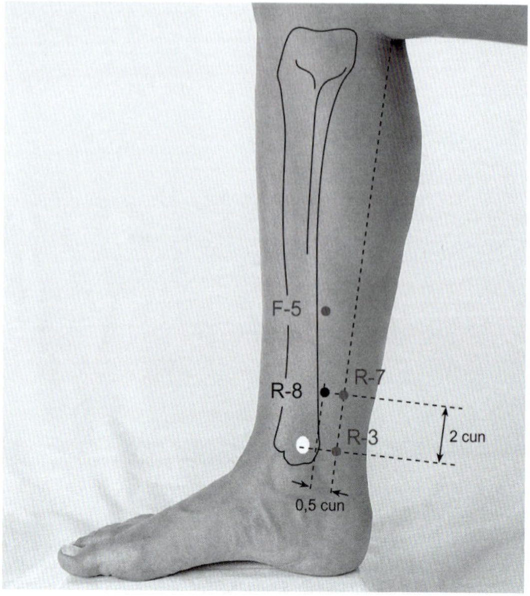

Figura 5.206

Localização 2 cun diretamente proximais à proeminência do maléolo medial, dorsal à margem posterior da tíbia.

Como encontrar R-8 está situado na mesma altura que R-7, em posição ligeiramente medial (cerca de 0,5 cun).

Punção Vertical, de 0,5 a 1 cun.

Efeitos e indicações mais importantes

- **Regula a menstruação, o Vaso Concepção e o *chong mai*, ativa o *yin qiao mai*:** distúrbios menstruais, hemorragias uterinas, prolapso uterino, problemas na região lombar da coluna vertebral e lado medial da perna.
- **Filtra o calor, elimina a umidade do Triplo Aquecedor inferior:** inflamação, dor, prurido e inchaços na região urogenital (anexite, prostatite, disúria, retenção de urina etc.), diarreia, defecação dificultada.

Particularidade Ponto *xi* do *yin qiao mai*.

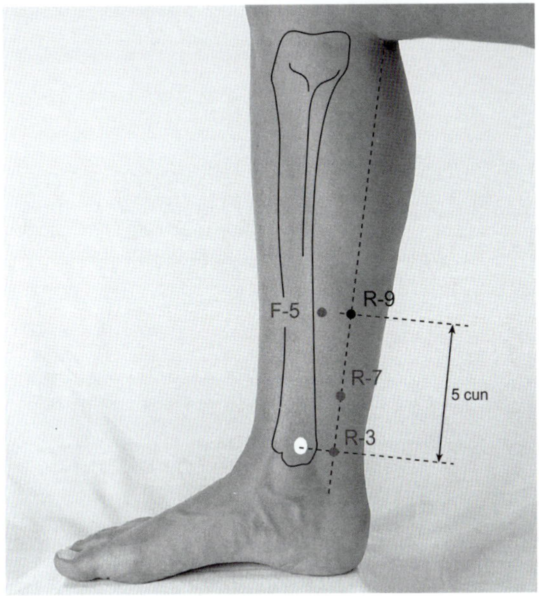

Figura 5.207

Localização 5 cun proximais à proeminência do maléolo medial e 2 cun dorsais à margem posterior da tíbia

Como encontrar Primeiramente procurar **R-3** (no sulco entre o maléolo e o tendão do calcâneo, na altura da proeminência do maléolo medial (▶ 2.6.2) e medir, a partir desse ponto, 5 cun proximais em direção a **R-10** (face medial da região poplítea). Então localizar nessa altura **R-9**, a 2 cun dorsais da margem posterior da tíbia.

Referência Na mesma altura de **R-9** está situado **F-5**, imediatamente dorsal à margem posterior da tíbia, ou, como variante de localização, sobre a tíbia.

Punção Vertical, de 1 a 1,5 cun.

Efeitos e indicações mais importantes

- **Filtra o calor, transforma o muco:** distúrbios psíquicos, como depressao, inquietação, condições maníacas, agitação.
- **Regula o *qi*, alivia a dor:** dores na parte medial da perna, cãibras na região sural.

Particularidade Ponto *xi* do *yin wei mai*.

R

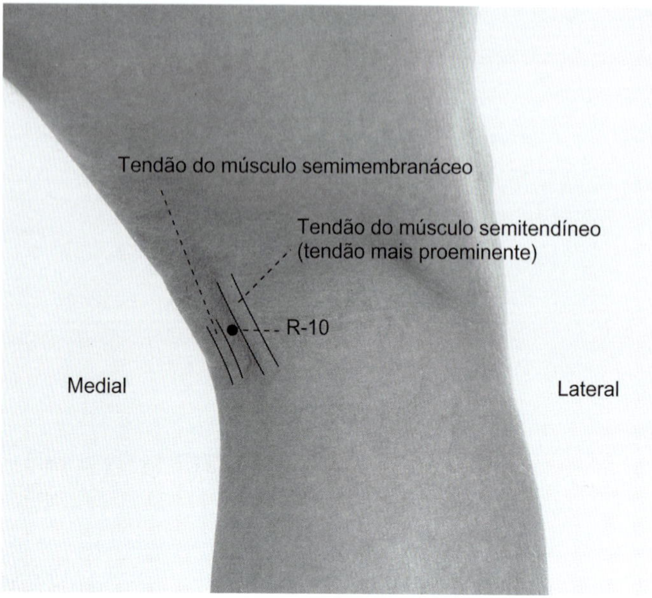

Figura 5.208

Localização Na face medial da região poplítea, entre os tendões dos músculos semimembranáceo e semitendíneo, na altura do espaço na articulação do joelho.

Como encontrar Com o joelho flexionado em menos de 90°, pede-se ao paciente para pressionar o calcanhar dorsalmente contra o chão, destacando-se ambos os tendões na face medial da região poplítea. **R-10** está situado – visto medialmente – anteriormente ao tendão mais destacado (forte) do músculo semitendíneo e posteriormente (dorsalmente) ao tendão menos proeminente do músculo semimembranáceo, em uma lacuna estreita.

Referência **B-40** está situado na mesma altura, no meio da região poplítea.

Punção Vertical, em sentido dorsomedial, de 1 a 1,5 cun, em direção à tuberosidade da tíbia. Não puncionar os tendões.

Efeitos e indicações mais importantes

- **Conduz o calor e a umidade do Triplo Aquecedor inferior para fora, beneficia o rim:** problemas na região urogenital, como distúrbios de micção, dor na região genital e prurido genital, dores hipogástricas com irradiação nas regiões genital e medial da coxa, hemorragias uterinas, impotência, infertilidade.
- **Torna permeável o canal de energia, alivia a dor:** dores na região medial do joelho e na coxa.

Particularidades Ponto Mar *he*, ponto Água, ponto *ben* (ponto Fase de Mudança ou ponto Raiz).

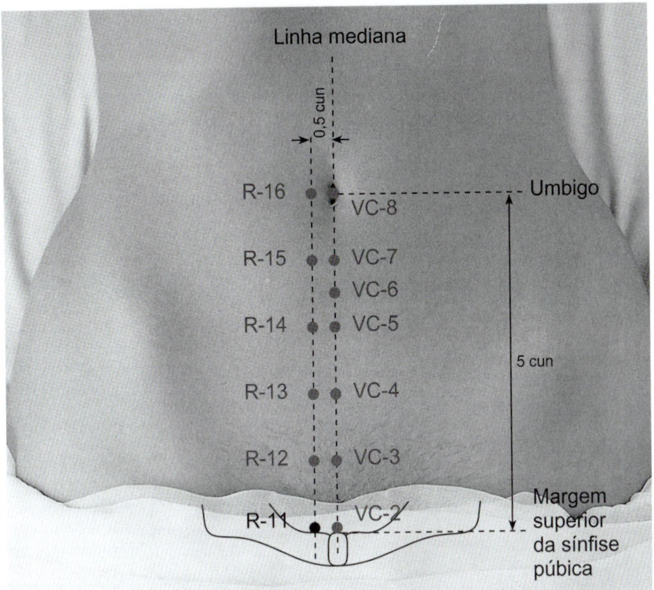

Figura 5.209

Localização Na margem superior da sínfise púbica, 0,5 cun lateral à linha mediana.

Como encontrar A margem superior da sínfise púbica é, quase sempre, facilmente palpável na região púbica da linha mediana. **R-11** está situado imediatamente acima da margem óssea, 0,5 cun lateralmente à linha mediana.

Referência Na mesma altura estão situados **VC-2**, **E-30** e **BP-12** (linha mediana, 2 cun e 3,5 cun laterais à linha mediana).

Punção Vertical, de 0,5 a 1 cun. **Cuidado:** peritônio, durante a gravidez, bexiga cheia (pedir ao paciente para esvaziar a bexiga antes da punção).

Efeitos e indicações mais importantes

- **Regula o Triplo Aquecedor inferior e os caminhos da água, fortalece o rim:** problemas andrológicos e urológicos, como disúria, micção difícil, retenção de urina, enurese, prostatite, infertilidade, impotência, distúrbios da ejaculação, dores no hipogástrio, dores na região genital, prolapso do útero e do reto.

Particularidade Ponto de cruzamento com o *chong mai*.

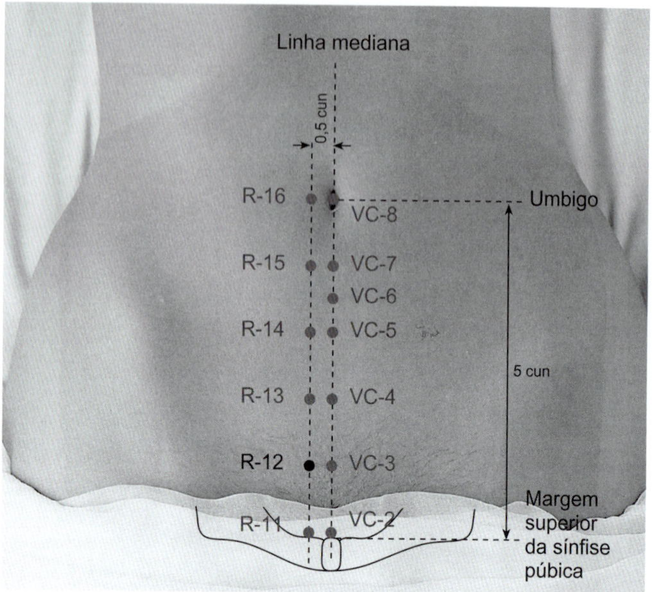

Figura 5.210

Localização 1 cun cranial à margem superior da sínfise púbica e 0,5 cun lateral à linha mediana.

Como encontrar A distância entre o meio do umbigo e a margem superior da sínfise púbica é dividida em 5 cun do corpo do paciente (Atenção: medida proporcional, ▶ 1.2). Medir, da margem superior da sínfise púbica, 1 cun em sentido cranial, onde está situado **R-12**, na distância de 0,5 cun da linha mediana.

Referência Na mesma altura estão situados **VC-3**, **E-29** e **Ex-CA-1** (linha mediana, 2 cun e 3 cun laterais à linha mediana).

Punção Vertical, de 0,5 a 1 cun. **Cuidado:** peritônio, durante a gravidez, bexiga cheia (pedir ao paciente para esvaziar a bexiga antes da punção).

Efeitos e indicações mais importantes

- **Fortalece o rim, firma a essência *jing*:** dores na região genital, em especial no pênis, distúrbios de ereção (impotência, distúrbios na ejaculação), corrimento vaginal, prolapso uterino.

Particularidade Ponto de cruzamento com o *chong mai*.

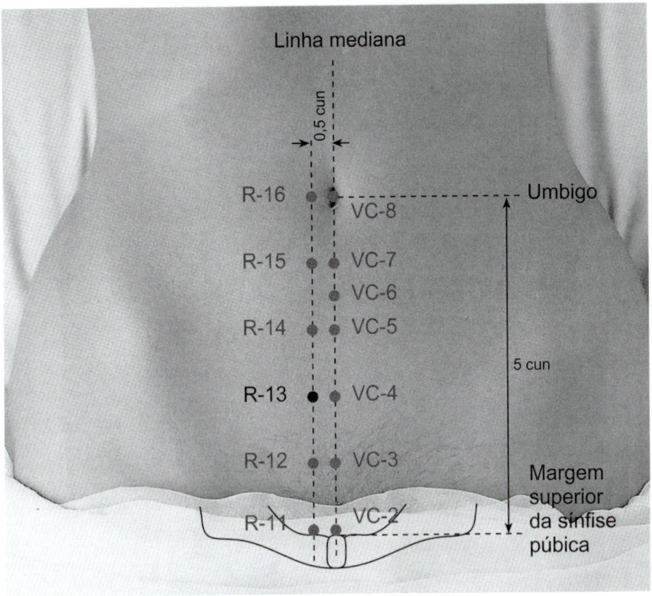

Figura 5.211

Localização 2 cun craniais à margem superior da sínfise púbica e 0,5 cun lateral à linha mediana.

Como encontrar A distância entre o meio do umbigo e a margem superior da sínfise púbica é dividida em 5 cun do corpo do paciente (Atenção: medida proporcional, ▶ 1.2). Medir, do meio da margem superior da sínfise púbica, 2 cun em direção cranial, onde está situado **R-13**, na distância de 0,5 cun da linha mediana.

Referência Na mesma altura estão situados **VC-4**, **Ex-CA** *yijing*, **E-28**, **Ex-CA** *qimen*, **Ex-CA** *tituo* (linha mediana, 1, 2, 3 e 4 cun laterais à linha mediana) e aproximadamente **VB-27** (anterior e medial à espinha ilíaca anterossuperior (EIAS).

Punção Vertical, de 0,5 a 1 cun. **Cuidado:** peritônio, durante a gravidez, bexiga cheia (pedir ao paciente para esvaziar a bexiga antes da punção).

Efeitos e indicações mais importantes

- **Regula o Triplo Aquecedor inferior, o *chong mai* e o Vaso Concepção:** distúrbios menstruais, como irregularidades do ciclo menstrual, amenorreia, hemorragias uterinas, corrimento vaginal, infertilidade feminina, problemas urológicos, como disúria, micção difícil, retenção de urina, enurese, dores no abdome e na região lombar, diarreia crônica, *ben tun qi* (*qi* do leitão correndo).

Particularidade Ponto de cruzamento com o *chong mai*.

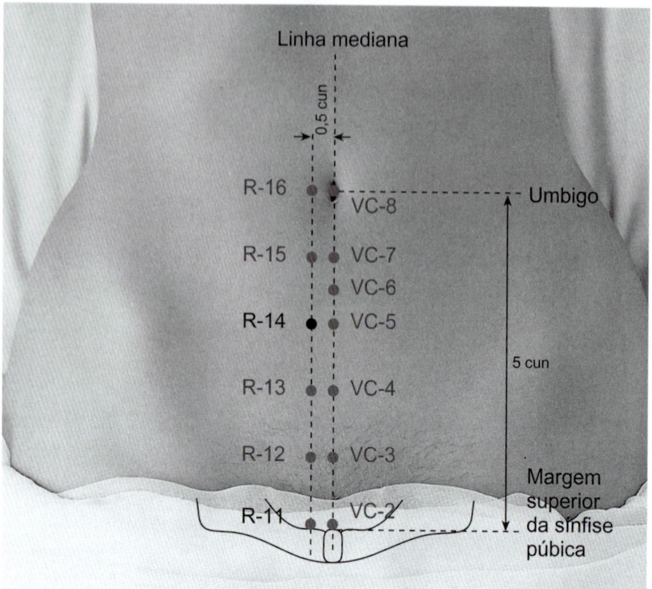

R

Figura 5.212

Localização 2 cun caudais ao umbigo e 0,5 cun lateral à linha mediana.

Como encontrar A distância entre o meio do umbigo e a margem superior da sínfise púbica é dividida em 5 cun do corpo do paciente (Atenção: medida proporcional ▶ 1.2). Medir, a partir do meio do umbigo, 2 cun em direção caudal, onde está situado **R-14**, na distância de 0,5 cun da linha mediana.

Referência Na mesma altura estão situados **VC-5** e **E-27** (linha mediana e 2 cun laterais à linha mediana).

Punção Vertical, de 1 a 1,5 cun. **Cuidado:** peritônio, durante a gravidez.

Efeitos e indicações mais importantes

- **Regula o Triplo Aquecedor inferior, alivia a dor, regula o *qi*, remove a estase sanguínea:** distúrbios menstruais, como irregularidades do ciclo menstrual, dismenorreia, corrimento vaginal, dores pós-parto, retenção da placenta, distúrbios na ejaculação, diarreia, *ben tun qi* (*qi* do leitão correndo).
- **Regula os caminhos da água, beneficia a micção:** edema, ascite.

Particularidade Ponto de cruzamento com o *chong mai*.

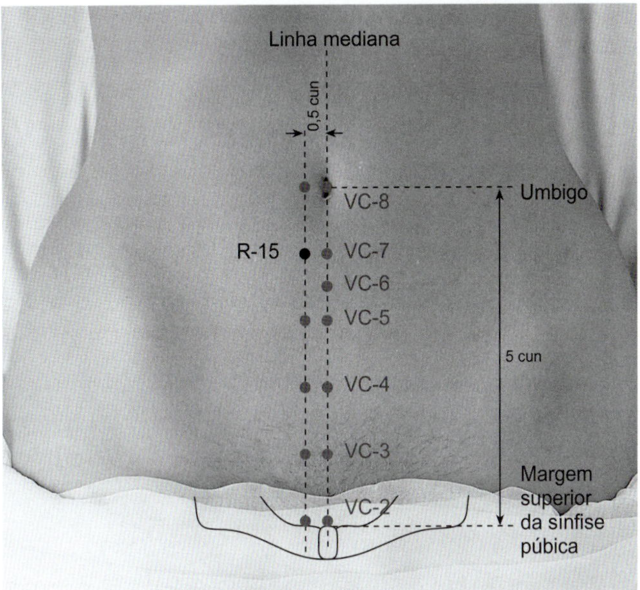

Figura 5.213

R

Localização 1 cun caudal ao umbigo e 0,5 cun lateral à linha mediana.

Como encontrar A distância entre o meio do umbigo e a margem superior da sínfise púbica é dividida em 5 cun do corpo do paciente (Atenção: medida proporcional ▶ 1.2). Medir, a partir do meio do umbigo, 1 cun em direção caudal, onde está situado **R-15**, na distância de 0,5 cun da linha mediana.

Referência Na mesma altura estão situados **VC-7** e **E-26** (linha mediana e 2 cun laterais à linha mediana).

Punção Vertical, de 1 a 1,5 cun. **Cuidado:** peritônio, durante a gravidez.

Efeitos e indicações mais importantes

- **Regula o intestino e o Triplo Aquecedor inferior:** distúrbios do trato intestinal, como obstipação, fezes secas, diarreia, dores abdominais, dores nas vértebras lombares, sensação ascendente e descendente nas vértebras lombares, sensações de calor no hipogástrio, *ben tun qi* (*qi* do leitão correndo), irregularidades do ciclo menstrual.

Particularidade Ponto de cruzamento com o *chong mai*.

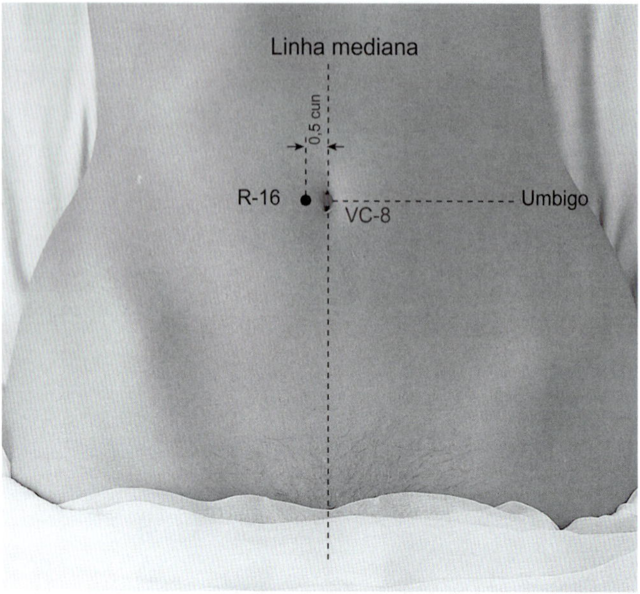

R

Figura 5.214

Localização 0,5 cun lateral ao centro do umbigo.

Como encontrar Do centro do umbigo, medir 0,5 cun em direção lateral.

Referência Na mesma altura estão situados **VC-8**, **E-25** e **BP-15** (meio do umbigo, 2 e 4 cun laterais à linha mediana) e aproximadamente **VB-26** (na altura do umbigo com uma vertical através da extremidade livre da 11ª costela).

Punção Vertical, de 1 a 1,5 cun. **Cuidado:** peritônio, durante a gravidez.

Efeitos e indicações mais importantes

- **Regula o *qi*, regula e aquece o estômago e o intestino:** distúrbios no trato gastrintestinal (principalmente em casos de acumulação de frio ou deficiência *yang*), como obstipação, fezes secas, diarreia, dores abdominais, borborigmos, náuseas, vômitos, dores intensas na barriga, distúrbios avançados no descolamento da placenta.

Particularidade Ponto de cruzamento com o *chong mai*.

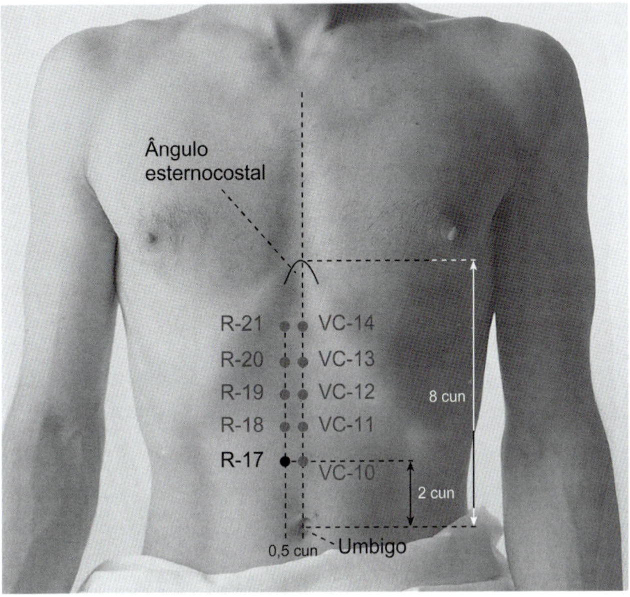

Figura 5.215

Localização 2 cun craniais do umbigo e 0,5 cun lateral à linha mediana.

Como encontrar A distância entre o ângulo esternocostal (▶ 2.5) e o umbigo é dividida em 8 cun do corpo do paciente (Atenção: medida proporcional ▶ 1.2). Medir, a partir do meio do umbigo, 2 cun em direção cranial, onde está situado **R-17**, na distância de 0,5 cun da linha mediana.

Referência Na mesma altura estão situados **VC-10, E-23** e **Ex-CA** *weishang* (linha mediana, 2 e 4 cun laterais à linha mediana).

Punção Vertical, de 1 a 1,5 cun. **Cuidado:** peritônio, durante a gravidez.

Efeitos e indicações mais importantes

- **Elimina estagnações, alivia a dor:** problemas no trato gastrintestinal, como massas abdominais dolorosas, inapetência, obstipação, diarreia, vômitos.

Particularidade Ponto de cruzamento com o *chong mai*.

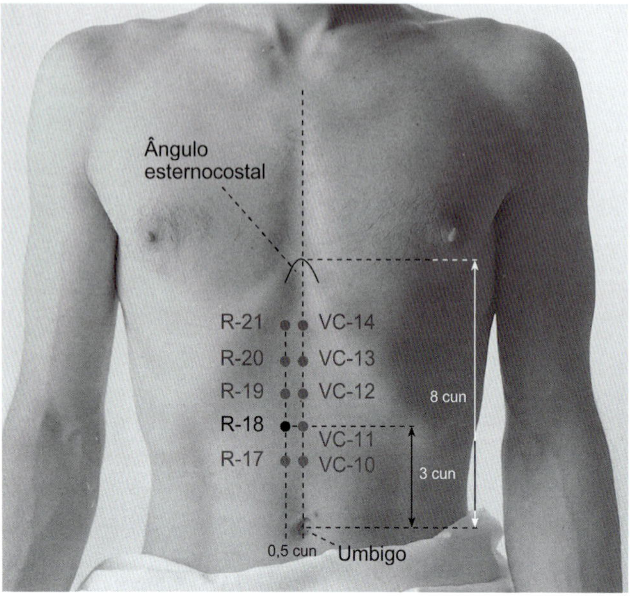

Figura 5.216

Localização 3 cun craniais do umbigo e 0,5 cun lateral à linha mediana.

Como encontrar A distância entre o ângulo esternocostal (▶ 2.5) e o umbigo é dividida em 8 cun do corpo do paciente (Atenção: medida proporcional ▶ 1.2). Medir, a partir do meio do umbigo, 3 cun em direção cranial, onde está situado **R-18**, na distância de 0,5 cun da linha mediana.

Referência Na mesma altura estão situados **VC-11, E-22** e **BP-16** (linha mediana, 2 e 4 cun laterais à linha mediana).

Punção Vertical, de 1 a 1,5 cun. **Cuidado:** peritônio, durante a gravidez.

Efeitos e indicações mais importantes

- **Regula o *qi* e o Triplo Aquecedor inferior, desloca a estase sanguínea, harmoniza o estômago, alivia a dor:** problemas do trato gastrintestinal com náuseas, vômitos, soluços, hipersalivação, dores abdominais (penetrante por causa de estase sanguínea), obstipação, dores pós-parto no abdome e na região lateral das costelas, estase sanguínea no útero, infertilidade.

Particularidade Ponto de cruzamento com o *chong mai*.

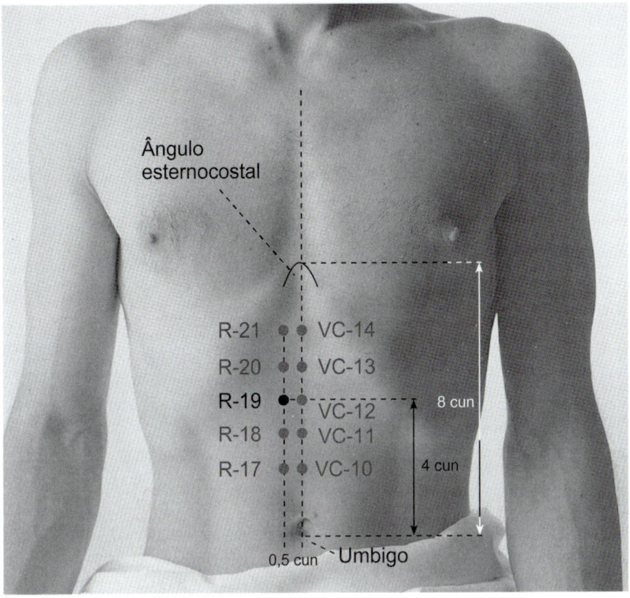

Figura 5.217

Localização No meio entre o ângulo esternocostal e o meio do umbigo e 0,5 cun lateral à linha mediana anterior.

Como encontrar A distância entre o ângulo esternocostal (▶ 2.5) e o umbigo é dividida em 8 cun do corpo do paciente (Atenção: medida proporcional ▶ 1.2). Técnica de localização com a ajuda das mãos (▶ 1.3.3): dividir ao meio a distância entre o umbigo e o ângulo esternocostal e, a partir desse ponto (**VC-12**), localizar **R-19** a 0,5 cun lateralmente.

Referência Na mesma altura estão situados **VC-12** e **E-21** (linha mediana, 2 cun laterais à linha mediana).

Punção Vertical, de 0,5 a 1 cun. **Cuidado:** peritônio, durante a gravidez.

Efeitos e indicações mais importantes

- **Regula o *qi* (de contrafluxo), harmoniza o estômago:** náuseas, vômitos, sensação de plenitude e dor no epigástrio, dores epigástricas, meteorismo, borborigmos, obstipação, infertilidade, sangue maligno no útero, tosse, sensação de tensão do tórax.

Particularidade Ponto de cruzamento com o *chong mai*.

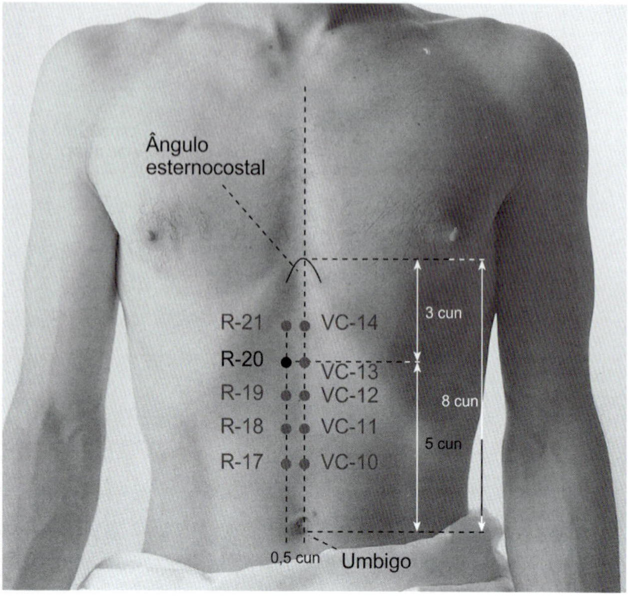

Figura 5.218

Localização 3 cun caudais ao ângulo esternocostal ou 5 cun craniais ao umbigo e 0,5 cun lateral à linha mediana.

Como encontrar A distância entre o ângulo esternocostal (▶ 2.5) e o umbigo é dividida em 8 cun do corpo do paciente (Atenção: medida proporcional ▶ 1.2). Medir 3 cun em direção caudal a partir do ângulo esternocostal, onde está situado **R-20**, na distância de 0,5 cun da linha mediana.

Referência Na mesma altura estão situados **VC-13**, **E-20** e **VB-24** (linha mediana, 2 cun laterais à linha mediana, linha mamilar no 7º espaço intercostal.

Punção Vertical, de 0,5 a 1 cun. **Cuidado:** peritônio, durante a gravidez.

Efeitos e indicações mais importantes

- **Harmoniza o Triplo Aquecedor Médio, abre o tórax, transforma o muco:** náuseas, vômitos, problemas no epigástrio e na região lateral das costelas, gastrite, meteorismo, obstipação, estagnação alimentar, tosse e dispneia, palpitações.

Particularidade Ponto de cruzamento com o *chong mai*.

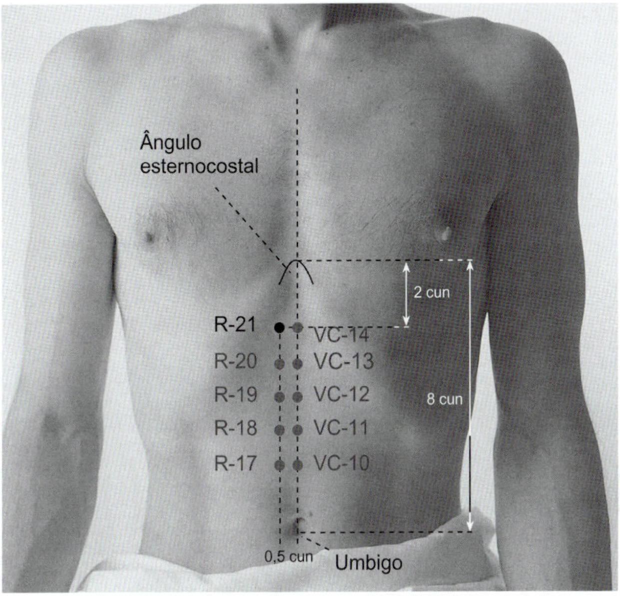

Figura 5.219

R

Localização 2 cun caudais ao ângulo esternocostal e 0,5 cun lateral à linha mediana.

Como encontrar A distância entre o ângulo esternocostal (▶ 2.5) e o umbigo é dividida em 8 cun do corpo do paciente (Atenção: medida proporcional ▶ 1.2). Medir 2 cun em direção caudal a partir do ângulo esternocostal, onde está situado **R-21**, na distância de 0,5 cun da linha mediana.

Referência Na mesma altura estão situados **VC-14, E-19** e **F-14** (linha mediana, 2 cun laterais à linha mediana, linha mamilar no 6º EIC).

Punção Vertical, de 0,5 a 1 cun. **Cuidado:** risco de lesão no fígado (à direita), no peritônio, durante a gravidez.

Efeitos e indicações mais importantes

- **Fortalece o baço, harmoniza o estômago, regula o *qi* de inversão, distribui o *qi* do fígado:** náuseas, vômitos, sensação de plenitude, inapetência, azia, gastrite, hipersalivação, soluço, náuseas durante a gravidez, tensão na região lateral das costelas, mastite.

Particularidades Ponto de cruzamento com o *chong mai*. Último ponto do *chong mai* no canal de energia do Rim.

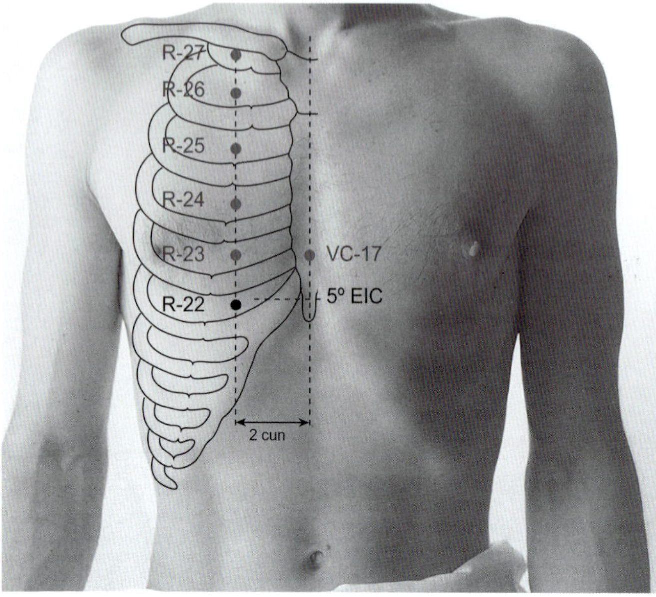

Figura 5.220

Localização No 5º espaço intercostal, 2 cun laterais à linha mediana anterior.

Como encontrar Contar o 5º espaço intercostal paraesternalmente a partir da clavícula ou a partir da sincondrose manubrioesternal (2ª costela) (▶ 2.5). Em seguida, medir 2 cun para a lateral.

Referência Na mesma altura (5º EIC, observar o trajeto ascendente do EIC em direção lateral) estão situados **VC-16, E-18, BP-17** (linha mediana, 4 cun, 6 cun laterais à linha mediana).

Punção Oblíqua, em sentido medial ou lateral, de 0,3 a 0,5 cun, no curso do espaço intercostal, ou superficial subcutânea, de 0,5 a 0,8 cun, no trajeto do canal de energia ou contra ele. **Cuidado:** perigo de lesão para o fígado (à direita), o coração (à esquerda), pneumotórax.

Efeitos e indicações mais importantes

- **Regula o *qi* do pulmão e do estômago de inversão, abre o tórax:** tosse, dispneia, asma, sensação de aperto e pressão no tórax, náuseas, inapetência, mastite.

Particularidade Ponto de Saída.

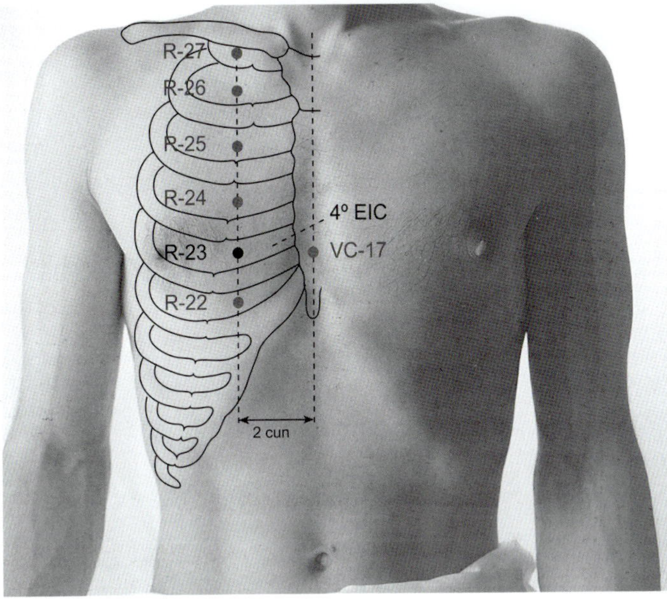

Figura 5.221

Localização No 4º espaço intercostal, 2 cun laterais à linha mediana anterior.

Como encontrar Contar o 4º espaço intercostal paraesternalmente a partir da clavícula ou a partir da sincondrose manubrioesternal (2ª costela) (▶ 2.5). Em seguida, medir 2 cun para a lateral.

Referência Na mesma altura (4º EIC, observar o trajeto ascendente do EIC em direção lateral) estão situados **VC-17, E-17, CS-1, BP-18, VB-22, VB-23** (linha mediana, papila mamária, 1 cun lateral à papila mamária, 6 cun laterais à linha mediana, 3 cun abaixo do ápice da axila, 1 cun anterior a **VB-22**).

Punção Oblíqua, em sentido medial ou lateral, de 0,3 a 0,5 cun, no curso do espaço intercostal, ou superficial subcutânea, de 0,5 a 0,8 cun, no trajeto do canal de energia ou contra ele. **Cuidado:** perigo de lesão para o coração (à esquerda), pneumotórax.

Efeitos e indicações mais importantes

- **Regula o *qi* do pulmão e do estômago de inversão, abre o tórax:** tosse, dispneia, asma, sensação de aperto e pressão no tórax, náuseas, vômitos, inapetência.
- **Beneficia as mamas:** mastite, distúrbios de lactação.

R

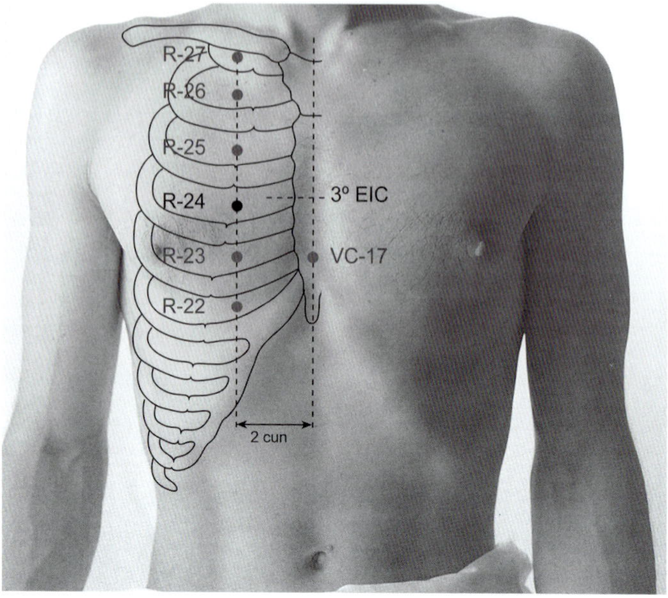

Figura 5.222

Localização No 3º espaço intercostal, 2 cun laterais à linha mediana anterior.

Como encontrar Contar o 3º espaço intercostal paraesternalmente a partir da clavícula ou a partir da sincondrose manubrioesternal (2ª costela) (▶ 2.5). Em seguida, contar 2 cun para a lateral.

Referência Na mesma altura (3º EIC, observar o trajeto ascendente do EIC em direção lateral) estão situados **VC-18, E-16, BP-19** (linha mediana, 4 cun, 6 cun laterais à linha mediana).

Punção Oblíqua, em sentido medial ou lateral, de 0,3 a 0,5 cun, no curso do espaço intercostal, ou superficial subcutânea, de 0,5 a 0,8 cun, no trajeto do canal de energia ou contra ele. **Cuidado:** pneumotórax.

Efeitos e indicações mais importantes

- **Regula o *qi* do pulmão e do estômago de inversão:** tosse, dispneia, asma brônquica, náuseas, vômitos, inapetência.
- **Abre o tórax:** sensação de aperto e pressão no tórax, palpitações, sensação de agitação.
- **Beneficia as mamas:** mastite.

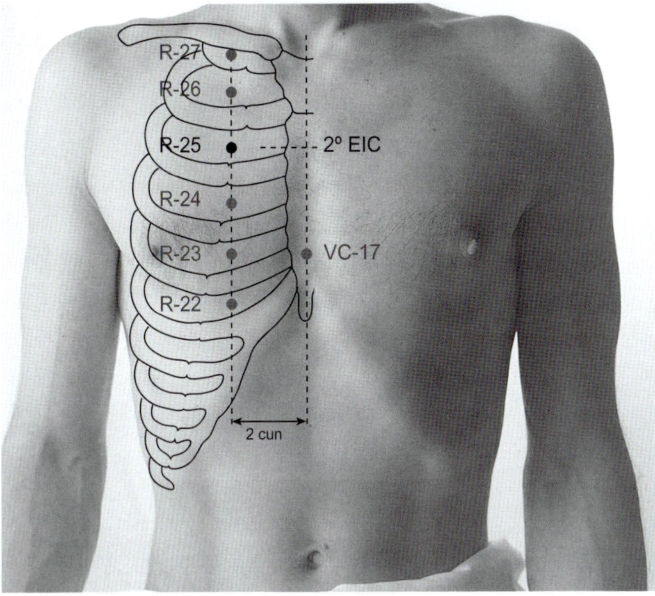

Figura 5.223

Localização No 2º espaço intercostal, 2 cun laterais à linha mediana anterior.

Como encontrar Contar o 2º espaço intercostal paraesternalmente a partir da clavícula ou a partir da sincondrose manubrioesternal (2ª costela) (▶ 2.5). Em seguida, medir 2 cun para a lateral.

Referência Na mesma altura (2º EIC, observar o trajeto ascendente do EIC em direção lateral) estão situados **VC-19, E-15, BP-20** (linha mediana, 4 cun, 6 cun laterais à linha mediana).

Punção Oblíqua, em sentido medial ou lateral, de 0,3 a 0,5 cun, no curso do espaço intercostal, ou superficial subcutânea, de 0,5 a 0,8 cun, no trajeto do canal de energia ou contra ele. **Cuidado:** pneumotórax.

Efeitos e indicações mais importantes

- **Regula o *qi* do pulmão e do estômago de inversão:** tosse, dispneia, asma brônquica, náuseas, vômitos, inapetência.
- **Abre o tórax:** sensação de aperto e pressão no tórax, neuralgia intercostal.

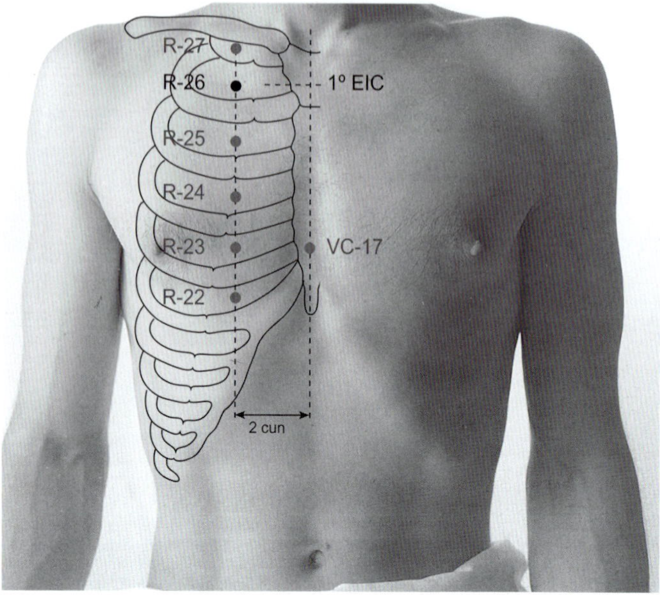

Figura 5.224

Localização No 1º espaço intercostal, 2 cun laterais à linha mediana anterior.

Como encontrar Na palpação da região paraesternal, em sentido craniocaudal, sente-se, geralmente, diretamente abaixo da clavícula a 1ª costela, que também pode estar quase totalmente encoberta pela clavícula. Em direção caudal, segue-se o 1º espaço intercostal. Medir, na altura dele, 2 cun para a lateral a partir da linha mediana, onde está situado **R-26**.

Referência Na mesma altura (1º EIC, observar o trajeto ascendente do EIC em direção lateral) estão situados **VC-20**, **E-14**, **P-1** (linha mediana, 4 cun, 6 cun laterais à linha mediana).

Punção Oblíqua, em sentido medial ou lateral, de 0,3 a 0,5 cun, no curso do espaço intercostal, ou superficial subcutânea, de 0,5 a 0,8 cun, no trajeto do canal de energia ou contra ele. **Cuidado:** pneumotórax.

Efeitos e indicações mais importantes

- **Regula o *qi* do pulmão e do estômago de inversão, transforma o muco:** tosse, dispneia, asma brônquica, obstrução por catarro das vias respiratórias inferiores, vômitos, hipersalivação.
- **Abre o tórax:** sensação de aperto e pressão no tórax, neuralgia intercostal, palpitações.
- **Beneficia as mamas:** mastite.

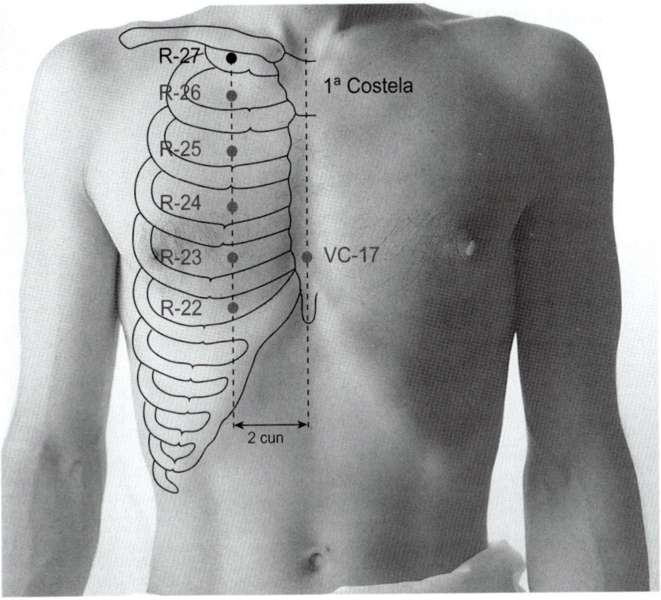

Figura 5.225

Localização Na margem inferior da clavícula, 2 cun laterais à linha mediana anterior.

Como encontrar Na palpação da região paraesternal, em sentido craniocaudal, sente-se, geralmente, diretamente abaixo da clavícula a 1ª costela, que também pode estar quase totalmente encoberta pela clavícula. Por conseguinte, **R-27** está situado, geralmente, sobre a 1ª costela, mas pode estar também em sua margem inferior.

Referência Lateralmente ao arco curto da 1ª costela está situado **E-13**, abaixo do centro da clavícula; na linha mediana está situado **VC-21**; **P-2** está situado no triângulo deltopeitoral.

Punção Oblíqua, em sentido medial ou lateral, de 0,3 a 0,5 cun, no curso do espaço intercostal, ou superficial subcutânea, de 0,5 a 0,8 cun, no trajeto do canal de energia ou contra ele. **Cuidado:** pneumotórax.

Efeitos e indicações mais importantes

- **Regula o *qi* do pulmão e do estômago de inversão, transforma o muco:** tosse, dispneia, asma brônquica, obstrução por catarro das vias respiratórias inferiores, náuseas, vômitos, hipersalivação, tensão abdominal, meteorismos.
- **Abre o tórax:** sensação de aperto e pressão no tórax, neuralgia intercostal.

5.9 Canal de energia principal da Circulação-Sexualidade (*jueyin* da mão)

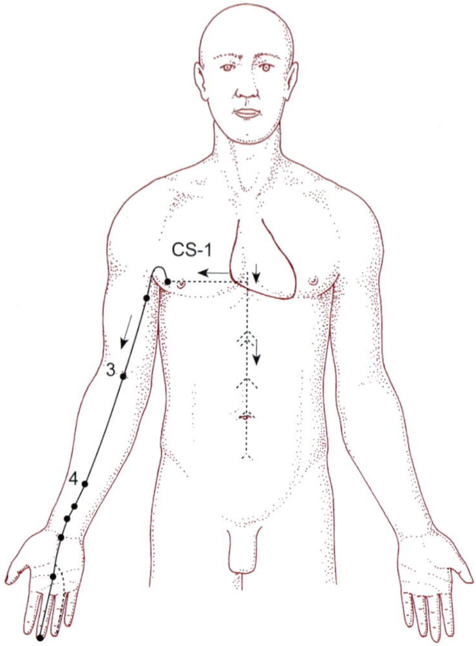

Circulação	terceira circulação
Tempo máximo	19-21 h
Ligação com órgãos ou vísceras *(zang/fu)*	**pericárdio, Triplo Aquecedor**
Acoplamento interno-externo *(yin/yang)*	canal de energia da CS (*yin*) com o canal de energia do TA (*yang*)
Ligação em cima-embaixo *(yin/yin)*	canal de energia da CS (*yin*) com o canal de energia do F (*yin*) como eixo *jueyin*

Figura 5.226

Trajeto

O canal de energia principal da Circulação-Sexualidade começa no meio do tórax e entra no órgão (*zang*) correspondente, o pericárdio. Daí, segue em seu trajeto **interno**, através do diafragma, e liga-se ao Triplo Aquecedor superior, médio e inferior. Um outro ramo **medial** também começa no tórax, segue por ele em direção à **superfície**, cerca de 1 cun lateral à papila mamária, no 4º espaço intercostal. O canal de energia **superficial** (externo) segue em direção cranial para a axila, passa pela região medial do braço e segue, entre os canais de energia do Pulmão e do Coração, para o cotovelo; em seguida vai para a região distal no antebraço por entre os tendões do músculo palmar longo e do músculo flexor radial do carpo, e termina na ponta do dedo médio. Um outro ramo **medial** origina-se no meio da palma da mão, segue ao longo do dedo anular e liga-se à ponta deste com o canal de energia do Triplo Aquecedor.

Pontos específicos segundo sua função

- **Ponto *yuan* (▶ 4.1.1): CS-7** (*daling*).
- **Ponto *luo* (▶ 4.1.2): CS-6** (*neiguan*).
- **Ponto *xi* (▶ 4.1.3): CS-4** (*ximen*).
- **Ponto *shu* das costas (▶ 4.1.4): B-14** (*jueyinshu*).
- **Ponto *mu* (▶ 4.1.5): VC-17** (*danzhong*).
- **Cinco pontos *shu* de transporte (▶ 4.1.6):**
  - Ponto Poço *jing* (madeira), ponto de tonificação: **CS-9** (*zhongchong*).
  - Ponto Fonte *ying* (fogo), ponto *ben* (ponto Fase de Mudança ou ponto Raiz): **CS-8** (*laogong*).
  - Ponto Corrente *shu* (terra), ponto de sedação: **CS-7** (*daling*).
  - Ponto Rio *jing* (metal): **CS-5** (*jianshi*).
  - Ponto Mar *he* (água): **CS-3** (*quze*).

CS

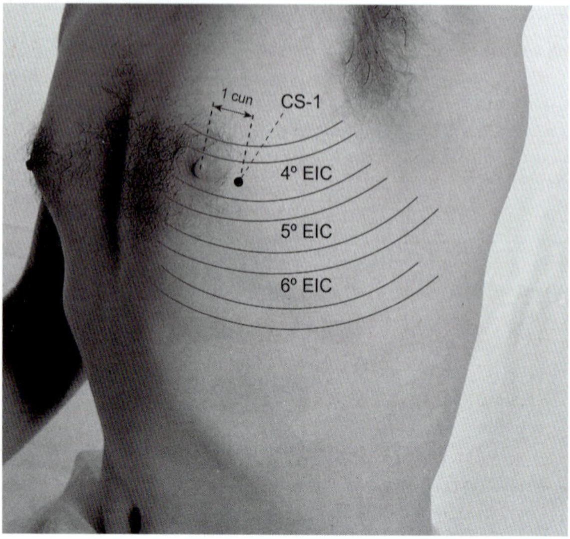

Figura 5.227

Localização 1 cun lateral e um pouco cranial ao meio da papila mamária, na altura do 4º espaço intercostal.

Como encontrar O 4º EIC está situado na altura das papilas mamárias (nos homens). Localizar **CS-1** a 1 cun lateral da papila mamária no 4º EIC (prestar atenção no aumento do espaço intercostal em direção lateral).

Ou: para uma orientação mais precisa na região intercostal (▶ 2.4.2), procurar primeiramente a sincondrose manubrioesternal. Lateralmente a esse ponto está a inserção da cartilagem costal da 2ª costela, o espaço intercostal abaixo do 2º espaço intercostal; então medir dois espaços intercostais em sentido caudal, até o 4º EIC, e 5 cun laterais à linha mediana, localizando **CS-1**.

Referência Na mesma altura estão situados **VC-17, R-23, E-17, BP-18, VB-22, VB-23** (linha mediana, 2 cun, 4 cun = papila mamária, 6 cun laterais à linha mediana, 3 cun abaixo da axila, 1 cun anterior a **VB-22**).

Punção O local da punção está a 1 cun lateral do meio da papila mamária, na altura da margem superior da aréola da mama, independentemente de sua forma e tamanho. Cuidadosamente superficial subcutânea, de 0,3 a 1 cun, a oblíqua, ao longo do curso do espaço intercostal. **Cuidado:** pneumotórax. Em razão de sua localização delicada, o ponto é raramente utilizado na prática, pois (mesmo em homens) a 1 cun lateral do centro da glândula mamária, o tecido mamário pode ser facilmente atingido.

Efeitos e indicações mais importantes

- **Diminui o *qi* de inversão:** tosse, dificuldades de respiração, asma brônquica, soluço.
- **Abre o tórax, regula o *qi*, transforma o muco:** sensação de plenitude no tórax, neuralgias intercostal e pós-herpes-zóster, escrófula, inchaço e dor nos nódulos linfáticos na região da axila, estado de inquietação (com movimentação do diafragma).
- **Beneficia as mamas:** distúrbios de lactação, mastite.

Particularidades Ponto Janela do Céu, ponto de Entrada, ponto de cruzamento com o ponto do Fígado, Triplo Aquecedor e, segundo alguns autores, também com a Vesícula Biliar.

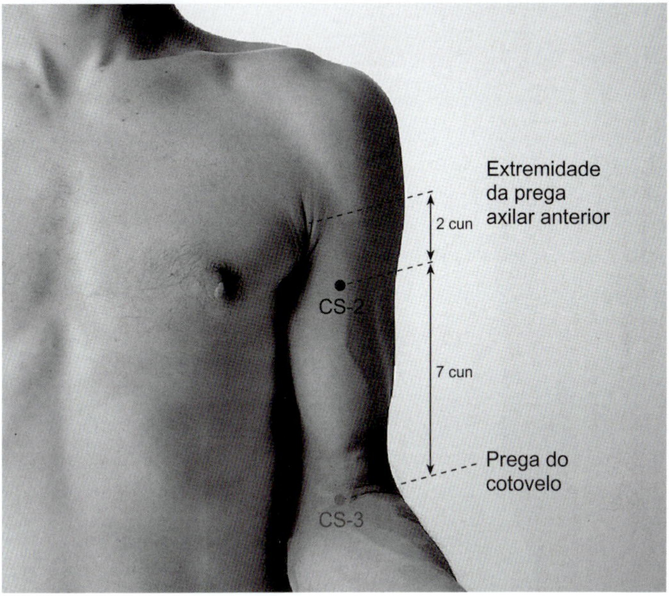

Figura 5.228

Localização Entre as duas cabeças do músculo bíceps braquial, 2 cun distais à extremidade da prega axilar ventral (anterior).

Como encontrar Com o braço levemente voltado para fora, procurar o músculo bíceps braquial. No caso de pacientes inaptos, flexionar a articulação do cotovelo em contrarresistência. CS-2 está situado entre as duas cabeças do músculo bíceps braquial, 2 cun distais à extremidade da prega axilar anterior (▶ 1.2).

Referência P-3 está situado radialmente a CS-2, na região lateral do músculo bíceps braquial e 1 cun mais distalmente.

Punção Conforme o efeito desejado, oblíqua em sentido proximal ou distal, de 1 a 1,5 cun.

Efeitos e indicações mais importantes

- **Abre o tórax:** sensação de plenitude e de aperto no tórax.
- **Nutre e move o sangue, alivia a dor:** angina de peito, "pontadas no coração", dores em todo o tórax (também na região das costas) e na parte medial do braço.
- **Tranquiliza o *shen*:** palpitações.

Particularidade Para algumas indicações, ponto substituto para o de maior risco CS-1.

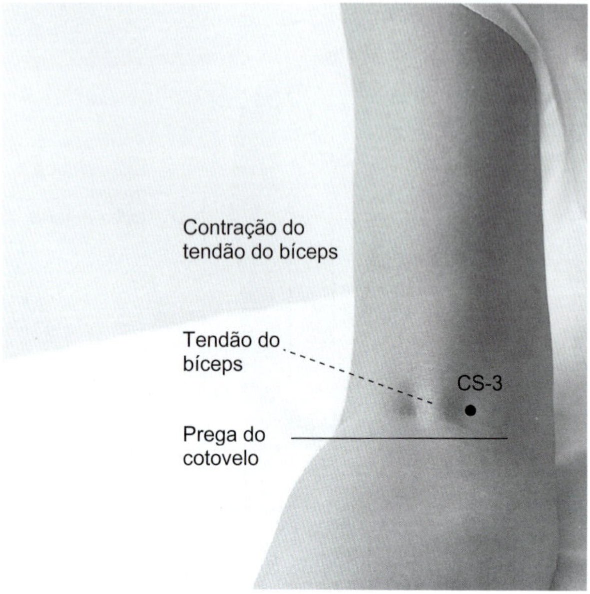

Figura 5.229

Localização Na prega do cotovelo, ulnar ao tendão do bíceps, entre o tendão e a artéria braquial.

Como encontrar Colocar o antebraço relaxado em posição de supinação. A localização torna-se melhor com a flexão do cotovelo e o bíceps contraído, pois dessa maneira o tendão e a prega ficam bastante salientes. **CS-3** está situado na região ulnar ao tendão na prega do cotovelo.

Referência Também na região da prega do cotovelo estão situados **P-5** (radial ao tendão do bíceps), **IG-11** (entre a extremidade radial da prega do cotovelo e o epicôndilo lateral) e **C-3** (na extremidade ulnar da prega do cotovelo em flexão completa).

Punção Vertical, de 0,5 a 1 cun, ou microvenipunção venosa (▶ 7.6.1). **Cuidado:** artéria e veia braquial, sentir a pulsação antes da punção.

Efeitos e indicações mais importantes

- **Filtra o calor, conduz o fogo para fora:** doenças com febre alta (então microvenipunção), insolação.
- **Harmoniza o estômago e o intestino, cessa os vômitos:** distúrbios gastrintestinais, por exemplo gastrenterite aguda (causada pelo calor do verão).
- **Torna permeável o canal de energia, alivia as dores:** dores, espasmos na região de cotovelo/membro superior, tremor de cabeça, mão e braço, dores decorrentes de angina de peito (no trajeto do canal de energia).

Particularidades Ponto Mar *he*, ponto Água. Importante ponto local e importante ponto condutor de calor para fora.

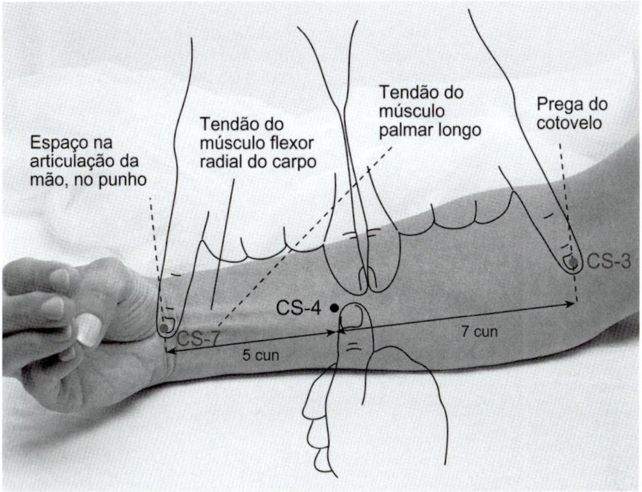

Figura 5.230

Localização 5 cun proximais à parte palmar do espaço na articulação da mão, no punho ("parte mais distal da prega do punho"), entre os tendões dos músculos palmar longo e flexor radial do carpo.

Como encontrar Técnica de localização com a ajuda das mãos (▶ 1.3.3): a partir do ponto central do trecho entre CS-7 (centro do espaço palmar na articulação da mão, no punho) e CS-3 (na prega do cotovelo, ulnar ao tendão do bíceps), medir 1 cun distal. Localizar **CS-4** nessa altura, entre os dois tendões. Se apenas um tendão for visível, ele é o do músculo flexor radial do carpo, e deve-se localizar **CS-4** na região ulnar.

Punção Vertical, de 0,5 a 1 cun, ou oblíqua em direção proximal, de 1 a 1,5 cun.

Efeitos e indicações mais importantes

- **Fortalece o sangue, remove a estase sanguínea:** por exemplo, analgésico no caso de ataque agudo de angina de peito, arritmia cardíaca.
- **Tranquiliza o *shen*:** distúrbios do sono, estados de inquietação/ansiedade (causados por estase sanguínea).
- **Resfria o sangue, cessa o sangramento:** doenças com febre alta, doenças da pele.
- **Torna permeável o canal de energia:** problemas ao longo do trajeto do canal de energia.

Particularidades Ponto *xi*. Ponto principal para o tratamento de estase sanguínea aguda e dolorosa na região do tórax e coração.

CS

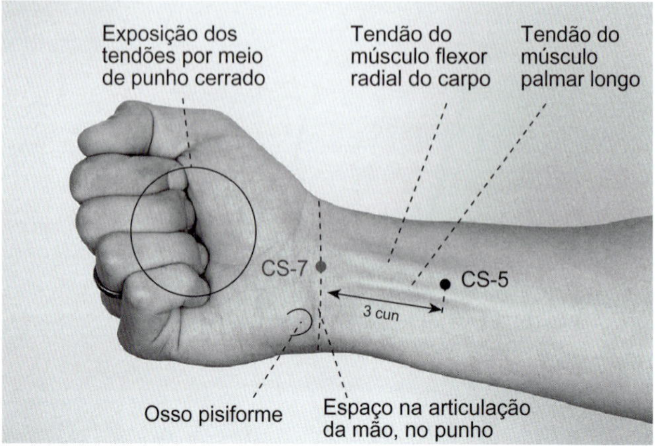

Figura 5.231

Localização 3 cun proximais à parte palmar do espaço na articulação da mão, no punho ("parte mais distal da prega do punho"), entre os tendões dos músculos palmar longo e flexor radial do carpo.

Como encontrar A parte palmar do espaço na articulação da mão, no punho (▶ 2.3.3) pode ser, por meio do movimento relaxado da mão, facilmente palpada. Medir 3 cun proximais ao meio do espaço na articulação (**CS-7**) e localizar neste ponto **CS-5**, entre os dois tendões que ficam bem expostos com o punho cerrado. Se apenas um tendão for visível, ele é o do músculo flexor radial do carpo, e deve-se localizar **CS-5** a partir desse local.

Punção Vertical, de 0,5 a 1 cun, ou oblíqua, em direção proximal até 1,5 cun. **Cuidado:** nervo mediano, não realizar técnica de manipulação forte.

Efeitos e indicações mais importantes

- **Harmoniza o Triplo Aquecedor médio, transforma o muco, tranquiliza o *shen*:** sensação de bolo na garganta, vômitos e náuseas, diarreia, distúrbios psíquicos (causada por muco), como inquietação e condições maníacas, epilepsia.
- **Regula a menstruação:** distúrbios do ciclo, como menstruação irregular, dismenorreia, distúrbios de perda da placenta, corrimento vaginal.
- **Local e trajeto do canal de energia:** linfadenoma, paralisias, parestesias.

Particularidades Ponto Rio *jing*, ponto Metal. Importante ponto para a eliminação do "muco" que bloqueia os sentidos.

CS

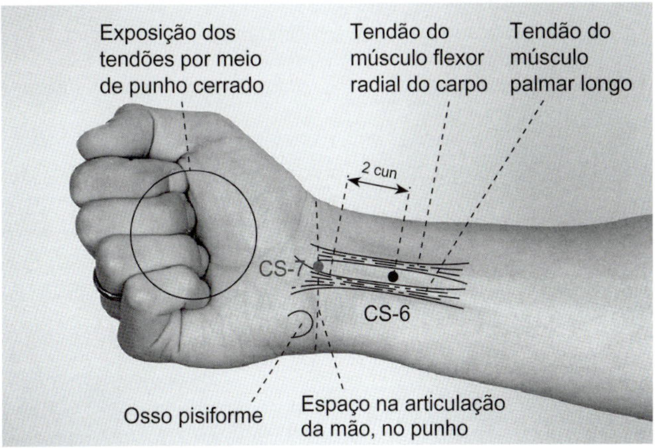

Figura 5.232

Localização 2 cun proximais à parte palmar do espaço na articulação da mão, no punho ("parte mais distal da prega do punho"), entre os tendões do músculo palmar longo e do músculo flexor radial do carpo.

Como encontrar A parte palmar do espaço na articulação da mão, no punho (▶ 2.3.3) pode ser, por meio do movimento relaxado da mão, facilmente palpada. Medir 2 cun proximais ao meio do espaço na articulação (**CS-7**) e localizar neste ponto **CS-6**, entre os dois tendões que ficam bem expostos com o punho cerrado. Se apenas um tendão for visível, ele é o do músculo flexor radial do carpo, e deve se localizar **CS-6** a partir desse lugar.

Referência No lado oposto está situado **TA-5** (2 cun proximais à parte dorsal do espaço na articulação da mão, no punho).

Punção Vertical, de 0,5 a 1 cun, ou oblíqua em direção proximal ou distal. **Cuidado:** nervo mediano.

Efeitos e indicações mais importantes

- **Abre o *yin wei mai*, tranquiliza o *shen*:** problemas cardíacos funcionais, ansiedade e inquietação, distúrbios do sono.
- **Abre o tórax, regula o *qi*:** dores torácicas causadas por problemas cardíacos, pulmonares ou ósseos.
- **Harmoniza o estômago:** distúrbios do trato gastrintestinal com náuseas, vômitos, sensação de plenitude abdominal e epigástrica.
- **Filtra o calor:** febre, disúria, fissuras na língua.
- **Local:** problemas no antebraço (túnel do carpo) e no punho.

Particularidades Ponto *luo*, ponto de abertura do *yin wei mai*, ponto Gao Wu (ponto-mestre) para o tórax. Ponto principal no caso de náuseas e/ou vômitos. Ponto muito importante.

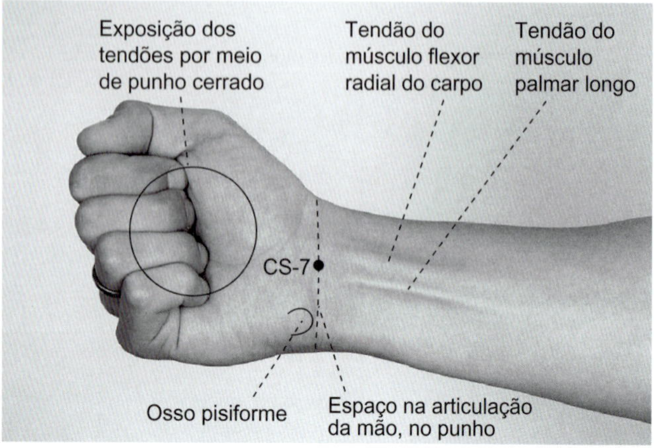

Figura 5.233

Localização No meio da parte palmar do espaço na articulação da mão, no punho ("parte mais distal da prega do punho"), entre os tendões dos músculos palmar longo e flexor radial do carpo.

Como encontrar A parte palmar do espaço na articulação da mão, no punho (▶ 2.3.3) pode ser, por meio do movimento relaxado da mão, facilmente palpada. Localizar **CS-7** no centro da articulação do punho, entre os dois tendões que ficam bem expostos com o punho cerrado. Se apenas um tendão for visível, ele é o do músculo flexor radial do carpo, e deve-se localizar **CS-7** a partir desse lugar.

Referência Na parte palmar, no espaço na articulação da mão, no punho, estão também situados **C-7** (ulnar: radial ao tendão do músculo flexor ulnar do carpo) e **P-9** (radial: lateral à artéria radial).

Punção Vertical, de 0,3 a 0,5 cun, ou oblíqua, em direção distal, de 0,5 a 1 cun. **Cuidado:** o nervo mediano está situado diretamente abaixo do ponto. A punção pode causar um nítido choque elétrico, então não se deve manipular mais a agulha.

Efeitos e indicações mais importantes

- **Filtra o calor do coração, tranquiliza o *shen*:** estados de agitação e ansiedade, insônia, disúria, hematúria (em caso de fogo do coração na bexiga).
- **Harmoniza o estômago e o intestino:** distúrbios gastrintestinais.
- **Abre o tórax:** dores no tórax e na região lateral das costelas, dispneia.
- **Resfria o sangue:** doenças com febre alta, doenças da pele causadas por calor no sangue.
- **Local:** doenças nas regiões do punho e dos dedos.

Particularidades Ponto *yuan*, ponto Corrente *shu*, ponto Terra, ponto de sedação, ponto do Espírito segundo Sun Si Miao. Importante ponto de tranquilização, ponto principal no caso da síndrome do túnel do carpo.

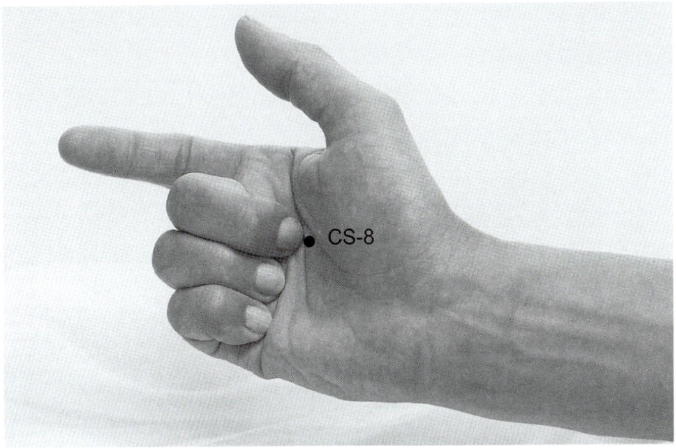

Figura 5.234

Localização No meio da palma da mão, entre o 2° e 3° ossos metacarpais, um pouco mais próximo ao 3° osso metacarpal.

Como encontrar No caso de um punho moderadamente cerrado, o ponto está geralmente situado abaixo da ponta do dedo médio, entre o 2° e 3° ossos metacarpais e um pouco mais próximo ao 3° osso metacarpal.

Referência C-8: mais ulnar entre os 4° e 5° ossos metacarpais.

Punção Vertical, de 0,3 a 0,5 cun. **Cuidado:** ponto doloroso.

Efeitos e indicações mais importantes

- **Resfria o fogo do coração e do pericárdio, revitaliza a consciência, filtra o aspecto *ying* do nutriente, resfria o sangue, tranquiliza o *shen*:** doenças com febres altas, perda de consciência, acidente vascular cerebral (AVC), hipertonia, distúrbios psíquicos com condições maníacas e de inquietação, epilepsia, estomatite, doenças de pele (por meio de calor do sangue), local na região da mão, como eczema, dermatofitose, sudorese na palma da mão, eflorescências na pele, tremor.
- **Harmoniza e filtra o calor do Triplo Aquecedor médio:** vômitos com sangue, gastrite.

Particularidades Ponto Fonte *ying*, ponto Fogo, ponto *ben* (ponto Fase de Mudança ou ponto Raiz), ponto do Espírito segundo Sun Si Miao, ponto de Saída.

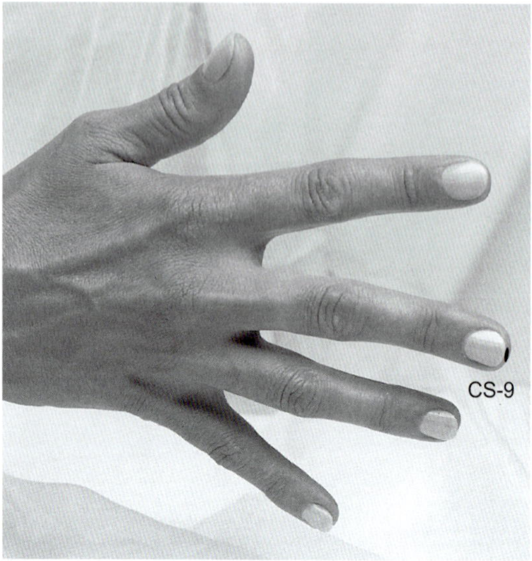

Figura 5.235

Localização Ponto mais distal da ponta do dedo médio.

Como encontrar Procurar o ponto mais distal da ponta do dedo médio e localizar CS-9.

Punção Vertical ou oblíqua em direção proximal, de 0,1 a 0,2 cun, ou microvenipunção (▶ 7.6.1).

Efeitos e indicações mais importantes

- **Filtra o calor (sobretudo do coração e do pericárdio), revitaliza a consciência, beneficia a língua, filtra o calor do verão:** infecção com febre alta e agitação, insolação, perda de consciência, choque, colapso, epilepsia no caso de crianças, dor na cabeça associada a calor, angina de peito, hipertonia, acidente vascular cerebral, estomatite, dores e rigidez na língua, afasia, diarreia aguda de verão, pediátrico no caso de pavor noturno (calor acumulado no coração em decorrência de obstrução de aquecimento e alimento no Triplo Aquecedor médio).

Particularidades Ponto Poço *jing*, ponto Madeira, ponto de tonificação.

5.10 Canal de energia principal do Triplo Aquecedor (*shaoyang* da mão)

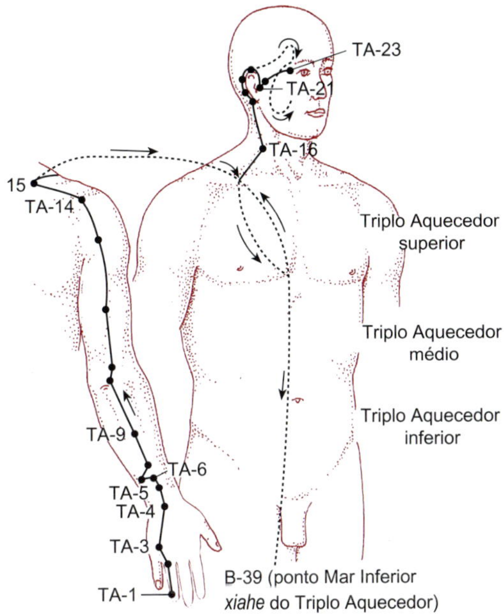

Circulação	terceira circulação
Tempo máximo	21-23 h
Ligação com órgãos ou vísceras (*zang*/*fu*)	pericárdio, Triplo Aquecedor
Acoplamento interno-externo (*yin*/*yang*)	canal de energia do TA (*yang*) com o canal de energia da CS (*yin*)
Ligação em cima-embaixo (*yang*/*yang*)	canal de energia do TA (*yang*) com o canal de energia da VB (*yang*) como eixo *shaoyang*

Figura 5.236

Trajeto

O canal de energia do Triplo Aquecedor começa no ângulo ulnar do sulco ungueal do dedo anular, segue pela face proximal entre o 4º e o 5º ossos metacarpais, e entre o rádio e a ulna para a parte lateral do antebraço. Passa o olécrano e segue ao longo da parte lateral do braço para o ombro. Ali cruza o canal de energia da Vesícula Biliar, percorre a fossa supraclavicular e entra **internamente** no peito, onde se liga com o órgão (*zang*) acoplado, o pericárdio. Sobe pelo diafragma em direção caudal para o abdome e liga-se com os correspondentes órgãos e vísceras (*zang*/*fu*) no Triplo Aquecedor superior, médio e inferior. Um outro ramo **medial** origina-se no peito, chega à **superfície** na fossa supraclavicular e desse ponto sobe para o pescoço. Segue pelo osso temporal ao longo da margem posterior da concha da orelha para a parte superior do ouvido, depois, em direção caudal, para a bochecha e termina na região infraorbital. Um outro ramo **lateral** origina-se na região retroauricular e entra no ouvido. Desse local segue para o trago, cruza com o ramo da bochecha, termina na parte lateral do supercílio e se une com a ligação de eixo, o canal de energia da Vesícula Biliar.

Pontos específicos segundo sua função

- **Ponto *yuan* (▶ 4.1.1):** TA-4 (*yangchi*).
- **Ponto *luo* (▶ 4.1.2):** TA-5 (*waiguan*).
- **Ponto *xi* (▶ 4.1.3):** TA-7 (*huizong*).
- **Ponto *shu* das costas (▶ 4.1.4):** B-22 (*sanjiaoshu*).
- **Ponto *mu* (▶ 4.1.5):** VC-5 (*shimen*).
- **Cinco pontos *shu* de transporte (▶ 4.1.6):**
  - Ponto Poço *jing* (metal): **TA-1** (*guanchong*).
  - Ponto Fonte *ying* (água): **TA-2** (*yemen*).
  - Ponto Corrente *shu* (madeira), ponto de tonificação: **TA-3** (*zhongzhu*).
  - Ponto Rio *jing* (fogo), ponto *ben* (ponto Fase de Mudança ou ponto Raiz): **TA-6** (*zhigou*).
  - Ponto Mar *he* (terra), ponto de sedação: **TA-10** (*tianjing*).

TA

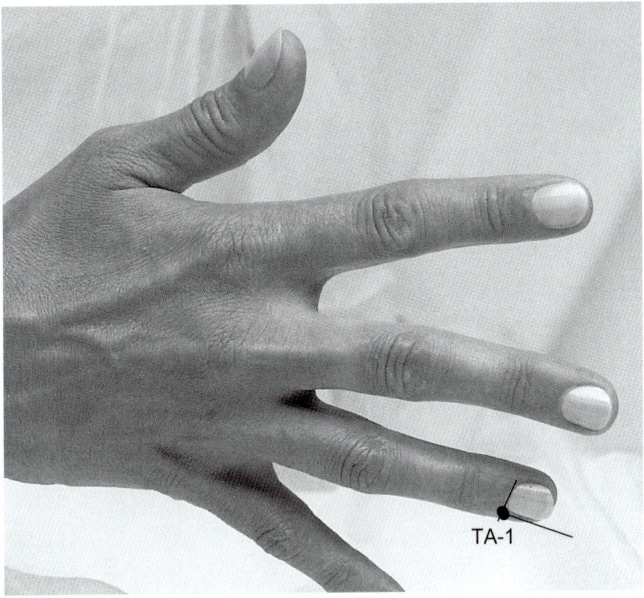

Figura 5.237

Localização 0,1 cun proximal e ulnar ao lado do ângulo ulnar do sulco ungueal do dedo anular.

Como encontrar O ponto está situado na interseção das duas tangentes que limitam a unha do dedo anular nas partes proximal e ulnar, distante aproximadamente 0,1 cun da margem livre da unha.

Punçao Vertical, de 0,1 cun, ou oblíqua em direção proximal ou microvenipunção (▶ 7.6.1). Não puncionar no vale da unha. **Cuidado:** ponto doloroso.

Efeitos e indicações mais importantes

- **Filtra o calor do Triplo Aquecedor superior:** febre com agitação, sensação de calor no tórax, dor precordial.
- **Beneficia o ouvido e a língua:** zumbido, dificuldade de audição, dor de ouvido, sensação de rigidez na língua, glossite, distúrbios do paladar.
- **Torna permeável o canal de energia, alivia a dor:** dor (aguda) no cotovelo, no ombro e nas regiões cervical e torácica das costas (em especial no caso de movimentos de torção).

Particularidades Ponto Poço *jing*, ponto Metal, ponto de Entrada.

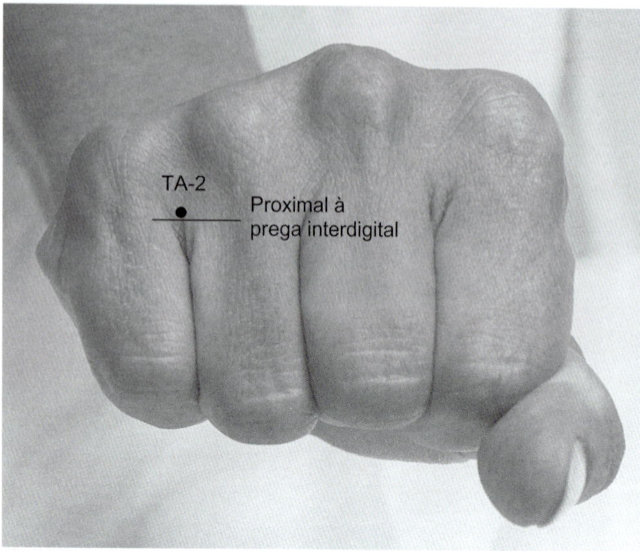

Figura 5.238

Localização Entre o dedo mínimo e o anular, proximal à prega interdigital.

Como encontrar A melhor localização se faz com o ligeiro cerrar do punho. Procurar a prega interdigital entre o dedo mínimo e o anular (quarto e quinto dedos) e localizar **TA-2** proximal à extremidade da prega.

Referência **TA-2** é um ponto parcial de **Ex-UE-9** (*baxie*: proximal às pregas interdigitais dos dedos). Em posição quase idêntica no pé está situado **VB-43** (prega interdigital entre o quarto e o quinto dedo do pé) como ponto parcial de **Ex-LE-10** (*bafeng*).

Punção Vertical, de 0,3 a 0,5 cun.

Efeitos e indicações mais importantes

- **Filtra o calor do Triplo Aquecedor superior:** dor na cabeça, nos dentes e na faringe, avermelhamento na região da cabeça e da face, periodontite.
- **Beneficia as orelhas e tranquiliza o *shen* no caso de afecção por calor:** dificuldade de audição, perda de audição, zumbido, dor no ouvido, taquiarritmias após susto, medo, delírio, mania, epilepsia.
- **Torna permeável o canal de energia, alivia a dor:** dores nas mãos e nos membros superiores, síndrome de ombro-mão, nódulos de Heberden, dores na garganta.

Particularidades Ponto Fonte *ying*, ponto Água.

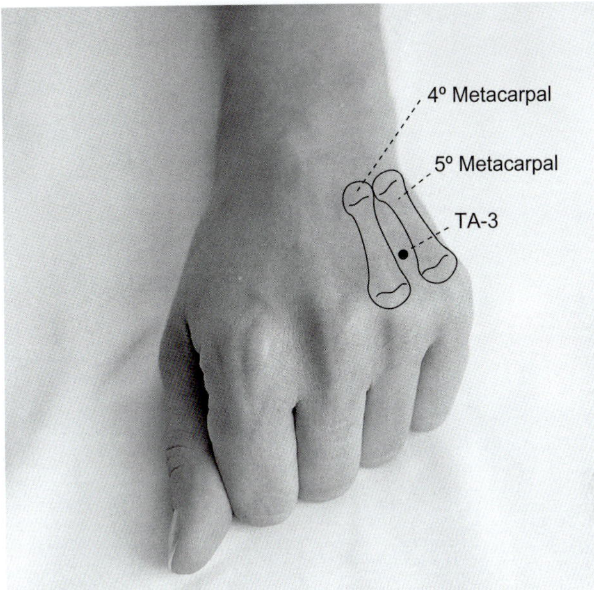

Figura 5.239

Localização No dorso da mão, em uma depressão entre o 4º e o 5º metacarpais, proximal às articulações metacarpofalângicas. Encontra-se na zona de transição do corpo para a cabeça de ambos os metacarpais.

Como encontrar Colocar a mão do paciente em posição relaxada ou com o punho levemente cerrado. Palpar com o dedo, partindo da parte distal, entre as articulações proximais dos dedos anular e mínimo do paciente, em direção à parte proximal, no sulco entre o 4º e o 5º metacarpais, até ser alcançado, um pouco distal à articulação proximal, o ponto mais profundo/mais largo do sulco, onde está situado o TA-3.

Referência Em localização comparável está situado **Ex-UE-8** (*wailaogong*: entre o 2º e 3º metacarpais), bem como nas margens da mão (na zona de transição corpo/cabeça dos respectivos metacarpais) **ID-3** (ulnar, no 5º metacarpal) e **IG-3** (radial, no 2º metacarpal).

Punção Vertical ou oblíqua em direção proximal, de 0,5 a 1 cun.

Efeitos e indicações mais importantes

- **Beneficia as orelhas, filtra o calor, a cabeça e os olhos:** doenças do ouvido, dores na cabeça (laterais), tontura, conjuntivite, infecções agudas com febre (sobretudo ataque de vento e calor), "síndrome *shaoyang*".
- **Torna permeável o canal de energia, alivia dores:** problemas no membro superior; paresias/espasmos de dedo.

Particularidades Ponto Corrente *shu*, ponto Madeira, ponto de tonificação. Um dos pontos distantes principais no caso de doenças do ouvido.

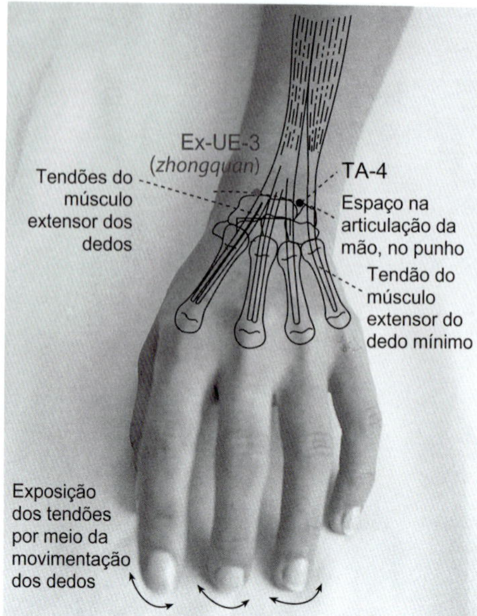

Figura 5.240

Localização Sobre a parte dorsal do espaço na articulação da mão, no punho ("prega dorsal do punho"), na fossa entre os tendões, ulnar ao tendão do músculo extensor dos dedos e radial ao tendão do músculo extensor do dedo mínimo.

Como encontrar Por meio do movimento relaxado da mão, a parte dorsal do espaço na articulação da mão, no punho (▶ 2.3.3) pode ser facilmente palpada. Localizar **TA-4** um pouco lateral ao meio do espaço na articulação, na fossa entre os tendões, radial ao tendão do músculo extensor do dedo mínimo (arrastar para o dedo mínimo) e ulnar aos tendões do músculo extensor dos dedos. Os tendões do músculo extensor dos dedos da mão aparecem melhor com a movimentação dos três dedos mediais.

Referência Na mesma altura da parte dorsal do espaço na articulação da mão, no punho, porém radial aos tendões do músculo extensor dos dedos, está situado **Ex-UE-3** (*zhongquan*).

Punção Vertical, de 0,3 a 0,5 cun, ou superficial subcutânea sob os tendões em direção ao lado radial do punho.

Efeitos e indicações mais importantes

- **Filtra o calor, relaxa os tendões, alivia dores:** inflamações na garganta, dores na região lateral da cabeça, doenças da orelha, ponto distante no caso de problemas na articulação do tornozelo.
- **Trajeto do canal de energia/local:** no caso de problemas na região do ombro, do membro superior, sobretudo na região do punho.

Particularidade Ponto *yuan*.

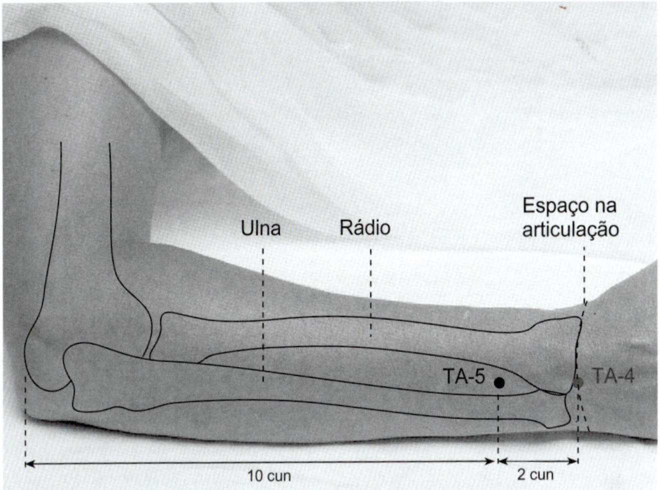

Figura 5.241

Localização 2 cun proximais à parte dorsal do espaço na articulação da mão, no punho ("prega do punho"), entre o rádio e a ulna.

Como encontrar Por meio do movimento relaxado da mão, a parte dorsal do espaço na articulação da mão, no punho (▶ 2.3.3.) pode ser mais facilmente palpada. Então, a partir do meio do espaço na articulação, 2 cun proximais, localizar TA-5 no meio entre o rádio e a ulna.

Referência **CS-6** está situado mais ou menos no lado oposto, na face anterior do antebraço.

Punção Vertical ou oblíqua, de 0,5 a 1,5 cun. **Cuidado:** possível torção da agulha com os movimentos da mão/do braço.

Efeitos e indicações mais importantes

- **Expulsa o vento, abre o exterior, auxilia a cabeça e as orelhas, filtra o calor, abre e regula o *yang wei mai*:** infecções com febre/aversão ao frio, doenças do ouvido, conjuntivite, neuralgia do trigêmeo, dores na cabeça, síndrome *shaoyang*, sensação de aperto no tórax.
- **Torna permeável o canal de energia, alivia a dor:** problemas na região da nuca/região cervical da coluna vertebral (sobretudo no caso de distúrbios de inclinação lateral e de rotação) e na região lateral do cotovelo, bem como do ombro/braço, no caso de problemas na mão/nos dedos.

Particularidades Ponto *luo*, ponto de abertura do *yang wei mai*. Ponto principal para a eliminação de vento e calor, ponto de analgesia para o membro superior.

TA

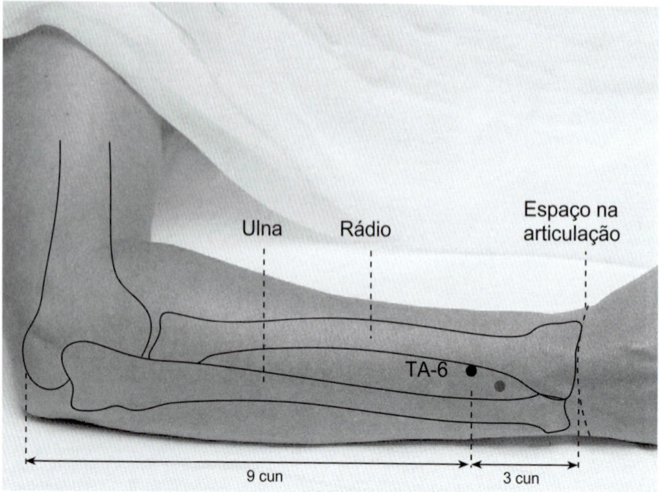

Figura 5.242

Localização 3 cun proximais à parte dorsal do espaço na articulação da mão, no punho ("prega do punho"), em uma depressão entre o rádio e a ulna, radial ao músculo extensor dos dedos.

Como encontrar Por meio de um movimento relaxado da mão, a parte dorsal do espaço na articulação da mão, no punho (▶ 2.3.3), pode ser facilmente palpada. Então, medir 3 cun proximais a partir do meio do espaço na articulação da mão, no punho. Nesse local geralmente segue o músculo extensor dos dedos da mão, no meio entre o rádio e a ulna. Localizar **TA-6** na depressão, proximal à margem do rádio e radial ao músculo.

Referência **TA-7** está situado na mesma altura, na depressão entre a ulna e o músculo extensor dos dedos. **CS-5** está situado mais ou menos no lado oposto, no lado anterior do antebraço.

Punção Vertical ou oblíqua, de 0,5 a 1,5 cun. **Cuidado:** possível torção da agulha com a movimentação da mão e do braço.

Efeitos e indicações mais importantes

- **Regula o *qi*, filtra o calor do Triplo Aquecedor, beneficia a região lateral das costelas, estimula o peristaltismo intestinal:** problemas gastrintestinais, sobretudo obstipação, disenteria aguda, problemas na região lateral das costelas/hipocôndrio, anestesia por acupuntura para operações no tórax.
- **Beneficia a voz:** por exemplo, afonia aguda.
- **Torna permeável o canal de energia, alivia a dor:** problemas ao longo do trajeto do canal de energia.

Particularidades Ponto Rio *jing*, ponto Fogo, ponto *ben* (ponto Fase de Mudança ou ponto Raiz).

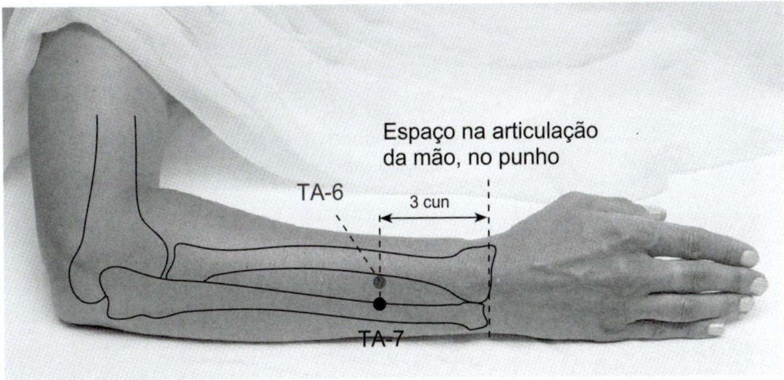

Figura 5.243

Localização 3 cun proximais à parte dorsal do espaço na articulação da mão, no punho ("prega dorsal do punho"), e 0,5 cun ulnar ao meio do antebraço.

Como encontrar Por meio de um movimento relaxado da mão, a parte dorsal do espaço na articulação da mão, no punho (▶ 2.3.3), pode ser facilmente palpada. Então, a partir do meio do espaço na articulação da mão, no punho, medir 3 cun proximais e localizar **TA-7** em uma depressão na margem da ulna, entre esta e o músculo extensor dos dedos.

Ou: técnica de localização com a ajuda das mãos (▶ 1.3.3): colocar um dedo mínimo sobre a prega do cotovelo e o outro no espaço na articulação da mão, no punho (distância = 12 cun), dividir o trecho em quatro partes e localizar TA-7 no primeiro quarto, visto a partir do espaço na articulação da mão, no punho e aproximadamente 0,5 cun ulnar ao meio do antebraço (**TA-6**), na margem da ulna.

Referência O ponto está situado na mesma altura e cerca de 0,5 cun ulnar a **TA-6**.

Punção Vertical ou oblíqua, de 0,5 a 1,5 cun.

Efeitos e indicações mais importantes

- **Filtra o canal de energia do Triplo Aquecedor, beneficia as orelhas:** zumbido, perda de audição, dificuldades na audição.
- **Trajeto do canal de energia/local:** em casos de dores e disestesias no membro superior.

Particularidade Ponto *xi*.

TA

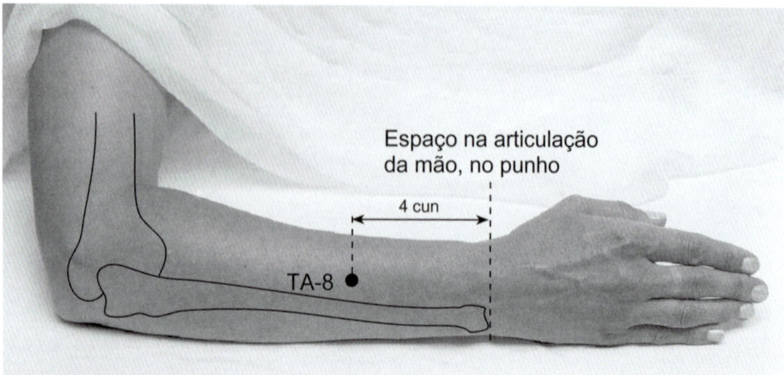

Figura 5.244

Localização 4 cun proximais à parte dorsal do espaço na articulação da mão, no punho ("prega dorsal do punho"), entre o rádio e a ulna, radial ao músculo extensor dos dedos.

Como encontrar Por meio de um movimento relaxado da mão, a parte dorsal do espaço na articulação da mão, no punho (▶ 2.3.3), pode ser facilmente palpada. Então, a partir do meio do espaço na articulação da mão, no punho, medir 4 cun proximais e localizar neste ponto **TA-8**, no meio entre o rádio e a ulna e radial ao músculo extensor dos dedos.

Ou: técnica de localização com a ajuda das mãos (▶ 1.3.3): dividir em três partes a distância entre a prega do cotovelo e o espaço na articulação da mão, no punho distância = 12 cun), e localizar **TA-8** no primeiro terço da distância, visto a partir do espaço na articulação da mão, no punho, no meio entre o rádio e a ulna.

Punção Vertical ou oblíqua, de 0,5 a 1,5 cun.

Efeitos e indicações mais importantes

- **Filtra o canal de energia do Triplo Aquecedor, beneficia as orelhas e a voz:** perda da voz aguda, perda de audição aguda, perda da voz, dores nos dentes, febre.
- **Torna permeável o canal de energia, alivia a dor:** dores no braço e na região lombar da coluna vertebral.

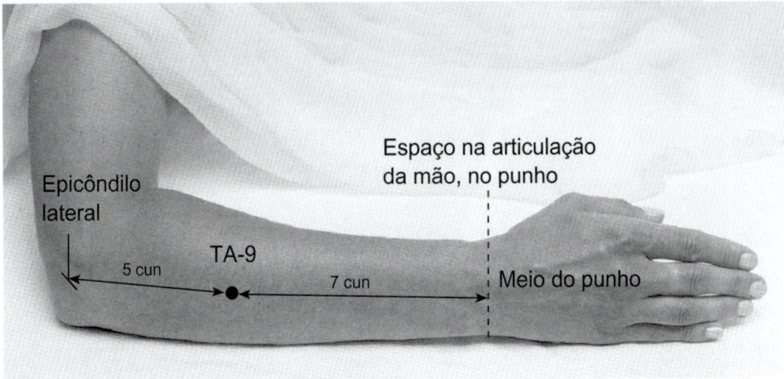

Figura 5.245

Localização 7 cun proximais à parte dorsal do espaço na articulação da mão, no punho ("prega dorsal do punho"), entre o rádio e a ulna.

Como encontrar 7 cun proximais à parte dorsal do espaço na articulação da mão, no punho (▶ 2.3.3), ou seja, medir 5 cun distais ao epicôndilo lateral do úmero e localizar **TA-9** em uma depressão entre o músculo extensor dos dedos e o músculo extensor ulnar do carpo. Serve para orientação da linha entre o meio dorsal do punho e o epicôndilo lateral do úmero.

Ou: técnica de localização com a ajuda das mãos (▶ 1.3.3): a partir do ponto médio da distância, entre a prega do cotovelo e o espaço na articulação da mão, no punho (distância – 12 cun), medir 1 cun proximal, e localizar TA-9 no meio entre o rádio e a ulna.

Punção Vertical ou oblíqua, de 0,5 a 1,5 cun.

Efeitos e indicações mais importantes

- **Beneficia a garganta e as orelhas:** dor na mandíbula, nos dentes e na garganta, perda aguda de audição, zumbido, perda aguda de voz.
- **Trajeto do canal de energia/local:** dores no antebraço.

TA

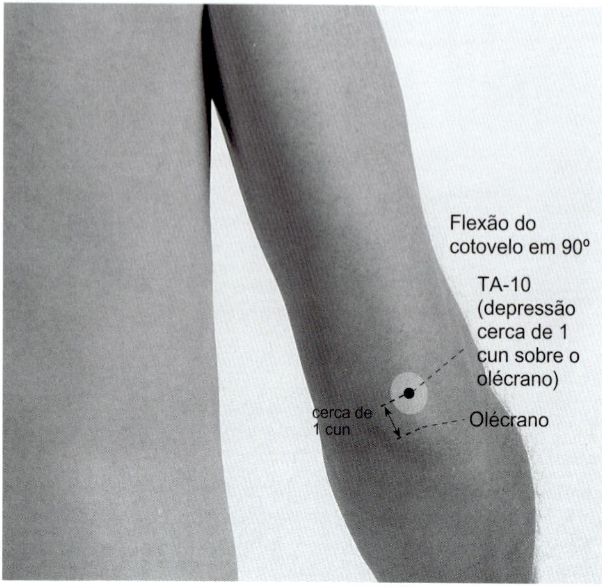

Figura 5.246

Localização Na parte lateral do braço, em uma depressão cerca de 1 cun proximal ao olécrano com o cotovelo flexionado.

Como encontrar A localização torna-se melhor com o cotovelo em flexão em aproximadamente 90°. A cerca de 1 cun proximal à ponta do cotovelo (olécrano) é palpável uma nítida depressão que surge com a flexão e na qual se localiza **TA-10**. Ela se projeta na região do tendão do músculo tríceps braquial.

Punção Vertical, de 0,3 a 0,5 cun, ou oblíqua em sentido proximal, até no máximo 1 cun.

Efeitos e indicações mais importantes

- **Transforma o muco, elimina os nódulos:** tosse forte, escrófula.
- **Regula e diminui o *qi*:** sensação de plenitude no tórax, inapetência com sensação de plenitude.
- **Acalma o *shen*:** epilepsia, estado de agitação, medo eventualmente com distúrbios do ritmo cardíaco, sonolência.
- **Filtra o calor do canal de energia do Triplo Aquecedor:** inflamações/dores na região temporal da cabeça, bem como na região do pescoço e da faringe, urticária, hemorroidas.
- **Torna permeável o canal de energia, alivia a dor:** dores no trajeto do canal de energia (também com hipotrofias musculares e restrições de movimento/contraturas), enxaqueca, neuralgia intercostal, dor lombar após trauma.

Particularidades Ponto Mar *he*, ponto Terra, ponto de sedação.

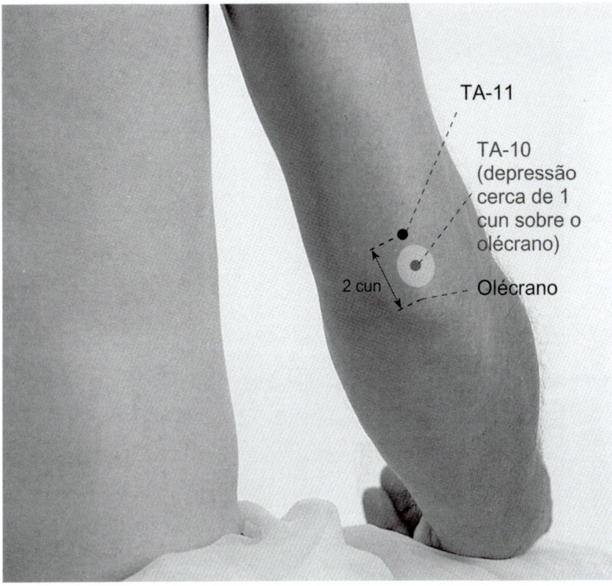

Figura 5.247

Localização Na parte lateral do braço, com o cotovelo flexionado, 1 cun proximal a **TA-10** ou cerca de 2 cun proximais ao olécrano no músculo tríceps braquial

Como encontrar A localização torna-se mais fácil com o cotovelo flexionado em cerca de 90°. Orientação a partir de **TA-10**, que pode ser localizado, com o cotovelo flexionado, na depressão cerca de 1 cun proximal à ponta do olécrano. Palpar, partindo de **TA-10**, cerca de 1 cun proximal. **TA-11** está situado em uma depressão no músculo tríceps braquial.

Punção Vertical, de 0,5 a 1 cun.

Efeitos e indicações mais importantes

- **Conduz o vento e a umidade para fora, torna permeável o canal de energia:** dores na cabeça, nos ombros, nos braços com sensação de peso, dores na mandíbula.
- **Conduz a umidade e o calor para fora:** icterícia.

TA

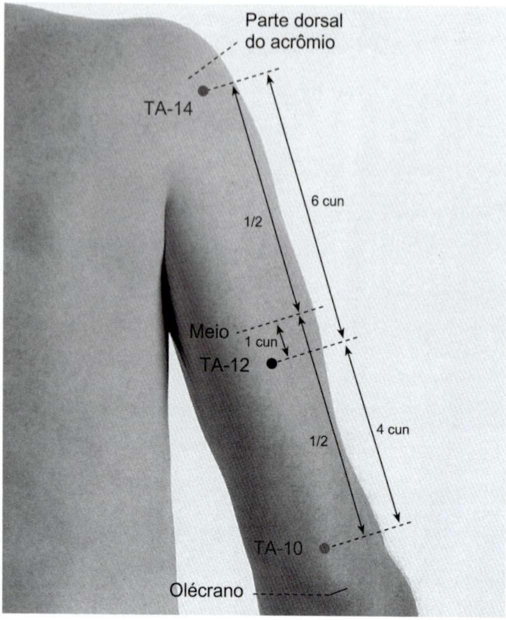

Figura 5.248

Localização 4 cun proximais a **TA-10** (com o cotovelo flexionado, na depressão proximal do olécrano) ou 5 cun proximais do olécrano sobre uma linha entre o olécrano e a parte dorsal do acrômio (**TA-14**).

Como encontrar A cabeça do úmero encontra-se sob o acrômio e projeta-se em direção lateral e anterior. Durante a abdução do braço na horizontal, formam-se dois sulcos rasos na transição entre o ombro e o braço. Eles marcam as margens do tubérculo maior, uma proeminência óssea do úmero proximal que se projeta em direção lateral, onde se inserem os músculos supraespinal, infraespinal e redondo menor. No sulco mais anterior (ventral), encontra-se o ponto **IG-15**; no sulco mais posterior (dorsal), encontra-se o ponto **TA-14**. Primeiro localiza-se **TA-14** no sulco posterior e, a partir deste ponto, imaginar uma linha até o olécrano. Sobre essa linha, 4 cun proximais de **TA-10** (depressão a cerca de 1 cun acima do olécrano com flexão de cotovelo), localizar **TA-12**.

Ou: técnica de localização com a ajuda das mãos (▶ 2.3.3): a partir do ponto médio da distância entre **TA-14** e **TA-10**, medir, 1 cun em direção distal e neste ponto localizar **TA-12**. **Para orientação: TA-12** também é o ponto médio da distância entre **TA-11** (1 cun proximal a **TA-10**, ou seja, 2 cun proximais ao olécrano) e **TA-13** (3 cun distais a **TA-14** na margem do deltoide).

Punção Vertical ou oblíqua, de 1 a 2 cun.

Efeitos e indicações mais importantes

- **Torna permeável o canal de energia, alivia a dor:** dores na cabeça, nos dentes, na nuca, na região torácica da coluna vertebral e no braço, rigidez na nuca, tontura.

Particularidade Trata-se mais de uma área de acupuntura que se estende de 5 a 7 cun proximais à ponta do olécrano, identificada por meio da dor à pressão.

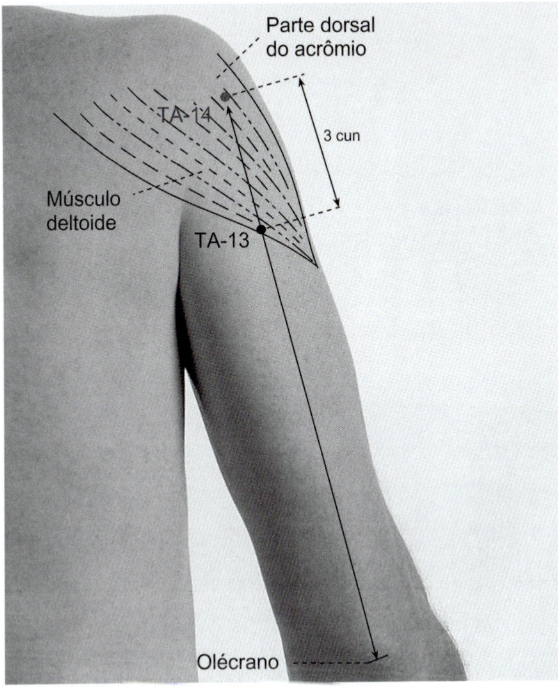

Figura 5.249

TA

Localização 3 cun distais de **TA-14** na linha de **TA-14** até o olécrano e no ponto de interseção da linha com a margem do músculo deltoide.

Como encontrar A cabeça do úmero encontra-se sob o acrômio e projeta-se em direção lateral e anterior. Durante a abdução do braço na horizontal, formam-se dois sulcos rasos na transição entre o ombro e o braço. Eles marcam as margens do tubérculo maior, uma proeminência óssea do úmero proximal que se projeta em direção lateral, onde se inserem os músculos supraespinal, infraespinal e redondo menor. No sulco mais posterior (dorsal), encontra-se primeiro **TA-14** e, a partir deste ponto, imaginar uma linha até o olécrano. 3 cun distais de **TA-14** (na linha de **TA-14**) até o olécrano, localizar **TA-13** – o ponto está nesta linha, abaixo da margem do músculo deltoide.

Punção Vertical ou oblíqua, de 1 a 2 cun.

Efeitos e indicações mais importantes

- **Torna permeável o canal de energia, alivia a dor:** dor, inchaço, restrição de movimento no ombro, no braço ou na escápula.
- **Estimula o fluxo do *qi* e transforma o muco:** bócio, linfonodos inchados na garganta, epilepsia, doenças oculares.

Particularidade Segundo alguns autores, ponto de cruzamento com o canal de energia da Vesícula Biliar e o *yang wei mai*.

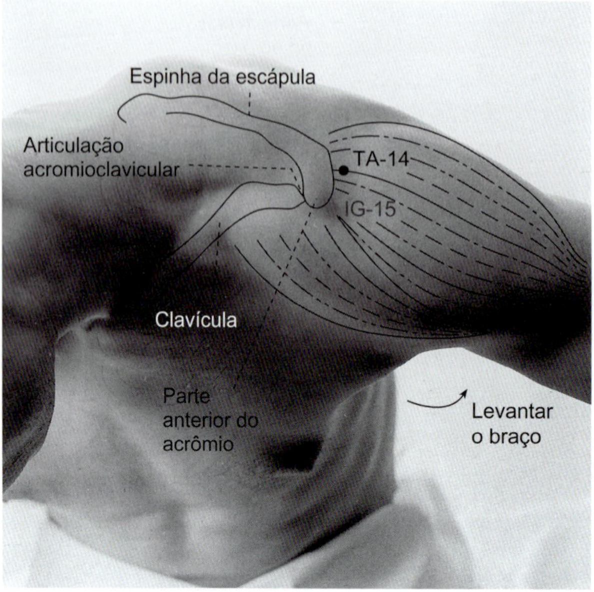

Figura 5.250

Localização Abaixo da parte dorsal do acrômio, no caso do braço abduzido, na parte posterior de ambos os sulcos na articulação do ombro.

Como encontrar A cabeça do úmero encontra-se sob o acrômio e projeta-se em direção lateral e anterior. Durante a abdução do braço na horizontal, formam-se dois sulcos rasos na transição entre o ombro e o braço. No sulco mais posterior (dorsal), encontra-se **TA-14**. Os sulcos marcam as margens do tubérculo maior, uma proeminência óssea do úmero proximal que se projeta em direção lateral, onde se inserem os músculos supraespinal, infraespinal e redondo menor.

Referência **IG-15** está situado na região anterior (ventral) do sulco.

Punção Vertical, com o membro superior abduzido, em direção à axila, de 1 a 1,5 cun; ou oblíqua, em sentido distal em direção ao cotovelo, de 1,5 a 2 cun.

Efeitos e indicações mais importantes

- **Expulsa o vento e a umidade, beneficia a articulação do ombro, torna permeável o canal de energia, alivia dores:** restrições de movimento e dores no ombro, sobretudo abdução e rotação lateral doloridas, problemas e parestesias do membro superior.

Particularidade Ponto local importante para o tratamento de problemas no ombro, sobretudo na parte dorsal do ombro.

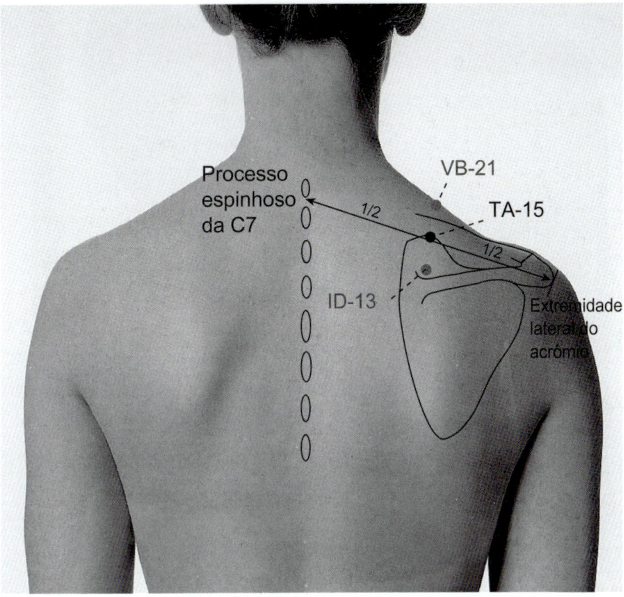

Figura 5.251

Localização No meio de uma linha imaginária entre o processo espinhoso da C7 e a extremidade lateral do acrômio.

Como encontrar Localizar primeiramente a C7 (▶ 2.4.1) e o acrômio (▶ 2.3.1). A espinha da escápula (▶ 2.3.1) transforma-se, em sua extremidade lateral, no acrômio, cujo ponto mais lateral está situado acima da cabeça do úmero. Averiguar, por exemplo, com a técnica de localização com a ajuda das mãos (▶ 1.3.3), o meio entre o processo espinhoso da C7 e a extremidade lateral do acrômio. **VB-21** está situado no ponto mais alto do ombro e **TA-15**, a cerca de 1 cun caudal a **VB-21**, projetando-se sobre o ângulo superior da escápula.

Referência **ID-13** está situado abaixo de **TA-15** e diretamente acima da extremidade medial da espinha da escápula.

Punção Vertical ou oblíqua, em direção ao pescoço ou ao ombro, de 0,5 a 1 cun. **Cuidado:** pneumotórax.

Efeitos e indicações mais importantes

- **Torna permeável o canal de energia, alivia a dor:** dor no ombro, na nuca, na parte superior das costas, eventualmente com restrição de movimento.
- **Expulsa o vento e a umidade, abre o tórax, regula o *qi*:** infecções com febre, sensação de pressão no tórax com estados de agitação.

Particularidade Ponto de cruzamento com o ponto de energia da Vesícula Biliar e o *yang wei mai*.

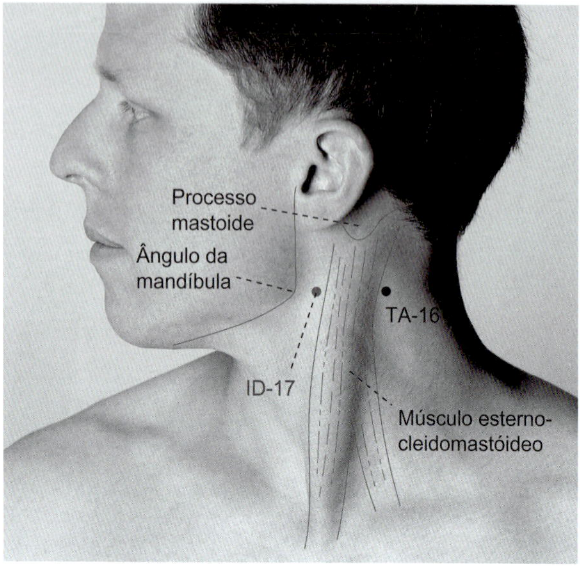

Figura 5.252

Localização Diretamente abaixo do processo mastoide, na margem posterior do músculo esternocleidomastóideo, sobre a cavidade do ângulo da mandíbula.

Como encontrar Girar a cabeça do paciente (contra resistência) em direção ao lado a ser puncionado – dessa maneira, o músculo esternocleidomastóideo aparece mais claramente. Localizar **TA-16** na margem dorsal do músculo esternocleidomastóideo, na cavidade do ângulo da mandíbula. O ponto se projeta abaixo do limite posterior do processo mastoide (▶ 2.1.4).

Referência **VB-12** está situado diretamente posterior ao processo mastoide e abaixo dele; **ID-17** também está situado sobre a cavidade do ângulo da mandíbula, porém anterior ao músculo esternocleidomastóideo.

Punção Vertical, de 0,5 a 1 cun. **Cuidado:** artéria carótida.

Efeitos e indicações mais importantes

- **Beneficia a cabeça e os sentidos:** perda de audição, dificuldades de audição, distúrbios da visão, sensação limitada de olfato e paladar, rinite.
- **Diminui o *qi*:** inchaços nas regiões da face e do pescoço, tontura, escrófula (como Ponto Janela do Céu).
- **Torna permeável o canal de energia, alivia a dor:** dor na região temporal da cabeça e na nuca, rigidez da nuca.

Particularidade Ponto Janela do Céu.

TA

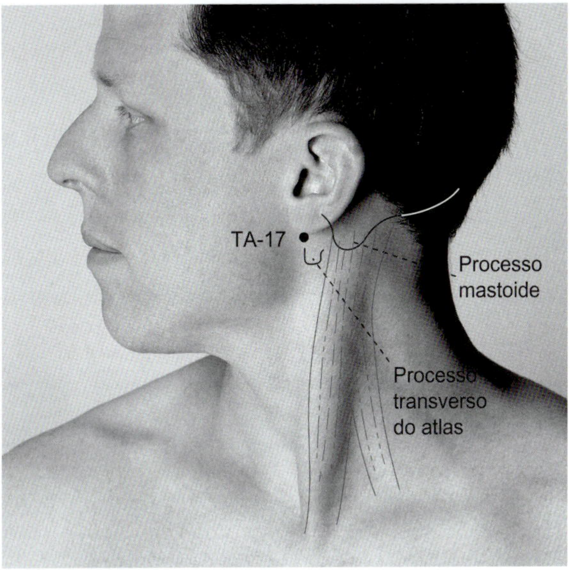

Figura 5.253

Localização Com a boca aberta, na depressão abaixo da borda inferior do pavilhão auricular entre o processo mastoide e a mandíbula.

Como encontrar Localização com a boca aberta. Curvar o lóbulo da orelha para a frente, então abaixo da borda inferior do pavilhão auricular entre a mandíbula e o processo mastoide (▶ 2.1.4), palpar uma depressão geralmente sensível à pressão, e nesse local encontra-se o **TA-17**.

Punção Com a boca levemente aberta, a punção deve ser rigidamente oblíqua em direção ventral, de 0,5 a 1 cun. **Cuidado:** o ponto está situado próximo ao nervo facial (não puncionar profundamente); a artéria vertebral curva-se dorsalmente sobre o processo transverso (a punção deve ser oblíqua em direção ventral). A ponta da agulha chega às proximidades do processo transverso da C1 (processo transverso do atlas ▶ 2.1.4). Ele pode ser palpado abaixo do lóbulo da orelha como uma estrutura óssea situada um pouco mais profundamente, que em geral é dolorida à pressão.

Efeitos e indicações mais importantes

- **Expulsa o vento (externo), beneficia as orelhas, filtra o calor, torna permeável o canal de energia, alivia dores:** doenças do ouvido de qualquer patogênese, parotidite, trismo, problemas na articulação temporomandibular, paresia facial, neuralgia do trigêmeo.

Particularidades Ponto de cruzamento com o canal de energia da Vesícula Biliar. Importante ponto local para o tratamento das doenças do ouvido e problemas na articulação temporomandibular.

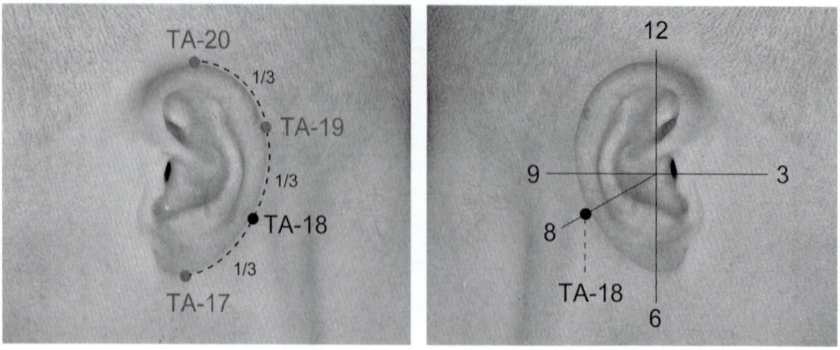

Figura 5.254

Localização Em uma depressão facilmente palpável na inserção do processo mastoide no crânio, dorsal à orelha.

Como encontrar **TA-18** é localizado geralmente no centro do processo mastoide, na transição do terço inferior para o médio da linha de ligação entre **TA-17** e **TA-20**, ao longo da hélice da orelha.

Variante: em um mostrador de relógio imaginário sobre a orelha (12 h: ápice da orelha; 6 h: lóbulo da orelha), encontra-se aproximadamente às 8 h (lado direito da cabeça) ou às 4 h (lado esquerdo da cabeça) uma depressão bem palpável com **TA-18** diretamente posterior à margem da orelha.

Referência **VB-11** um pouco acima de **TA-18** e cerca de 3 cun distante da margem da orelha; **VB-12** abaixo de **TA-18**, diretamente posterior ao processo mastoide.

Punção Superficial subcutânea ao longo do trajeto do meridiano, de 0,3 a 0,5 cun.

Efeitos e indicações mais importantes

- **Acalma o vento (e o medo):** paresia facial, epilepsia, dor na cabeça, crises de terror infantis.
- **Beneficia o ouvido:** perda de audição, dificuldades de audição, zumbido.

TA

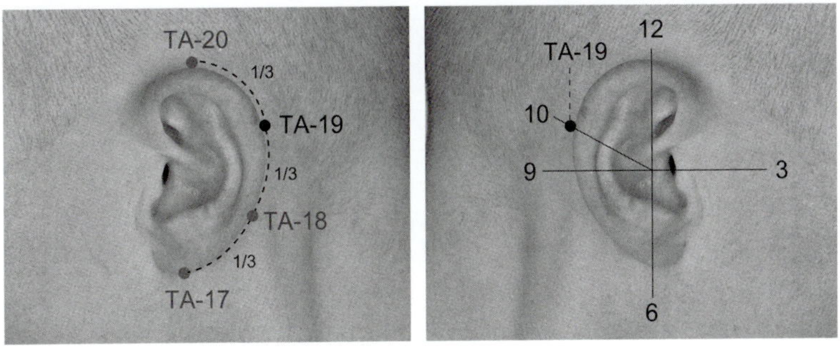

Figura 5.255

Localização Em uma depressão bem palpável dorsal à orelha, acima do meio da orelha.

Como encontrar **TA-19** é localizado geralmente na transição do terço médio para o superior da linha de ligação entre **TA-17** e **TA-20**, ao longo da hélice da orelha.

Variante: em um mostrador de relógio imaginário sobre a orelha (12 h: ápice da orelha; 6 h: lóbulo da orelha), encontra-se aproximadamente às 10 h (lado direito da cabeça) ou às 2 h (lado esquerdo da cabeça) uma depressão bem palpável com **TA-19** diretamente posterior à margem da orelha.

Referência **VB-11** está situado ligeiramente abaixo de **TA-19** e cerca de 0,3 cun distante da margem da orelha.

Punção Superficial subcutânea ao longo do trajeto do meridiano, de 0,3 a 0,5 cun.

Efeitos e indicações mais importantes

- **Acalma o medo e cãibras:** tontura, dor de cabeça, paresia facial, epilepsia infantil.
- **Beneficia o ouvido, filtra o calor:** perda de audição, dificuldades de audição, zumbido.

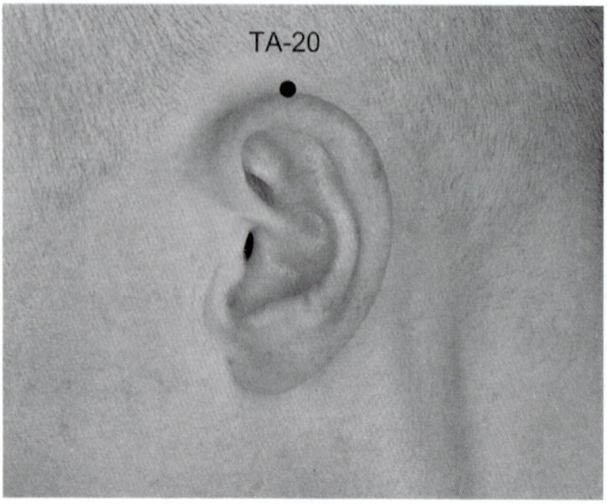

Figura 5.256

Localização Diretamente cranial ao ápice da orelha, na linha de fronteira com o cabelo.

Como encontrar Localizar o ponto diretamente cranial ao ápice da orelha, na linha de fronteira com o cabelo.
Nota: o ápice da orelha pode ser mais bem representado por meio das pregas do pavilhão auricular para a frente, ou seja, a parte posterior do ápice superior cobre a parte anterior.

Referência **VB-7** está situado na região temporal, na raiz do cabelo, em uma depressão na altura do ápice da orelha. **VB-8** está situado diretamente cranial ao ápice da orelha, a 1,5 cun cranial à linha do cabelo.

Punção Superficial subcutânea, de 0,3 a 1 cun, em direção aos problemas principais.

Efeitos e indicações mais importantes

- **Filtra o calor, beneficia as orelhas, os dentes e os lábios:** zumbido, dificuldades de audição, otite, inflamações na concha da orelha, problemas oculares, dores nos dentes, cáries, periodontite, parotidite, secura da boca, rigidez da nuca.

Particularidades Ponto de cruzamento com o canal de energia da Vesícula Biliar e, segundo alguns autores, com o canal de energia do Intestino Delgado.

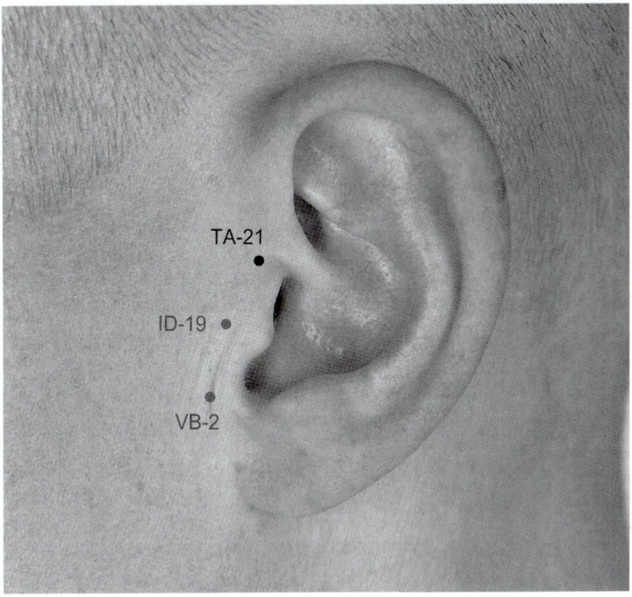

Figura 5.257

Localização Anterior à orelha, na depressão na altura da incisura supratrágica e um pouco dorsocranial ao processo condilar da mandíbula.

Como encontrar Procurar a transição do pavilhão auricular (cartilagem) para a bochecha (com o avanço da idade, o curso do sulco se desenvolve de modo mais nítido). Localizar **TA-21** nessa transição, na altura da incisura supratrágica.

Referência **TA-21** é o ponto mais cranial dos três pontos da orelha, os outros estão situados caudalmente: **ID-19** (na altura do trago) e **VB-2** (na altura da incisura intertrágica).

Punção Vertical, de 0,5 a 1 cun, com a boca aberta. **Cuidado:** o ponto está situado, como **ID-19** e **VB-2**, próximo à artéria temporal superficial/nervo auriculotemporal.

Efeitos e indicações mais importantes

- **Filtra o calor, beneficia as orelhas:** doenças do ouvido, doença de Menière, trismo, dores nos dentes, no pescoço e na cabeça, rigidez nos lábios, neuralgia do trigêmeo.

Particularidade Importante ponto local para o tratamento de doenças do ouvido.

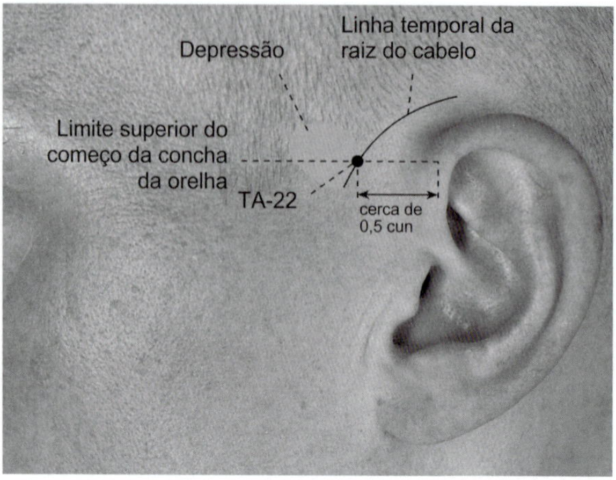

Figura 5.258

Localização Em uma depressão na margem posterior da linha temporal da raiz do cabelo, ventralmente à margem anterior da concha da orelha e dorsalmente à artéria temporal superficial.

Como encontrar Procurar primeiramente a parte anterocranial da concha da orelha na bochecha. Palpar, a partir desse ponto (aproximadamente, a largura de um dedo mínimo) em direção ao olho e, então, localizar **TA-22**, em uma depressão na linha temporal da linha do cabelo. O ponto está situado um pouco acima do arco zigomático (▶ 2.1.2), uma resistência óssea que pode ser palpada em direção caudal.

Referência Passando o arco zigomático, em direção caudal, para a orelha, está situado **TA-21** na margem inferior do arco zigomático, na depressão na altura da incisura supratrágica.

Punção Superficial subcutânea, de 0,3 a 0,5 cun. **Cuidado:** artéria temporal superficial.

Efeitos e indicações mais importantes

- **Conduz o vento para fora:** paresia facial, zumbido, perda de audicão, rinite.
- **Torna permeável o canal de energia, alivia a dor:** dor na cabeça com forte sensação, trismo, espasmos na mandíbula.

Particularidades Ponto de cruzamento com os canais de energia do Intestino Delgado e da Vesícula Biliar, segundo alguns autores, ponto de Saída.

TA

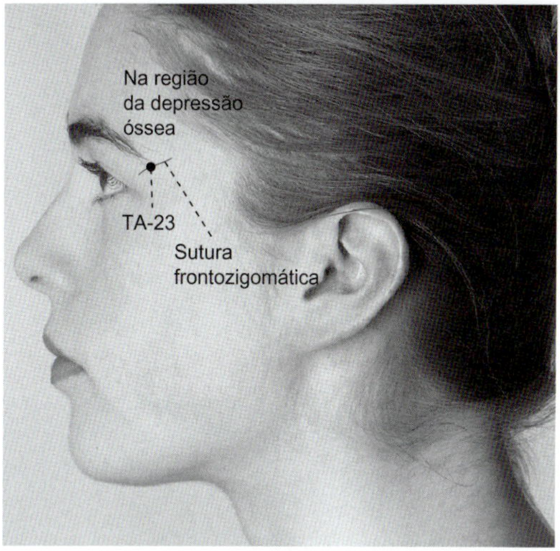

Figura 5.259

Localização Na região da extremidade lateral do supercílio, na depressão óssea da sutura frontozigomática, entre os ossos frontal e zigomático.

Como encontrar A sutura frontozigomática ("costura óssea" entre os ossos zigomático e frontal) está situada geralmente na extremidade lateral do supercílio. Como o curso do supercílio pode ser muito variável, a orientação deve basear-se nas estruturas ósseas. Para isso, palpa-se do ângulo lateral do olho ao longo da margem orbital (parte zigomática) em direção cranial (margem orbital, parte frontal), até ser possível palpar a depressão óssea (sutura frontozigomática) na área de transição para o osso frontal. Localizar **TA-23** nessa depressão, geralmente sensível à pressão.

Punção Oblíqua, de 0,2 a 0,3 cun, ou superficial subcutânea em sentido dorsal, em direção a **Ex-HN-5** (*taiyang*), de 0,5 a 1 cun. Na China, também superficial subcutânea ao longo do supercílio até **Ex-HN-4** (*yuyao*: no meio do supercílio). Segundo alguns textos clássicos, a moxabustão é contraindicada.

Efeitos e indicações mais importantes

- **Beneficia os olhos, expulsa o vento, alivia a dor:** distúrbios da visão, conjuntivite, doenças das pálpebras, paresia facial e tique facial, dores na cabeça (sobretudo nas regiões lateral e dos olhos), enxaqueca, tontura, epilepsia, crises infantis.

Particularidade Importante ponto local no caso de dores na cabeça e doenças oculares.

TA

5.11 Canal de energia principal da Vesícula Biliar (*shaoyang* do pé)

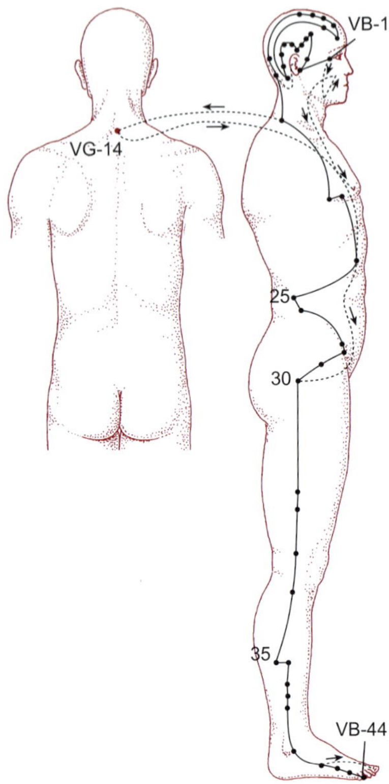

Circulação	terceira circulação
Tempo máximo	23-1 h
Ligação com órgãos ou vísceras (*zang/fu*)	**fígado, vesícula biliar**
Acoplamento interno-externo (*yin/yang*)	canal de energia da VB (*yang*) com o canal de energia do F (*yin*)
Ligação em cima-embaixo (*yang/yang*)	canal de energia da VB (*yang*) com o canal de energia do TA (*yang*) como eixo *shaoyang*

Figura 5.260

Trajeto

O canal de energia principal da Vesícula Biliar começa no ângulo lateral do olho, segue em direção à região da orelha, sobe em direção cranial até a testa e segue então levemente em arco ao longo da região temporal. Depois, segue em arco atrás da orelha, continua pela lateral da cabeça em direção à testa e volta pela lateral da cabeça até a nuca e o ombro. O ramo retroauricular origina-se dorsal à orelha, entra no ouvido, passa pela região anterior da orelha e segue para a parte posterior do ângulo lateral do olho. O ramo do ângulo lateral do olho segue para o ponto **E-5** e encontra o canal de energia do Triplo Aquecedor na região infraorbital. Nesse local ele passa pelo ponto **E-6** e desce ventralmente ao pescoço, entra na fossa supraclavicular e encontra outra vez o ramo principal. A partir desse ponto, segue como ramo **medial** em direção caudal para o tórax, passa pelo diafragma, liga-se com o órgão (*zang*) acoplado, o fígado, e entra na víscera (*fu*) correspondente, a vesícula biliar. Em seguida, o canal de energia **interno** segue, através do hipocôndrio, pelo hipogástrio, entra na região lombar próxima à artéria femoral e dirige-se ao longo da margem dos pelos pubianos em direção à região do quadril. O ramo principal dirige-se **superficialmente** (externo) da fossa supraclavicular na parte caudal, passa pelo lado anterior da axila e segue ao longo da parede lateral do tórax para a região do quadril, onde encontra outra vez o ramo **medial**. Então, o canal de energia dirige-se sobre a parte lateral da coxa para a região lateral do joelho, em seguida ao longo da margem anterior/posterior da fíbula em direção distal, correndo sobre a parte anterior do maléolo lateral e termina no ângulo lateral do sulco ungueal do quarto dedo do pé. Um outro ramo **medial** origina-se no dorso do pé e dirige-se, entre os 1º e 2º metatarsais, para a extremidade distal do hálux, onde se liga com o canal de energia do Fígado.

Pontos específicos segundo sua função

- **Ponto *yuan*** (▸ 4.1.1): **VB-40** (*qiuxu*).
- **Ponto *luo*** (▸ 4.1.2): **VB-37** (*guangming*).
- **Ponto *xi*** (▸ 4.1.3): **VB-36** (*waiqiu*).
- **Ponto *shu* das costas** (▸ 4.1.4): **B-19** (*danshu*).
- **Ponto *mu*** (▸ 4.1.5): **VB-24** (*riyue*).
- **Cinco pontos *shu* de transporte** (▸ 4.1.6):
  - Ponto Poço *jing* (metal): **VB-44** (*zuqiaoyin*).
  - Ponto Fonte *ying* (água): ponto de tonificação: **VB-43** (*xiaxi*).
  - Ponto Corrente *shu* (madeira): ponto *ben* (ponto Fase de Mudança ou ponto Raiz): **VB-41** (*zulinqi*).
  - Ponto Rio *jing* (fogo): ponto de sedação: **VB-38** (*yangfu*).
  - Ponto Mar *he* (terra): **VB-34** (*yanglingquan*).

VB

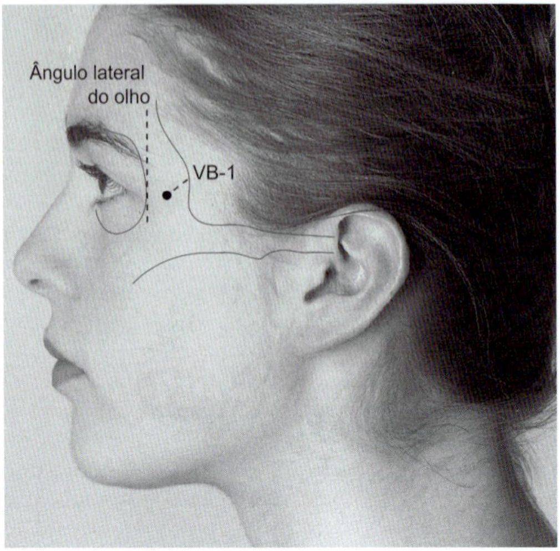

Figura 5.261

Localização Em uma depressão óssea na face lateral da órbita, na altura do ângulo lateral do olho.

Como encontrar Palpar a partir do ângulo lateral do olho, mais lateralmente. Uma depressão óssea pode ser palpada na face lateral da órbita (obliquamente abaixo da têmpora). Nesse ponto está localizado **VB-1**.

Referência **TA-23** está situado mais cranial na depressão da sutura frontozigomática (na extremidade lateral do supercílio), e **B-1**, no ângulo medial do olho.

Punção Superficial subcutânea, de 0,3 a 0,5 cun, em direção a **Ex-HN-5** (*taiyang*) ou em sentido caudal, nos casos de neuralgia do trigêmeo. Segundo alguns textos, a moxabustão é contraindicada.

Efeitos e indicações mais importantes

- **Expulsa o vento, filtra o calor, beneficia os olhos:** doenças oculares, dores na cabeça, paresia facial.

Particularidades Ponto de cruzamento com os canais de energia do Intestino Delgado e do Triplo Aquecedor, ponto de Entrada.

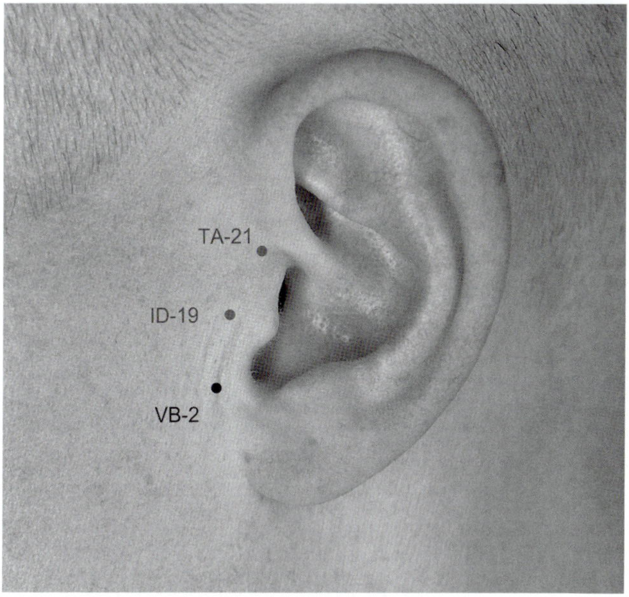

Figura 5.262

Localização Anterior à orelha, em uma depressão na altura da incisura intertrágica no limite inferior do processo condilar da mandíbula.

Como encontrar Procurar a transição da concha da orelha (cartilagem) para a bochecha (com a idade, apresenta-se muitas vezes um curso acentuado do sulco). Localizar **VB-2** nessa transição, na altura da incisura intertrágica.

Referência **VB-2** é o ponto mais caudal dos três pontos anteriores à orelha; os outros estão situados cranialmente: **ID-19** (na altura do trago) e **TA-21** (na altura da incisura supratrágica).

Punção Vertical ou levemente oblíqua em direção caudal, de 0,5 a 1 cun. Realizar punção com a boca do paciente aberta. **Cuidado:** como **TA-21** e **ID-19**, o ponto está situado próximo à artéria temporal superficial/nervo auriculotemporal.

Efeitos e indicações mais importantes

- **Expulsa o vento, filtra o calor, beneficia as orelhas e a articulação temporomandibular, torna permeável o canal de energia, alivia dores:** doenças do ouvido com origem em qualquer patogênese, doença de Menière, dores nos dentes, distúrbios funcionais da articulação temporomandibular, paresia facial, neuralgia do trigêmeo.

Particularidade Importante ponto local para o tratamento das doenças do ouvido e problemas da articulação temporomandibular. O ponto é frequentemente utilizado alternadamente com os outros pontos locais **TA-21** e **ID-19**.

VB

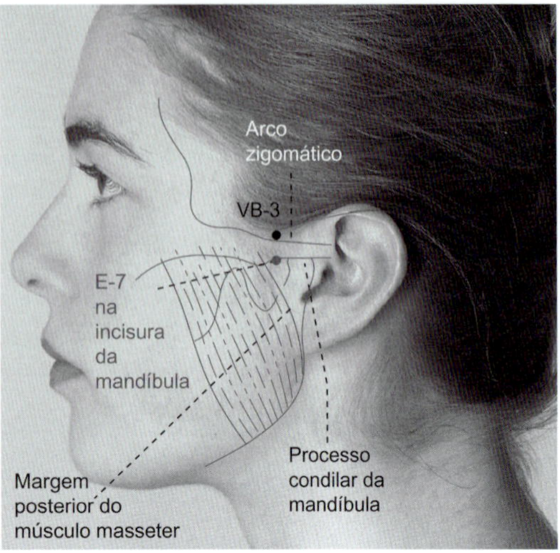

Figura 5.263

Localização Em uma depressão na margem superior do osso zigomático, cerca de 1 cun anterior à base do trago e cranialmente a **E-7**.

Como encontrar Palpar o arco zigomático (▶ 2.1.2) a partir da inserção superior anterior à concha da orelha (inserção da hélice) cerca de 1 cun em direção à órbita; esse curso é seguido respectivamente por um dedo na margem superior e outro na inferior. Assim que o dedo que palpa a margem inferior alcançar uma depressão facilmente palpável anterior à articulação temporomandibular e posterior à margem do músculo masseter (**E-7**), o dedo que palpa a margem superior estará sobre o ponto **VB-3**, situado verticalmente em cima de **E-7**, em um sulco superficial sobre a margem do arco zigomático.

Punção Vertical, de 0,3 a 0,5 cun, sem manipulação forte. **Cuidado:** ramos das artérias temporal, facial transversa e massetérica. Tradicionalmente, é proibida uma inserção profunda.

Efeitos e indicações mais importantes

- **Expulsa o vento, beneficia as orelhas, torna permeável o canal de energia, alivia as dores:** dor na cabeça, facial e nos dentes (maxila), rigidez dos lábios, trismo, doenças dos ouvidos como zumbido, dificuldades de audição e otite, paresia facial.

Particularidade Ponto de cruzamento com os canais de energia do Triplo Aquecedor e do Estômago.

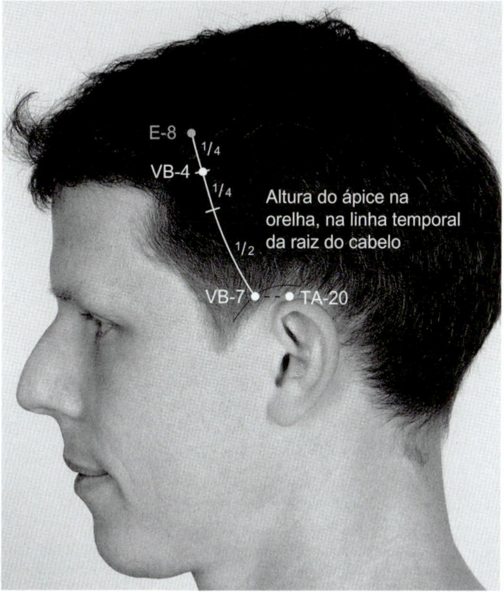

Figura 5.264

Localização Na região temporal, na linha temporal da raiz do cabelo, no limite entre o primeiro e o segundo quarto de uma linha imaginária entre E-8 e VB-7.

Como encontrar Procurar primeiramente os dois pontos de orientação. E-8 (no ângulo frontal/temporal) e **VB-7** (depressão na altura do ápice da orelha na linha temporal da raiz do cabelo). Em seguida, dividir em quatro a linha imaginária, em forma de curva, entre os dois pontos de orientação. Nessa linha (a partir de E-8), localizar **VB-4** no primeiro ponto da distância dividida em quatro (entre o primeiro e o segundo quarto). Esse ponto projeta-se geralmente na linha temporal da raiz do cabelo.

Punção Superficial subcutânea, de 0,5 a 1,5 cun, em direção aos problemas.

Efeitos e indicações mais importantes

- **Expulsa o vento, filtra o calor, torna permeável o canal de energia, alivia dores:** dor de cabeça (unilateral), tontura, epilepsia, doenças dos ouvidos, paresia facial, dor na face junto à região lateral do olho, trismo, dor no punho.

Particularidade Ponto de cruzamento com os canais de energia do Estômago e do Triplo Aquecedor.

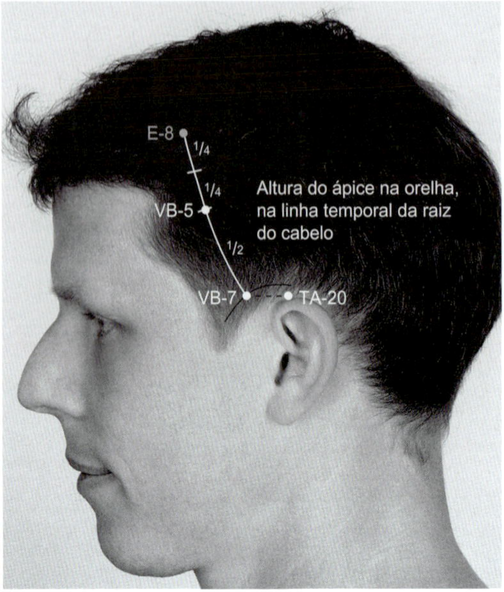

Figura 5.265

Localização Na região temporal, na linha temporal da raiz do cabelo, no limite entre o segundo e o terceiro quarto (metade) de uma linha imaginária entre **E-8** e **VB-7**.

Como encontrar Procurar primeiramente os dois pontos de orientação: **E-8** (no ângulo frontal/temporal) e **VB-7** (depressão na altura do ápice da orelha na linha temporal da raiz do cabelo). Em seguida, dividir ao meio a linha imaginária, em forma de curva, entre os dois pontos de orientação e nesse lugar localizar **VB-5**. O ponto projeta-se aproximadamente na altura da sutura parietal, no limite da região do cabelo.

Punção Superficial subcutânea, de 0,5 a 1,5 cun, em direção aos problemas.

Efeitos e indicações mais importantes

- **Expulsa o vento, filtra o calor, torna permeável o canal de energia, alivia dores:** dor na cabeça (unilateral), dor na região orbital externa, dor nos dentes, inchaços e avermelhamentos no rosto, rinite, sinusite, infecção com febre com agitação.

Particularidade Ponto de cruzamento com o canal de energia do Intestino Grosso, do Estômago e Triplo Aquecedor, e, segundo alguns autores, com o canal de energia do Fígado.

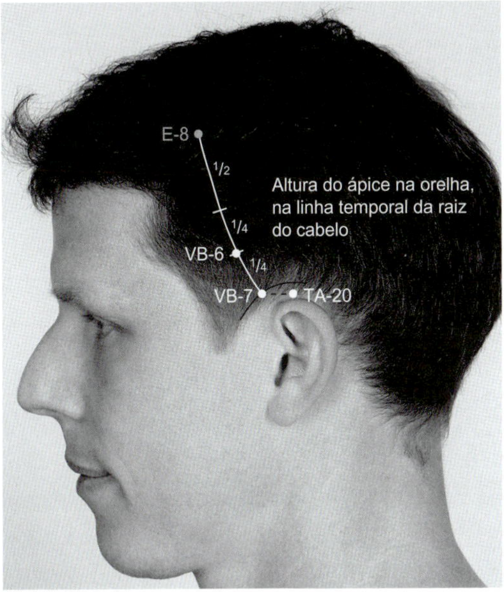

Figura 5.266

Localização Na região temporal, na linha temporal da raiz do cabelo, no limite entre o terceiro e o último quarto de uma linha imaginária entre E-8 e VB-7.

Como encontrar Procurar primeiramente os dois pontos de orientação: **E-8** (no ângulo frontal/temporal) e **VB-7** (depressão na altura do ápice da orelha na linha temporal da raiz do cabelo). Em seguida, dividir em quatro a linha imaginária, em forma de curva, entre os dois pontos de orientação e localizar **VB-6** no terceiro ponto da distância dividida em quatro (entre o terceiro e o último quarto), contado a partir de **E-8**.

Punção Superficial subcutânea, de 0,5 a 1,5 cun, em direção aos problemas.

Efeitos e indicações mais importantes

- **Expulsa o vento, filtra o calor, torna permeável o canal de energia, alivia dores:** dor na cabeça (unilateral), distúrbios da face, dor na região orbital externa, dor nos dentes, zumbido, ataques de espirro, sensação de calor no epigástrio.

Particularidade Ponto de cruzamento com o canal de energia do Triplo Aquecedor, bem como, segundo alguns autores, com os canais de energia do Intestino Grosso e do Estômago.

VB

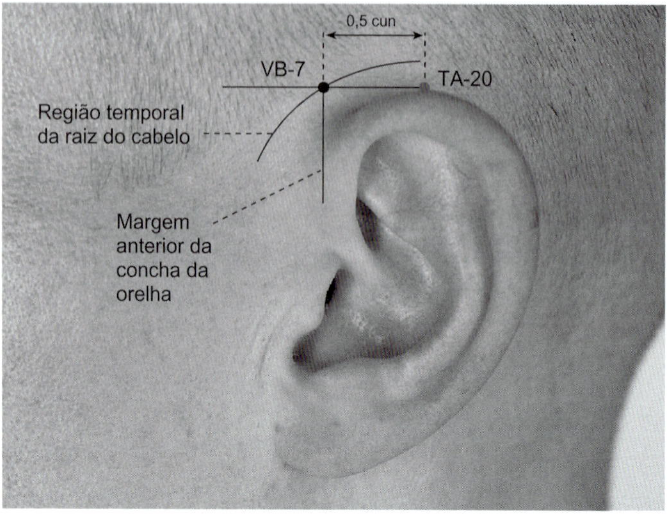

Figura 5.267

Localização Na região temporal, na linha temporal da raiz do cabelo em uma depressão na altura do ápice da orelha.

Como encontrar Procurar a região da têmpora anterior ao ápice da orelha e palpar, na inserção ao redor dela, na região temporal da raiz do cabelo, um pequeno sulco no osso temporal, onde está localizado **VB-7**. O ponto está situado aproximadamente no ponto de interseção de uma linha horizontal, que passa através do ápice da orelha, e uma linha vertical ao longo da região dorsal da têmpora, anterior à orelha.

Referência TA-20 está situado diretamente no ápice da orelha.

Punção Superficial subcutânea, de 0,5 a 1,5 cun, em direção aos problemas.

Efeitos e indicações mais importantes

- **Expulsa o vento, beneficia a boca e o maxilar:** dor na cabeça, edema na face, parotidite, caxumba, rigidez na nuca, trismo, perda da voz, paresia facial, dor nas articulações.

Particularidade Ponto de cruzamento com o canal de energia da Bexiga.

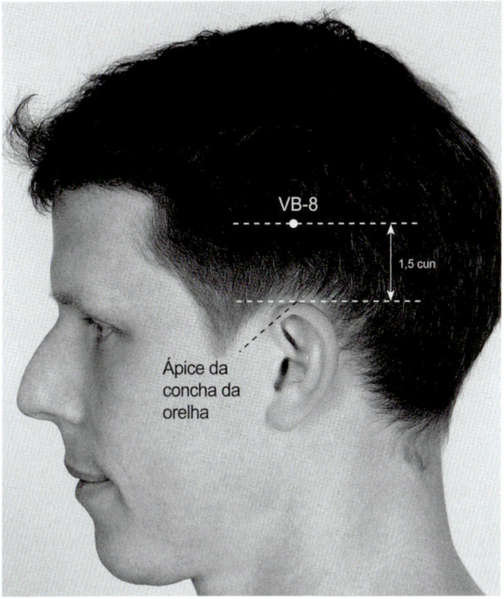

Figura 5.268

Localização Diretamente cranial, acima do ápice da concha da orelha em uma depressão na margem superior do músculo temporal, cerca de 1,5 cun cranialmente à linha do cabelo.

Como encontrar Procurar o ápice da concha da orelha; nesse ponto está situado o ponto **TA-20**. Palpar diretamente em direção cranial, a partir do ápice da concha da orelha até o dedo que está palpando deslizar em uma pequena fenda óssea (**VB-8**) geralmente dolorida à palpação.

Referência O ponto está situado cerca de 1,5 cun (dois dedos) cranialmente à linha temporal da raiz do cabelo. Nos movimentos de mastigação, o movimento do músculo temporal ainda pode ser frequentemente palpado em **VB-8**.

Referência **VB-9** está situado na mesma altura, 0,5 cun dorsalmente a **VB-8**.

Punção Superficial subcutânea em sentido anteroposterior ou também em direção aos problemas a serem tratados, de 0,5 a 1,5 cun.

Efeitos e indicações mais importantes

- **Expulsa o vento, beneficia a cabeça, alivia as dores, harmoniza o diafragma e o estômago:** dor na cabeça (lateral, unilateral), ponto principal para dores na cabeça com vômitos concomitantes, por exemplo, em caso de enxaqueca ou provocadas por álcool, paresia facial, tontura, doenças oculares.

Particularidades Ponto de cruzamento com o canal de energia da Bexiga. Importante ponto local no caso de dores nas regiões parietais e temporais da cabeça.

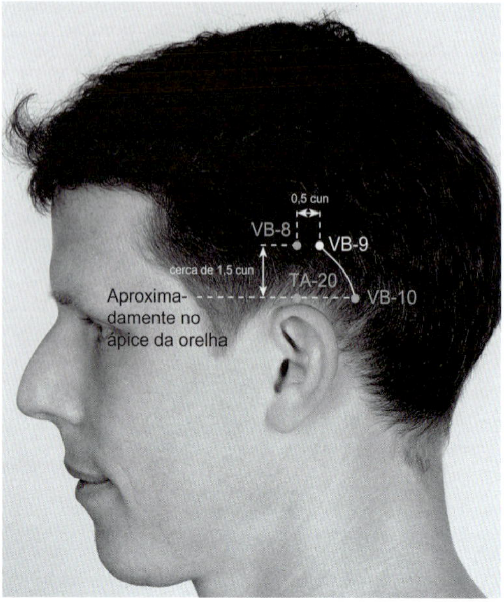

Figura 5.269

Localização Diretamente cranial à margem posterior da concha da orelha, em uma fenda cerca de 0,5 cun dorsal a **VB-8**.

Como encontrar Localizar primeiramente **VB-8** em uma pequena fenda óssea, diretamente cranial ao ápice da concha da orelha. Palpar na altura de **VB-8** cerca de 0,5 cun em direção dorsal e localizar **VB-9** uma pequena depressão palpável no osso.

VB

Referência **VB-9** e **VB-12** (na depressão posterior e abaixo do processo mastoide) são pontos finais de orientação de uma linha curva, aproximadamente paralela à margem dorsal da orelha na região da raiz do cabelo, e na qual estão localizados, em pontos da distância dividida em três, os pontos **VB-10** e **VB-11**.

Punção Superficial subcutânea, de 0,5 a 1,5 cun, em direção aos problemas.

Efeitos e indicações mais importantes

- **Filtra o calor do canal de energia, acalma o susto e o *shen*:** dor de cabeça, zumbido, prurido e umidade na pele na região posterior da orelha, dor nos dentes, edema de gengiva, periodontite, bócio, sobretudo no caso de cefaleias tensionais espasmódicas, epilepsia.

Particularidades Ponto de cruzamento com o canal de energia da Bexiga, ponto Janela do Céu segundo alguns autores.

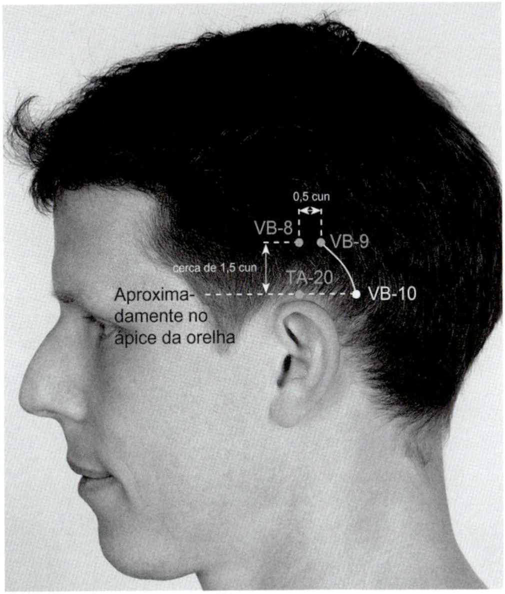

Figura 5.270

Localização Posteriormente à orelha, no ponto superior da distância dividida em três da linha curva de ligação **VB-9** a **VB-12**, dorsocranialmente ao processo mastoide.

Como encontrar Localizar primeiramente **VB-9** (1,5 cun acima do ápice da concha da orelha e 0,5 cun em direção dorsal). Em seguida, localizar **VB-12** na depressão posterior e abaixo do processo mastoide (▶ 2.1.4). Os dois pontos são pontos finais de uma linha curva, que segue paralelamente à margem dorsal da orelha na região da raiz do cabelo. Dividir a linha em três e localizar **VB-10** no terço superior da distância (visto a partir de **VB-9**). Nesse local se pode sentir geralmente uma pequena depressão no osso. O ponto está situado, geralmente, na altura do ápice da orelha.

Referência **TA-20** projeta-se diretamente no ápice da orelha.

Punção Superficial subcutânea, de 0,5 a 1,5 cun, em direção aos problemas que serão tratados.

Efeitos e indicações mais importantes

- **Filtra o calor, beneficia a garganta, torna permeável o canal de energia, alivia dores:** dores na cabeça, na garganta e nos dentes, infecção com febre, zumbido, surdez, perda da audição, bócio, dores e limitação de movimento nos ombros e braços, fraqueza nas pernas.

Particularidade Ponto de cruzamento com o canal de energia da Bexiga.

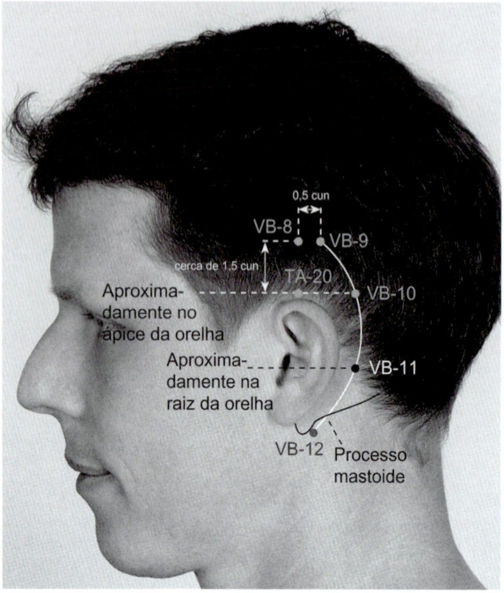

Figura 5.271

Localização Posteriormente à orelha no terço inferior da linha curva de ligação **VB-9** a **VB-12**, dorsocranialmente ao processo mastoide.

Como encontrar Localizar primeiramente **VB-9** (1,5 cun acima do ápice da concha da orelha e 0,5 cun em direção dorsal). Em seguida, localizar **VB-12** na depressão posterior e abaixo do processo mastoide (▶ 2.1.4). Os dois pontos são pontos finais de uma linha curva, que segue paralelamente à margem dorsal da orelha na região da raiz do cabelo. Dividir a linha em três e localizar **VB-11** no terço inferior da distância (visto a partir de **VB-9**). Nesse local se pode sentir geralmente uma pequena depressão no osso.

Para orientação: VB-11 está situado no centro da linha de ligação **VB-10** a **VB-12** e projeta-se em geral na altura da hélice.

Referência **TA-19** está situado aproximadamente na mesma altura, em direção diretamente dorsal à orelha.

Punção Superficial subcutânea, de 0,5 a 1,5 cun, em direção aos problemas que serão tratados.

Efeitos e indicações mais importantes

- **Filtra a cabeça, beneficia os sentidos, torna permeável o canal de energia, alivia dores:** dores na cabeça, nos olhos, nos ouvidos e na garganta, tontura, aftas, parotidite, doenças nos ouvidos como surdez e zumbido, rigidez na nuca, bócio, tosse, contratura dos tendões nos membros.

Particularidades Ponto de cruzamento com o canal de energia da Bexiga, segundo alguns autores também com os canais de energia do Intestino Delgado e do Triplo Aquecedor.

VB

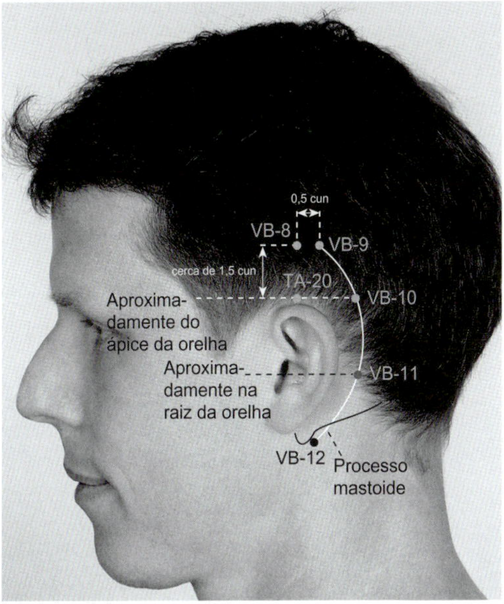

Figura 5.272

Localização Em uma depressão diretamente posterior e abaixo (dorsocaudalmente) do processo mastoide.

Como encontrar Localizar primeiramente o processo mastoide (▶ 2.1.4), que pode ser palpado como estrutura óssea cônica em posição posterior à orelha, na transição craniocervical. Em seguida, procurar com o dedo que está palpando, a partir do processo mastoide, o polo caudal e localizar **VB-12** na margem inferior da extremidade do processo mastoide.

Referência **TA-17** está situado anteriormente, na depressão abaixo do lóbulo da orelha, entre o processo mastoide e a mandíbula.

Punção Oblíqua, de 0,5 a 1 cun, em direção caudal.

Efeitos e indicações mais importantes

- **Expulsa o vento, beneficia a cabeça, alivia dores, diminui o inchaço, tranquiliza o *shen*:** dores na cabeça, na nuca, na garganta, nos dentes, paresia facial, inchaços na região da bochecha, doenças nos ouvidos como zumbido, insônia, condições maníacas, epilepsia.

Particularidade Ponto de cruzamento com o canal de energia da Bexiga.

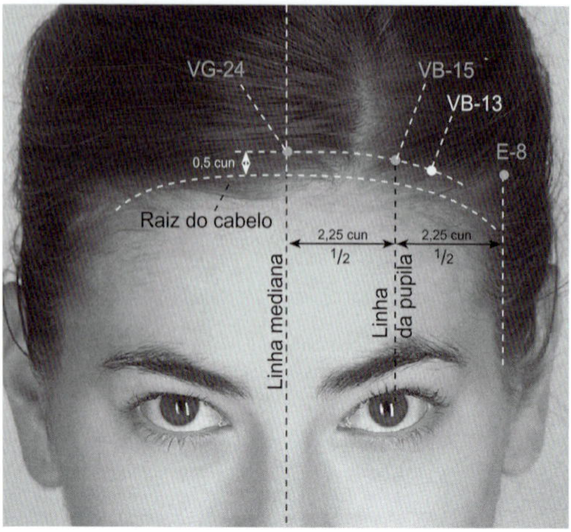

Figura 5.273

Localização 0,5 cun acima da linha anterior da raiz do cabelo e 3 cun lateralmente à linha mediana ou no terço lateral da linha de ligação **VG-24** a **E-8** (aprox. 4,5 cun).

Como encontrar Procurar primeiramente a linha anterior da raiz do cabelo (▶ 2.1.1), em casos de calvície, a linha deve ser marcada com o franzimento da fronte) na linha mediana. Localizar nesse local **VG-24** na linha mediana e 0,5 cun cranialmente à linha da raiz do cabelo. **VB-13** está situado nessa altura, 3 cun para a lateral. **Observação:** 3 cun refere-se à medida em cun do corpo, **E-8** a **VG-24** (4,5 cun, ▶ 1.2). O ponto está situado em geral diretamente acima e na lateral do canto do olho.

Ou: dividir a distância de **E-8** a **VG-24** em três partes e localizar **VB-13** no primeiro terço (a partir da lateral).

Referência Na mesma altura (também 0,5 cun cranialmente à linha da raiz do cabelo) estão situados **VG-24, B-3, B-4, VB-15** e **E-8** (linha mediana, acima do ângulo medial do olho, 1,5 cun lateralmente à linha mediana, linha da pupila ou 2,25 cun lateralmente à linha mediana e ângulo frontotemporal).

Punção Superficial subcutânea, de 0,5 a 0,8 cun na direção occipital ou em direção aos problemas.

Efeitos e indicações mais importantes

- **Conduz o vento e o muco para fora, tranquiliza o *shen*:** dor na cabeça, tontura, atordoamento, paresia facial, epilepsia, acidente vascular cerebral.

Particularidades Ponto de cruzamento com o *yang wei mai*. Ponto principal para tranquilizar o *shen*.

VB

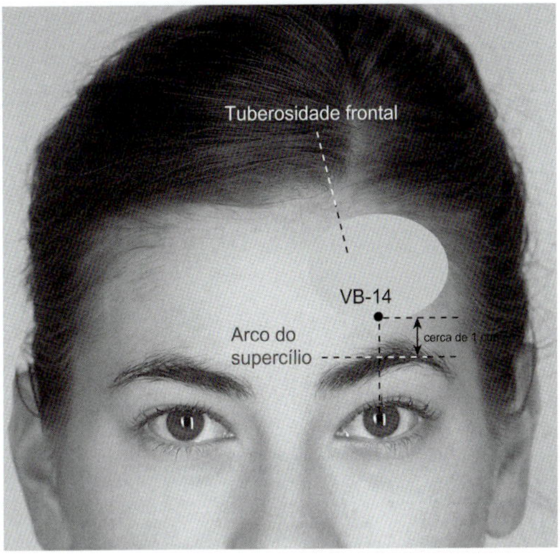

Figura 5.274

Localização Na linha da pupila, com os olhos do paciente direcionados para a frente, cerca de 1 cun cranialmente ao meio do supercílio na transição da tuberosidade frontal para o arco acima do olho.

Como encontrar Palpar, a partir do meio do supercílio, na linha da pupila (com os olhos do paciente direcionados para a frente) em direção caudal e localizar **VB-14** no ponto mais profundo entre a tuberosidade frontal e o arco acima do olho.

Para orientação: a distância entre o meio do supercílio e a linha anterior da raiz do cabelo (▶ 2.1.1) corresponde a 3 cun do corpo (▶ 1.2). **VB-14** está situado no primeiro terço da distância, portanto 1 cun em sentido cranial do meio do supercílio.

Punção Superficial subcutânea em direção ao meio do supercílio ou em direção aos problemas a serem tratados, de 0,3 a 1 cun e eventualmente método de beliscar a pele (▶ 7.2.2).

Efeitos e indicações mais importantes

- **Elimina o vento (interno e externo), beneficia a cabeça e os olhos, alivia as dores:** dores na cabeça (na região frontal, infraorbital, na região ocular, temporal, parietal), neuralgia do primeiro ramo do trigêmeo, paresia facial, tique facial, espasmo dos olhos e das pálpebras.

Particularidades Ponto de cruzamento com o *yang wei mai*, segundo alguns autores também com os canais de energia do Triplo Aquecedor, do Intestino Grosso e do Estômago. Importante ponto local no caso de dores na região frontal da cabeça.

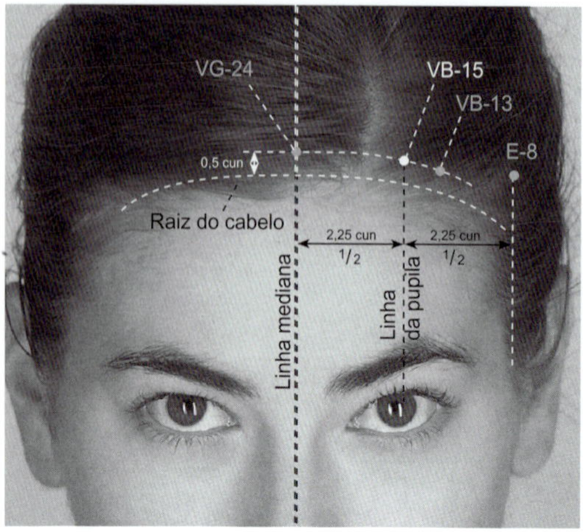

Figura 5.275

Localização 0,5 cun cranialmente à linha anterior da raiz do cabelo, na linha da pupila, com os olhos do paciente direcionados para a frente ou 2,25 cun lateralmente à linha mediana.

Como encontrar Procurar primeiramente a linha anterior da raiz do cabelo (▶ 2.1.1), em casos de calvície, a linha deve ser marcada com o franzimento da fronte. Localizar **VB-15** na linha da pupila (com o paciente olhando para a frente) e 0,5 cun cranialmente à linha anterior da raiz do cabelo.

Ou: o ponto também é indicado como ponto central da distância entre **VG-24** (linha mediana) e **E-8** (no ângulo frontotemporal).

Referência Também 0,5 cun cranialmente à linha da raiz do cabelo estão situados **VG-24, B-3, B-4, VB-13** e **E-8** (linha mediana, acima do ângulo medial do olho, 1,5 cun lateral à linha mediana, 3 cun laterais à linha mediana e ângulo frontotemporal).

Punção Superficial subcutânea, de 0,5 a 1,5 cun, em direção occipital ou em direção aos problemas a serem tratados.

Efeitos e indicações mais importantes

- **Elimina o vento, beneficia a cabeça, o nariz e os olhos, alivia dores:** dores na cabeça (região supraorbital e frontal, occipital), tontura, doenças oculares, lacrimejamento (por meio de afecção de vento), rinite, sinusite, acidente vascular cerebral, epilepsia.

Particularidades Ponto de cruzamento com o *yang wei mai* e, segundo alguns autores, também com o canal de energia da Bexiga; ponto inicial da linha 3 ("linhas gástricas") da acupuntura do crânio segundo Yamamoto.

VB

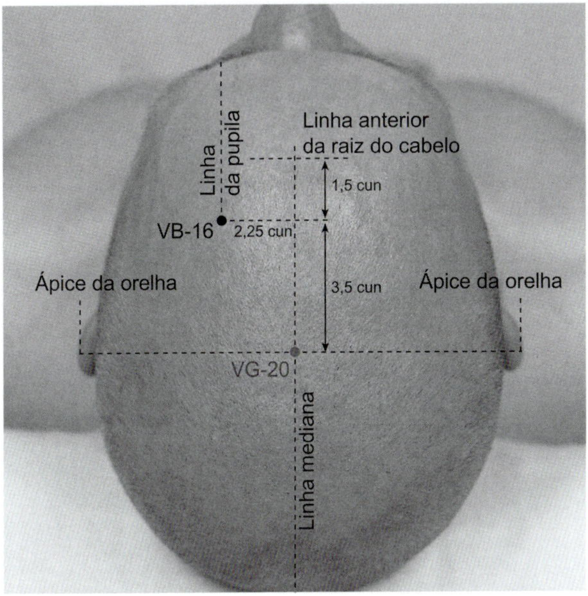

Figura 5.276

Localização 1,5 cun cranialmente à linha anterior da raiz do cabelo na linha da pupila, com os olhos do paciente direcionados para a frente ou 2,25 cun laterais à linha mediana.

Como encontrar Primeiramente, procurar a linha anterior da raiz do cabelo (▶ 2.1.1), em casos de calvície, a linha deve ser marcada com o franzimento da fronte. Em seguida, localizar **VB-16** na linha da pupila (com o paciente olhando para a frente) e 1,5 cun cranialmente à linha da raiz do cabelo.

Para orientação: a pupila se encontra cerca de 2,25 cun lateralmente à linha mediana, corresponde ao centro do trecho **VG-24** a **E-8**. A distância entre a raiz do cabelo e **VG-20** (ponto de cruzamento da linha do meio do ápice do crânio com a linha de ligação entre os dois ápices da orelha) na linha mediana corresponde a 5 cun. **VB 16** está situado 3,5 cun caudais a **VG-20**, na linha arqueada (**VB-15** a **VB-20**).

Referência **VB-15** também está situado na linha da pupila, no entanto 0,5 cun cranial à linha da raiz do cabelo.

Punção Superficial subcutânea, de 0,3 a 1,5 cun em direção occipital ou em direção aos problemas.

Efeitos e indicações mais importantes

- **Expulsa o vento, beneficia os olhos, alivia dores:** doenças oculares eventuais, rinite, sinusite (sobretudo na região temporofrontal), dores de cabeça, inchaços na face e na região da cabeça, dor de dente (maxila), periodontite, infecção febril, tontura, epilepsia.

Particularidade Ponto de cruzamento com o *yang wei mai*.

VB

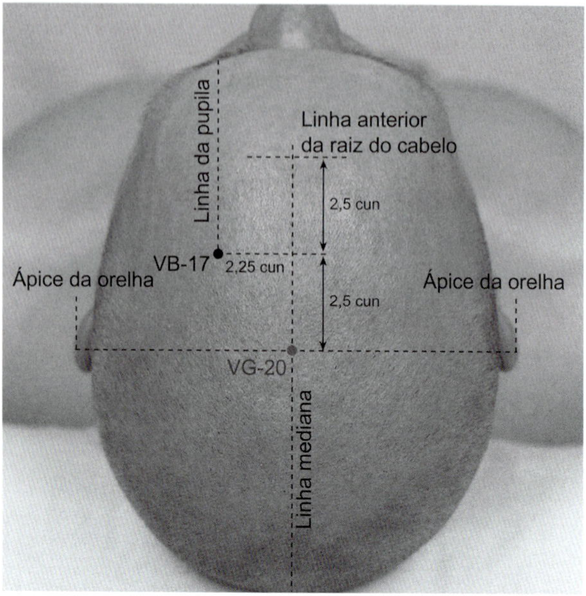

Figura 5.277

Localização 2,5 cun cranialmente à linha anterior da raiz do cabelo e 2,25 cun lateralmente à linha mediana.

Como encontrar Procurar primeiro, na linha mediana, a linha anterior da raiz do cabelo (▶ 2.1.1), em casos de calvície, a linha deve ser marcada com o franzimento da fronte e determinar **VG-20** (ponto de cruzamento da linha mediana no ápice do crânio com a linha de ligação entre os dois ápices da orelha). Essa distância corresponde a 5 cun do corpo (▶ 1.2). Determinar o centro entre os dois pontos de orientação (p. ex., técnica de localização com a ajuda das mãos, ▶ 1.3.3), e localizar nessa altura **VB-17** sobre a linha arqueada (**VB-15** a **VB-20** e prolongamento da linha da pupila ou 2,25 cun laterais à linha mediana).

Referência **B-6** também está situado 2,5 cun anteriormente de **VG-20**, mas 1,5 cun lateral à linha mediana.

Punção Superficial subcutânea, de 0,5 a 1,5 cun, em direção occipital ou em direção aos problemas.

Efeitos e indicações mais importantes

- **Beneficia a cabeça, harmoniza o estômago, alivia dores:** dor (unilateral) na cabeça, dores nos dentes maxilares, tontura, náuseas e vômitos, rigidez na nuca, aversão ao vento e ao frio.

Particularidade Ponto de cruzamento com o *yang wei mai*.

VB

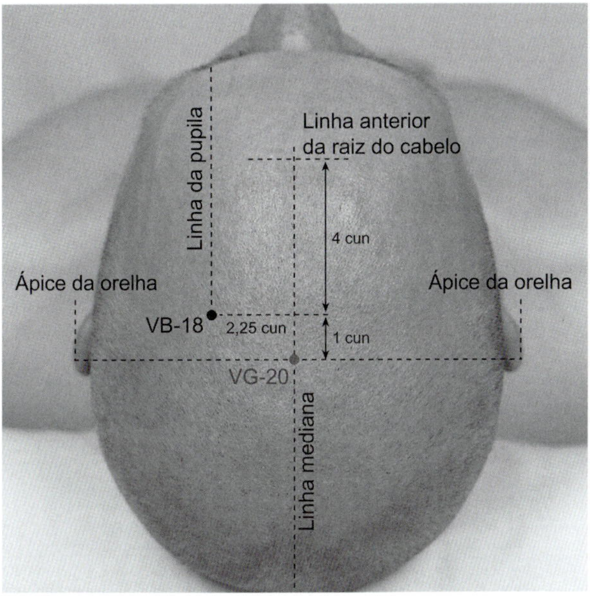

Figura 5.278

Localização 4 cun craniais da linha anterior da raiz do cabelo ou 1 cun anterior a **VG-20** na linha de ligação entre **VB-15** e **VB-20** e 2,25 cun (metade da linha de ligação **E-8** a **VG-24**) laterais à linha mediana.

Como encontrar Localizar primeiramente **VG-20** (ponto de cruzamento da linha mediana no ápice do crânio com a linha de ligação entre os dois vértices da orelha). Em seguida, localizar **VB-18** 1 cun anteriormente a **VG-20** na linha arqueada (**VB-15** a **VB-20** e prolongamento da linha da pupila, ou então corresponde ao centro entre **E-8** e **VG-24**).

Referência **B-7** também está situado 4 cun craniais à linha anterior da raiz do cabelo e 1 cun anterior de **VG-20**, mas 1,5 cun lateral à linha mediana.

Punção Superficial subcutânea, de 0,5 a 1,5 cun, em direção occipital ou em direção aos problemas.

Efeitos e indicações mais importantes

- **Beneficia o nariz e a cabeça, diminui o *qi* dos pulmões, alivia dores:** dores na cabeça e nos olhos, tontura, rinite, hemorragias nasais, aversão ao vento e ao frio.

Particularidade Ponto de cruzamento com o *yang wei mai*.

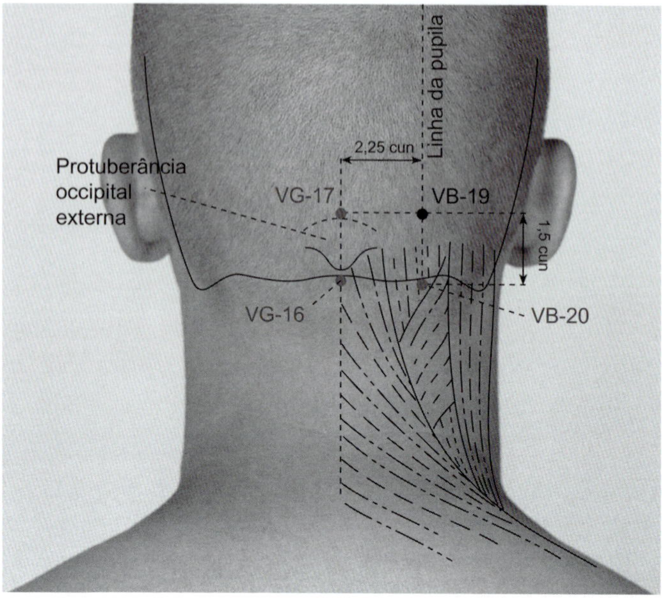

Figura 5.279

Localização No occipício, na altura da parte superior da protuberância occipital externa (**VG-17**) e 2,25 cun laterais à linha mediana.

Como encontrar Orientação a partir da protuberância occipital externa (▶ 2.1.5). Ela pode ser palpada como uma tuberosidade rasa na linha mediana. Em seguida, localizar **VG-17** na depressão diretamente acima da protuberância. Partindo de **VG-17**, localizar **VB-19** 2,25 cun para a lateral (na linha arqueada **VB-15** a **VB-20** e prolongamento da linha da pupila).

Para orientação: o ponto está situado aproximadamente 2,5 cun cranialmente à linha posterior da raiz do cabelo (▶ 2.1.5) e cerca de 1,5 cun acima de **VB-20** (abaixo do occipício, entre as inserções do músculo esternocleidomastóideo e do músculo trapézio).

Punção Superficial subcutânea, de 0,5 a 1,5 cun, em direção occipital ou em direção aos problemas.

Efeitos e indicações mais importantes

- **Expulsa o vento, beneficia os olhos e a cabeça, filtra os sentidos, torna permeável o canal de energia, alivia dores:** dores na cabeça e na nuca, rigidez na nuca, doenças oculares, inchaços na região dos olhos, rinite, sangramento nasal, dificuldade para ouvir e zumbido, tontura, estados de confusão mental (por meio do vento).

Particularidade Ponto de cruzamento com o *yang wei mai*.

VB

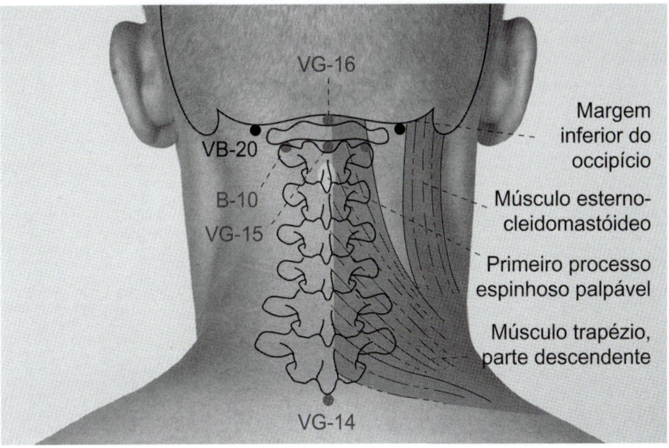

Figura 5.280

Localização Abaixo do occipício, na depressão entre as inserções do músculo esternocleidomastóideo e do músculo trapézio.

Como encontrar **Posicionamento:** decúbito ventral, decúbito dorsal ou sentado (posicionar o paciente com travesseiros na nuca, de tal maneira que ela permaneça acessível). A partir da linha mediana, deslizar abaixo da margem inferior do occipício sobre a protuberância da inserção do músculo trapézio para a lateral até uma depressão, do tamanho da polpa de um dedo, antes da inserção do músculo esternocleidomastóideo. **VB-20** localiza-se no centro.

Referência Na mesma altura está situado **VG-16. B-10** está situado em posição um pouco mais medial e caudal.

Punção Com a cabeça em posição neutra, na direção da órbita contralateral, de 0,5 a 1,2 cun. (Aviso: a flexão anterior da cabeça recomendada frequentemente geraria tensão nas fáscias e dificultaria a inserção). **Cuidado:** no caso de pacientes magros não puncionar mais profundamente do que 2 cm (artéria vertebral na profundidade).

Efeitos e indicações mais importantes

- **Expulsa o vento, beneficia os olhos e a cabeça, filtra os sentidos, torna permeável o canal de energia, alivia dores:** dores na cabeça, enxaqueca, tontura, doenças do ouvido, doenças sobretudo oculares/nasais, trismo, hipertonia, epilepsia, inchaços faciais, urticária, paresia facial, distúrbios para dormir, distúrbios de pensamento, problemas na região cervical da coluna, do ombro e região superior das costas.

Particularidades Ponto de cruzamento com *yang wei mai* e *yang qiao mai*, segundo alguns autores também com o ponto Triplo Aquecedor. Ponto principal em todas as "doenças de vento", ponto muito importante no caso de problemas na região da cabeça e dos olhos.

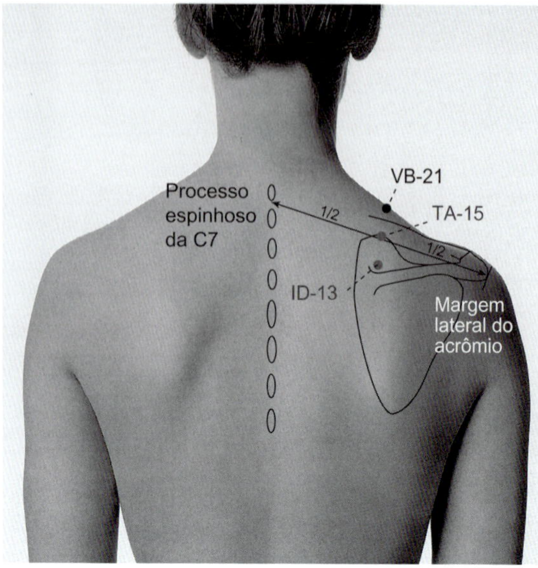

Figura 5.281

Localização Na crista superior da parte descendente do músculo trapézio, na altura do meio da linha de ligação entre o processo espinhoso da C7 e a margem lateral do acrômio.

Como encontrar Localização da C7 (▶ 2.4.1) e do acrômio (▶ 2.3.1, a espinha da escápula passa pela sua extremidade lateral pelo acrômio, em forma oval sobre a cabeça do antebraço). Com a técnica de localização das mãos (▶ 1.3.3), por exemplo, determinar o ponto médio de distância entre o processo espinhoso da C7 e a margem lateral do acrômio. Na crista superior da parte descendente do músculo trapézio, localizar **VB-21**.

Referência **TA-15** está situado cerca de 1 cun caudal a **VB-21** e projeta-se sobre o ângulo superior da escápula. **ID-13** está localizado em uma direção mais caudal, na extremidade medial da fossa supraespinal.

Punção Vertical até oblíqua em direção posterior, cerca de 0,5 a 1 cun (levantar protuberância do músculo). Variante de risco: fazer uma prega na musculatura, levantar e inserir a agulha, ventral ou dorsalmente, cerca de 1 cun no músculo. **Cuidado:** contraindicada na gravidez; pneumotórax.

Efeitos e indicações mais importantes

- **Regula o *qi*, transforma o muco, dissolve os nodos:** “doenças por muco”, tosse, dispneia, crise aguda de asma.
- **Torna permeável o canal de energia, alivia dores:** problemas na região do ombro e da nuca.
- **Estimula o trabalho de parto, beneficia as mamas:** facilitação do parto, retenção da placenta, estímulo à lactação, mastite.

Particularidades Ponto de cruzamento com o Estômago, o Triplo Aquecedor e o *yang wei mai*. Frequente ponto-gatilho da região do ombro com efeito distante sobre o útero.

VB

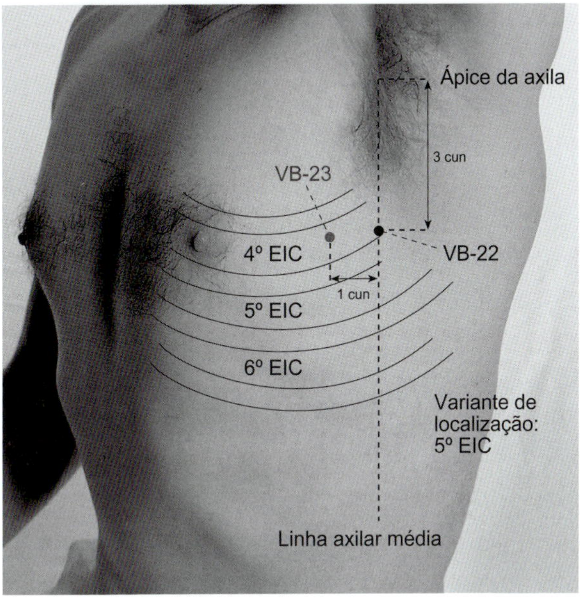

Figura 5.282

Localização Na linha axilar média, com o braço abduzido, cerca de 3 cun distais da axila no 4° espaço intercostal (de acordo com alguns autores, o ponto se projeta no 5° espaço intercostal).

Como encontrar Com o braço levemente abduzido, determinar o ápice da axila. Localizar **VB-22** cerca de 3 cun abaixo do ápice, no 4° espaço intercostal ou, segundo alguns autores, a localização se dá no 5° espaço intercostal (dores provocadas por pressão). **Para orientação:** no caso dos homens, a papila mamária situa-se em posição regular; nas mulheres em decúbito dorsal, situa-se geralmente no 4° espaço intercostal. Atenção para: subida do espaço intercostal para lateral. No caso das mulheres, orientação segura na região do espaço intercostal também na sincondrose manubrioesternal (▶ 2.5).

Referência No 4° espaço intercostal, porém mais medialmente estão situados **VC-17**, **R-23**, **E-17**, **CS-1**, **BP-18** e **VB-23** (linha mediana, 2 cun laterais à linha mediana, papila mamária ou 4 cun laterais à linha mediana, 1 cun lateral à papila mamária ou 5 cun laterais à linha mediana, 6 cun laterais à linha mediana e 1 cun anterior a **VB-22**).

Punção Oblíqua até superficial subcutânea ao longo do curso do espaço intercostal, de 0,5 a 1 cun. **Cuidado:** pneumotórax. A moxabustão, segundo alguns autores clássicos, é contraindicada.

Efeitos e indicações mais importantes

- **Regula o *qi*, abre o tórax, beneficia a região axilar:** tosse, sensação de aperto e repleção no tórax, neuralgia intercostal, inchaço nos linfonodos da região axilar, dores no ombro e no braço com limitações de movimento.

VB

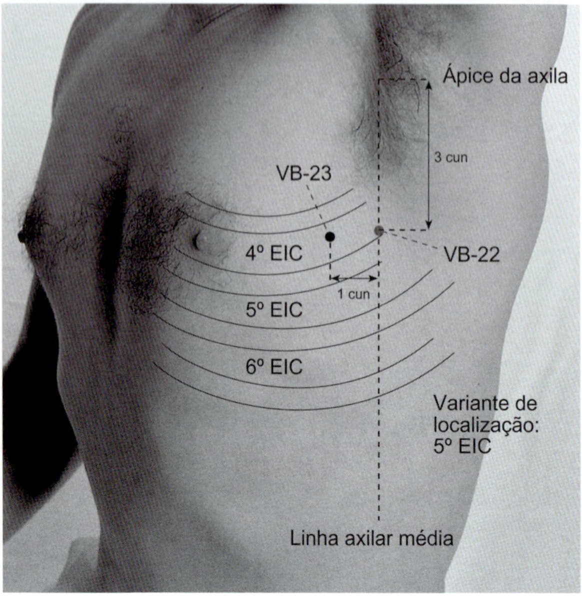

Figura 5.283

Localização 1 cun anterior a **VB-22** (na linha axilar média, 3 cun abaixo da axila, no 4º espaço intercostal (de acordo com alguns autores, o ponto se projeta no 5º espaço intercostal).

Como encontrar Com o membro superior levemente abduzido, determinar o ápice da axila. Determinar primeiramente **VB-22**, no 4º espaço intercostal, 3 cun abaixo desse ápice. Em seguida, localizar **VB-23**, 1 cun anterior a **VB-22**, também no 4º espaço intercostal.

Para orientação: no caso dos homens, a papila mamária está situada em posição regular, nas mulheres em decúbito dorsal situa-se frequentemente no 4º espaço intercostal. Atentar-se para a subida do espaço intercostal em direção lateral. No caso das mulheres, orientação segura na região do espaço intercostal na sincondrose manubrioesternal (▶ 2.5).

Referência No 4º espaço intercostal, estão situados também **VC-17**, **R-23**, **E-17**, **CS-1** e **BP-18** (linha mediana, 2 cun laterais à linha mediana, papila mamária ou 4 cun laterais à linha mediana, 1 cun lateral à papila mamária ou 5 cun laterais à linha mediana e 6 cun laterais à linha mediana).

Punção Superficial subcutânea até oblíqua ao longo do curso do espaço intercostal, de 0,5 a 1 cun. **Cuidado:** pneumotórax.

Efeitos e indicações mais importantes

- **Abre o tórax, regula o *qi* e o Triplo Aquecedor:** tosse, dispneia, asma brônquica, sensação de pressão no tórax, náusea, vômitos, eructação, azia, distúrbios do sono, melancolia, dor no membro superior e nas costas, neuralgia intercostal.

Particularidade Segundo alguns autores, ponto de cruzamento com o canal de energia da Bexiga.

VB

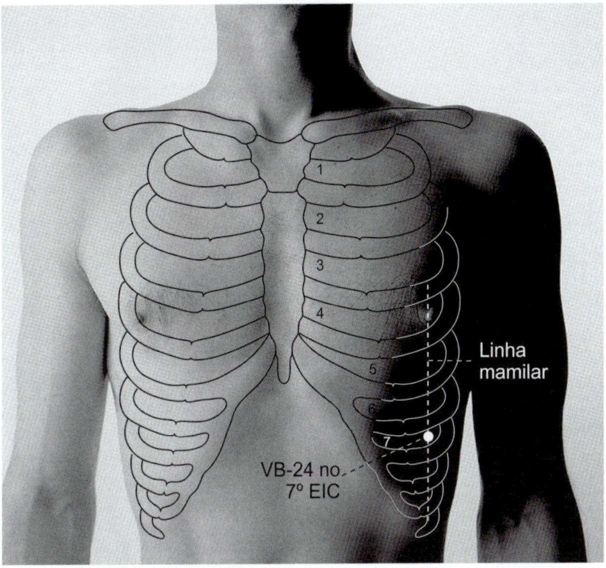

Figura 5.284

Localização No 7º espaço intercostal, na linha mamilar (4 cun laterais à linha mediana anterior).

Como encontrar Como linha vertical de ajuda para a orientação na região do tórax, a linha mamilar projeta-se 4 cun lateralmente à linha mediana anterior (▶ 2.5). No caso dos homens, a papila mamária situa-se em posição regular; nas mulheres em decúbito dorsal, situa-se geralmente no 4º espaço intercostal. Atentar-se para a subida do espaço intercostal em direção lateral. A partir desse ponto, contar na linha mamilar até o 7º EIC.

Ou: orientação segura na região intercostal (▶ 2.5): palpar primeiro a sincondrose manubrioesternal (▶ 2.5), uma estrutura óssea que corre transversalmente no esterno. Lateralmente encontra-se a inserção da cartilagem costal da 2ª costela, o espaço intercostal abaixo é o 2º espaço intercostal. Contar desse local até o 7º espaço intercostal e localizar **VB-24** na linha mamilar.

Referência **F-14** está situado diretamente acima de **VB-24** no 6º espaço intercostal. Aproximadamente na mesma altura (1 cun caudalmente ao ângulo esternocostal) estão situados **VC-13**, **R-20** e **E-20** (linha mediana, 0,5 e 2 cun laterais à linha mediana).

Punção Superficial subcutânea até oblíqua, no curso do espaço intercostal, de 0,5 a 1 cun. **Cuidado:** pneumotórax.

Efeitos e indicações mais importantes

- **Beneficia a vesícula biliar, regula o *qi* do fígado, remove a umidade e o calor, diminui a energia *qi* de inversão, harmoniza o Triplo Aquecedor médio:** doenças do fígado e da vesícula biliar, distúrbios do trato gastrintestinal, problemas na região lateral do abdome e das costelas, neuralgia intercostal.

Particularidades Ponto *mu* da vesícula biliar, ponto de cruzamento com o canal de energia do Baço-Pâncreas. Ponto principal no caso de problemas na vesícula biliar.

VB

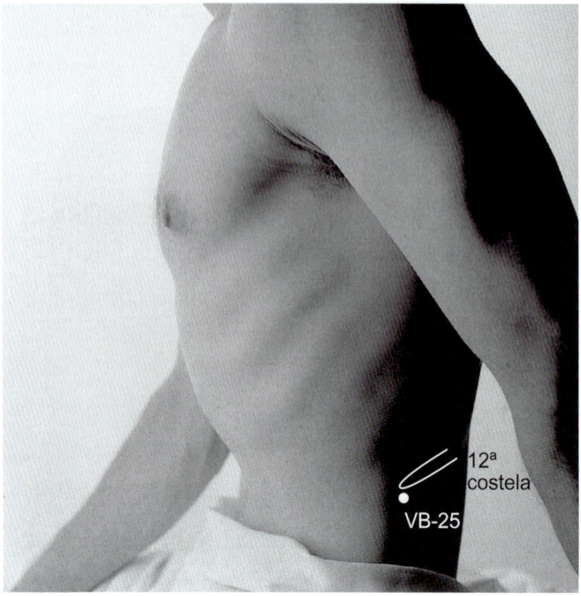

Figura 5.285

Localização Na margem inferior da extremidade livre da 12ª costela, na região lateral da cintura.

Como encontrar Primeiro colocar a palma da mão na região inferior do abdome e deslizar com pressão suave no dedo ao longo do arco costal, até palpar a extremidade livre da 12ª costela. Localizar **VB-25** na margem inferior.

Referência **F-13** está situado na região da extremidade livre da 11ª costela.

Punção Vertical ou oblíqua, de 0,3 a 1 cun. **Cuidado:** peritônio. A agulha alcança o periósteo da 12ª costela.

Efeitos e indicações mais importantes

- **Fortalece os rins, regula os caminhos da água:** doenças renais e das vias urinárias.
- **Fortalece o baço, regula os intestinos:** doenças gastrintestinais.
- **Beneficia a região lombar:** problemas na região lombar e no quadril, cólicas renais.

Particularidade Ponto *mu* dos rins.

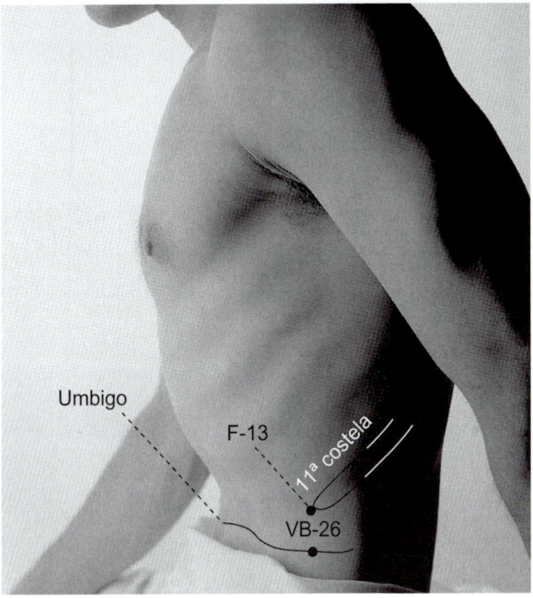

Figura 5.286

Localização Na região lateral da cintura, no ponto de interseção de uma linha vertical que passa através da extremidade livre da 11ª costela (F-13) e uma linha horizontal que passa através do umbigo.

Como encontrar Procurar primeiramente a margem inferior do arco costal e palpar ao longo desse arco até a extremidade livre da 11ª costela (posição de **F-13**). Em seguida, localizar **VB-26** verticalmente e abaixo da extremidade livre da 11ª costela, na altura do umbigo.

Referência Na mesma altura estão situados **VC-8**, **R-16**, **E-25**, **BP-15** (umbigo, 0,5, 2, 4 cun lateralmente à linha mediana).

Punção Vertical, de 0,5 a 1 cun. **Cuidado:** peritônio, no caso de pacientes magros.

Efeitos e indicações mais importantes

- **Regula o *dai mai*, remove a umidade, regula o útero:** corrimento vaginal, irregularidade do ciclo menstrual, dismenorreia, infertilidade, prolapso do útero.
- **Torna permeável o canal de energia, alivia dores:** dores na região lombar e lateral das costelas, tenesmo, espasmo, doenças do *shan*.

Particularidade Ponto de cruzamento com o *dai mai*.

VB

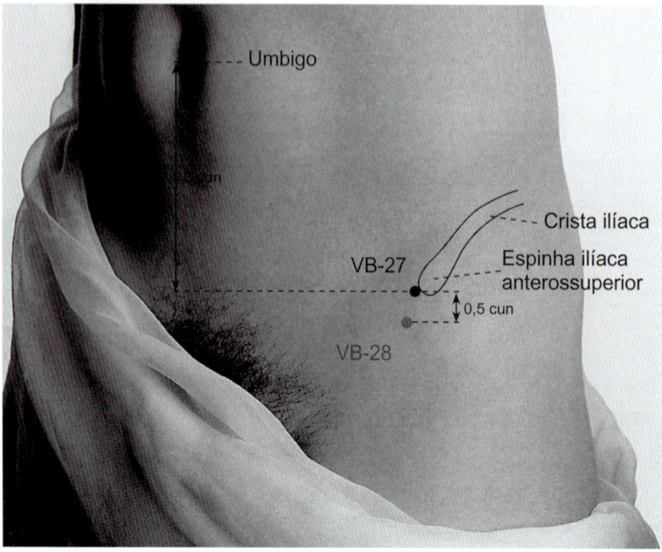

Figura 5.287

Localização Na região lateral do abdome, no sulco ventral à espinha ilíaca anterossuperior (EIAS), cerca de 3 cun caudalmente à altura do umbigo.

Como encontrar Procurar a espinha ilíaca anterossuperior (▶ 2.5), seguindo a margem superior da crista ilíaca em direção ventral e caudal, podendo palpar na extremidade desta a espinha ilíaca anterossuperior, uma saliência óssea no hipogástrio lateral. Em seguida, localizar **VB-27** em um sulco anterior à EIAS (ventral).

Referência **VB-28** está situado cerca de 0,5 cun caudal e ventralmente. Aproximadamente na mesma altura (3 cun caudalmente ao umbigo) estão situados **VC-4**, **R-13**, **Ex-CA** *yijing*, **E-28**, **Ex-CA** *qimen* e **Ex-CA** *tituo* (linha mediana, 0,5, 1, 2, 3, e 4 cun laterais à linha mediana).

Punção Vertical, de 1 a 1,5 cun. **Cuidado:** na gravidez.

Efeitos e indicações mais importantes

- **Regula o *dai mai* e o Triplo Aquecedor inferior, elimina a estagnação:** corrimento vaginal, irregularidades do ciclo menstrual, prolapso do útero, dor no hipogástrio, dor no testículo, tenesmo, obstipação, dores nas costas, lombares e na região no íleo, espasmos, doenças do *shan*, problemas na região do quadril.

Particularidade Ponto de cruzamento com o *dai mai*.

VB

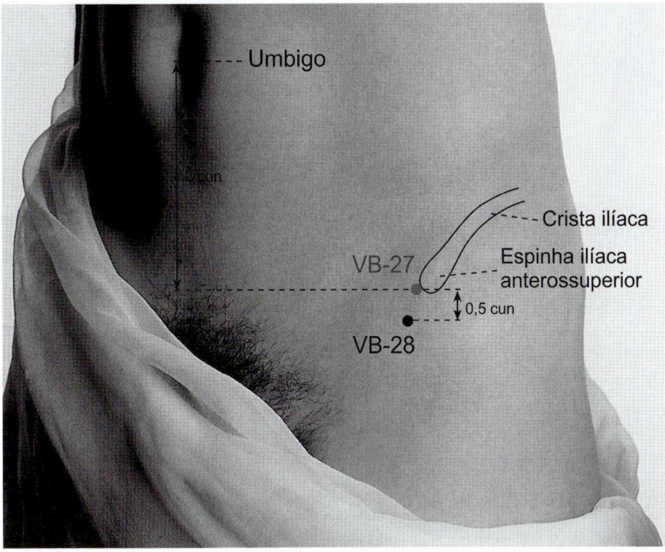

Figura 5.288

Localização Na região lateral do abdome, em posição ventrocaudal à espinha ilíaca anterossuperior (EIAS), ou em posição 0,5 cun ventrocaudalmente a **VB-27**.

Como encontrar Procurar primeiramente a espinha ilíaca anterossuperior (▶ 2.5), seguindo a margem superior da crista ilíaca em direção ventral e caudal, podendo palpar, na extremidade desta, a espinha ilíaca anterossuperior, uma saliência óssea no hipogástrio lateral. Em seguida, localizar **VB-27** no sulco anterior (ventral) à EIAS, e palpar **VB-28** a cerca de 0,5 cun ventrocaudalmente a esse local.

Punção Vertical, de 1 a 1,5 cun. **Cuidado:** na gravidez.

Efeitos e indicações mais importantes

- **Regula o *dai mai* e o Triplo Aquecedor inferior, elimina estagnações:** corrimento vaginal, irregularidades no ciclo menstrual, prolapso do útero, dor no hipogástrio, doenças do *shan*, dores na região lombar e do íleo.

Particularidade Ponto de cruzamento com o *dai mai*.

VB

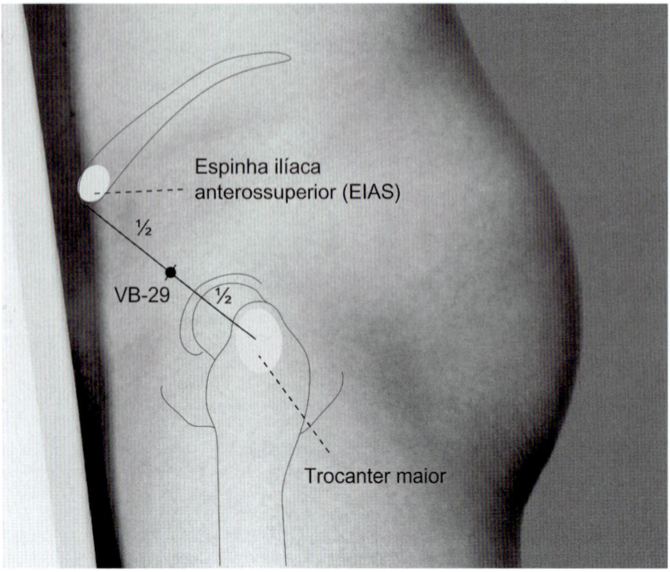

Figura 5.289

Localização No meio da linha de ligação entre a espinha ilíaca anterossuperior (EIAS) e o trocanter maior, na margem anterior da crista ilíaca.

Como encontrar **Posição:** recomendada – em decúbito lateral confortável, com flexão da articulação do quadril do lado em tratamento com um rolo ou almofada entre os joelhos; a perna que está posicionada abaixo fica estendida. Como primeiro ponto de orientação, procurar a espinha ilíaca anterossuperior (▶ 2.5), seguindo a margem superior da crista ilíaca em direção ventral e caudal, podendo-se palpar, na extremidade lateral desta, a EIAS, uma saliência óssea no hipogástrio lateral. Como segundo ponto de orientação, procurar o trocanter maior (▶ 2.6), uma estrutura óssea que fica lateralmente saliente na região da articulação do quadril. Em seguida, localizar **VB-29** no meio da linha de ligação entre esses dois pontos de orientação.

Punção Vertical, de 1 a 2 cun.

Efeitos e indicações mais importantes

- **Torna permeável o canal de energia, alivia dores, beneficia a articulação:** dores nas costas, pernas e no quadril com irradiação no abdome inferior e na região inguinal, restrições de movimento na articulação do quadril, lombociatalgia, doenças do *shan*, problemas na articulação do ombro.

Particularidade Ponto de cruzamento com o *yang qiao mai*.

VB

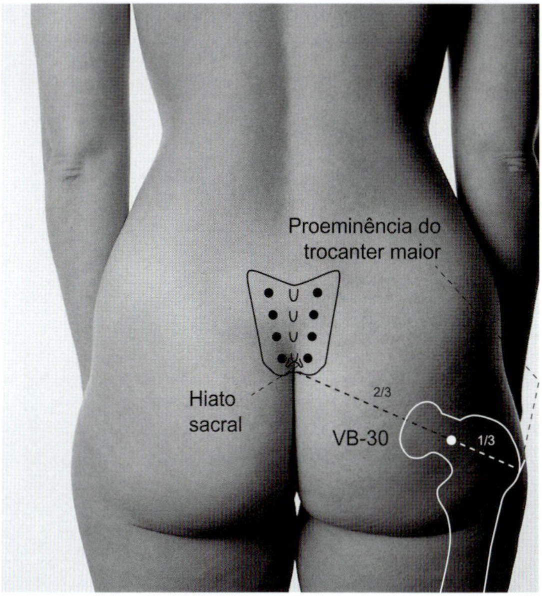

Figura 5.290

Localização Em posição lateral, o ponto está situado no limite entre o terço médio e o lateral da linha de ligação entre o trocanter maior e o hiato sacral.

Como encontrar **Posição:** recomendada – em decúbito ventral, ou melhor, lateral, se possível com flexão das articulações do quadril e do joelho do lado em tratamento, com um rolo ou almofada entre os joelhos; a perna que está posicionada abaixo fica estendida. Pontos de orientação: hiato sacral (▶ 2.4.4) e proeminência lateral do trocanter maior (▶ 2.6). Localizar **VB-30** na linha de ligação entre os dois pontos de orientação, no primeiro terço da distância do trocanter.

Punção Vertical, em direção à região genital, de 1,5 a 3 cun, a agulha alcança a fáscia do músculo obturador interno, bem como camadas intermusculares de tecido conjuntivo. Utilizar uma agulha com 3 cun de comprimento (50 mm). **Cuidado:** punção frequentemente dolorosa.

Efeitos e indicações mais importantes

- **Torna permeáveis o canal de energia, alivia as dores, beneficia a região do quadril e das pernas, elimina o vento e a umidade:** problemas na região lombar, da pelve e do quadril, isquialgia e lombociatalgia com irradiação na região lateral das pernas, problemas na articulação sacroilíaca e na região do músculo piriforme (inserção), doenças da pele como urticária, eczema.

Particularidades Ponto de cruzamento com o canal de energia da Bexiga, ponto Estrela do Céu (Ma Dan Yang). Importante ponto local no caso de problemas no quadril.

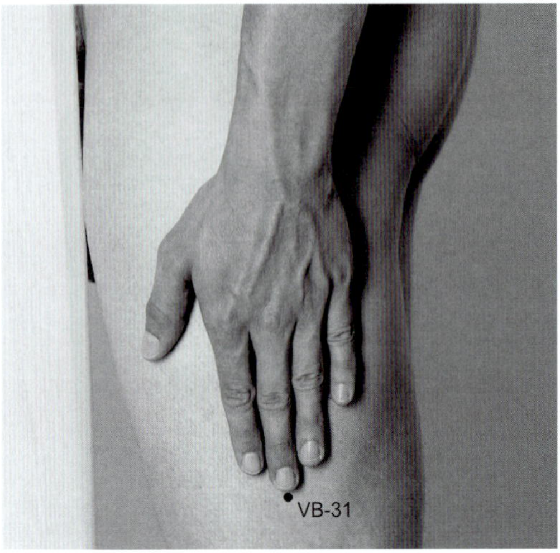

Figura 5.291

Localização Na região lateral da coxa, distalmente ao trocanter maior, cerca de 7 cun proximais à prega da articulação do joelho.

Como encontrar Pedir ao paciente que coloque as mãos na região da "costura lateral da calça" (a melhor posição é a ortostática). **VB-31** encontra-se na extremidade de seu dedo médio.

Ou: a linha de ligação entre a proeminência lateral do trocanter maior (▶ 2.6) e a prega da articulação do joelho corresponde a 19 cun (▶ 1.2). Dividir essa linha em três e localizar **VB-31** cerca de 1 cun proximalmente ao primeiro terço da distância (visto a partir da prega do joelho). A dor à palpação identifica o ponto.

Punção Vertical, de 1 a 2 cun.

Efeitos e indicações mais importantes

- **Expulsa o vento, suaviza o prurido, torna permeável o canal de energia, alivia as dores:** síndrome *bi* do membro inferior, da região lombar e do quadril, lombociatalgia, hemiplegia, prurido, urticária.

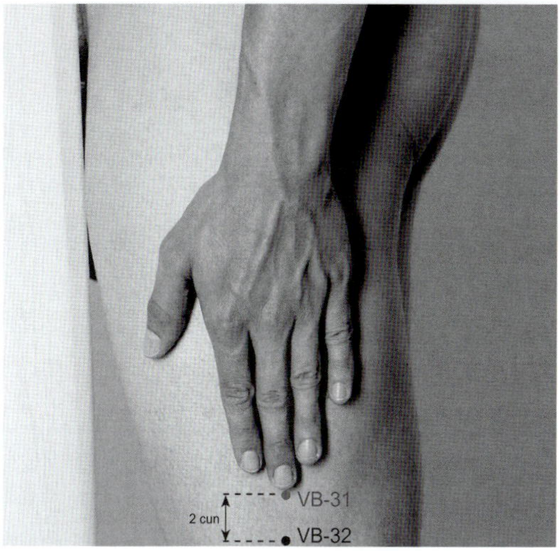

Figura 5.292

Localização Na região lateral da coxa, 5 cun proximais à prega da articulação do joelho, entre o músculo vasto lateral e o músculo bíceps femoral.

Como encontrar A linha de ligação entre a proeminência lateral do trocanter maior (▶ 2.6) e a prega da articulação do joelho corresponde a 19 cun (▶ 1.2). Dividir essa distância em quatro (ajuda: técnica de localização com a ajuda das mãos ou fita métrica, ▶ 1.3). Em seguida, localizar **VB-32** aproximadamente proximal ao primeiro quarto da distância (visto a partir da prega do joelho). A dor à palpação identifica o ponto.

Punção Vertical ou oblíqua em direção proximal ou distal, de 1 a 2 cun.

Efeitos e indicações mais importantes

- **Conduz o vento, a umidade e o frio para fora, torna permeável o canal de energia, alivia dores:** síndrome *bi* do membro inferior, da região lombar e do quadril, lombociatalgia, hemiplegia, urticária.

VB

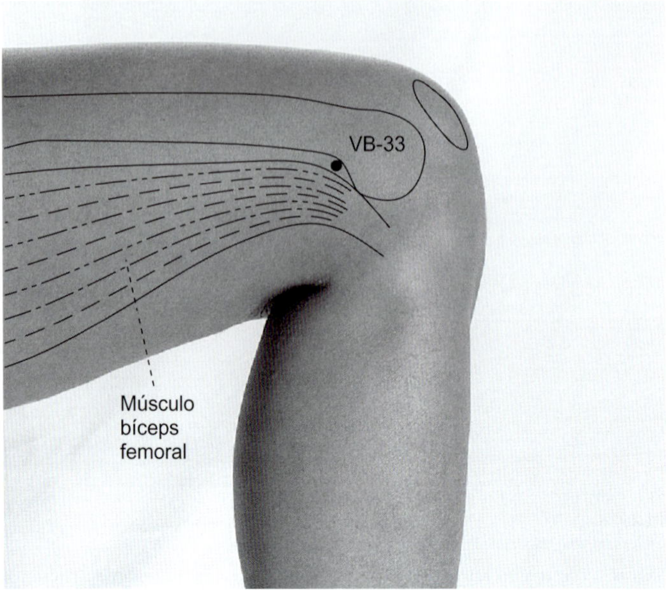

Figura 5.293

Localização Na região lateral do joelho, com o joelho flexionado, na depressão entre o corpo e o epicôndilo lateral do fêmur e o tendão do músculo bíceps femoral, cerca de 3 cun proximais a **VB-34**.

Como encontrar A melhor maneira de localizar é com o joelho flexionado (com um rolo de espuma embaixo dele). A partir da articulação do joelho, palpar em direção lateral o epicôndilo lateral do fêmur. Em seguida, na extremidade distal, localizar **VB-33** na depressão facilmente palpável entre o epicôndilo e o tendão do músculo bíceps femoral. O tendão segue lateralmente na região da costura da calça e insere-se subjacente à articulação do joelho na cabeça da fíbula.

Referência **VB-34** está situado cerca de 3 cun mais distalmente, **E-34** está situado 2 cun proximais à margem superolateral da patela.

Punção Vertical, de 1 a 2 cun.

Efeitos e indicações mais importantes

- **Expulsa o vento e a umidade, relaxa os tendões, beneficia a articulação:** síndrome *bi* no joelho e na perna, problemas do joelho (dor, disestesia e restrição de movimento).

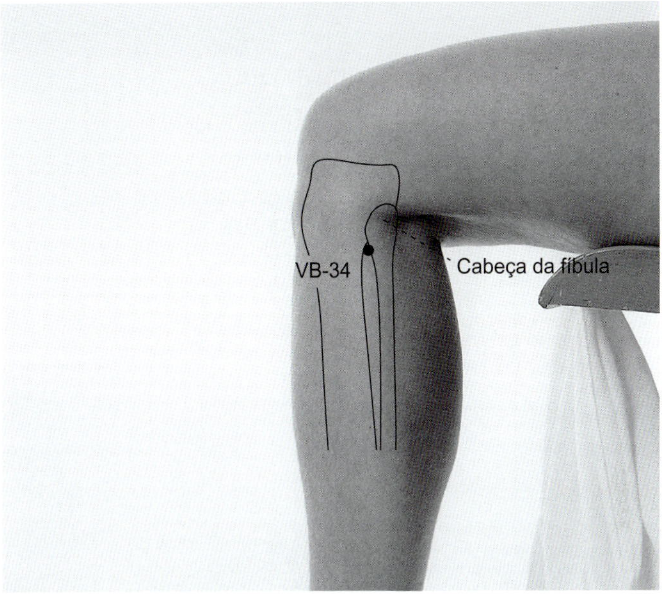

Figura 5.294

Localização Na depressão anterior e abaixo da cabeça da fíbula entre os músculos fibular longo e extensor longo dos dedos do pé.

Como encontrar A melhor maneira de localizá-lo é com o joelho flexionado (com um rolo de espuma embaixo dele). Palpar a cabeça da fíbula na "região da costura lateral da calça" e envolvê-la com os dedos indicador e médio em pinçamento. Deslizar com ambos os dedos a partir desse local, em direção distal. O dedo situado mais medialmente desliza então em uma depressão diretamente anterior e abaixo da cabeça da fíbula (**VB-34**).

Referência Aproximadamente na mesma altura, porém medialmente, está situado **BP-9** (na transição corpo/côndilo medial da tíbia).

Punção Vertical, de 1 a 1,5 cun. **Cuidado:** nervo fibular profundo ao fundo, no caso de variantes também nervo fibular comum.

Efeitos e indicações mais importantes

- **Beneficia os tendões e as articulações, torna permeável o canal de energia, alivia dores:** problemas nos tendões (contraturas, distúrbios funcionais, rigidez e tensão muscular), síndrome *bi* sobretudo nos membros inferiores, problemas ao longo do trajeto do canal de energia.
- **Filtra o calor e a umidade no fígado e na vesícula biliar:** doenças do fígado e da vesícula biliar, icterícia.
- **Harmoniza o *shaoyang*:** síndrome *shaoyang*.

Particularidades Ponto Mar *he*, ponto Terra, ponto Mar Inferior *xiahe* da Vesícula Biliar, ponto influente *hui* (ponto-mestre) dos tendões, ponto Estrela do Céu (Ma Dan Yang). Ponto principal em caso de doenças dos tendões e na musculatura.

VB

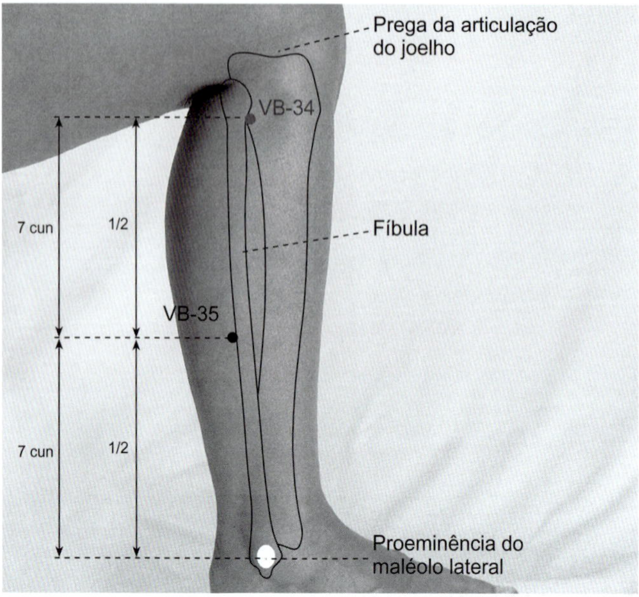

Figura 5.295

Localização 7 cun proximais à proeminência do maléolo lateral na margem posterior da fíbula.

Como encontrar Por meio da técnica de localização com a ajuda das mãos (▶ 1.3.3): localizar **VB-35** no ponto central da distância da linha entre **VB-34** (depressão anterior e abaixo da cabeça da fíbula ▶ 2.6.1) e a proeminência do maléolo lateral (▶ 2.6.2), na margem **posterior** da fíbula. **Para orientação:** muitas vezes, as margens da fíbula não podem ser facilmente delimitadas na região lateral da perna em razão da cobertura do músculo fibular curto, por esse motivo deve-se palpar primeiro a margem **posterior** da fíbula, diretamente acima do maléolo e, então, seguir proximalmente em direção à cabeça da fíbula.

Referência Na mesma altura estão situados **VB-36** (na margem **anterior** da fíbula), **B-58** (7 cun proximais **de B-60**) e **E-39** (1 cun distal do meio da linha de ligação de **E-35** a **E-41** e a largura de um dedo, lateralmente à margem da tíbia).

Punção Vertical, de 0,5 a 1,5 cun.

Efeitos e indicações mais importantes

- **Torna permeável o canal de energia, alivia dores:** síndrome *bi* nos membros inferiores, problemas do joelho.
- **Regula o *qi* da vesícula biliar, tranquiliza o *shen*:** sensação de aperto e repleção na região lateral das costelas e do hipocôndrio, distúrbios do medo, irritabilidade, dificuldade para tomar decisões.

Particularidade Ponto *xi* do *yang wei mai*.

VB

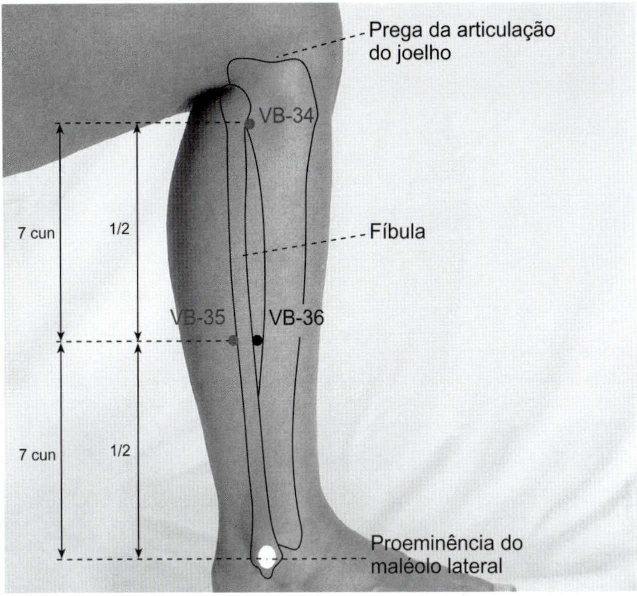

Figura 5.296

Localização 7 cun proximais à proeminência do maléolo lateral, na margem **anterior** da fíbula.

Como encontrar Por meio da técnica de localização com a ajuda das mãos (▶ 1.3.3): localizar **VB-36** no ponto central da distância da linha entre **VB-34** (depressão anterior e abaixo da cabeça da fíbula ▶ 2.6.1) e a proeminência do maléolo lateral (▶ 2.6.2), na margem **anterior** da fíbula. **Para orientação:** muitas vezes, as margens da fíbula não podem ser facilmente delimitadas na região lateral da perna em razão da cobertura do músculo fibular curto, por esse motivo deve-se palpar primeiro a margem **anterior** da fíbula, diretamente acima do maléolo e, então, seguir proximalmente em direção à cabeça da fíbula.

Referência Na mesma altura está situado **VB-35** (na margem **posterior** da fíbula), **B-58** (7 cun proximais a **B-60**) e **E-39** (1 cun distal do meio da linha de ligação de **E-35** a **E-41** e a largura de um dedo, lateralmente à margem da tíbia).

Punção Vertical, de 0,5 a 1,5 cun.

Efeitos e indicações mais importantes

- **Regula o *qi* da vesícula biliar e do fígado:** dores musculares espasmódicas nos membros inferiores.
- **Conduz o calor úmido para fora:** espasmos no estômago após comer pratos quentes e gordurosos.
- **Relaxa os tendões e músculos:** tensões na nuca.
- **Tranquiliza o *shen*:** epilepsia, mania.

Particularidade Ponto *xi*.

VB

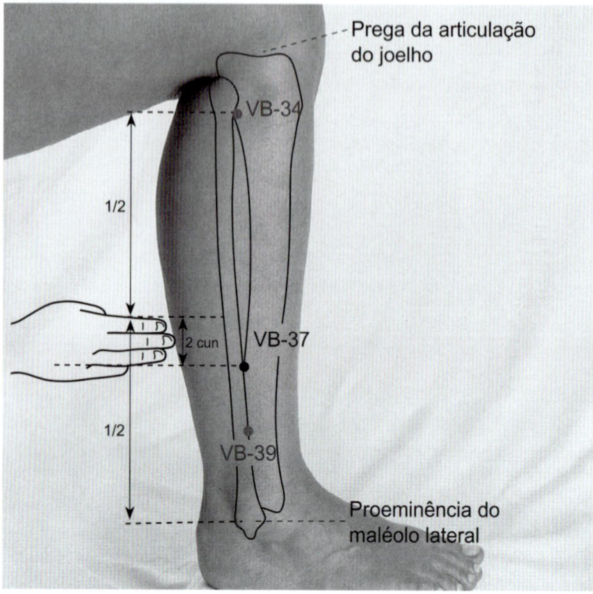

Figura 5.297

Localização 5 cun proximais à proeminência do maléolo lateral, na margem **anterior** da fíbula entre o músculo fibular longo e o músculo extensor longo dos dedos do pé.

Como encontrar Por meio da técnica de localização com a ajuda das mãos (▶ 1.3.3), por exemplo, localizar **VB-34** (depressão anterior e abaixo da cabeça da fíbula ▶ 2.6.1) e a proeminência do maléolo lateral (▶ 2.6.2) e medir 2 cun em sentido distal. Localizar **VB-37** nessa altura, em uma depressão na margem **anterior** da fíbula. Esta está situada a uma distância de 5 cun (a largura de uma mão e 2 polegares) da proeminência do maléolo. **Para orientação:** muitas vezes, as margens da fíbula não podem ser nitidamente delimitadas na região lateral da perna em razão da cobertura do músculo fibular curto, por esse motivo deve-se palpar primeiro a margem **anterior** da fíbula, diretamente acima do maléolo e proximalmente em direção à cabeça da fíbula.

Punção Vertical, de 0,5 a 1,5 cun.

Efeitos e indicações mais importantes

- **Beneficia os olhos:** doenças oculares.
- **Expulsa o vento e a umidade, torna o canal de energia permeável, alivia as dores:** mastopatia, distúrbios na lactação, dor na região lateral da cabeça, enxaqueca, dores no joelho, problemas na região da perna.

Particularidades Ponto *luo*. Importante ponto distante no caso de doenças oculares.

VB

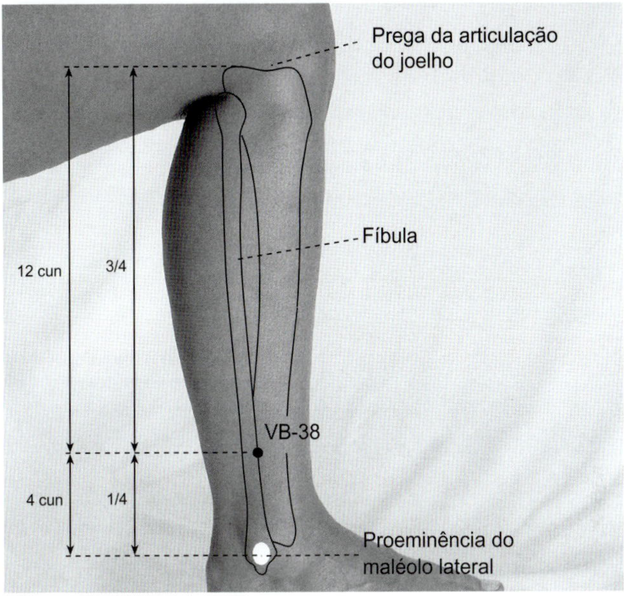

Figura 5.298

Localização 4 cun proximais à proeminência do maléolo lateral, na margem **anterior** da fíbula.

Como encontrar Procurar primeiramente a proeminência do maléolo lateral (▶ 2.6.2), medir a partir dela 4 cun proximais e localizar nesse local **VB-38**, na margem **anterior** da fíbula.

Ou: a linha de ligação da proeminência do maléolo lateral (▶ 2.6.2) para a prega da articulação do joelho corresponde a 16 cun (▶ 1.2). Dividir essa linha em quatro e localizar **VB-38** no primeiro quarto da distância (a partir do maléolo). **Para orientação:** muitas vezes, as margens da fíbula não podem ser facilmente delimitadas na região lateral da perna em razão da cobertura do músculo fibular curto, por esse motivo deve-se palpar primeiro a margem **anterior** da fíbula, na região da articulação do tornozelo e, em seguida, localizar o ponto em uma linha imaginária em direção à cabeça da fíbula.

Punção Vertical, de 0,5 a 1,5 cun.

Efeitos e indicações mais importantes

- **Torna permeável o canal de energia, filtra o calor do canal de energia, alivia dores, beneficia os tendões e os ossos:** dores de cabeça (unilateral), enxaqueca, problemas no trajeto do canal de energia, febre, dores migratórias nas articulações, síndromes *bi*.
- **Harmoniza o *shaoyang*:** síndrome *shaoyang*.

Particularidades Ponto Rio *jing*, ponto Fogo, ponto de sedação.

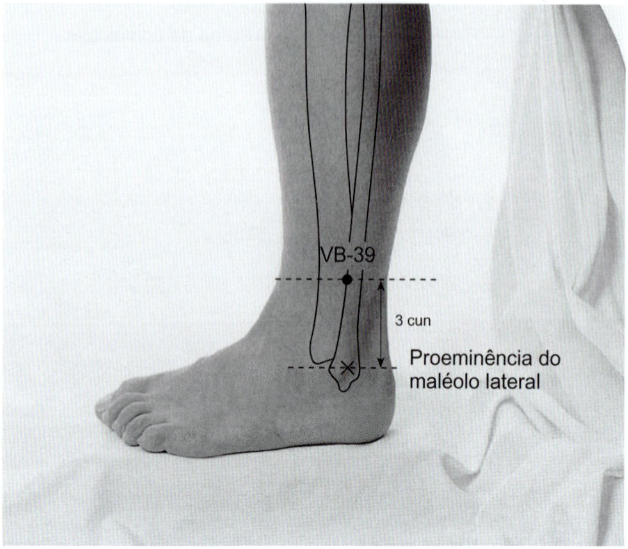

Figura 5.299

Localização 3 cun proximais à proeminência do maléolo lateral na margem **anterior** da fíbula.

Como encontrar Medir, a partir da proeminência do maléolo lateral (▶ 2.6.2), 3 cun proximais (largura de uma mão) e localizar **VB-39** em uma depressão na margem **anterior** da fíbula. Segundo alguns autores, **VB-39** está situado entre a margem posterior da fíbula e os tendões dos músculos fibulares longo e curto. Em caso de dúvida, escolher o lugar de maior dor à palpação.

Referência Na mesma altura, porém 3 cun proximais a **B-60** (depressão entre maléolo e tendão do calcâneo) está situado **B-59**. Em posição comparável, porém medial, está situado **BP-6** (3 cun proximais à proeminência do maléolo medial).

Punção Vertical, de 1 a 1,5 cun.

Efeitos e indicações mais importantes

- **Torna permeável o canal de energia, beneficia os tendões e os ossos, elimina o vento e a umidade:** problemas ao longo dos trajetos do canal de energia, síndrome (crônica) *bi* e *wei*.
- **Filtra o calor na vesícula biliar:** pressão e repleção na região lateral das costelas e na região abdominal.

Particularidades Ponto influente *hui* (ponto-mestre) da medula. Importante ponto distante no caso de problemas na região cervical da coluna vertebral.

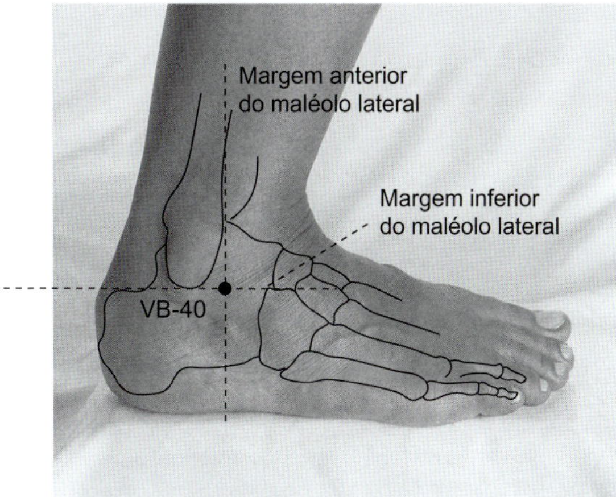

Figura 5.300

Localização Na depressão anterior e abaixo do maléolo lateral e lateral aos tendões do músculo extensor longo dos dedos do pé.

Como encontrar Deslizar a partir do maléolo lateral (▶ 2.6.2) em uma depressão bem palpável um pouco anterior e abaixo do maléolo. Com a flexão dos dedos do pé, tanto os tendões do músculo extensor longo dos dedos do pé como a depressão (**VB-40**) ficam salientes lateralmente. **Para orientação: VB-40** está situado no ponto de interseção de uma linha vertical na margem anterior do maléolo lateral e uma linha horizontal na margem inferior do maléolo.

Referência Em posição comparável, porém medial, está situado **BP-5** (depressão anterior e abaixo do maléolo medial). Sobre a linha imaginária de ligação de **BP-5** a **VB-40** distribuem-se **F-4** (medialmente ao tendão do músculo tibial anterior) e **E-41** (lateralmente) ao tendão do músculo extensor longo do hálux.

Punção Vertical ou levemente oblíqua, de 1 a 1,5 cun.

Efeitos e indicações mais importantes

- **Torna permeável o canal de energia, alivia dores, beneficia as articulações:** problemas no trajeto do canal de energia, isquialgia, dor de cabeça (unilateral), local no caso de problemas na articulação do tornozelo.
- **Distribui o *qi* do fígado, filtra o calor e o calor úmido da vesícula biliar:** doenças oculares, sensação de distensões e tensão no tórax e na região lateral das costelas, herpes-zóster.
- **Harmoniza o *shaoyang*:** síndrome *shaoyang*.

Particularidade Ponto *yuan*.

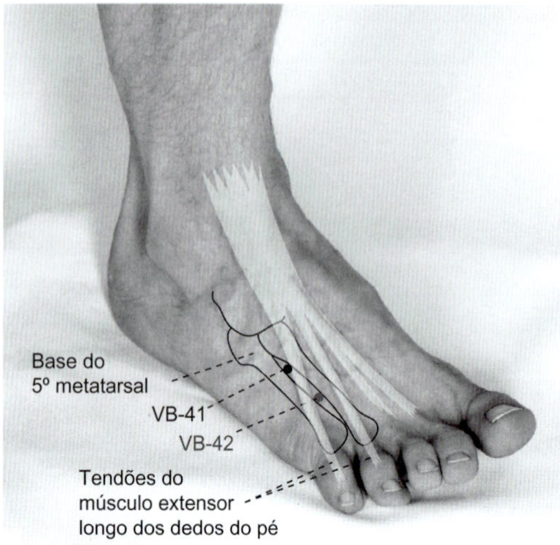

Figura 5.301

Localização Em uma depressão na transição do corpo para a base dos 4º e 5º ossos metatarsais, lateral ao tendão do músculo extensor longo do dedo mínimo do pé.

Como encontrar Pedir ao paciente que abduza os dedos do pé, para que o ramo do tendão do músculo extensor longo dos dedos do pé, em direção ao dedo mínimo, fique mais saliente. Em seguida, deslizar o dedo que apalpa no sulco entre o 4º e 5º metatarsais, em sentido distal (dedos do pé) para proximal (articulação do tornozelo), até ser cruzado pelo tendão. Na depressão anteriormente ao tendão está situado **VB-42**. Continuando a deslizar sobre o tendão na depressão, localizar **VB-41** posteriormente ao tendão.

Punção Vertical ou oblíqua, cerca de 0,5 a 1 cun.

Efeitos e indicações mais importantes

- **Distribui o *qi* do fígado, beneficia a região lateral das costelas e as mamas, transforma o muco, elimina os nodos:** problemas na renovação do *qi* do fígado e ao longo do trajeto do canal de energia, mastite, problemas para desmamar.
- **Filtra a cabeça, beneficia os olhos:** dores na cabeça, tontura, doenças oculares e dos ouvidos.

Particularidades Ponto Corrente *shu*, ponto Madeira, ponto de abertura do *dai mai*, ponto *ben* (ponto Fase de Mudança ou ponto Raiz), ponto de Saída.

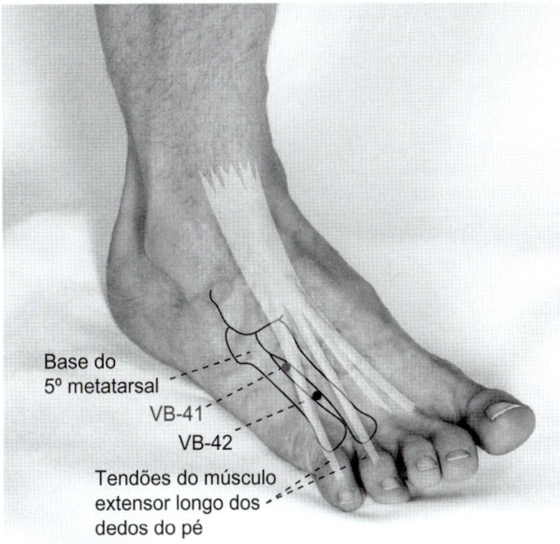

Figura 5.302

Localização Entre os 4º e 5º metatarsais, proximal à articulação dos dedos do pé e medial ao tendão do músculo extensor longo do dedo mínimo do pé.

Como encontrar Pedir ao paciente que abduza os dedos do pé, a fim de que o ramo do tendão do músculo extensor longo dos dedos do pé, em direção ao dedo mínimo, fique saliente. Então deslizar no sulco entre os 4º e 5º metatarsais, em sentido distal (dedos do pé) para proximal (articulação do tornozelo), até ser cruzado pelo tendão. Na depressão está situado **VB-42**, anteriormente ao tendão.

Referência **VB-41** está situado posteriormente ao tendão quando se continua deslizando. **B-65** está situado na margem lateral do pé, na mesma altura, proximalmente à cabeça do 5º metatarsal.

Punção Vertical ou oblíqua, de 0,5 a 1 cun. Segundo alguns textos clássicos, a moxabustão é contraindicada.

Efeitos e indicações mais importantes

- **Move o *qi* do fígado:** dores na cabeça, conjuntivite, zumbido, dificuldades na audição, local no caso de problemas na região do peito do pé.
- **Filtra o calor da vesícula biliar:** repleção no tórax e na região lateral das costelas, linfonodos aumentados na axila, mastite.

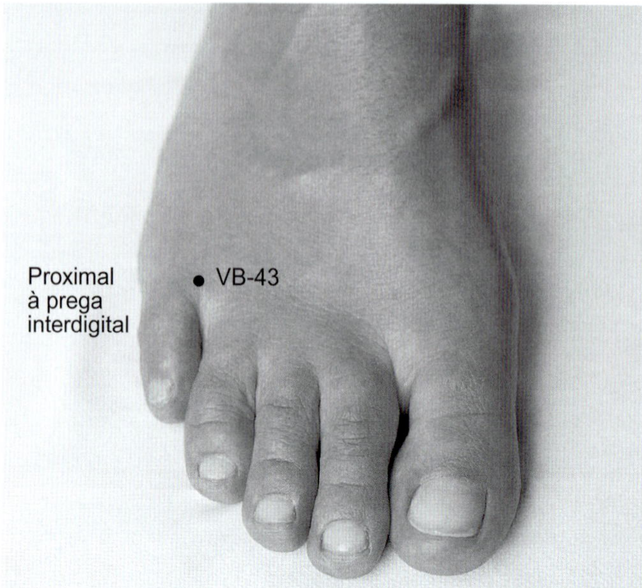

Figura 5.303

Localização Entre o 4º e 5º dedos do pé, proximal à prega interdigital.

Como encontrar Procurar a prega interdigital entre o 4º dedo e o dedo mínimo do pé. Em seguida, localizar **VB-43** um pouco proximalmente à prega.

Referência **VB-43** é como **F-2** e **E-44**, um ponto parcial de **Ex-LE-10** (*bafeng*: proximalmente às pregas interdigitais entre os dedos do pé). Em uma posição comparável na mão, está situado o ponto **TA-2** (entre o 4º e 5º dedos) como ponto parcial de **Ex-UE-9** (*baxie*).

Punção Vertical, de 0,3 a 0,5 cun, oblíqua em direção proximal, de 0,5 a 1 cun.

Efeitos e indicações mais importantes

- **Filtra o calor, beneficia os olhos, as orelhas e a cabeça, elimina o calor úmido do canal de energia, alivia edemas:** dor ocular, auricular, facial, dor no ápice da cabeça, parotidite, conjuntivite, hipertonia, zumbido, perda da audição, neuralgia intercostal, sensação de pressão/repleção no arco costal/epigástrio, mastite, infecção com febre, dores migratórias nas articulações, local em caso de problemas na região do peito do pé e contraturas dos dedos do pé.

Particularidades Ponto Fonte *ying*, ponto Água, ponto de tonificação.

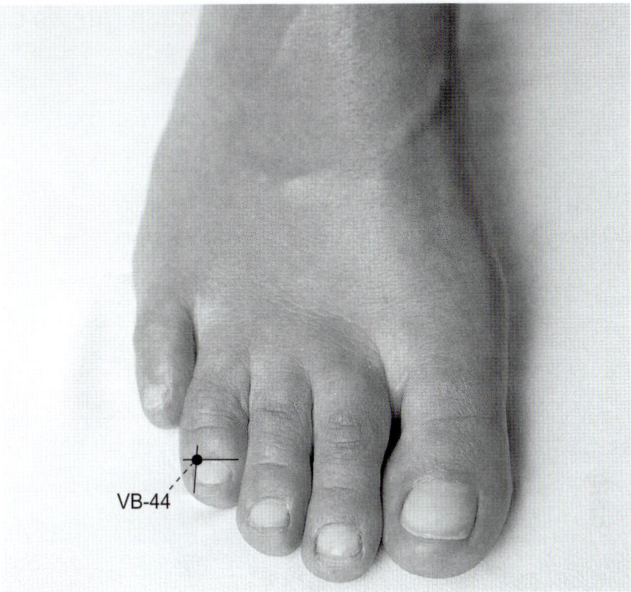

Figura 5.304

Localização 0,1 cun proximal e lateral ao ângulo lateral do sulco ungueal do 4º dedo do pé.

Como encontrar O ponto está situado no ponto de interseção de duas tangentes, que limitam a unha do 4º dedo do pé proximal e lateralmente.

Referência B-67 está situado lateralmente no sulco ungueal da unha do dedo mínimo do pé.

Punção Vertical, 0,1 cun, ou oblíqua em direção proximal. Não picar na unha. **Cuidado:** dolorida. Microvenipunção (▶ 7.6.1) no caso de possíveis condições de plenitude.

Efeitos e indicações mais importantes

- **Filtra o calor, beneficia a cabeça e o tórax:** enxaqueca, dor na cabeça e nos olhos, tontura, conjuntivite, zumbido, perda de audição, dores na nuca, rigidez na língua, sensação de dor/pressão/tensão no arco costal, infecções febris.
- **Tranquiliza o *shen*:** distúrbio do sono, agitação.

Particularidades Ponto Fonte *jing*, ponto Metal.

5.12 Canal de energia principal do Fígado (*jueyin* do pé)

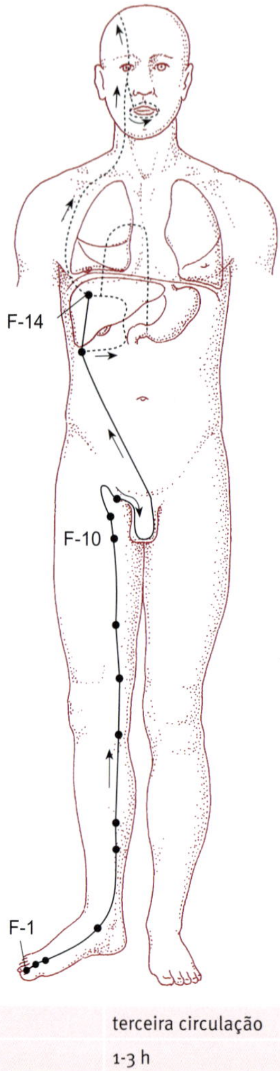

Circulação	terceira circulação
Tempo máximo	1-3 h
Ligação com órgãos ou vísceras (*zang*/*fu*)	estômago, **fígado**, **vesícula biliar**, pulmão
Acoplamento interno-externo (*yin*/*yang*)	canal de energia do F (*yin*) com o canal de energia da VB (*yang*)
Ligação em cima-embaixo (*yin*/*yin*)	canal de energia do F (*yin*) com o canal de energia da CS (*yin*) como eixo *jueyin*

Figura 5.305

F

Trajeto

O canal de energia principal do Fígado começa, com seu trajeto superficial (externo), no ângulo lateral do sulco ungueal do hálux, segue pelo dorso do pé, entre o 1° e 2° ossos metatarsais e sobe para a região anterior do maléolo medial. Cruza o canal de energia do Baço-Pâncreas, no lado medial da perna, segue dorsalmente da parte proximal para a região medial do joelho, em seguida, vai ao longo da face medial da coxa para a região púbica e circunda a genitália externa. A seguir, começa o seu trajeto **interno** pelo abdome, circunda o estômago, liga-se com o correspondente órgão (*zang*), o fígado, e a víscera (*fu*) acoplada, a vesícula biliar. Passa pelo diafragma e ramifica-se no hipocôndrio e no tórax. O canal de energia sobe então ao longo da face dorsal da garganta para o espaço nasofaríngeo e liga-se ao sistema ocular. Segue para a fronte e encontra, no ápice da cabeça, o vaso extraordinário Vaso Governador. Um ramo **medial**, que se origina no sistema ocular, segue em direção caudal para a bochecha e circunda o lábio **internamente**. Um outro ramo **medial** do fígado passa pelo diafragma e entra no pulmão, onde se liga ao canal de energia do Pulmão.

Pontos específicos segundo sua função

- **Ponto *yuan* (▶ 4.1.1): F-3** (*taichong*).
- **Ponto *luo* (▶ 4.1.2): F-5** (*ligou*).
- **Ponto *xi* (▶ 4.1.3): F-6** (*zhongdu*).
- **Ponto *shu* das costas (▶ 4.1.4): B-18** (*ganshu*).
- **Ponto *mu* (▶ 4.1.5): F-14** (*qimen*).
- **Cinco pontos *shu* de transporte (▶ 4.1.6):**
  - Ponto Poço *jing* (madeira), ponto *ben* (ponto Fase de Mudança ou ponto Raiz): **F-1** (*dadun*).
  - Ponto Fonte *ying* (fogo), ponto de sedação: **F-2** (*xingjian*).
  - Ponto Corrente *shu* (terra): **F-3** (*taichong*).
  - Ponto Rio *jing* (metal): **F-4** (*zhongfeng*).
  - Ponto Mar *he* (água), ponto de tonificação: **F-8** (*ququan*).

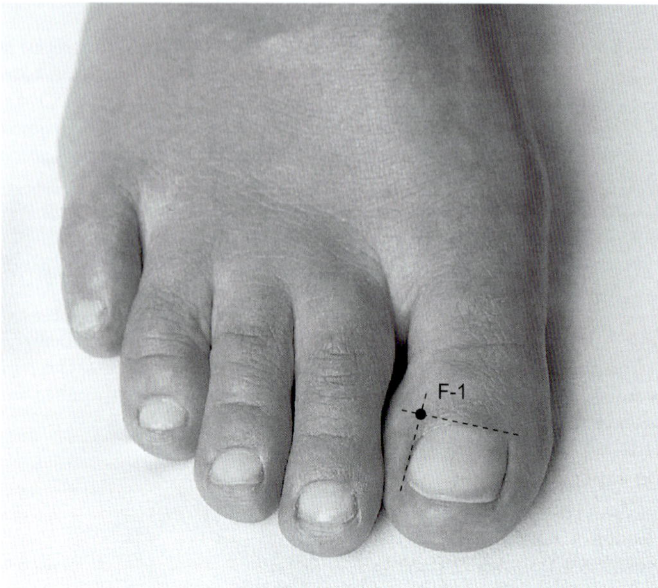

Figura 5.306

Localização 0,1 cun proximal e lateral ao ângulo lateral do sulco ungueal do hálux.

Como encontrar O ponto está situado na interseção das duas tangentes que limitam a unha proximal e lateralmente do hálux, a uma distância de aproxidamente 0,1 cun da margem livre da unha.

Referência **BP-1** está situado no ângulo medial do sulco ungueal do hálux.

Punção Vertical, 0,1 cun, ou oblíqua em direção proximal. Não puncionar o vale da unha. **Cuidado:** dolorida. Microvenipunção (▶ 7.6.1) possível no caso de estados de repleção.

Efeitos e indicações mais importantes

- **Regula o Triplo Aquecedor inferior e a micção, beneficia as genitálias, alivia a dor:** dor, inflamações e edemas no hipogástrio e área genital, doenças do *shan*, problemas nos testículos, disúria, retenção de urina, enurese, polaciúria.
- **Distribui o *qi* do fígado, cessa a hemorragia:** hemorragias disfuncionais do útero, metrorragia, irregularidades do ciclo menstrual, prolapso do útero.
- **Revitaliza a consciência, tranquiliza o *shen*:** perda de consciência, acidente vascular cerebral, epilepsia.

Particularidades Ponto Poço *jing*, ponto Madeira, ponto *ben* (ponto Fase de Mudança ou ponto Raiz), ponto de Entrada.

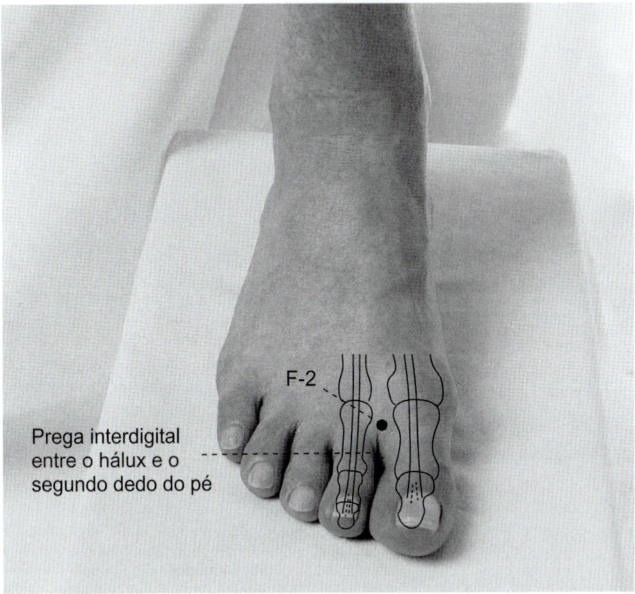

Figura 5.307

Localização Entre o hálux e o segundo dedo do pé, proximal à prega interdigital.

Como encontrar Procurar a prega interdigital entre o hálux e o segundo dedo do pé. Localizar **F-2** um pouco proximalmente a este local.

Referência Em posição comparável estão situados **E-44** (entre o segundo e o terceiro dedos do pé) e **VB-43** (entre o quarto dedo e o dedo mínimo do pé). **F-2**, **E-44** e **VB-43** são pontos parciais do ponto extra **Ex-LE-10** (*bafeng*). O correspondente na mão é o ponto extra **Ex-UE-9** (*baxie*).

Punção Vertical ou oblíqua, de 0,5 a 0,8 cun.

Efeitos e indicações mais importantes

- **Filtra o fogo do fígado, distribui o *qi*, acalma o vento (interno) do fígado, também filtra o calor, estanca hemorragias, beneficia o Triplo Aquecedor inferior:** estados de excesso na região da cabeça como na epilepsia, ataque convulsivo (infantil), dores na cabeça (sobretudo na região do ápice da cabeça), enxaqueca, hipertonia, tontura, zumbido, estados de inquietação, mania, distúrbios do sono, doenças oculares, distúrbios urogenitais como infecções nas vias urinárias, distúrbios da menstruação (p. ex., hipermenorreia), problemas na região genital externa (p. ex., prurido, dores), corrimento vaginal, doenças de *shan*.

Particularidades Ponto Fonte *ying*, ponto Fogo, ponto de sedação. Um ponto principal no caso de padrões de repleção do fígado (sobretudo fogo do fígado).

F

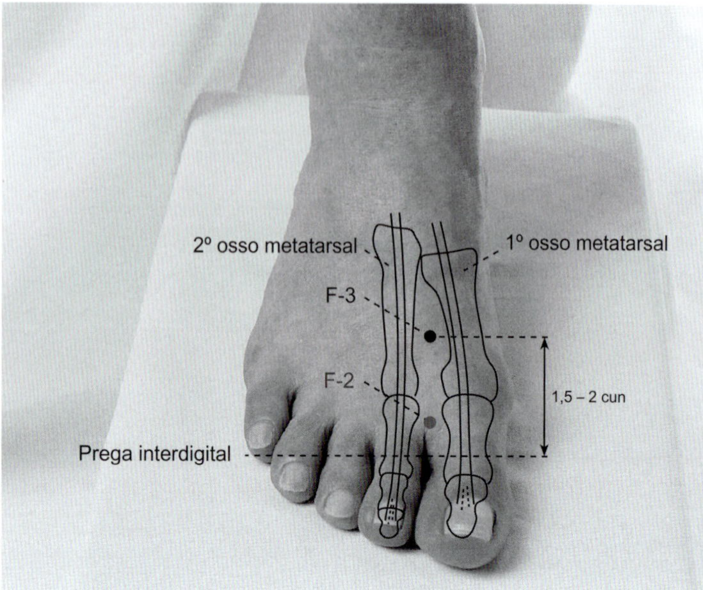

Figura 5.308

Localização Na depressão entre as articulações proximais e o ângulo proximal entre o 1º e 2º ossos metatarsais.

Como encontrar Palpar a partir da prega interdigital entre o hálux e o segundo dedo do pé em direção proximal, passando sobre o plano das articulações proximais no sulco entre o 1º e 2º ossos metatarsais, até o lugar mais profundo e mais largo do sulco, onde está situado o ponto **F-3**, que muitas vezes é sensível à pressão. Controle: continuando a palpação em direção proximal, o sulco torna-se novamente mais raso e mais estreito.

F

Referência Em posição semelhante está situado **IG-4**, entre o 1º e 2º ossos metatarsais.

Punção Vertical ou oblíqua, de 0,5 a 1,5 cun. **Cuidado:** na gravidez.

Efeitos e indicações mais importantes

- **Estimula o fluxo do *qi* do fígado, filtra os olhos e a cabeça, nutre o sangue e o *yin* do fígado, regula a menstruação e o Triplo Aquecedor inferior:** na "estagnação do *qi* do fígado" com sensações de tensão e dores nas diversas regiões do corpo (cabeça, olhos, pescoço, tórax, coração, trato gastrintestinal, trato urogenital), distúrbios psicovegetativos, espasmos e tensões musculares.
- **Elimina o vento (interno), acalma o *yang* do fígado:** por exemplo, dores na cabeça, tontura, epilepsia.

Particularidades Ponto *yuan*, ponto Corrente *shu*, ponto Terra, ponto Estrela do Céu segundo Ma Dan Yang (foi acrescentado mais tarde por Xu Feng). Ponto principal para a movimentação do *qi* do fígado.

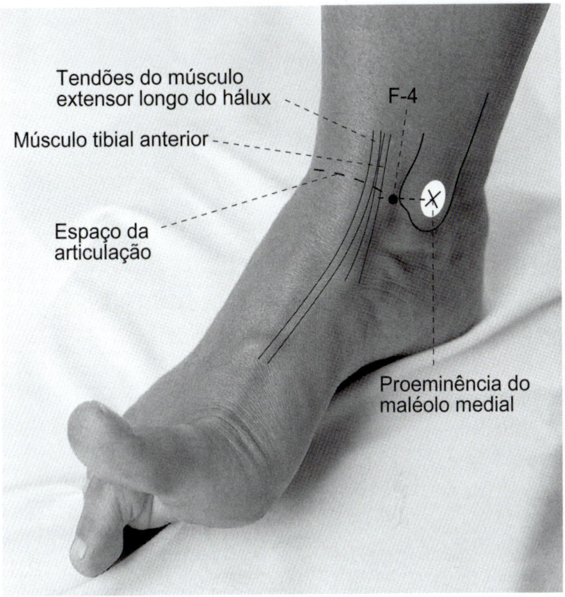

Figura 5.309

Localização Na depressão medial do tendão do músculo tibial anterior, na altura da articulação ventral do maléolo medial, na linha de ligação entre **E-41** e **BP 5**.

Como encontrar Com leve flexão dorsal da articulação superior do tornozelo, destaca-se nitidamente o tendão do músculo tibial anterior, na região medial da articulação do pé. **F-4** está situado medialmente ao tendão, no espaço da articulação, e se projeta no centro, entre **BP-5** e **E-41**.

Referência **E-41** também está situado no espaço na articulação, no meio da região anterior da articulação do tornozelo, entre os tendões dos músculos extensor longo do hálux e longo dos dedos. **BP-5** está situado no ponto de encontro da linha de limitação anterior com a inferior do maléolo medial.

Punção Vertical ou oblíqua, de 0,3 a 0,5 cun.

Efeitos e indicações mais importantes

- **Torna permeável o canal de energia, estimula o fluxo da energia *qi* do fígado, filtra o calor no canal de energia do Fígado, regula o Triplo Aquecedor inferior:** dor no hipogástrio e nas genitálias externas, dificuldades de micção, distúrbios da ejaculação, doenças do *shan*, problemas na articulação do tornozelo.

Particularidades Ponto Rio *jing*, ponto Metal.

F

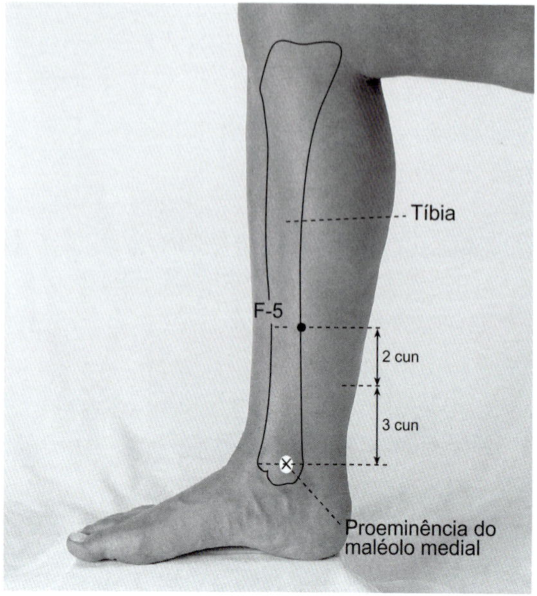

Figura 5.310

Localização 5 cun proximais à proeminência do maléolo medial, próximo e dorsalmente à margem posterior da tíbia, entre a margem medial da tíbia e o músculo gastrocnêmio.

Como encontrar Procurar primeiro a proeminência do maléolo medial (▶ 2.6.2). Palpar a partir desse local 5 cun verticalmente em sentido proximal, e localizar **F-5** próximo ou posteriormente à margem posterior da tíbia, em uma depressão. Variações para a localização, segundo alguns autores: **sobre** (no centro da superfície medial da tíbia) ou **dorsalmente** à tíbia; a dor à palpação identifica melhor o ponto.

Ou: dividir em três a distância entre a prega medial da região poplítea e a mais alta elevação do maléolo medial (= cerca de 15 cun, ▶ 2.2). **F-5** está situado no primeiro trecho da distância, visto a partir do maléolo.

Referência Na mesma altura está situado **R-9**, diretamente proximal sobre **R-3** (entre o maléolo e o tendão do calcâneo).

Punção Vertical ou oblíqua, em direção dorsal rumo à fíbula, de 0,5 a 1 cun, ou superficial subcutânea, em direção proximal, ao longo da tíbia, de 1 a 2 cun.

Efeitos e indicações mais importantes

- **Regula o *qi* do fígado, beneficia as genitálias, elimina o calor e a umidade do Triplo Aquecedor inferior, regula a menstruação:** doenças do trato urogenital como prurido, inflamação, dor na região genital, distúrbios da menstruação, corrimento vaginal, doenças do *shan*, distúrbios da micção, sensação de bolo na garganta.
- **Local:** problemas na região da perna.

Particularidades Ponto *luo*. Importante ponto distante para o trato urogenital (sobretudo na estagnação do *qi* do fígado e do calor úmido).

F

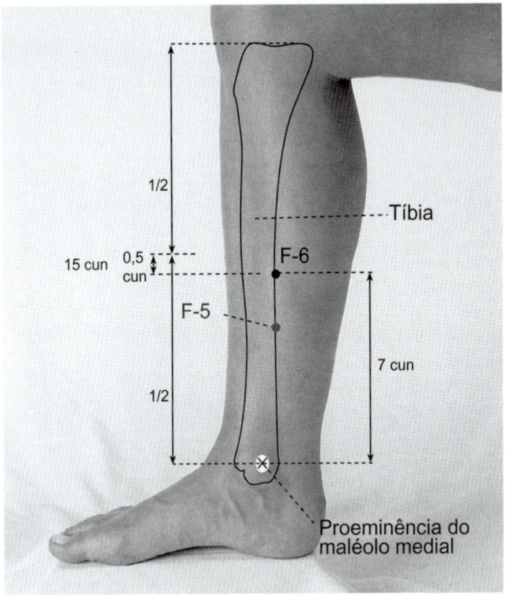

Figura 5.311

Localização 7 cun proximais à proeminência do maléolo medial, próximo ou dorsalmente à margem posterior da tíbia, entre a margem medial da tíbia e o músculo gastrocnêmio.

Como encontrar Procurar primeiro a proeminência do maléolo medial (▶ 2.6.2). Palpar a partir desse local 7 cun (largura de duas mãos e um polegar) verticalmente em direção proximal, e localizar **F-6** próximo ou dorsalmente à margem posterior da tíbia, em uma depressão. Variações para a localização, segundo alguns autores: **sobre** (no centro da superfície medial da tíbia) ou **dorsalmente** à tíbia; a dor à palpação identifica melhor o ponto.

Ou: técnica de localização com a ajuda das mãos (▶ 1.3.3): determinar o ponto central da distância entre a proeminência do maléolo medial e no espaço medial na articulação do joelho. Medir a partir desse local 0,5 cun em direção distal e localizar **F-6** em uma depressão próxima ou dorsalmente à margem posterior da tíbia. A dor à palpação identifica melhor o ponto.

Punção Vertical ou oblíqua em direção dorsal, rumo à fíbula, ou superficial subcutânea em direção proximal ao longo da tíbia, de 1 a 2 cun.

Efeitos e indicações mais importantes

- **Distribui o *qi* do fígado, regula o Triplo Aquecedor inferior, regula o sangue, remove a umidade:** corrimento vaginal, sangramento no útero, doenças de *shan*, parestesias e atrofias do membro inferior (sobretudo causada por calor úmido).

Particularidade Ponto *xi*.

F

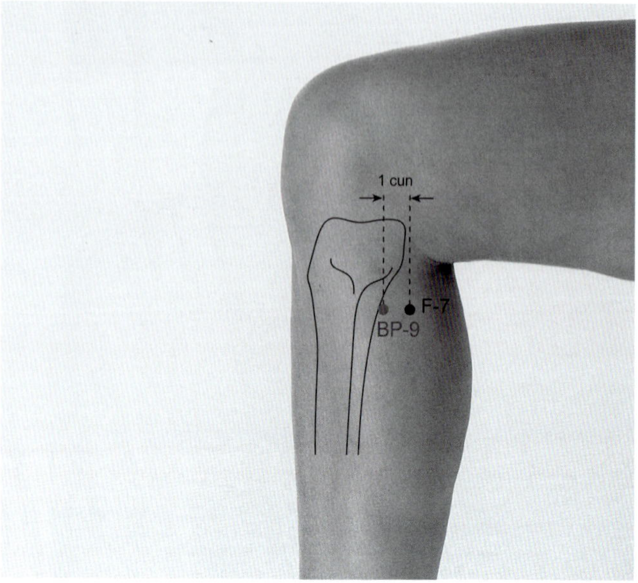

Figura 5.312

Localização Na transição do corpo da tíbia para o côndilo medial da tíbia, 1 cun dorsal ao ponto **BP-9**.

Como encontrar A transição do corpo da tíbia para o côndilo medial da tíbia pode ser bem palpável em posição ligeiramente dorsal à margem posteromedial da tíbia, onde está situado **BP-9**. 1 cun mais dorsalmente encontra-se **F-7**; ambos os pontos são geralmente identificados por dor à palpação.

Punção Vertical, de 1 a 2 cun.

Efeitos e indicações mais importantes

- **Beneficia o joelho, relaxa os tendões:** dor e inflamação na região da articulação medial do joelho, dor na articulação do joelho.
- **Expulsa o vento e a umidade:** inchaço e dor na região da articulação do joelho, restrição de movimento na articulação do joelho.

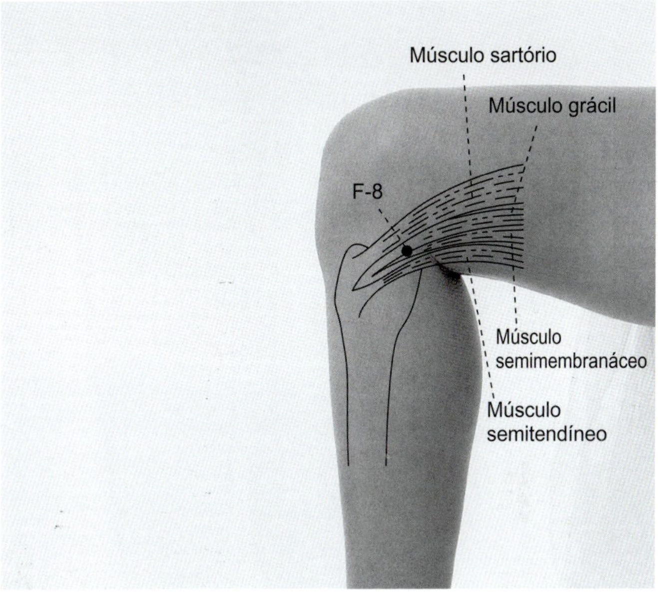

Figura 5.313

Localização O ponto está situado, com o joelho flexionado, diretamente proximal à extremidade medial da prega do joelho (altura do espaço na articulação do joelho), em uma depressão anterior aos tendões dos músculos semitendíneo e semimembranáceo.

Como encontrar Localização com o joelho flexionado (utilizar um rolo de espuma embaixo do joelho) e leve rotação lateral na articulação do quadril. Palpar primeiro, na região poplítea, o tendão em forma de cordão geralmente proeminente do músculo semimembranáceo. Ele fica mais bem exposto com o joelho flexionado. O tendão mais raso e de palpação mais difícil segue subjacente ao músculo semimembranáceo. Deslizar com o dedo que está palpando o tendão em forma de cordão sobre a protuberância muscular em direção à patela. Após cerca de 1 cun, o dedo sente uma pequena depressão entre as protuberâncias musculares, o ponto F-8. Este situa-se anteriormente a ambos os tendões.

Referência **R-10** está situado cerca de 1 cun mais adiante em direção à região poplítea, visto do lado medial posterior ao tendão do músculo semimembranáceo e anterior ao tendão do músculo semitendíneo.

Punção Vertical, de 0,5 a 1,5 cun.

Efeitos e indicações mais importantes

- **Filtra e elimina a umidade e o calor úmido do Triplo Aquecedor inferior** (efeito principal), **beneficia as genitálias e o útero:** distúrbios urogenitais, dores, inchaço ou prurido na região genital externa, distúrbios sexuais funcionais.
- **Nutre o sangue e o *yin*:** dores na cabeça, tontura, distúrbios da menstruação.
- ***Qi* local em movimento:** problemas na articulação do joelho e na perna.

Particularidades Ponto Mar *he*, ponto Água, ponto de tonificação.

F

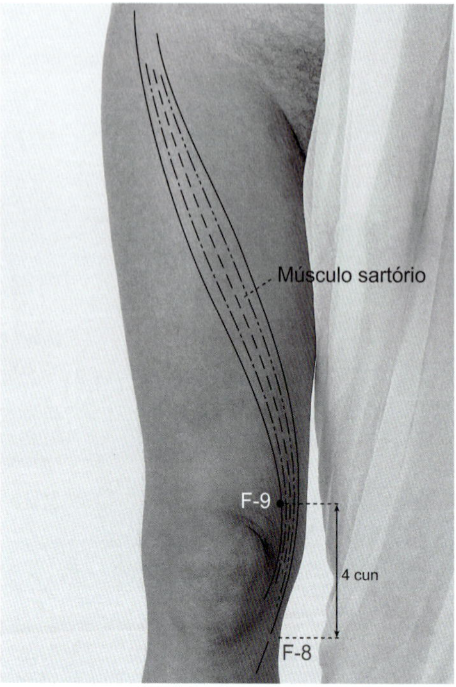

Figura 5.314

Localização 4 cun proximalmente ao côndilo medial do fêmur, entre os músculos sartório e vasto medial.

Como encontrar Medir, a partir da altura de **F-8** (altura do espaço da articulação do joelho, anterior aos tendões dos músculos semitendíneo e semimembranáceo), 4 cun em direção proximal. **F-9** está situado no limite entre o estreito músculo sartório, posicionado medialmente, e o músculo vasto medial, posicionado anteromedialmente.

Punção Vertical ou oblíqua, de 1 a 1,5 cun.

Efeitos e indicações mais importantes

- **Filtra e beneficia o Triplo Aquecedor inferior:** disúria, retenção de urina, incontinência urinária, enurese, distúrbios menstruais.
- **Torna permeável o canal de energia:** dores, paralisias e parestesias na coxa, dor lombossacral com irradiação para o abdome.

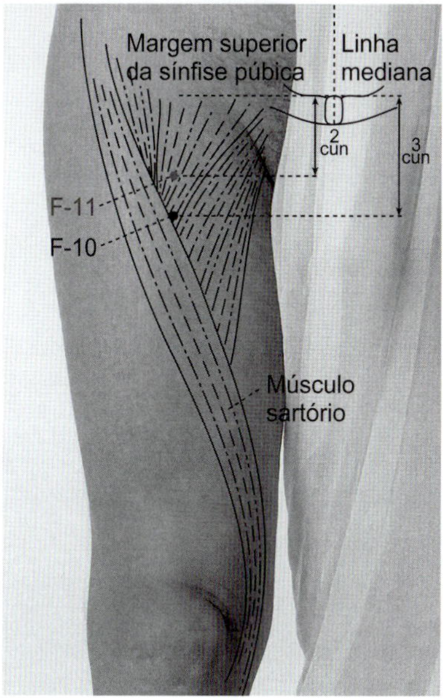

Figura 5.315

Localização 3 cun distais da margem superior da sínfise púbica (altura de E-30), no lado anterior da coxa, na margem medial do músculo adutor longo.

Como encontrar Pedir para o paciente pressionar um pé contra o outro, a fim de contrair os adutores. **F-10** está situado em um sulco da margem medial do músculo adutor longo, onde forma um ângulo com o músculo sartório.

Punção Vertical, de 0,5 a 1,5 cun. **Cuidado:** veia safena magna, nervo e artéria femorais.

Efeitos e indicações mais importantes

- **Filtra a umidade e o calor, beneficia o Triplo Aquecedor inferior:** problemas no hipogástrio, prostatite, adenoma de próstata, eczema genital, disúria, retenção de urina, enurese.
- **Relaxa os tendões e os músculos:** dor e restrição de movimento da coxa.

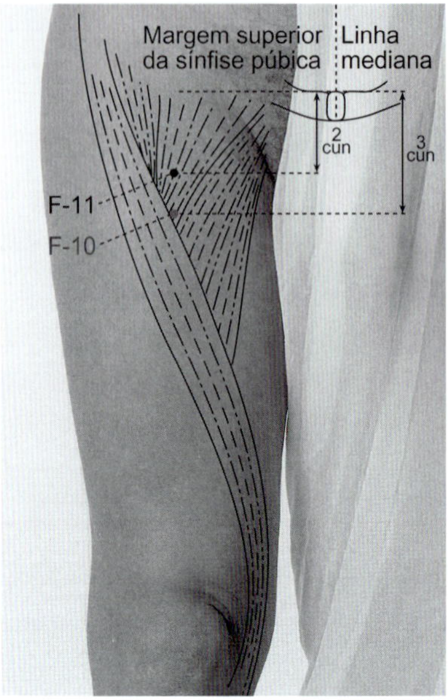

Figura 5.316

Localização 2 cun distais da margem superior da sínfise púbica (altura de **E-30**), na margem medial do músculo adutor longo.

Como encontrar Pedir para o paciente pressionar um pé contra o outro, a fim de contrair os adutores. **F-11** está situado 2 cun abaixo da altura da margem superior da sínfise púbica, em um sulco da margem medial do músculo adutor longo. **Observação:** o ponto está situado cerca de 1 cun caudal à passagem da artéria femoral, abaixo do ligamento inguinal.

Punção Vertical, de 0,5 a 1,5 cun. **Cuidado:** veia safena magna, artéria, veia, nervo femorais. Segundo alguns textos clássicos, a moxabustão é recomendada, em caso de esterilidade feminina.

Efeitos e indicações mais importantes

- **Beneficia o útero, regula a menstruação:** distúrbios menstruais, esterilidade feminina.
- **Relaxa os tendões:** dor e restrição de movimentos nas regiões inguinal e da coxa.

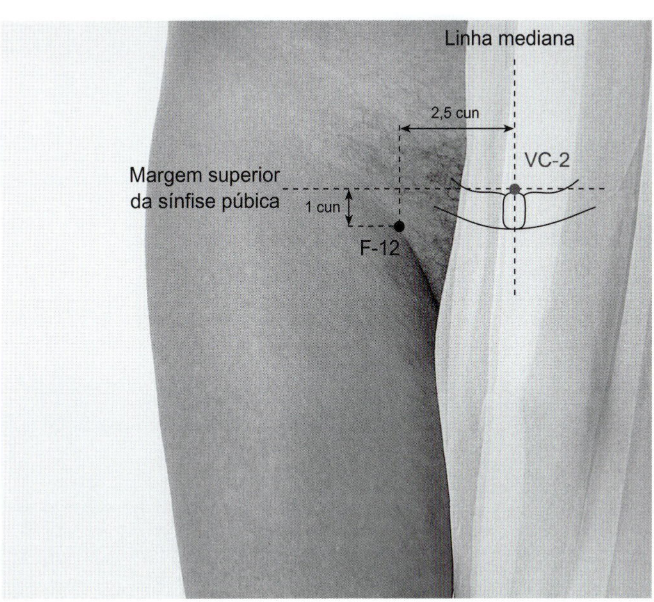

Figura 5.317

Localização 2,5 cun laterais e cerca de 1 cun caudal ao centro da margem superior da sínfise púbica (**VC-2**), na região inguinal, sobre a artéria femoral palpável.

Como encontrar Medir, a partir do centro da margem superior da sínfise púbica, 2,5 cun para a lateral e 1 cun sentido distal, onde é possível palpar o pulso da artéria femoral. **F-12** projeta-se medialmente à região da pulsação da artéria. Como a veia femoral também segue medialmente à artéria, **F-12** deve ser puncionado em uma distância de, no mínimo, a largura de um dedo transverso, da região da pulsação da artéria em direção medial.

Referência **E-30** está situado a 1 cun cranial e 0,5 cun medial de **F-12**.

Punção Levemente oblíqua em direção medial, de 0,5 a 0,8 cun. **Cuidado:** artéria, veia femorais. A veia femoral está situada medialmente à artéria e a uma distância aproximadamente a largura de um dedo. Por esse motivo, **F-12** não deve ser puncionado diretamente medial à artéria, deve-se evitar impreterivelmente uma lesão na veia. Os textos clássicos recomendavam a moxabustão por causa da posição precária, e os textos modernos a rejeitam pelas mesmas razões.

Efeitos e indicações mais importantes

- **Expulsa o frio do canal de energia do Fígado, beneficia o Triplo Aquecedor inferior:** dor na região inferior do abdome com irradiação para as genitálias, dor na região inguinal, prolapso do útero, doenças de *shan*.

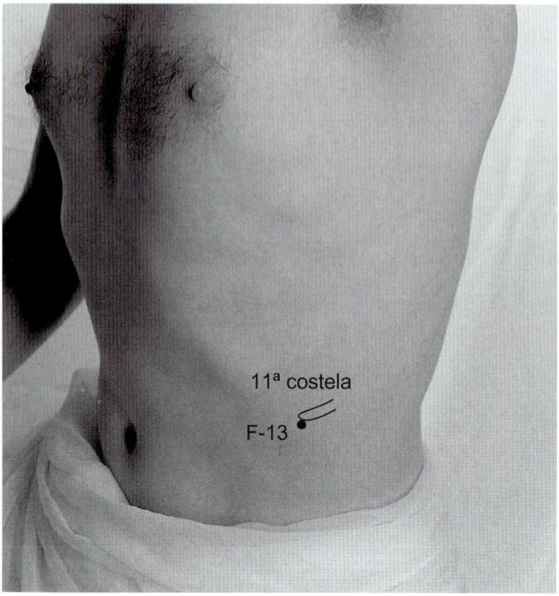

Figura 5.318

Localização Na margem inferior anterior da extremidade livre da 11ª costela.

Como encontrar Primeiramente palpar a partir do abdome ao longo dos arcos costais inferiores, até poder palpar a extremidade livre da 11ª costela. Localizar **F-13** na margem inferior anterior da 11ª costela.

Referência Aproximadamente na mesma altura (1 cun acima do umbigo) estão situados **VC-9** e **E-24** (linha mediana e 2 cun laterais à linha mediana). Um pouco mais para a lateral e mais caudal está situado **VB-25** (na extremidade livre da 12ª costela).

F

Punção Superficial subcutânea até oblíqua em direção medial ou lateral ao longo da linha da costela, de 0,5 a 1 cun. **Cuidado:** peritônio, hipertrofia de órgãos (à direita: fígado; à esquerda: baço).

Efeitos e indicações mais importantes

- **Harmoniza o fígado e o baço, regula o *qi* do fígado (sobretudo do Triplo Aquecedor médio e inferior), fortalece o baço:** doenças do trato gastrintestinal (sobretudo quando o *qi* do fígado ataca o baço e o estômago), dores no hipocôndrio/lateral do tórax, problemas no quadril e na região lombar da coluna vertebral (sobretudo nos movimentos rotatórios).

Particularidades Ponto *mu* do baço, ponto de cruzamento com o canal de energia da Vesícula Biliar e o *dai mai*. Ponto influente *hui* (ponto-mestre) dos órgãos (*zang*).

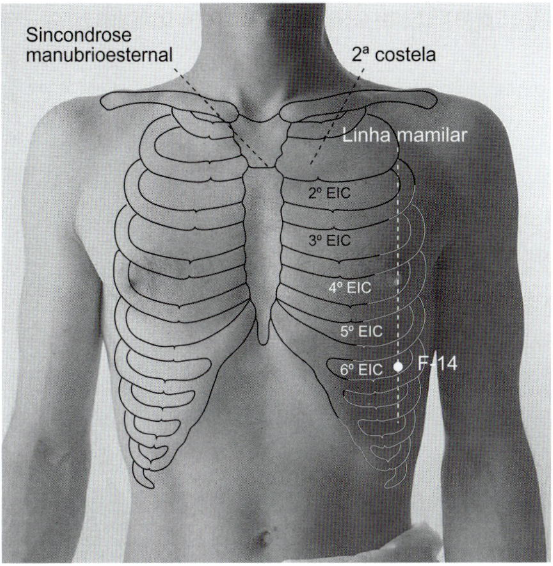

Figura 5.319

Localização No 6° espaço intercostal, na linha mamilar, ou então 4 cun laterais à linha mediana.

Como encontrar A papila mamária está situada geralmente na altura do 4° EIC. Contar na linha mamilar dois espaços intercostais diretamente em sentido caudal e localizar **F-14** no 6° EIC.

Ou: para orientação segura na região intercostal (▶ 2.5), palpar primeiramente no esterno a sincondrose manubrioesternal, marcador ósseo com trajeto nitidamente transversal. Lateralmente, encontra-se a inserção da cartilagem costal da 2ª costela. O EIC abaixo é o 2° EIC. Contar desse ponto quatro espaços intercostais em direção caudal e, em seguida, localizar **F-14** no 6° EIC, na linha mamilar (ou seja, 4 cun laterais à linha mediana).

Referência **VB-24** está situado um EIC abaixo, no 7° EIC. Aproximadamente na mesma altura estão situados, respectivamente 2 cun abaixo do ângulo esternocostal (▶ 2.5), **VC-14**, **R-21** e **E-19** (linha mediana, 0,5 cun lateral à linha mediana e 2 cun laterais à linha mediana).

Punção Oblíqua para a lateral ou medial (no caso das doenças das mamas) no curso do espaço intercostal, de 0,5 a 1 cun, ou superficial subcutânea. **Cuidado:** pneumotórax.

Efeitos e indicações mais importantes

- **Regula o *qi* e o sangue do fígado (sobretudo do Triplo Aquecedor superior e médio), resfria o sangue, dissipa acúmulos, harmoniza o fígado e o estômago:** doenças do trato gastrintestinal, doenças da vesícula biliar e do fígado, sensação de tensão e endurecimento no tórax, mamas, hipocôndrio e abdome, tosse e dispneia, neuralgia intercostal, mastopatia.

Particularidades Ponto *mu* do fígado, ponto de cruzamento com o canal de energia do Baço-Pâncreas e o *yin wei mai*, ponto de Saída.

F

5.13 O vaso extraordinário Vaso Concepção

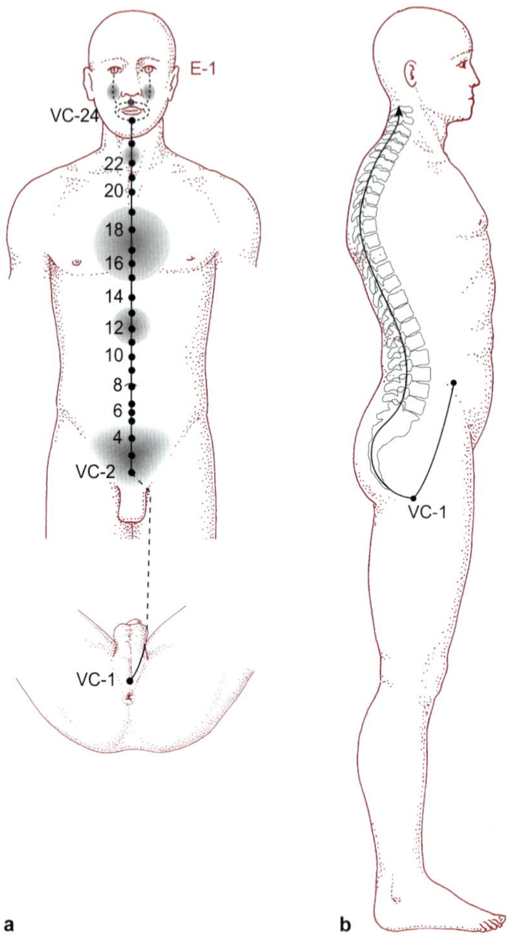

Vaso correspondente	vaso extraordinário *yin qiao mai*
Regiões do corpo abastecidas	face, garganta, tórax, pulmão, abdome

Figura 5.320

Trajeto

O Vaso Concepção (*ren mai*) origina-se, assim como o *chong mai* e o Vaso Governador (*du mai*), na região da pelve menor ou, segundo alguns autores, nos rins. Ele se conecta com os órgãos urogenitais e emerge **superficialmente** na região do períneo, no ponto **VC-1**. A partir desse ponto, o ramo **externo** segue ao longo da linha mediana anterior passando sobre o abdome, a região do tórax, a garganta e termina no queixo, no sulco mentolabial, em **VC-24**, onde encontra o canal de energia principal do estômago e o vaso extraordinário Vaso Governador. Desse ponto, o vaso segue **internamente**, circunda a região interna dos lábios, liga-se com o Vaso Governador em **VC-28**, e então se divide em dois ramos, que alcançam respectivamente a margem infraorbital em **E-1**, onde cruzam o canal de energia principal do estômago e o vaso extraordinário *yin qiao mai*, terminando na região dos olhos. O outro ramo **medial** origina-se na pelve menor e segue ao longo da coluna vertebral em direção cranial.

Observações sobre o Vaso Concepção

O Vaso Concepção faz parte dos oito vasos extraordinários (▶ 3.8). Somente o Vaso Concepção e o Vaso Governador dispõem de pontos próprios – os outros seis percorrem por meio de pontos dos canais principais. Por esse motivo, ambos são frequentemente mencionados junto aos canais de energia principais e reunidos como 14 canais. Isso é incorreto sob o ponto de vista do sistema dos canais de energia, já que os vasos extraordinários ocupam uma posição especial em termos funcionais e histórico-desenvolvimentistas. Tal como o Vaso Governador, o Vaso Concepção está localizado apenas no tronco do corpo e na cabeça, não seguindo ao longo das extremidades e, por esse motivo, não possui pontos nelas (e pontos específicos, como os cinco pontos *shu* de transporte, pontos *yuan* etc.). Em compensação, possui um ponto de abertura (▶ 4.1.8). O Vaso Concepção é o Mar do *yin* e rege todo o *yin* do corpo.

Ao longo de seu trajeto estão situados os aspectos ventrais dos centros de energia (*chakras*, segundo a tradição iogue). Na tradição daoísta são descritos três centros de energia no lado anterior, os três campos de cinabre (*dantian*). Eles assumem um importante papel na prática do *qigong* enquanto local de saída e de reunião do *qi*. Estão localizados no trajeto do Vaso Concepção, porém não correspondem a um único ponto, e sim às áreas. O Vaso Concepção segue no lado *yin* do corpo, onde encontram-se muitos pontos *mu* (▶ 4.1.5), que têm um efeito direto sobre os órgãos ou vísceras (*zang/fu*), bem como muitos pontos de cruzamento com outros canais. Isso sublinha a importância excepcional do Vaso Concepção.

Pontos específicos segundo sua função

- **Ponto *luo* (▶ 4.1.2):** VC-15 (*jiuwei*).
- **Pontos influentes *hui* (▶ 4.1.7):**
  - do *qi*: VC-17 (*danzhong*).
  - dos órgãos (*fu*): VC-12 (*zhongwan*).
- **Ponto de abertura (▶ 4.1.8):** P-7 (*lieque*).
- **Ponto de acoplamento (▶ 4.1.8):** R-6 (*zhaohai*).
- **Ponto de cruzamento *jiaohui* (▶ 4.1.10)**
- **Ponto Janela do Céu (▶ 4.1.12):** VC-22 (*tiantu*).
- **Ponto dos Quatro Mares (▶ 4.1.13):** VC-17 (*danzhong*).
- **Pontos do Espírito segundo Sun Si Miao (▶ 4.1.15):** VC-1 (*huiyin*), VC-24 (*chengjiang*).
- **Outros pontos funcionais:**
  - Ponto *mu* da bexiga (▶ 4.1.5): VC-3 (*zhongji*).
  - Ponto *mu* do intestino delgado (▶ 4.1.5): VC-4 (*guanyuan*).
  - Ponto *mu* do Triplo Aquecedor (▶ 4.1.5): VC-5 (*shimen*).
  - Ponto de tonificação geral importante: VC-6 (*qihai*).
  - Ponto *mu* do estômago (▶ 4.1.5): VC-12 (*zhongwan*).
  - Ponto *mu* da Circulação-Sexualidade (▶ 4.1.5): VC-17 (*danzhong*).

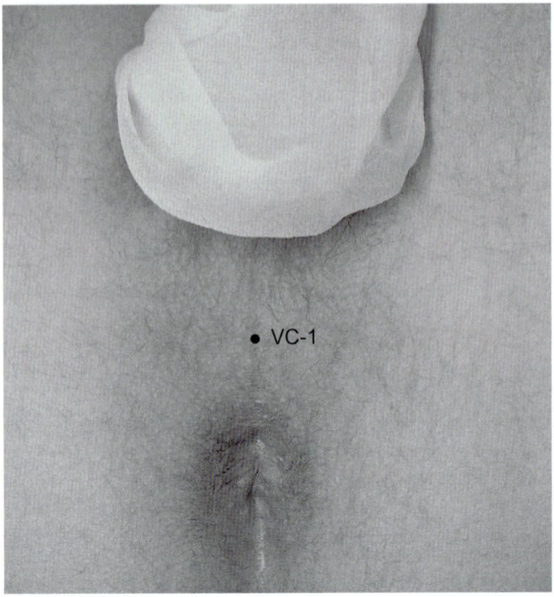

Figura 5.321

Localização No meio do períneo.

Como encontrar Nas mulheres: entre o ânus e a comissura posterior dos lábios da vulva. Nos homens: entre o ânus e a inserção do escroto.

Punção Vertical, de 0,5 a 1 cun. **Cuidado:** contraindicada em casos de gravidez. A punção, segundo muitos textos clássicos, é proibida. Atenção especial para a possibilidade de profilaxia de infecções.

Efeitos e indicações mais importantes

- **Regula as duas aberturas inferiores, elimina a umidade e o calor:** problemas de defecação e micção, retenção de urina, prostatite, doenças das genitálias externas, prolapso retal, hemorroidas, dores na região anal, doenças do *shan*, distúrbios da menstruação (amenorreia, irregularidades no ciclo), prolapso uterino.
- **Tranquiliza o *shen*, revitaliza a consciência:** como ponto do Espírito segundo Sun Si Miao, nos casos de epilepsia e psicoses, após trauma de afogamento (deve expelir água do pulmão).

Particularidades Ponto de cruzamento com o Vaso Governador e o *chong mai*. Ponto do Espírito segundo Sun Si Miao.

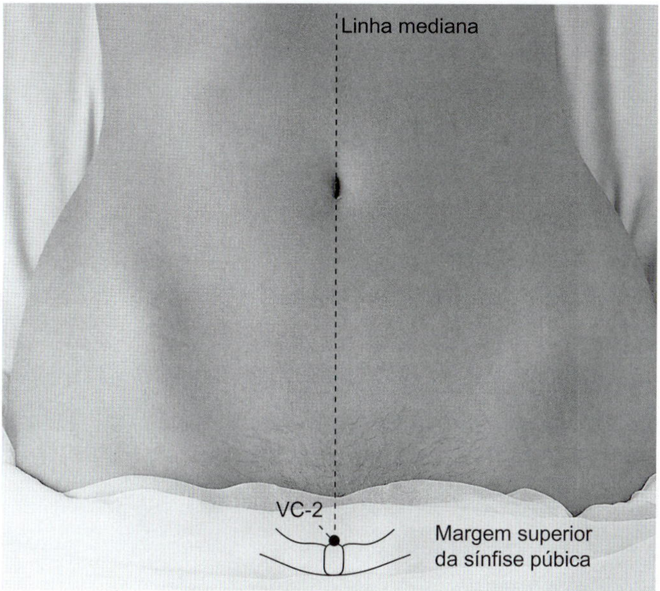

Figura 5.322

Localização Na linha mediana anterior, na margem superior da sínfise púbica.

Como encontrar A margem superior da sínfise púbica pode ser tocada na região púbica, na linha mediana; **VC-2** está situado diretamente acima da margem.

Referência Na mesma altura estão situados **R-11**, **E-30** e **BP-12** (na distância de 0,5, 2 e 3,5 cun laterais à linha mediana).

Punção Vertical, de 0,5 a 1 cun. **Cuidado:** peritônio. Atenção para o caso de bexiga cheia e gravidez (pedir para o paciente esvaziar a bexiga antes da punção).

Efeitos e indicações mais importantes

- **Auxilia a micção, aquece o *yang* e fortalece os rins:** doenças urológicas (disúria, retenção de urina, incontinência urinária, infecção nas vias urinárias, distúrbios da ejaculação, impotência, doenças do *shan*), condições de cansaço extremo com frio.
- **Regula o Triplo Aquecedor inferior:** problemas no hipogástrio, distúrbios menstruais, corrimento vaginal, doenças das genitálias externas.

Particularidade Ponto de cruzamento com o canal de energia do Fígado.

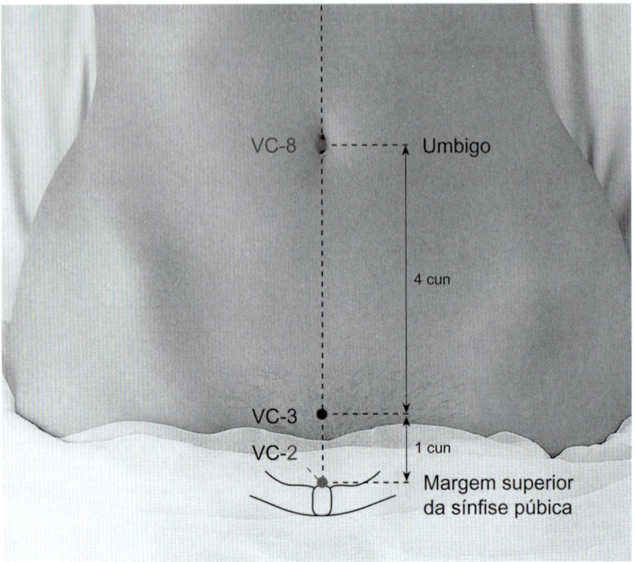

Figura 5.323

Localização Na linha mediana anterior, 1 cun cranialmente à margem superior da sínfise púbica ou 4 cun caudalmente ao umbigo.

Como encontrar A distância entre o meio do umbigo e a margem superior da sínfise púbica é dividida em 5 cun do corpo do paciente (atenção: medida proporcional ao corpo do paciente ▶ 1.2). **VC-3** está situado nessa divisão, 1 cun cranialmente ao meio da margem superior da sínfise púbica.

Referência Na mesma altura estão situados **R-12**, **E-29** e **Ex-CA-1** (*zigong*) (0,5, 2 e 3 cun laterais à linha mediana).

Punção Vertical, de 0,5 a 1 cun. **Cuidado:** peritônio, gravidez, caso de bexiga cheia. Antes da punção, pedir ao paciente para esvaziar a bexiga.

Efeitos e indicações mais importantes

- **Beneficia a bexiga, conduz a umidade e calor úmido para fora, elimina estagnações, beneficia o Triplo Aquecedor inferior:** doenças urológicas (problemas de micção, edema, prurido, dor e inchaço na região genital, doenças do *shan*, prostatite, distúrbios sexuais funcionais, como impotência, distúrbios da ejaculação.
- **Regula a menstruação:** problemas menstruais, *ben tun qi* (*qi* do leitão correndo).
- **Fortalece os rins** (**emprego mais frequente: VC-4**), **local**: problemas na região lombar.

Particularidades Ponto *mu* da bexiga, ponto de cruzamento com os canais de energia do Fígado, do Rim e do Baço-Pâncreas. Importante ponto local para o tratamento de doenças urogenitais.

VC

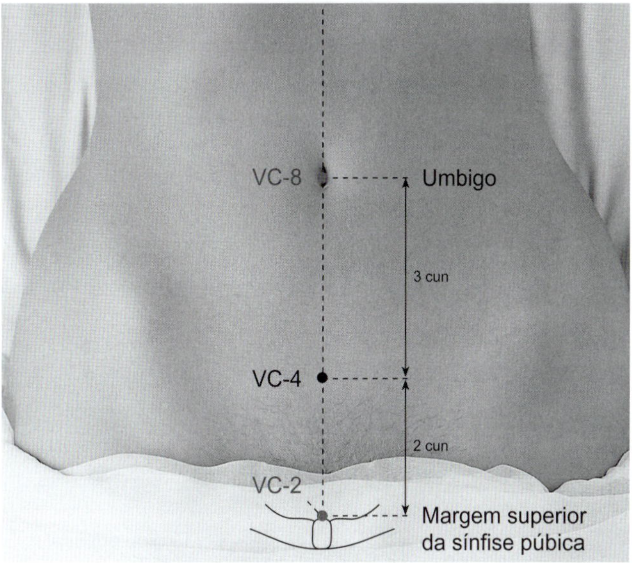

Figura 5.324

Localização Na linha mediana anterior, 2 cun cranialmente à margem margem superior da sínfise púbica ou 3 cun caudalmente ao umbigo.

Como encontrar A distância entre o meio do umbigo e a margem superior da sínfise púbica é dividida em 5 cun do corpo do paciente (atenção: medida proporcional ao corpo do paciente ▶ 1.2). **VC-4** está situado nessa divisão, 2 cun cranialmente à margem superior da sínfise púbica ou 3 cun caudalmente ao umbigo.

Referência Na mesma altura estão situados **R-13** e **E-28** (0,5 e 2 cun laterais a **VC-4**) e três pontos extras: **Ex-CA** (*yijing*: 1 cun lateral, *qimen*: 3 cun laterais e *tituo*: 4 cun laterais a **VC-4**). Aproximadamente na mesma altura está situado **VB-27** (anterior e medialmente à espinha ilíaca anterossuperior).

Punção Vertical, de 0,5 a 1 cun, ou oblíqua em sentido inferior, de 1 a 1,5 cun. **Cuidado:** peritônio, gravidez, caso de bexiga cheia (antes da punção, pedir ao paciente para esvaziar a bexiga). A moxabustão é recomendada em casos de estados de fraqueza e indicações médicas.

Efeitos e indicações mais importantes

- **Fortalece o *qi* do *yuan*, fortalece a essência *jing*, fortalece e nutre os rins, aquece e fortalece o Baço-Pâncreas, beneficia o útero, regula o Triplo Aquecedor inferior:** estados de fraqueza, convalescença, doenças ginecológicas, doenças urológicas, distúrbios sexuais funcionais, diarreia, incontinência fecal no caso de pessoas idosas, "doenças de *shan*", doenças urológicas (retenção urinária, disúria, edema), fraqueza, dores e frio na região lombar.

Particularidades Ponto *mu* do intestino delgado, ponto de cruzamento com os canais de energia do Baço-Pâncreas, do Rim e do Fígado. Importante ponto de tonificação. Um ponto principal para o tratamento de doenças urogenitais (sobretudo na área da ginecologia).

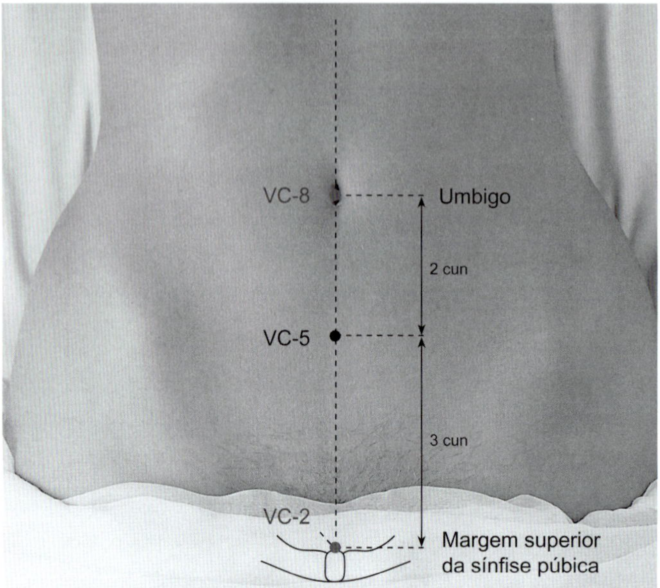

Figura 5.325

Localização Na linha mediana anterior, 2 cun caudalmente ao umbigo ou 3 cun cranialmente à margem superior da sínfise púbica.

Como encontrar A distância entre o meio do umbigo e a margem superior da sínfise púbica é dividida em 5 cun do corpo do paciente (atenção: medida proporcional ao corpo do paciente ▶ 1.2). Medir, a partir do meio do umbigo, 2 cun em direção caudal, onde está situado **VC-5**.

Referência Na mesma altura estão situados **R-14** e **E-27** (0,5 e 2 cun laterais à linha mediana).

Punção Vertical, de 0,8 a 1,5 cun. **Cuidado:** peritônio. Atenção em caso de gravidez.

Efeitos e indicações mais importantes

- **Regula e auxilia os caminhos da água:** distúrbios de micção (dificuldade de micção, retenção de urina, disúria), edema, diarreia.
- **Regula o *qi* no Triplo Aquecedor inferior, alivia dores:** dores no hipogástrio e ao redor do umbigo, dor e prurido na região genital, *ben tun qi* (*qi* do leitão correndo).
- **Regula o útero:** loquiação prolongada, hemorragias uterinas, massas abdominais, corrimento vaginal.

Particularidades Ponto *mu* do Triplo Aquecedor. Muitos textos clássicos advertem que a punção deste ponto nas mulheres pode levar à infertilidade (relação com o nome: mulheres inférteis eram chamadas de "mulheres de pedra"). Nos textos modernos não se encontra qualquer advertência em relação a isso.

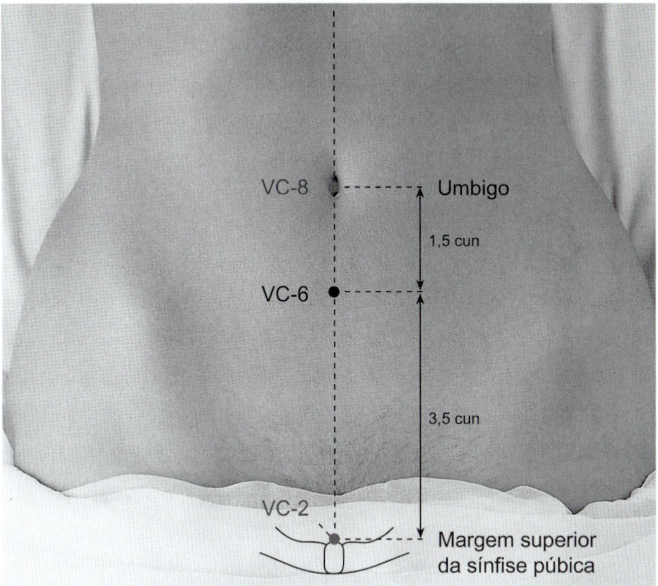

Figura 5.326

Localização Na linha mediana anterior, 1,5 cun caudalmente ao umbigo ou 3,5 cun cranialmente à margem superior da sínfise púbica.

Como encontrar A distância entre o meio do umbigo e a margem superior da sínfise púbica é dividida em 5 cun do corpo do paciente (atenção: medida proporcional ao corpo do paciente ▶ 1.2). **VC-6** está situado nessa divisão, 1,5 cun caudalmente ao umbigo na linha mediana ou 3,5 cun cranialmente à margem superior da sínfise púbica.

Punção Vertical, de 0,8 a 1,5 cun. **Cuidado:** peritônio, gravidez. A moxabustão é recomendada.

Efeitos e indicações mais importantes

- **Fortalece o *qi* do *yuan*, bem como o *qi* em geral e os rins (sobretudo *yang*), regula o *qi*, harmoniza o sangue:** estados crônicos de esgotamento e fraqueza (estados de insuficiência do *yang*), doenças ginecológicas (distúrbios menstruais, também causados por estase sanguínea, distúrbios da fertilidade, prolapso uterino, corrimento vaginal), distúrbios sexuais funcionais (impotência, distúrbios da ejaculação), doenças urológicas, doenças do trato gastrintestinal.

Particularidades Importante ponto de tonificação para o tratamento de esgotamento físico e psíquico, fortalece sobretudo o *qi* e o *yang* com moxabustão. Um dos mais importantes pontos de acupuntura.

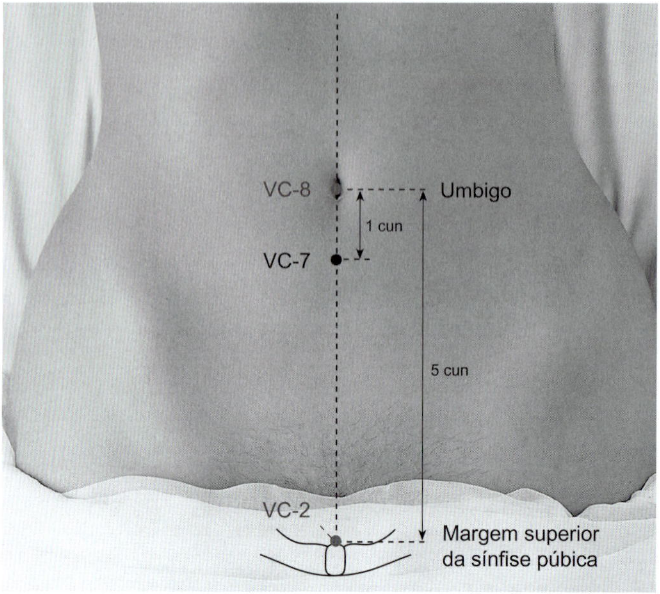

Figura 5.327

Localização Na linha mediana anterior, 1 cun caudalmente ao umbigo.

Como encontrar A distância entre o meio do umbigo e a margem superior da sínfise púbica é dividida em 5 cun do corpo do paciente (atenção: medida proporcional ao corpo do paciente ▶ 1.2). Medir, a partir do meio do umbigo, 1 cun em direção caudal, onde está situado **VC-7**.

Referência Na mesma altura estão situados **R-15** e **E-26** (0,5 e 2 cun laterais à linha mediana).

Punção Vertical, de 0,8 a 1,5 cun. **Cuidado:** peritônio. Atenção em caso de gravidez.

Efeitos e indicações mais importantes

- **Regula a menstruação:** menstruação irregular, amenorreia, hemorragias uterinas, loquiação persistente, corrimento vaginal.
- **Regula o fluxo do *qi* no hipogástrio e nas genitálias:** dores periumbilicais, dores no hipogástrio que se irradiam para as genitálias, doenças do *shan*, infertilidade, corrimento vaginal, prurido genital, retenção de urina e de fezes, loquiação persistente, *ben tun qi* (*qi* do leitão correndo), problemas na região lombar e nos membros inferiores.

Particularidades Ponto de cruzamento com o canal de energia do Rim e *chong mai*.

VC

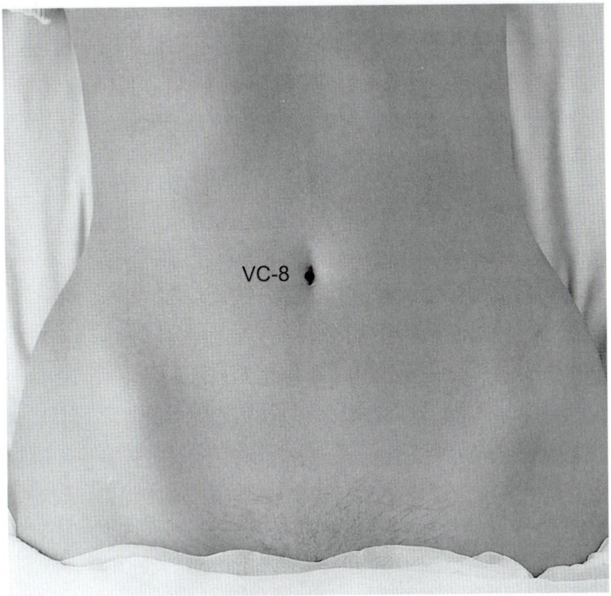

Figura 5.328

Localização No centro do umbigo.

Como encontrar **VC-8** está situado no centro do umbigo.

Referência Na mesma altura estão situados **R-16, E-25** e **BP-15** (0,5, 2 e 4 cun laterais à linha mediana), assim como **VB-26** em uma linha vertical entre a extremidade livre da 11ª costela, na altura do umbigo.

Punção Contraindicada. Apenas moxabustão indireta, por exemplo, sobre sal ou gengibre, cigarro de moxa, caixinhas de moxa.

Efeitos e indicações mais importantes

- **Aquece e estabiliza o *yang* e o intestino:** problemas abdominais e diarreia por frio e vazio, dor periumbilical, perda de consciência causada por colapso do *yang*.

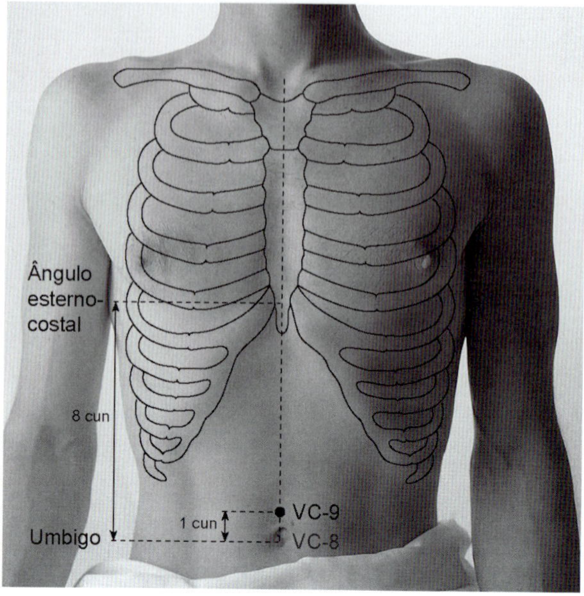

Figura 5.329

Localização Na linha mediana anterior, 1 cun cranialmente ao umbigo.

Como encontrar A distância entre o ângulo esternocostal (▶ 2.5) e o meio do umbigo é dividida em 8 cun do corpo do paciente (atenção: medida proporcional ao corpo do paciente ▶ 1.2). Medir, a partir do meio do umbigo, 1 cun em direção cranial, onde está situado **VC-9**.

Referência Na mesma altura está situado **E-24** e próximo **F-13** (2 cun laterais à linha mediana e na extremidade livre da 11ª costela).

Punção Vertical, de 0,8 a 1,5 cun. **Cuidado:** peritônio, na gravidez.

Efeitos e indicações mais importantes

- **Regula os caminhos da água, elimina edemas:** edema, ascite (neste caso a moxabustão é recomendada).
- **Regula o intestino e dissipa acúmulos:** perda de apetite, refluxo azedo, vômitos, dores abdominais e periumbilicais, borborigmos, cólicas, diarreia.
- **Atraso do fechamento das fontanelas.**

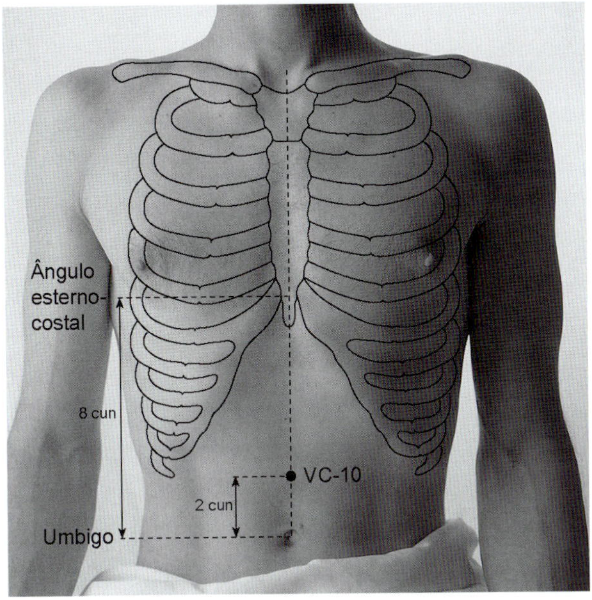

Figura 5.330

Localização Na linha mediana anterior, 2 cun cranialmente ao meio do umbigo.

Como encontrar A distância entre o ângulo esternocostal (▶ 2.5) e o meio do umbigo é dividida em 8 cun do corpo do paciente (atenção: medida proporcional ao corpo do paciente ▶ 1.2). Medir, a partir do meio do umbigo, 2 cun em direção cranial, onde está situado **VC-10**.

Referência Na mesma altura estão situados **R-17**, **E-23** e **Ex-CA** *weishang* (0,5, 2 e 4 cun laterais à linha mediana).

Punção Vertical, de 0,8 a 1,5 cun. **Cuidado:** peritônio, na gravidez.

Efeitos e indicações mais importantes

- **Tonifica e regula o *qi* do baço e do estômago, elimina estagnações alimentares:** perda de apetite, náusea, vômitos, sensação de plenitude, dores no epigástrio, distúrbios digestivos.

Particularidade Ponto de cruzamento com o canal de energia do Baço-Pâncreas.

VC

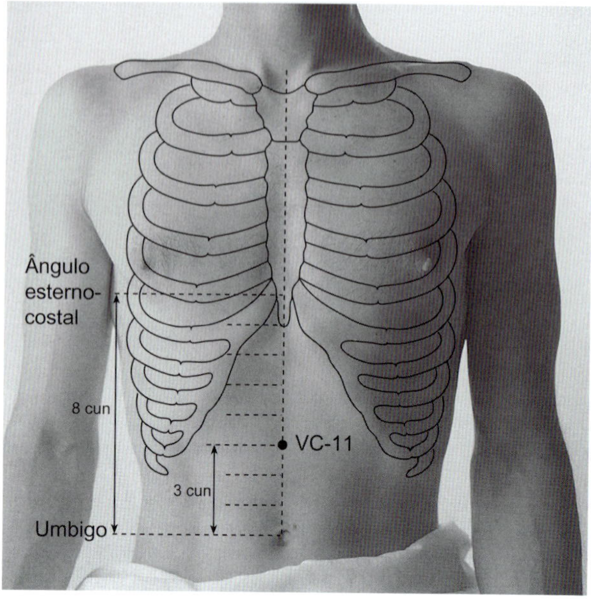

Figura 5.331

Localização Na linha mediana anterior, 3 cun cranialmente ao umbigo.

Como encontrar A distância entre o ângulo esternocostal (▶ 2.5) e o umbigo é dividida em 8 cun do corpo do paciente (atenção: medida proporcional ao corpo do paciente ▶ 1.2). A partir do meio do umbigo, medir 3 cun em direção cranial, onde está situado **VC-11**.

Referência Na mesma altura estão situados **R-18, E-22** e **BP-16** (0,5, 2 e 4 cun laterais à linha mediana).

Punção Vertical, de 0,8 a 1,5 cun. **Cuidado:** peritônio, na gravidez.

Efeitos e indicações mais importantes

- **Harmoniza o Triplo Aquecedor médio e regula o *qi*:** falta de apetite, náuseas, vômitos, sensação de plenitude, meteorismo, dores estomacais, dores funcionais no coração, edemas.

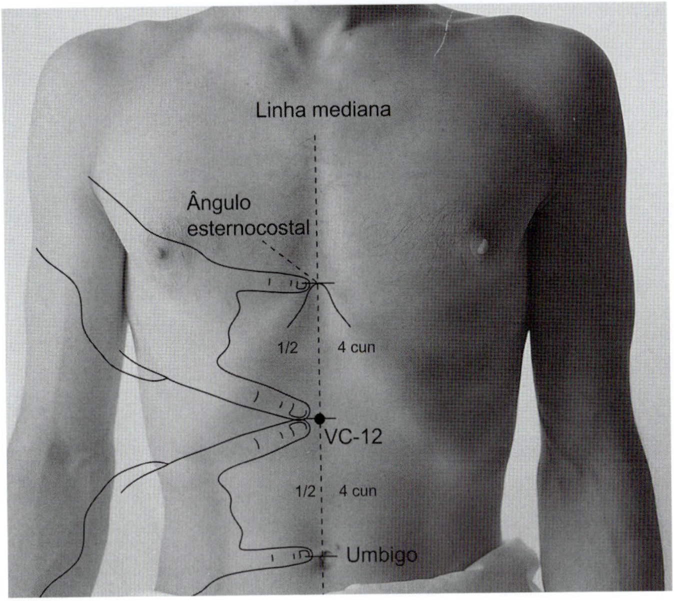

Figura 5.332

Localização Na linha mediana anterior, 4 cun cranialmente ao umbigo ou 4 cun caudalmente ao ângulo esternocostal.

Como encontrar Por meio da técnica de localização com a ajuda das mãos (▶ 1.3.3) determinar o ponto médio da distância entre o ângulo esternocostal e o umbigo, e localizar nesse ponto **VC-12**.

Ou: a distância entre o ângulo esternocostal (▶ 2.5) e o umbigo é dividida em 8 cun do corpo do paciente (atenção: medida proporcional ao corpo do paciente ▶ 1.2). Medir 4 cun craniais do umbigo ou 4 cun caudais do ângulo esternocostal na linha mediana, onde está situado **VC-12**.

Referência Na mesma altura estão situados **R-19** e **E-21** (0,5 e 2 cun laterais à linha mediana).

Punção Vertical, de 0,8 a 1,5 cun, ou oblíqua em direção aos pontos circunvizinhos (**E-21, VC-10, VC-15**). **Cuidado:** peritônio, gravidez. A moxabustão é recomendada quando houver indicação.

Efeitos e indicações mais importantes

- **Harmoniza e fortalece o Triplo Aquecedor médio, diminui o *qi* de contrafluxo, regula o *qi*, alivia dores:** doenças do trato gastrintestinal, "distúrbios da umidade" no corpo: esgotamento, sensação de peso, dores surdas/fixas, secreções turvas etc.

Particularidades Ponto *mu* do estômago, ponto de cruzamento com os canais de energia do Intestino Delgado, do Triplo Aquecedor e do Estômago, ponto influente *hui* (ponto-mestre) dos órgãos (*fu*). Ponto principal para o tratamento dos problemas (funcionais) do estômago.

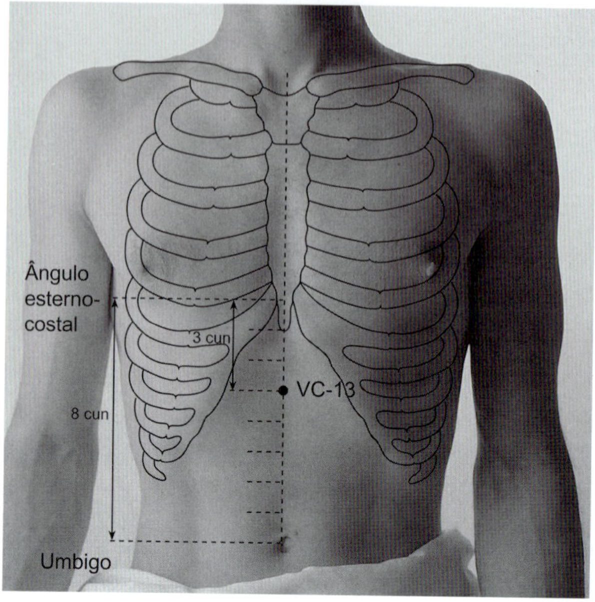

Figura 5.333

Localização Na linha mediana anterior, 3 cun caudalmente ao ângulo esternocostal ou 5 cun craniais do umbigo.

Como encontrar A distância entre o ângulo esternocostal (▶ 2.5) e o umbigo é dividida em 8 cun do corpo do paciente (atenção: medida proporcional ao corpo do paciente ▶ 1.2). A partir do ângulo esternocostal, medir 3 cun em direção caudal, onde está situado **VC-13**.

Referência Na mesma altura estão situados **R-20, E-20** e **VB-24** (0,5 e 2 cun laterais à linha mediana e no 7º espaço intercostal, na linha mamilar).

Punção Vertical, de 0,8 a 1,5 cun. **Cuidado:** peritônio, na gravidez.

Efeitos e indicações mais importantes

- **Regula o estômago e o *qi* de contrafluxo:** azia, náuseas, vômitos, soluços, dores estomacais, sensação de plenitude após as refeições, *ben tun qi* (*qi* do leitão correndo).
- **Regula o coração:** dores funcionais no coração, palpitações, sensação de inquietação na região do coração.

Particularidade Ponto de cruzamento com os canais de energia do Estômago e do Intestino Delgado.

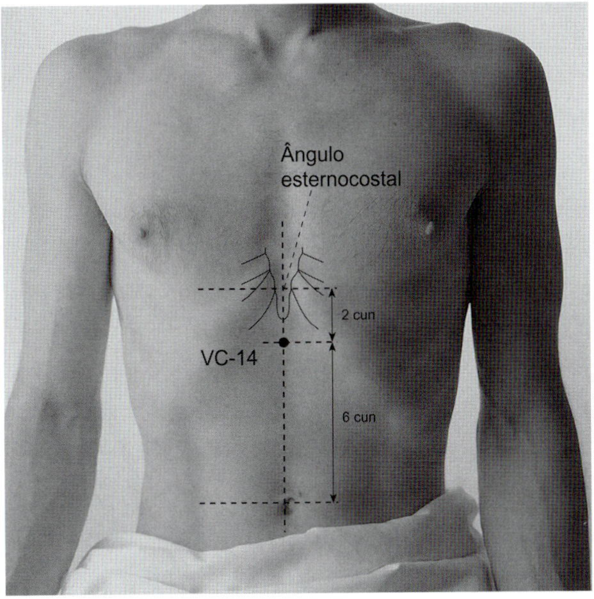

Figura 5.334

Localização Na linha mediana anterior, 2 cun caudalmente ao ângulo esternocostal.

Como encontrar A distância entre o ângulo esternocostal (▶ 2.5) e o umbigo é dividida em 8 cun do corpo do paciente (observar: medida proporcional ao corpo do paciente ▶ 1.2). **VC-14** está situado nesse trajeto, 2 cun caudalmente ao ângulo esternocostal.

Ou: técnica de localização com a ajuda das mãos ▶ 1.3.3: determinar o ponto médio da distância entre o ângulo esternocostal e o umbigo (lugar de **VC-12**). Em seguida, averiguar o ponto médio da distância entre **VC-12** e o ângulo esternocostal e localizar **VC-14**.

Referência Na mesma altura estão situados **R-21**, **E-19** e **F-14** (0,5, 2 cun laterais à linha mediana e no 6º espaço intercostal na linha mamilar).

Punção Vertical ou oblíqua, em direção caudal, de 0,3 a 0,8 cun, ou superficial subcutânea. Dependendo das variantes à norma do xifoide, o ponto pode projetar-se sobre ele. **Cuidado:** peritônio, lesões a órgãos (à direita, fígado; à esquerda, coração).

Efeitos e indicações mais importantes

- **Regula o coração, dispersa a estase de muco, alivia dores, abre o tórax, diminui o *qi* dos pulmões e do estômago, harmoniza o estômago:** dores no tórax condicionadas pelo coração, pulmão e/ou ossos, tosse, dispneia, distúrbios gastrintestinais.
- **Transforma o muco, tranquiliza o *shen*:** distúrbios do sono, estados de inquietação, manias.

Particularidades Ponto *mu* do coração. Importante ponto local para o tratamento de dores no tórax causadas por estase sanguínea ou obstrução de muco.

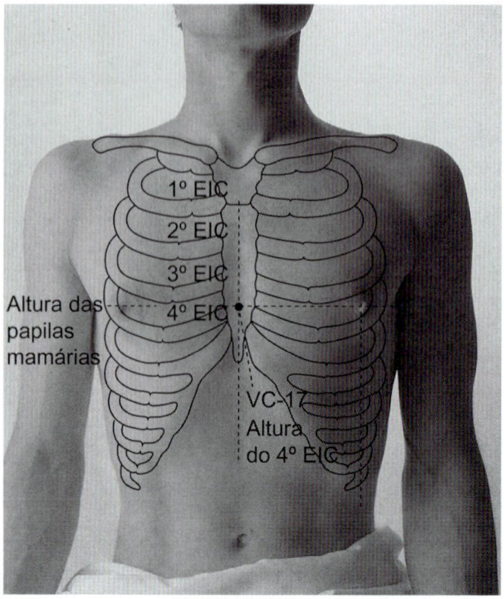

Figura 5.337

Localização Na linha mediana anterior, na altura do 4º espaço intercostal.

Como encontrar Localizar **VC-17** aproximadamente sobre o meio do esterno, entre as duas papilas mamárias.

Ou: para orientação segura na região intercostal (▶ 2.5), palpar primeiro, no esterno, a sincondrose manubrioesternal, em geral como estrutura óssea que segue nitidamente na transversal. A inserção da cartilagem costal da 2ª costela está situada lateralmente. O 2º EIC encontra-se abaixo. Contar desse ponto dois espaços intercostais em direção caudal, até o 4º EIC. Localizar nessa altura **VC-17**, sobre o esterno.

Referência Na mesma altura (4º EIC) estão situados **R-23**, **E-17**, **CS-1**, **BP-18**, **VB-22** e **VB-23** (2 cun laterais à linha mediana, papila mamária, 1 cun lateral à papila mamária, 6 cun laterais à linha mediana, 3 cun abaixo do ponto medioaxilar e 1 cun anterior a **VB-22**).

Punção Superficial subcutânea, de 0,5 a 1 cun em ou contra o trajeto do canal de energia ou, em casos de doenças mamárias, em direção às papilas mamárias. **Cuidado:** punção intracardíaca, pneumotórax (lamela óssea esternal, eventualmente por má-formação óssea no embrião). Segundo alguns textos clássicos, a punção é contraindicada. A moxabustão é indicada sobretudo para a tonificação do *qi*, porém cuidado no caso de asmáticos.

Efeitos e indicações mais importantes

- **Regula e beneficia o *qi*, libera o tórax, diminui o *qi* de contrafluxo do pulmão e do estômago:** doenças das vias respiratórias, vômitos, refluxo azedo, neuralgia intercostal.
- **Beneficia as mamas:** distúrbios de lactação, mastite.

Particularidades Ponto *mu* da Circulação-Sexualidade, ponto de cruzamento com os canais de energia do Baço-Pâncreas, do Rim, do Intestino Delgado e do Triplo Aquecedor, ponto influente *hui* (ponto-mestre) do *qi*, Mar do *qi*. Importante ponto para o tratamento de doenças das vias respiratórias.

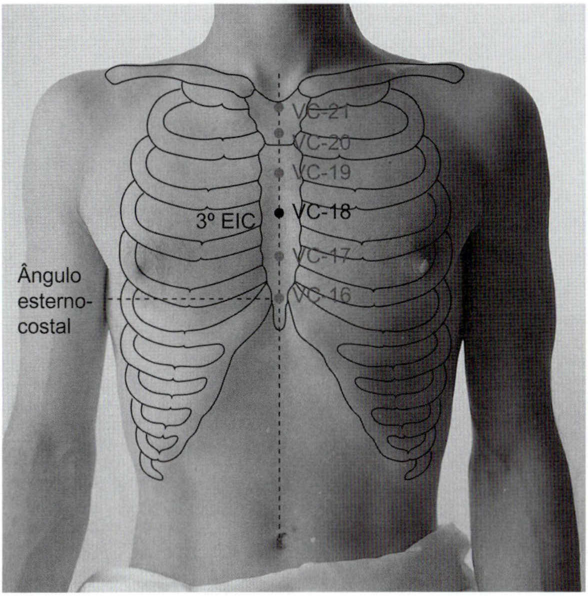

Figura 5.338

Localização Na linha mediana anterior, na altura do 3º espaço intercostal.

Como encontrar Contar o 3º espaço intercostal, paraesternalmente a partir da clavícula ou a partir da sincondrose manubrioesternal (2ª costela) (▶ 2.5). Nessa altura, localizar **VC-18**, sobre o esterno.

Referência Na mesma altura (3º EIC) estão situados **R-24**, **E-16** e **BP-19** (2, 4 e 6 cun lateralmente à linha mediana).

Punção Superficial subcutânea, de 0,3 a 0,5 cun no trajeto do canal de energia ou contra ele. **Cuidado:** no caso de um forame esternal existe o risco de lesão no coração ou na pleura. Para maior segurança, recomenda-se exclusivamente punção superficial subcutânea.

Efeitos e indicações mais importantes

- **Abre o tórax, regula e diminui o *qi*:** dores e sensação de plenitude na região epigástrica, torácica e lateral das costelas, dores na garganta, disfagia, tosse, dispneia, asma brônquica, dores precordiais, vômitos, doenças mamárias.

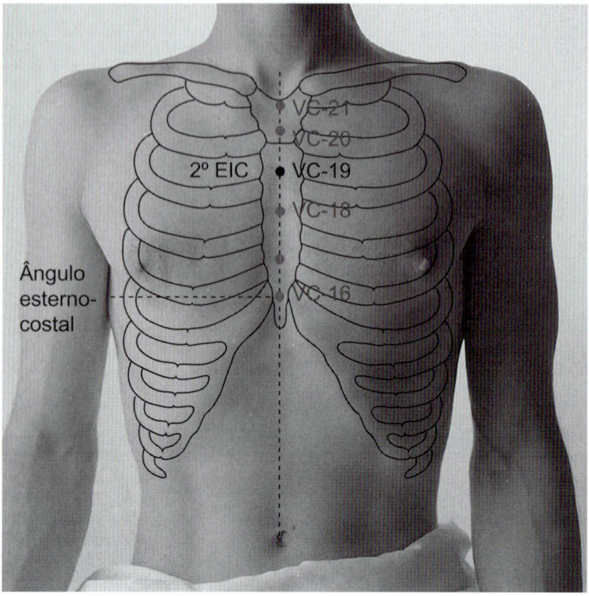

Figura 5.339

Localização Na linha mediana anterior, na altura do 2º espaço intercostal.

Como encontrar Contar o 2º espaço intercostal, paraesternalmente a partir da clavícula ou a partir da sincondrose manubrioesternal (2ª costela) (▶ 2.5). Localizar **VC-19** nessa altura, no esterno.

Referência Na mesma altura (2º EIC) estão situados **R-25**, **E-15** e **BP-20** (2, 4 e 6 cun lateralmente à linha mediana).

Punção Superficial subcutânea, de 0,3 a 0,5 cun, no trajeto do canal de energia ou contra ele. **Cuidado:** no caso de um forame esternal existe o risco de perfuração da pleura ou do mediastino. Para maior segurança, recomenda-se exclusivamente punção superficial subcutânea.

Efeitos e indicações mais importantes

- **Abre o tórax:** dor e sensação de aperto no tórax e na região do esterno.
- **Regula e diminui o *qi*:** tosse, dispneia, asma brônquica, vômitos, espasmos esofágicos, disfagia, agitação, dores nos ossos.

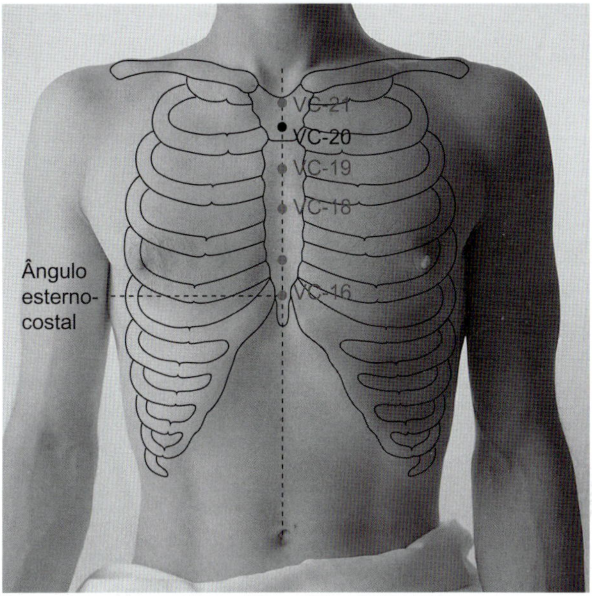

Figura 5.340

Localização Na linha mediana anterior, na seção inferior manubrioesternal na altura do 1º espaço intercostal.

Como encontrar A sincondrose manubrioesternal em geral pode ser palpada nitidamente como uma estrutura óssea que segue transversalmente na seção cranial do esterno. Um pouco acima está situado **VC-20**, na altura do 1º espaço intercostal, na linha mediana.

Referência Na mesma altura (1º EIC) estão situados **R-26**, **E-14** e **P-1** (2, 4 e 6 cun lateralmente à linha mediana).

Punção Superficial subcutânea, de 0,3 a 0,5 cun, no trajeto do canal de energia ou contra ele. **Cuidado:** no caso de um forame esternal há risco de perfuração da pleura ou do mediastino. Para maior segurança, recomenda-se exclusivamente punção superficial subcutânea.

Efeitos e indicações mais importantes

- **Abre o tórax:** dor e sensação de aperto no tórax e na região lateral das costelas, espasmo esofágico, disfagia.
- **Regula e diminui o *qi*:** tosse, dispneia, asma brônquica.

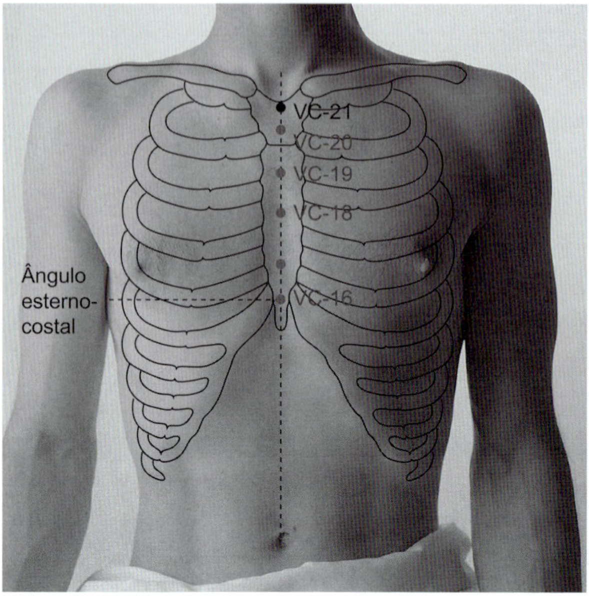

Figura 5.341

Localização Na linha mediana anterior, abaixo da margem superior do esterno.

Como encontrar A margem superior do manubrioesternal limita a fossa jugular em direção caudal. Palpar a partir da margem óssea do esterno em direção caudal; **VC-21** está situado na linha mediana.

Referência Na mesma altura, abaixo da clavícula, estão situados **R-27**, **E-13** e **P-2** (2, 4 e 6 cun lateralmente à linha mediana).

Punção Superficial subcutânea, de 0,3 a 0,5 cun, em sentido caudal. **Cuidado:** no caso de um forame esternal existe o risco de lesão na pleura ou no mediastino. Para maior segurança, recomenda-se exclusivamente punção superficial subcutânea.

Efeitos e indicações mais importantes

- **Abre o tórax:** dor e sensação de plenitude no tórax e na região lateral das costelas.
- **Beneficia a garganta:** inflamações na garganta.
- **Diminui o *qi* de contrafluxo:** tosse, dispneia, asma brônquica, estagnação alimentar, espasmo esofágico, disfagia.

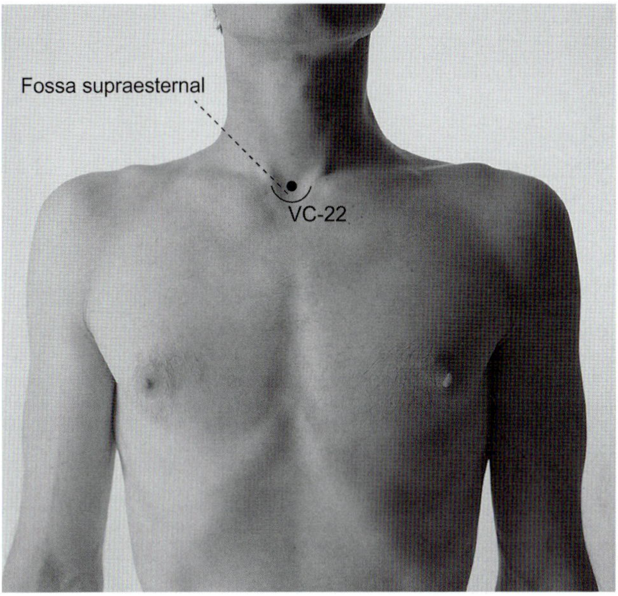

Figura 5.342

Localização 0,5 cun acima do esterno, no meio da fossa supraesternal.

Como encontrar **Posicionamento do paciente:** a maneira mais segura é permanecer em decúbito dorsal, se possível com travesseiros embaixo dos ombros; também é possível na posição sentada com um apoio de cabeça confortável e seguro. Em seguida, procurar o centro da fossa supraesternal, situado aproximadamente 0,5 cun acima do esterno, e localizar **VC-22.**

Punção Primeiramente 0,2 cun vertical (perfuração da pele), em seguida mover o cabo da agulha em direção cranial. Dessa maneira, a ponta da agulha segue em direção caudal e então rigorosamente deve-se empurrar para a frente o retroesternal ao longo da superfície posterior do esterno, cerca de 0,5 a 1 cun. **Cuidado:** ponto perigoso. A condução incorreta da agulha, por exemplo, punção vertical ou desvio para o lado na punção retroesternal, coloca em risco os grandes vasos situados no mediastino e em outros órgãos. O emprego deve ser realizado apenas com o domínio seguro da técnica de punção.

Efeitos e indicações mais importantes

- **Diminui o *qi* de contrafluxo do pulmão, alivia a tosse e a respiração ofegante, beneficia a garganta:** doenças das vias respiratórias (tosse, dispneia, asma brônquica, bronquite, laringite, faringite, doenças das cordas vocais), infecções agudas e febris (p. ex., causadas por calor e vento) com dores na garganta; sensação de bolo na garganta, bócio, espasmo do esôfago, soluço, disfagia.

Particularidades Ponto de cruzamento com o *yin wei mai*, ponto Janela do Céu. Importante ponto de emergência em caso de crise aguda de asma.

VC

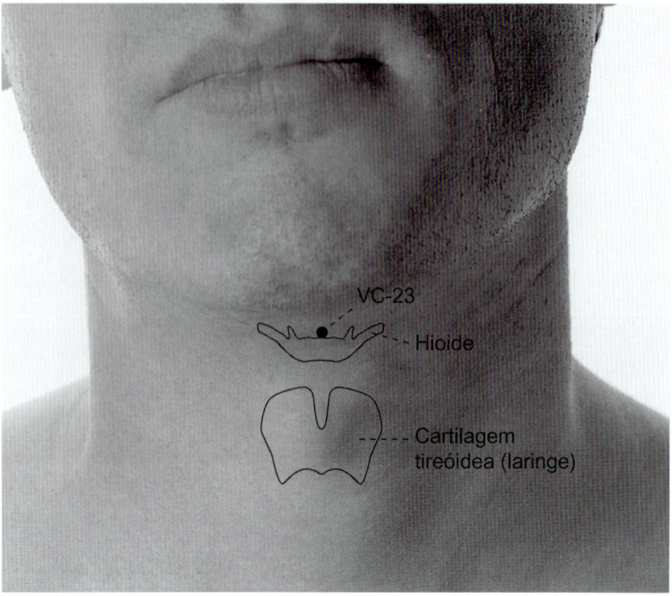

Figura 5.343

Localização Na linha mediana anterior, acima da margem superior do hioide.

Como encontrar O hioide pode ser palpado enquanto estrutura óssea fina um pouco acima da margem superior da laringe. Deve-se tomar cuidado para que o paciente não recline a cabeça, já que o surgimento de tensão no tecido impossibilita que se palpe o hioide. VC-23 está situado na linha mediana na margem superior do hioide e, com isso (no caso de condições normais do tecido), na transição da linha vertical do pescoço para a linha horizontal do assoalho da boca.

Punção Oblíqua para cranial, de 0,3 a 1 cun, em direção à base da língua. De acordo com alguns textos, a moxabustão é contraindicada.

Efeitos e indicações mais importantes

- **Beneficia a língua:** dor ou inflamação na base da língua, fraqueza ou contratura da musculatura da língua, afasia, em especial após acidente vascular cerebral, problemas para engolir.
- **Diminui o *qi*, alivia a tosse:** rouquidão, inflamações na garganta, trismo, dispneia.

Particularidade Ponto de cruzamento com o *yin wei mai*.

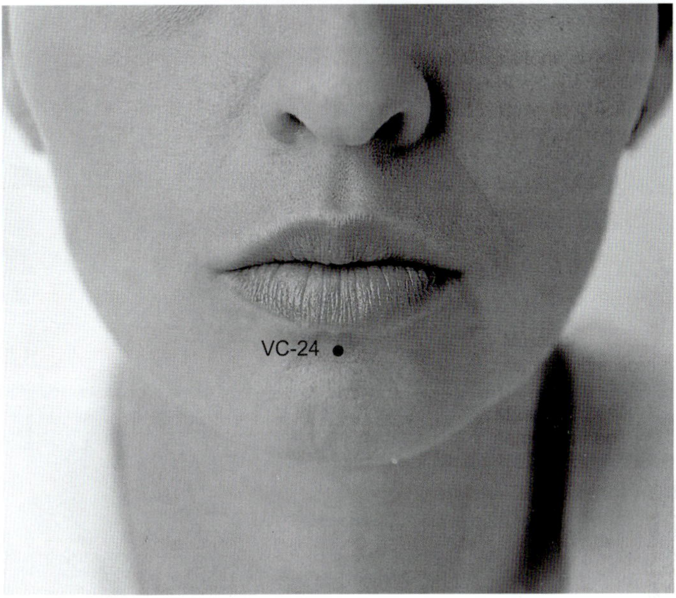

Figura 5.344

Localização Na linha mediana, no sulco mentolabial abaixo do lábio inferior.

Como encontrar Procurar, na região mentual, o sulco mentolabial (▶ 2.1.3), que representa uma depressão que corre transversalmente na transição para o lábio inferior. Localizar **VC-24** no sulco mentolabial, na linha mediana.

Punção Oblíqua em direção cranial, de 0,2 a 0,3 cun, ou superficial subcutânea até E-4 (*dicang*).

Efeitos e indicações mais importantes

- **Elimina o vento, beneficia a face, regula o Vaso Concepção:** paresia facial, neuralgia do trigêmeo (terceiro ramo), problemas e inchaços na região da mandíbula, gengivite, ulcerações na boca e na língua, hipersalivação, dores nos dentes ou durante a extração de dentes na região dos incisivos inferiores, ponto de anestesia para extração de dente.
- **Como ponto do Espírito segundo Sun Si Miao:** epilepsia e mania.

Particularidades Ponto de cruzamento com o Estômago, Intestino Grosso e Vaso Governador, ponto do Espírito segundo Sun Si Miao. Importante ponto local.

5.14 O vaso extraordinário Vaso Governador

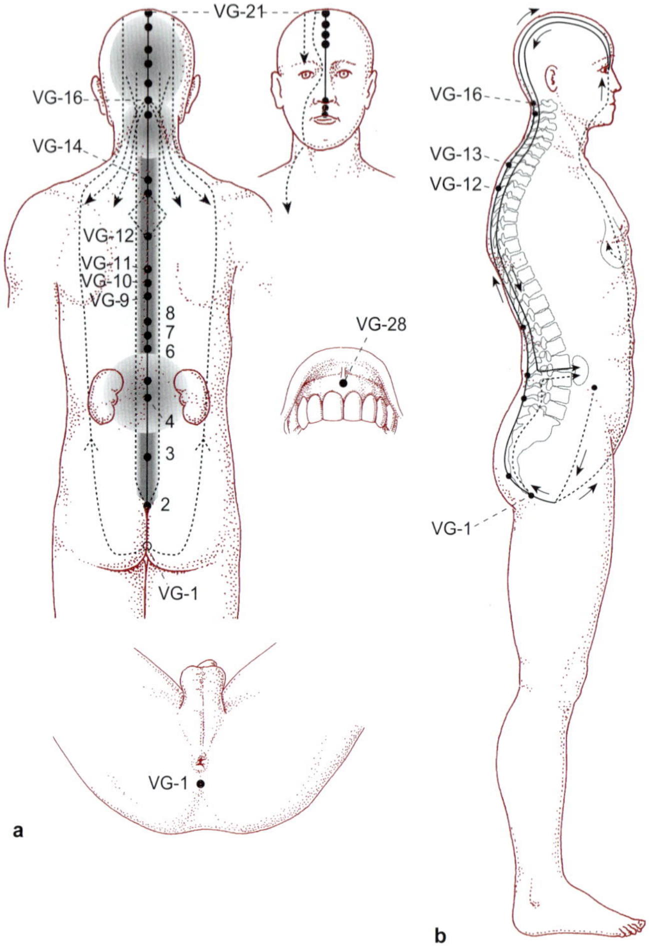

Vaso correspondente	vaso extraordinário *yang qiao mai*
Regiões do corpo abastecidas	nuca, ombro, costas

Figura 5.345

Trajeto

O vaso extraordinário Vaso Governador origina-se, como o vaso extraordinário Vaso Concepção e o *chong mai*, na região da pelve menor ou, segundo alguns autores, nos rins. Ele emerge na superfície da região do períneo em **VG-1**, segue então em direção dorsal e passa pela linha mediana posterior em direção cranial até abaixo da margem inferior do occipício, em **VG-16**. Nesse ponto, ele penetra no cérebro e segue, em sentido cranial, até o ápice da cabeça em **VG-20**. Em seguida, corre pela linha mediana, passa pela testa, pelo dorso do nariz até o sulco nasolabial (em **VG-26**) e termina no frênulo (**VG-28**). O **primeiro ramo** do Vaso Governador origina-se na parte inferior do abdome, vai em direção caudal para a região genital, circunda o ânus, segue para a coluna vertebral em direção cranial e entra nos rins. O **segundo ramo** do Vaso Governador também se origina na parte inferior do abdome, circunda a região genital exterior e vai em direção cranial para o umbigo, depois passa pelo coração, pela região do pescoço, ao redor da boca e segue abaixo do meio do olho em direção cranial. O **terceiro ramo** corre **superficialmente** a partir de **B-1** ao longo dos dois canais de energia da Bexiga até o meio do ápice da cabeça, onde entra no cérebro outra vez como um canal de energia na linha mediana. Em seguida chega na superfície novamente em **VG-16**, abaixo da margem inferior do occipício na linha mediana posterior, desfaz-se mais uma vez e, passando **B-12** em ambos os lados, segue em direção caudal para os rins.

Observações sobre o Vaso Governador

O Vaso Governador, juntamente com o Vaso Concepção, constitui uma exceção entre os oito vasos extraordinários (▶ 3.8, também ▶ 5.13). Eles são os únicos entre os oito vasos que possuem pontos próprios de canal de energia, enquanto os demais passam apenas por pontos dos canais de energia principais. Por isso, ambos são frequentemente mencionados junto com os canais de energia principais e agrupados como 14 canais de energia. Do ponto de vista da energética dos canais de energia, isso não é correto, pois os vasos extraordinários ocupam uma posição especial tanto do ponto de vista do desenvolvimento como da função.

O Vaso Governador é o mar da energia *yang* e a rege em sua totalidade pelo corpo. Ao longo de seu trajeto estão situados os aspectos dorsais dos centros de energia (ou *chakras*, na tradição iogue; os aspectos ventrais distribuem-se pelo Vaso Concepção). Na tradição espiritual daoísta, o Vaso Governador assume um significado importante para o cultivo do *qi*. Trata-se do desenvolvimento da "criança do espírito", que é influenciado pela abertura e ativação dos centros de energia, que estão situados no curso da coluna vertebral.

O Vaso Governador segue pelo lado *yang* do corpo e nele estão situados muitos pontos no âmbito dos centros de energia ou *chakras* (segundo a tradição iogue). Além disso, ele possui muitos pontos de cruzamento com outros canais. Isso sublinha a extraordinária importância do Vaso Governador.

Pontos específicos segundo sua função

- **Ponto *luo*** (▶ 4.1.2): **VG-1** (*changqiang*).
- **Ponto de abertura** (▶ 4.1.8): **ID-3** (*houxi*).
- **Ponto de acoplamento** (▶ 4.1.8): **B-62** (*shenma*).
- **Ponto Janela do Céu** (▶ 4.1.12): **VG-16** (*fengfu*).
- **Pontos dos Quatro Mares** (▶ 4.1.13):
  - do *qi*: **VG-14** (*dazhui*), **VG-15** (*yamen*).
  - da Medula: **VG-16** (*fengfu*), **VG-20** (*baihui*).
- **Pontos do Espírito segundo Sun Si Miao** (▶ 4.1.15): **VG-16** (*fengfu*), **VG-16** (*renzhong*).
- **Outros pontos funcionais:**
  - Ponto principal para o fortalecimento do *yang* (com moxa): **VG-4** (*mingmen*).
  - Importante ponto de emergência: **VG-26** (*renzhong*).

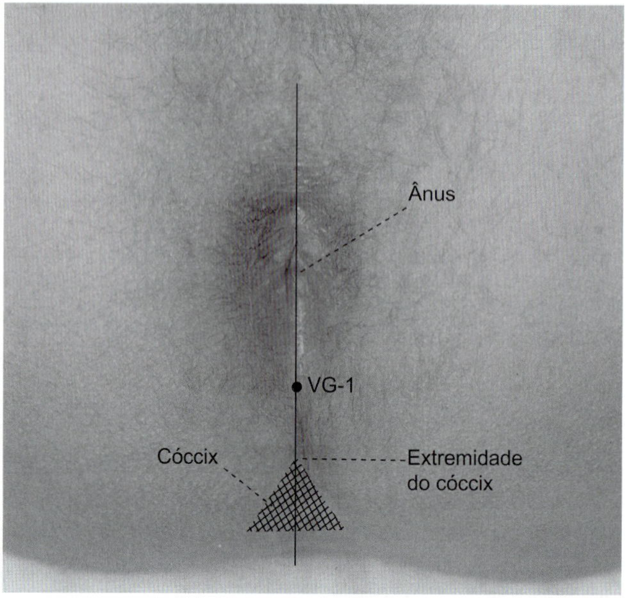

Figura 5.346

Localização Na linha mediana posterior, entre a extremidade do cóccix e o ânus.

Como encontrar Palpar primeiramente o cóccix, acima do ânus, até a sua extremidade. Palpar pressionando em direção ao ânus. Geralmente, o ponto pode ser localizado por indicação de uma pronunciada sensação de *deqi*.

Referência **VG-1** está situado ventralmente ao ânus e dorsalmente à genitália. **B-35** está situado 0,5 cun lateral da linha mediana, na altura da extremidade do cóccix.

Punção Após uma desinfecção muito bem-feita, vertical, de 0,5 a 1 cun. **Cuidado:** evitar puncionar no reto.

Efeitos e indicações mais importantes

- **Beneficia as duas entradas inferiores:** micção dificultada, disúria, retenção de urina, hemorroidas, prolapso retal, evacuação dolorida e dificultada, distúrbios de potência, distúrbios sexuais funcionais.
- **Torna permeável o canal de energia, alivia dores:** dor lombossacral, peso na cabeça, tremor na cabeça.
- **Tranquiliza o *shen*:** mania, medo, espasmos, epilepsia.

Particularidades Ponto *luo* do Vaso Governador, ponto de cruzamento com os canais de energia da Vesícula Biliar, do Rim e do Vaso Concepção.

VG

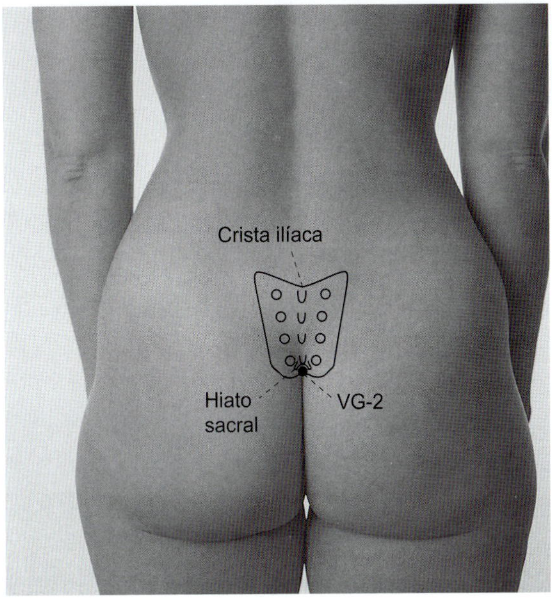

Figura 5.347

Localização Na linha mediana posterior, diretamente no hiato sacral.

Como encontrar Palpar primeiramente, a partir do cóccix, o hiato sacral (▶ 2.1.1), uma depressão em forma de "U" aberta que pode ser palpada em direção caudal, na extremidade caudal da crista ilíaca. Imediatamente no centro do hiato sacral está situado VG-2.

Referência B-35 está localizado um pouco mais em direção caudal e 0,5 cun lateral da linha mediana, na altura da extremidade do cóccix.

Punção Oblíqua, em direção cranial, de 0,5 a 1 cun.

Efeitos e indicações mais importantes

- **Fortalece a região lombar e os membros inferiores:** dores lombossacrais e limitações de movimento, dor radicular nas costas com hipotrofias musculares nos membros inferiores.
- **Conduz a umidade e o vento para fora:** menstruação irregular, hemorroidas, disúria, corrimento vaginal.

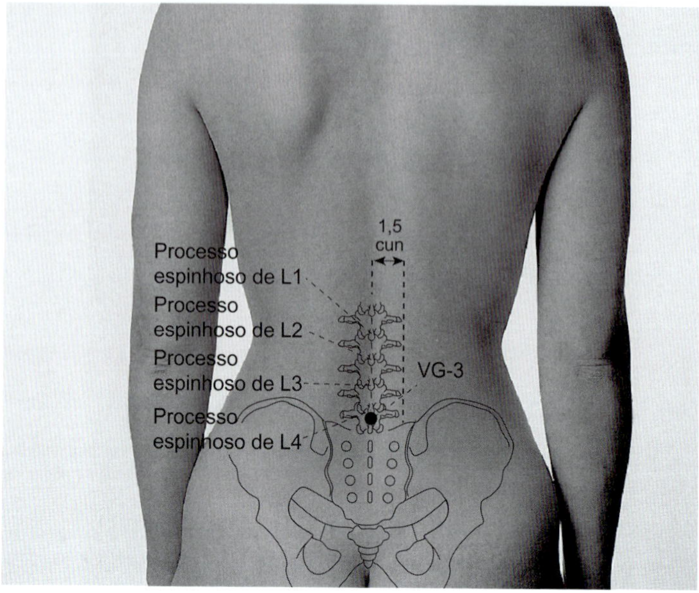

Figura 5.348

Localização Na linha mediana posterior, abaixo do processo espinhoso da L4.

Como encontrar Para orientação na região lombar da coluna (▶ 2.4.3), procurar primeiro (melhor em decúbito ventral) a transição lombossacral: na linha mediana, palpar a partir do sacro sobre o prolongamento da crista ilíaca em direção cranial, até abaixo do processo espinhoso de L5 da transição lombossacral perceptível, como um sulco palpável. Do processo espinhoso de L5, palpar em direção cranial até o próximo processo espinhoso (de L4) e abaixo de **VG-3**.

Referência Na mesma altura estão situados os pontos de **Ex-B-2** (*huatuojiaji*), **B-25**, **Ex-B-6** (*yaoyi*) e **Ex-B-7** (*yaoyan*) (0,5, 1,5, 3 e 3,5 cun laterais à linha mediana).

Punção Vertical ou oblíqua, de 0,5 a 1 cun.

Efeitos e indicações mais importantes

- **Expulsa o vento e a umidade, fortalece a região lombar e os membros inferiores:** síndrome *bi* (costas/pernas), contraturas dos tendões.
- **Regula o Triplo Aquecedor inferior:** dismenorreia, leucorreia, impotência, distúrbios da ejaculação.

Particularidade Importante ponto local para o tratamento de dores combinadas nas costas e nos membros inferiores.

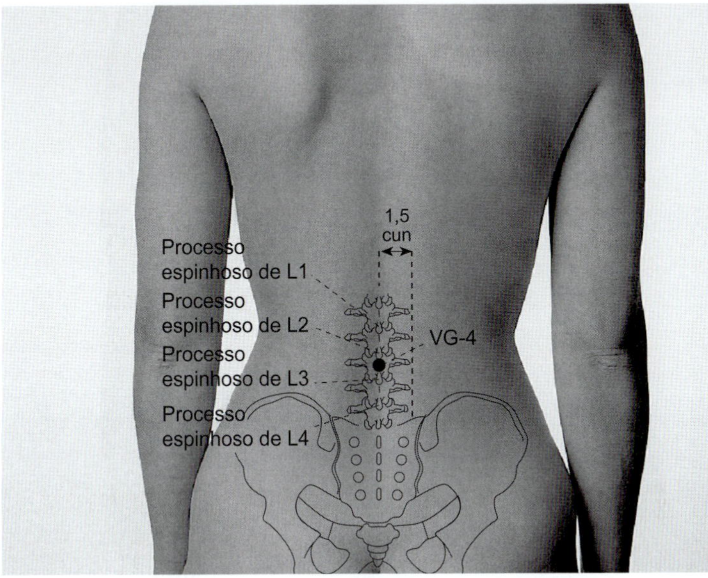

Figura 5.349

Localização Na linha mediana posterior, abaixo do processo espinhoso da L2.

Como encontrar Para orientação na região lombar da coluna (▶ 2.4.3), procurar primeiro (melhor em decúbito ventral) a transição lombossacral: na linha mediana, palpar a partir do sacro sobre o prolongamento da crista ilíaca em direção cranial, até abaixo do processo espinhoso de L5 da transição lombossacral perceptível, como um sulco palpável. Do processo espinhoso de L5, contar em direção cranial até o processo espinhoso de L2 e localizar abaixo **VG-4**.

Referência Na mesma altura estão situados os pontos de **Ex-B-2** (*huatuojiaji*), **B-23** e **B-52** (0,5, 1,5 e 3 cun laterais à linha mediana).

Punção Vertical a levemente oblíqua em direção caudal, de 0,5 a 1 cun. **Cuidado:** a medula espinal termina geralmente entre a L1 e a L2, apesar disso muito raramente são descritas na literatura punções na medula espinal. No caso da inserção muito profunda da agulha, ela deve seguir em direção cranial. A moxabustão é recomendada por indicação.

Efeitos e indicações mais importantes

- **Fortalece o *yang* dos rins (sobretudo com moxabustão), aquece o *mingmen*, regula o Vaso Governador, beneficia a região lombar:** distúrbios do trato urogenital, distúrbios sexuais funcionais, prolapso retal, hemorroidas, estados crônicos de fraqueza (causados por deficiência do *yang* ou da essência *jing* [dos rins]), problemas crônicos da região lombar da coluna com fraqueza da extremidade inferior.
- **Tranquiliza o vento no Vaso Governador:** dores na cabeça, epilepsia.

Particularidade Ponto principal para fortalecimento, sobretudo do *yang* dos rins.

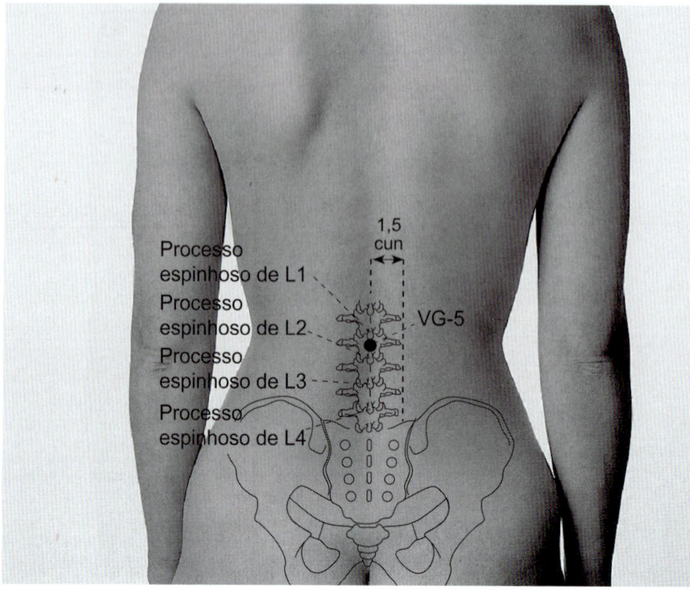

Figura 5.350

Localização Na linha mediana posterior, abaixo do processo espinhoso da L1.

Como encontrar Para orientação na região lombar da coluna (▶ 2.4.3), procurar primeiro (melhor em decúbito ventral) a transição lombossacral: na linha mediana, palpar a partir do sacro sobre o prolongamento da crista ilíaca em direção cranial, até abaixo do processo espinhoso de L5 da transição lombossacral perceptível, como um sulco palpável. Do processo espinhoso de L5, contar em direção cranial até o processo espinhoso de L1 e localizar abaixo **VG-5**.

Referência Na mesma altura estão situados os pontos de **Ex-B-2** (*huatuojiaji*), **B-22**, **B-51** e **Ex-B-4** (0,5, 1,5, 3 e 3,5 cun laterais à linha mediana).

Punção Vertical ou levemente oblíqua para caudal, de 0,5 a 1 cun. **Cuidado:** a medula espinal termina geralmente entre a L1 e a L2, apesar disso muito raramente são descritas na literatura punções na medula espinal. No caso da inserção muito profunda da agulha, ela deve seguir em direção cranial.

Efeitos e indicações mais importantes

- **Fortalece a região lombar da coluna:** rigidez e dor na região lombar da coluna.
- **Regula o Triplo Aquecedor inferior:** diarreia, componentes não digeridos do alimento nas fezes, doenças do *shan*, posição elevada dos testículos, *ben tun qi* (*qi* do leitão correndo).

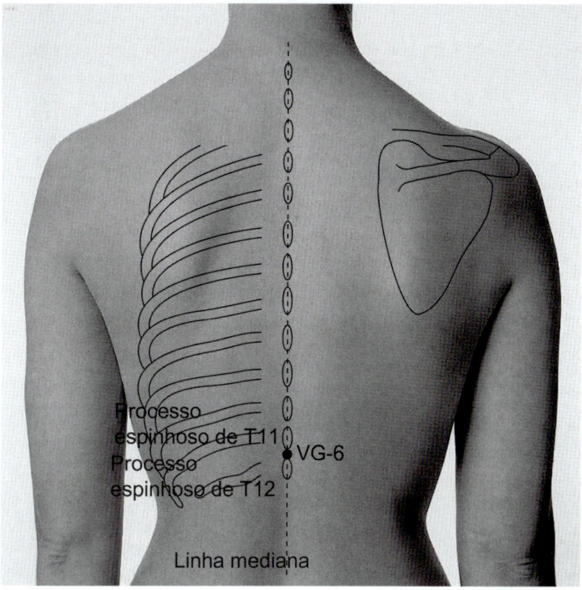

Figura 5.351

Localização Na linha mediana posterior, abaixo do processo espinhoso da T11.

Como encontrar Orientação a partir do processo espinhoso de C7 (▶ 2.4.1). A partir desse ponto, contar onze processos espinhosos em direção caudal até o processo espinhoso de T11 e localizar **VG-6**, abaixo do processo espinhoso da T11.

Ou: palpação orientada a partir da inserção mais inferior da costela (T12), em direção cranial, até o processo espinhoso de T11; **VG-6** está localizado abaixo.

Referência Na mesma altura estão situados os pontos de **Ex-B-2** (*huatuojiaji*), **B-20** e **B-49** (0,5, 1,5 e 3 cun laterais à linha mediana).

Punção Vertical ou levemente oblíqua para caudal, de 0,5 a 1 cun. **Cuidado:** a punção oblíqua em direção cranial deve ser reservada apenas para os terapeutas experientes, já que no caso de pessoas de menor estatura (muitas vezes independentemente do peso corporal) o canal espinal é alcançado a partir de 1,25 cun.

Efeitos e indicações mais importantes

- **Tonifica o baço e sua função, para transformar a umidade:** sensação abdominal de repleção e "massas abdominais", icterícia, diarreia, hemorroidas, prolapso retal.
- **Fortalece a coluna vertebral:** limitação de movimento na região lombar da coluna, epilepsia.

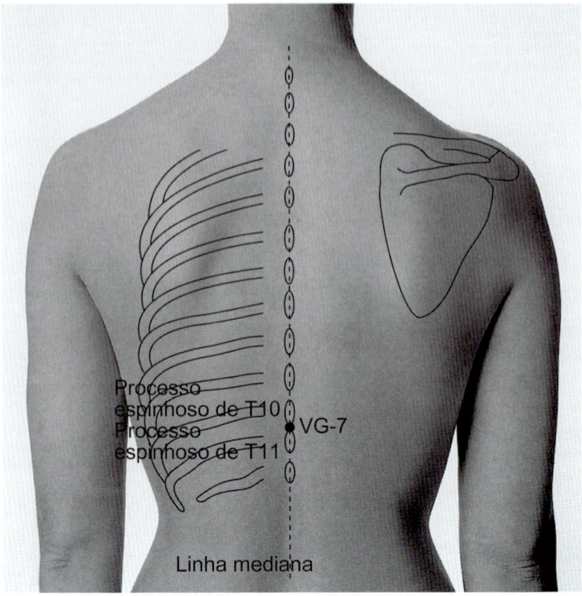

Figura 5.352

Localização Na linha mediana posterior, abaixo do processo espinhoso da T10.

Como encontrar Orientação a partir do processo espinhoso de C7 (▶ 2.4.1). A partir desse ponto, contar dez processos espinhosos em direção caudal até o processo espinhoso de T10 e localizar **VG-7**, abaixo do processo espinhoso da T10.

Ou: palpação orientada a partir da inserção mais inferior da costela (T12), em direção cranial, até o processo espinhoso de T10, e abaixo localizar **VG-7**.

Referência Na mesma altura estão situados os pontos de **Ex-B-2** (*huatuojiaji*), **B-19** e **B-48** (0,5, 1,5 e 3 cun laterais à linha mediana).

Punção Vertical ou levemente oblíqua para caudal, de 0,5 a 1 cun. **Cuidado:** a punção oblíqua em direção cranial deve ser reservada apenas para os terapeutas experientes, já que no caso de pessoas de menor estatura (muitas vezes independentemente do peso corporal) o canal espinal é alcançado a partir de 1,25 cun.

Efeitos e indicações mais importantes

- **Tonifica o Triplo Aquecedor médio:** sensação de plenitude abdominal, inapetência, icterícia, amenorreia.
- **Beneficia a coluna vertebral:** dores nas costas.

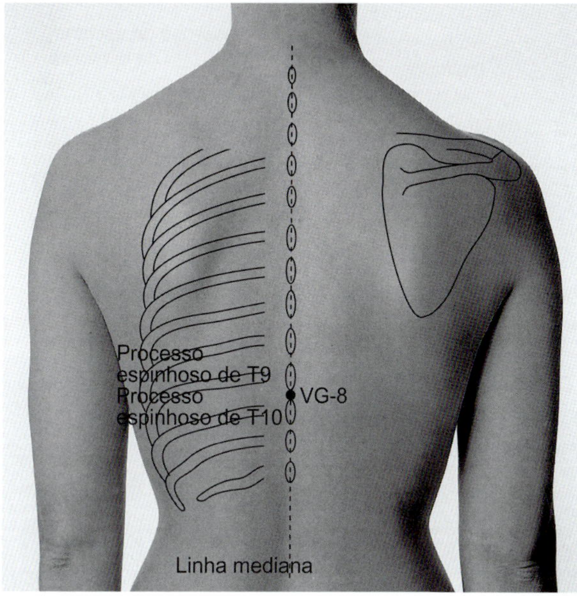

Figura 5.353

Localização Na linha mediana posterior, abaixo do processo espinhoso da T9.

Como encontrar Orientação a partir do processo espinhoso da C7 (▶ 2.4.1). A partir desse ponto, contar nove processos espinhosos em direção caudal até o processo espinhoso de T9 e localizar **VG-8**, abaixo do processo espinhoso da T9.

Referência Na mesma altura estão situados os pontos de **Ex-B-2** (*huatuojiaji*), **B-18** e **B-47** (0,5, 1,5 e 3 cun laterais à linha mediana).

Punção Vertical ou levemente oblíqua em direção caudal, de 0,5 a 1 cun. **Cuidado:** a punção oblíqua em direção cranial deve ser reservada apenas para os terapeutas experientes, já que no caso de pessoas de menor estatura (muitas vezes independentemente do peso corporal) o canal espinal é alcançado a partir de 1,25 cun.

Efeitos e indicações mais importantes

- **Acalma o fígado e o vento, alivia espamos:** icterícia, raiva reprimida, dor estomacal, espasmos, medo, meningismo, dor precordial.
- **Tranquiliza o *shen*:** epilepsia, condições maníacas.

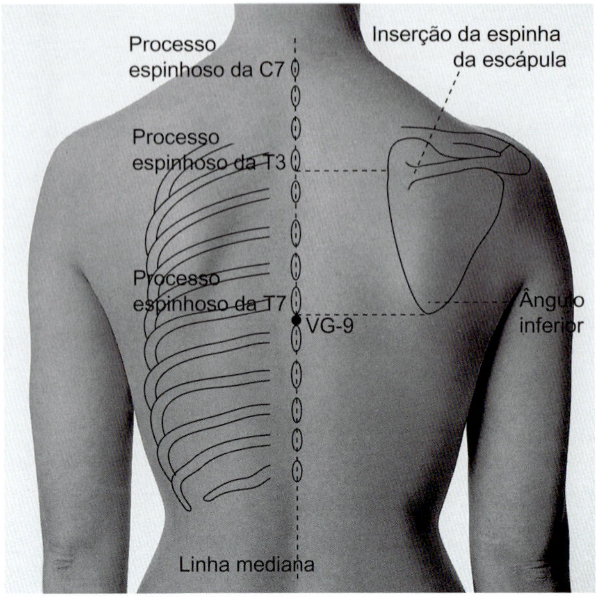

Figura 5.354

Localização Na linha mediana posterior, abaixo do processo espinhoso da T7.

Como encontrar Orientação a partir de C7 (▶ 2.4.1). A partir desse ponto, contar sete processos espinhosos em direção caudal até o processo espinhoso de T7 e localizar **VG-9**, abaixo do processo espinhoso da T7.

Referência Na mesma altura estão situados os pontos de **Ex-B-2** (*huatuojiaji*), **B-17** e **B-46** (0,5, 1,5 e 3 cun laterais à linha mediana).

Punção Vertical ou levemente oblíqua em direção caudal, de 0,5 a 1 cun de profundidade. **Cuidado:** uma punção oblíqua em direção cranial deve ser reservada apenas para os terapeutas experientes, já que no caso de pessoas de menor estatura (muitas vezes independentemente do peso corporal) o canal espinal é alcançado a partir de 1,25 cun.

Efeitos e indicações mais importantes

- **Tonifica o baço, elimina a umidade e o calor úmido, regula o Triplo Aquecedor médio:** sensação epigástrica de repleção ou frio, inapetência, borborigmos, fraqueza e dores gerais, icterícia.
- **Abre o tórax:** angina de peito, sensação de plenitude no tórax e na região lateral das costelas, tosse, dispneia, problemas na coluna vertebral.

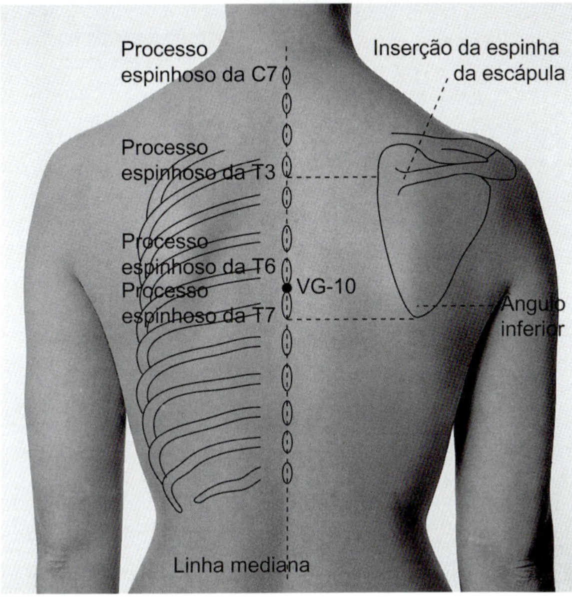

Figura 5.355

Localização Na linha mediana posterior, abaixo do processo espinhoso da T6.

Como encontrar Orientação a partir do processo espinhoso da C7 (▶ 2.4.1). A partir desse ponto, contar seis processos espinhosos em direção caudal até o processo espinhoso de T6 e localizar **VG-10**, abaixo do processo espinhoso da T6.

Referência Na mesma altura estão situados os pontos de **Ex-B-2** (*huatuojiaji*), **B-16** e **B-45** (0,5, 1,5 e 3 cun laterais à linha mediana).

Punção Vertical ou levemente oblíqua em direção caudal, de 0,5 a 1 cun. **Cuidado:** uma punção oblíqua em direção cranial deve ser reservada apenas para os terapeutas experientes, já que no caso de pessoas de menor estatura (muitas vezes independentemente do peso corporal) o canal espinal é alcançado a partir de 1,25 cun.

Efeitos e indicações mais importantes

- **Alivia a tosse e a respiração ofegante:** dispneia, asma brônquica, tosse (crônica), doenças exaustivas (p. ex., no caso de doença de "vapor do osso").
- **Conduz o calor e o calor tóxico para fora:** inflamações na pele como antraz (carbúnculo) e furúnculo.
- **Local, trajeto do canal de energia:** problemas na região da nuca e das costas (dor e limitação de movimento).

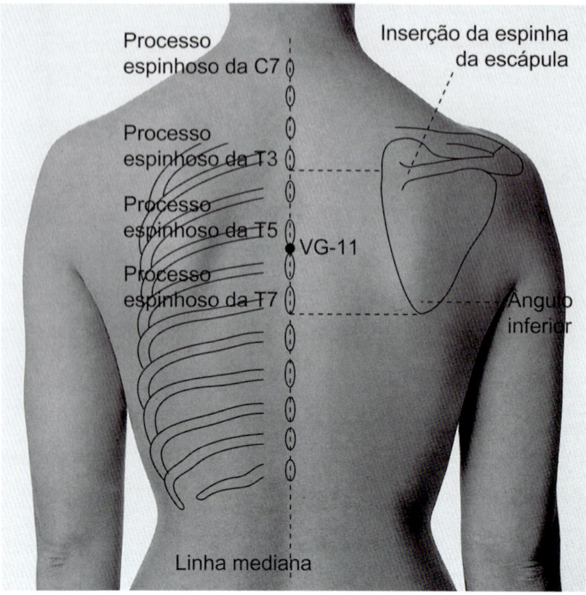

Figura 5.356

Localização Na linha mediana posterior, abaixo do processo espinhoso da T5.

Como encontrar Orientação a partir do processo espinhoso de C7 (▶ 2.4.1). A partir desse ponto, contar cinco processos espinhosos em direção caudal até o processo espinhoso de T5 e localizar **VG-11**, abaixo do processo espinhoso da T5.

Referência Na mesma altura estão situados os pontos de **Ex-B-2** (*huatuojiaji*), **B-15** e **B-44** (0,5, 1,5 e 3 cun laterais à linha mediana).

Punção Vertical ou levemente oblíqua em direção caudal, de 0,5 a 1 cun. **Cuidado:** a punção oblíqua em direção cranial deve ser reservada apenas para os terapeutas experientes, já que no caso de pessoas de menor estatura (muitas vezes independentemente do peso corporal) o canal espinal é alcançado a partir de 1,25 cun.

Efeitos e indicações mais importantes

- **Tonifica o coração e o pulmão, tranquiliza o *shen*:** respiração curta, medo, palpitações, confusão mental, memória fraca, humor depressivo, epilepsia, medo, espasmos.
- **Filtra o calor, acalma o vento:** infecção febril com dor de cabeça alternada, tosse, tontura.
- **Local, trajeto do canal de energia:** problemas na região superior das costas.

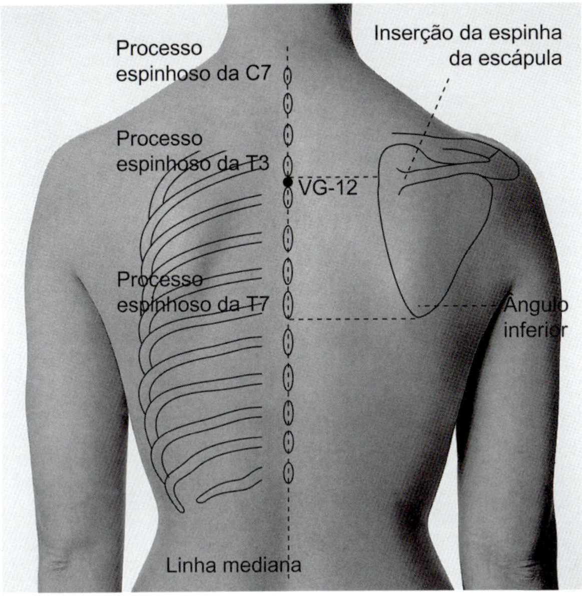

Figura 5.357

Localização Na linha mediana posterior, abaixo do processo espinhoso da T3.

Como encontrar Orientação a partir do processo espinhoso de C7 (▶ 2.4.1). A partir desse ponto, contar três processos espinhosos em direção caudal até o processo espinhoso de T3 e localizar **VG-12**, abaixo do processo espinhoso da T3.

Referência Na mesma altura estão situados os pontos de **Ex-B-2** (*huatuojiaji*), **B-13** e **B-42** (0,5, 1,5 e 3 cun laterais à linha mediana).

Punção Vertical ou levemente oblíqua em direção caudal, de 0,5 a 1 cun. A punção oblíqua em direção cranial deve ser reservada apenas para os terapeutas experientes, já que no caso de pessoas de menor estatura (muitas vezes independentemente do peso corporal) o canal espinal é alcançado a partir de 1,25 cun.

Efeitos e indicações mais importantes

- **Acalma o vento:** hemorragias nasais, convulsão por febre, acidente vascular cerebral, epilepsia.
- **Tranquiliza o *shen*:** agitação, condições maníacas.
- **Filtra o calor do pulmão e do coração:** tosse, dispneia, febre, infecções febris.

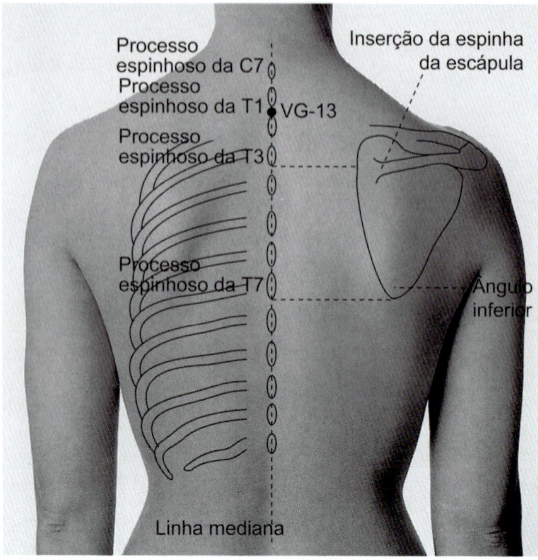

Figura 5.358

Localização Na linha mediana posterior, abaixo do processo espinhoso da T1.

Como encontrar Orientação a partir do processo espinhoso de C7 (▶ 2.4.1). O próximo processo espinhoso em direção caudal é o de T1. **VG-13** está situado abaixo de T1, na linha mediana.

Referência Na mesma altura estão situados os pontos de **Ex-B-2** (*huatuojiaji*), **B-11** e **ID-14** (0,5, 1,5 e 3 cun laterais à linha mediana).

Punção Vertical ou oblíqua em direção caudal, de 0,5 a 1 cun. **Cuidado:** uma punção oblíqua em direção cranial deve ser reservada apenas para os terapeutas experientes, já que no caso de pessoas de menor estatura (muitas vezes independentemente do peso corporal) o canal espinal é alcançado a partir de 1,25 cun.

Efeitos e indicações mais importantes

- **Filtra o calor:** febre/calafrios alternados, diferentes síndromes de calor, doença de "vapor do osso".
- **Regula o Vaso Governador:** dores na cabeça e nas costas na linha mediana, tontura, cãibras crônicas, agitação, confusão mental.

Particularidade Ponto de cruzamento com o canal de energia da Bexiga.

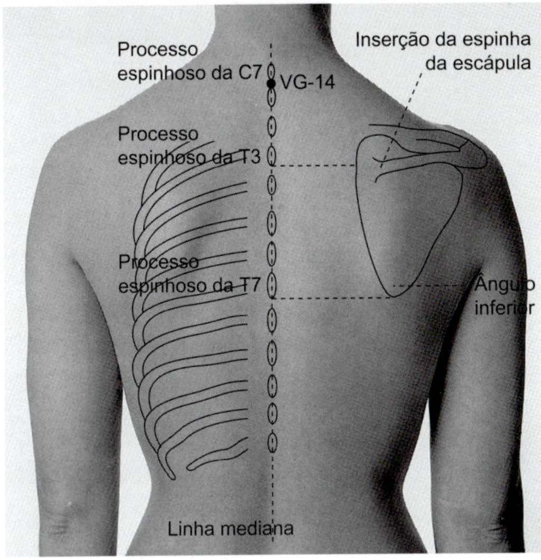

Figura 5.359

Localização Na linha mediana posterior, abaixo do processo espinhoso da C7.

Como encontrar Orientação a partir do processo espinhoso de C7 (▶ 2.4.1): colocar dois dedos sobre os supostos processos espinhosos da C6 e da C7 e pedir ao paciente que flexione e estenda a cabeça (para a frente e para trás). No caso de uma coluna vertebral funcionalmente capaz e um posicionamento correto dos dedos, pode-se sentir sob o dedo superior, quando a cabeça é reclinada, um movimento da C7 deslizando para a parte anterior, enquanto a C7 permanece imóvel. Se a vértebra sob o dedo superior permanecer imóvel, então é porque os dedos estão sobre a C7 e a T1. Localizar **VG-14** abaixo do processo espinhoso da C7.

Referência Na mesma altura estão situados **Ex-B-1** (*dingchuan*), **ID-15** e **Ex-B** (*jiehexue*) (0,5, 2 e 3,5 cun lateralmente à linha mediana).

Punção Vertical ou levemente oblíqua em direção caudal, de 0,5 a 1 cun. **Cuidado:** uma punção oblíqua em direção cranial deve ser reservada apenas para os terapeutas experientes, já que no caso de pessoas de menor estatura (muitas vezes independentemente do peso corporal) o canal espinal é alcançado a partir de 1,25 cun.

Efeitos e indicações mais importantes

- **Expulsa o vento (externo), tonifica o lado externo:** infecções com febre, um ponto principal para regulação da transpiração.
- **Filtra o calor:** febre, estados de calor, doença de "vapor do osso", doenças da pele causadas pelo calor e pelo vento, hemorragias nasais.
- **Tranquiliza o vento (interior) e o *shen*:** distúrbios do sono, estados de inquietação, epilepsia, hipertonia.
- **Fortalece a fraqueza:** estados de esgotamento.
- **Beneficia a coluna vertebral (sobretudo a região cervical da coluna):** síndrome da região cervical da coluna, problemas na nuca.

Particularidades Ponto de cruzamento com todos os canais de energia *yang*, ponto Mar do *qi*.

VG

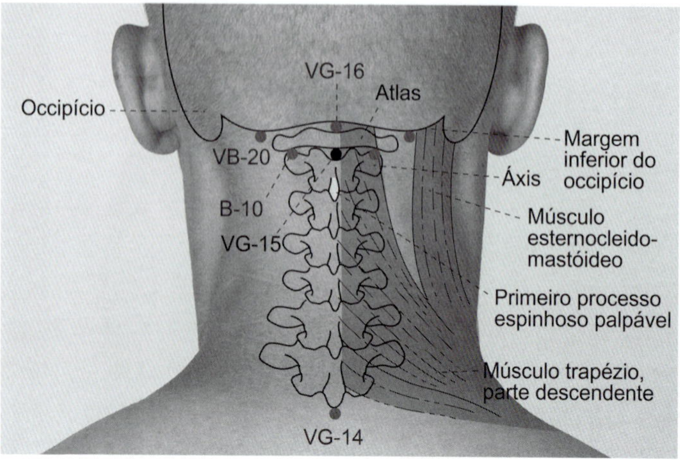

Figura 5.360

Localização Na linha mediana posterior, na região da nuca, na depressão entre a C1 (atlas) e a C2 (áxis), cerca de 0,5 cun abaixo de **VG-16** (diretamente abaixo da protuberância occipital externa).

Como encontrar Orientação a partir da protuberância occipital externa (▶ 2.1.5), uma protuberância rasa e convexa, pode ser palpada na linha mediana posterior do occipício, pouco acima da transição craniocervical (▶ 2.1.5). Palpar, diretamente abaixo da protuberância, a depressão (**VG-16**) na linha mediana. Deslizar a partir desse local cerca de 0,5 cun em direção caudal e localizar **VG-15**, que se projeta acima do primeiro processo espinhoso palpável (do áxis, já que o atlas não tem nenhum processo espinhoso) e cerca de 0,5 cun acima da linha posterior da raiz do cabelo (▶ 2.1.5).

Referência Na mesma altura está situado **B-10**, na parte lateral do músculo trapézio.

Punção Oblíqua em direção caudal, de 0,5 a 1 cun. **Cuidado:** lesões na medula cervical. Segundo algumas obras clássicas, a moxabustão é contraindicada.

Efeitos e indicações mais importantes

- **Beneficia a língua, a orelha, a garganta e a coluna vertebral:** rigidez e paresia da língua, afasia, dificuldade para ouvir, rigidez de pescoço e na coluna vertebral.
- **Acalma o vento:** acidente vascular cerebral, epilepsia, condições maníacas.
- **Remove a repleção e o calor do *yang*:** febre alta, sensação de calor, perda de consciência, sinais de inflamação, oligúria, taquicardia, agitação, estados de confusão mental, hemorragias nasais.

Particularidades Ponto de cruzamento com o *yang wei mai*. Ponto Mar do *qi*.

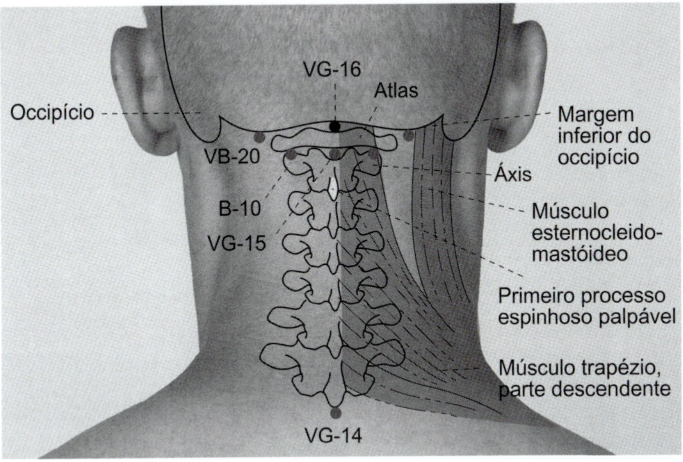

Figura 5.361

Localização Na linha mediana posterior, diretamente abaixo da protuberância occipital externa, em uma depressão entre as origens dos dois músculos trapézios.

Como encontrar A protuberância occipital externa (▶ 2.1.5), uma protuberância rasa e convexa, pode ser palpada na linha mediana posterior do occipício, pouco acima da transição craniocervical (▶ 2.1.5). Palpar, diretamente abaixo dela, a depressão (VG-16) na linha mediana entre as origens dos dois músculos trapézios. Geralmente, ela está situada a cerca de 1 cun de distância da linha posterior da raiz do cabelo.

Referência Na mesma altura, abaixo do occipício, está situado **VB-20**, na depressão entre as inserções do músculo trapézio e do músculo esternocleidomastóideo.

Punção Levemente oblíqua em direção caudal; na punção, inclinar a cabeça levemente para a frente, de 0,5 a 1 cun. **Cuidado:** não puncionar profundamente e não realizar estimulação. Jamais dirigir a agulha em sentido cranial: perigo de punção até a cisterna cerebelobulbar (lugar de incisão também para a punção suboccipital). A agulha deve ficar situada no ligamento nucal. De acordo com alguns textos, a moxabustão direta é contraindicada.

Efeitos e indicações mais importantes

- **Expulsa o vento (exterior):** infecções com febre, paresia facial periférica, síndrome *bi* de vento (com problemas nas articulações e nos músculos).
- **Tranquiliza o vento interior e o** ***shen*****:** doenças neurológicas, sobretudo na região da cabeça, dores na cabeça (occipital, temporal, frontal), enxaqueca, acidente vascular cerebral, tontura, hemorragias nasais, condições maníacas, epilepsia.
- **Nutre o Mar da Medula, fortalece a cabeça e o pescoço:** tontura, zumbido, distúrbios oculares, rigidez no pescoço.

Particularidades Ponto de cruzamento com o *yang wei mai*, ponto Mar da Medula, ponto Janela do Céu, ponto do Espírito segundo Sun Si Miao.

VG

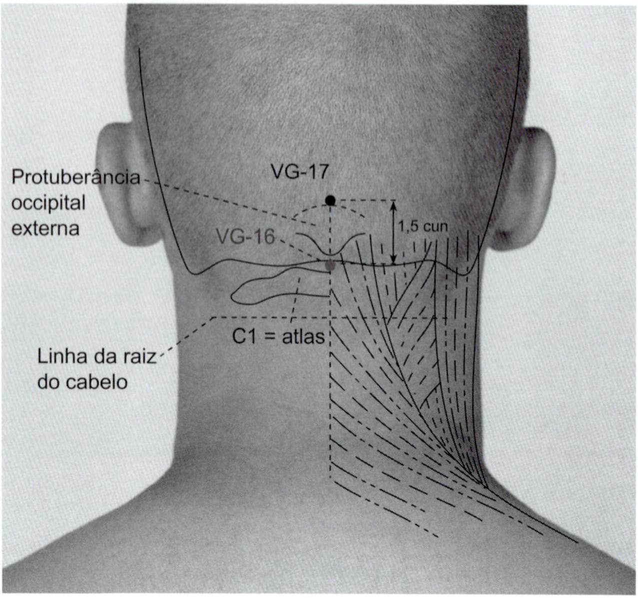

Figura 5.362

Localização Em uma depressão cranial à protuberância occipital externa, cerca de 2,5 cun craniais à linha posterior da raiz do cabelo ou 1,5 cun cranialmente a **VG-16**.

Como encontrar Orientação a partir da protuberância occipital externa (▶ 2.1.5), uma protuberância rasa e convexa que pode ser palpada na linha mediana do occipício, pouco acima da transição craniocervical. Em seguida, localizar **VG-17** em uma depressão diretamente acima da protuberância, cerca de 2,5 cun craniais à linha posterior da raiz do cabelo (▶ 2.1.5).

Referência **VG-16** está situado diretamente abaixo da protuberância e **B-9**, 1,3 cun lateralmente a **VG-17**.

Punção Superficial subcutânea, de 0,5 a 1 cun. Moxabustão e punção, segundo alguns textos clássicos, são contraindicadas.

Efeitos e indicações mais importantes

- **Expulsa o vento, alivia dores:** dores na cabeça, inchaços na região da cabeça, dores e rigidez na nuca.
- **Fortalece os olhos:** distúrbios da visão como miopia, dores oculares, olhos lacrimejantes, icterícia.
- **Tranquiliza o *shen*:** condições maníacas, afasia, trismo.

Particularidade Ponto de cruzamento com o canal de energia da Bexiga.

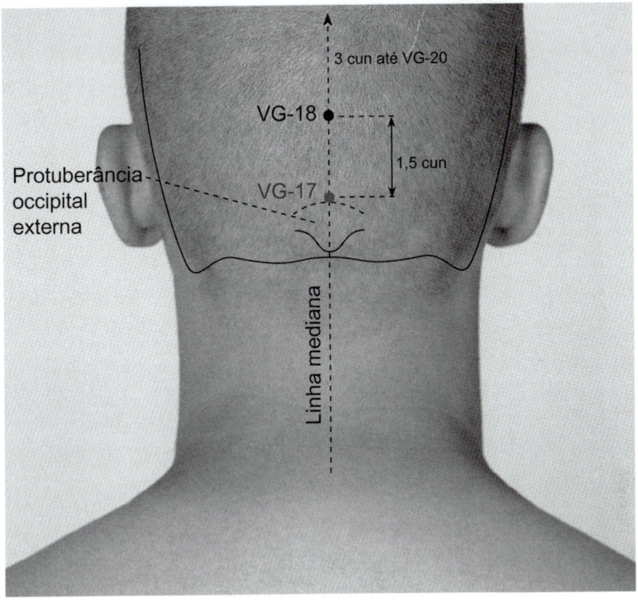

Figura 5.363

Localização Na linha mediana posterior, 1,5 cun cranial a **VG-17** (diretamente acima da protuberância occipital externa) ou 3 cun caudais a **VG-20** (ápice da cabeça).

Como encontrar Orientação a partir da protuberância occipital externa (▶ 2.1.5), uma protuberância rasa e convexa que pode ser palpada na linha mediana do occipício. Em seguida, localizar **VG-17** na depressão diretamente acima da protuberância. Palpar a partir desse local 1,5 cun em direção cranial e localizar **VG-18**.

Referência **VG-20** está situado a 3 cun em direção cranial, sobre o ápice da cabeça.

Punção Superficial subcutânea, de 0,5 a 1 cun.

Efeitos e indicações mais importantes

- **Conduz o vento (sobretudo interno) para fora, alivia dores, tranquiliza o *shen*:** tontura (náuseas e vômitos), epilepsia, dores na cabeça (sobretudo lancinante), problemas na nuca, tremor na cabeça, cãibras crônicas, agitação, insônia, condições maníacas.

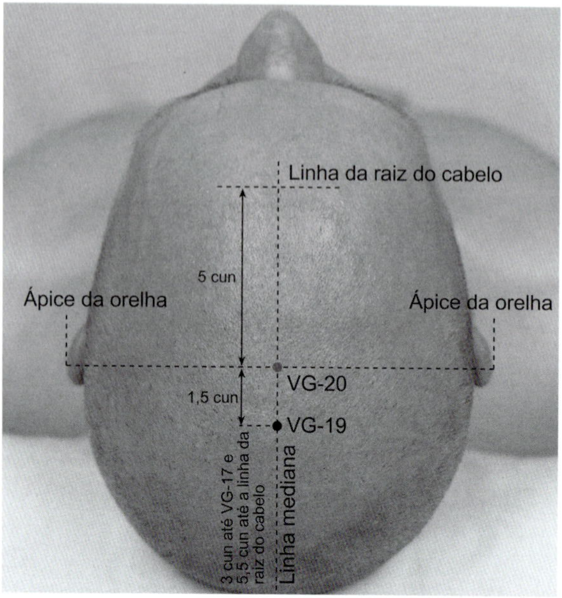

Figura 5.364

Localização Na linha mediana posterior, 3 cun craniais a **VG-17** (diretamente acima da protuberância occipital externa) ou 1,5 cun dorsal a **VG-20**.

Como encontrar Orientação a partir de **VG-17** (diretamente acima da protuberância occipital externa, ▶ 2.1.5), e a partir desse ponto localizar **VG-19** 3 cun em direção cranial, na linha mediana.

Ou: orientação a partir de **VG-20** (ponto de cruzamento da linha do meio do ápice do crânio com uma linha de ligação entre os ápices das orelhas). Em seguida, localizar **VG-19** 1,5 cun posterior a **VG-20**.

Punção Superficial subcutânea, de 0,5 a 1 cun.

Efeitos e indicações mais importantes

- **Conduz o vento para fora, alivia dores, tranquiliza o *shen*:** tontura, epilepsia, dores na cabeça (ápice), rigidez na nuca, tremor na cabeça, insônia.

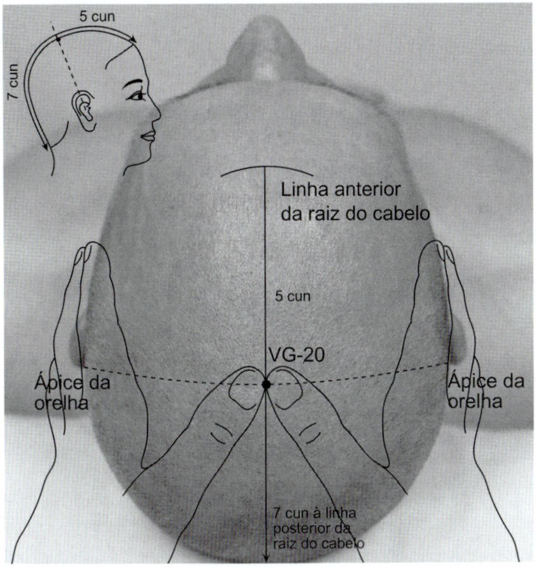

Figura 5.365

Localização No ponto de interseção da linha de ligação entre os ápices das duas orelhas com a linha mediana, a 5 cun de distância da linha anterior da raiz do cabelo ou, então, a 7 cun de distância da linha posterior.

Como encontrar Técnica de localização com a ajuda das mãos (▶ 1.3.3): colocar uma mão à esquerda e a outra à direita nas laterais da cabeça do paciente. Ao mesmo tempo, cada dedo mínimo toca respectivamente o ápice de uma orelha. Reunir os polegares na linha mediana em cima do crânio e localizar **VG-20** no meio de uma depressão superficial. Alternativa: em vez das mãos, utilizar uma fita métrica com uma divisão na metade (▶ 1.3.1).

Referência Em posição oposta à de **VG-20**, que é o ponto mais alto do corpo em contato com o céu, encontra-se **R-1**, como o ponto mais baixo do corpo em contato com a terra.

Punção Superficial subcutânea em direção dorsal (efeito dispersante) ou ventral (efeito tonificante), de 0,5 a 1 cun. **Cuidado:** é necessária uma boa compressão do ponto, pois há perigo de hemorragia secundária.

Efeitos e indicações mais importantes

- **Acalma o vento e o *yang*, beneficia o cérebro e os órgãos dos sentidos, tranquiliza o *shen*:** tontura, zumbido, dores na cabeça, acidente vascular cerebral, distúrbios psíquicos, distúrbios no sono, síndromes de abstinência em dependentes químicos.
- **Nutre o Mar da Medula, moxabustão eleva a energia *yang*:** tontura, prolapso de órgãos.

Particularidades Ponto de cruzamento com os canais de energia da Bexiga, da Vesícula Biliar, do Triplo Aquecedor e do Fígado, ponto Mar da Medula. Importante ponto para diminuir o *yang* (dispersante) e aumentar o *qi*/*yang* (tonificante/moxabustão).

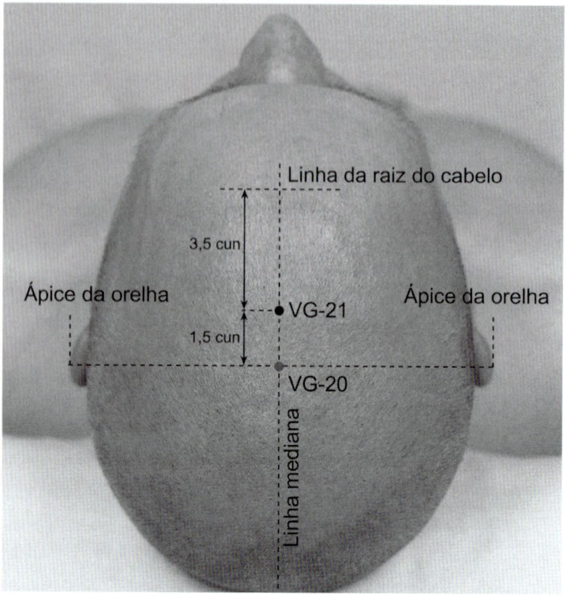

Figura 5.366

Localização Na linha mediana, 1,5 cun anterior a **VG-20** ou 3,5 cun craniais à linha anterior da raiz do cabelo.

Como encontrar Orientação a partir de **VG-20** (ponto de cruzamento da linha do meio do ápice do crânio com uma linha de ligação entre os ápices das orelhas) e medir a partir desse ponto 1,5 cun em direção ventral.

Ou: orientação a partir do centro da linha anterior da raiz do cabelo (▶ 2.1.1). A partir desse ponto, palpar 3,5 cun em direção cranial, localizando **VG-21**. Atenção para a medida proporcional: a distância do centro de **VG-20** corresponde a 5 cun.

Punção Superficial subcutânea, de 0,5 a 1 cun. **Cuidado:** no caso de crianças pequenas com a fontanela ainda aberta.

Efeitos e indicações mais importantes

- **Conduz o vento (interior) para fora, alivia cãibras, tranquiliza o *shen*:** tontura, epilepsia, rinite com muita secreção clara, edema na face, dores na cabeça (ápice), inchaços (eventualmente azulados) no rosto, medo.

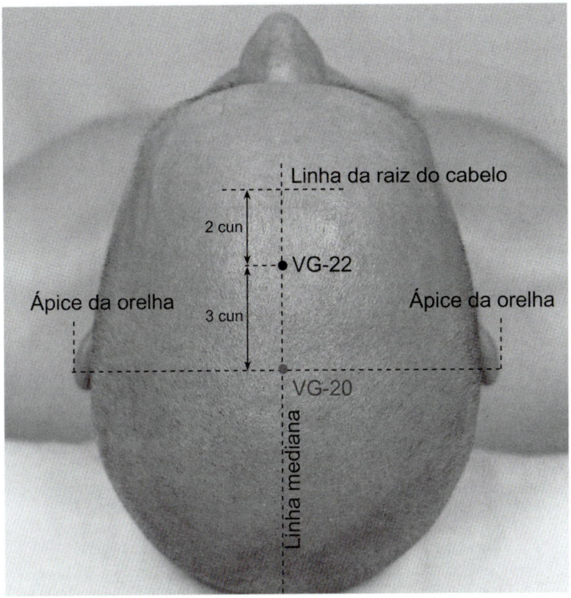

Figura 5.367

Localização Na linha mediana, 2 cun craniais à linha anterior da raiz do cabelo.

Como encontrar Orientação a partir da linha anterior da raiz do cabelo (▶ 2.1.1) e, desse local, localizar **VG-22** na linha mediana, 2 cun em direção cranial.

Ou: orientação a partir de **VG-20** (ponto de cruzamento da linha do meio do ápice do crânio com uma linha de ligação entre os ápices das orelhas). Em seguida, localizar **VG-22**, 3 cun em sentido frontal.

Punção Superficial subcutânea, de 0,5 a 1 cun. **Cuidado:** no caso de crianças pequenas com a fontanela ainda aberta. O ponto está situado na fontanela anterior.

Efeitos e indicações mais importantes

- **Conduz o vento (interior) para fora, beneficia o nariz e a cabeça:** tontura, epilepsia, cãibras crônicas, dores de cabeça, problemas nasais (hemorragias nasais, nariz obstruído, pólipos no nariz, anosmia), medo, sonolência.

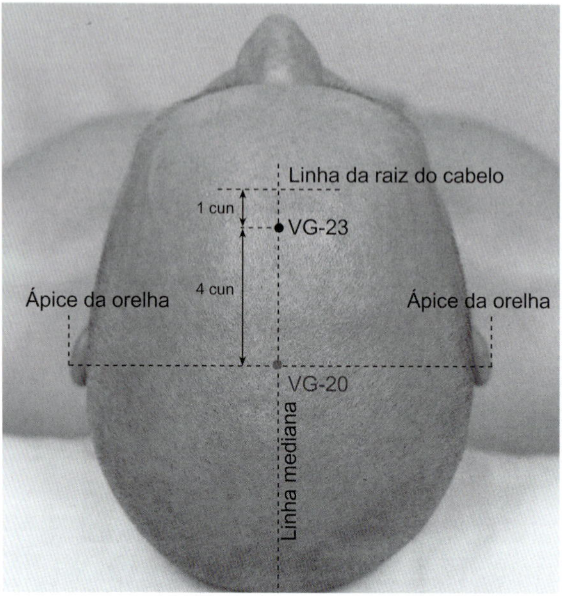

Figura 5.368

Localização Na linha mediana, 1 cun acima da linha anterior da raiz do cabelo, ou então 4 cun anteriores a **VG-20**.

Como encontrar Orientação a partir da linha anterior da raiz do cabelo (▶ 2.1.1) e medir, a partir desse local, na linha mediana, 1 cun em direção cranial, localizando **VG-23**.

Referência Na mesma altura está situado **B-5** (1,5 cun lateralmente à linha mediana).

Punção Superficial subcutânea, de 0,5 a 1 cun. **Cuidado:** no caso de crianças com a fontanela ainda aberta.

Efeitos e indicações mais importantes

- **Expulsa o vento, beneficia a cabeça, a face, o nariz e os olhos, alivia inchaços:** problemas nasais (p. ex., hemorragias nasais, nariz obstruído, pólipos no nariz, rinite, anosmia), avermelhamento e inchaço na face, doenças oculares, tontura.
- **Tranquiliza o *shen*:** condições maníacas.

Particularidade Ponto Espírito Sun Si Miao.

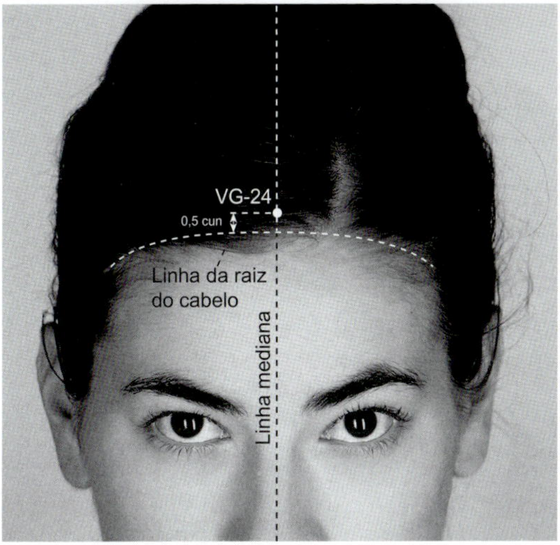

Figura 5.369

Localização Na linha mediana, 0,5 cun acima da linha anterior da raiz do cabelo.

Como encontrar Orientação a partir da linha anterior da raiz do cabelo (▶ 2.1.1), medir a partir desse ponto, na linha mediana, 0,5 cun em direção cranial e localizar VG 24.

Referência Na mesma altura (0,5 cun acima da linha da raiz do cabelo) estão situados **B-3, B-4, VB-15** e **VB-13** (acima do ângulo medial do olho, 1,5 cun lateralmente à linha mediana, linha da pupila ou 2,25 cun lateralmente à linha mediana e 3 cun lateralmente à linha mediana). As distâncias referem-se à medida em cun do corpo (▶ 1.2): **VG-24** a **E-8** (ângulo frontotemporal) = 4,5 cun.

Punção Superficial subcutânea, de 0,5 a 1 cun

Efeitos e indicações mais importantes

- **Beneficia o cérebro e a cabeça, conduz o vento (interior) para fora, tranquiliza o *shen*:** condições maníacas, psicose agitada, medo, insônia, distúrbios da consciência, epilepsia, tontura com vômitos, dores na cabeça, acidente vascular cerebral.
- **Fortalece os olhos e o nariz:** problemas nasais (p. ex., hemorragias nasais, obstrução nasal, pólipos no nariz, rinite, anosmia), olhos lacrimejantes, distúrbios da visão.

Particularidades Ponto de cruzamento com os canais de energia da Bexiga e do Estômago. Um dos pontos principais para tranquilizar o *shen*.

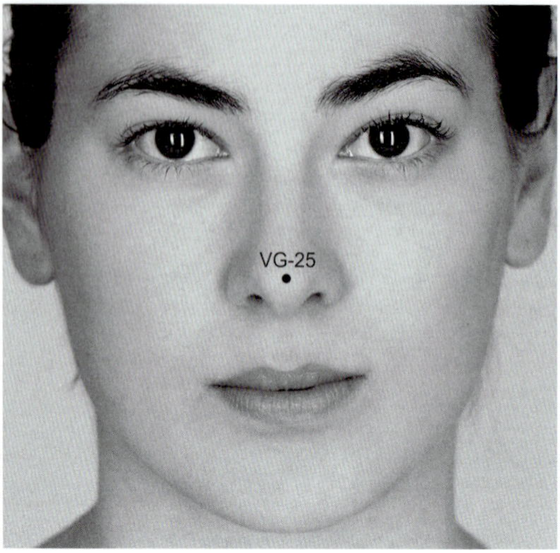

Figura 5.370

Localização Depressão na ponta do nariz.

Como encontrar Como o nome já diz: em uma depressão quase sempre bem palpável na ponta do nariz.

Punção Vertical, 0,2 cun, ou superficial subcutânea em direção cranial, até 1 cun ou microvenipunção (▶ 7.6.1). A moxabustão, segundo alguns textos clássicos, é proibida.

Efeitos e indicações mais importantes

- **Beneficia o nariz:** problemas nasais (p. ex., hemorragias nasais, obstrução nasal, pólipos nasais, rinite, anosmia, rinofima).

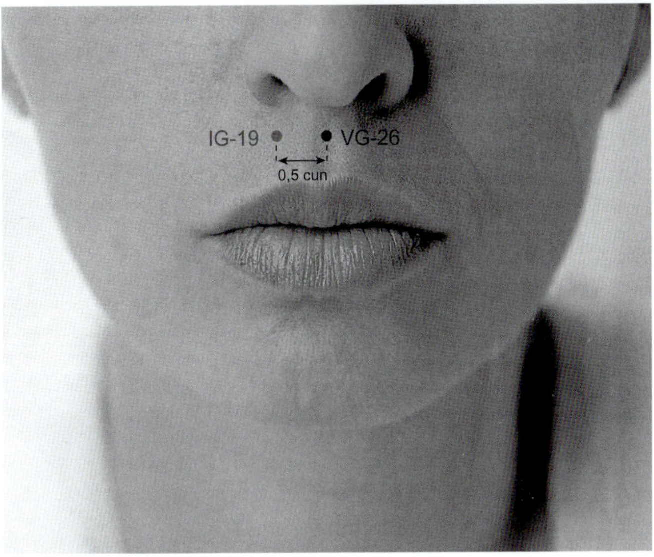

Figura 5.371

Localização Abaixo do nariz, um pouco acima do centro do filtro (segundo alguns autores, transição de cima para o terço médio do filtro). O nome alternativo para esse ponto é *shuigou* (passagem de água).

Como encontrar Procurar o filtro (sulco nítido sobre a linha mediana entre a raiz do nariz e a margem do lábio superior). Localizar **VG-26** na linha mediana, um pouco acima do meio do filtro e na transição superior do terço médio; escolha de pressão sensitiva.

Referência Na mesma altura está situado **IG-19**, cerca de 0,5 cun para a lateral.

Punção Oblíqua, em direção cranial, de 0,3 a 0,5 cun. **Cuidado:** dolorosa. Ponto principal nos casos graves de emergência: puncionar sempre de modo sedativo. Se em uma emergência não houver à mão nenhuma agulha de acupuntura, utilizar cânula de seringa ou, alternativamente, acupressão vigorosa com a unha do polegar ou do dedo indicador. No caso de desmaio em razão da punção, retira-se logo a agulha.

Efeitos e indicações mais importantes

- **Restabelece a consciência:** estados agudos de choque com perda de consciência, choque (normovolêmico), insolação, desmaio por punção com agulha, epilepsia, mania, psicoses com perda de consciência.
- **Beneficia a face e o nariz, remove o vento (exterior):** doenças nasais, tiques, trismo, paresia facial, inchaços na face, edema corporal.
- **Beneficia a coluna vertebral:** lumbago agudo (sobretudo quando a região da dor está diretamente na linha mediana da coluna vertebral).
- **Como ponto do Espírito segundo Sun Si Miao:** condições maníacas, epilepsia.

Particularidades Ponto de cruzamento com os canais de energia do Intestino Grosso e do Estômago, ponto do Espírito segundo Sun Si Miao.

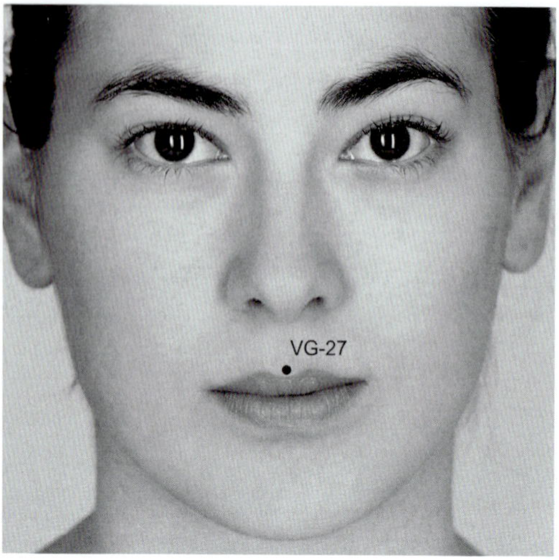

Figura 5.372

Localização Sobre a linha mediana anterior, na transição do lábio para o filtro.

Como encontrar Como o nome já diz, **VG-27** está situado sobre a linha mediana, na transição do lábio para o filtro.

Punção Oblíqua em direção cranial, até 0,3 cun. **Cuidado:** ponto doloroso. A moxabustão, segundo alguns texto, é contraindicada.

Efeitos e indicações mais importantes

- **Filtra o calor, umedece e beneficia a boca:** doenças de emaciação com sede, secura na boca, estomatite, periodontite, edema e rigidez nos lábios, hemorragias e obstrução nasais.
- **Tranquiliza o *shen*:** condições maníacas, epilepsia, trismo.

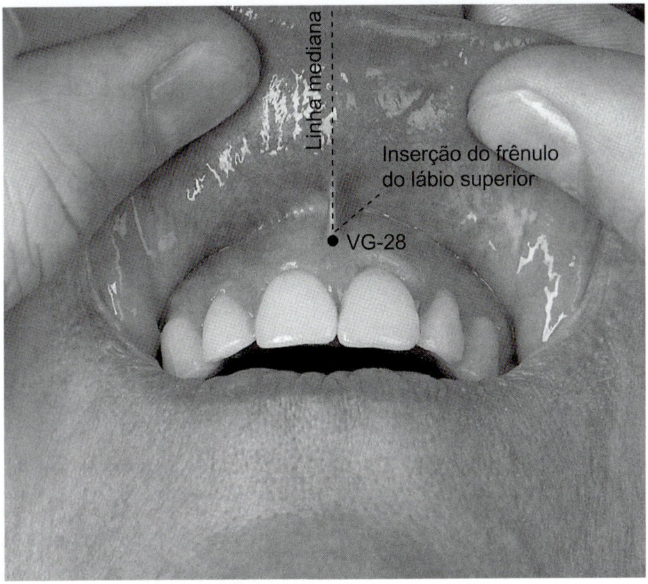

Figura 5.373

Localização Lado interno do lábio superior, na região da inserção do frênulo do lábio superior.

Como encontrar Manter o lábio superior levantado a fim de deixar o frênulo e a região anterior do céu da boca expostos. Em seguida, localizar **VG-28** na inserção do frênulo (do lábio) na gengiva superior, na linha mediana.

Punção Oblíqua, de 0,2 a 0,3 cun, em direção cranial ou geralmente microvenipunção (▶ 7.6.1). **Cuidado:** ponto doloroso. Não puncionar o frênulo. A moxabustão é contraindicada.

Efeitos e indicações mais importantes

- **Filtra o calor, beneficia a gengiva, os olhos e o nariz:** doenças na gengiva (periodontite, hemorragias e atrofia da gengiva), doenças inflamatórias e alérgicas nos olhos, problemas no nariz (obstrução do nariz, pólipos do nariz, rinite, sinusite), avermelhamento na face com estados de perturbação, icterícia, rigidez na nuca.

Particularidades Ponto de encontro com o canal de energia do Estômago e Vaso Concepção.

5.15 Pontos extras

Além dos 361 pontos clássicos de acupuntura nos canais de energia, há ainda os chamados Pontos **Ex**tras (**Ex**). Esses pontos estão localizados geralmente fora dos canais de energia regulares, porém alguns poucos se localizam neles. Para a nomenclatura dos pontos foi criada uma nova sistemática, que foi decretada em 1991 na China e que enumerou 48 pontos extras. Ela é descrita na obra-padrão autorizada da República Popular da China (*The Location of Acupoints*, State Standard of the People's Republic of China, Foreign Languages Press, Beijing, 1990).

No passado, vários autores designavam os pontos com diferentes nomes e números, como:

- Nguyen (Van Nghi), König e Wancura: Pontos **f**ora dos **M**eridianos (**PfM**) e Pontos **N**ovos (**PN**), Schnorrenberger (quadros traduzidos do chinês) adota as mesmas referências de Nguyen (Van Nghi), mas usa para os **PfM** a denominação Pontos **A**dicionais (**PA**), bem como Pontos **N**ovos (**PN**).
- Shanghai College of Traditional Medicine (*Acupuncture – A Comprehensive Text*, tradução inglesa de O'Connor, J. e Bensky, D., pela qual também se guiaram Deadman et al. e Ellis, Wiseman e Boss): Pontos **M**istos (**M**) e **N**ovos (**N**).
- Hempen (*dtv-Atlas*): Pontos **Ex**tras (**Ex**).

As tabelas seguintes expõem um panorama dos pontos apresentados neste manual, mais usuais na prática em relação às diferentes denominações.

Tabela 5.1 Pontos Extras: *Head and Neck* (Ex-HN), cabeça e pescoço

Abreviação inglesa (padrão)	Nome *Pinyin*	Nguyen (Van Nghi), König/Wancura, Schnorrenberger	Shanghai College	Ex (Hempen)
Ex-HN-1	*sishencong*	PfM ou PA-1	M-HN-1	Ex-6
Ex-HN-2	*dangyang*		M-HN	
Ex-HN-3	*yintang*	PfM ou PA-3	M-HN-3	Ex-1
Ex-HN-4	*yuyao*	PfM ou PA-6	M-HN-6	
Ex-HN-5	*taiyang*	PfM ou PA-9	M-HN-9	Ex-2
Ex-HN-6	*erjian*	PfM ou PA-10	M-HN-10	
Ex-HN-7	*qiuhou*	PfM ou PA-8	M-HN-8	
Ex-HN-8	*shangyingxiang/bitong*	PN-12 (PfM ou PA-14*)	M-HN-14	Ex-3
Ex-HN-9	*neiyingxiang*		M-HN-35	
Ex-HN-10	*juquan*		M-HN-36	
Ex-HN-11	*haiquan*		M-HN-37	
Ex-HN-12	*jinjin***	PfM ou PA-20	M-HN-20	
Ex-HN-13	*yuye***	PfM ou PA-20	M-HN-20	
Ex-HN-14	*yiming*	PfM ou PA-13	M-HN-13	Ex-4
Outros pontos extras				
Ex-HN	*shangming*		N-HN-4	

(continua)

Ex

Tabela 5.1 Pontos Extras: *Head and Neck* (Ex-HN), cabeça e pescoço *(continuação)*				
Abreviação inglesa (padrão)	**Nome *Pinyin***	**Nguyen (Van Nghi), König/Wancura, Schnorrenberger**	**Shanghai College**	**Ex (Hempen)**
Ex-HN	*anmian****	PN-27 e 28 (*anmian**** 1 e 2)	**N**-HN-54 **M**-HN-54 (Deadman)	Ex-5
Ex-HN	*jiali*	PfM ou PA-15		
Ex-HN	*jiachengjiang*	PfM ou PA-18 (*heliao ou keliao*)	M-HN-18	Ex-7
Ex-HN	*chonggu/ zhuidong*	PfM ou PA-31	M-HN-31	
Ex-HN	*jingbi*		M-HN-41	

* Observação: Nguyen (Van Nghi) e Schnorrenberger descrevem sob a denominação em chinês *pinyin* outro ponto (localização: 0,5 cun abaixo do ângulo interno do olho); a localização "padrão" é indicada sob **PN-12** como *bitong* ou *bicong*.
** Os pontos extras *jinjin* e *yuye* são descritos como par de pontos segundo a nomenclatura de *Shanghai*, bem como por Nguyen (Van Nghi), König e Wancura e Schnorrenberger.
*** Existem diferentes indicações sobre o ponto extra *anmian*, por exemplo, o Shanghai College (e Wiseman) diferencia *anmian* como **N**-HN-54 (em Deadman, **M**-HN-54) com localização no meio, entre **VB-20** e **TA-17**; Nguyen (Van Nghi) e Schnorrenberger indicam *anmian* como dois pontos novos: *anmian* 1 no meio, entre **TA-17** e *yiming* (PfM-13 ou Ex-HN-14), *anmian* 2 no meio, entre **VB-20** e *yiming*.

Tabela 5.2 Pontos Extras: *Chest and Abdomen* (Ex-CA), tórax e abdome				
Abreviação inglesa (padrão)	**Nome *Pinyin***	**Nguyen (Van Nghi), König/Wancura, Schnorrenberger**	**Shanghai College**	**Ex (Hempen)**
Ex-CA-1	*zigong*	PfM ou PA-49	M-CA-18	Ex-9
Outros pontos extras				
Ex-CA	*weishang*			
Ex-CA	*qizhongsibian*			
Ex-CA	*yijing*	PfM ou PA-45		
Ex-CA	*qimen*	PfM ou PA-46		
Ex-CA	*tituo*	PN-39	M-CA-4	
Ex-CA	*zhixie*	PN-38	N-CA-3	

Tabela 5.3 Pontos Extras: *Back* (Ex-B), costas				
Abreviação inglesa (padrão)	**Nome *Pinyin***	**Nguyen (Van Nghi), König/Wancura, Schnorrenberger**	**Shanghai College**	**Ex (Hempen)**
Ex-B-1	*dingchuan*	PN-45	M-BW-1	Ex-10
Ex-B-2	*huatuojiaji/jiaji*	PfM ou PA-85	M-BW-35	Ex-12
Ex-B-3	*weiwanxiashu/ waiguanxiashu/bashu ou yishu*	PfM ou PA-62	M-BW-12	

(continua)

Tabela 5.3 Pontos Extras: *Back* (Ex-B), costas

Abreviação inglesa (padrão)	Nome *Pinyin*	Nguyen (Van Nghi), König/Wancura, Schnorrenberger	Shanghai College	Ex (Hempen)
Ex-B-4	*pigen*	PfM ou PA-66	M-BW-16	
Ex-B-5	*xiajishu*	PfM ou PA-71	M-BW-21	
Ex-B-6	*yaoyi*	PfM ou PA-73	M-BW-23	
Ex-B-7	*yaoyan*	PfM ou PA-74	M-BW-24	
Ex-B-8	*shiqizhui/shiqizhuixia*	PfM ou PA-75	M-BW-25	Ex-11
Ex-B-9	*yaoqi*	PfM ou PA-79	M-BW-29	
Outros pontos extras				
Ex-B	*jiehexue*	PN-47	**N**-BW-6	
Ex-B	*tunzhong*	PfM ou PA-83	M-BW-33	

Tabela 5.4 Pontos Extras: *Upper Extremities* (Ex-UE), membros superiores

Abreviação inglesa (padrão)	Nome *Pinyin*	Nguyen (Van Nghi), König/Wancura, Schnorrenberger	Shanghai College	Ex (Hempen)
Ex-UE-1	*zhoujian*		M-UE-46	
Ex-UE-2	*erbai*	PfM ou PA-114	M-UE-29	
Ex-UE-3	*zhongquan*	PfM ou PA-118	M-UE-33	
Ex-UE-4	*zhongkui*	PfM-101	M-UE-16	
Ex-UE-5	*dagukong*	PfM ou PA-100	M-UE-15	
Ex-UE-6	*xiaogukong*	PfM ou PA-102	M-UE-17	
Ex-UE-7	*yaotongxue/ yaotongdian*	ponto da mão 2 PfM ou PA-110/111*	M-UE	Ex-18
Ex-UE-8	*wailaogong****/luozhen*	PfM ou PA-108**	M-UE-24	Ex-17
Ex-UE-9	*baxie*	PfM ou PA-107	M-UE-22	Ex-14
Ex-UE-10	*sifeng*		M-UE-9	Ex-13
Ex-UE-11	*shixuan*	PfM ou PA-86	M-UE-1	Ex-15
Outros pontos extras				
Ex-UE	*jianqian/ jianneiling*	contido em PN-74 *(sanjian): jianyou* (IG-15) *jianqian, jianhou*	M-UE-48	Ex-16
Ex-UE	*bizhong*	PfM ou PA-115	M-UE-30	

*Distinção do ponto "padrão" Ex-UE-7 (*yaotongdian* ou *yaotongxue*) em Nguyen (Van Nghi) e Schnorrenberger como dois pontos com outras denominações chinesas *pinyin*: PfM ou PA-110 (*weiling*) e 111 (*jingling*). A localização também corresponde ao ponto da mão 2.

**Distinção em Nguyen (Van Nghi) e Schnorrenberger de *luozhen* (PfM ou PA-108), cuja localização corresponde à "padrão" (Ex-UE-8, *wailaogong*): no dorso da mão, entre o 1º e o 2º ossos metacarpofalângicos, distantes cerca de 0,5 cun da articulação metacarpofalângica, bem como *wailaogong* (PfM ou PA-109), com localização no meio de uma linha de ligação do punho com a cabeça do 3º metacarpal, entre os ossos metacarpais, exatamente em frente ao ponto *laogong*; daí também a denominação *wai* (*laogong* "externo", CS-8).

Tabela 5.5 Pontos Extras: *Lower Extremities* (Ex-LE), membros inferiores				
Abreviação inglesa (padrão)	**Nome *Pinyin***	**Nguyen (Van Nghi), König/Wancura, Schnorrenberger**	**Shanghai College**	**Ex (Hempen)**
Ex-LE-1	*kuangu*	PfM ou PA-165 (*changgu*)	M-LE-28	
Ex-LE-2	*heding/xiding*	PfM ou PA-156	M-LE-27	
Ex-LE-3	*baichongwo*	PfM ou PA-163	M-LE-34	Ex-21
Ex-LE-4	*neixiyan*	(PfM ou PA-145)	M-LE	(Ex-23)
Ex-LE-5	*xiyan*	PfM ou PA-145	M-LE	Ex-23
Ex-LE-6	*dannangxue*	PfM ou PA-152	M-LE-23	
Ex-LE-7	*lanweixue*	PfM ou PA-142	M-LE-13	Ex-22
Ex-LE-8	*neihuaijian*	PfM ou PA-146	M-LE-17	
Ex-LE-9	*waihuaijian*	PfM ou PA-151	M-LE-22	
Ex-LE-10	*bafeng*	PfM ou PA-137	M-LE-8	Ex-19
Ex-LE-11	*duyin*		M-LE	
Ex-LE-12	*qiduan*		M-LE-6	
Outros pontos extras				
Ex-LE	*huanzhong*	PfM ou PA-84	M-**BW-34**	Ex-20
Ex-LE	*siqiang*	PN-94	**N**-LE-19	
Ex-LE	*lineiting*	PfM ou PA-130	M-LE-1	

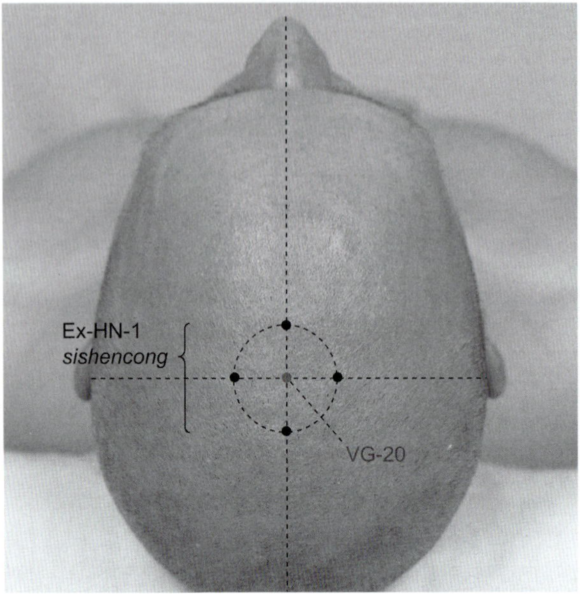

Figura 5.374

Localização Os quatro pontos estão situados, cada um, a 1 cun anterior e posterior, bem como em ambos os lados de **VG-20** (▶ 2.1.1).

Como encontrar Orientação a partir de **VG-20** (ponto de cruzamento da linha mediana do crânio com uma linha de ligação entre o ápice das duas orelhas). **Ex-HN-1** (*sishencong*) contém quatro pontos, cada um disposto em forma de cruz a uma distância de 1 cun em torno de **VG-20**. A partir daí encontram-se dois pontos sobre o Vaso Governador, enquanto os outros dois, a 1 cun lateral de **VG-20**.

Punção Oblíqua ou superficial subcutânea, de 0,5 a 1,5 cun em direção a **VG-20**.

Efeitos e indicações mais importantes

- **Tranquilizam o vento e o *shen*, beneficiam os olhos e os ouvidos:** inquietação e condições maníacas, distúrbios do sono, epilepsia, tontura, esquecimento, hemiplegia, perda de memória, atraso no desenvolvimento da inteligência nas crianças, dor no ápice da cabeça, dor unilateral na cabeça, doenças oculares e auditivas.

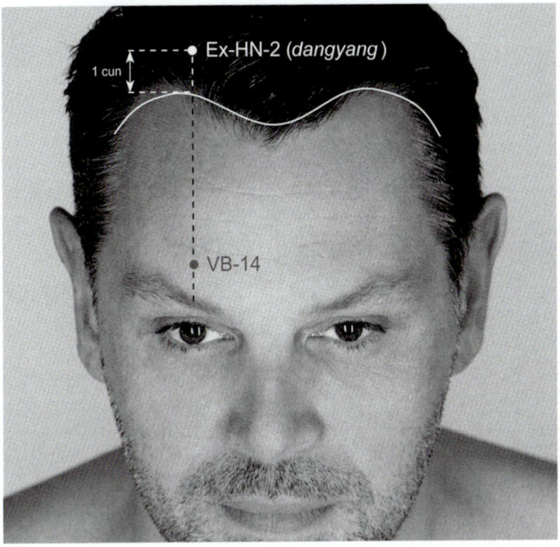

Figura 5.375

Localização Com o paciente olhando para a frente, 1 cun acima da linha anterior da raiz do cabelo, na linha da pupila.

Como encontrar Orientação a partir da linha anterior da raiz do cabelo (▶ 2.1.1) e da linha da pupila (com o paciente olhando para a frente). **Ex-HN-2** (*dangyang*) se encontra na linha da pupila 1 cun cranial à linha da raiz do cabelo

Referência Também na linha da pupila estão situados **VB-14**, na margem inferior do túber frontal, e **VB-15** (0,5 cun acima da linha anterior da raiz do cabelo). Da mesma forma, **B-5** se encontra em posição mais medial 1 cun cranial da linha da raiz do cabelo (1,5 cun lateralmente à linha mediana), assim como **VG-23** (linha mediana).

Punção Superficial subcutânea, em direção aos problemas até 0,8 cun.

Efeitos e indicações mais importantes

- **Expulsa o vento e o calor, trata as dores, beneficia os olhos:** dores na região (frontal) da cabeça, tontura, rinite, sinusite, doenças nos olhos.

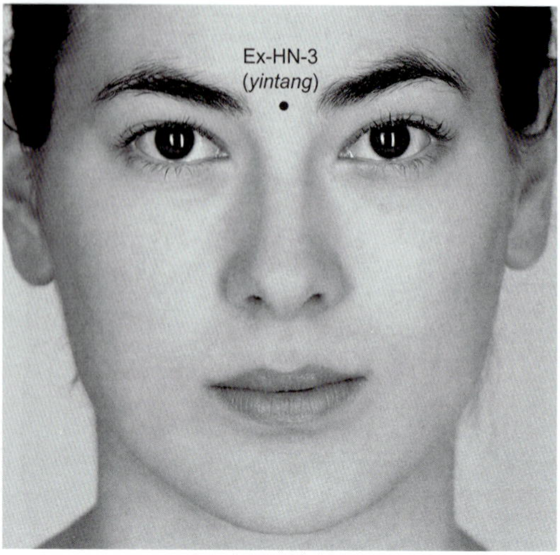

Figura 5.376

Localização Sobre a linha mediana anterior (Vaso Governador), entre os supercílios.

Como encontrar Orientação a partir da glabela (▶ 2.1.1), palpável como um campo elevado e plano acima da raiz do nariz e entre os arcos superciliares. Localizar **Ex-HN-3** (*yintang*) no centro da glabela, na linha mediana entre as partes médias dos supercílios.

Referência Ao longo dos arcos superciliares estão situados, em sentido medial-lateral, **B-2**, **Ex-HN-4** (*yuyao*) e **TA-23** (0,1 cun medial e acima do canto interno do olho, centro da sobrancelha na linha da pupila e na depressão da sutura frontozigomática).

Punção Superficial subcutânea, de 0,3 a 0,5 cun avançando em direção à base do nariz ou, de acordo com a indicação, de modo oblíquo ou superficial subcutâneo em direção aos supercílios (localização do ponto **B-2**) ou realizar microvenipunção (▶ 7.6.1).

Efeitos e indicações mais importantes

- **Suaviza o vento, tranquiliza o *shen*:** distúrbios psíquicos, epilepsia, ataques convulsivos infantis, tontura.
- **Beneficia o nariz:** problemas nasais (sangramentos, obstrução, pólipos, rinite, sinusite).
- **Movimenta o *qi* e o sangue, alivia as dores:** dores na cabeça (região frontal), problemas oculares.

Particularidade Ponto extra empregado frequentemente com resultado, na maioria dos casos, muito bom.

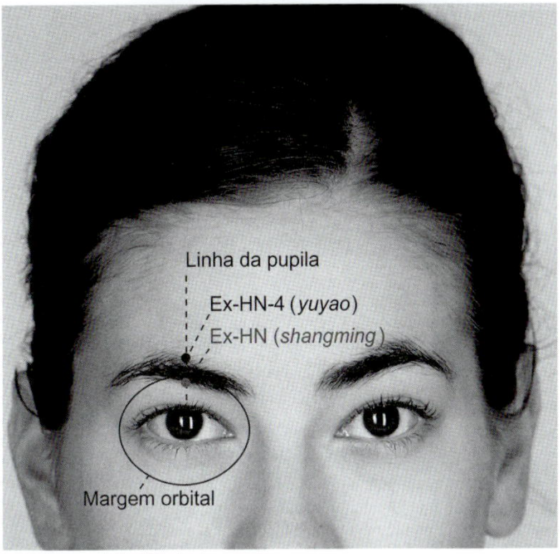

Figura 5.377

Localização Meio do supercílio, na linha vertical acima da pupila, com o paciente olhando para a frente.

Como encontrar Com o paciente olhando para a frente, palpar verticalmente acima da pupila na região do supercílio sobre a margem supraorbital. Nesse local está situado **Ex-HN-4** (*yuyao*), em uma pequena depressão palpável sobre o arco superciliar.

Punção Superficial subcutânea, de 0,3 a 0,5 cun.

Efeitos e indicações mais importantes

- **Beneficia os olhos, relaxa os tendões, alivia dores:** inflamações e dores oculares, distúrbios na visão, tiques, ptose, dores de cabeça na região dos olhos.

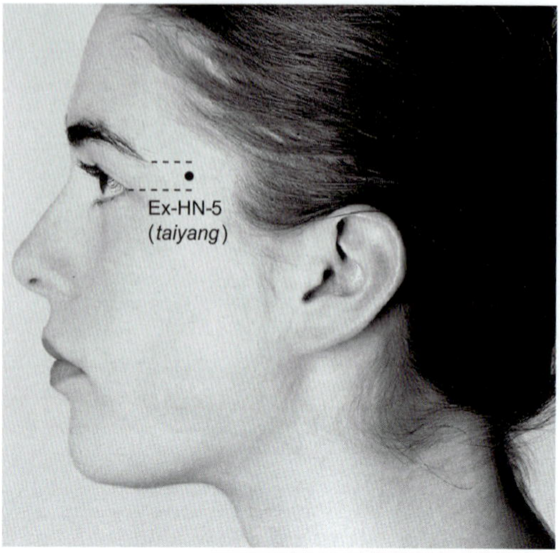

Figura 5.378

Localização Em uma depressão na região temporal lateral ao meio da linha de ligação entre a extremidade lateral do supercílio e o ângulo lateral do olho.

Como encontrar Na região temporal, traçar primeiro uma linha imaginária entre a extremidade lateral do supercílio e o ângulo lateral do olho. Palpar, a partir do centro dessa linha, em sentido lateral, até uma depressão evidente no crânio e localizar **Ex-HN-5** (*taiyang*) no meio da depressão. Esse ponto é claramente dolorido à pressão, sobretudo no caso de dores laterais na cabeça, e com frequência os próprios pacientes pressionam de bom grado este local com a mão.

Punção Vertical no músculo temporal, de 0,3 a 0,5 cun, ou oblíqua em direção lateral. Para conduzir o calor para fora com microvenipunção (▶ 7.6.1).

Efeitos e indicações mais importantes

- **Remove o vento, filtra o calor, reduz os inchaços, alivia as dores:** dores na cabeça (região temporal), enxaqueca, tontura, conjuntivite, dores nos dentes, paresia facial e neuralgia do trigêmeo.

Particularidade Um ponto principal, sobretudo no caso de dores na cabeça (região lateral).

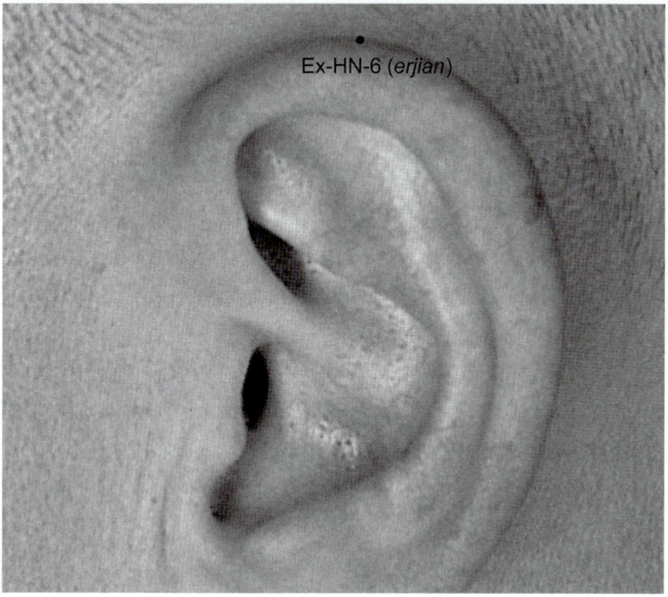

Figura 5.379

Localização Ao longo da dobra da concha da orelha, em seu ápice, sobre a hélice.

Como encontrar Dobrar a concha da orelha para a região anterior, de tal modo que a parte posterossuperior da hélice cubra a parte anterior. O ponto está situado na dobra que surge (ápice auricular), que também é o ponto 78 da orelha.

Punção Vertical, de 0,1 a 0,2 cun. Alguns autores indicam fazer sangrar este ponto no caso de existência de calor, o que, em vista do perigo de um hematoma na orelha, deve ser visto de maneira crítica. Pode-se realizar moxabustão indireta para o tratamento de distúrbios da visão.

Efeitos e indicações mais importantes

- **Filtra o calor, alivia inchaços, beneficia os olhos e a garganta:** conjuntivite, dores nos olhos, distúrbios da visão, dores unilaterais na cabeça, dores na garganta, rinite alérgica.

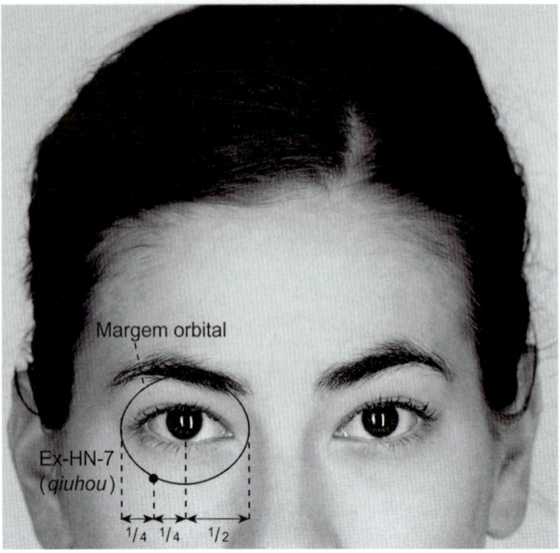

Figura 5.380

Localização Na margem infraorbital, no limite entre o quarto lateral para o quarto mediolateral da margem orbital.

Como encontrar O diâmetro da órbita é dividido em quatro em toda a sua extensão horizontal. O ponto está situado na altura da transição do primeiro para o segundo quarto lateral, pouco acima da margem orbital.

Punção Pedir ao paciente que olhe para cima e levantar suavemente o bulbo a partir da pálpebra inferior. Introduzir a agulha devagar no tecido adiposo orbital 0,5 a 1 cun, verticalmente acima do osso, ao longo da margem orbital. **Cuidado:** não realizar manipulação da agulha. O bulbo do olho e o periósteo não devem ser lesionados; presença de plexo venoso e artérias. Atentar para a dor provocada pela punção. Após a retirada da agulha, comprimir o lugar da punção pelo tempo necessário, apesar disso, é possível que se forme um hematoma (esclarecer o paciente). A moxabustão é contraindicada. Pontos com menor possibilidade de complicação no caso de doenças oculares: **B-2, TA-23, VB-1, E-2, Ex-HN-5** (*taiyang*), **Ex-HN-4** (*yuyao*).

Efeitos e indicações mais importantes

- **Beneficia os olhos:** todas as doenças oculares.

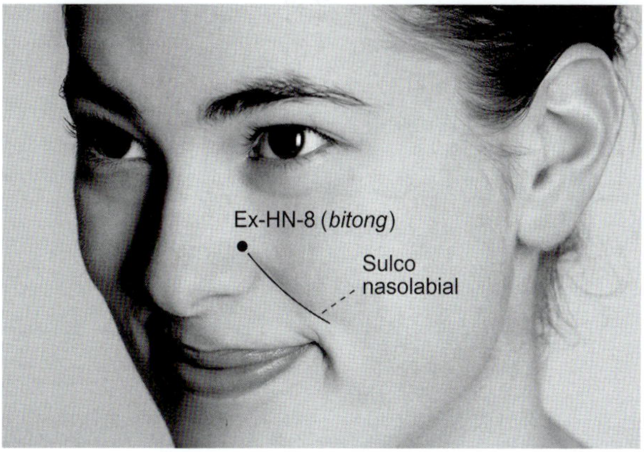

Figura 5.381

Localização Na extremidade superior do sulco nasolabial, na transição da maxila para a cavidade nasal, assim como na transição osso nasal/cartilagem nasal. O nome alternativo é *bitong* (passagem do nariz).

Como encontrar Palpa-se, na extremidade superior do sulco nasolabial, a margem óssea da cavidade nasal, onde está situado **Ex-HN-8** (*shangyingxiang* ou *bitong*), na transição do nariz para a bochecha.

Punção Superficial subcutânea, 0,3 a 0,5 cun em sentido cranial ou medial. **Cuidado:** dolorosa.

Efeitos e indicações mais importantes

- **Abre e tonifica o nariz:** problemas no nariz (obstrução, hemorragias, pólipos nasais, rinite, sinusite, rinite alérgica).

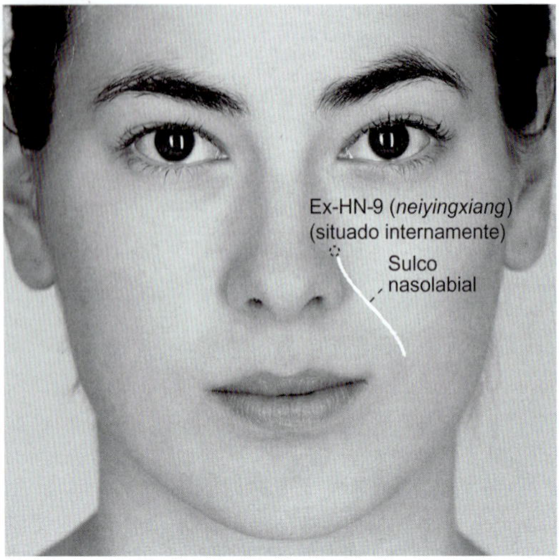

Figura 5.382

Localização Dentro da cavidade nasal, na transição entre o osso do nariz e a cartilagem.

Como encontrar O ponto encontra-se "do outro lado" de **Ex-HN-8** (*shangyingxiang* ou *bitong*), que fica no lado externo da face e está situado na extremidade superior do sulco nasolabial.

Punção Microvenipunção: puncionar brevemente e fazer sangrar (com agulha, lanceta ou agulha triangular ▶ 7.6.1). **Cuidado:** dolorosa. Contraindicada no caso de distúrbios de coagulação ou para quem faz terapia anticoagulante.

Efeitos e indicações mais importantes

- **Filtra o calor, conduz o fogo para fora, revitaliza a consciência:** dores e inflamações no nariz, insolação, tontura, desmaio, rinite, casos de dores de cabeça.

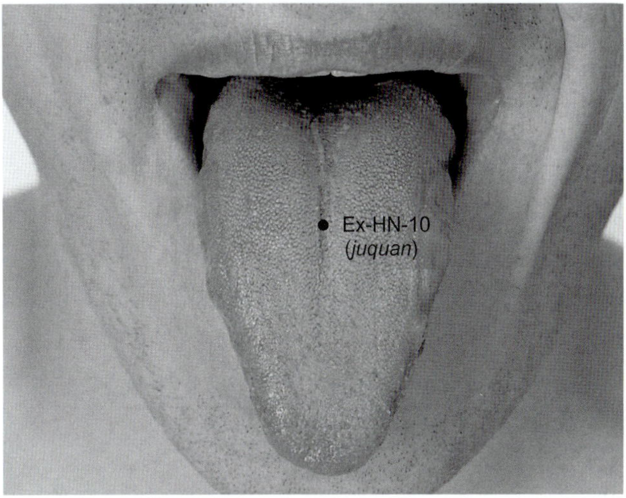

Figura 5.383

Localização Com extensão máxima da língua, no centro do dorso da língua.

Punção Vertical, 0,1 a 0,2 cun. **Cuidado:** realizar apenas uma breve estimulação. Depois retirar de imediato a agulha e comprimir. Punção dolorosa.

Efeitos e indicações mais importantes

- **Filtra o calor, umidifica, alivia a tosse, torna os vasos *luo* permeáveis:** desvio da língua, mobilidade reduzida ou atrofia da musculatura da língua, por exemplo, no caso de acidente vascular cerebral, sede provocada por diabetes melito, asma brônquica, bronquite, perda do paladar.

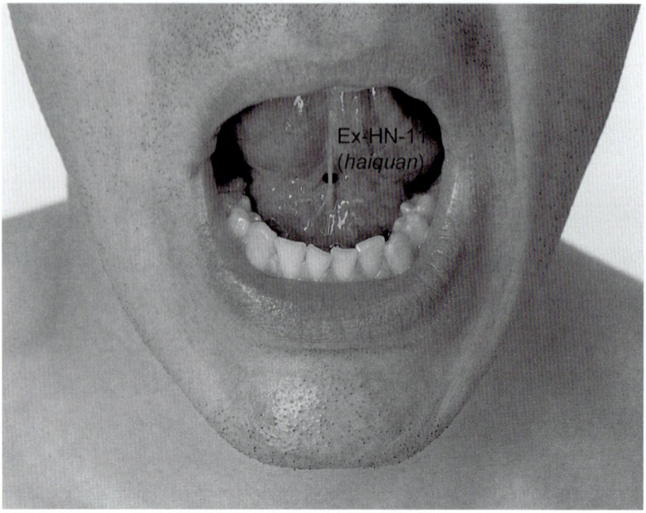

Figura 5.384

Localização Ponto central do frênulo da língua, entre **Ex-HN-12** (*jinjin*) e **Ex-HN-13** (*yuye*).

Como encontrar Pedir ao paciente que enrole a língua para cima, de maneira que o frênulo torne-se visível. Para evitar uma lesão no frênulo, o ponto deve ser localizado na base dele.

Punção Microvenipunção: puncionar brevemente e fazer sangrar (com agulha, lanceta ou agulha triangular ▶ 7.6.1). **Cuidado:** punção dolorosa. Contraindicada no caso de distúrbios de coagulação ou para quem faz terapia anticoagulante.

Efeitos e indicações mais importantes

- **Filtra o calor, alivia a sede, umidifica, reduz os inchaços:** úlceras na boca e na língua, sede causada por diabetes melito, soluço.

Particularidade Ponto espírito Sun Si Miao.

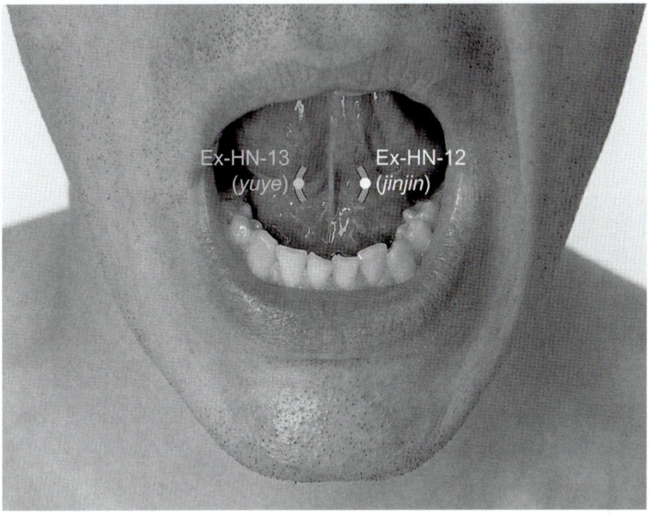

Figura 5.385

Localização Na face inferior da língua sobre a grande veia lingual, à esquerda do frênulo.

Como encontrar Pedir ao paciente que enrole a língua para cima, de maneira que as veias se tornem visíveis.

Punção Microvenipunção: puncionar rapidamente e fazer sangrar (agulha, lanceta ou agulha triangular ▶ 7.6.1, geralmente em combinação com **Ex-HN-13** (*yuye*). **Cuidado:** punção dolorosa. Contraindicada nos casos de distúrbios de coagulação do sangue e também quando o paciente faz terapia anticoagulante.

Efeitos e indicações mais importantes

- **Filtra o calor, reduz os inchaços, reanima os sentidos:** úlcera na boca e na língua, inflamações na região da boca, desvio da língua, mobilidade reduzida e atrofia da musculatura da língua, tonsilite aguda.

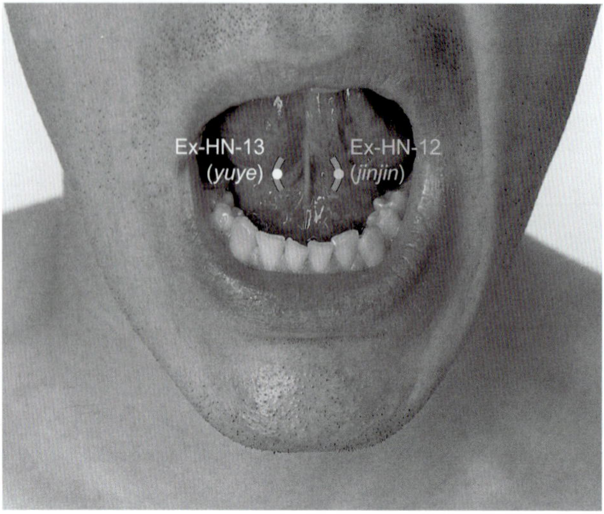

Figura 5.386

Localização Na face inferior da língua sobre a grande veia lingual, à direita do frênulo.

Como encontrar Pedir ao paciente que enrole a língua para cima, de maneira que as veias se tornem visíveis.

Punção Microvenipunção: puncionar rápido e fazer sangrar (agulha, lanceta ou agulha triangular ▶ 7.6.1), geralmente, junto com **Ex-HN-12** (*jinjin*). **Cuidado:** punção dolorosa. Contraindicada nos casos de distúrbios de coagulação do sangue e também quando o paciente faz terapia anticoagulante.

Efeitos e indicações mais importantes

- **Filtra o calor, reduz os inchaços, reanima os sentidos:** úlcera na boca e na língua, inflamações na região da boca, desvio da língua, mobilidade reduzida e atrofia da musculatura da língua.

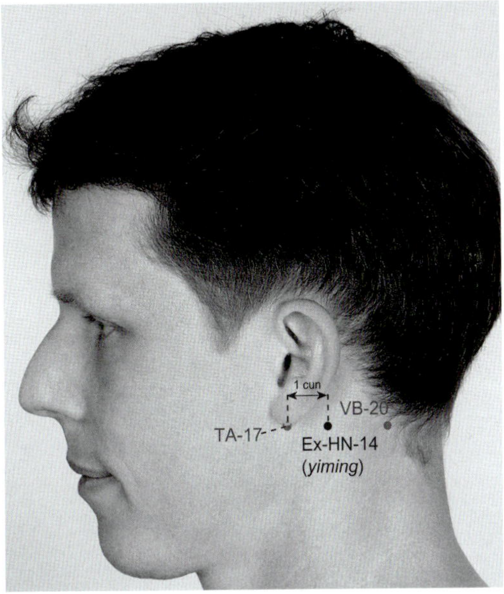

Figura 5.387

Localização Dorsal ao lóbulo da orelha, cerca de 1 cun dorsal a **TA-17**.

Como encontrar O **Ex-HN-14** (*yiming*) está situado sobre uma linha que liga **TA-17** (abaixo do lóbulo da orelha, no ângulo entre a mandíbula e o processo mastoide) com **VB-20** (na margem inferior do occipício, na fossa situada entre as inserções do músculo esternocleidomastóideo e o trapézio). Medir, a partir de **TA-17**, 1 cun em direção dorsal, onde **Ex-HN-14** (*yiming*) está situado, posteriormente ao processo mastoide.

Referência Um pouco acima do ponto e dorsalmente a ele está situado Ex-HN (*anmian*), no ângulo entre o processo mastoide e o occipício.

Punção Vertical, de 0,5 a 1 cun.

Efeitos e indicações mais importantes

- **Suaviza o vento, beneficia os olhos:** doenças oculares e auriculares, tontura, distúrbios do sono.

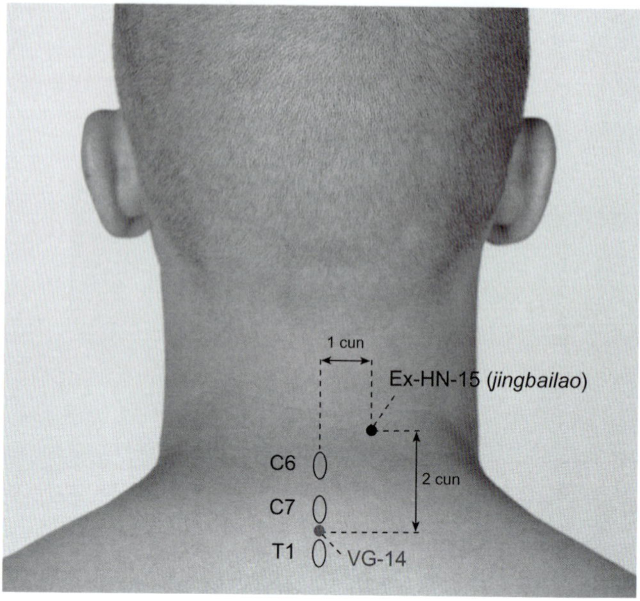

Figura 5.388

Localização Na região da nuca, 2 cun cranialmente a **VG-14** (sob o processo espinhoso da C7) e 1 cun lateral à linha mediana posterior.

Como encontrar Orientação a partir do processo espinhoso da C7 (▶ 2.4.1). Imediatamente abaixo está situado **VG-14** (*dazhui*). A partir desse ponto, medir 1 cun para a lateral e depois 2 cun em direção cranial e localizar nesse espaço **Ex-HN-15.**

Punção Vertical, de 0,5 a 0,8 cun.

Efeitos e indicações mais importantes

- **Transforma o muco, desfaz os nódulos, alivia a tosse e a dispneia:** linfonodos inchados, linfadenite, fatores patogênicos internalizados, transpiração espontânea e noturna, "doença de vapor dos ossos".

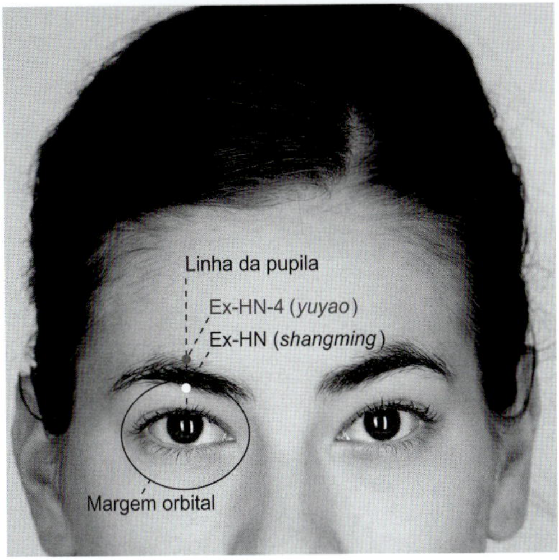

Figura 5.389

Localização Na linha vertical acima da pupila, abaixo da margem orbital.

Como encontrar Com o olhar do paciente para a frente, palpar a margem orbital na linha vertical acima da pupila. **Ex-HN** (*shangming*) está situado entre o bulbo e a margem supraorbital.

Punção Pressionar o bulbo suavemente em sentido caudal, inserir a agulha devagar e verticalmente no tecido adiposo da órbita, pouco abaixo do osso. **Cuidado:** possível dor resultante do procedimento. Não realizar manipulação da agulha. Após retirá-la, é imprescindível que se comprima o ponto da inserção pelo tempo correspondente. Mesmo assim, é possível que se forme um hematoma (deve-se esclarecer o paciente). Pontos com menor possibilidade de complicação no caso de doenças oculares: **B-2, TA-23, VB-1, E-2, Ex-HN-5** (*taiyang*), **Ex-HN-4** (*yuyao*).

Efeitos e indicações mais importantes

- **Beneficia os olhos:** doenças oculares.

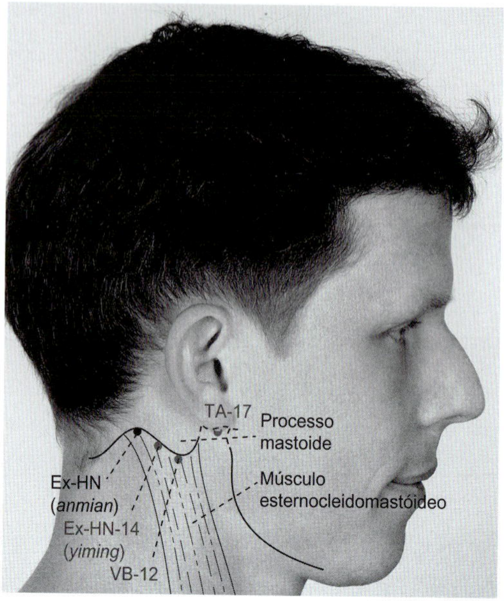

Figura 5.390

Localização Posterior à orelha, no meio, entre **TA-17** e **VB-20** e posterior ao processo mastoide.

Como encontrar Primeiramente fazer a localização de **TA-17** (a melhor maneira é com a boca aberta, diretamente abaixo do lóbulo da orelha, como depressão entre a mandíbula e o processo mastoide ▶ 2.1.4). Em seguida, localizar **VB-20** na margem inferior do occipício, na depressão entre as inserções do músculo esternocleidomastóideo e o músculo trapézio. Localizar, aproximadamente no meio entre esses dois pontos, **Ex-HN** (*anmian*), que se projeta, na maioria das vezes, em posição ligeiramente posterior ao processo mastoide e acima de **VB-12**, em uma depressão na margem inferior do occipício.

Punção Vertical ou oblíqua, em direção a **TA-17** ou **VB-20**, de 0,5 a 1 cun.

Efeitos e indicações mais importantes

- **Tranquiliza o *shen*:** dores na cabeça, tontura, distúrbios do sono, palpitações, estados de inquietação, hipertonia, zumbido.

Particularidade Importante ponto de tranquilização e sono.

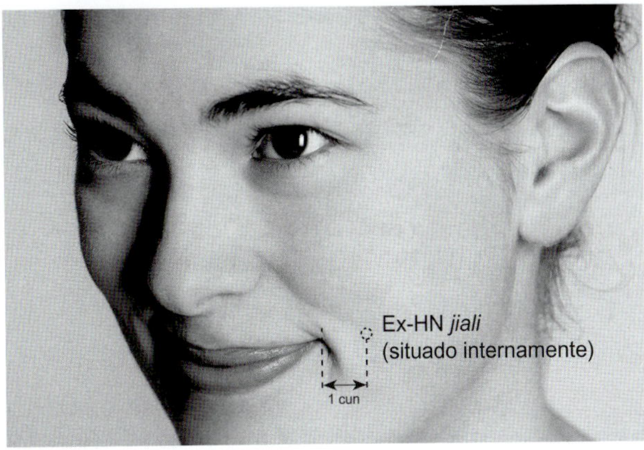

Figura 5.391

Localização Na mucosa da bochecha, na parte interna da boca, 1 cun posterior ao ângulo da boca.

Como encontrar O ponto está localizado na parte interna, na mucosa da bochecha, 1 cun posterior ao ângulo da boca.

Punção Oblíqua, em direção dorsal, de 0,3 a 0,5 cun; microvenipunção (▶ 7.6.1). **Cuidado:** dolorosa. Contraindicada nos casos de distúrbios de coagulação do sangue e também quando o paciente faz terapia anticoagulante.

Efeitos e indicações mais importantes

- **Filtra o calor:** inflamações na boca e na faringe, gastrite.

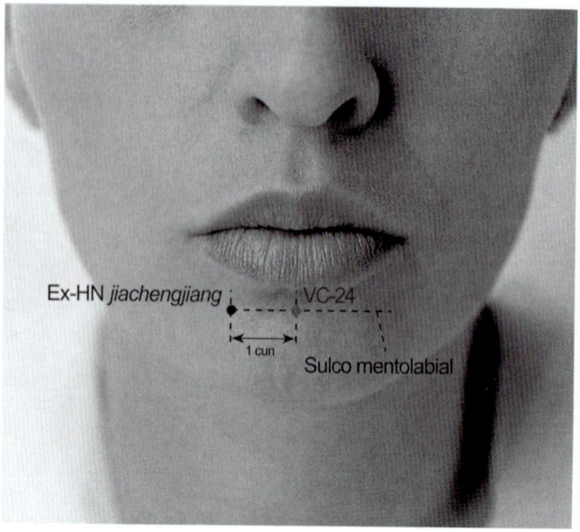

Figura 5.392

Localização 1 cun lateral ao meio do sulco mentolabial, na região do forame mentual.

Como encontrar O ponto está situado cerca de 1 cun lateral ao meio do sulco mentolabial (local de **VC-24** *chengjiang*).

Punção Vertical, de 0,3 a 0,5 cun, ou oblíqua, até 1 cun em direção ao forame mentual, ou superficial subcutânea.

Efeitos e indicações mais importantes

- **Expulsa o vento, revitaliza o *qi* e o sangue, alivia dores:** paresia facial, neuralgia do terceiro ramo do trigêmeo, dores nos dentes, ulcerações na boca e na faringe, gengivite.

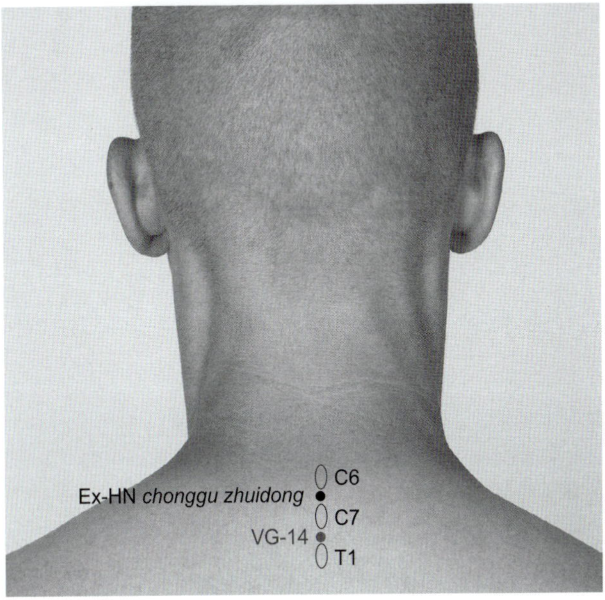

Figura 5.393

Localização Abaixo do processo espinhoso da C6.

Como encontrar Orientação a partir do processo espinhoso da C7 (▸ 2.4.1): colocar dois dedos sobre os processos espinhosos suspeitos da C6 e da C7 e fazer o paciente curvar a cabeça para a frente e para trás. Em uma coluna vertebral funcional e com o posicionamento correto dos dedos, pode-se sentir, durante a reclinação da cabeça, um movimento de deslizamento da C6 no sentido anterior sob o dedo que está acima, enquanto a C7 está imóvel. Se a vértebra sob o dedo posicionado acima permanecer imóvel, os dedos ficam geralmente sobre a C7 e a T1. Localizar o ponto **Ex-HN** (*chonggu zhuidong*) abaixo do processo espinhoso da C6.

Punção Oblíqua, em direção cranial, 0,5 a 1 cun.

Efeitos e indicações mais importantes

- **Expulsa os fatores patogênicos externos:** tosse, resfriado, disfagia, dores na nuca.
- **Tranquiliza o *shen*:** estados de agitação, depressão.

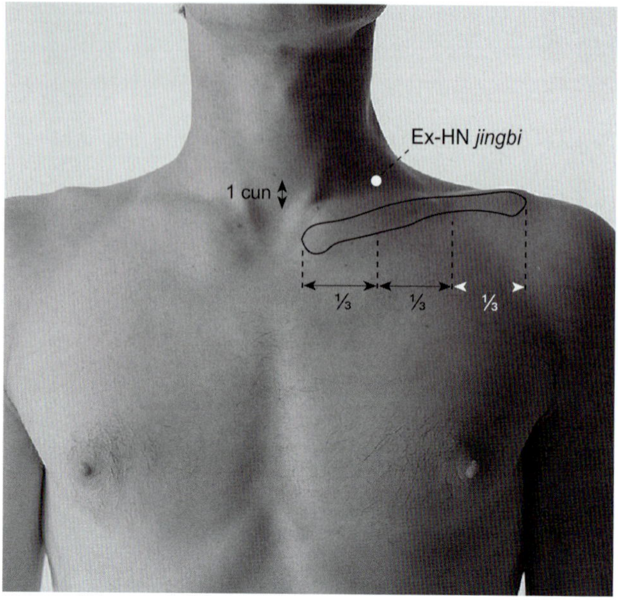

Figura 5.394

Localização 1 cun acima da transição entre os terços medial e médio da clavícula.

Como encontrar Medir um terço do comprimento da clavícula a partir de sua extremidade medial, em seguida, 1 cun em sentido cranial, na fossa supraclavicular, e localizar aqui o ponto extra. Ele está situado sobre o plexo braquial.

Referência Bem nas proximidades encontra-se **E-12**, diretamente acima da linha mediana da clavícula.

Punção Vertical, de 0,3 a 0,5 cun. Durante a punção ou estimulação da agulha, o paciente sente um formigamento ou uma sensação de calor que se irradia até os dedos. **Cuidado:** pneumotórax.

Efeitos e indicações mais importantes

- Parestesias e paresias dos membros superiores.

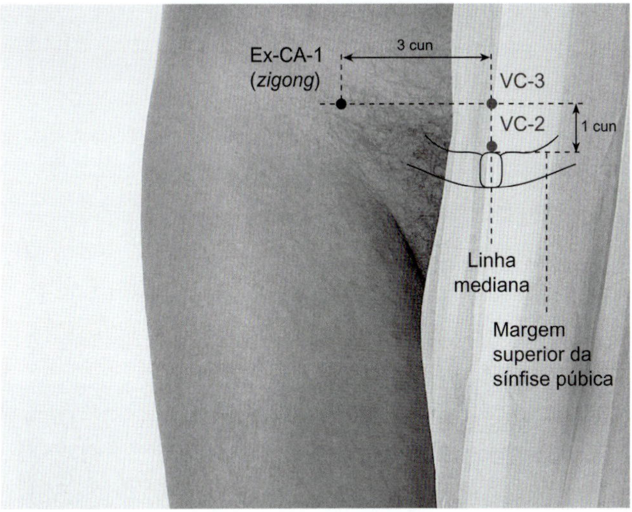

Figura 5.395

Localização 1 cun cranial à margem superior da sínfise púbica (localização do **VC-3**) e 3 cun laterais à linha mediana anterior.

Como encontrar A distância entre o meio do umbigo e a margem superior da sínfise púbica é dividida em 5 cun do corpo do paciente (atençao: proporcionalmente ▶ 1.2). Medir 1 cun a partir do meio da margem superior da sínfise púbica em direção cranial (localização do **VC-3**); em seguida, 3 cun para a lateral está o **Ex-CA-1** (*zigong*).

Referência Na mesma altura estão situados **VC-3**, **R-12** e **E-29** (linha mediana, 0,5 e 2 cun laterais à linha mediana).

Punção Vertical, de 0,5 a 1 cun, ou oblíqua, de 1 a 2 cun em direção à margem superior da sínfise púbica. Em caso de prolapso uterino, aplicar o giro (▶ 7.3.3) para elevar a sensação de *deqi*. **Cuidado:** peritônio, em caso de gravidez e de bexiga cheia (antes da punção, pedir ao paciente esvaziar a bexiga).

Efeitos e indicações mais importantes
- **Fortalece e eleva o *qi*:** infertilidade, prolapso e rebaixamento uterino.
- **Regula a menstruação, alivia a dor:** dismenorreia, irregularidades do ciclo menstrual, problemas no hipogástrio.

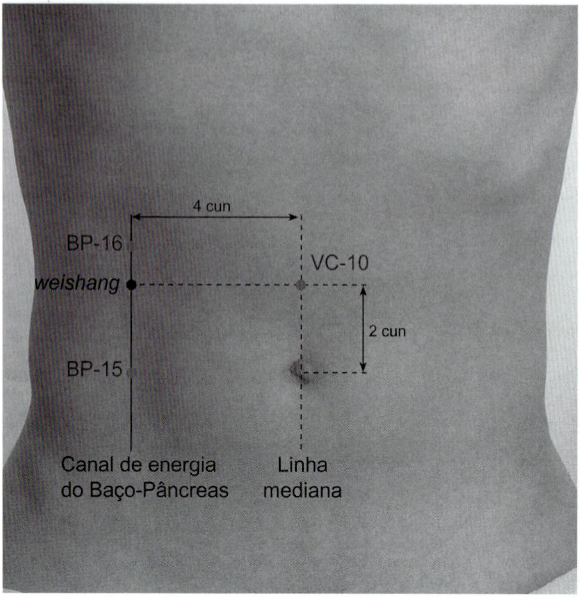

Figura 5.396

Localização Sobre o canal de energia do Baço-Pâncreas, 4 cun laterais e 2 cun craniais ao umbigo.

Como encontrar A distância entre o ângulo esternocostal (▶ 2.5) e o umbigo é dividida em 8 cun do corpo do paciente (atenção: proporcionalmente ▶ 1.2). Medir 2 cun em direção cranial a partir do umbigo (**VC-10**); em seguida, 4 cun em direção lateral ao **Ex-CA-1** (*weishang*).

Referência À mesma altura (1 cun cranial ao umbigo) estão **VC-10** (linha mediana) e **R-17 e E-23** (0,5 e 2 cun laterais à linha mediana). **BP-16** está situado 1 cun acima de **Ex-CA** (*weishang*).

Punção Oblíqua, de 2 a 3 cun, em direção ao umbigo. **Cuidado:** peritônio.

Efeitos e indicações mais importantes

- Gastroptose, dores no abdome.

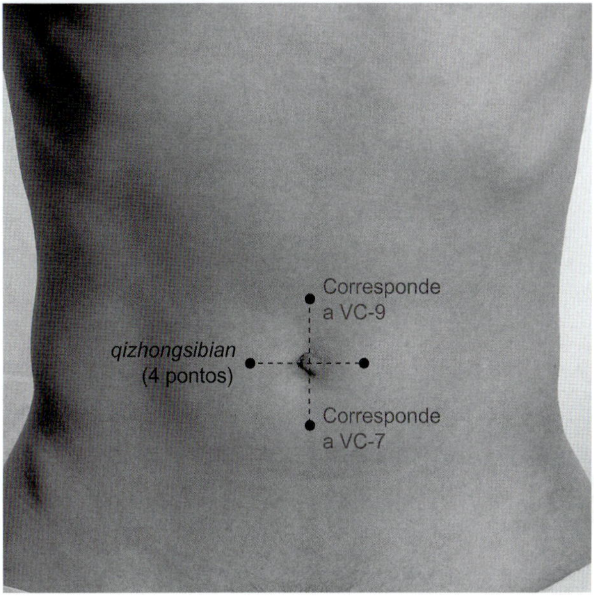

Figura 5.397

Localização Quatro pontos que estão ordenados respectivamente 1 cun lateral de ambos os lados do umbigo, bem como em sentido cranial e caudal.

Como encontrar Os quatro pontos estão situados radialmente ao redor do umbigo.

Punção Vertical, 0,5 a 1 cun. **Cuidado:** peritônio.

Efeitos e indicações mais importantes

- Meteorismo, diarreia, dispepsia, dismenorreia.

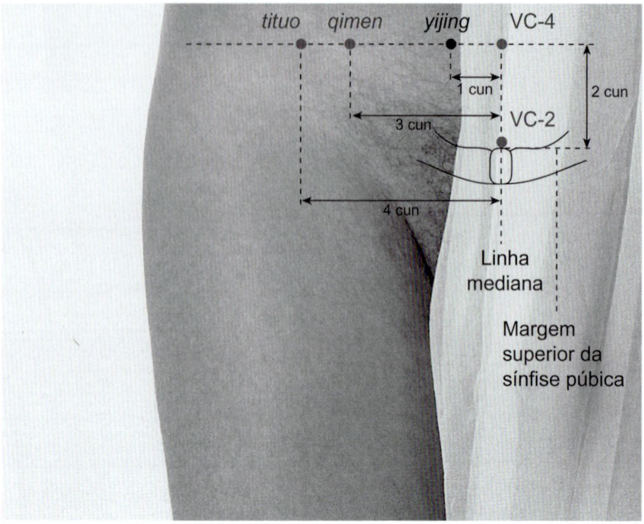

Figura 5.398

Localização 2 cun craniais à margem superior da sínfise púbica e 1 cun lateral à linha mediana anterior.

Como encontrar A distância entre o meio do umbigo e a margem superior da sínfise púbica é dividida em 5 cun do corpo do paciente (atenção: proporcionalmente ▶ 1.2). Medir, a partir do meio da margem superior da sínfise púbica, 2 cun em direção cranial (localização de **VC-4**); em seguida, 1 cun lateral ao **Ex-CA** (*yijing*).

Referência Na mesma altura estão situados **VC-4**, **R-13**, **E-28**, **Ex-CA** (*qimen*) e **Ex-CA** (*tituo*) (linha mediana, 0,5, 2, 3 e 4 cun lateralmente à linha mediana).

Punção Vertical, 1,5 a 2 cun. **Cuidado:** peritônio, no caso de gravidez, bexiga cheia (antes da punção, pedir ao paciente esvaziar a bexiga).

Efeitos e indicações mais importantes

- Distúrbios de ejaculação, impotência, eczema escrotal.

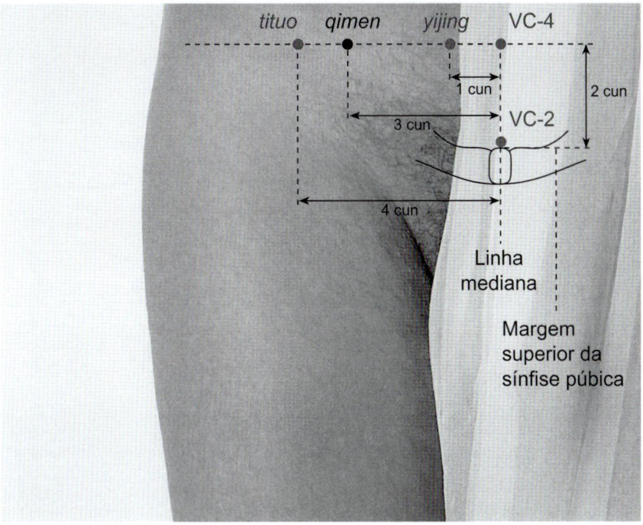

Figura 5.399

Localização 2 cun craniais à margem superior da sínfise púbica e 3 cun laterais à linha mediana anterior.

Como encontrar A distância entre o meio do umbigo e a margem superior da sínfise púbica é dividida em 5 cun do corpo do paciente (atenção: proporcionalmente ▶ 1.2). Medir primeiro, a partir do meio da margem superior da sínfise púbica, 2 cun em direção cranial (localização de **VC-4**); em seguida, 3 cun para a lateral até o **Ex-CA** (*qimen*).

Referência Na mesma altura estão situados **VC-4, R-13, Ex-CA** (*yijing*), **E-28** e **Ex-CA** (*tituo*) (linha mediana, 0,5, 1, 2 e 4 cun lateralmente à linha mediana).

Punção Vertical, 1,5 a 2 cun. **Cuidado:** peritônio, no caso de gravidez.

Efeitos e indicações mais importantes

- Metrorragia, esterilidade feminina, orquite, infecção das vias urinárias, fluxo menstrual aumentado.

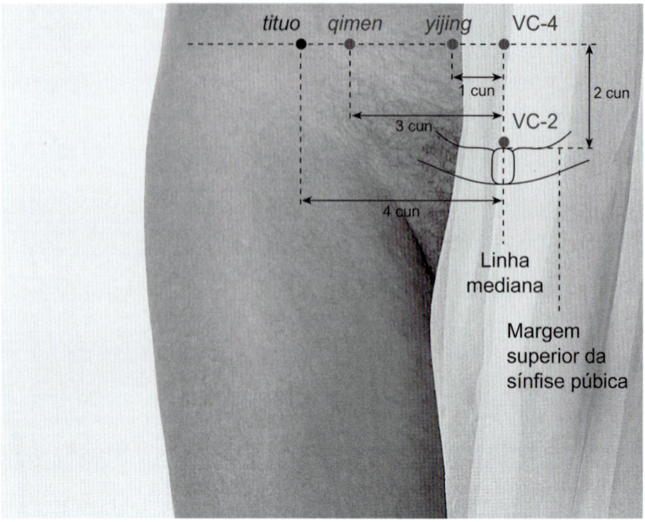

Figura 5.400

Localização 2 cun craniais à margem superior da sínfise púbica e 4 cun laterais à linha mediana anterior.

Como encontrar A distância entre o meio do umbigo e a margem superior da sínfise púbica é dividida em 5 cun do corpo do paciente (atenção: proporcionalmente ▶ 1.2). Medir primeiro, a partir do meio da margem superior da sínfise púbica, 2 cun em direção cranial (localização de **VC-4**); em seguida, medir 4 cun em direção lateral até o *tituo*, que se projeta medialmente à espinha ilíaca anterossuperior.

Referência Na mesma altura estão situados **VC-4, R-13, Ex-CA** (*yijing*), **E-28, Ex-CA** (*qimen*) (linha mediana, 0,5, 1, 2 e 3 cun lateralmente à linha mediana) e **VB-27** (medial à espinha ilíaca anterossuperior).

Punção Vertical, 0,5 a 1 cun. Em caso de prolapso uterino, para aumentar a sensação de *deqi*, aplicar o giro (▶ 7.3.3). **Cuidado:** peritônio, em caso de gravidez.

Efeitos e indicações mais importantes

- **Eleva o *qi*:** prolapso uterino, dismenorreia, dores e tensão abdominal.

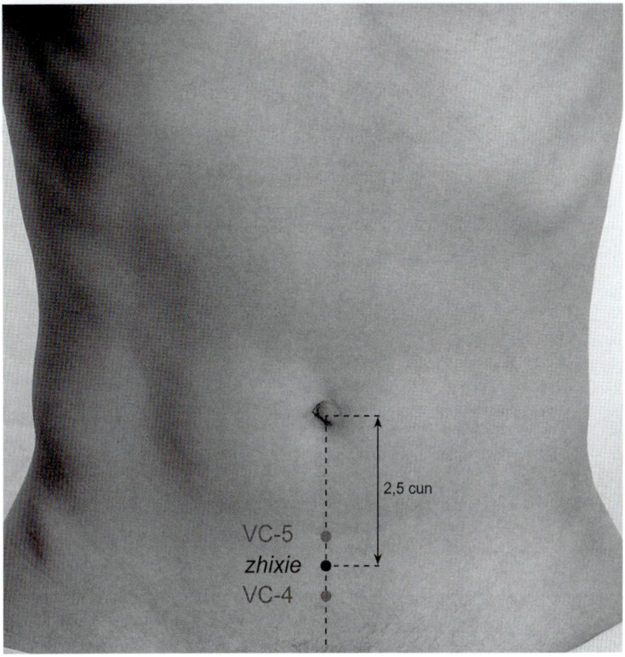

Figura 5.401

Localização Sobre a linha mediana anterior, 2,5 cun caudais ao umbigo.

Como encontrar A distância entre o meio do umbigo e a margem superior da sínfise púbica é dividida em 5 cun do corpo do paciente (atenção: proporcionalmente ▶ 1.2). O **Ex-CA** (*zhixie*) está situado no meio dessa distância e, dessa maneira, entre **VC-5** (2 cun caudais ao umbigo) e **VC-4** (2 cun craniais à margem superior da sínfise púbica).

Ou: técnica de localização com a ajuda das mãos (▶ 1.3.3): dividir pela metada a distância entre o umbigo e a margem superior da sínfise púbica e localizar o **Ex-CA** (*zhixie*) no meio dessa distância.

Punção Vertical, 0,5 a 1 cun. **Cuidado:** peritônio, em caso de gravidez e de bexiga cheia (antes da punção, pedir ao paciente esvaziar a bexiga).

Efeitos e indicação mais importante

- Cessa a diarreia.

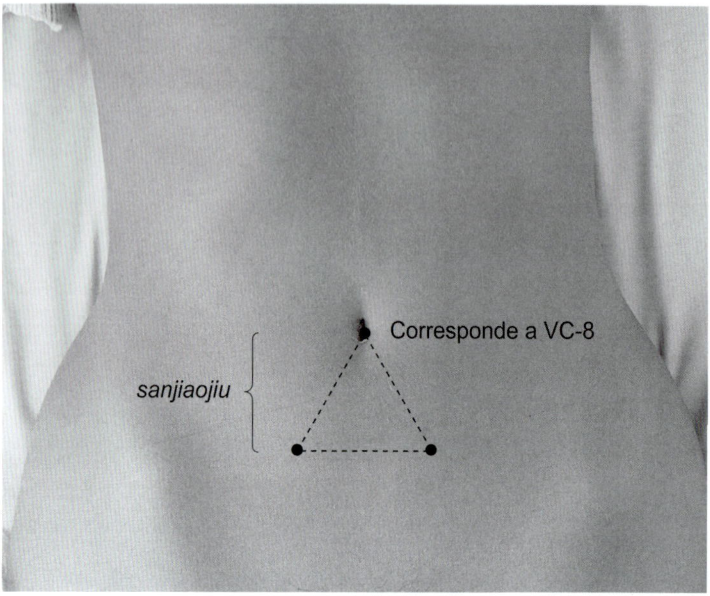

Figura 5.402

Localização Os três pontos estão situados nos ângulos de um triângulo equilátero, cuja ponta está situada no umbigo e cuja base corresponde a uma linha horizontal sobre o hipogástrio. O comprimento dos lados equivale à "largura de um sorriso do paciente".

Como encontrar É bastante útil esclarecer o paciente sobre a localização. Em regra, isso requer necessariamente um sorriso, que pode então ser "visualmente medido".

Punção Não realizar punção, o tratamento é feito exclusivamente com moxabustão.

Efeitos e indicações mais importantes

- **Regula o *qi*, alivia as dores, cessa a diarreia:** diarreia crônica, dores abdominais (em especial, periumbilical), doenças do *shan*, *ben tun qi* (*qi* do leitão correndo).

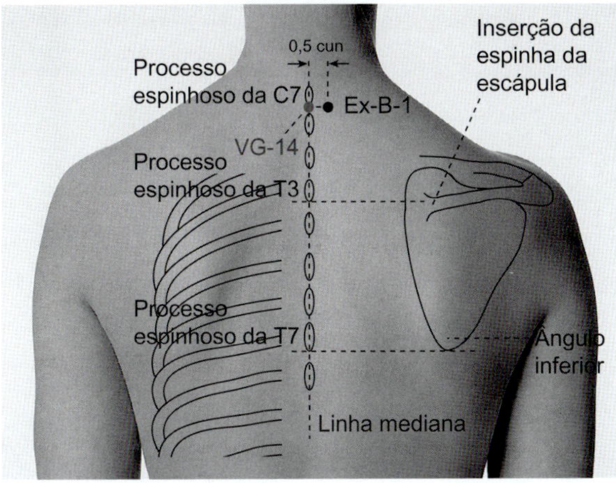

Figura 5.403

Localização 0,5 cun lateral à margem inferior do processo espinhoso da C7 (**VG-14**).

Como encontrar Orientação a partir do processo espinhoso da C7 (▶ 2.4.1). Medir 0,5 cun para a lateral à altura da margem inferior do processo espinhoso da C7 e, nesse ponto, localizar **Ex-B-1**.

Referência Na mesma altura estão situados **VG-14, ID-15** e **Ex-B** (*jiehexue*) (linha mediana, 2, 3 e 5 cun lateralmente à linha mediana).

Punção Vertical a oblíqua até a coluna vertebral, 0,5 a 1 cun.

Efeitos e indicações mais importantes

- **Suaviza a dispneia e a respiração ofegante, atenua a tosse:** asma brônquica, respiração ofegante, dispneia (aguda), tosse, bronquite, urticária.
- **Local:** dores no ombro e na região superior das costas.

Particularidade Ponto principal moderno para o tratamento de dificuldade respiratória aguda.

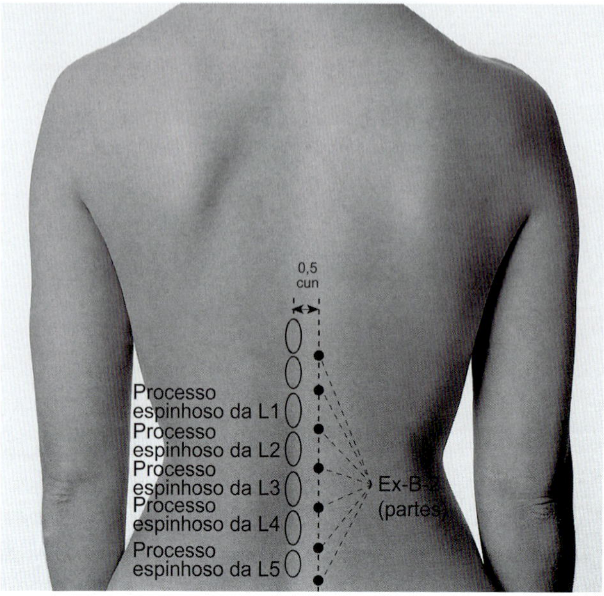

Figura 5.404

Localização Dezessete pares de pontos que estão situados respectivamente 0,5 cun lateral à margem inferior do processo espinhoso, em ambos os lados da coluna vertebral (paravertebral), e anatomicamente na região das pequenas articulações vertebrais (facetas articulares):

- Doze pares de pontos torácicos (*xiongjiaji*): entre a T1 e a T12.
- Cinco pares de pontos lombares (*yaojiaji*): entre a L1 e a L5. Dependendo da escola, também são descritos pontos laterais à região cervical, os "*huatuojiaji* complementares".

Como encontrar Conforme o problema, escolher a altura do **Ex-B-2**, procurar a margem inferior do processo espinhoso correspondente e localizar o respectivo par de pontos em ambos os lados, a 0,5 cun lateral.

Punção Vertical, de 0,5 a 1 cun, ou oblíqua no sentido medial, em direção à região cervical da coluna; lombar até 1,5 cun. Nota: na direção de punção oblíqua do ramo medial da Bexiga, os pontos *huatuojiaji* também são puncionados com a ponta da agulha.

Efeitos e indicações mais importantes

- **Regulam e harmonizam os cinco órgãos *zang* e as seis vísceras *fu* dependentes da localização do ponto:** distúrbios funcionais dos órgãos internos correspondentes à inervação segmental: âmbito de indicação, como a dos pontos *shu* do canal de energia da Bexiga situados na mesma altura, distúrbios da coluna vertebral, dores na coluna vertebral nas proximidades da linha mediana posterior, síndrome radicular, neuralgias intercostal/pós-herpes-zóster na altura correspondente.

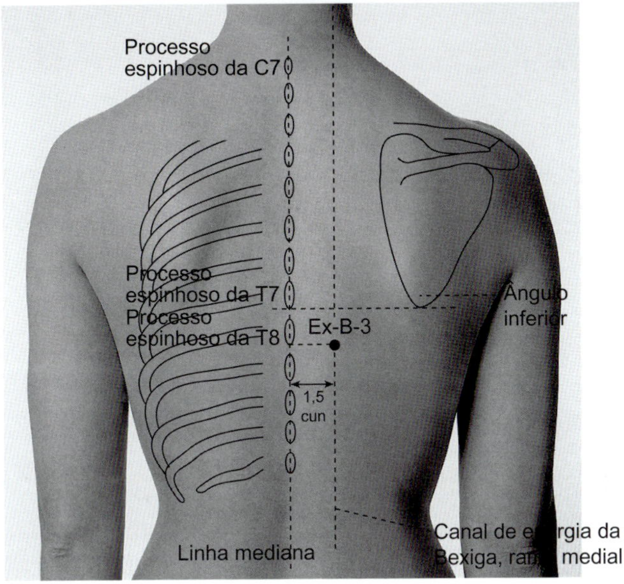

Figura 5.405

Localização 1,5 cun lateral ao processo espinhoso da T8.

Como encontrar Orientação a partir da C7 (▶ 2.4.1). A partir dessa localização, contar oito processos espinhosos em sentido caudal até a margem inferior do processo espinhoso da T8. Nessa altura, medir 1,5 cun em sentido lateral e localizar **Ex-B-3** na mais alta elevação da musculatura paraespinal.

Referência Na mesma altura está situado um ponto de Ex-B-2 (*huatuojiaji*) (0,5 cun lateral à linha mediana).

Punção Vertical, de 0,5 a 1 cun; na punção oblíqua, em sentido medial, até 1,5 cun. **Cuidado:** pneumotórax.

Efeitos e indicações mais importantes

- **Filtra o calor e umidifica:** diabetes melito com sede, boca e mucosas ressecadas, dores epigástricas, por exemplo, causadas por gastrite, dor com propagação radial, por exemplo, no caso de pancreatite.

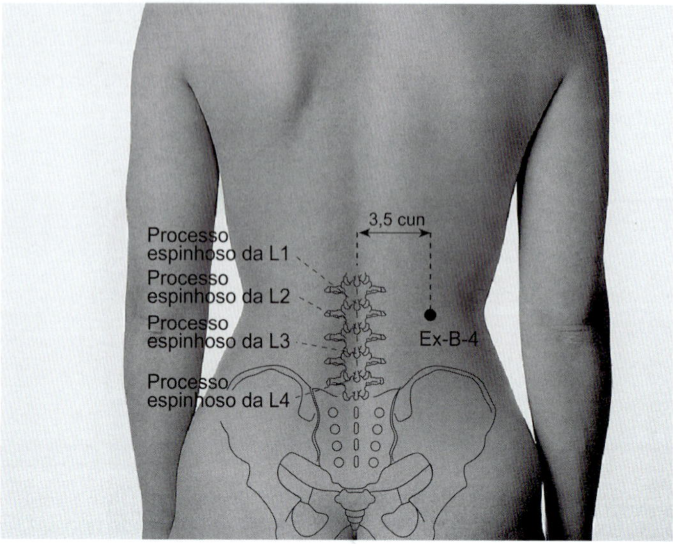

Figura 5.406

Localização 3,5 cun laterais à linha mediana posterior, na altura da margem inferior do processo espinhoso da L1.

Como encontrar Para orientação na região lombar da coluna (▶ 2.4.3), procurar, de preferência com o paciente em decúbito ventral, na transição lombossacral: palpar a partir da linha mediana do sacro, passando pelo processo da crista sacral em sentido cranial, até abaixo do processo espinhoso de L5 da transição lombossacral, que é bastante perceptível, palpável como um sulco. A partir do processo espinhoso de L5, contar em sentido cranial até a margem inferior do processo espinhoso da L1 e, nessa altura, localizar **Ex-B-4** a 3,5 cun para a lateral.

Referência Na mesma altura estão situados **VG-5**, um ponto de **Ex-B-2** (*huatuojiaji*), **B-22** e **B-51** (linha mediana, 0,5, 1,5 e 3 cun laterais à linha mediana), assim como **VB-25** (na margem inferior da extremidade livre da 12ª costela).

Punção Oblíqua para medial, de 0,8 a 1 cun. **Cuidado:** peritônio, rins.

Efeitos e indicações mais importantes

- **Melhora o fluxo do *qi* no Triplo Aquecedor e entre o Triplo Aquecedor superior e médio:** sensação de plenitude no tórax e no abdome, hipertrofia dos órgãos do epigástrio, náusea.
- **Elimina estagnações regionais do *qi* e do sangue:** dor causada por hérnia inguinal, dor na região lombar da coluna.

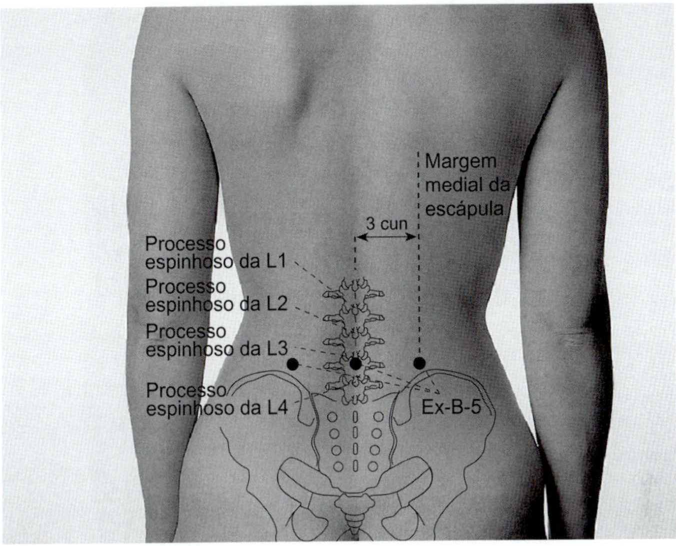

Figura 5.407

Localização Alguns autores descrevem uma tríade de pontos: um ponto na linha mediana, abaixo do processo espinhoso da L3 (localização corrente e exclusiva do ponto extra). Pontos laterais: 3 cun laterais ao ponto na linha mediana.

Como encontrar Para orientação na região lombar da coluna (▶ 2.4.3), procurar, de preferência com o paciente em decúbito ventral, na transição lombossacral: palpar a partir da linha mediana do sacro, passando pelo processo da crista sacral em sentido cranial, até abaixo do processo espinhoso de L5 da transição lombossacral, que é bastante perceptível, palpável como um sulco. Palpar a partir do processo espinhoso de L5 em sentido cranial. Localizar os dois pontos laterais abaixo dessa posição, na linha mediana do ponto medial de **Ex-B-7**, assim como, respectivamente, 3 cun em sentido lateral. Os pontos laterais se projetam sobre o ramo lateral da bexiga.

Referência Na mesma altura estão situados pontos de **Ex-B-2**, **B-24** (0,5, 1,5 cun lateral à linha mediana).

Punção Vertical à pele ou levemente oblíqua para caudal, de 0,5 a 0,8 cun.

Efeitos e indicações mais importantes

- **Tonifica o *yang* dos rins:** doenças urogenitais, impotência.
- **Movimenta o *qi* e o sangue:** dor na região lombar da coluna.

Particularidades A rigor, trata-se de um ponto único e um par de pontos com suas respectivas indicações distintas: dependendo da escola e dos requisitos clínicos, os pontos laterais são empregados geralmente no caso de estagnações do *qi* e do sangue em lados diferentes e localizadas, e o ponto abaixo do processo espinhoso é empregado na insuficiência da energia *yang* dos rins.

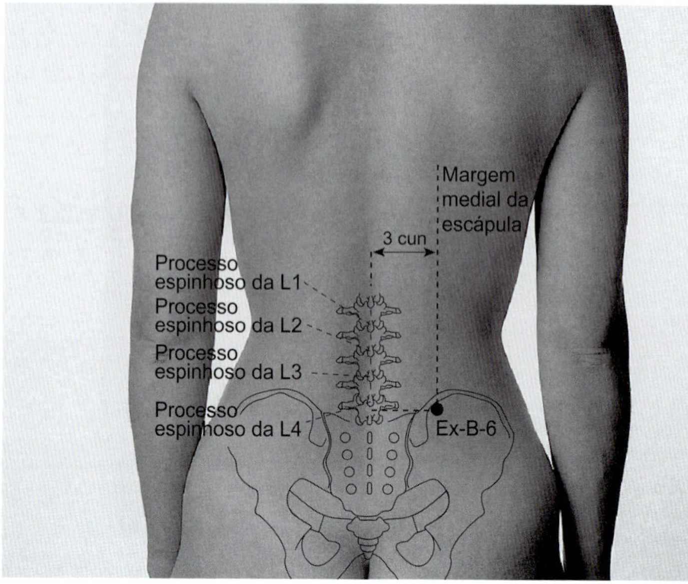

Figura 5.408

Localização 3 cun laterais à linha mediana, na altura da margem inferior do processo espinhoso da L4.

Como encontrar Para orientação na região lombar da coluna (▶ 2.4.3), procurar, de preferência com o paciente em decúbito ventral, na transição lombossacral: palpar a partir da linha mediana do sacro, passando pelo processo da crista sacral em sentido cranial, até abaixo do processo espinhoso de L5 da transição lombossacral, que é bastante perceptível, palpável como um sulco. Palpar, a partir do processo espinhoso de L5, em sentido cranial, a margem inferior do processo espinhoso subsequente (L4). Localizar **Ex-B-6** a partir desse ponto, 3 cun em sentido lateral. O ponto se projeta sobre o ramo lateral da bexiga.

Referência Na mesma altura encontram-se **VG-3**, um ponto de **Ex-B-2** (*huatuojiaji*), **B-25** e **Ex-B-7** (*yaoyan*) (linha mediana, 0,5, 1,5 e 3,5 cun laterais à linha mediana).

Punção Vertical, de 0,5 a 0,8 cun.

Efeitos e indicações mais importantes

- **Movimenta o *qi* e o sangue:** dor na região lombar da coluna.

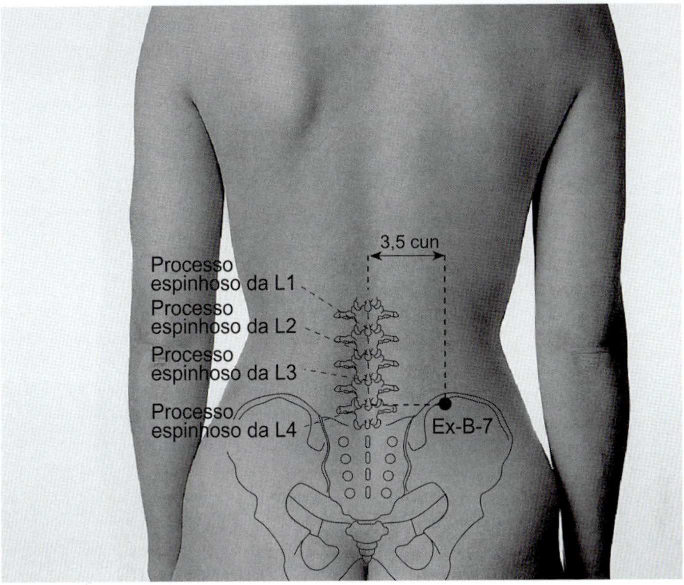

Figura 5.409

Localização 3,5 cun laterais à linha mediana, na altura da margem inferior do processo espinhoso da L4.

Como encontrar Para orientação na região lombar da coluna (▶ 2.4.3), procurar, de preferência com o paciente em decúbito ventral, na transição lombossacral: palpar a partir da linha mediana do sacro, passando pelo processo da crista sacral em sentido cranial, até abaixo do processo espinhoso de L5 da transição lombossacral, que é bastante perceptível, palpável como um sulco. Palpar, a partir do processo espinhoso de L5, em sentido cranial, a margem inferior do processo espinhoso subsequente (L4). Localizar **Ex-B-7** a partir desse ponto, 3,5 cun em sentido lateral.

Referência Na mesma altura estão situados **VG-3**, um ponto de **Ex-B-2** (*huatuojiaji*), **B-25** e **Ex-B-6** (*yaoyi*), linha mediana, 0,5, 1,5 e 3 cun laterais à linha mediana).

Punção Vertical, de 0,5 a 0,8 cun.

Efeitos e indicações mais importantes

- **Tonifica os rins e a região lombar, relaxa a musculatura, alivia dores:** síndrome de insuficiência dos rins com dores e fraqueza lombares, dores na região lombar da coluna, sacroileíte, doença de Bechterew.

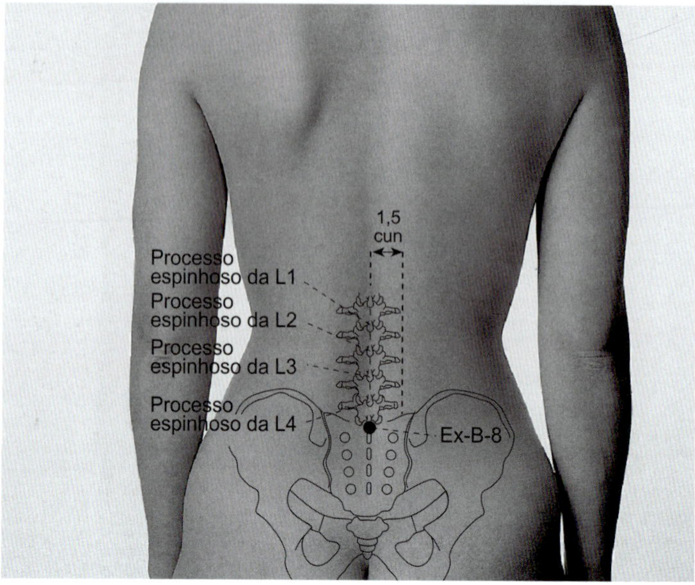

Figura 5.410

Localização Na linha mediana anterior, abaixo do processo espinhoso da L5.

Como encontrar Para orientação na região lombar da coluna (▶ 2.4.3), procurar, de preferência com o paciente em decúbito ventral, na transição lombossacral: palpar a partir da linha mediana do sacro, passando pelo processo da crista sacral em sentido cranial, até abaixo do processo espinhoso de L5 da transição lombossacral, que é bastante perceptível, palpável como um sulco; nesse ponto se encontra **Ex-B-8**.

Referência Na mesma altura estão situados pontos de **Ex-B-2** (*huatuojiaji*) e **B-26** (0,5 e 1,5 cun laterais à linha mediana).

Punção Vertical, de 0,5 a 1 cun. Geralmente, a medula espinal termina entre a L1 e a L2. **Cuidado:** no caso de prontidão do trabalho de parto, o ponto pode atuar como indutor.

Efeitos e indicações mais importantes

- **Tonifica os rins:** dismenorreia, hemorragias intermediárias, disúria, enurese, posição errada do feto, indução ao parto.
- **Movimenta o *qi* e o sangue:** problemas na região lombossacral (L5, S1), dores nos membros inferiores.

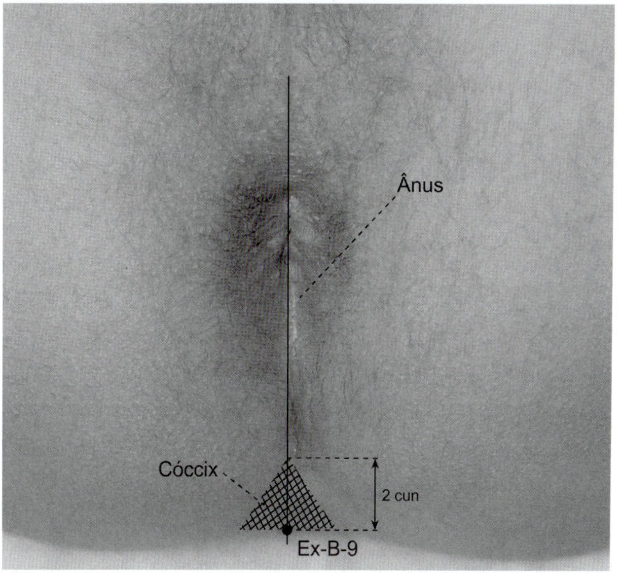

Figura 5.411

Localização 2 cun craniais à extremidade caudal do cóccix.

Como encontrar Palpar primeiro o cóccix acima do ânus e, em seguida, até o limite do cóccix. **Ex-B-9** está situado a 2 cun craniais desse local, na depressão entre os processos sacrais.

Referência O ponto **VG-1** está localizado sobre a linha mediana, no centro, entre o ápice do cóccix e o ânus.

Punção Oblíqua, até 1,5 cun em direção cranial.

Efeitos e indicações mais importantes

- **Tranquiliza o *shen*:** condições maníacas, distúrbios compulsivos, epilepsia, distúrbios do sono, cefaleias tensionais.

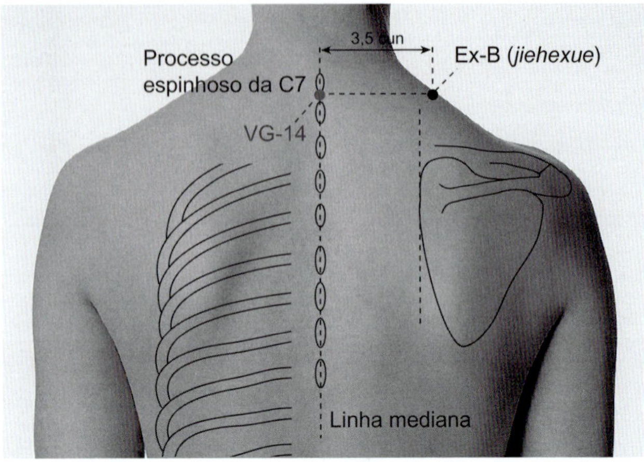

Figura 5.412

Localização Na linha mediana, 3,5 cun laterais à margem inferior do processo espinhoso da C7.

Como encontrar Orientação a partir do processo espinhoso da C7 (▶ 2.4.1). Na altura do processo espinhoso da C7, palpar 3,5 cun para a lateral e localizar **Ex-B** (*jiehexue*).

Referência Na mesma altura estão situados **VG-14, Ex-B-1** e **ID-15** (linha mediana, 0,5, e 2 cun laterais à linha mediana).

Punção Vertical, de 0,5 a 0,8 cun. **Cuidado:** pneumotórax.

Efeitos e indicações mais importantes

- **Tonifica o pulmão:** tosse, asma brônquica, tuberculose pulmonar.
- **Movimenta o *qi* e o sangue de forma local:** tensões na nuca.

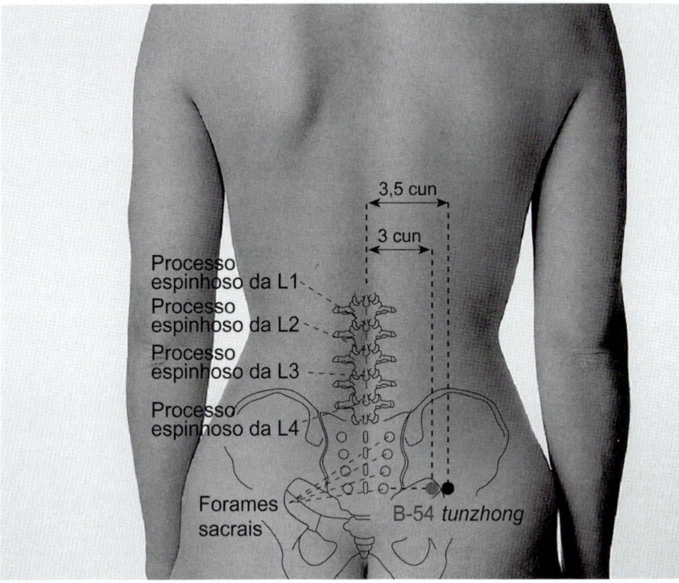

Figura 5.413

Localização 3,5 cun laterais à linha mediana posterior, na altura do forame de S4, aproximadamente no meio da nádega.

Como encontrar Para orientação nas regiões lombar e sacral da coluna, veja ▶ 2.4.3, ▶ 2.4.4. Entre a transição lombossacral e o hiato sacral se encontram os quatro forames sacrais, frequentemente palpáveis, em distâncias relativamente proporcionais, cerca de um dedo em ambos os lados da linha mediana; eles então se aproximam, em direção caudal, de forma crescente da linha mediana. **Ex-B** (*tunzhong*) se encontra na altura do quarto forame sacral e 3,5 cun laterais à linha mediana, aproximadamente no meio da nádega.

Referência Na mesma altura estão situados **B-34**, **B-30** e **B-54** (no 4º forame sacral, 1,5, e 3 cun laterais à linha mediana).

Punção Vertical, de 2 a 3 cun.

Efeitos e indicações mais importantes

- **Movimenta o *qi* e sangue de forma local:** dores na região lombar da coluna, dores irradiantes não radiculares e radiculares nas costas.

Ex

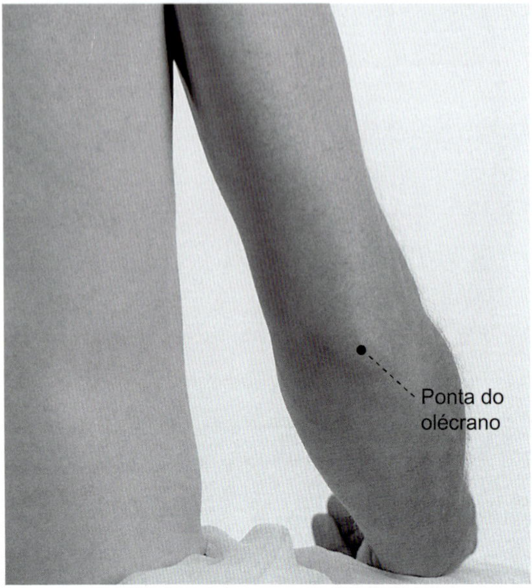

Figura 5.414

Localização Na ponta do olécrano.

Como encontrar Na ponta do olécrano. O ponto pode ser facilmente localizado com a flexão do cotovelo.

Punção Somente a moxabustão deve ser empregada.

Efeitos e indicações mais importantes

- **Transforma o muco, desfaz inchaços:** abscessos, bursite do olécrano, linfonodos inchados, furúnculos, antraz (carbúnculo).

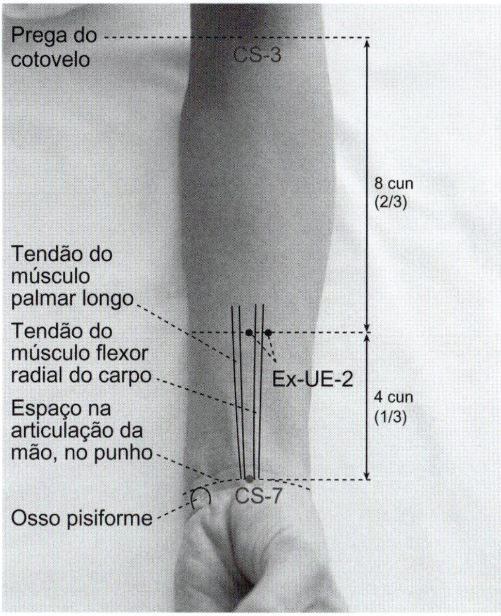

Figura 5.415

Localização Par de pontos na face palmar do antebraço, 4 cun proximais ao espaço na articulaçao da mao, no punho ("prega mais distal do punho"), em ambos os lados do tendão do músculo flexor radial do carpo.

Como encontrar A articulação da mão, no punho (▶ 2.3.3) pode ser claramente palpada por meio de movimentos relaxados da mão. Medir, a partir do meio do espaço na articulação da mão, no punho (localização de **CS-7**), 4 cun para proximal e, nessa altura, localizar um ponto lateral e um medial ao tendão do músculo flexor radial do carpo.

Ou: a distância entre a prega do cotovelo (em **CS-3**) e do espaço na articulação da mão, no punho (em CS-7), corresponde a 12 cun. Dividir essa distância em três e localizar o par de pontos no primeiro terço, a partir do punho. (Ajuda: técnica de localização com a ajuda das mãos ou fita métrica ▶ 1.3).

Punção Vertical, até 1 cun, ou oblíqua em direção proximal, até 1,5 cun.

Efeitos e indicações mais importantes

- **Eleva o *qi*:** prolapso retal, hemorroidas, prurido no ânus.

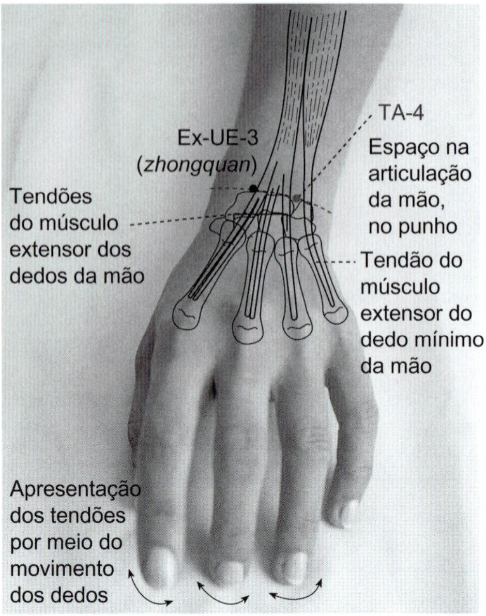

Figura 5.416

Localização Radial ao tendão do músculo extensor dos dedos da mão, sobre o espaço dorsal na articulação da mão, no punho ("prega mais dorsal do punho").

Como encontrar O espaço dorsal na articulação da mão, no punho (▶ 2.3.3) pode, com movimentos relaxados da mão, ser palpado de forma clara. Localizar **Ex-UE-3** no espaço na articulação da mão, no punho, radial ao feixe de tendões do músculo extensor dos dedos da mão. Com a movimentação dos dedos da mão e ao se estender os três dedos do meio, os tendões tornam-se mais visíveis.

Referência **TA-4** está situado na mesma altura, porém ulnar aos tendões do músculo extensor dos dedos da mão.

Punção Vertical, de 0,3 a 0,5 cun.

Efeitos e indicações mais importantes

- **Harmoniza o fluxo do *qi* entre o Triplo Aquecedor superior e o médio:** dores/sensação de plenitude e pressão no tórax, epigástrio e abdome, tosse, dispneia, asma brônquica.

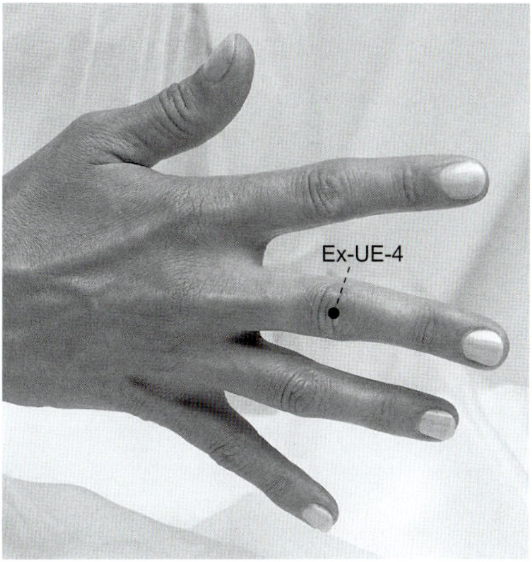

Figura 5.417

Localização Como o nome já diz: no dorso do dedo médio, no meio das pregas transversas sobre a articulação interfalângica proximal (IFP).

Como encontrar Flexionar levemente a articulação interfalângica proximal do dedo médio. O ponto pode ser facilmente localizado no vértice do dorso da articulação interfalângica proximal do dedo médio, quando flexionada.

Referência Em posição idêntica no dedo mínimo está situado **Ex-UE-6** (*xiaogukong*, meio da articulação interfalângica proximal do dedo mínimo). Em posição equivalente, no lado palmar do dedo, encontra-se um ponto de **Ex-UE-10** (*sifeng*, quatro pontos no lado palmar dos dedos de cada mão, meio da prega da articulação interfalângica proximal, do indicador ao dedo mínimo).

Punção De acordo com indicação, puncionar breve e superficialmente e fazer sangrar (Microvenipunção ▶ 7.6.1) ou aplicar moxabustão.

Efeitos e indicações mais importantes

- **Diminui o *qi* contrário do estômago:** soluço, náusea, vômitos.
- **Conduz o calor para fora:** hemorragias nasais e na gengiva.

Ex

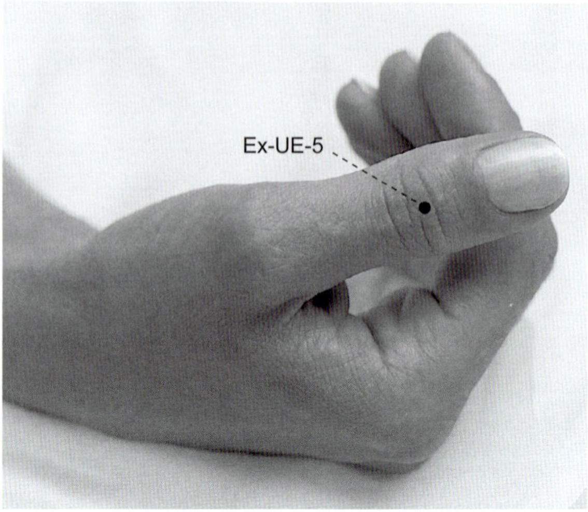

Figura 5.418

Localização Como o nome já diz: no dorso do polegar, no meio das pregas transversas sobre a articulação interfalângica.

Como encontrar Flexionar levemente a articulação interfalângica do polegar. O ponto pode ser facilmente localizado no vértice do dorso da articulação flexionada.

Punção Microvenipunção (▶ 7.6.1) ou moxabustão.

Efeitos e indicações mais importantes

- **Conduz o calor para fora:** dores oculares, conjuntivite, hemorragias nasais.
- **Harmoniza o Triplo Aquecedor médio:** vômitos, diarreia.

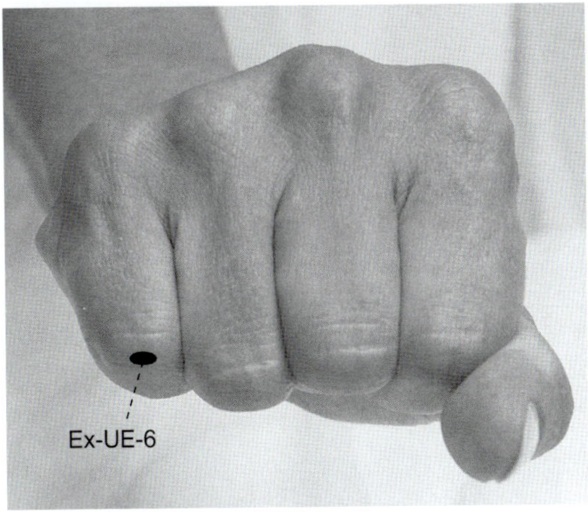

Figura 5.419

Localização Como o nome já diz: na face dorsal do dedo mínimo, no meio das pregas transversas da articulação interfalângica proximal (IFP).

Como encontrar Flexionar levemente a articulação interfalângica proximal do dedo mínimo. O ponto pode ser facilmente localizado no vértice do dorso da articulação flexionada.

Referência Em posição idêntica no dedo médio está situado **Ex-UE-4** (meio da articulação interfalângica proximal do dedo médio). Em posição equivalente, no lado palmar do dedo, encontra-se um ponto de **Ex-UE-10** (quatro pontos no lado palmar do dedo indicador ao anular de cada mão, no meio da prega da articulação interfalângica proximal).

Punção Microvenipunção (▶ 7.6.1) ou moxabustão.

Efeitos e indicações mais importantes

- **Conduz o calor para fora:** doenças oculares, dores na garganta, calor na articulação.

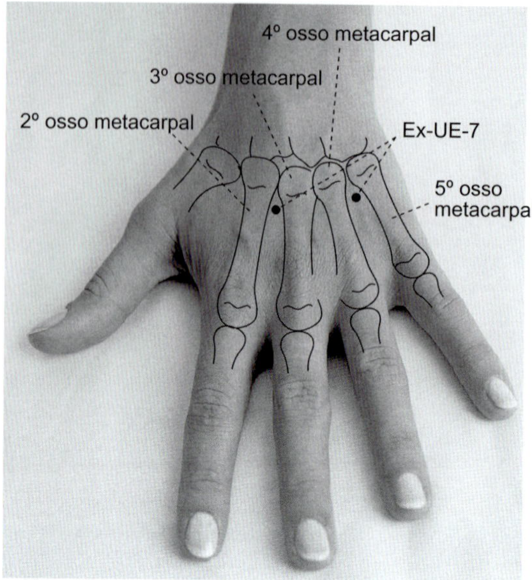

Figura 5.420

Localização Dois pontos na face dorsal da mão, entre os 2º e 3º ossos metacarpais e os 4º e 5º metacarpais, respectivamente na altura da transição do corpo para a base dos ossos metacarpais.

Como encontrar Deslizar os dedos no dorso da mão, na linha entre os 2º e 3º ossos metacarpais, bem como entre os 4º e 5º metacarpais, em direção à articulação da mão, no punho, até que os dedos encontrem uma ligeira resistência na zona de transição do corpo para a base dos ossos metacarpais. Localizar o ponto de **Ex-UE-7** nas depressões.

Punção Vertical ou levemente oblíqua em direção ao meio da palma da mão, de 0,5 a 1 cun. **Cuidado:** dolorosa. A estimulação de ponto distante não deve ser feita em pacientes com constituição fraca: risco de desmaio.

Efeitos e indicações mais importantes

- **Movimentam o *qi* e o sangue na região lombar:** lumbago/lombociatalgia aguda, sobretudo quando a dor se projeta ao lado da linha mediana.

Particularidade Pontos distantes muito eficientes para o tratamento de problemas agudos da região lombar da coluna.

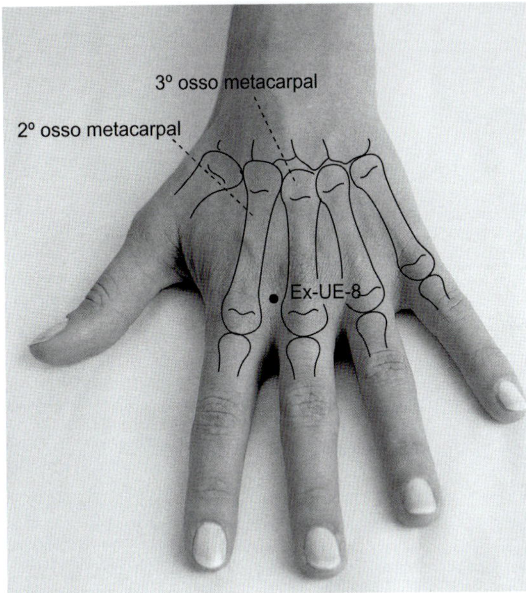

Figura 5.421

Localização No dorso da mão, entre os 2º e 3º ossos metacarpais, proximal às articulações metacarpofalângicas, na zona de transição do corpo para a cabeça dos ossos metacarpais.

Como encontrar A localização torna-se melhor com o punho cerrado de modo relaxado. Deslizar um dedo no dorso da mão, na linha entre os 2º e 3º ossos metacarpais, a partir do punho em direção aos dedos. O dedo encontra ligeira resistência na zona de transição do corpo para a cabeça dos dois ossos metacarpais, proximal às articulações proximais dos dedos. Localizar **Ex-UE-8** (*wailaogong*) na depressão.

Referência Em posição equivalente, entre os 4º e 5º ossos metacarpais, está situado **TA-3**.

Punção Vertical ou oblíqua, de 0,5 a 1 cun. **Cuidado:** dolorosa. A estimulação de ponto distante não deve ser feita em pacientes com constituição fraca: risco de desmaio.

Efeitos e indicações mais importantes

- **Movimenta o *qi* e o sangue na região do pescoço:** torcicolo agudo, rigidez e dores na nuca, dores no ombro e no membro superior.

Particularidade Ponto distante muito eficiente para o tratamento de torcicolo (agudo).

Ex

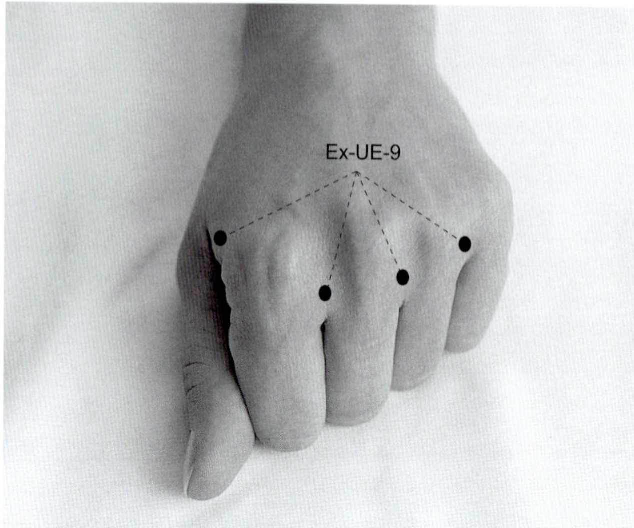

Figura 5.422

Localização Um pouco proximal às pregas interdigitais, entre os dedos.

Como encontrar Com o punho ligeiramente cerrado. Localizar **Ex-UE-9** um pouco afastado das pregas interdigitais, entre os dedos. **TA-2** (entre os dedos anular e mínimo) é um dos pontos integrantes de **Ex-UE-9** (*baxie*).

Referência Em posição equivalente no pé está situado **Ex-UE-10** (*bafeng*: próximo às pregas interdigitais dos dedos do pé); **F-2, E-44** e **VB-43** são pontos integrantes de **Ex-UE-10**.

Punção Oblíqua para proximal ou paralela aos ossos metacarpais.

Efeitos e indicações mais importantes

- **Filtra o calor, reduz o inchaço:** artrite das articulações dos dedos e das articulações da mão, dor na cabeça, nos dentes e na garganta, infecções febris.

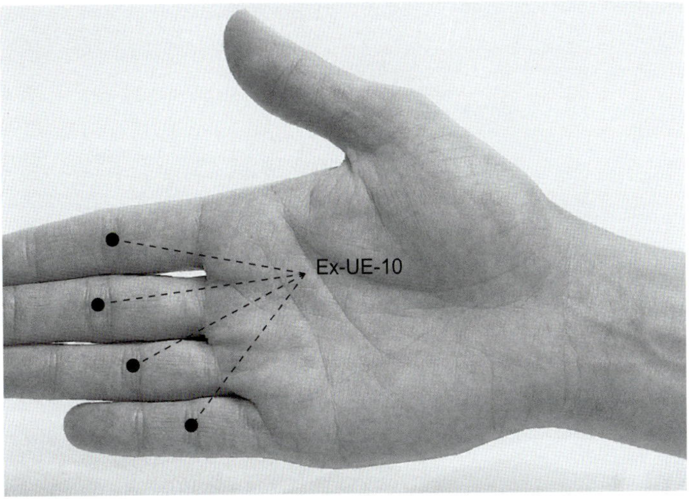

Figura 5.423

Localização Na face palmar do indicador ao dedo mínimo, no meio da parte mais profunda das pregas sobre a respectiva articulação interfalângica proximal (IFP).

Como encontrar Na face palmar do indicador ao dedo mínimo, no meio das pregas da IFP.

Referência Em posição equivalente sobre a face ulnar do dedo mínimo e na face ulnar do dedo médio estão situados **Ex-UE-6** e **Ex-UE-4**.

Punção Microvenipunção (▶ 7.6.1) e pressionamento para fora de líquido ou sangue do tecido.

Efeitos e indicações mais importantes

- **Harmoniza o fluxo do *qi* entre o Triplo Aquecedor superior e o médio:** coqueluche, falso crupe, asma, tosse, pressão no estômago, diarreia.

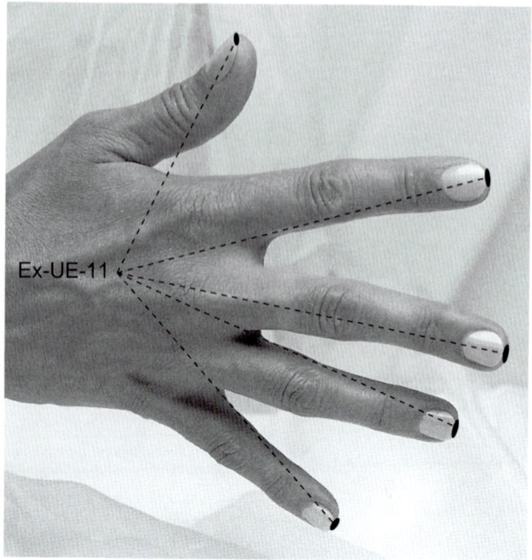

Figura 5.424

Localização Na ponta de todos os dedos da mão.

Como encontrar Na ponta de todos os dedos da mão, no respectivo vértice do dedo da mão, distante 0,1 cun da margem livre da unha.

Referência Em posição equivalente no pé, está situado **Ex-LE-12** (*qiduan*) (na ponta de todos os dedos do pé).

Punção Microvenipunção (▶ 7.6.1).

Efeitos e indicações mais importantes

- **Libera os sentidos, revitaliza a consciência, dissipa o calor, suaviza o vento:** febre, insolação, epilepsia, condições maníacas, dores na garganta, desmaio.

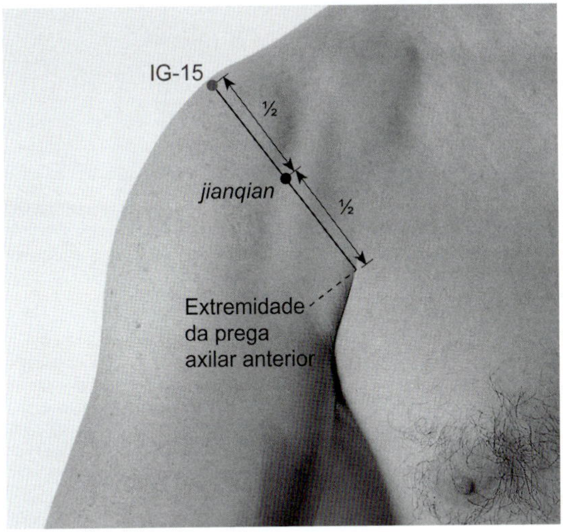

Figura 5.425

Localização No meio de uma linha imaginária entre a extremidade da prega axilar anterior e **IG-15**.

Como encontrar Pedir ao paciente para abduzir o braço até a altura do ombro. Dessa maneira formam-se duas depressões na região da inserção muscular do músculo deltoide, na posição horizontal, distal ao acrômio. Formar então, com o polegar e o dedo indicador da própria mão, uma pinça (com uma distância entre os dedos da largura de um polegar) a partir de cima. O dedo da frente fica, então, na depressão anterior (**IG-15**). A margem palpável do músculo peitoral maior, junto ao limite anterior da axila, coincide com a extremidade superior da prega axilar. Entre esses dois pontos de orientação está situado *jianqian*, acima da face anterior da articulação do ombro. O ponto se encontra na cabeça anterior do úmero.

Punção Vertical, até 1,5 cun.

Efeitos e indicações mais importantes

- **Revitaliza o *qi* e o sangue, tonifica os ombros:** dores no ombro, hipotrofias musculares.

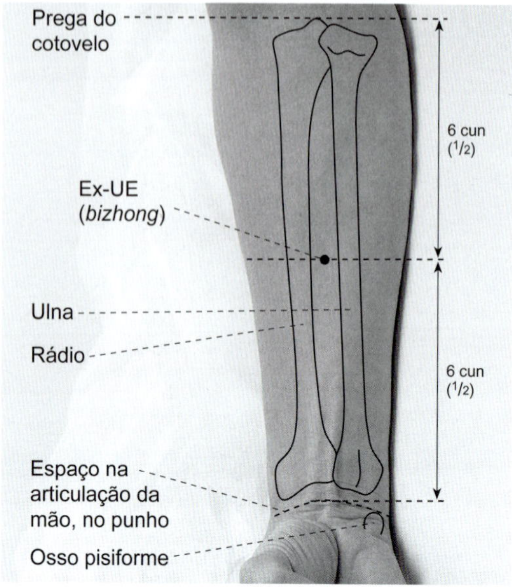

Figura 5.426

Localização No antebraço, entre a curva do cotovelo e o espaço palmar na articulação da mão, no punho ("prega mais distal do punho").

Como encontrar Colocar o antebraço relaxado em posição de supinação. O espaço palmar na articulação da mão, no punho (▶ 2.3.3) é bem palpável por meio de movimentos relaxados da mão. Técnica de localização com a ajuda das mãos (▶ 1.3.3): dividir ao meio a distância entre o meio do espaço na articulação da mão, no punho (localização de **CS-7**) e a prega do cotovelo (**CS-3**) e localizar **Ex-UE** (*bizhong*) na altura do ponto médio da distância, entre o rádio e a ulna.

Referência **CS-4** está 1 cun distal ao ponto médio da distância (**CS-3** a **CS-7**), ou seja, 5 cun proximais a **CS-7**.

Punção Vertical, de 1 a 1,5 cun.

Efeitos e indicações mais importantes

- **Revitaliza o *qi* e o sangue:** dor na mão e no antebraço.

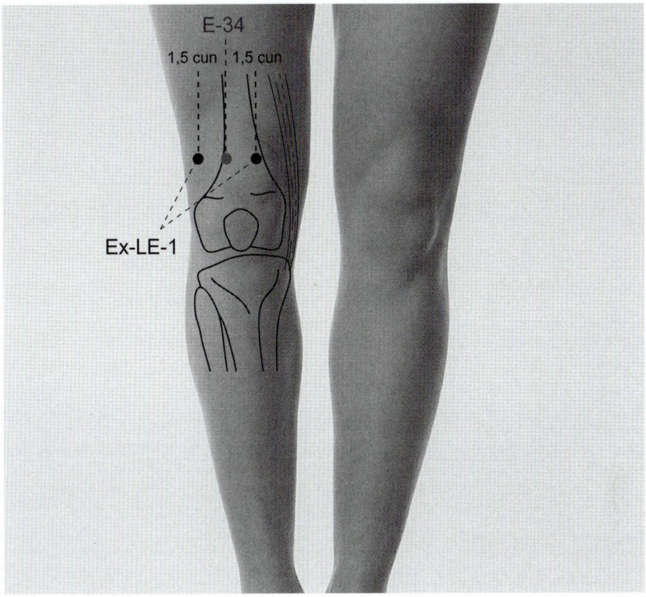

Figura 5.427

Localização Par de pontos que está situado 2 cun proximalmente à patela, um deles 1,5 cun lateral e o outro medial a **E-34** (*liangqiu*).

Como encontrar Orientação a partir de **E-34**: medir 2 cun da margem superior e lateral da patela em direção proximal e palpar **E-34** na depressão, no músculo vasto lateral. Em seguida, localizar os dois pontos de **Ex-LE-1** (*kuangu*), um deles 1,5 cun lateral e o outro medial a partir de **E-34**.

Punção Vertical, de 1 a 1,5 cun.

Efeitos e indicações mais importantes

- **Movimentam o *qi*, aliviam dores:** distúrbios funcionais na articulação do joelho e no membro inferior.

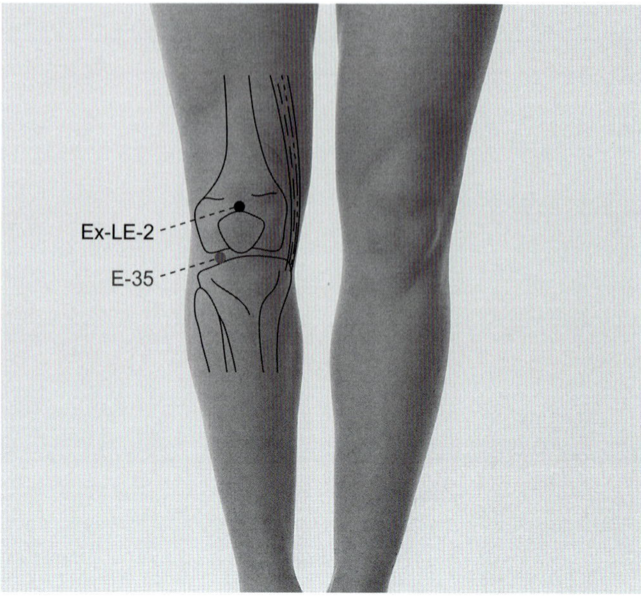

Figura 5.428

Localização No meio da margem superior da patela.

Como encontrar Localização e punção com o joelho ligeiramente flexionado (ajuda: utilizar um rolo de espuma embaixo do joelho). Procurar o meio da margem superior da patela e localizar **Ex-LE-2** (*heding*).

Punção Vertical, de 0,5 a 0,8 cun.

Efeitos e indicações mais importantes

- **Movimenta o *qi* e o sangue, beneficia a articulação do joelho:** distúrbios funcionais no joelho e na extremidade inferior, dores, edema, parestesias.

Particularidade Importante ponto local.

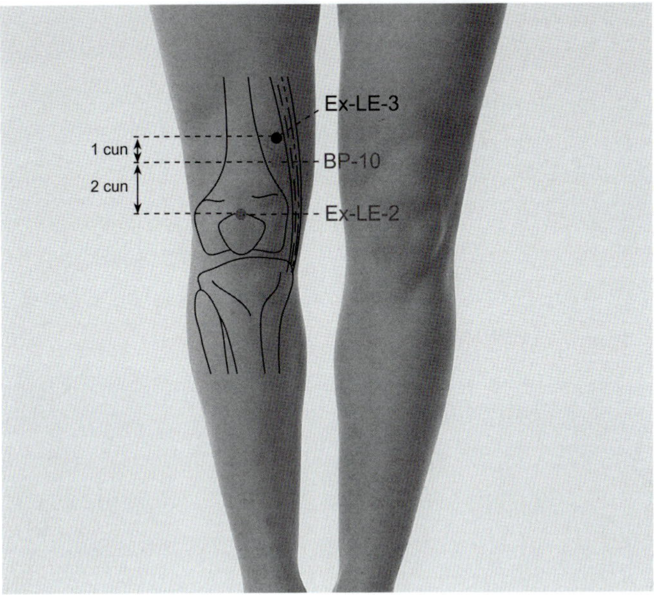

Figura 5.429

Localização 3 cun proximal e 1 cun medialmente à margem superior medial da patela, em uma depressão no músculo vasto medial, ou então 1 cun proximalmente a **BP-10**.

Como encontrar Localização com o joelho levemente flexionado (utilizar um rolo de espuma embaixo do joelho). Orientação a partir da margem superior medial da patela; medir a partir desse local 3 cun (largura de uma mão) em direção proximal e localizar **Ex-LE-3** (*baichongwo*) levemente medial, em uma pequena cavidade no músculo vasto medial.

Punção Vertical, de 1 a 2 cun.

Efeitos e indicações mais importantes

- **Filtra o calor do sangue, elimina o vento, conduz a umidade para fora:** doenças da pele, prurido (dermatite, urticária, emprego também para o tratamento de doenças alérgicas).

Particularidade Importante ponto para o tratamento de prurido na pele.

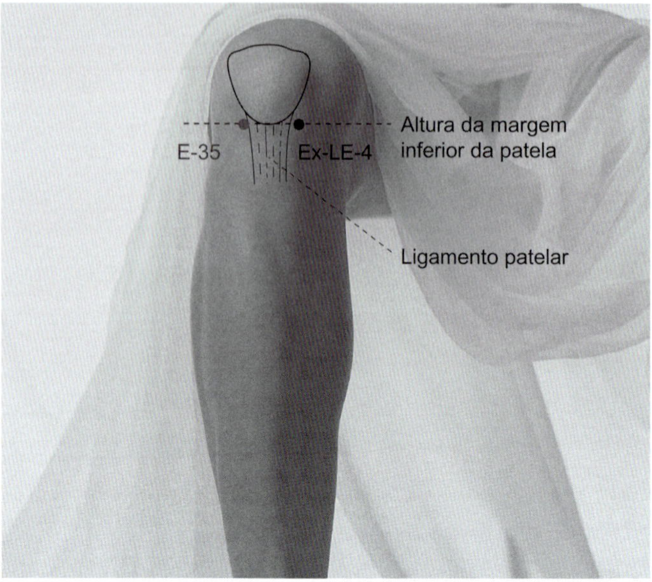

Figura 5.430

Localização Com o joelho flexionado, na depressão medial ao ligamento patelar, abaixo da patela.

Como encontrar A localização torna-se melhor com o joelho ligeiramente flexionado (ajuda: utilizar um rolo de espuma embaixo do joelho). Abaixo da patela, medial ao ligamento patelar, em uma depressão nítida ("olho do joelho" medial/interno), está localizado **Ex-LE-4** (*neixiyan*). O olho lateral/externo do joelho corresponde a **E-35** (*dubi*). Juntos eles formam o ponto extra **Ex-LE-5** (*xiyan*).

Punção Vertical ou oblíqua em direção ao olho lateral do joelho (**E-35**), de 0,5 a 1 cun. **Cuidado:** articulação do joelho.

Efeitos e indicações mais importantes

- Doenças na articulação do joelho.

Particularidade Importante ponto local.

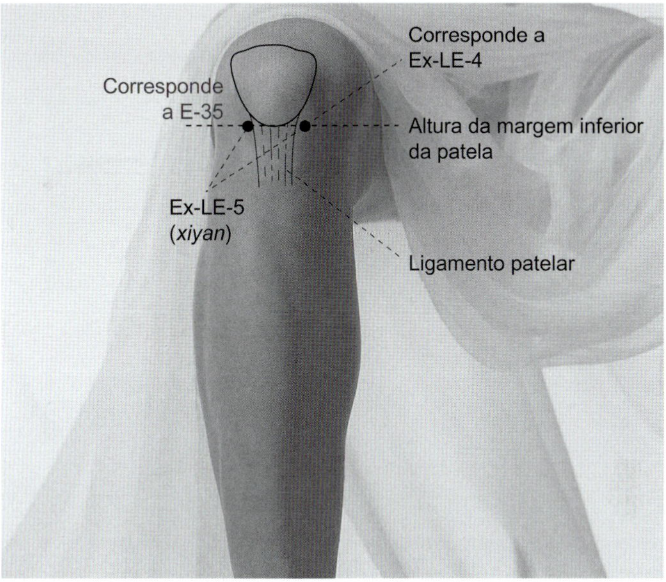

Figura 5.431

Localização Com o joelho flexionado, nas duas depressões medial e lateral ao ligamento patelar, abaixo da patela. **Ex-LE-5** (*xiyan*) contém dois pontos: **Ex-LE-4** (*neixiyan*) e **E-35** (*dubi*).

Como encontrar A localização torna-se melhor com o joelho levemente flexionado (ajuda: utilizar um rolo de espuma embaixo do joelho). Localizar, na altura da margem inferior da patela e respectivamente lateral e medial ao ligamento patelar, o olho lateral/externo (**E-35**) e o medial/interno (**Ex-LE-4**: *neixiyan*) do joelho. Os dois pontos formam juntos o ponto extra **Ex-LE-5** (*xiyan*).

Punção Olho medial do joelho: vertical ou oblíqua em direção ao olho lateral do joelho; olho lateral do joelho: vertical ou oblíqua em direção ao olho medial do joelho, respectivamente de 0,5 a 1 cun. **Cuidado:** não puncionar fundo demais em razão de possível punção intra-articular. Os pontos correspondem aos pontos de punção de acesso artroscópico.

Efeitos e indicações mais importantes

- **Eliminam a umidade e o vento, reduzem inchaços e aliviam dores:** doenças do joelho de qualquer origem, parestesias, atrofia dos membros inferiores.

Particularidade Importantes pontos locais para o tratamento de problemas na articulação do joelho.

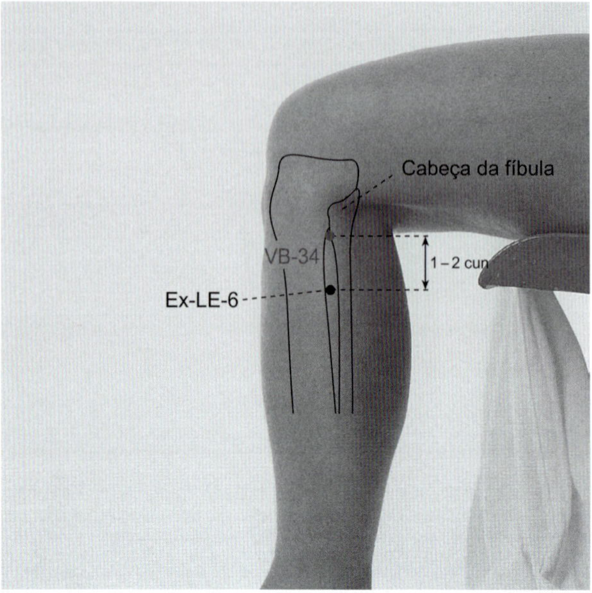

Figura 5.432

Localização Ponto mais sensível à dor, cerca de 1 a 2 cun distais a **VB-34**, no canal de energia da Vesícula Biliar do membro inferior direito.

Como encontrar Localização do ponto no membro inferior direito (representa localização unilateral da vesícula biliar), de preferência na posição de flexão do joelho (rolo de espuma). Orientação a partir de **VB-34**: palpar a cabeça da fíbula na região da "costura lateral da calça" e, em seguida, circundar a cabeça da fíbula com o dedo indicador e o médio em posição de pinçamento. Deslizar desse local para baixo com os dois dedos palpantes. O dedo posicionado medialmente alcança então uma depressão diretamente abaixo e na frente da cabeça da fíbula (localização de **VB-34**). A seguir, vai-se palpando cerca de 1 a 2 cun ao longo do canal de energia da Vesícula Biliar até encontrar **Ex-LE-6** (*dannangxue*) no ponto mais sensível à pressão.

Punção Vertical, de 1 a 1,5 cun.

Efeitos e indicações mais importantes

- **Filtra o calor, elimina a umidade:** doenças agudas e crônicas da vesícula biliar, como colecistite e colelitíase (também importante no diagnóstico quando há dor à pressão), tensão e dores na região lateral das costelas, local/regional nas parestesias e paresias dos membros inferiores.

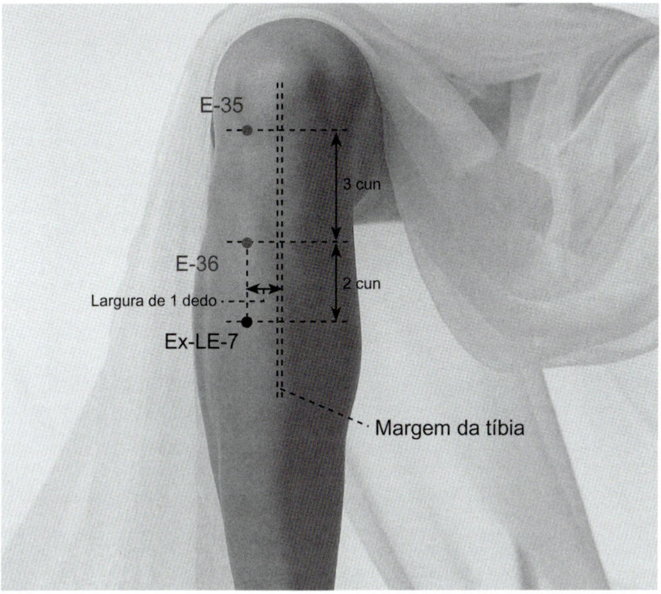

Figura 5.433

Localização Ponto mais sensível à pressão, cerca de 2 cun distais a **E-36**, no canal de energia do Estômago do membro inferior **direito**.

Como encontrar Localização do ponto no membro inferior direito (corresponde à posição unilateral do apêndice, no lado direito do abdome). Orientação a partir de **E-36** (3 cun abaixo do espaço na articulação do joelho e largura de um dedo, lateralmente à margem da tíbia). Em seguida, palpar ao longo do canal de energia do Estômago, cerca de 2 cun distais, e localizar **Ex-LE-7** (*lanweixue*) no ponto mais sensível à pressão.

Punção Vertical, de 1 a 1,5 cun.

Efeitos e indicações mais importantes

- **Movimenta o *qi* e o sangue, filtra o calor e a toxina do fogo do intestino grosso:** apendicite aguda e crônica (emprego também para o diagnóstico), local e regional em parestesias e paresias dos membros inferiores.

Ex

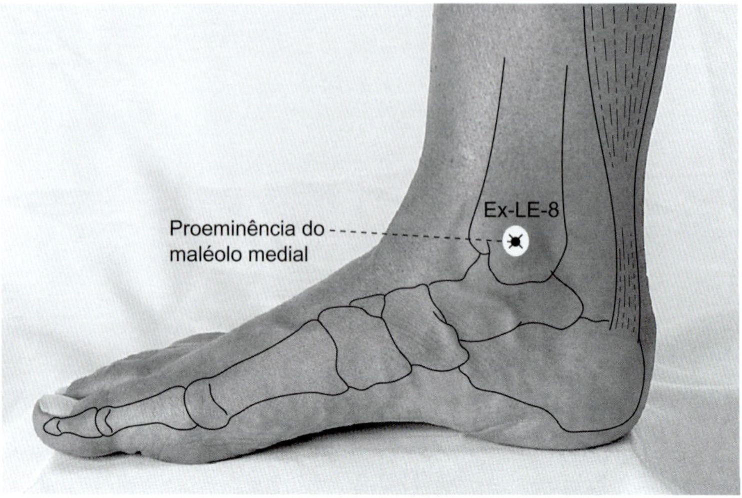

Figura 5.434

Localização Ponto mais alto do maléolo medial.

Como encontrar Procurar a proeminência do maléolo medial, onde está situado Ex-LE-8 (*neihuaijian*).

Referência Em posição equivalente, porém no maléolo lateral, está situado **Ex-LE-9** (*waihuaijian*).

Punção Superficial subcutânea, 0,1 cun, ou microvenipunção (▶ 7.6.1).

Efeitos e indicações mais importantes

- **Torna permeáveis os vasos *luo*, alivia dores:** dores na região medial do tornozelo e nos dentes.

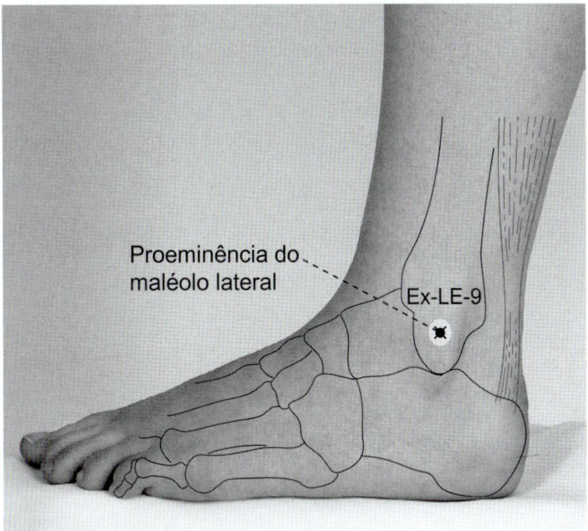

Figura 5.435

Localização Proeminência do maléolo lateral.

Como encontrar Procurar a proeminência do maléolo lateral, onde está situado Ex-LE-9 (*waihuaijian*).

Referência Em posição equivalente, porém no maléolo medial, está situado Ex-LE-8 (*neihuaijian*).

Punção Superficial subcutânea, 0,1 cun, ou microvenipunção (▶ 7.6.1).

Efeitos e indicações mais importantes

- **Beneficia a micção, filtra o calor, alivia dores:** dores na região lateral do tornozelo, cãibras musculares na região da articulação do tornozelo, infecção aguda do trato urinário.

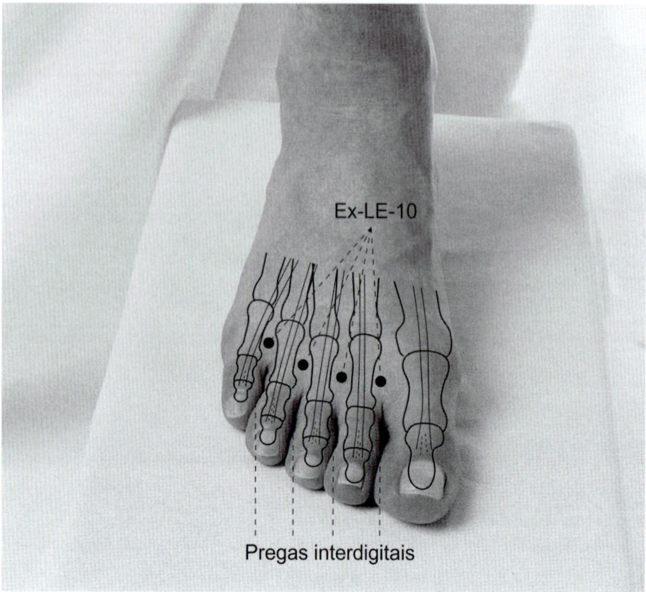

Figura 5.436

Localização Conjunto de oito pontos, no dorso de ambos os pés, ligeiramente proximais às extremidades das pregas interdigitais.

Como encontrar Procurar no dorso do pé os pontos de **Ex-LE-10** (*bafeng*), entre os dedos, proximais às extremidades das pregas interdigitais. **Observação: Ex-LE-10** (*bafeng*) abrange **F-2** (*xingjian*), **E-44** (*neiting*) e **VB-43** (*xiabai*) como pontos parciais.

Referência Em posição equivalente na mão está situado **Ex-UE-9** (*baxie*): oito pontos no dorso da mão, proximais às extremidades das pregas interdigitais dos dedos (**TA-2** está contido em **Ex-UE-9**).

Punção Oblíqua para proximal, de 0,3 a 1 cun, ou microvenipunção (▶ 7.6.1).

Efeitos e indicações mais importantes

- **Filtram o calor, eliminam os inchaços, aliviam a dor:** problemas nos pés (dorsos dos pés avermelhados, inchados e doloridos), dores na cabeça, irregularidades na menstruação.

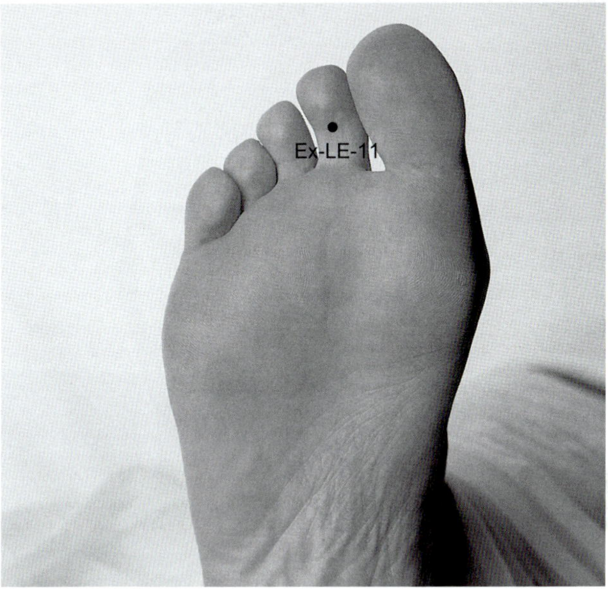

Figura 5.437

Localização Na superfície plantar, no meio da prega transversal da articulação interfalângica distal do segundo dedo do pé.

Como encontrar Procurar a superfície plantar do segundo dedo do pé. Localizar Ex-LE-11 (*duyin*) no meio da prega transversal da articulação interfalângica distal.

Punção Vertical ou superficial subcutânea, de 0,2 a 0,3 cun, ou microvenipunção (▶ 7.6.1), ou ainda moxabustão.

Efeitos e indicações mais importantes

- **Revitaliza o sangue, regula a menstruação:** angina de peito aguda, dores no tórax e no hipocôndrio, náusea, vômitos, retenção da placenta, menstruação irregular, hérnias inguinais.

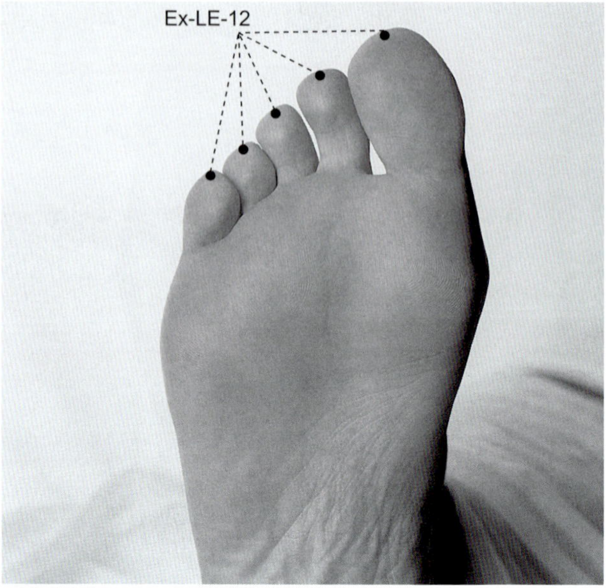

Figura 5.438

Localização Na ponta de todos os dedos dos pés.

Como encontrar Localizar os pontos de **Ex-LE-12** (*qiduan*) na ponta de todos os dedos dos pés, em seus vértices, distantes 0,1 cun da margem livre da unha.

Referência Em posição equivalente nas mãos estão situados os pontos de **Ex-UE-11** (*shixuan*), na ponta dos dez dedos.

Punção Microvenipunção (▶ 7.6.1).

Efeitos e indicações mais importantes

- Síncopes, edema no pé, dores agudas no abdome.

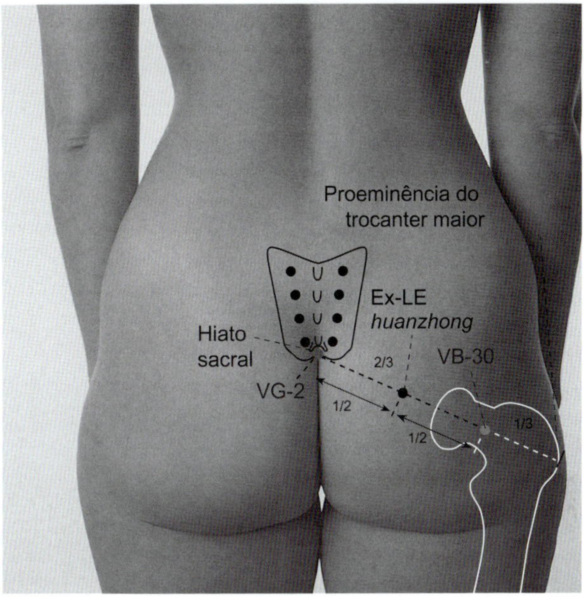

Figura 5.439

Localização No meio entre **VB-30** (*huantiao*) e **VG-2** (*yaoshu*).

Como encontrar Orientação a partir do **VB-30**: dividir em três a distância entre a proeminência do trocanter maior (▶ 2.6) e o hiato sacral (▶ 2.4.4) e localizar **VB-30** no terço mais lateral da distância. Em seguida, localizar **VG-2** diretamente abaixo do hiato sacral. Dividir ao meio a distância entre **VG-2** e **VB-30** e localizar **Ex-LE** (*huanzhong*) no ponto médio da distância.

Punção Vertical, de 2 a 2,5 cun.

Efeitos e indicações mais importantes

- Lombociatalgia, infecção nas vias urinárias, hemorroidas, paresias dos membros inferiores.

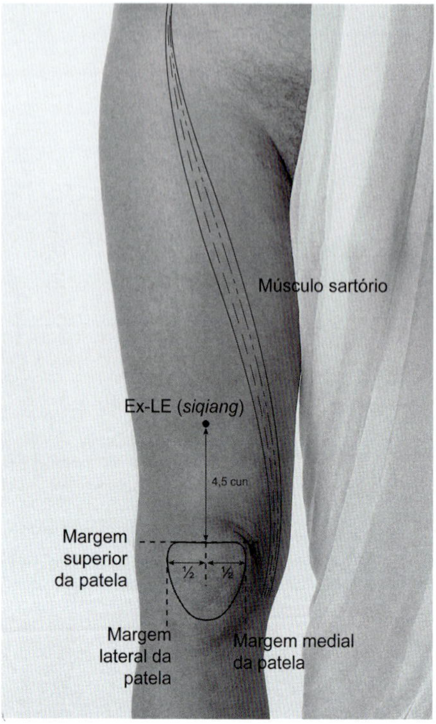

Figura 5.440

Localização 4,5 cun proximalmente ao meio da margem superior da patela.

Como encontrar Orientação a partir do meio da margem superior da patela. Medir, a partir dela, 4,5 cun (largura de uma mão e dois dedos transversos) em direção proximal e localizar **Ex-LE** (*siqiang*).

Ou: a linha de ligação entre a margem superior da sínfise púbica e a margem superior da patela corresponde a 18 cun (▶ 1.2). Dividir essa distância em quatro (p. ex., ajuda: técnica de localização com a ajuda das mãos/fita métrica ▶ 1.3) e localizar **Ex-LE** (*siqiang*), no primeiro ponto da distância dividida em quatro a partir da margem superior da patela.

Punção Vertical, de 1 a 2 cun.

Efeitos e indicações mais importantes

- Paresias e atrofias musculares dos membros inferiores, especialmente do músculo quadríceps femoral.

Particularidade "Quatro músculos" referem-se às quatro partes do músculo quadríceps femoral.

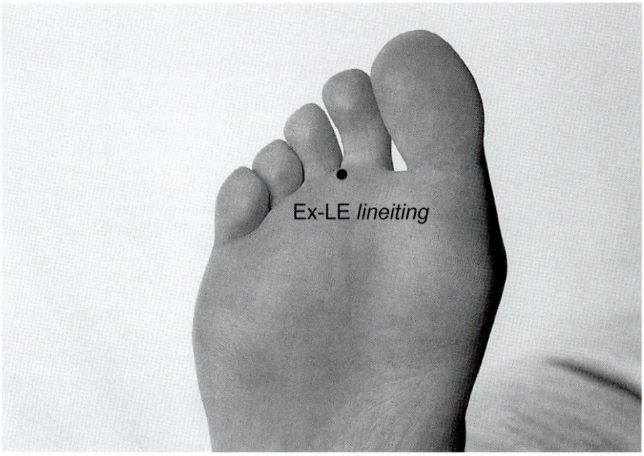

Figura 5.441

Localização Plantar, entre os 2º e 3º ossos metatarsais, em frente a **E-44** (*neiting*).

Como encontrar Procurar, na superfície plantar, o interstício entre o segundo e o terceiro dedos do pé. O ponto extra (*lineiting*) está situado no lado oposto a **E-44** (proximal à prega interdigital entre o segundo e o terceiro dedos do pé, no lado dorsal).

Punção Vertical, de 0,2 a 0,3 cun, em direção a **E-44**.

Efeitos e indicações mais importantes

- Dores epigástricas agudas, dores locais, epilepsia, estados de inquietação.

6 Pontos importantes das regiões

C. Focks

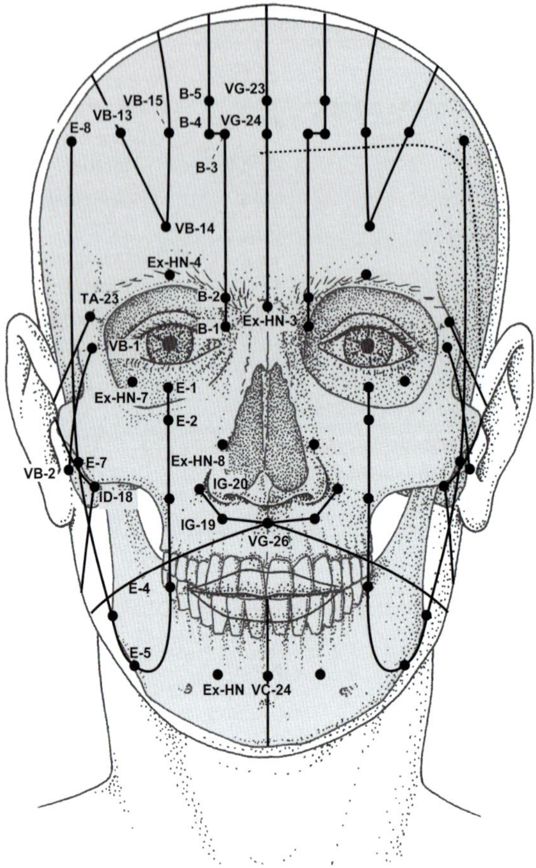

Figura 6.1 Região anterior da cabeça.

Tabela 6.1	
IG-19 (*kouheliao*) "Fossa do Grãozinho"	Diretamente abaixo da margem lateral da narina, na altura de **VG-26**
IG-20 (*yingxiang*) "Perfumes Recebidos"	Na proximidade do sulco nasolabial, na altura do ponto médio do limite lateral da asa do nariz
E-1 (*chengqi*) "Colecionador de Lágrimas"	Na linha da pupila, com o olhar voltado para a frente, entre o bulbo do olho e a margem infraorbital
E-2 (*sibai*) "Claro em Quatro Direções"	Na linha da pupila, com o olhar voltado para a frente, na depressão do forame infraorbital

(continua)

Tabela 6.1 *(continuação)*	
E-3 (*juliao*) "Grande Fenda Óssea"	Na linha da pupila, com o olhar voltado para a frente, na altura da margem inferior da asa do nariz
E-4 (*dicang*) "Celeiro da Terra"	Na linha da pupila, com o olhar voltado para a frente, cerca de 0,4 cun lateral ao ângulo da boca
E-5 (*daying*) "Grande Recepção"	Na região lateral da mandíbula, antes da margem do músculo masseter (pedir ao paciente para morder com firmeza), ramo da artéria facial palpável
E-7 (*xiaguan*) "Portão Limite Inferior"	Com a boca fechada, sob o arco do osso zigomático, no meio da depressão da incisura mandibular, entre o processo coronoide e o processo condilar
E-8 (*touwei*) "Apoio da Cabeça"	No ângulo frontotemporal, na margem do músculo temporal e 0,5 cun dentro da linha anterior da raiz do cabelo, ou 4,5 cun laterais à linha mediana anterior (**VG-24**)
ID-18 (*quanliao*) "Fenda do Zigomático"	No ponto de interseção de uma perpendicular do ângulo externo do olho com a margem inferior do osso zigomático na borda anterior do músculo masseter
B-1 (*jingming*) "Olhos Brilhantes"	0,1 cun medial e acima do ângulo medial do olho, em uma depressão
B-2 (*cuanzhu*) "Bambu Reunido"	Em uma depressão na extremidade medial do supercílio, diretamente acima do ângulo medial do olho (posição de **B-1**)
B-3 (*meichong*) "Passagem do Supercílio"	0,5 cun acima da linha anterior da raiz do cabelo, verticalmente acima do ângulo medial do olho (posição de **B-1**)
B-4 (*qucha*) "Desvio Curvo"	0,5 cun acima da linha anterior da raiz do cabelo e 1,5 cun lateral à linha mediana ou no ponto do terço medial da distância da linha de ligação de **VG-24** a **E-8** (≈ 4,5 cun)
B-5 (*wuchu*) "Quinto Lugar"	1 cun acima da linha anterior da raiz do cabelo e 1,5 cun lateral à linha mediana (ou seja, diretamente acima de **B-4**, na altura de **VG-23**)
TA-23 (*sizhukong*) "Orifício do Bambu de Seda"	Na extremidade lateral do supercílio, na depressão óssea (sutura frontozigomática) entre o osso frontal e o osso zigomático
VB-1 (*tongziliao*) "Fenda do Zigomático"	Em uma depressão óssea junto ao lado externo da órbita, na altura do ângulo lateral do olho
VB-2 (*tinghui*) "Ponto de Cruzamento da Audição"	Anterior à orelha, na depressão à altura da incisura intertrágica, no limite inferior do processo condilar da mandíbula
VB-13 (*benshen*) "Raiz do Espírito"	0,5 cun acima da linha anterior da raiz do cabelo e 3 cun laterais à linha mediana ou no ponto do terço lateral da distância da linha de ligação de **VG-24** a **E-8** (≈ 4,5 cun)
VB-14 (*yangbai*) "*yang* Branco"	Na linha da pupila com o olhar voltado para a frente, 1 cun acima do meio do supercílio na transição da tuberosidade frontal para o arco superciliar
VB-15 (*toulinqi*) "Lágrimas Correntes na Cabeça"	Na linha da pupila, com o olhar voltado para a frente, e 0,5 cun acima da linha anterior da raiz do cabelo ou no meio da linha de ligação de **VG-24** a **E-8** (≈ 4,5 cun)

(continua)

Tabela 6.1 *(continuação)*	
VG-23 (*shangxing*) "Estrela Superior"	1 cun acima da linha anterior da raiz do cabelo e também 4 cun anterior a **VG-20**, na linha mediana
VG-24 (*shenting*) "Átrio para a Alma"	0,5 cun acima da linha anterior da raiz do cabelo, na linha mediana
VG-26 (*renzhong*) "Meio do Ser Humano" ou (*shuigou*) "Calha"	Na linha mediana, pouco acima do meio do filtro (assim como a indicação: na transição do terço superior para o terço médio do filtro)
VC-24 (*chengjiang*) "Recepção da Saliva"	Na linha mediana, no sulco mentolabial, abaixo do lábio inferior
Ex-HN-3 (*yintang*) "Corredor Lacrado"	Na linha mediana, no meio, entre os supercílios
Ex-HN-4 (*yuyao*) "Corredor de Peixe"	No meio do supercílio, na linha da pupila, com o olhar voltado para a frente
Ex-HN-7 (*qiuhou*) "Atrás da Bola (Bulbo)"	Na margem infraorbital, no limite entre o quarto lateral para o mediolateral da margem orbital
Ex-HN-8 (*shangyingxiang*) "*yingxiang* Superior (**IG-20**)" ou (*bitong*) "Nariz Livre"	Na extremidade superior do sulco nasolabial, na transição da maxila para a narina, ou na transição entre o osso e a cartilagem do nariz
Ex-HN (*jiachengjiang*) "*chengjiang* Lateral"	1 cun lateral ao meio do sulco mentolabial, na região do forame mentual (posição de **VC-24** *chengjiang*)

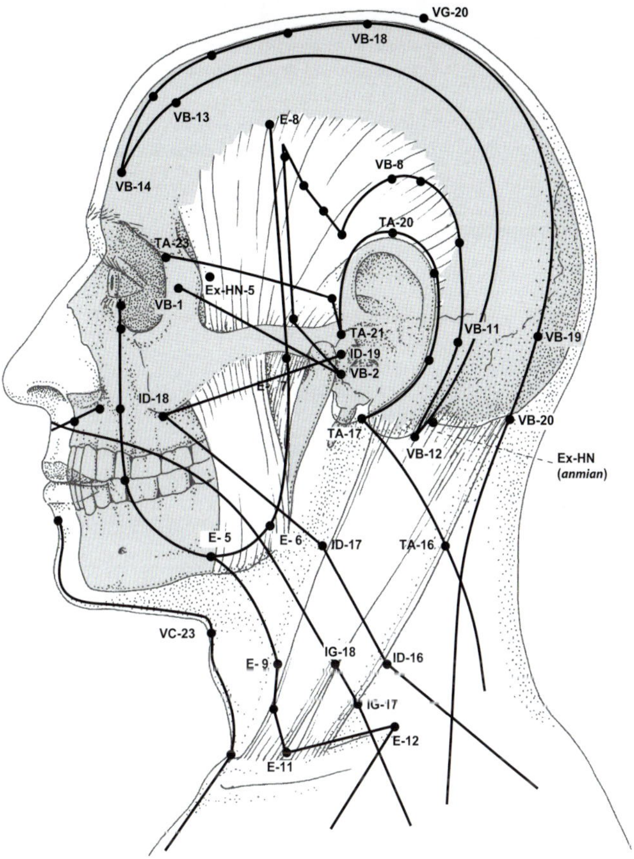

Figura 6.2 Cabeça e região cervical lateral.

Tabela 6.2	
IG-17 (*tianding*) "Tripé do Céu"	1 cun caudal à altura da proeminência laríngea, na margem posterior do músculo esternocleidomastóideo
IG-18 (*futu*) "Defensor da Protuberância"	Na parte lateral do pescoço, à altura da proeminência laríngea, entre a cabeça esternal e a clavicular do músculo esternocleidomastóideo
E-5 (*daying*) "Grande Recepção"	Na região lateral da mandíbula, anterior à margem do músculo masseter (pedir ao paciente para morder com firmeza), ramo da artéria facial palpável
E-6 (*jiache*) "Osso Maxilar"	Com forte pressão de mastigação, na parte mais alta do músculo masseter, medir a largura de um dedo, anteriormente e acima do ângulo da mandíbula

(continua)

Tabela 6.2 *(continuação)*	
E-7 (*xiaguan*) "Portão Limite Inferior"	Com a boca fechada, sob o arco do osso zigomático no meio da depressão da incisura mandibular, entre o processo coronoide e o processo condilar da mandíbula
E-8 (*touwei*) "Apoio da Cabeça"	0,5 cun acima da linha anterior da raiz do cabelo no ângulo frontotemporal na sutura coronária junto à margem do músculo temporal e também 4,5 cun laterais à linha mediana anterior (**VG-24**)
E-9 (*renying*) "Boas-Vindas ao Homem"	1,5 cun lateral à linha mediana, à altura da proeminência laríngea, na margem anterior do músculo esternocleidomastóideo
E-10 (*shuitu*) "Jato D'Água"	Na margem anterior do músculo esternocleidomastóideo, no meio de uma linha de **E-9** a **E-11**
E-11 (*qishe*) "Casa do *qi*"	Na margem superior da clavícula, entre as duas inserções tendíneas do músculo esternocleidomastóideo (na fossa supraclavicular menor)
E-12 (*quepen*) "Casca Vazia"	Na fossa supraclavicular maior, acima do meio da clavícula, cerca de 4 cun laterais à linha mediana
ID-16 (*tianchuang*) "Janela do Céu"	Cerca de 3,5 cun laterais à linha mediana anterior, à altura da proeminência laríngea, na margem posterior do músculo esternocleidomastóideo
ID-17 (*tianrong*) "Aparência do Céu"	Dorsalmente ao ângulo da mandíbula, anterior à margem anterior do músculo esternocleidomastóideo
ID-18 (*quanliao*) "Fenda do Zigomático"	No ponto de interseção de uma linha vertical que passa pelo ângulo lateral do olho com a margem inferior do osso zigomático, na margem anterior do músculo masseter
ID-19 (*tinggong*) "Palácio da Audição"	Anterior à orelha, à altura do meio do trago, em uma depressão entre o trago e o processo condilar da mandíbula
TA-16 (*tianyou*) "Janela do Céu"	Inferior ao processo mastoide, na margem posterior do músculo esternocleidomastóideo, na altura do ângulo do maxilar
TA-17 (*yifeng*) "Para-Vento"	Com a boca aberta, na depressão abaixo da margem inferior da orelha, entre o processo mastoide e a mandíbula
TA-20 (*jiaosun*) "Pequena Esquina"	Diretamente cranial ao ápice da orelha (ápice auricular), junto ao limite do cabelo
TA-21 (*ermen*) "Portão da Orelha"	Anterior à orelha, na depressão na altura da incisura supratrágica e ligeiramente dorsocranial ao processo condilar da mandíbula
TA-23 (*sizhukong*) "Orifício do Bambu de Seda"	Na região da extremidade lateral do supercílio, na pequena depressão óssea da sutura frontozigomática entre o osso frontal e o osso zigomático
VB-1 (*tongziliao*) "Fenda do Zigomático"	Na depressão óssea junto ao lado externo da órbita, à altura do ângulo lateral do olho
VB-2 (*tinghui*) "Ponto de Cruzamento da Audição"	Anterior à orelha, na depressão à altura da incisura intertrágica, no limite inferior do processo condilar da mandíbula

(continua)

Tabela 6.2 *(continuação)*	
VB-3 (*shangguan*) "Limite Superior"	Em uma depressão na margem superior do osso zigomático, cerca de 1 cun anterior à base da orelha e cranial a **E-7** (margem inferior do zigomático)
VB-8 (*shuaigu*) "Vale Preponderante"	Diretamente cranial ao ápice da concha da orelha (ápice auricular) em uma depressão na margem superior do músculo temporal, cerca de 1,5 cun acima da linha da raiz do cabelo
VB-9 (*tianchong*) "Ataque do Céu"	Diretamente cranial à margem posterior da concha da orelha, em uma fossa cerca de 0,5 cun dorsal a **VB-8**. O ponto se projeta cerca de 2 cun acima da linha da raiz do cabelo
VB-10 (*fubai*) "Branco Inundante"	Posterior à orelha, no ponto do terço superior da distância da linha curva de ligação entre **VB-9** e **VB-12**, dorsocranial ao processo mastoide
VB-11 (*touqiaoyin*) "Abertura *yin* na Cabeça"	Posterior à orelha, no ponto do terço posterior da distância da linha curva de ligação entre **VB-9** e **VB-12**, dorsocranial ao processo mastoide
VB-12 (*wangu*) "Extremidade do Osso do Crânio (Processo Mastoide"	Na covinha diretamente posterior e inferior (dorsocaudal) ao processo mastoide
VB-13 (*benshen*) "Raiz do Espírito"	0,5 cun acima da linha anterior da raiz do cabelo e 3 cun laterais à linha mediana anterior, e também no ponto lateral do terço da distância da linha de ligação de **VG-24** a **E-8** (≈ 4,5 cun)
VB-14 (*yangbai*) "Branco *yang*"	Na linha da pupila, com o olhar voltado para a frente, cerca de 1 cun acima do supercílio, na transição da tuberosidade frontal para o arco superciliar
VB-18 (*chengling*) "Espírito Receptor"	4 cun acima da linha anterior da raiz do cabelo ou 1 cun anterior a **VG-20**, na linha de ligação de **VB-15** a **VB-20**, e também 2,25 cun (metade da linha de ligação de **E-8** a **VG-24**) laterais à linha mediana
VB-20 (*fengchi*) "Reservatório de Vento"	Caudal ao occipício, na covinha entre as inserções dos músculos esternocleidomastóideo e trapézio
VC-23 (*lianquan*) "Fonte no Canto"	Na linha mediana anterior, acima da margem superior do hioide
Ex-HN-5 (*taiyang*) "Grande *yang*"	Em uma depressão na região do crânio, lateral ao meio da linha de ligação da extremidade lateral do supercílio com o ângulo lateral do olho
Ex-HN (*anmian*) "Sono Tranquilo"	Posterior à orelha, no meio, entre **TA-17** e **VB-20**, e posterior ao processo mastoide

6

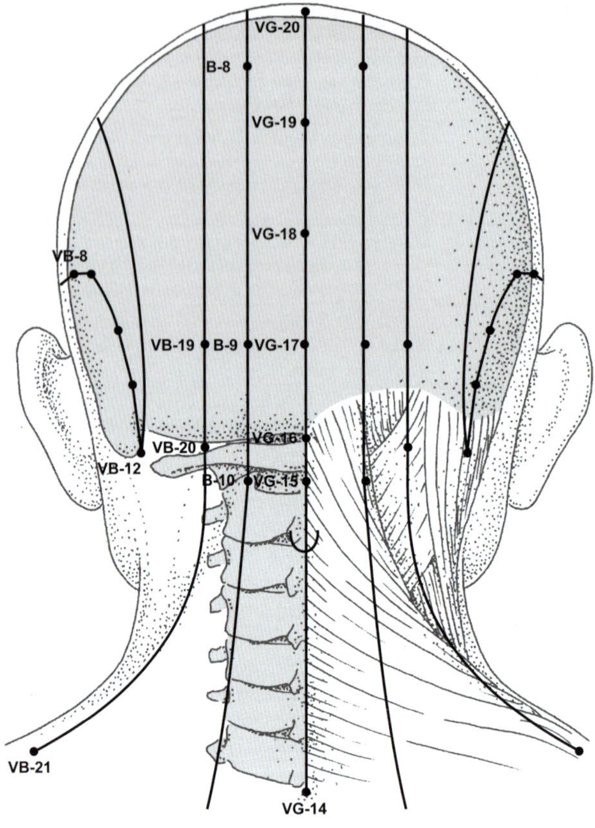

Figura 6.3 Região da nuca.

Tabela 6.3	
B-8 (*luoque*) "Ligação de Retorno (Vaso *luo*)"	5,5 cun acima da linha anterior da raiz do cabelo, 0,5 cun posterior a **VG-20** e também 1,5 cun lateral à linha mediana
B-9 (*yuzhen*) "Travesseiro de Jade"	1,3 cun lateral a **VG-17** (diretamente acima da protuberância occipital externa)
B-10 (*tianzhu*) "Coluna do Céu"	Cerca de 1,3 cun lateral a **VG-15** na região de inserção do músculo trapézio, junto à margem inferior do occipício, próximo ao local de saída do nervo occipital maior
VB-8 (*shuaigu*) "Vale Preponderante"	Diretamente cranial ao ápice da concha da orelha (ápice auricular), em uma depressão do músculo temporal, cerca de 1,5 cun acima da linha da raiz do cabelo
VB-12 (*wangu*) "Extremidade do Osso do Crânio (Processo Mastoide)"	Nas depressões diretamente posterior e inferior (dorsocaudal) do processo mastoide

(continua)

Tabela 6.3 *(continuação)*	
VB-19 (*naokong*) "Arcos do Cérebro"	No occipício, na altura do limite superior da protuberância occipital externa (**VG-17**), e 2,25 cun laterais à linha mediana
VB-20 (*fengchí*) "Reservatório de Vento"	Caudal ao occipício, na depressão entre as inserções dos músculos esternocleidomastóideo e trapézio
VB-21 (*jianjing*) "Poço do Ombro"	No ponto mais alto do ombro, na altura da linha de ligação: processo espinhoso da C7 – extremidade lateral do acrômio
VG-14 (*dazhuí*) "Grande Vértebra"	Na linha mediana posterior, abaixo do processo espinhoso da C7
VG-15 (*yamen*) "Porta para o Emudecimento"	Na linha mediana posterior, na região da nuca, na depressão entre a C1 (atlas) e a C2 (áxis = primeiro processo espinhoso palpável), cerca de 0,5 cun abaixo de **VG-16**
VG-16 (*fengfu*) "Palácio de Vento"	Na linha mediana posterior, diretamente abaixo da protuberância occipital externa, entre as origens dos dois músculos trapézios, cerca de 1 cun acima da linha posterior da raiz do cabelo
VG-17 (*naohu*) "Portas para o Cérebro"	Em uma depressão cranial à protuberância occipital externa, cerca de 2,5 cun craniais à linha posterior da raiz do cabelo, cerca de 1,5 cun cranial a **VG-16**
VG-18 (*qiangjian*) "Intervalo de Força"	Na linha mediana posterior, 1,5 cun cranial a **VG-17** (diretamente acima da protuberância occipital externa), ou também 3 cun caudais a **VG-20** (vértice)
VG-19 (*houding*) "Posterior ao Vértice"	Na linha mediana posterior, 3 cun craniais a **VG-17** (diretamente acima da protuberância occipital externa), ou também 1,5 cun posterior a **VG-20**
VG-20 (*baihui*) "Ponto de Encontro de Todos os Canais de Energia"	No ponto de interseção da linha de ligação entre ambos os ápices da orelha com a linha mediana, distante 5 cun da linha anterior da raiz do cabelo, ou também 7 cun da linha posterior da raiz do cabelo
Ex-HN-14 (*yiming*) "Abrilhantar o Olho"	Dorsal ao lóbulo da orelha, cerca de 1 cun dorsal a **TA-17**

6

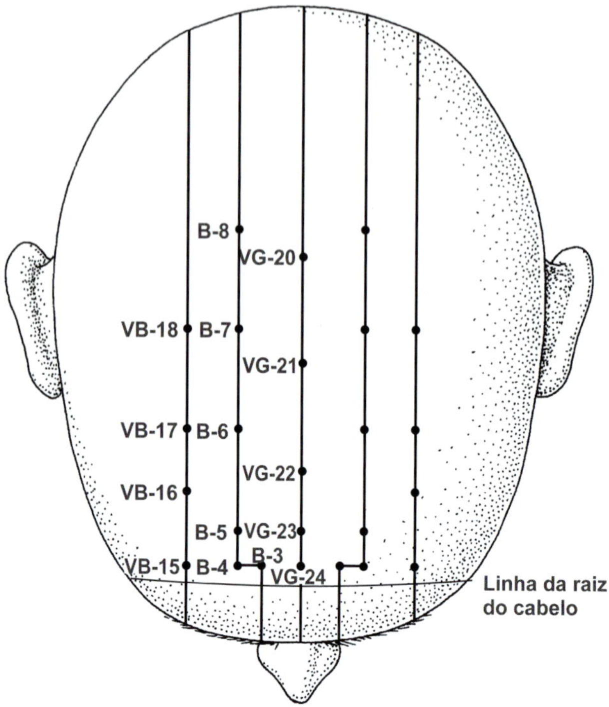

Figura 6.4 Ápice do crânio.

Tabela 6.4	
B-3 (*meichong*) "Passagem do Supercílio"	0,5 cun acima da linha anterior da raiz do cabelo, verticalmente sobre o ângulo medial do olho (**B-1**)
B-4 (*qucha*) "Desvio Curvo"	0,5 cun acima da linha anterior da raiz do cabelo e 1,5 cun lateral à linha mediana, ou também no primeiro ponto do terço da distância da linha entre **VG-24** e **E-8** (≈ 4,5 cun)
B-5 (*wuchu*) "Quinto Lugar"	1 cun acima da linha anterior da raiz do cabelo e 1,5 cun lateral à linha mediana, ou também no primeiro ponto do terço da distância da linha entre **VG-24** e **E-8** (≈ 4,5 cun, o ponto está situado na altura de **VG-23**)
B-6 (*chengguang*) "Receptor de Luz"	2,5 cun acima da linha anterior da raiz do cabelo e 1,5 cun lateral à linha mediana, ou também no primeiro ponto do terço da distância da linha entre **VG-24** e **E-8** (≈ 4,5 cun)
B-7 (*tongtian*) "Passagem do Céu"	4 cun acima da linha anterior da raiz do cabelo, ou também 1 cun anterior a **VG-20** e 1,5 cun lateral à linha mediana
B-8 (*luoque*) "Ligação de Retorno (Vaso *luo*)"	5,5 cun acima da linha anterior da raiz do cabelo, ou também 0,5 cun posterior a **VG-20** e 1,5 cun lateral à linha mediana

(continua)

Tabela 6.4 *(continuação)*	
VB-15 (*toulinqi*) "Lágrimas Correntes na Cabeça"	Na linha da pupila, com o olhar voltado para a frente, e 0,5 cun acima da linha anterior da raiz do cabelo
VB-16 (*muchuang*) "Janela para os Olhos"	1,5 cun acima da linha anterior da raiz do cabelo, na linha da pupila, ou também 2,25 cun laterais à linha mediana (no meio, entre **VG-24** a **E-8**)
VB-17 (*zhengying*) "Campo Firme"	2,5 cun craniais à linha anterior da raiz do cabelo, na linha da pupila, ou também 2,25 cun laterais à linha mediana
VB-18 (*chengling*) "Espírito Receptor"	1 cun anterior a **VG-20** e 2,25 cun laterais à linha mediana
VG-20 (*baihui*) "Ponto de Encontro de Todos os Canais de Energia"	No ponto de interseção da linha de ligação entre os dois ápices das orelhas com a linha mediana, distante 5 cun da região anterior ou 7 cun da linha posterior da raiz do cabelo
VG-21 (*qianding*) "Diante do Vértice"	Na linha mediana, 1,5 cun anterior a **VG-20**, ou também 3,5 cun acima da linha anterior da raiz do cabelo
VG-22 (*xinhui*) "Ponto de Encontro na (Grande) Fontanela"	Na linha mediana, 2 cun acima da linha anterior da raiz do cabelo
VG-23 (*shangxing*) "Estrela Superior"	Na linha mediana, 1 cun acima da linha anterior da raiz do cabelo
VG-24 (*shenting*) "Átrio para a Alma"	Na linha mediana, 0,5 cun acima da linha anterior da raiz do cabelo

6

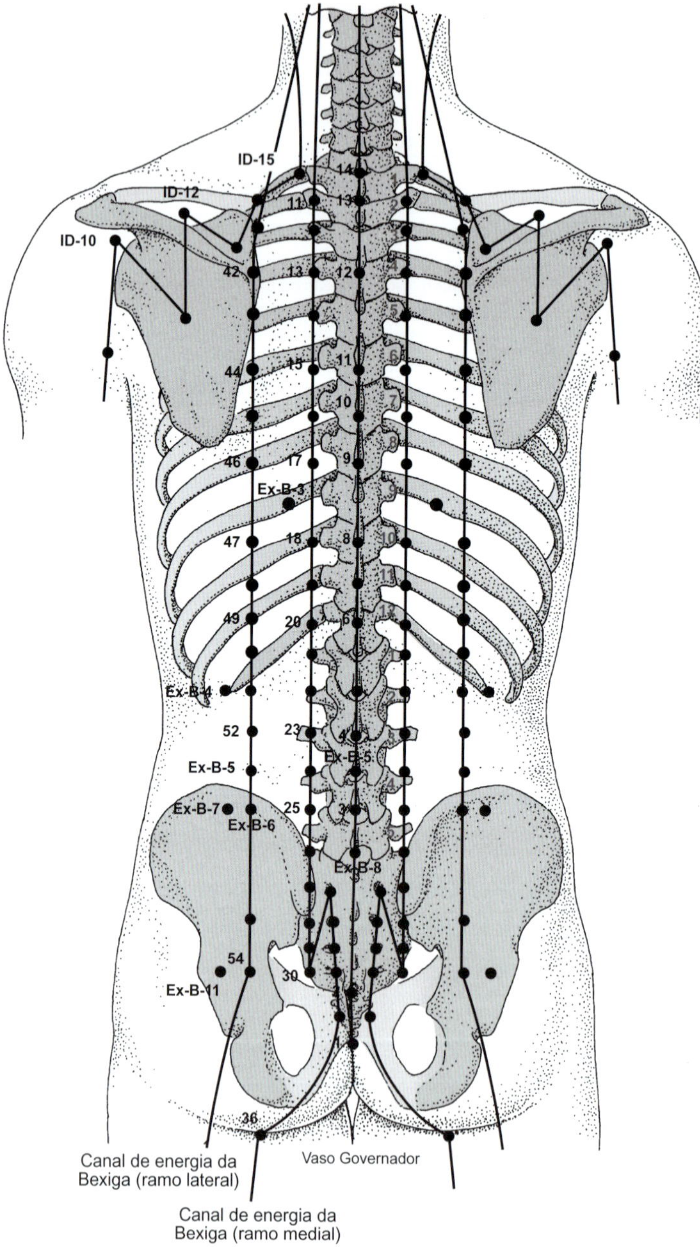

Figura 6.5 Costas.

6

Tabela 6.5

Coluna vertebral	Sob o processo espinhoso ou no forame sacral	0,5 cun lateral à linha mediana, altura da margem inferior do processo espinhoso ou do forame sacral	1,5 cun lateral à linha mediana, altura da margem inferior do processo espinhoso ou do forame sacral	3 cun laterais à linha mediana, altura da margem inferior do processo espinhoso ou do forame sacral
C7	VG-14	Ex-B-1 (*dingchuan*)	**2 cun laterais** ID-15	**3,5 cun laterais** Ex-B (*jiehexue*)
T1	VG-13	Ponto de Ex-B-2 (*huatuojiaji*)	B-11	ID-14
T2		Ponto de Ex-B-2 (*huatuojiaji*)	B-12	B-41 e próximo a ID-13 (na escápula, sobre a terminação da espinha da escápula)
T3	VG-12	Ponto de Ex-B-2 (*huatuojiaji*)	B-13	B-42
T4		Ponto de Ex-B-2 (*huatuojiaji*)	B-14	B-43
T5	VG-11	Ponto de Ex-B-2 (*huatuojiaji*)	B-15	B-44
T6	VG-10	Ponto de Ex-B-2 (*huatuojiaji*)	B-16	B-45
T7	VG-9	Ponto de Ex-B-2 (*huatuojiaji*)	B-17	B-46
T8		Ponto de Ex-B-2 (*huatuojiaji*)	Ex-B-3 (*weiwanxiashu*)	
T9	VG-8	Ponto de Ex-B-2 (*huatuojiaji*)	B-18	B-47
T10	VG-7	Ponto de Ex-B-2 (*huatuojiaji*)	B-19	B-48
T11	VG-6	Ponto de Ex-B-2 (*huatuojiaji*)	B-20	B-49
T12		Ponto de Ex-B-2 (*huatuojiaji*)	B-21	B-50
L1	VG-5	Ponto de Ex-B-2 (*huatuojiaji*)	B-22	B-51 e Ex-B-4 (3,5 cun laterais)
L2	VG-4	Ponto de Ex-B-2 (*huatuojiaji*)	B-23	B-52
L3	Ex-B-5 (*xiajishu*)	Ponto de Ex-B-2 (*huatuojiaji*)	B-24	Ex-B-5 (segundo a OMS, são 3 pontos)
L4	VG-3	Ponto de Ex-B-2 (*huatuojiaji*)	B-25	Ex-B-6 e Ex-B-7 (3,5 cun laterais)
L5	Ex-B-8	Ponto de Ex-B-2 (*huatuojiaji*)	B-26	

(continua)

Tabela 6.5 *(continuação)*

Coluna vertebral	Sob o processo espinhoso ou no forame sacral	0,5 cun lateral à linha mediana, altura da margem inferior do processo espinhoso ou do forame sacral	1,5 cun lateral à linha mediana, altura da margem inferior do processo espinhoso ou do forame sacral	3 cun laterais à linha mediana, altura da margem inferior do processo espinhoso ou do forame sacral
Forame de S1	B-31		B-27	
Forame de S2	B-32		B-28	B-53
Forame de S3	B-33		B-29	
Forame de S4	B-34		B-30	B-54 e Ex-B (*tunzhong*) (3,5 cun laterais)
Hiato sacral	VG-2			
		B-35 (0,5 cun lateral e abaixo de VG-2)		
Entre o cóccix e o ânus	VG-1			

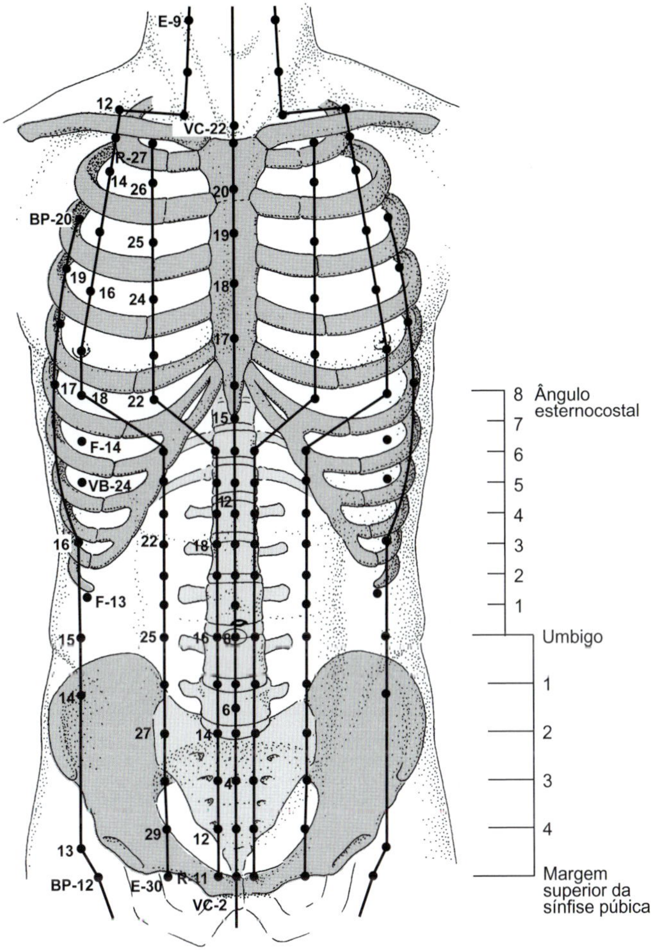

Figura 6.6 Regiões frontal e lateral do tórax e do abdome.

Tabela 6.6

Altura anatômica	Vaso Concepção (linha mediana)	Canal de energia do Rim (2 cun laterais à linha mediana)	Canal de energia do Estômago (4 cun laterais à linha mediana)	Outros (6 cun laterais à linha mediana)
Abaixo da clavícula	≈ VC-21	R-27	E-13	P-2
1º EIC	VC-20	R-26	E-14	P-1
2º EIC	VC-19	R-25	E-15	BP-20

(continua)

Tabela 6.6 *(continuação)*

Altura anatômica	Vaso Concepção (linha mediana)	Canal de energia do Rim (2 cun laterais à linha mediana)	Canal de energia do Estômago (4 cun laterais à linha mediana)	Outros (6 cun laterais à linha mediana)
3º EIC	VC-18	R-24	E-16	BP-19
4º EIC	VC-17	R-23	E-17 (papila mamária)	BP-18 e CS-1 (1 cun lateral à papila mamária) e VB-22 (3 cun abaixo do ponto do ápice da axila) VB-23 (1 cun anterior a VB-22)
5º EIC	VC-16	R-22	E-18	BP-17
Altura anatômica	**Vaso Concepção (linha mediana)**	**Canal de energia do Rim (0,5 cun laterais à linha mediana)**	**Canal de energia do Estômago (2 cun laterais à linha mediana)**	**Outros (4 cun laterais à linha mediana ou à linha mamilar)**
6 cun acima/ 6º EIC	VC-14	R-21	E-19	F-14 (6º EIC)
5 cun acima/ 7º EIC	VC-13	R-20	E-20	VB-24 (7º EIC)
4 cun acima	VC-12	R-19	E-21	
3 cun acima	VC-11	R-18	E-22	BP-16
2 cun acima	VC-10	R-17	E-23	Ex-CA (*weishang*)
1 cun acima	VC-9		E-24	≈ F-13 (extremidade livre da 11ª costela)
Altura do umbigo	VC-8	R-16	E-25	BP-15, VB-26 (vertical através da extremidade livre da 11ª costela e umbigo)
1 cun abaixo	VC-7	R-15	E-26	
1,5 cun abaixo	VC-6			
2 cun abaixo	VC-5	R-14	E-27	
2,5 cun abaixo	Ex-CA (*zhixie*)			
3 cun abaixo	VC-4	R-13	E-28	Ex-CA (*tituo*) e Ex-CA (*qimen* e Ex-CA [*yjing*] 4, 3 e 1 cun laterais à linha mediana) e ≈ VB-27 (anterior e medial à espinha ilíaca anterossuperior ▶ 2)

(continua)

Tabela 6.6 *(continuação)*

Altura anatômica	Vaso Concepção (linha mediana)	Canal de energia do Rim (0,5 cun laterais à linha mediana)	Canal de energia do Estômago (2 cun laterais à linha mediana)	Outros (4 cun laterais à linha mediana ou à linha mamilar)
4 cun abaixo	VC-3	R-12	E-29	Ex-CA-1 (*zigong*, 3 cun laterais à linha mediana)
Altura da sínfise púbica	VC-2	R-11	E-30	BP-12 (3,5 cun laterais à linha mediana)

Observação: considerar o curso ascendente para a lateral do EIC e das costelas.

6

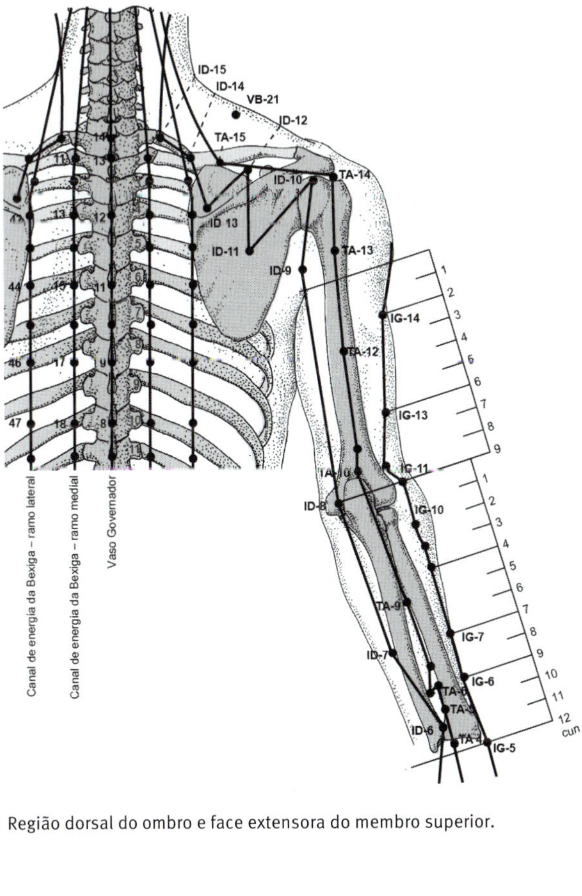

Figura 6.7 Região dorsal do ombro e face extensora do membro superior.

Tabela 6.7	
IG-5 (*yangxi*) "Desfiladeiro do *yang*"	No lado radial do punho, com o polegar abduzido, na depressão entre os tendões dos músculos extensor longo e extensor curto do polegar (tabaqueira anatômica)
IG-6 (*pianli*) "Passagem Enviesada"	3 cun proximais a **IG-5** (no meio da tabaqueira anatômica), na linha de ligação entre **IG-5** e **IG-11**, entre o músculo abdutor e extensor curto do polegar, na altura da transição músculo e tendão
IG-7 (*wenliu*) "Corrente Quente"	5 cun proximais a **IG-5** (no meio da tabaqueira anatômica), na direção da extremidade lateral da prega do cotovelo, ou também 1 cun distal à metade da distância entre **IG-5** e **IG-11**
IG-8 (*xialian*) "Saliência Inferior (do Antebraço)"	4 cun distais à extremidade lateral da prega do cotovelo, na direção de **IG-5** (no meio da tabaqueira anatômica), em uma linha de **IG-11** a **IG-5**
IG-9 (*shanglian*) "Saliência Superior (do Antebraço)"	3 cun distais à extremidade lateral da prega do cotovelo, na direção de **IG-5** (meio da tabaqueira anatômica), em uma linha de **IG-11** a **IG-5**
IG-10 (*shousanli*) "Três Distâncias no Antebraço"	2 cun distais de **IG-11** (prega do cotovelo), na linha de ligação para **IG-5** no músculo extensor radial longo do carpo com punção profunda no músculo supinador
IG-11 (*quchi*) "Lago Encurvado"	Com o cotovelo flexionado, na extremidade lateral da prega do cotovelo, em uma depressão entre a extremidade da prega e o epicôndilo lateral do úmero na região do músculo extensor radial longo do carpo
IG-13 (*shouwuli*) "Cinco Distâncias no Braço"	Na parte lateral do braço, 3 cun proximais da extremidade lateral da prega do cotovelo (**IG-11**), na direção da cabeça do úmero
IG-14 (*binao*) "Músculo Braquial (Contraído)"	Na parte lateral do braço, na linha de ligação entre **IG-11** e **IG-15**, 7 cun proximais a **IG-11**, na inserção inferior pontiaguda do músculo deltoide
ID-6 (*yanglao*) "Assistência na Velhice"	Nas depressões radial e proximal do processo estiloide da ulna, que surge no movimento da mão da posição de pronação para a posição de supinação
ID-7 (*zhizheng*) "Ramo do Canal de Energia Principal"	5 cun proximais ao espaço na articulação da mão, no punho, na linha de ligação de **ID-5** a **ID-8**, ou também 1 cun distal do meio desse trecho
ID-8 (*xiaohai*) "Mar (Canal de Energia do Intestino Delgado)"	Com o cotovelo flexionado, na depressão (sulco da ulna) entre o olécrano da ulna e o epicôndilo medial do úmero
ID-9 (*jianzhen*) "Retidão do Ombro"	Com o membro superior aduzido (posição normal), no prolongamento da prega axilar dorsal em sentido cranial, antes da margem inferior do músculo deltoide, cerca de 1 cun cranial à extremidade dorsal da prega axilar
ID-10 (*naoshu*) "Ponto *shu* para o Braço"	Com o membro superior aduzido (posição normal), no prolongamento da prega axilar dorsal, abaixo da margem da espinha da escápula

(continua)

Tabela 6.7 *(continuação)*	
ID-11 (*tianzong*) "Antepassados Celestiais (*zong-qi* do Céu)"	Na escápula, em uma depressão no músculo infraespinal, aproximadamente no primeiro terço da distância da linha de ligação: entre o meio da espinha da escápula e o ângulo inferior da escápula
ID-12 (*bingfeng*) "Guarda-Vento"	Verticalmente acima de **ID-11**, no meio da fossa supraespinal da escápula
ID-13 (*quyuan*) "Muro Curvo"	Na extremidade medial da fossa supraespinal
ID-14 (*jianwaishu*) "Ponto *shu* para a Parte Lateral do Ombro"	3 cun laterais à margem inferior do processo espinhoso da T1 (**VG-13**), na zona de inserção do músculo levantador da escápula, na escápula
ID-15 (*jianzhongshu*) "Ponto *shu* para a Parte Medial do Ombro"	2 cun laterais à margem inferior do processo espinhoso da C7 (**VG-14**)
TA-4 (*yangchi*) "Reservatório do *yang*"	No espaço dorsal da articulação da mão, no punho, na fenda ulnar do tendão do músculo extensor dos dedos da mão
TA-5 (*waiguan*) "Portão de Fronteira Externa"	2 cun proximais do espaço dorsal na articulação da mão, no punho, entre o rádio e a ulna
TA-6 (*zhigou*) "Bifurcação do Sulco"	3 cun proximais ao espaço dorsal na articulação da mão, no punho, em uma depressão entre o rádio e a ulna, radial ao músculo extensor dos dedos da mão
TA-7 (*huizong*) "Inúmeras Confluências"	3 cun proximais ao espaço dorsal na articulação da mão, no punho, e 0,5 cun ulnar ao meio do antebraço
TA-9 (*sidu*) "Quatro Rios"	7 cun proximais ao espaço dorsal na articulação da mão, no punho, entre o rádio e a ulna
TA-10 (*tianjing*) "Fonte do Céu"	Na porção lateral do braço, com o cotovelo flexionado, em uma depressão cerca de 1 cun proximal ao olécrano
TA-12 (*xiaoluo*) "Dispersão de Água no Leito do Rio"	4 cun proximais ao **TA-10**, em uma linha entre o olécrano e a parte dorsal do acrômio (posição de **TA-14**)
TA-13 (*naohui*) "Encontro da Musculatura do Ombro"	3 cun distais à parte dorsal do acrômio (**TA-14**), na linha entre **TA-14** e o olécrano e no ponto de interseção da linha com a margem posterior do músculo deltoide
TA-14 (*jianliao*) "Fenda nos Ossos do Ombro"	Abaixo da parte dorsal do acrômio, com o membro superior abduzido, posterior às duas depressões na articulação do ombro
TA-15 (*tianliao*) "Fenda Celestial"	No meio de uma linha imaginária entre o processo espinhoso da C7 e a extremidade lateral do acrômio
VB-21 (*jianjing*) "Poço do Ombro"	No ponto mais alto do ombro, na altura do meio da linha de ligação entre o processo espinhoso da C7 e a margem lateral do acrômio

6

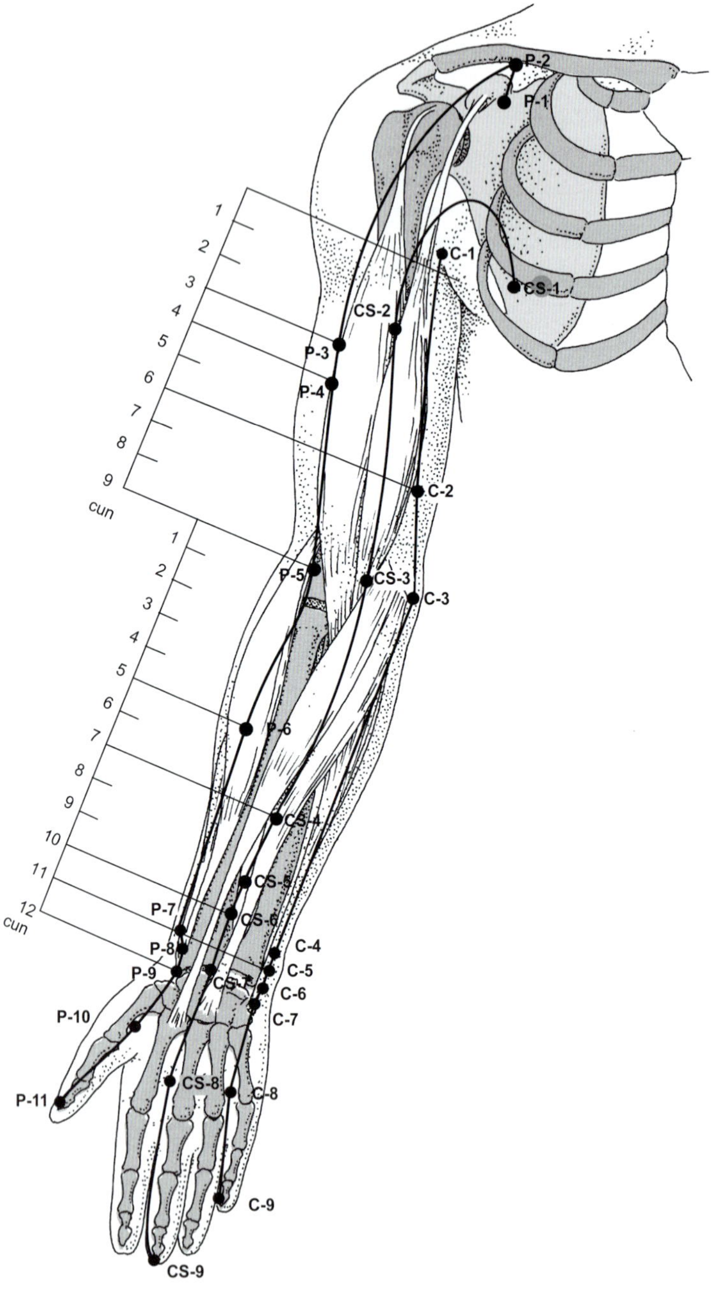

Figura 6.8 Região anterior do ombro e face flexora do membro superior.

Tabela 6.8	
P-1 (*zhongfu*) "Casa Central"	6 cun laterais à linha mediana anterior e cerca de 1 cun abaixo de **P-2**, um pouco medial ao limite inferior do processo coracoide e aproximadamente à altura do 1º EIC
P-2 (*yunmen*) "Porta das Nuvens"	6 cun laterais à linha mediana anterior, abaixo da clavícula, aproximadamente no centro do triângulo deltoide-peitoral
P-3 (*tianfu*) "Casa Celeste"	No lado interno do braço, 3 cun distais à extremidade ventral da prega axilar, no sulco lateral do bíceps
P-4 (*xiabai*) "Branco Forçado"	No lado interno do braço, 4 cun distais da extremidade ventral da prega axilar, no sulco lateral do bíceps
P-5 (*chize*) "Lago do Cotovelo"	Radial ao tendão do bíceps, na prega do cotovelo
P-6 (*kongzui*) "O Maior Buraco"	Na linha de ligação entre **P-5** e **P-9**, 5 cun distais de **P-5** ou também 7 cun proximais de **P-9**
P-7 (*lieque*) "Abertura da Fenda"	Radial no antebraço, diretamente acima do processo estiloide do rádio, cerca de 1,5 cun proximal ao espaço (prega) na articulação da mão, no punho, em uma depressão em forma de "V"
P-8 (*jingqu*) "Canal Atravessado"	Radial à artéria radial, 1 cun proximal ao espaço palmar da articulação da mão, no punho ("prega do punho")
P-9 (*taiyuan*) "Grande Sumidouro"	No espaço palmar na articulação da mão, no punho, radial à artéria radial e ulnar ao tendão do músculo abdutor longo do polegar
P-10 (*yuji*) "Contorno da Barriga do Peixe"	Na margem palmar, sobre a região tenar do polegar e no meio do 1º osso metacarpal
P-11 (*shaoshang*) "Metal Novo"	0,1 cun proximal e lateral ao ângulo da margem radial do sulco ungueal do polegar
C-1 (*jiquan*) "A Fonte Mais Alta"	Com o membro superior abduzido, no meio da axila, medial à artéria axilar
C-2 (*qingling*) "Espírito Novo (Imaturo)"	3 cun proximais à prega da curva do cotovelo, na margem medial do músculo bíceps braquial
C-3 (*shaohai*) "Mar do Pequeno *yin*"	Com o cotovelo flexionado, na depressão entre a extremidade ulnar da prega do cotovelo e o epicôndilo ulnar do úmero
C-4 (*lingdao*) "Caminho do Espírito"	1,5 cun proximal ao espaço palmar da articulação da mão, no punho, radial ao tendão do músculo flexor ulnar do carpo
C-5 (*tongli*) "Ligação com o Interior"	1 cun proximal ao espaço palmar da articulação da mão, no punho, radial ao tendão do músculo flexor ulnar do carpo
C-6 (*yinxi*) "Fenda do *yin*"	0,5 cun proximal ao espaço palmar da articulação da mão, no punho, radial ao tendão do músculo flexor ulnar do carpo

(continua)

Tabela 6.8 *(continuação)*	
C-7 (*shenmen*) "Porta do Espírito"	No espaço palmar da articulação da mão, no punho ("prega distal do punho"), radial à inserção do tendão do músculo flexor ulnar do carpo, proximal ao osso pisiforme
C-8 (*shaofu*) "Residência do Pequeno *yin*"	Na palma da mão, entre os 4° e 5° ossos metacarpais
C-9 (*shaochong*) "Ataque do Pequeno *yin*"	0,1 cun proximal e radial ao ângulo da margem radial do sulco ungueal do dedo mínimo
CS-1 (*tianchi*) "Lago Celestial"	1 cun lateral à papila mamária, no 4° espaço intercostal
CS-2 (*tianquan*) "Fonte Celestial"	Entre as duas cabeças do músculo bíceps braquial, 2 cun distais à extremidade ventral da prega axilar
CS-3 (*quze*) "Reservatório de Água na Curva"	Na prega do cotovelo, na face ulnar do tendão do bíceps, entre o tendão e a artéria braquial
CS-4 (*ximen*) "Portão de Coluna"	5 cun proximais ao espaço palmar da articulação da mão, no punho, entre os tendões dos músculos palmar longo e flexor radial do carpo, ou também 1 cun distal ao meio da linha de **CS-3** a **CS-7**
CS-5 (*jianshi*) "Portador de Intercessor"	3 cun proximais ao espaço palmar da articulação da mão, no punho, entre os tendões dos músculos palmar longo e flexor radial do carpo
CS-6 (*neiguan*) "Portão de Fronteira Interna"	2 cun proximais ao espaço palmar da articulação da mão, no punho, entre os tendões dos músculos palmar longo e flexor radial do carpo
CS-7 (*daling*) "Grande Monte"	No meio do espaço palmar da articulação da mão, no punho ("prega distal do punho"), entre os tendões dos músculos palmar longo e flexor radial do carpo
CS-8 (*laogong*) "Palácio do Trabalho Árduo"	No meio da palma da mão, entre os 2° e 3° ossos metacarpais, um pouco mais próximo ao 3° metacarpal. Com o punho cerrado, o ponto está situado abaixo da ponta do dedo médio
CS-9 (*zhongchong*) "Ataque Central"	Posição mais distal da ponta do dedo médio

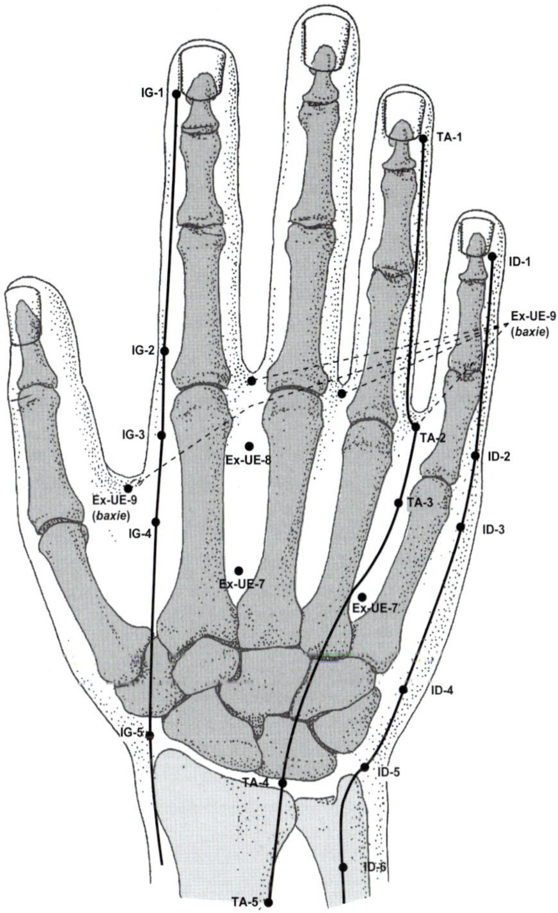

Figura 6.9 Face extensora da mão.

Tabela 6.9	
IG-1 (*shangyang*) "*yang* da Fase de Mudança Metal"	0,1 cun proximal e radial ao ângulo da margem radial do sulco ungueal do dedo indicador
IG-2 (*erjian*) "Segundo Interstício"	No lado radial do dedo indicador, distal à articulação proximal, na transição do corpo para a base da falange proximal do dedo indicador
IG-3 (*sanjian*) "Terceiro Interstício"	No lado radial do dedo indicador, proximal à articulação proximal, na transição do corpo para a cabeça do 2º osso metacarpal

(continua)

Tabela 6.9 *(continuação)*	
IG-4 (*hegu*) "Ligação de Vale"	No lado radial entre os 1° e 2° ossos metacarpais (mais próximo ao 2°) e aproximadamente no meio do comprimento do 2° metacarpal
IG-5 (*yangxí*) "Desfiladeiro do *yang*"	No lado radial do punho, com o polegar abduzido, na depressão (tabaqueira anatômica) entre os tendões dos músculos extensor longo e extensor curto do polegar
ID-1 (*shaoze*) "Pequeno Lago"	0,1 cun proximal e lateral ao ângulo da margem ulnar do sulco ungueal do dedo mínimo
ID-2 (*qiangu*) "Vale Anterior"	No lado ulnar do dedo mínimo, distal à articulação proximal, na transição do corpo para a base da falange proximal
ID-3 (*houxí*) "Riacho do Barranco Posterior"	Na margem ulnar da mão, na depressão proximal da articulação proximal do dedo mínimo, na transição do corpo para a cabeça do 5° osso metacarpal
ID-4 (*wangu*) "Ossos Carpais"	Na margem ulnar da mão, entre o 5° osso metacarpal e o carpo, no limite entre as superfícies vermelha e branca da pele da palma e do dorso da mão
ID-5 (*yanggu*) "Vale do *yang*"	Na face ulnar do punho, na depressão distal ao processo estiloide da ulna, na altura do espaço na articulação
ID-6 (*yanglao*) "Assistência na Velhice"	No lado externo do antebraço, nas depressões radial e proximal do processo estiloide da ulna, que surgem com o movimento da mão em posição de pronação para a posição de supinação
TA-1 (*guanchong*) "Invasão do Portão de Entrada"	0,1 cun proximal e ulnar ao ângulo da margem ulnar do sulco ungueal do dedo anular (quarto dedo)
TA-2 (*yemen*) "Portão dos Líquidos"	Entre os dedos mínimo e anular, proximal à prega interdigital; localização com o punho cerrado frouxamente
TA-3 (*zhongzhu*) "Ilha Central"	No dorso da mão, em uma depressão entre os 4° e 5° ossos metacarpais, proximal à articulação metacarpofalângica
TA-4 (*yangchí*) "Reservatório do *yang*"	No espaço dorsal da articulação da mão, no punho ("prega do punho"), na fenda ulnar do tendão do músculo extensor dos dedos da mão e radial ao tendão do músculo extensor do dedo mínimo da mão
TA-5 (*waiguan*) "Portão de Fronteira Externa"	2 cun proximais do espaço dorsal da articulação da mão, no punho, entre o rádio e a ulna
Ex-UE-7 (*yaotongdian/ yaotongxue*) "Pontos de Lumbago"	Dois pontos no dorso da mão, entre os 2° e 3° ossos metacarpais, bem como entre os 4° e 5° metacarpais, respectivamente na altura da transição corpo e base dos ossos metacarpais
Ex-UE-8 (*wailaogong/ luozhen/xianqiang*) "**CS-8** Externo (*laogong*), Nuca Rígida"	No dorso da mão, entre os 2° e 3° ossos metacarpais, proximal à articulação metacarpofalângica, na região de transição corpo e cabeça dos respectivos ossos metacarpais

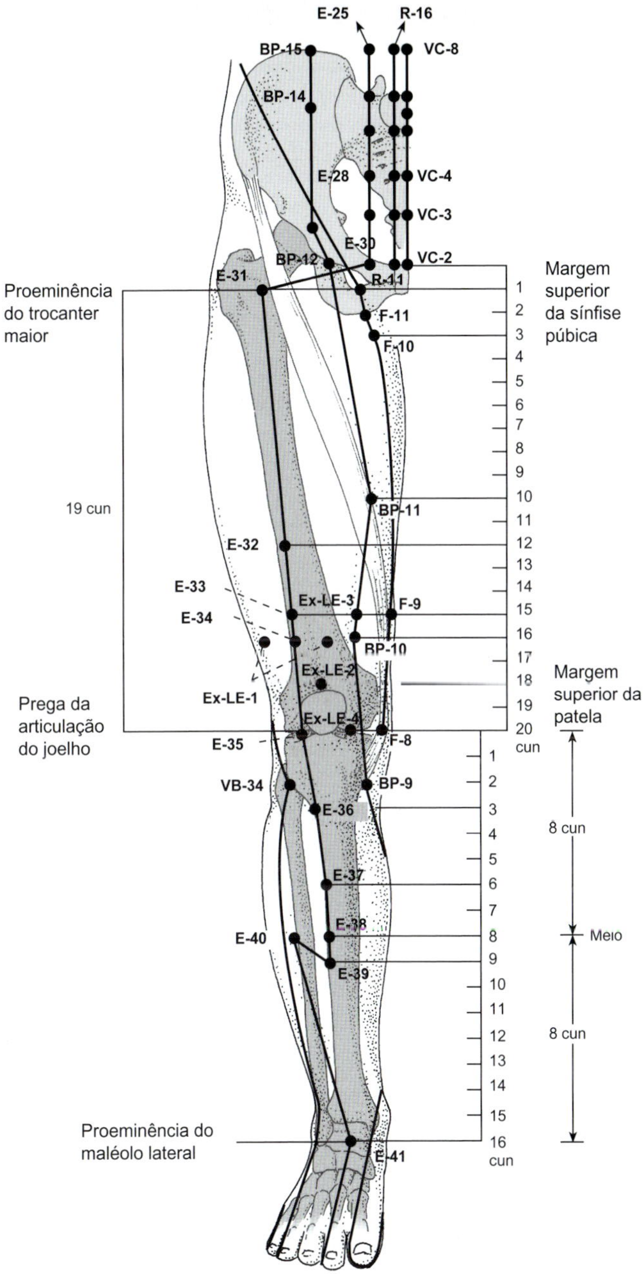

Figura 6.10 Vista anterior do membro inferior.

6

Tabela 6.10	
E-30 (*qichong*) "Invasão do *qi*"	2 cun laterais à margem superior da sínfise púbica, medial à artéria e veia femoral, cerca de 1 cun acima da região inguinal
E-31 (*biguan*) "Portão Limite da Coxa"	Na altura da margem inferior da sínfise púbica, caudal à espinha ilíaca anterossuperior (EIAS) e lateral ao músculo sartório (com flexão da articulação do quadril)
E-32 (*futu*) "Lebre Escondida"	Na coxa, 6 cun proximais à margem superior lateral da patela, sobre a linha de ligação para a espinha ilíaca anterossuperior (EIAS)
E-33 (*yinshi*) "Mercado do *yin*"	3 cun proximais à margem superior lateral da patela, na linha de ligação com a espinha ilíaca anterossuperior (EIAS)
E-34 (*liangqiu*) "Cume e Colina"	2 cun proximais à margem superior lateral da patela, na linha de ligação com a espinha ilíaca anterossuperior (EIAS), em uma depressão do músculo vasto lateral e do músculo quadríceps femoral
E-35 (*dubi*) "Focinho de Bezerro"	Com o joelho flexionado, diretamente abaixo e lateral à patela, em uma depressão lateral do ligamento da patela; corresponde ao olho lateral/externo do joelho; em combinação com **Ex-LE-4** surge **Ex-LE-5** (*xiyan*)
E-36 (*zusanli*) "Três Distâncias (*li*) no Pé"	3 cun distais a **E-35** e a largura de um dedo médio, lateral à margem anterior da tíbia, no músculo tibial anterior
E-37 (*shangjuxu*) "Acima do Grande Vazio"	6 cun distais a **E-35** ou 3 cun distais a **E-36** e a largura de um dedo médio, lateral à margem anterior da tíbia, no músculo tibial anterior
E-38 (*tiaokou*) "Fenda Alongada"	No meio da linha de ligação entre **E-35** e **E-41** e a largura de um dedo médio, lateral à margem anterior da tíbia, no músculo tibial anterior
E-39 (*xiajuxu*) "Abaixo do Grande Vazio"	1 cun distal a **E-38**
E-40 (*fenglong*) "Rica Abundância"	No meio da linha de ligação entre **E-35** e **E-41** e a largura de dois dedos médios, lateral à margem anterior da tíbia, ou a largura de um dedo médio lateral a **E-38**, entre o músculo extensor longo dos dedos do pé e o músculo fibular curto
E-41 (*jiexi*) "Corrente Divisora (Depressão da Tíbia)"	Na região da articulação do tornozelo, na depressão entre os tendões do músculo extensor longo dos dedos do pé e do músculo extensor longo do hálux
BP-9 (*yinlingquan*) "Fonte Abaixo da Colina do *yin*"	Com o joelho flexionado, na depressão distal ao côndilo medial da tíbia, na transição corpo e côndilo da tíbia
BP-10 (*xuehai*) "Mar do Sangue"	Com o joelho flexionado, 2 cun proximais à margem medial superior da patela e um pouco mediais em uma depressão do músculo vasto medial
BP-11 (*jimen*) "Porta de Crivo"	6 cun proximais a **BP-10**, isto é, 8 cun proximais à margem medial superior da patela, na altura do meio do fêmur, entre os músculos sartório e vasto medial
BP-12 (*chongmen*) "Porta de Ataque"	3,5 cun laterais à linha mediana anterior, na altura da margem superior da sínfise púbica, lateral à artéria femoral

(continua)

Tabela 6.10 *(continuação)*	
BP-13 (*fushe*) "Local de Reunião dos Órgãos Ocos"	4 cun laterais à linha mediana (linha mamilar) e 0,7 cun cranial à altura da margem superior da sínfise púbica
BP-14 (*fujie*) "Estase no Abdome"	4 cun laterais à linha mediana (linha mamilar), 3 cun craniais a **BP-13** ou 1,3 cun caudal a **BP-15** (altura do umbigo)
BP-15 (*daheng*) "Grande Linha Transversal"	4 cun laterais ao meio do umbigo (linha mamilar)
VB-34 (*yanglingquan*) "Fonte da Colina *yang*"	Na depressão anterior e inferior à cabeça da fíbula, entre os músculos fibular longo e extensor longo dos dedos do pé
F-10 (*zuwuli*) "Cinco Distâncias no Pé"	3 cun distais à margem superior da sínfise púbica, no lado anterior da coxa, na margem lateral do músculo adutor longo
F-11 (*yinlian*) "Ângulo do *yin*"	2 cun distais à margem superior da sínfise púbica, na margem lateral do músculo abdutor longo, ou cerca de 1 cun caudal à passagem da artéria femoral, abaixo do ligamento inguinal
F-12 (*jimai*) "Ramo Pulsante, Agitado"	2,5 cun laterais e cerca de 1 cun caudal ao meio da margem superior da sínfise púbica (**VC-2**), na região inguinal, sobre a artéria femoral palpável
Ex-LE-1 (*kuangu*) "Osso do Quadril"	Par de pontos situados 2 cun acima da patela e respectivamente 1,5 cun lateral e medial a **E-34**
Ex-LE-2 (*heding/xiding*) "Pico de Kranich (Ponta do Joelho)"	No meio da margem superior da patela
Ex-LE-3 (*baichongwo*) "Ninho de Insetos"	3 cun proximais e cerca de 1 cun medial à margem superior medial da patela, em uma depressão no músculo vasto medial, ou também 1 cun proximal a **BP-10**
Ex-LE-4 (*neixiyan*) "Olho Medial/Interno do Joelho"	Com o joelho flexionado, na depressão medial do ligamento da patela, abaixo da patela

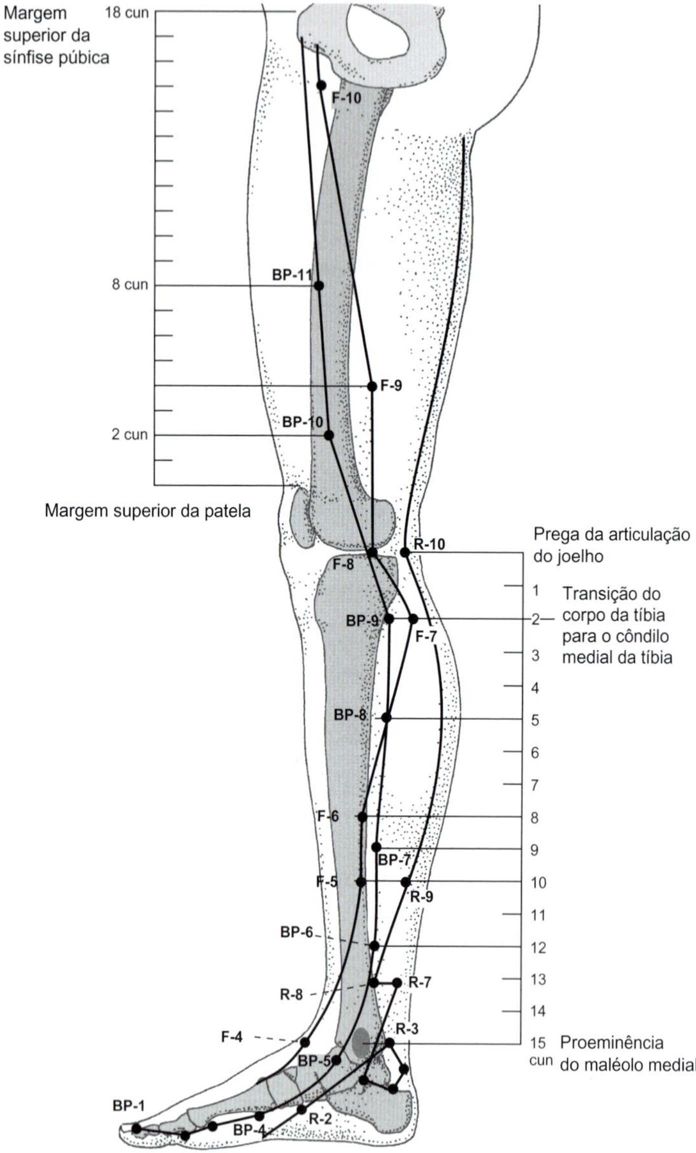

Figura 6.11 Vista medial do membro inferior.

Tabela 6.11	
BP-1 (*yinhai*) "Branco Escondido"	0,1 cun proximal e medial ao ângulo da margem medial do sulco ungueal do hálux
BP-4 (*gongsun*) "Neto do Príncipe"	Na depressão distal da base do 1° osso metatarsal, no limite entre as superfícies vermelha e branca da pele do dorso e da planta do pé
BP-5 (*shangqiu*) "*shang* na Colina de Terra (Colina de Metal)"	Na depressão localizada no ponto de interseção entre uma vertical na margem anterior e uma horizontal na margem inferior do maléolo medial
BP-6 (*sanyinjiao*) "Ponto de Encontro dos Três *yin*"	3 cun proximais à proeminência do maléolo medial, dorsal à margem medial da tíbia
BP-7 (*lougu*) "Vale do Escoamento"	6 cun proximais à proeminência do maléolo medial, dorsal à margem medial da tíbia
BP-8 (*diji*) "Ponto de Rotação da Terra"	3 cun distais a **BP-9** (na transição corpo e côndilo medial da tíbia), dorsal à margem medial da tíbia
BP-9 (*yinlingquan*) "Fonte Abaixo da Colina do *yin*"	Com o joelho flexionado, na depressão distal ao côndilo medial da tíbia, na transição corpo e côndilo medial da tíbia
BP-10 (*xuehai*) "Mar do Sangue"	Com o joelho flexionado, 2 cun proximais à margem superior medial da patela, e um pouco medial em uma depressão do músculo vasto medial
BP-11 (*jimen*) "Porta de Crivo"	6 cun proximais a **BP-10**, isto é, 8 cun proximais à margem superior medial da patela, na altura do meio do fêmur, entre os músculos sartório e vasto medial
R-2 (*rangu*) "Vale Ardente"	Na margem medial do pé, em uma depressão na margem anterior inferior do osso navicular, no limite entre as superfícies vermelha e branca da pele da planta e do dorso do pé
R-3 (*taixi*) "Grande Desfiladeiro"	Na depressão entre a proeminência do maléolo medial e o tendão do calcâneo
R-7 (*fuliu*) "Posição de Regresso do Fluxo"	2 cun proximais a **R-3**, em uma depressão na margem anterior do tendão do calcâneo
R-8 (*jiaoxin*) "Contato Mútuo"	2 cun diretamente proximais à proeminência do maléolo medial, dorsal à margem posterior da tíbia
R-9 (*zhubin*) "Construído para o Hóspede"	5 cun proximais à proeminência do maléolo medial e 2 cun dorsais à margem inferior da tíbia
R-10 (*yingu*) "Vale do *yin*"	Na face medial da região poplítea, entre os tendões dos músculos semimembranáceo e semitendíneo, na altura do espaço na articulação do joelho

(continua)

Tabela 6.11 *(continuação)*	
F-5 (*ligou*) "Canal da Concha"	5 cun proximais à proeminência do maléolo medial, em, próximo ou dorsal à margem posterior da tíbia
F-6 (*zhongdu*) "Confluência Média"	7 cun proximais à proeminência do maléolo medial, em, próximo ou dorsal à margem posterior da tíbia
F-7 (*xiguan*) "Limite do Joelho"	Na transição do corpo da tíbia para o côndilo medial da tíbia, 1 cun dorsal a **BP-9**
F-8 (*ququan*) "Fonte Arqueada"	Com o joelho flexionado, diretamente proximal à extremidade medial da prega do joelho (na altura do espaço da articulação do joelho), em uma depressão anterior aos tendões dos músculos semitendíneo e semimembranáceo
F-9 (*yinbao*) "Invólucro do *yin*"	4 cun proximais ao côndilo medial do fêmur, entre os músculos sartório e vasto medial
F-10 (*zuwuli*) "Cinco Distâncias no Pé"	3 cun distais à margem superior da sínfise púbica (à altura de **E-30**), no lado anterior da coxa, na margem lateral do músculo adutor longo

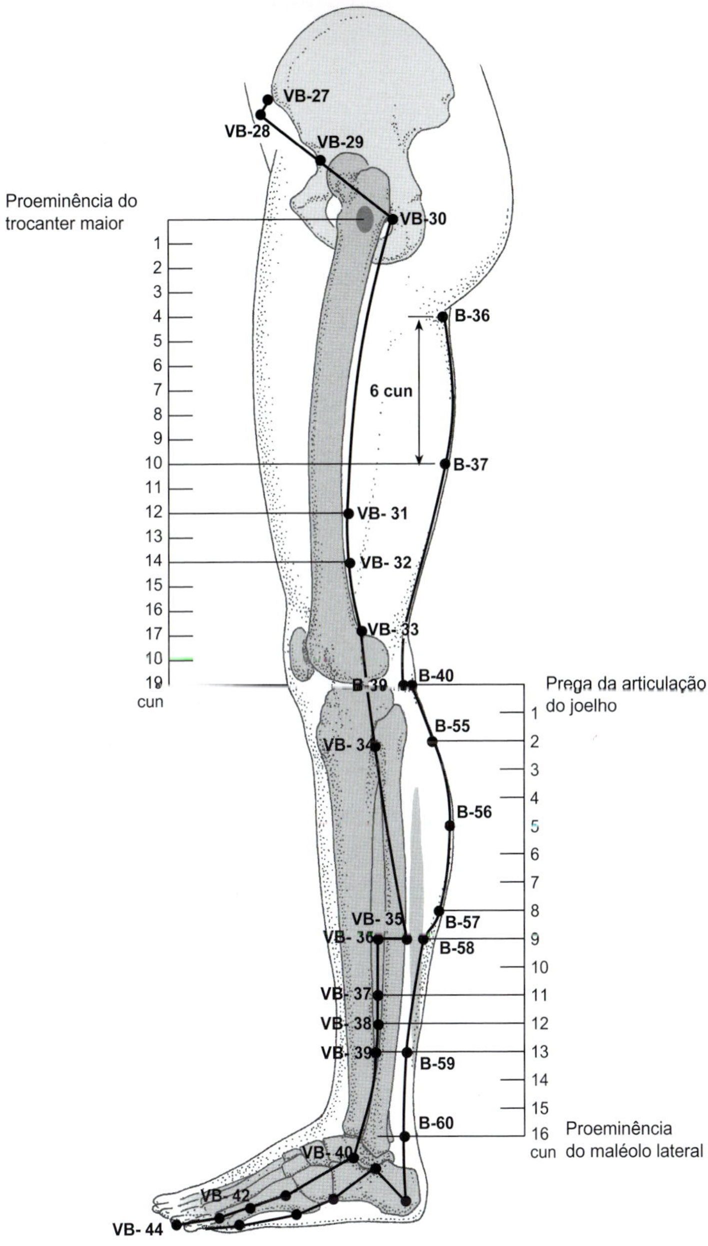

Figura 6.12 Vista lateral do membro inferior.

Tabela 6.12	
B-36 (*chengfu*) "Recepção de Suporte"	Na prega infraglútea ("prega do assento"), verticalmente acima do meio da região poplítea (**B-40**)
B-37 (*yinmen*) "Porta da Fortuna"	6 cun distais a **B-36** (prega do assento), sobre a linha de ligação de **B-36** a **B-40** (meio da região poplítea), em uma fenda entre a musculatura
B-39 (*weiyang*) "Fora da Curvatura"	Extremidade lateral da prega da articulação do joelho, no lado medial do tendão da cabeça longa do músculo bíceps femoral, 1 cun lateral a **B-40** (meio da região poplítea)
B-40 (*weizhong*) "Meio da Curva"	No meio da prega da articulação do joelho, entre os tendões dos músculos bíceps femoral e semitendíneo
B-57 (*chengshan*) "Suporte da Montanha (Músculo)"	No meio da região sural, entre as cabeças do músculo gastrocnêmio, na linha de ligação de **B-40** a **B-60**, cerca de 8 cun distais de **B-40**
B-58 (*feiyang*) "Endireitamento para o Voo"	1 cun distal e 1 cun lateral a **B-57**, ou também 7 cun proximais a **B-60**, na margem posterior da fíbula e na margem inferior do músculo gastrocnêmio
B-59 (*fuyang*) "*yang* do Dorso do Pé"	Parte lateral da perna, 3 cun proximais a **B-60** (depressão entre a proeminência do maléolo lateral e o tendão do calcâneo)
B-60 (*kunlun*) "Montanha de *kunlun*"	Na depressão, na linha de ligação entre o tendão do calcâneo e a proeminência do maléolo lateral
VB-27 (*wushu*) "Cinco Colunas Giratórias"	Na região lateral do abdome, na depressão ventral da espinha ilíaca anterossuperior (EIAS), cerca de 3 cun caudais à altura do umbigo
VB-28 (*weidao*) "Caminho de Ligação"	Na região lateral do abdome, ventrocaudal à espinha ilíaca anterossuperior (EIAS), ou também 0,5 cun ventrocaudal a **VB-27**
VB-29 (*juliao*) "Situado no Espaço dos Ossos"	No meio da linha de ligação entre a espinha ilíaca anterossuperior (EIAS) e o trocanter maior, na margem anterior da superfície ventral do ílio
VB-30 (*huantiao*) "Flexão e Salto"	Em decúbito lateral, o ponto encontra-se no limite entre os terços médio e lateral da linha de ligação do trocanter maior ao hiato sacral
VB-31 (*fengshi*) "Mercado do Vento"	Na região lateral da coxa, distal ao trocanter maior, 7 cun proximais à prega da articulação do joelho
VB-32 (*zhongdu*) "Poço Mediano de Água"	Na região lateral da coxa, 5 cun proximais à prega da articulação do joelho, entre os músculos vasto lateral e bíceps femoral
VB-33 (*xiyangguan*) "Portão *yang* do Joelho (Articulação Lateral do Joelho)"	Na região lateral do joelho, com o joelho flexionado, na depressão proximal do epicôndilo lateral do fêmur, formada pelo corpo do fêmur com o tendão do músculo bíceps femoral, cerca de 3 cun proximais a **VB-34**
VB-34 (*yanglingquan*) "Fonte da Colina *yang*"	Na depressão anterior e abaixo da cabeça da fíbula, entre os músculos fibular longo e extensor longo dos dedos do pé

(continua)

Tabela 6.12 *(continuação)*	
VB-35 (*yangjiao*) "Ponto de Encontro do *yang*"	7 cun proximais à proeminência do maléolo lateral, na margem **posterior** da fíbula
VB-36 (*waiqiu*) "Monte Exterior"	7 cun proximais à proeminência do maléolo lateral, na margem **anterior** da fíbula
VB-39 (*xuanzhong*) "Sino Suspenso"	3 cun proximais à proeminência do maléolo lateral, na margem **anterior** da fíbula
VB-40 (*qiuxu*) "Colina e Ruínas"	Na depressão anterior e abaixo do maléolo lateral e lateral ao tendão do músculo extensor longo dos dedos do pé
VB-42 (*diwuhui*) "Encontro dos Cinco na Terra"	Entre os 4° e 5° ossos metatarsais, proximal à articulação proximal dos dedos do pé e medial ao tendão do músculo extensor longo do dedo mínimo do pé
VB-43 (*jiaxi/xiaxi*) "Desfiladeiro Forçado"	Entre o quarto dedo e o dedo mínimo do pé, proximal à prega interdigital
VB-44 (*zuqiaoyin*) "Cavidade *yin* no Pé"	0,1 cun proximal e lateral ao ângulo da margem do sulco ungueal do quarto dedo do pé

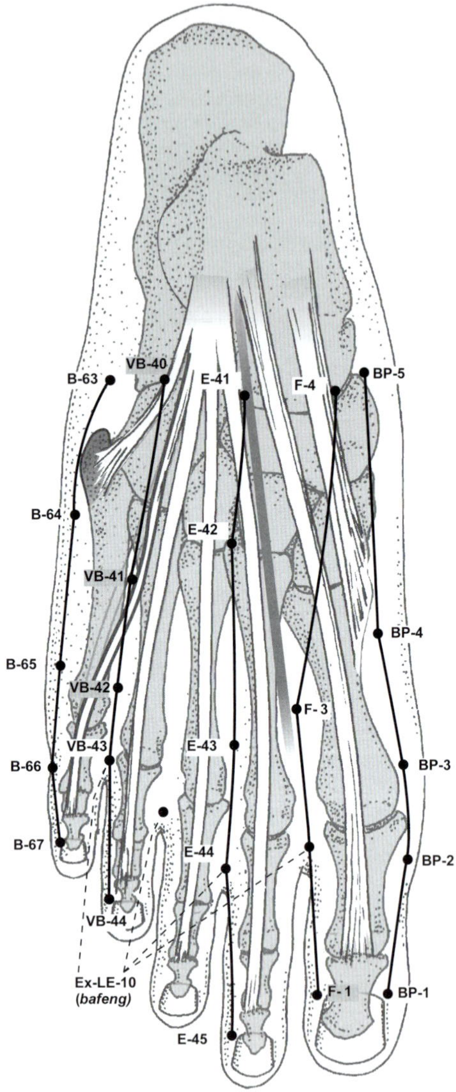

Figura 6.13 Inspeção do pé.

Tabela 6.13	
E-41 (*jiexi*) "Corrente Divisora (Depressão da Tíbia)"	Na região da articulação do tornozelo, na depressão entre os tendões do músculo extensor longo dos dedos do pé e do músculo extensor longo do hálux

(continua)

Tabela 6.13 *(continuação)*	
E-42 (*chongyang*) "Ataque do *yang*"	Ponto mais alto do dorso do pé, entre os tendões do músculo extensor longo do hálux e do músculo extensor longo dos dedos do pé, diretamente lateral ao lugar palpável da artéria dorsal do pé. As limitações ósseas em sentido proximal são os 2° e 3° ossos metatarsais, e em sentido distal, os 2° e 3° ossos metatarsais. **Variante de posição:** às vezes o ponto também pode ser palpável lateralmente à porção medial do tendão do músculo extensor longo dos dedos do pé (curso para o segundo dedo do pé)
E-43 (*xiangu*) "Vale Afundado"	No dorso do pé, na depressão entre os 2° e 3° ossos metatarsais, na área de transição corpo e cabeça dos dois ossos metatarsais
E-44 (*neiting*) "Pátio Interno"	Entre o segundo e o terceiro dedos do pé, proximal à prega interdigital
E-45 (*lidui*) "Forte Abertura"	0,1 cun proximal e lateral ao ângulo lateral da margem do sulco ungueal do segundo dedo do pé
BP-1 (*yinbai*) "Branco Escondido"	0,1 cun proximal e medial ao ângulo medial da margem do sulco ungueal do hálux
BP-2 (*dadu*) "Grande Cidade"	Na margem medial do hálux, palpar no sentido distal para proximal, na direção da articulação proximal, até que seja possível sentir a transição do corpo para a base da falange proximal. **BP-2** está situado distal à base palpável como estágio nítido, um pouco abaixo da curvatura mais externa do osso, no limite entre as superfícies vermelha e branca da pele do dorso e da planta do pé
BP-3 (*taibai*) "Brancura Suprema"	Na margem medial do pé, na depressão proximal à cabeça do 1° osso metatarsal, na transição entre as superfícies vermelha e branca da pele do dorso e da planta do pé
BP-4 (*gongsun*) "Neto do Príncipe"	Em uma depressão distal à base do 1° osso metatarsal, na transição entre as superfícies vermelha e branca da pele do dorso e da planta do pé
BP-5 (*shangqiu*) "*shang* na Colina de Terra (Colina de Metal)"	Na depressão localizada no ponto de interseção entre uma vertical na margem anterior e uma horizontal na margem inferior do maléolo medial. Ou: na depressão localizada no meio de uma linha de ligação entre a proeminência do maléolo medial e a tuberosidade do osso navicular
B-63 (*jinmen*) "Porta Dourada"	Na margem lateral do pé, na transição entre as superfícies vermelha e branca da pele da planta e do dorso do pé, proximal à tuberosidade do 5° osso metatarsal, em uma depressão anterior e inferior a **B-62**, entre o calcâneo e o osso cuboide
B-64 (*jinggu*) "Ossos Grandes"	Distal à tuberosidade do 5° osso metatarsal, na transição entre as superfícies vermelha e branca da pele da planta e do dorso do pé
B-65 (*shugu*) "Ossos Ligados"	Na margem lateral do pé, na transição entre as superfícies vermelha e branca da pele da planta e do dorso do pé, na depressão proximal à cabeça do 5° osso metatarsal
B-66 (*zutonggu*) "Estábulo de Passagem no Pé"	Na margem lateral do pé, na transição entre as superfícies vermelha e branca da pele da planta e do dorso do pé, na depressão distal à articulação proximal do dedo mínimo do pé
B-67 (*zhiyin*) "Alcançar o *yin*"	0,1 cun proximal e lateral ao ângulo lateral da margem do sulco ungueal do dedo mínimo do pé

(continua)

6

Tabela 6.13 *(continuação)*	
VB-40 (*qiuxu*) "Colina e Ruínas"	Na depressão anterior e abaixo do maléolo lateral e lateral aos tendões do músculo extensor longo dos dedos do pé
VB-41 (*zulinqi*) "Queda das Lágrimas no Pé"	Em uma depressão localizada na transição do corpo para a base dos 4° e 5° ossos metatarsais, lateral ao tendão do músculo extensor longo do dedo mínimo do pé
VB-42 (*diwuhui*) "Encontro dos Cinco na Terra"	Entre os 4° e 5° ossos metatarsais, proximal à articulação proximal dos dedos do pé e medial ao tendão do músculo extensor longo do dedo mínimo do pé
VB-43 (*xiaxi*) "Desfiladeiro Forçado"	Entre o quarto dedo e o dedo mínimo do pé, proximal à prega interdigital
VB-44 (*zuqiaoyin*) "Cavidade *yin* no Pé"	0,1 cun proximal e lateral ao ângulo lateral da margem do sulco ungueal do quarto dedo do pé
F-1 (*dadun*) "Grande Sinceridade"	0,1 cun proximal e lateral ao ângulo lateral da margem do sulco ungueal do hálux
F-2 (*xingjian*) "Intervalo do Movimento"	Entre o hálux e o segundo dedo do pé, proximal à prega interdigital
F-3 (*taichong*) "Grande Invasão"	Na depressão localizada entre a articulação proximal e o ângulo proximal dos 1° e 2° ossos metatarsais
F-4 (*zhongfeng*) "Meio do Selo"	Na depressão medial ao tendão do músculo tibial anterior, na altura do espaço da articulação, ventral ao maléolo medial, na linha de ligação entre **E-41** e **BP-5**

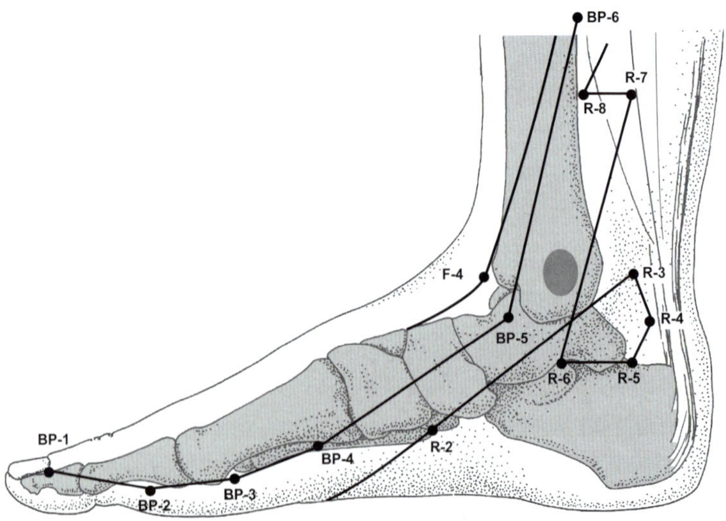

Figura 6.14 Região medial do pé.

Tabela 6.14	
BP-1 (*yinbai*) "Branco Escondido"	0,1 cun proximal e medial ao ângulo medial da margem do sulco ungueal do hálux
BP-2 (*dadu*) "Grande Cidade"	Na margem medial do hálux, palpar no sentido distal para proximal na direção da articulação proximal, até que seja possível sentir a transição do corpo para a base da falange proximal. **BP-2** está situado distal à base palpável como estágio nítido, um pouco abaixo da curvatura mais externa do osso, no limite entre as superfícies vermelha e branca da pele do dorso e da planta do pé
BP-3 (*taibai*) "Brancura Suprema"	Na margem medial do pé, na depressão proximal à cabeça do 1° osso metatarsal, na transição entre as superfícies vermelha e branca da pele do dorso e da planta do pé
BP-4 (*gongsun*) "Neto do Príncipe"	Na depressão distal à base do 1° osso metatarsal, na transição entre as superfícies vermelha e branca da pele do dorso e da planta do pé
BP-5 (*shangqiu*) "*shang* na Colina de Terra (Colina de Metal)"	Na depressão localizada no ponto de interseção entre uma linha vertical na margem anterior e uma linha horizontal na margem inferior do maléolo medial. Ou: na depressão localizada no meio da linha de ligação entre a proeminência do maléolo medial e a tuberosidade do osso navicular
BP-6 (*sanyinjiao*) "Ponto de Encontro dos Três *yin*"	3 cun proximais à proeminência do maléolo medial, na margem posterior medial da tíbia
R-2 (*rangu*) "Vale Ardente"	Na margem medial do pé, em uma depressão na margem anterior e inferior do osso navicular, na transição entre as superfícies vermelha e branca da pele da planta e do dorso do pé
R-3 (*taixi*) "Grande Desfiladeiro"	Na depressão entre a proeminência do maléolo medial e o tendão do calcâneo
R-4 (*dazhong*) "Grande Recipiente"	Anterior à margem medial do tendão do calcâneo, acima de sua inserção no calcâneo, cerca de 0,5 cun distal e dorsal a **R-3**
R-5 (*shuiquan*) "Fonte de Água"	1 cun distal a **R-3**, em uma depressão localizada na área do espaço na articulação entre o tálus e o calcâneo
R-6 (*zhaohai*) "Vista para o Mar"	Na depressão distal à margem inferior do maléolo medial, na área do espaço na articulação entre o tálus e o calcâneo
R-7 (*fuliu*) "Posição de Regresso do Fluxo"	2 cun diretamente proximais a **R-3**, na margem anterior do tendão do calcâneo
R-8 (*jiaoxin*) "Contato Mútuo"	2 cun diretamente proximais à proeminência do maléolo medial, dorsais à margem posterior da tíbia
F-4 (*zhongfeng*) "Meio do Selo"	Na depressão medial ao tendão do músculo tibial anterior, na altura do espaço ventral da articulação do maléolo medial, na linha de ligação entre **E-41** e **BP-5**

6

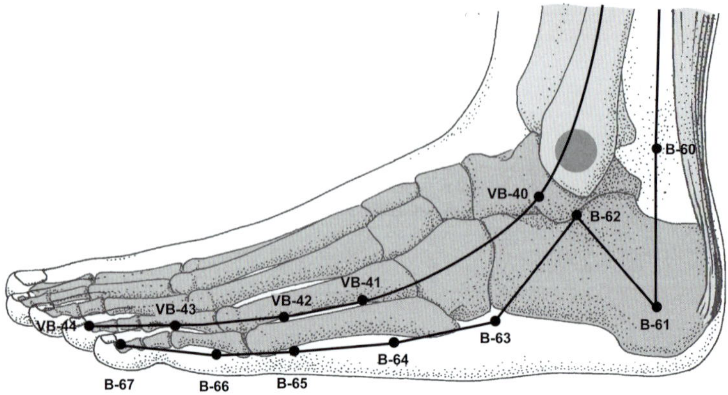

Figura 6.15 Região lateral do pé.

Tabela 6.15

B-60 (*kunlun*) "Montanha de *kunlun*"	Na depressão localizada na linha de ligação entre o tendão do calcâneo e a proeminência do maléolo lateral
B-61 (*pucan*) "Ponto da Reverência Ajoelhada"	Na região lateral do calcâneo, 1,5 cun distal a **B-60** (depressão entre a proeminência do maléolo lateral e o tendão do calcâneo), em uma depressão dorsal ao calcâneo
B-62 (*shenmai*) "Vaso Estendido"	Na depressão diretamente distal à proeminência do maléolo lateral, acima do espaço na articulação entre o tálus e o calcâneo
B-63 (*jinmen*) "Porta Dourada"	Na margem lateral do pé, proximal à tuberosidade do 5° osso metatarsal, em uma depressão anterior e inferior a **B-62**, entre o calcâneo e o osso cuboide
B-64 (*jinggu*) "Ossos Grandes"	Distal à tuberosidade do 5° osso metatarsal, na transição entre as superfícies vermelha e branca da pele da planta e do dorso do pé
B-65 (*shugu*) "Ossos Ligados"	Na margem lateral do pé, na transição entre as superfícies vermelha e branca da pele da planta e do dorso do pé, na depressão proximal da cabeça do 5° osso metatarsal
B-66 (*zutonggu*) "Estábulo de Passagem no Pé"	Na margem lateral do pé, na transição entre as superfícies vermelha e branca da pele da planta e do dorso do pé, na depressão distal da articulação proximal do dedo mínimo do pé
B-67 (*zhiyin*) "Alcançar o *yin*"	0,1 cun proximal e lateral ao ângulo lateral da margem do sulco ungueal do dedo mínimo do pé
VB-40 (*qiuxu*) "Colina e Ruínas"	Na depressão anterior e abaixo do maléolo lateral e lateral ao tendão do músculo extensor longo dos dedos do pé
VB-41 (*zulinqi*) "Queda das Lágrimas no Pé"	Em uma depressão localizada na transição entre o corpo e a base dos 4° e 5° ossos metatarsais, lateral ao tendão do músculo extensor longo do dedo mínimo do pé

(continua)

Tabela 6.15 *(continuação)*	
VB-42 (*diwuhuì*) "Encontro dos Cinco na Terra"	Entre os 4° e 5° ossos metatarsais, proximal à articulação proximal dos dedos do pé e medial ao tendão do músculo extensor longo do dedo mínimo do pé
VB-43 (*xiaxí*) "Desfiladeiro Forçado"	Entre o quarto dedo e o dedo mínimo do pé, proximal à prega interdigital
VB-44 (*zuqiaoyin*) "Cavidade *yin* no Pé"	0,1 cun proximal e lateral ao ângulo lateral da margem do sulco ungueal do quarto dedo do pé

7 Prática da acupuntura

C. Focks

7.1 Apresentação

7.1.1 Indicações e contraindicações

Indicações

A principal indicação da acupuntura é o tratamento de dores crônicas e de distúrbios funcionais e psicossomáticos no sentido mais amplo. Muitos distúrbios funcionais e anímicos, que não são muito diferenciados na medicina ocidental do ponto de vista diagnóstico, podem ser explicados, classificados e tratados por meio da diferenciação de síndromes da medicina chinesa.

Aplicada com a técnica correta, a acupuntura pode, como método amplamente livre de efeitos secundários, sob a consideração de menos contraindicações relativas (▶ 7.1.1), mitigar ou curar as doenças relacionadas a seguir (▶ Tab. 7.1). Um diagnóstico claro de acordo com a medicina ocidental é pré-requisito para o início do tratamento. Sua aplicação como método adjuvante está autorizada também em doenças malignas para mitigação da dor e em combinação com outros processos dolorosos.

7

Tabela 7.1 Lista de indicações da acupuntura de acordo com as especialidades da medicina ocidental*

Doenças dos sistemas de sustentação e locomotor			
Artralgias, artroses	**M 19.9**	Síndrome da coluna lombar, lumbago, isquialgia	**M 54.5**
Artrite, artrite reumatoide	**M 13.9**	Atrofia de Sudeck	**M 89.0**
Síndrome da coluna torácica, síndrome torácica	**M 54.1**	Síndrome de dor miofascial	**M 79.1**
Epicondilopatia, síndrome do túnel do carpo	**G 56.0**	Periartrite escapuloumeral	**M 75.0**
Gonartrose, gonalgia	**M 17.9**	Síndrome pseudorradicular	**M 54.1**
Síndrome da coluna cervical, espondilite cervical	**M 47.8**	Síndrome radicular	**M 54.1**
Coccigodinia	**M 53.3**	Síndrome ombro-mão, ombro congelado	**M 54.1**
Coxartrose, coxalgia	**M 25.5**	Tendinopatia, aquilodinia	**M 76.6**
Síndrome de dor lombossacral	**M 54.1**	Torcicolo	**M 43.6**
Doenças neurológicas			
Dor atípica na face	**G 50.1**	Disfunção cerebral mínima	**G 93.9**
Distúrbios de desenvolvimento na infância	**F 89.0**	Dor fantasma, dor no coto	**G 54.6**
Neuralgia intercostal, neuralgia de herpes-zóster	**G 58.0**	Polineuropatia, parestesia	**G 62.9**
Dor na cabeça, enxaqueca	**R 51 (G 43.9)**	Neuralgia do trigêmeo	**G 50.0**
Paralisias, hemiparesia, paresia facial	**G 83.9**	Disfunção vegetativa	**G 45.9**
		Ataque cerebral	**G 45.9**

(continua)

Tabela 7.1 Lista de indicações da acupuntura de acordo com as especialidades da medicina ocidental* (*continuação*)

Distúrbios e doenças psíquicas e psicossomáticas			
Bulimia, obesidade	**E 66.9**	Síndrome psicovegetativa, estado de inquietação	**R 45.1**
Estado de humor depressivo, depressão	**F 32.9**	Distúrbios do sono, estado de esgotamento	**G 47.8**
Tratamento desintoxicante e acompanhamento terapêutico nos casos de dependência, p. ex., álcool, nicotina, medicamentos, drogas ilegais	**F 15.4**		
Doenças broncopulmonares			
Asma brônquica	**J 45.9**	Sistema brônquico hiper-reativo	**J 44.8**
Bronquite, falso crupe	**J 38.5**		
Doenças cardíacas e circulatórias			
Distúrbios da irrigação sanguínea	**J 99.0**	Hipertonia, hipotonia	**J 10.0**
Doenças cardíacas funcionais	**J 51.8**	Angina de peito, doença cardíaca coronariana	**J 20.8**
Distúrbios do ritmo cardíaco	**J 49.9**		
Doenças gastrintestinais			
Colangite, colecistite	**K 83.0**	Obstipação, diarreia	**K 59.0**
Distúrbio funcional gastrintestinal	**K 92.9**	Esofagite, gastrite, gastrenterite	**K 29.7**
Discinesia biliar, hepatite	**K 82.8**	Soluço, hiperêmese	**K 06.6**
Colite, colite ulcerosa	**K 52.9**	Úlcera gástrica, úlcera duodenal	**K 25.9**
Cólon irritável, doença de Crohn	**K 58.9**		
Doenças urológicas			
Cistite, prostatite	**N 30.9**	Incontinência urinária	**N 39.4**
Enurese noturna	**R 32.-**	Impotência	**N 48.4**
Distúrbios funcionais do trato urogenital, bexiga irritada	**N 32.8**	Pielonefrite	**N 12.-**
Doenças ginecológicas			
Anexite, salpingite	**N 70.1**	Síndrome do climatério	**N 95.9**
Distúrbios da fertilidade, frigidez	**N 97.9**	Mastopatia	**N 60.1**
Facilitação do parto, distúrbio da lactação	**O 92.7**	Síndrome pré-menstrual	**N 94.3**
Preparação para o parto, iniciação do parto	**O 63**	Distúrbios do ciclo, dismenorreia	**N 92.6**

(continua)

Tabela 7.1 Lista de indicações da acupuntura de acordo com as especialidades da medicina ocidental* (*continuação*)

Doenças otorrinolaringológicas			
Distúrbio do olfato, distúrbio do paladar	**R 43.8**	Otite	**H 62.0**
Perda da audição, dificuldades de audição, zumbido	**H 93.1**	Febre do feno	**J 30.1**
Labirintite	**H 83.0**	Estomatite recidivante	**K 12.1**
Doença de Menière, tontura, náusea em viagens	**H 81.0**	Rinite, sinusite, tonsilite	**J 31.0**
		Distúrbios da voz	**R 49.8**
Doenças oculares			
Glaucoma	**H 40.-**	Retinite pigmentar, degeneração de mácula	**H 30.9**
Conjuntivite, blefarite, uveíte	**B 30.-**	Debilidade visual	**H 53.9**
Doenças dermatológicas			
Acne comum, furunculose	**L 70.0**	Úlcera na perna, feridas de difícil cura	**T 79.3**
Doenças inflamatórias da pele	**L 23.9**	Urticária	**L 50.-**
Herpes simples, psoríase	**L 40.9**		
Neurodermite, eczema atópico	**L 20.8**		
Outros			
Distúrbios imunológicos	**D 84.9**	Dor pós-traumática	**G 44.3**
Desmaio, choque	**R 55.-**	Dor tumoral	**R 52.1**
Dor pós-operatória, dor nos dentes	**K 08.8**		

* Lista de indicações produzida em 1996 por DÄGfA, DAGD, DgfAN, SMS, FATCM.

Contraindicações

- Doenças agudas (com risco de morte), por exemplo, edema alérgico, hipertonia, crise ou estado asmático.
- Doença com intervenção cirúrgica de emergência: por exemplo, oclusão intestinal, perfuração no trato intestinal.
- Propensão elevada ao sangramento, por exemplo, deficiência de fator de coagulação, trombocitopenia acentuada, ingestão de anticoagulantes como Femprocumona-Marcoumar®, Coumadin® etc. Nesses casos, optar por acupuntura a laser, moxabustão (▶ 7.6.2), TENS (estimulação elétrica neural transcutânea). **Observação:** sob uma heparinização de dose baixa (p. ex., no âmbito do tratamento de uma gestose, artroscopia ou incisão), pode-se realizar uma acupuntura com punção.
- Doença em estágio terminal.
- Localização de ponto em áreas da pele feridas ou danificadas: queimaduras, infecções na pele, eczema etc.

- Distúrbios psíquicos (relativamente): por exemplo, distúrbios de personalidade e de comportamento com aspectos esquizoides, maníacos e afetivos com fortes sintomas complementares (perigo de reação de defesa com a punção).
- Gravidez (relativamente): **cuidado em IG-4, BP-6, B-60, B-67**, bem como nos pontos na região do abdome; evitar sempre forte estimulação.

! Importante

Antes do começo do tratamento, faz-se um diagnóstico claro, sob o ponto de vista da medicina ocidental. Durante um tratamento de acupuntura, não se deve fazer vista grossa para o diagnóstico de uma doença grave ou postergar sua identificação. Não se deve realizar uma terapia com acupuntura se as reservas do organismo para defesa funcional estiverem esgotadas ou se outro método de tratamento for reconhecidamente mais eficaz, caso em que a acupuntura é possível e cogitável apenas, por exemplo, no âmbito de uma terapia adjuvante.

7.1.2 Complicações e efeitos secundários

Desmaio durante a punção

Causas: há risco de desmaio durante a punção no caso de pacientes enfraquecidos e/ou astênicos, punção na posição sentada ou ortostática, em "estado de fome" ou imediatamente após uma refeição principal, medo exagerado de agulha e estado de tensão física do paciente, após intensa transpiração ou em caso de anemia (hipotonia) e no caso de utilização de técnica muito forte (técnica de punção sedativa).

Medidas compensatórias: retirar as agulhas de imediato, manter o paciente em posicionamento de choque e aquecido; se for necessário, fazer com que ele tome uma bebida quente ou alguma outra substância, tomar medidas para estabilizar a circulação, bem como providenciar o registro adequado.

Pontos de emergência: VG-20, VG-26, CS-6 e **R-1**.

Profilaxia: preparar o paciente psicologicamente para a acupuntura, por meio de conversa empática e folha de instruções. Realizar a primeira consulta sempre, se possível, na posição deitada com uma estimulação suave no início. Utilizar o mínimo de agulhas possível, tantas quantas forem necessárias. Breve explicação antes de cada punção. Manter os pés do paciente aquecidos (bolsas térmicas, cobertores, luz vermelha). **Cuidado:** no caso de pacientes muito sensíveis, é possível que haja um desmaio mesmo em decúbito.

Hemorragia ou hematoma

Causas: ocorre, geralmente, uma hemorragia ou hematoma quando se punciona um vaso maior, em especial nas proximidades de articulações, ou quando se realiza uma técnica de punção sedativa forte, sobretudo pouco antes da retirada da agulha.

Procedimento: registro do fato. Compressão satisfatória do ponto da punção durante a retirada da agulha especialmente quando o paciente toma anticoagulantes ou inibidores de coagulação. **Cuidado:** na região das grandes artérias, por exemplo, **B-40**, realizar controle adicional secundário. Compressas frias só são úteis no caso de pequenos vasos. A pomada de heparina não é bem absorvida pela pele do ponto de vista farmacológico, ao contrário da hirudina, que é bem absorvida. **Cuidado:** por causa do efeito fibrinolítico, às vezes ocorrem hemorragias secundárias. Pomada de calêndula tem bom efeito (contraindicação no caso de alergia!), já que a reabsorção do hematoma formado é acelerada com profilaxia local de infecção mais ampla.

Profilaxia: já que nos pontos situados na região de grandes artérias também podem aparecer, esporadicamente, fístulas arteriovenosas, aneurismas e tromboses, a indicação deve ser feita de maneira cautelosa no caso de pacientes com histórico correspondente e/ou medicação para inibir a coagulação. Palpação orientadora prévia da pulsação em pontos críticos. Pontos críticos são, por exemplo, **B-39, B-40, P-9, C-7, P-5** e **CS-3**, já que neles podem existir variações do curso das artérias. Além disso, recomenda-se a utilização de agulhas esterilizadas e descartáveis, pois a ponta desse tipo de agulha é menos traumatizante.

Infecções

Causas: procedimentos invasivos implicam o risco de serem introduzidos microrganismos no corpo do paciente. O risco de infecção é maior com uma desinfecção insuficiente da pele no caso de pacientes em risco e nas punções de longa duração, esterilização insuficiente de agulhas reutilizáveis, bem como "esquecimento de agulhas de longa duração" (sobretudo em auriculoacupuntura). Além disso, existe o risco de uma infecção sistêmica nos pacientes com estado geral debilitado e situação imunológica enfraquecida, por exemplo, no tratamento sistêmico com corticoide ou nas doenças sistêmicas, como diabetes melito.

Procedimento: registro do fato. Terapia adequada à gravidade da infecção segundo as diretrizes habituais (da escola médica).

Profilaxia: desinfecção cautelosa da pele (várias desinfecções da pele em cima das zonas de acupuntura durante cinco minutos) em pacientes de risco (pacientes com estado geral debilitado com defesa imunológica debilitada, por exemplo, durante tratamento sistêmico com corticoide ou nas doenças sistêmicas, como diabetes melito). Utilização de agulhas esterilizadas e descartáveis, esterilização adequada no caso de agulhas reutilizáveis. Na utilização de agulhas de longa duração: retirar as agulhas em tempo adequado, na acupuntura corporal, após 2 a 3 dias, na auriculoacupuntura, após no máximo 4 a 5 dias ou imediatamente em caso de sinais de infecção (exceção: punção auricular semipermanente até 4 semanas ou também imediatamente no caso de sinais de infecção).

Em pacientes sem risco, a desinfecção da pele procede-se, na prática corrente, do seguinte modo: como quase não há propagação de germes para a profundidade por meio da acupuntura (nenhum cilindro de Stanz), com o breve tempo de duração e a ausência de condições ambientais ruins (superfície metálica da agulha), presumivelmente a melhor profilaxia é um pH de 5,5 não influenciado por uma desinfecção.

Lesão acidental de órgãos e tecidos internos

Causas: possíveis causas de uma lesão acidental podem ser a falta de atenção à profundidade e à direção da punção, principalmente em pacientes astênicos ou com enfisema (**cuidado:** pneumotórax), técnica insuficiente de punção e conhecimentos anatômicos insuficientes do acupunturista, assim como um paciente intranquilo com reação reflexa de defesa.

Procedimento: registro do fato. É importante reconhecer a tempo a lesão e avaliar corretamente o grau de gravidade. A terapia deve ser adequada à dimensão da lesão, segundo as diretrizes habituais da escola médica ocidental, em caso de necessidade, internação hospitalar.

Profilaxia: conhecimentos anatômicos correspondentes e qualificação adequada do terapeuta. Durante o puncionamento, apoiar a mão, informar brevemente ao paciente antes de cada punção, para que ele possa se preparar. Para a punção em partes móveis do corpo, fixar o membro com a mão esquerda, estabilizar a cabeça com um apoio (p. ex., rolo cervical ou travesseiro com orifício para a cabeça), em casos complicados, utilizar o auxílio de assistentes.

Agulha presa

Causas: espasmo muscular na punção de ponto-gatilho, o tecido conjuntivo se contorce em torno da agulha (sobretudo com a técnica de estimulação forte ou com agulhas previamente danificadas), encurvamento da agulha provocado por movimentos do paciente ou uma técnica de punção não profissional.

Procedimento: primeiro deve-se tranquilizar o paciente. No caso de encurvamento da agulha provocado por um movimento do corpo do paciente, pedir para que ele se volte com cuidado à posição inicial. Em seguida, relaxar o tecido vizinho à agulha presa por meio de batidas leves com os dedos e então, após o relaxamento do tecido, tentar cuidadosamente retirar a agulha. **Cuidado:** jamais retirar com violência uma agulha presa.

Profilaxia: massagem breve do ponto antes da punção, empregar material da agulha em perfeito estado (de preferência, agulhas esterilizadas e descartáveis). Jamais introduzir a agulha até o fim no tecido. Antes da punção, posicionar o paciente de modo que ele fique bem relaxado; durante o tratamento de acupuntura, ele deve, o máximo possível, não se movimentar ou se movimentar apenas lentamente (esclarecimento ao paciente antes do tratamento, p. ex., com uma folha de instruções).

Outras complicações

Dor durante a punção: evitar por meio de localização correta (**cuidado:** nervos, cicatrizes antigas, poros capilares) e de uma técnica de punção, por exemplo, massagear a área do ponto antes da punção, puncionar mais rapidamente através da pele. Aprimorar a técnica de punção por meio de exercício preliminar para fortalecimento dos dedos com uma bola de algodão resistente.

Dor com a agulha puncionada: raramente ocorre. Evitar puxando levemente a agulha; eventualmente, rever a localização da agulha por meio da direção e da profundidade da punção.

Capacidade locomotora limitada: provavelmente condicionada por oscilações endócrinas posteriores com fadiga surgida tardiamente e aumento do tempo de reação. Esclarecimento do paciente antes do tratamento, por exemplo, com uma folha de instruções.

Piora inicial: raramente ocorre. Evitar com o uso da quantidade mínima possível de agulhas e de estimulação na primeira sessão. Diferentemente do que ocorre na homeopatia, não é um fenômeno esperado. Exceção: no tratamento de um vaso extraordinário nos três primeiros dias, frequentemente há indicação de regulação do vaso e, com isso, do êxito da terapia.

7.1.3 Pressupostos técnicos

Material da agulha

Estrutura de uma agulha de acupuntura

A estrutura habitual de uma agulha de acupuntura (agulha *hao*) divide-se em extremidade (no caso de algumas agulhas chinesas com "olho", importante para determinadas técnicas de manipulação), cabo, inserção ou base, tronco ou corpo e ponta (▶ Fig. 7.1).

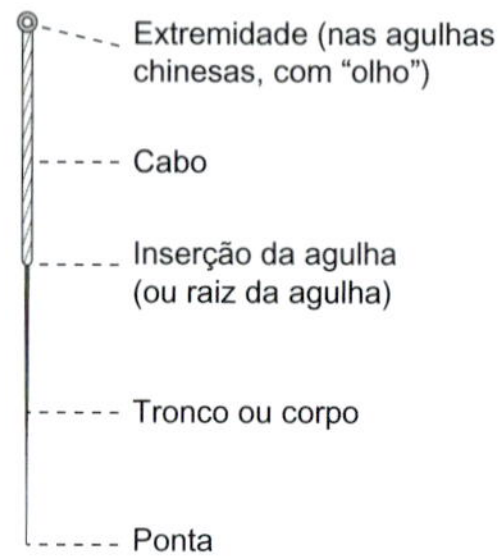

Figura 7.1 Estrutura de uma agulha de acupuntura (agulha *hao*).

Qualidade da agulha

> Por razões de segurança e motivos legais, são recomendáveis as agulhas de aço descartáveis. No entanto, também são empregadas, sobretudo na auriculoacupuntura francesa, as agulhas de ouro e prata.

Revestimento da ponta da agulha (p. ex., com silicone):

- **Vantagens:** dor da punção reduzida, facilidade no ato de empurrar.
- **Desvantagens:** eventuais alergias, irritação do tecido provocada por material estranho (por resíduos de silicone).
- **Recomendação:** sobretudo no caso de pacientes sensíveis, com risco de alergia, utilização de agulhas sem silicone e sem revestimento. Melhorar a técnica de punção por meio de treinamento adequado, a fim de que a condução da agulha seja feita sem dor durante a punção e na aplicação de técnicas de manipulação.
- **Cabo da agulha:** um cabo de plástico ou de aço, ou uma espiral de alumínio e cobre. Um cabo de metal em espiral sem revestimento oferece vantagens na aplicação de determinadas técnicas de estimulação, já que geralmente se acomoda na mão de uma maneira "mais manejável". Além disso, as agulhas chinesas oferecem a vantagem de possuírem o chamado "olho" na extremidade (cabeça), que possibilita movimentos deliberados de rotação (90°/180°, ou seja, deslocamento de $^1/_4$ do olho, ou também $^2/_4$ do olho). Em razão do perigo gerado por um descolamento de uma camada pela influência de calor ou pela eletrólise, em caso de tratamento com moxabustão, só devem ser utilizados cabos de agulha sem revestimento.

Tipos de cabo de agulha:

- **Tipo japonês** (cilíndrico: espiralado, liso ou com perfil): esse tipo possibilita a colocação da moxa japonesa, pois pode acomodar a moxa para o aquecimento da agulha.
- **Tipo chinês:**
  - Variante 1: espiralado – agulhas descartáveis ou reutilizáveis, possuem bons cabos para técnicas de estimulação.
  - Variante 2: trançado – agulhas reutilizáveis, possuem bons cabos para manipulação segura e objetiva.

Tamanhos de agulha

▶ Tab. 7.2

Os tamanhos de agulha da acupuntura (agulha *hao*) subdividem-se em comprimento, força e espessura da agulha. A Tabela 7.2 mostra um panorama dos tamanhos de agulha encontrados habitualmente no mercado e recomendações para a correspondente área de utilização.

- **Comprimento da agulha:** na acupuntura corporal, é empregado um comprimento padronizado entre 25 e 50 mm.
  - **Agulhas mais curtas (< 15 mm):** utilizar nas regiões com poucos músculos, por exemplo, regiões da orelha e face ou em crianças pequenas e pacientes "com medo de agulha".
  - **Agulhas mais longas (≥ 40 mm):** utilizar nas regiões do corpo com mais músculos, como as regiões das nádegas e da coxa, assim como na acupuntura chinesa do crânio.
- **Espessura da agulha**
  - O **diâmetro habitual** das agulhas é de 0,15 a 0,30 mm, dependendo do comprimento da agulha.
  - **Agulhas grossas** muitas vezes são mais longas e são utilizadas nas regiões do corpo com mais músculos. Com elas pode-se desencadear uma forte sensação de *deqi*, e boas manipulações são tecnicamente realizáveis. Por outro lado, com frequência o paciente sente mais dores com essas agulhas. Além disso, elas pressupõem condução e técnica seguras por parte do acupunturista.
  - **Agulhas finas**, que muitas vezes são mais curtas, são utilizadas em regiões do corpo com menos músculos, por exemplo, na região da face e da orelha, assim como em crianças e pacientes "com medo e sensíveis à agulha".

Tabela 7.2 Recomendações de tamanhos de agulha (informações em mm)

Regiões terapêuticas	Auriculoacupuntura	Acupuntura facial*	Acupuntura corporal
Crianças pequenas*	0,20 × 15, 0,16 × 30 (**)	0,20–0,25 × 15–25, 0,12 × 30 (**)	0,20 × 15–25, 0,12–0,16 × 30 (**)
Crianças de até 14 anos	0,20 × 15–25	0,20–0,25 × 20–40, 0,16 × 30 (**)	0,25–0,30 × 20–50, 0,25 × 40 (**) e 0,30 × 50 (**)
Adultos	0,20–0,30 × 10–30	0,20–0,30 × 20–30, 0,16 × 30 (**)	0,25–0,35 × 25–60
Pacientes sensíveis à dor*	0,20–0,30 × 10–15	0,20 × 15–25, 0,16 × 30 (**) e 0,25 × 40 (**)	0,20–0,25 × 15–40, 0,25 × 40 (**) e 0,30 × 50 (**)

* Preferir agulhas japonesas com tubo-guia.
** Tamanhos recomendáveis de agulhas japonesas com tubo-guia.

7.1.4 Pressupostos práticos

"Não dirigir para mais nada a atenção,
encarar a agulha como um tigre na mão,
o shen *não desconcentrar,*
o paciente como um nobre tratar."

(Poema chinês "Biao You")

Postura do terapeuta na execução da acupuntura

De acordo com esse poema, as agulhas devem ser avaliadas pelo terapeuta como algo vigoroso e respeitoso (como um tigre), a fim de que o efeito da acupuntura também seja vigoroso. Por esse motivo, o terapeuta deve estar concentrado e atento durante a condução da agulha, deve perceber de maneira consciente as reações do paciente ao tratamento e controlar o *deqi* (▶ 7.1.5). A postura em relação ao paciente e à sua doença deve ser de humildade e respeito.

O ato de alcançar o *deqi* é importante para a eficácia do tratamento, por isso, desde a primeira sessão, indicar ao paciente as possíveis sensações que a agulha pode provocar.

Pressupostos circunstanciais do paciente

O paciente não deve:
- Estar sob influência de álcool, drogas ou sedativos.
- Estar exageradamente esgotado (nesse caso, é melhor utilizar outras medidas terapêuticas, como a farmacoterapia chinesa, *qigong* etc.).
- Estar com uma forte sensação de fome ou sede.
- Receber tratamento de acupuntura imediatamente após uma refeição substancial.
- Estar com muito frio. Recomendável: calor por refletores provenientes do teto, luz vermelha na região do pé, cobertores leves de lã ou seda, bolsas térmicas. Por meio dessas medidas, também evita-se um esfriamento durante o tratamento de acupuntura.

Posicionamento do paciente

São vantajosos, para um posicionamento relaxado, as macas largas e alguns itens auxiliares, como almofadas, rolos de nuca e joelho. Cobrir o paciente semidespido com cobertores leves de seda ou lã, manter os pés aquecidos com bolsa térmica preaquecida ou raio infravermelho.

Possíveis posicionamentos:
- **Decúbito dorsal:** posicionamento padrão para a profilaxia de um desmaio durante a punção e para melhor relaxamento do paciente durante a sessão de acupuntura.
  - **Desvantagem:** com esse posicionamento, os pontos nas costas só podem ser puncionados condicionalmente. Assim, os pontos *shu* das costas (▶ 4.1.4) também podem ser puncionados, antes do posicionamento, de maneira superficial subcutânea, dirigidos para a coluna vertebral. Em seguida, o paciente pode se posicionar em decúbito dorsal durante o tempo da punção, eventualmente fixando-se as agulhas antes com tiras de esparadrapo.
- **Decúbito ventral:** na punção de pontos do canal de energia da Bexiga na região das costas ou para tratamento com moxabustão ou ventosa nos pontos das costas.
  - **Desvantagem:** muitas vezes, essa posição não é tolerada durante um tempo mais longo, sobretudo por pacientes com dores nas costas. O apoio do tórax com um travesseiro ou com um rolo para joelho na região do tornozelo pode contribuir para um maior relaxamento.
- **Decúbito lateral:** vantajosa para a punção das partes laterais do membro inferior, da região lateral das costelas, bem como na punção simultânea de pontos nas costas e no abdome.
  - **Desvantagem:** difícil localização dos pontos das costas e do abdome porque não se tem uma visão geral da anatomia, além de muitas vezes não se conseguir um bom relaxamento do paciente.

- **Posição sentada ou ortostática:** dessa maneira a maioria dos pontos é bem alcançada. Esse posicionamento é vantajoso também para a realização de exercícios de mobilidade do paciente quando da estimulação de um ponto distante (▶ 4.2.1). Na posição sentada, é possível apoiar a cabeça em um espaldar de cadeira, por exemplo, em uma punção na região do pescoço ou da nuca (dependendo da localização do ponto, com alongamento ou flexão na região cervical da coluna). No caso de pacientes sentados, o membro superior pode ser colocado confortavelmente sobre uma mesa ou maca para a punção de pontos neste membro ou na mão, assim como em cima de uma cadeira com encosto para o membro superior.
  – **Desvantagem:** maior risco de desmaio e menor relaxamento do paciente.

7.1.5 *deqi*

O primeiro capítulo do *Ling Shu* diz:

"*O essencial na acupuntura é a chegada do* qi... *Por isso a agulha da acupuntura é singular, pois concentra o* qi *ao seu redor* (deqi *ou reação de agulha). A importância de se alcançar o* qi *não pode ser esquecida, pois a eficiência do tratamento depende disso.*"

(Robert Johns, 1999)

Introdução

O *deqi* descreve a "sensação da agulha" durante o estímulo adequado de um ponto de acupuntura. O ato de atingir essa sensação é um critério para saber se um ponto foi atingido e ativado de maneira correta em sua localização e profundidade. Por meio de diferentes técnicas de estimulação com agulha, tenta-se provocar, reforçar e conservar a sensação de *deqi*. Ao mesmo tempo, o desencadeamento do *deqi* serve como critério de prognóstico: quando a sensação de *deqi* é desencadeada de modo rápido e fácil, presume-se que a doença é bem influenciável pela acupuntura, em caso de sensação lenta ou de ausência de sensação, o distúrbio está grave ou não é tratável por meio da acupuntura.

Características do *deqi* no paciente

Após a dor aguda da punção e durante o ato de empurrar a agulha, o paciente tem, no caso da localização correta do ponto, a chamada sensação de *deqi*, também conhecida como *propagated sensation along the channel* (PSC). É típico que se sinta uma pressão difusa, tensão ou uma tração difusa, uma sensação de calor ou de peso, às vezes também uma irradiação de eletricidade ou formigamento no ponto. O ideal é que se propague como sensação difusa ou de formigamento ao longo dos canais de energia, frequentemente em direção proximal. O *deqi* diferencia-se nitidamente da dor da punção, porém nem sempre o paciente o sente como algo agradável. Por esse motivo, ele deve ser previamente bem informado a respeito dessa sensação, por exemplo, adicionalmente por meio de um folheto explicativo ao paciente.

A intensidade do *deqi* varia conforme a região do corpo e também depende da densidade de inervação do tecido. Além disso, é influenciada pela constituição do paciente e gravidade da doença. Segundo Kitzinger (1995), apresenta-se certa dominância na qualidade do *deqi* relativa à estrutura do tecido: no tronco do nervo, em 50% dos casos, há sensação de dormência, em 21%, uma sensação de expansão (sensação de tensão); no periósteo, em 50%, uma sensação de lesão traumática; na musculatura, geralmente uma sensação de escoriação e expansão (sensação de tensão); nos vasos sanguíneos, geralmente dor.

Características do *deqi* no acupunturista

"Leve, lisa e frouxa, então ela ainda está faltando.
Pesada, áspera e firme, então ela já respondeu.
Quando a energia chega, é como se um peixe estivesse puxando o anzol para baixo.
Se ela ainda não está lá, tem-se uma profunda e vazia impressão de estar em uma sala quieta e espaçosa."

(Poema chinês "Biao You"; tradução de Schnorrenberger, 1984)

Outro critério importante para avaliar a punção é a sensação que o acupunturista tem durante a punção. Quando o ponto foi atingido de maneira correta em sua profundidade e pôde desencadear uma sensação de *deqi* no paciente, o acupunturista nota o fato pela mudança do tônus do tecido ao redor da agulha. Ele sente uma leve resistência tracionando a agulha durante o movimento. A agulha fica "presa" de repente, como um peixe preso no anzol.

Qualidade da sensação de *deqi* nas diferentes doenças

7

O terapeuta deve tentar produzir a respectiva qualidade da sensação de *deqi* descrita na doença correspondente. Isso acontece com o auxílio de diversas técnicas de manipulação de agulha, que são descritas de maneira detalhada do item ▶ 7.3 ao ▶ 7.6.

- Em casos de doença aguda com sintomas de repleção *shi*: produzir sensação de agulha forte, eletrizante e irradiante (técnicas de punção sedativas, ▶ 7.4.2).
- Em casos de acidente vascular cerebral, ataque convulsivo ou perda dos sentidos: ao puncionar pontos doloridos como **VG-26** (*shuigou*) e pontos nas extremidades dos dedos **Ex-UE-11** (*shixuan*) com efeito revigorante e tranquilizador, muitas vezes há sensação de *deqi* dolorida.
- Em casos de prolapso de órgãos ou gastroptose: sensação de tração, levantamento (p. ex., técnica de estimulação em **Ex-CA-1** (*zigong*) (▶ 7.3.3, Girar).
- Em casos de síndrome de frio e deficiência: sensação de calor na agulha, por exemplo, pelo emprego da técnica de combinação *shao shan hao* (▶ 7.5.5, ▶ Fig. 7.32).
- Em casos de síndrome de calor e repleção: sensação refrescante de agulha, por exemplo, pelo emprego da técnica de combinação *tou tian liang* (▶ 7.5.5, ▶ Fig. 7.33).
- Em pacientes convalescentes e fracos, desencadear, na medida do possível, apenas sensações suaves e brandas de agulha (técnicas de punção neutras ou fortalecedoras, ▶ 7.5.2, ▶ 7.4.2). **Cuidado:** nesses casos, evitar estimulações fortes (dispersantes) de agulha.

7.1.6 Ângulo da punção

O ângulo da punção depende da região do corpo, da espessura do músculo e também da técnica de estimulação de agulha que deve ser empregada para o ponto de acupuntura. Há diversos ângulos de punção diferentes que tocam diferentes níveis de tecido (▶ Fig. 7.2):

- **Ângulo de punção vertical** (90°): no abdome, nas extremidades, nas regiões lombar e glútea, bem como naquelas com uma grossa camada de músculo e gordura. A agulha penetra, com igual "profundidade de punção", em camadas mais profundas do tecido.

- **Ângulo de punção oblíquo (30° a 60°):** em regiões com uma fina camada de músculo ou nas proximidades de estruturas anatômicas de órgãos (**cuidado:** lesão a órgão). A agulha penetra, com igual "profundidade de punção", em camadas médias de tecido.
- **Superficial e horizontal subcutânea (< 15°):** nos pontos de acupuntura que estão localizados em camadas muito finas de músculo e gordura, por exemplo, pontos nas proximidades dos ossos, como na região craniana. Adicionalmente também se pode empregar no local o método de penetração, por exemplo, perfuração subcutânea de **E-4 a E-6** ou enfileirar no subcutâneo vários pontos de acupuntura. A técnica subcutânea é empregada em parte na face, nas mãos e pés, bem como em cima de nervos e vasos. Ela é avaliada de forma crítica no Ocidente, pois há risco no enfileiramento em punções na proximidade de nervos e vasos. Na punção de pontos vasoativos, muitas vezes é mais eficiente terapeuticamente a punção tangencial ao longo do vaso (p. ex., **E-42** ao longo da artéria dorsal do pé).

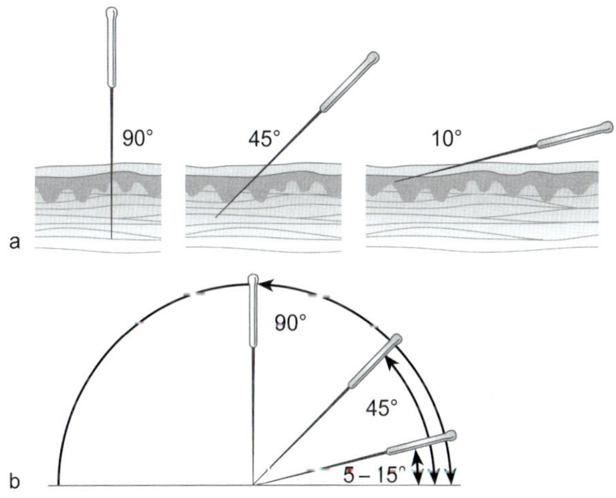

Figura 7.2 Ângulo de punção. **a)** Ângulo de punção com camadas de tecido. A mesma "profundidade de punção" em todas as agulhas (= mesmo comprimento de agulha dentro do tecido), mas um diferente nível de camada é atingido. **b)** Ângulo de punção: superficial subcutânea: 5 a 15°; oblíqua: 15 a 45°, vertical: 90°.

7.1.7 Profundidade da punção

A profundidade da punção resulta da posição topográfico-anatômica do ponto, da profundidade prescrita para o respectivo ponto e da técnica de estimulação planejada. Portanto, deve-se desencadear a sensação de *deqi* (▶ 7.1.5) em determinada profundidade da agulha. No Capítulo 5, é indicada a profundidade de punção nos diferentes pontos, geralmente apenas com valores aproximados de direção, já que ela depende da constituição individual do paciente, bem como da posição do ponto. Por esse motivo, eles referem-se a adultos com constituição média. Por isso, na prática, a profundidade da punção deve ser modificada de acordo com os seguintes parâmetros:

- **Idade do paciente:** no caso de pacientes idosos e crianças, a profundidade da punção deve ser menor, pois o sangue e o *qi* têm características mais fracas neles.

- **Constituição do paciente:** no caso de pacientes robustos e obesos, a agulha deve ser inserida, em geral, mais profundamente do que nos pacientes astênicos ou fracos. Nos pacientes com medo e nervosos, o *deqi* pode ser desencadeado frequentemente de maneira muito rápida e forte. Nesses casos, deve-se escolher uma profundidade de punção mais superficial. Em contrapartida, pode-se puncionar mais profundamente no caso de um paciente cuja reação só acontece de forma lenta e relativamente fraca.
- **Local da doença:** no caso de doenças superficiais, a punção também deve ser superficial, nas doenças situadas mais profundamente, a punção também deve ser mais profunda.
- **Região:** puncionar, em geral, mais superficialmente em pontos de acupuntura localizados na cabeça, tórax e costas e mais profundamente nos pontos localizados nos membros, nas regiões do quadril e do abdome com musculatura situada de forma mais profunda.
- **Patologia:** puncionar, em geral, mais superficialmente nos casos de síndromes *yang* e distúrbios surgidos de forma aguda; puncionar, em geral, mais profundamente em casos de síndromes *yin* e distúrbios crônicos.

7

7.2 Técnicas de punção

7.2.1 Posição da agulha na punção e técnicas de manipulação

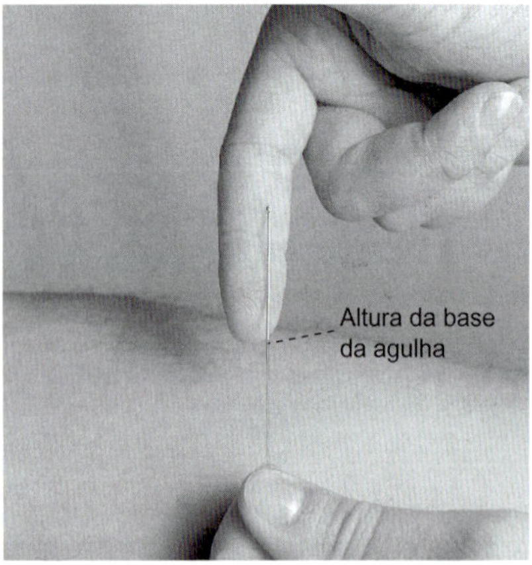

Figura 7.3 Posição da agulha no dedo indicador.

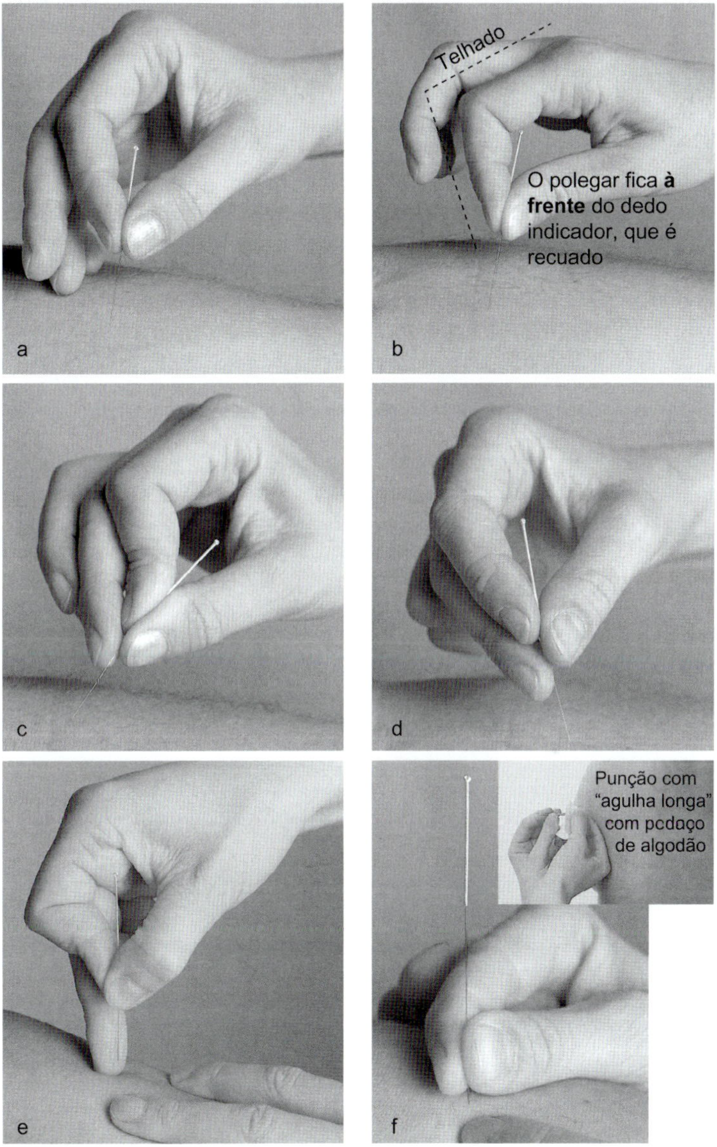

Figura 7.4 Posição da agulha. **a)** Segurar a base da agulha com as pontas do polegar e do dedo indicador; **b)** Recuar o dedo indicador. Com a flexão da articulação interfalângica proximal do dedo indicador e a extensão da articulação interfalângica distal do indicador, formar um ângulo como o de um telhado; **c)** Técnica de três dedos (bico); **d)** Técnica de três dedos: pegar o cabo da agulha com o polegar, o dedo indicador e o médio. A ponta do polegar deve estar à frente da fenda formada entre os dedos indicador e médio; **e)** Prender o cabo da agulha entre as pontas do polegar e do dedo indicador. O dedo médio serve como uma barra-guia; **f)** No caso de uma agulha longa: a ponta não deve ultrapassar 1 a 2 mm entre os dedos. Utilizar eventualmente um pedaço de algodão esterilizado (normas de esterilização).

7.2.2 Auxílio da mão esquerda durante a punção

"A mão esquerda pressiona com força para dispersar o qi.
A direita introduz a agulha leve e vagarosamente, a fim de que os pacientes não sintam nenhuma dor."

("Biao You", poema chinês; tradução de Schnorrenberger, 1984)

Uma inserção de agulha realizada de maneira correta e com pouca dor depende, em princípio, da coordenação das duas mãos. A mão que punciona, geralmente a direita, é a "mão principal". Os médicos chineses aconselham também aos canhotos que exercitem e aprendam a técnica da agulha com a mão direita como mão principal.

A mão esquerda é então, por assim dizer, a "mão de apoio" e cumpre várias funções:

- Fixar o local do ponto a fim de que a agulha possa ser introduzida com segurança.
- Controlar o encurvamento do corpo da agulha inserida.
- Diminuir as dores durante a punção da agulha.
- Reforçar o efeito da acupuntura por meio de técnicas adequadas.

Distinguem-se as técnicas de punção com a mão de apoio (esquerda) descritas a seguir.

Pressão com a unha

A região do ponto é fixada por um dedo da mão de apoio. Existem diversas variantes, por exemplo, fixação com o polegar da mão esquerda (▶ Fig. 7.5a) ou fixação com o dedo indicador da mão de apoio (▶ Fig. 7.5b). Também pode ser empregado, por exemplo, o método "garra de tigre" nas extremidades, fazendo um reforço de fixação em direção ao antebraço (▶ Fig. 7.5b).

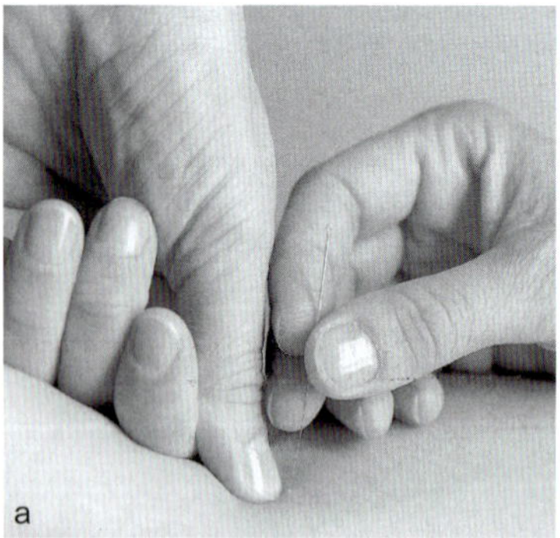

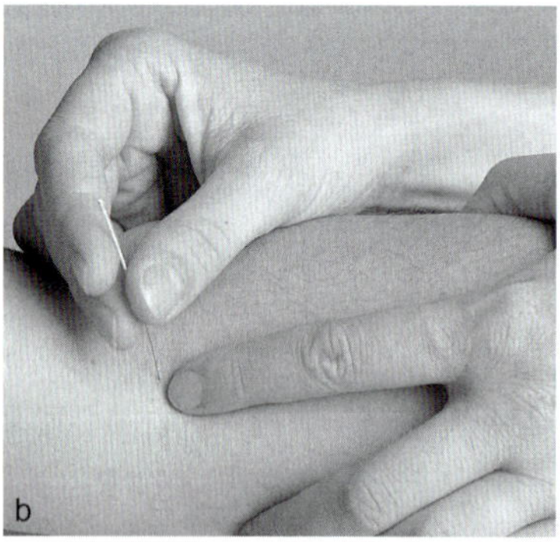

Figura 7.5 Auxílio da mão esquerda: **a)** Pressão da unha (1ª variante) do polegar; **b)** pressão da unha (2ª variante) do dedo indicador.

Método de alongamento

Estender para a frente a pele ao redor do local do ponto com o auxílio da mão esquerda, a fim de que a punção ocorra sem dor e sem esforço. Esse método é apropriado principalmente nos pontos da região do abdome, como no caso da parede abdominal flácida. Existem sobretudo duas variantes:

- 1ª variante: alongamento da pele ao redor do ponto com o polegar e o dedo indicador da mão de apoio (▶ Fig. 7.6a).
- 2ª variante: alongamento da pele ao redor do ponto com ajuda do dedo indicador e do médio da mão de apoio (▶ Fig. 7.6b).

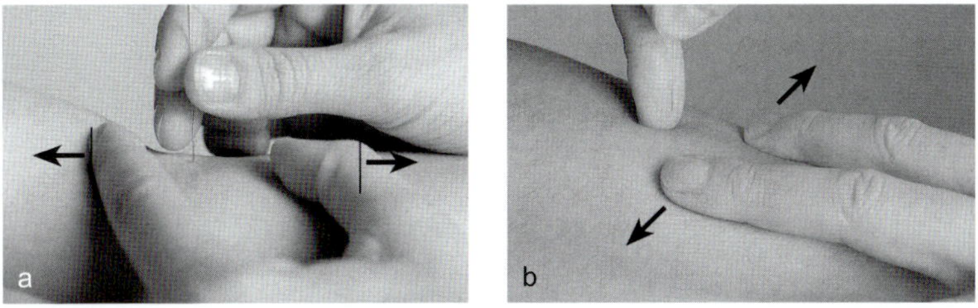

Figura 7.6 Auxílio da mão esquerda, método de alongamento: **a)** Alongamento da pele pelo polegar e pelo dedo indicador (1ª variante); **b)** alongamento da pele pelos dedos indicador e médio (2ª variante).

Método de beliscar a pele

No método de beliscar a pele ou também de pinçamento, a pele em cima do local do ponto é levantada e a agulha é obliquamente inserida ou de maneira superficial subcutânea em direção ao ponto na dobra cutânea levantada (▶ Fig. 7.7). Também se pode "beliscar" e levantar tecido muscular, por exemplo, na punção de ponto-gatilho, e puncionar o músculo em direção ao ponto (p. ex., no VB-21).

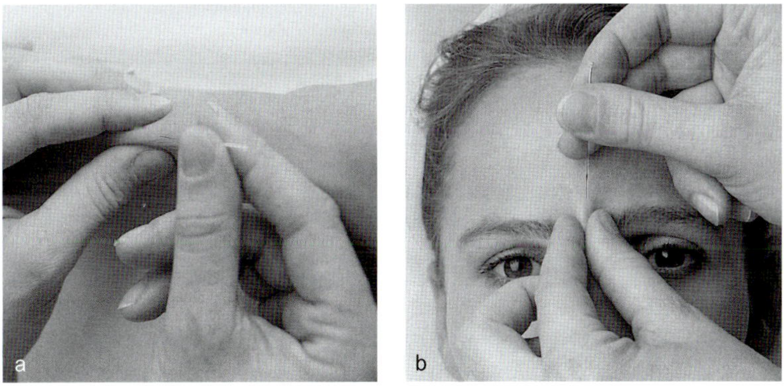

Figura 7.7 Auxílio da mão esquerda; método de beliscar a pele em **P-7** (**a**) e **Ex-HN-3** (*yintang*) (**b**).

7.2.3 Técnica de uma mão só

Introdução

Os métodos de punção podem também ser realizados sem o auxílio da mão esquerda. Na prática, utilizar também a mão esquerda, por exemplo, para estender a pele para a frente.

Método de punção

Segurar a agulha cerca de 1 a 2 mm (ou seja, muito pouco) antes de sua ponta com o polegar e o dedo indicador da mão que punciona e inserir a agulha, como uma "bicada de ave", de forma rápida e forte, na pele. Vantagem: menos dor na punção da pele. Depois disso, inserir vagarosamente a agulha até a profundidade desejada. O método é apropriado para a técnica de punção com uma "agulha longa" (▶ Fig. 7.4f) ou para iniciantes em acupuntura (▶ Fig. 7.8a).

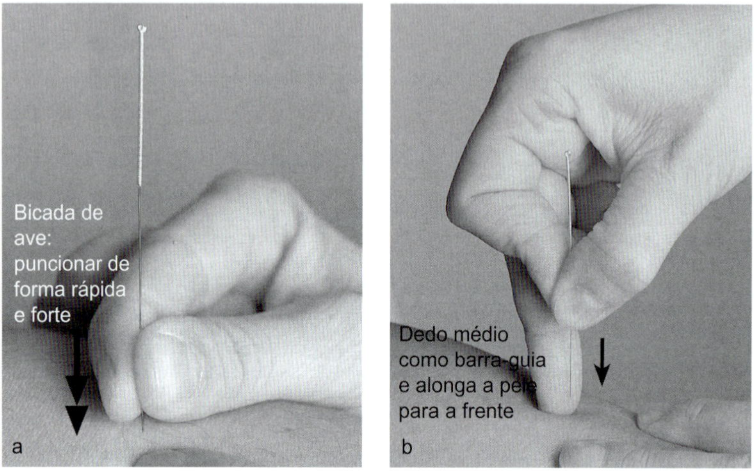

Figura 7.8 Técnica de punção, método de pressão com o dedo (técnica de uma mão só): **a)** Método de punção; **b)** Dedo médio como uma barra-guia.

Método de pressão de dedo (técnica de uma mão só)

Existem diversas variantes para os métodos de punção de uma mão só (= sem o auxílio da mão esquerda). Por exemplo, a variante de punção descrita em ▶ 7.2.4 (▶ Fig. 7.9) pode ser realizada também como técnica de uma mão só. Em nossos exemplos, o dedo médio da mão que punciona estende um pouco a pele, por meio de pressão na região do ponto, a fim de que a punção na pele não provoque dor.

Observação: o método requer uma posição correta da agulha e força suficiente no dedo por meio de treinamento adequado, para conduzir a agulha de forma segura e a punção ocorra do modo menos doloroso possível. Aqui o dedo do terapeuta é usado como barra-guia, o que, por razões de esterilização (▶ 7.1.2), pode ser problemático. Por esse motivo, deve ser realizada antes uma desinfecção adequada da mão, ou devem ser utilizadas outras técnicas de punção.

Método de pressão de dedo (variante 1): segurar o cabo da agulha entre o polegar e o dedo indicador. O dedo médio esticado serve como barra-guia para a agulha e, ao mesmo tempo, com a ponta do dedo pressionada na pele da região do ponto, estende-a para a frente. Em seguida, afundar a agulha, com emprego de força, ao longo da barra-guia, movendo polegar e dedo indicador na região da articulação da flexão para a extensão, enquanto o dedo médio permanece firme no ponto de acupuntura (▶ Fig. 7.8b).

Método de pressão de dedo (variante 2): ▶ 7.2.4.

7.2.4 Outras técnicas de punção

Variante de punção com auxílio da mão esquerda

▶ Fig. 7.9

- **Posição inicial:** segurar o cabo da agulha como um bico entre o polegar e o dedo indicador da mão direita. Colocar o dedo médio, que está junto ao dedo indicador, como um guia na pele, lateralmente ao ponto. Conduzir a agulha ao longo da ponta do dedo médio, até a ponta da agulha ficar situada antes do ponto de punção. Essa é a posição inicial para a técnica descrita (▶ Fig. 7.9a).
- **Preparação:** levantar a mão em posição vertical, apoiando-a no dedo médio. Dessa maneira, a agulha inclina-se levemente para a esquerda. O polegar e o dedo indicador estão situados aproximadamente em posição perpendicular à frente do dedo indicador da mão de apoio (▶ Fig. 7.9b).

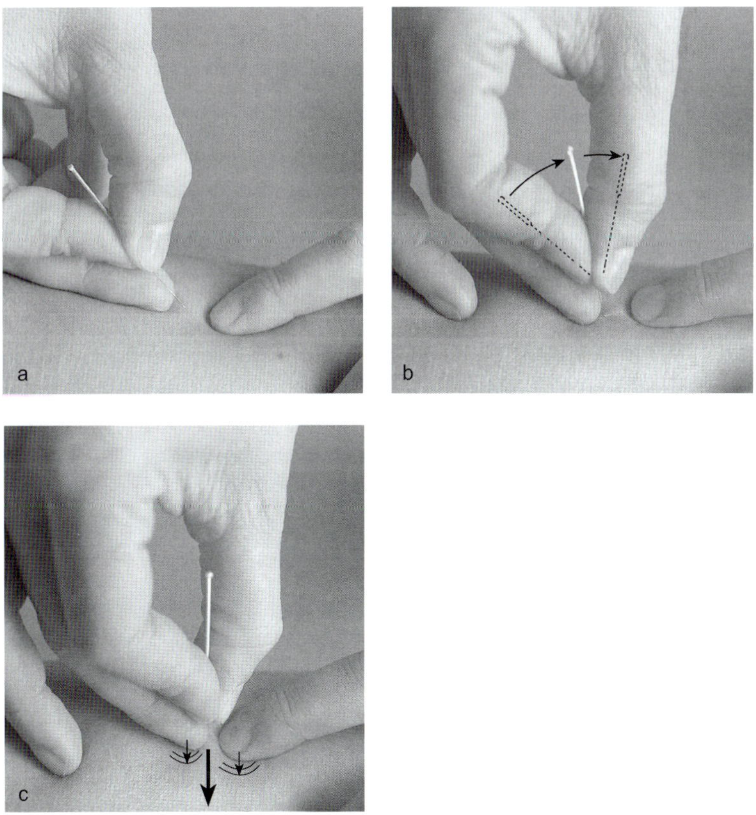

Figura 7.9 Técnica de punção (variante): **a)** Posição inicial; **b)** Levantar a mão em posição vertical; **c)** Punção da agulha.

- **Punção da agulha:** pouco antes da punção, exercer, com a mão esquerda de apoio, uma pressão adicional sobre o tecido na região do ponto. Executar imediatamente depois a punção da agulha. Ao mesmo tempo, reforçar a pressão sobre o tecido com o dedo médio da mão que está puncionando, recuar um pouco a agulha (puxar para cima a preensão de grampo do dedo indicador e polegar) e introduzir rapidamente na pele com impulso e emprego de força (▶ Fig. 7.9c).

Esse método também pode ser executado como técnica de uma mão só e, nesse caso, deve ser considerado **segunda variante do método de pressão de dedo** (▶ 7.2.3). O dedo médio assume o papel do alongamento da pele para a frente, para a punção sem dor.

Observação: o método requer uma posição correta da agulha e força suficiente no dedo por meio de treinamento adequado, para conduzir a agulha de forma segura e para que a punção ocorra do modo menos doloroso possível. Nessa técnica de punção, o dedo do terapeuta é usado como uma barra-guia, o que, por razões de esterilização (▶ 7.1.2), pode ser problemático. Por esse motivo, deve ser realizada antes uma desinfecção correta das mãos ou utilizadas outras técnicas de punção.

Técnica de punção com tubo-guia

7

Emprego de uma agulha com tubo-guia, que é mais fina do que as agulhas habituais.

Vantagem: inserção e condução da agulha sem dor, por esse motivo utiliza-se essa técnica principalmente em pacientes sensíveis à agulha e em crianças.

Desvantagem: com uma agulha muito fina, torna-se mais difícil desencadear a sensação de *deqi*.

Procedimento: colocar o tubo-guia com a agulha sobre a pele. Em seguida, exercer um pouco de pressão sobre a pele com o tubo-guia, a fim de estender a pele e, antes da inserção, girar "livremente" a "cabeça" da agulha. Então, dar uma rápida batida com o dedo ou com a mão esquerda sobre a cabeça da agulha para que a ponta desta possa penetrar na pele. Em seguida, retirar com cuidado o tubo-guia e inserir mais a agulha no tecido, até a profundidade desejada (▶ Fig. 7.10).

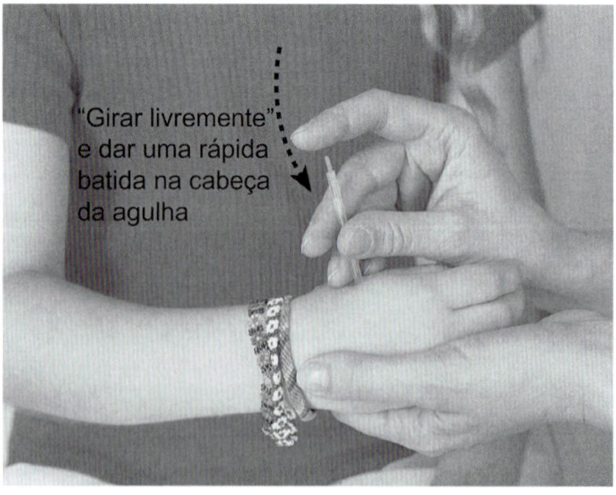

Figura 7.10 Técnica de punção com tubo-guia.

7.3 Técnicas que desencadeiam, transmitem e conservam o *deqi*

7.3.1 Introdução

Empregar técnicas que provocam o *deqi* somente quando a agulha está, de fato, localizada de forma correta no ponto de acupuntura e foi inserida até a profundidade adequada, porém não fez desencadear nenhum *deqi*. Em geral, distinguem-se as seguintes técnicas:

- Técnicas que ajudam a provocar o *deqi*.
- Técnicas que incentivam a propagação do fluxo do *qi*.
- Técnicas que ajudam a manter o *deqi*.
- Em parte, trata-se dos mesmos métodos.

7.3.2 Técnicas que desencadeiam o *deqi*

Emprego espontâneo do *deqi*

Deixar a agulha durante alguns segundos no lugar e esperar que surja uma sensação "espontânea" de *deqi*, sem manipulação adicional.

Correção da posição da agulha (*sou*)

Recuar a agulha até esta ficar sob a pele, alterar a direção da agulha e reinseri-la na profundidade. Se for o caso, repetir esse processo várias vezes em diferentes direções (anterior, posterior, medial e lateral ao ponto), até que possa ser desencadeada uma sensação de *deqi*.

Massagem no trajeto do canal de energia (*xun an*)

Massagear ou dar batidinhas de leve na região ao redor do ponto de acupuntura e ao longo do trajeto do canal de energia correspondente. Esse método é empregado para provocar o *deqi* e quando uma agulha "bloqueada" está presa no tecido e precisa ser solta.

Possíveis variantes para a técnica de manipulação "massagem no trajeto do canal de energia":

- "Massagear com o polegar no trajeto do canal de energia para provocar o *deqi*" (▶ Fig. 7.11a).
- "Massagear com o dedo médio no trajeto do canal de energia para provocar o *deqi*" (▶ Fig. 7.11b).
- "Massagear com o dedo indicador no trajeto do canal de energia para provocar o *deqi*" (▶ Fig. 7.11c).

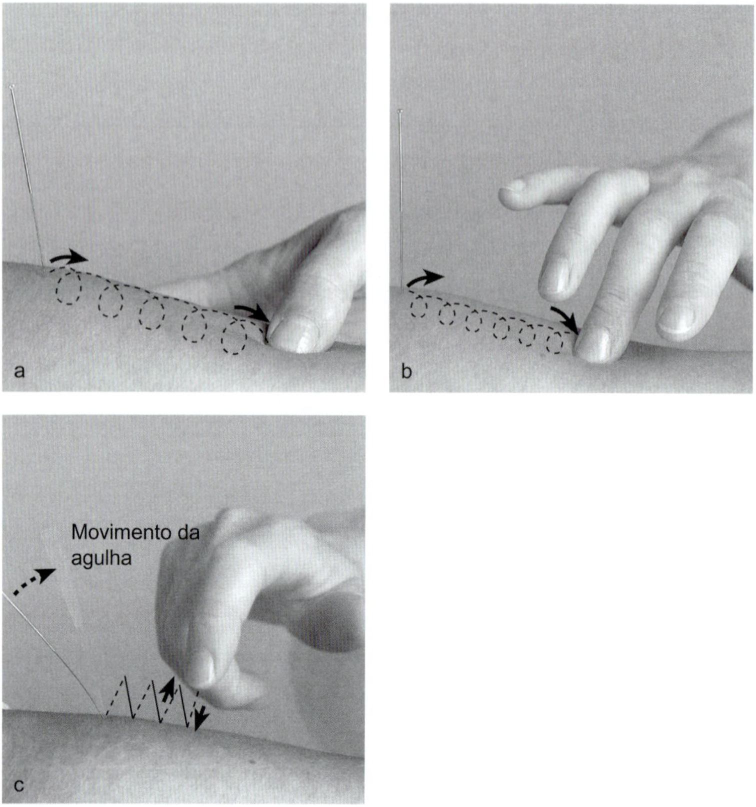

Figura 7.11 Massagem no trajeto do canal de energia. **a)** Massagear com o polegar no trajeto do canal de energia para provocar o *deqi*; **b)** Massagear com o dedo médio no trajeto do canal de energia para provocar o *deqi*; **c)** Dar leves batidas com o dedo indicador no trajeto do canal de energia para provocar o *deqi*.

Técnica de pressão (*she*)

Manter as pontas do polegar, do dedo indicador e do dedo médio da mão direita unidas formando como um "bico". Em seguida, este pressiona com força e bica de modo intermitente a região ao redor do ponto (▶ Fig. 7.12). Essa técnica é empregada para provocar o *deqi* e também ajuda caso seja necessário soltar uma agulha "bloqueada" que ficou presa no tecido.

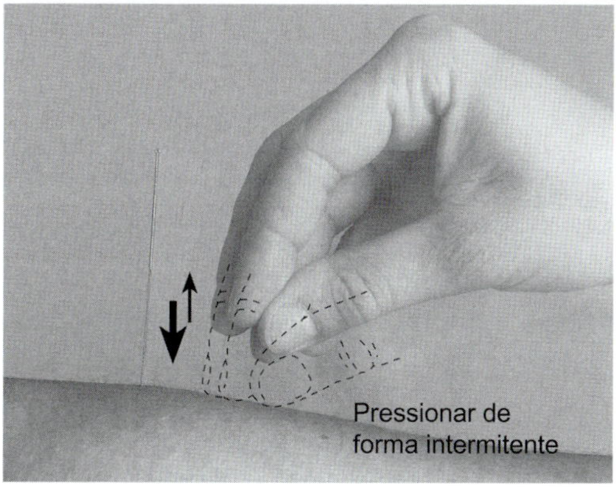

Figura 7.12 Pressionar com as pontas dos dedos da mão direita de modo intermitente sobre a área ao redor do ponto, a fim de provocar o *deqi*.

Técnica de vibração (*tan zhen*)

O conceito é composto por *tan* (fazer vibrar) e *zhen* (punho semicerrado), o dedo indicador ou médio é estendido. Nessa técnica, bate-se, por exemplo, com o polegar e o dedo indicador contra o cabo da agulha, de modo que este vibre e estremeça. Com isso, é produzida uma pressão na profundidade e tanto pode ser desencadeada uma sensação de *deqi* como pode ser estimulado, acelerado ou reforçado o *qi* do canal de energia.

- Fazer vibrar a agulha para desencadear o *deqi*. Posição inicial (▶ Fig. 7.13a).
- Fazer vibrar a agulha para desencadear o *deqi*. Vibração da agulha após execução da técnica (▶ Fig. 7.13b).

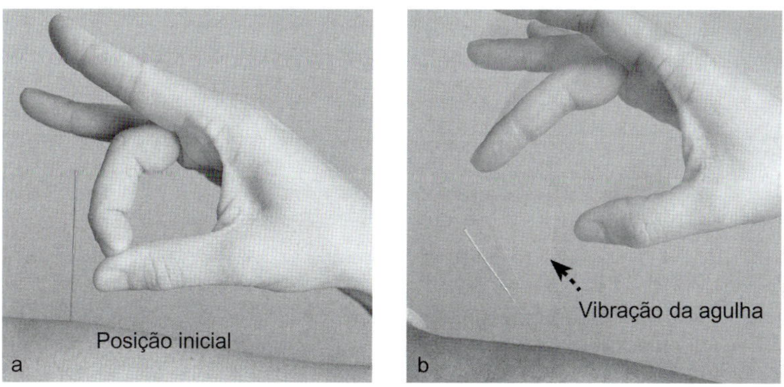

Figura 7.13 Fazer vibrar a agulha para desencadear o *deqi*: **a)** Posição inicial; **b)** Vibração da agulha.

Bicada de ave (*que zhou*)

Como bicada de ave designa-se um levantar e abaixar rápido e curto da agulha (▶ 7.4.2, ▶ Fig. 7.18), de maneira semelhante a um pica-pau que está bicando. Com isso, o *deqi* é reforçado.

Técnica do tremor (*chan*)

Com a mão direita são executados movimentos muito curtos e extremamente rápidos de tremor que, por meio do levantar e abaixar da agulha, desencadeiam um forte estímulo semelhante a uma estimulação elétrica.

Mudança da posição da agulha

É feita quando o ponto de acupuntura foi escolhido de forma errada ou imprecisa.

7.3.3 Técnicas que reforçam e transmitem o *deqi*

Depois que o *deqi* foi provocado, são empregadas técnicas para reforçar a sensação de *deqi* ou para conduzi-la para uma região distante do corpo.

Levantar e abaixar (*ti cha*)

Ao levantar (*ti*), puxar a agulha de volta à camada superficial da pele. Ao abaixar (*cha*), inserir a agulha na profundidade. Escolher diferentes graduações do levantar/abaixar dependendo do tipo de doença, como levantar/abaixar suavemente (sem emprego de força, de forma leve) ou levantar/abaixar fortemente (com emprego de força), levantar/abaixar rápida ou lentamente. O ato de levantar/abaixar também pode ser empregado para provocar o *deqi* e, dependendo da variante, para fortalecer ou dispersar (em detalhes em ▶ 7.4.2, ▶ Fig. 7.18).

Girar (*cuo zhen*)

Atenção: nessa técnica, a agulha é girada sempre **na mesma direção**, como quando se enrola um fio ou se abre uma lata de sardinha. Na prática, após o desencadeamento do *deqi*, pode-se conseguir uma propagação da sensação de *deqi* por meio desse giro. **Cuidado:** nesse método não se deve girar firme ou rápido demais, a fim de evitar um emanharado dolorido de fibras do tecido conjuntivo ou muscular. Um importante exemplo prático para a técnica do giro é o ponto extra **Ex-CA-1** (*zigong*). Para isso coloca-se uma agulha em ambos os lados de **Ex-CA-1** (*zigong*), depois emprega-se a técnica de giro na direção de **VC-2** e então ambas as agulhas são levantadas lateralmente em direção cranial, quando então deve-se exercer leve tração sobre **VC-2** a fim de produzir uma sensação de *deqi* ascendente, por exemplo, no caso do prolapso ou rebaixamento uterino. Após o término da manipulação, a agulha é destorcida (desenrolada) com cuidado, o tecido ao redor dela é relaxado, por exemplo, com batidas suaves, e então a agulha é retirada sem resistência.

Técnica de sacudir ou balançar (*bo zhen*)

Segurar o cabo da agulha com o polegar e o dedo indicador direito. Balançar a agulha de um lado para o outro, a partir da posição vertical, com um **movimento de pêndulo a 45° da direita para a esquerda**. Executar esse movimento **da maneira mais lenta possível**, a fim de que a sensação possa propagar-se. Esse método também serve para a terapia contra calosidades e inchaços (▶ Fig. 7.14a).

Balançar a agulha (*yao zhen*)

O termo *yao* significa balançar a agulha **de um lado para o outro**, da esquerda para a direita, em um **ângulo de cerca de 90°**, depois de ser desencadeada a sensação de *deqi*, lentamente **como um badalo no tocar de um sino** (▶ Fig. 7.14b). Geralmente, essa técnica não é realizada mais de que três vezes, e o canal de punção da agulha deve ser aumentado, para que o *qi* patogênico possa sair. Por esse motivo, com o balançar da agulha (*yao*), visa-se fundamentalmente um efeito **dispersante**.

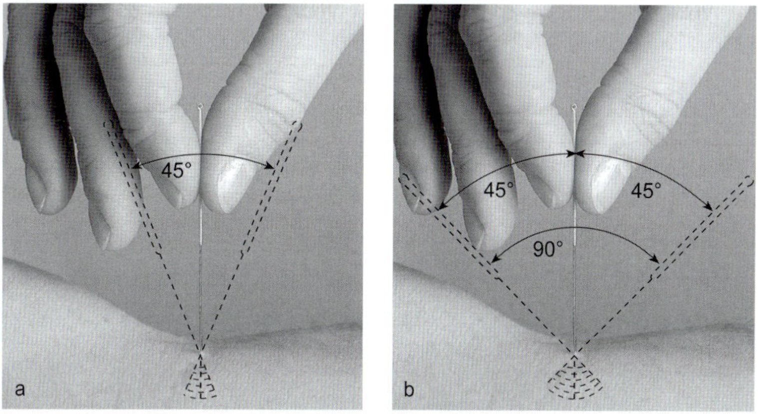

Figura 7.14 **a)** Técnica de sacudir ou balançar (*bo*); **b)** Balançar a agulha (*yao*).

Técnica de arranhar ou raspar (*gua zhen*)

O termo *gua* significa arranhar ou raspar. Para essa técnica, utilizar agulhas **com um cabo em espiral** e raspar com a unha do dedo indicador ou do polegar o cabo da agulha para cima ou para baixo. Dessa maneira é reforçada a reação à agulha e a sensação de *deqi*. Durante a manipulação, segurar a agulha de maneira estável com os dedos da mão que punciona, para que, por um lado, não possa deslizar mais profundamente e, por outro, não possa deslizar para fora. O ato de arranhar o cabo da agulha também pode ser realizado com a mão esquerda de apoio. Diferenciação de duas variantes:

- Variante tonificante (*bu*): raspar de cima para baixo. Concepção visual: "entrar ligeiramente" (▶ Fig. 7.15a).
- Variante dispersante (*xie*): raspar de baixo para cima. Concepção visual: "puxar ligeiramente" (▶ Fig. 7.15b).

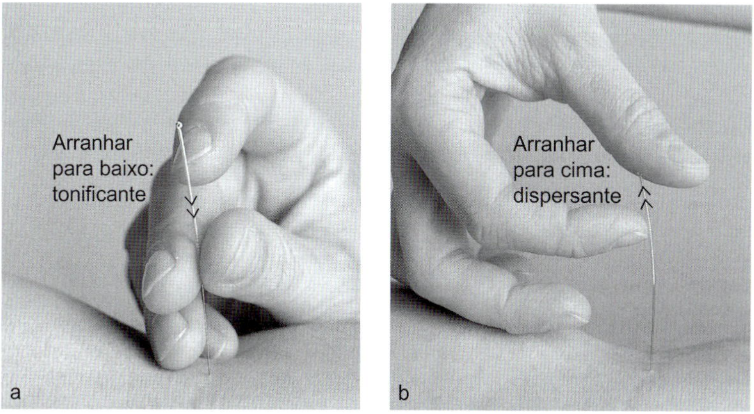

Figura 7.15 Técnica de arranhar ou raspar: **a)** Variante tonificante; **b)** Variante dispersante.

Agitar a agulha (*pan zhen*)

Dividir a profundidade do ponto, em relação à profundidade prescrita da punção do ponto, em três níveis de camada (com mais detalhes em ▶ 7.5.5, ▶ Fig. 7.31). Após a punção, primeiro inserir a agulha na camada profunda e provocar a sensação de *deqi* nessa camada. Depois, recuar a agulha para a camada média e, após desencadear o *deqi* nessa camada, puxar a agulha de volta à camada superficial e, da mesma forma, desencadear o *deqi*. Em seguida, agitar a agulha lentamente em um **ângulo de inclinação de cerca de 45° à superfície da pele**, até três rodadas, de maneira semelhante à que se gira um moinho manual. Essa técnica reforça a sensação de *deqi* (▶ Fig. 7.16).

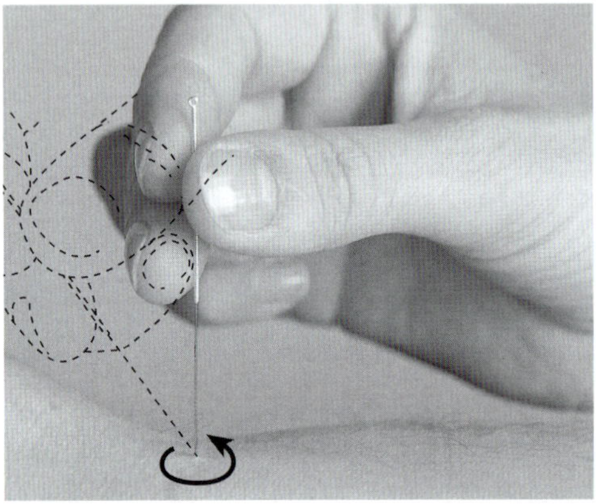

Figura 7.16 Agitar a agulha: inclinar e agitar lentamente a agulha.

Bloquear (*guan bi*)

Esse método causa um redirecionamento da condução do *qi*. Nele, pressionar o polegar ou o dedo indicador esquerdo em direção contrária após a produção do *deqi* para a desejada propagação do *qi*. Por exemplo, para transmitir o *qi* para cima (acima da agulha), pressionar com os dedos da mão esquerda constantemente, em direção proximal, a região subjacente ao ponto de acupuntura, e, ao mesmo tempo, dirigir a ponta da agulha com a mão direita em direção proximal. No caso inverso, para conduzir o *deqi* em direção distal, os dedos da mão esquerda pressionam a região sobrejacente ao ponto de acupuntura em direção distal. **Importante:** a pressão não pode ser forte demais, a fim de não impedir completamente uma transmissão do *qi*. Se com esse método a sensação de *deqi* mostrar-se como um formigamento, então a mão esquerda deve pressionar um pouco mais forte. Mas se o *deqi* representar mais uma sensação de inchaço ou de peso, sinal de um aumento da congestão, deve ser pressionado com menos força.

Levantar voo (*fei*)

Inicialmente, girar a agulha mudando o sentido, em seguida soltar de repente o polegar e o dedo indicador do cabo da agulha. Isso lembra um pássaro que levanta voo, abrindo as asas para voar. Esse método estimula o fluxo do *qi* por meio de uma distância maior e prolonga sua duração. Também é empregado para tonificação (*bu*) e para dispersão (*xie*) e, por esse motivo, será apresentado novamente a seguir (▶ 7.5.3, ▶ Figs. 7.25 a 7.28) de maneira mais diferenciada.

Encurvar (*tui*)

O polegar e o dedo indicador encurvam o cabo da agulha para a frente, e a agulha não deve girar junto. Isso causa uma maior propagação do *qi*, prolonga a duração e estimula a produção do *deqi*.

7.3.4 Técnicas que conservam o *deqi* (*shou qi*)

Su Wen, 25° capítulo: "Quando o *qi* do canal de energia for desencadeado, não se deve mais perdê-lo".

Esticar o arco (*tui nu*)

Depois que o *deqi* foi provocado, a agulha permanece na profundidade adequada. Segurar firmemente o cabo da agulha entre o polegar, o dedo indicador e o médio e curvar a agulha como no esticar de um arco, momento no qual a ponta da agulha não pode deslizar para fora da área de *deqi*. Então, esperar alguns segundos até que a sensação de *deqi* se reforce e se conserve.

Deslocar a almofada (*ban dian*)

É uma combinação de *ban* (significa: deslocar) e *dian* (significa: servir como almofada). Após o desencadeamento do *deqi*, segurar a agulha entre o polegar e o dedo indicador da mão direita. O dedo indicador fica situado no cabo da agulha, embaixo do polegar, e então ambos os dedos encurvam a agulha por meio de uma pressão simultânea em conjunto. Essa parte da técnica caracteriza o deslocar (*ban*). Ao mesmo tempo, aplicar a técnica de *dian*, isto é, impelir o dedo indicador direito para baixo ao longo do cabo da agulha durante o encurvamento. Com isso, ele serve como "almofada" entre o polegar e a pele (em combinação com a técnica de *ban*, no encurvamento da agulha). Dessa maneira, é bloqueada a área da sensação de *deqi*. Em seguida, impelir o dedo indicador outra vez para cima, enquanto isso o polegar desliza para baixo no encurvamento da agulha para o outro lado, e dessa vez torna-se "almofada" entre o dedo indicador e a pele. Os dedos que servem alternadamente como "almofada" e a pressão da técnica de *ban* reforçam em conjunto a sensação do *qi*. Esse método é aplicado tanto para tonificar como para dispersar. A tonificação tem lugar no lado convexo da agulha e a dispersão, no seu lado côncavo (▶ Fig. 7.17).

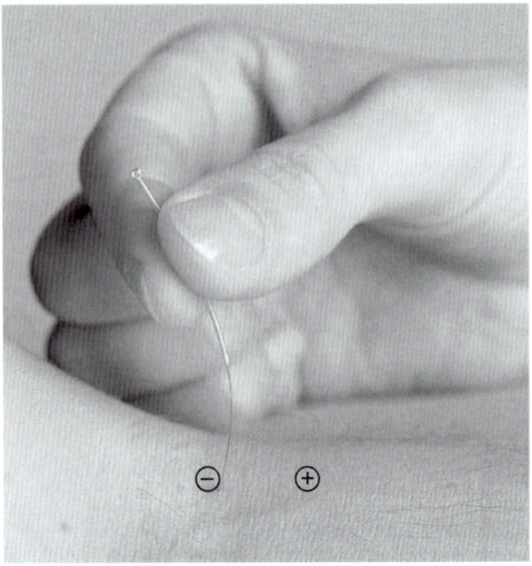

Figura 7.17 "Deslocar a almofada".

7.4 Técnicas básicas de manipulação

7.4.1 Introdução

A condição prévia para as técnicas de manipulação de **tonificar** (*bu*) e **dispersar** (*xie*) ou para a **técnica equilibrada** ou **neutra** (*ping bu ping xie*) é sempre a punção da agulha e o desencadeamento da sensação de *deqi* (▶ 7.1.5) no ponto. Para provocar o *deqi* correto, podem ser empregadas as manipulações de agulha adequadas (▶ 7.3.2).

Por razões didáticas, são separadas e apresentadas individualmente as técnicas básicas de manipulação para tonificar (*bu*) e dispersar (*xie*). Na prática, porém, muitas vezes essas técnicas são combinadas em métodos de punção mais complexos. Técnicas de combinação especiais clássicas são descritas de maneira detalhada no item "Técnicas complexas de punção" ▶ 7.5.

O sucesso de uma tonificação (*bu*) correta pode manifestar-se no paciente por uma sensação de calor e pressão sob a agulha, enquanto o desvio (*xie*) bem-sucedido produz uma sensação de vazio sob a agulha, como se o terapeuta estivesse puncionando uma "coalhada ou tofu".

Digressão: duração da estimulação e da permanência da agulha

No Ocidente, na maioria das vezes, a agulha é deixada no ponto durante um tempo mais longo, frequentemente um período de cerca de 20 a 30 minutos. No entanto, é preciso considerar que, ao contrário dos clássicos, as técnicas de punção ou são pouco empregadas ou não são empregadas de modo diferenciado ou simplesmente não são empregadas. Independentemente disso, o desencadeamento da sensação de *deqi* é importante para o sucesso da terapia a longo prazo.

Ling Shu (1º capítulo): "Quando o *qi* foi provocado, não é sensato deixar a agulha mais tempo no corpo, já que nesse momento foi alcançado o objetivo".

Ling Shu (3º capítulo): "O bom médico deve retirar a agulha assim que o *qi* chega".

Também está escrito nos textos clássicos: a retirada da agulha imediatamente após a **provocação do** *qi* causa um fortalecimento (tonificação), o ato de deixar a agulha até a **dissolução do** *qi* corresponde a um desvio (sedação).

O seguinte modo de proceder tem-se afirmado no cotidiano prático:

- Retirar a agulha imediatamente após a técnica de estimulação no caso de doenças agudas (síncope, choque, colapso), que requerem um tratamento de emergência.
- Ela **pode** ser retirada imediatamente de crianças ou em casos de doenças comuns após a provocação e o estímulo do *qi*, por meio da correspondente técnica de punção (para fortalecer ou dispersar).
- Após a execução da técnica de estimulação, se possível, a agulha **deve** ser **deixada** no ponto para outras estimulações nos casos de doenças do frio (também com moxabustão adicional), convulsões, espasmos, dores, parestesias e paresias. Então, durante o tempo de permanência da agulha, executar um novo estímulo por meio da técnica dispersante de estimulação de agulha a cada 3 a 5 minutos, considerando a constituição do paciente, a fim de fortalecer o efeito móvel e regulador do *qi*. Se for o caso, empregar também eletroestimulação.
- A agulha **pode** ser deixada no ponto após a técnica de punção adequada para tranquilizar, no caso de problemas nervosos (**cuidado:** pacientes com medo de agulha), assim como para o relaxamento geral do paciente. No local pode ser aproveitado terapeuticamente o efeito vegetativo de relaxamento pela terapia de acupuntura. Importante nisso é o posicionamento relaxado do paciente (uso de cama ou maca larga, ajudas de posicionamento, medidas para aquecer, como cobertas leves, bolsas térmicas etc.). Também se pode utilizar música de fundo calmante como ajuda para relaxar. Durante o tempo de permanência da agulha, no sentido de uma técnica tonificante suave, não estimular novamente.

7

7.4.2 Técnicas básicas de manipulação para fortalecer (*bu*) e dispersar (*xie*)

Suave/forte

Fortalecer, tonificar (*bu*): suave: sem emprego de força, leve (acepção moderna: p. ex., executar uma técnica de maneira suave, delicada).

Dispersar (*xie*): forte: com emprego de força (acepção moderna: p. ex., executar uma técnica de maneira forte, vigorosa).

Fechar/abrir

Fortalecer, tonificar (*bu*): cobrir (fechar) ponto, imediatamente fechar ponto com pressão e massagem no ponto ("o *qi* é conservado e não pode escapar").

Dispersar (*xie*): abrir/fazer sangrar o ponto, balançar a agulha, antes e no momento da retirada, em movimento circular a fim de aumentar o "buraco" ("libertar maus espíritos").

Devagar/rápido

Emprego, por exemplo, na punção/retirada da agulha ou muitas vezes em combinação com levantar/abaixar.

Fortalecer, tonificar (*bu*): enfiar a agulha **devagar** e profundamente; durante a retirada da agulha, puxar de forma **rápida**.

Dispersar (*xie*): enfiar a agulha de modo **rápido** e profundo; durante a retirada da agulha, puxar para fora de forma **devagar**.

Inspirar/expirar

Fortalecer, tonificar (*bu*): punção da agulha com a expiração, retirada da agulha com a inspiração.

Dispersar (*xie*): punção da agulha com a inspiração, retirada da agulha com a expiração.

Levantar/abaixar

▶ Fig. 7.18

Execução simples: com o "levantar", caracteriza-se a retirada da agulha de uma camada mais profunda para outra localizada mais superficialmente, com o "abaixar", o deslocamento da agulha de uma camada mais superficial para outra localizada mais profundamente. Essa manipulação repetitiva longitudinal da agulha se chama técnica de levantar/abaixar.

Um rápido e frequente levantar e abaixar gera uma forte estimulação, enquanto um levantar e abaixar lento e inconstante gera uma estimulação exígua.

A dimensão, a escolha das camadas, a frequência e a duração do levantar e abaixar devem ser eleitas levando-se em conta a constituição corporal do paciente, a respectiva condição da doença, a posição do ponto e o objetivo terapêutico. Em sua forma original, a técnica de levantar e abaixar é executada da seguinte maneira: com força uniforme dos dedos, sem amplitude demasiada (cerca de 0,3 a 0,5 cun), sem frequência demasiada (cerca de 60 vezes/min.), manter o corpo da agulha na posição vertical, sem mudança do ângulo, da direção e da profundidade da punção.

O método pode variar por meio do **emprego de força** (suave/forte) e **velocidade** (devagar/rápido) no ato de levantar/abaixar a agulha:

- **Fortalecer, tonificar** (*bu*): abaixar a agulha da camada superficial com **força** e **rapidamente** para a **profundidade** ("distribuir o *qi* para dentro"), depois **levantar** (retirar) **de modo suave** e devagar outra vez para a camada superficial.
- **Ou emprego moderno:** executar o levantar/abaixar: abaixar mais superficialmente (< 10 mm), baixa frequência de estimulação: por exemplo, cinco vezes levantar/abaixar a cada 10 segundos.
- **Dispersar** (*xie*): levantar a agulha da camada profunda para a camada superficial **com emprego de força** e **rapidamente** ("puxar o *qi* para fora") e, em seguida, **abaixar** outra vez **de modo suave** e devagar para a camada profunda.
- **Ou emprego moderno:** executar o levantar/abaixar: abaixar mais profundamente (> 10 mm), frequência de estimulação mais alta: por exemplo, 10 vezes levantar/abaixar a cada 10 segundos.

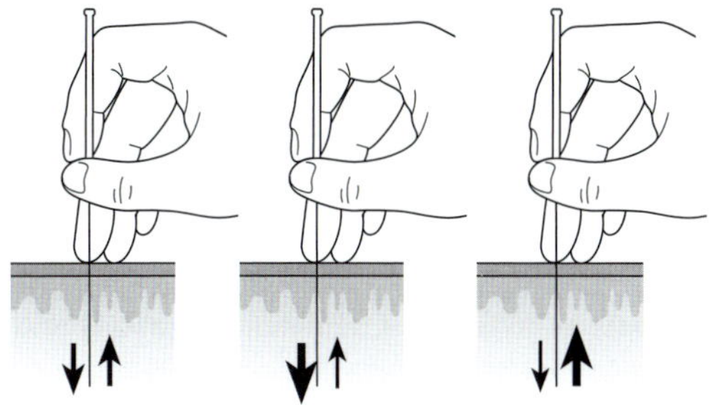

Figura 7.18 Levantar/abaixar.

Rotação/giro

▶ Digressão: técnica de rotação/giro, ▶ Fig. 7.19.

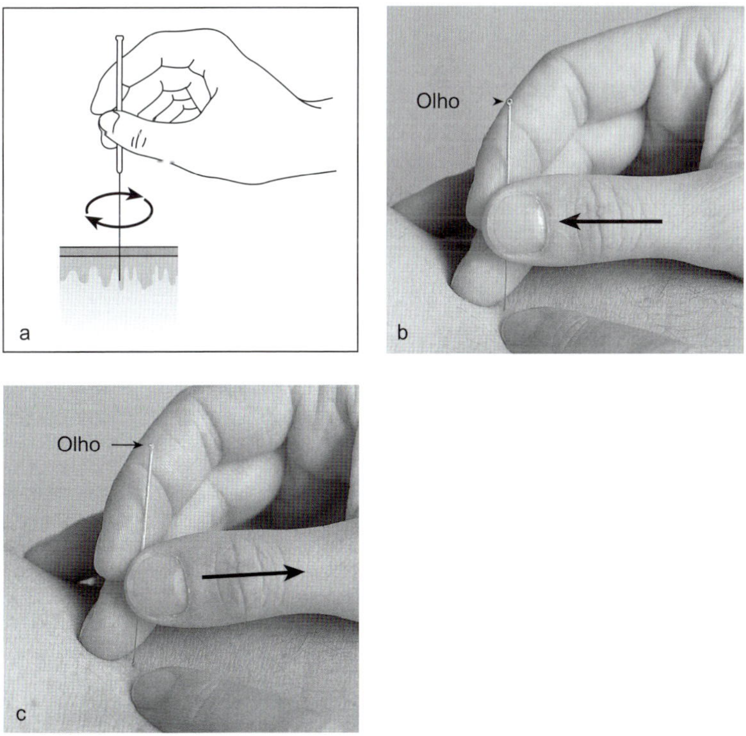

Figura 7.19 Rotação e giro. **a)** Rotação/giro da agulha; **b)** O polegar é deslocado para a frente, a agulha gira para a direita (em sentido horário); **c)** O polegar é retirado, a agulha gira para a esquerda (em sentido anti-horário).

Girar repetidamente a agulha após a punção em uma determinada profundidade alternando o sentido.

Diferenciação de: ângulo de rotação/frequência de giro.

Fortalecer, tonificar (*bu*): rotação suave da agulha com amplitude pequena (< 180°) e devagar, ou seja, com frequência mais baixa (5 vezes/10 segundos). Portanto, girar **devagar** a agulha de um lado para o outro com ângulo de rotação **pequeno** (ver Digressão: técnica de rotação/giro).

Dispersar (*xie*): rotação com grande amplitude (> 180°) e rápida, ou seja, com frequência mais alta (10 vezes/10 segundos). Portanto, girar a agulha nos dois sentidos com **grande** ângulo de rotação e **mais rápido**.

Método de 9-6

Fortalecer, tonificar (*bu*): para fortalecer técnicas de punção, o tratamento é feito segundo o número de *yang* 9, ou também um múltiplo de 9.

Dispersar (*xie*): para dispersar, nas técnicas de punção, trata-se segundo o número de *yin* 6, ou também um múltiplo de 6.

Três níveis ou profundidades de camada

Em algumas técnicas complexas de punção (▶ 7.5.5), os pontos de acupuntura são divididos em três níveis de camada (▶ Fig. 7.31).

Fortalecer, tonificar (*bu*): por exemplo, método "fogo que queima a mata da montanha" (*shao shan huo* ▶ 7.5.5, ▶ Fig. 7.32). Usa três níveis de cima para baixo.

Dispersar (*xie*): por exemplo, o método "deixar afluir o frescor do céu" (*tou tian liang* ▶ 7.5.5, ▶ Fig. 7.33). Usa três níveis de baixo para cima.

Na direção do fluxo/contra a direção do fluxo

Sinônimo: perseguir e ir ao encontro.

Refere-se à direção da agulha no trajeto do *qi* do canal de energia ou contra ele.

Fortalecer, tonificar (*bu*): punção oblíqua **na** direção do trajeto do canal de energia.

Alternativa: girar a agulha nos dois sentidos na técnica de rotação/giro (ver Digressão: técnica de rotação/giro) **com ênfase** do giro **na** direção do fluxo do *qi* no canal de energia, ou seja, a agulha recebe um pequeno impulso inicial na direção do trajeto do *qi* do canal de energia.

Dispersar (*xie*): punção oblíqua **contra** a direção do trajeto do canal de energia.

Alternativa: girar a agulha nos dois sentidos, na técnica de rotação/giro (ver Digressão: técnica de rotação/giro), **com ênfase** do giro **contra** a direção do fluxo de *qi* do canal de energia, ou seja, a agulha recebe um pequeno impulso inicial contra a direção do trajeto do *qi* do canal de energia.

Quantidade de agulhas

Fortalecer, tonificar (*bu*): empregar menos agulhas em uma sessão.

Dispersar (*xie*): empregar mais agulhas em uma sessão.

Duração da permanência da agulha

Caracteriza-se pela **unidade de tempo** na qual a agulha será **deixada** no ponto ou se será estimulada **durante a permanência**.

- **Permanência estática da agulha:** após o desencadeamento do *deqi*, deixar a agulha no ponto de acupuntura sem mais manipulação. Aplicação em pacientes com medo de agulhas, assim como pacientes de constituição frágil ou com doenças crônicas.
- **Permanência ativa da agulha:** após o desencadeamento do *deqi*, deixar a agulha no ponto de acupuntura e manipular com maior frequência durante o tempo de permanência, por exemplo, forte (dispersante) manipulação da agulha a cada 3 a 5 minutos, como levantar/abaixar e rotação. Aplicação para intensificar o efeito do *deqi* em condições frágeis para tonificação, em condições de repleção para dispersão, assim como também em caso de escassez do *deqi*.

Meia-noite/meio-dia

Método da cronopuntura. Escolher os pontos de acupuntura conforme a cheia ou vazante do *qi* e sangue nos diferentes meridianos.

Fortalecer, tonificar (*bu*): com a cheia (acrescentar).

Dispersar (*xie*): com a vazante (tirar).

Frequência de estimulação clássica

(Em coordenação com a respiração)

Fortalecer, tonificar (*bu*): executar a técnica 4 vezes por respiração do paciente.

Dispersar (*xie*): executar a técnica 8 vezes por respiração do paciente.

Técnica de arranhar ou raspar

▸ 7.3.3, ▸ Fig. 7.15

Fortalecer/tonificar (*bu*): raspar o cabo da agulha de cima para baixo (distribuir o *qi* internamente) (▸ Fig. 7.15a).

Dispersar (*xie*): raspar o cabo da agulha de baixo para cima (retirar o *qi*) (▸ Fig. 7.15b).

Técnica de sacudir ou balançar

▸ 7.3.3, ▸ Fig. 7.14a, b

Mover a agulha como um pêndulo, da esquerda para a direita.

Fortalecer, tonificar (*bu*): amplitude pequena, mais devagar (frequência baixa) e com estimulação suave.

Dispersar (*xie*): grande amplitude, mais rápido (frequência mais alta) e com estimulação forte.

Agitar a agulha

▸ 7.3.3, ▸ Fig. 7.16

Fazer um arco com a agulha.

Fortalecer, tonificar (*bu*): agitar com uma amplitude pequena, mais devagar (frequência baixa) e com suave estimulação.

Dispersar (*xie*): agitar com grande amplitude, mais rápido (frequência mais alta) e com forte estimulação.

Levantar voo

▶ 7.5.3

Ou voo do pássaro, descrito nas técnicas complexas de punção (▶ 7.5.3).

Fortalecer, tonificar (*bu*): variante tonificante do levantar voo (▶ 7.5.3) (▶ Fig. 7.25, 7.26).

Dispersar (*xie*): variante dispersante do levantar voo (▶ 7.5.3) (▶ Fig. 7.27, 7.28).

Digressão: técnica de rotação/giro

Pressuposto técnico: as agulhas chinesas com cabo em espiral e extremidade (olho)/ponta de estilete são as mais apropriadas para esta técnica. O cabo em espiral garante uma condução segura da agulha e o deslocamento do "olho" caracteriza o grau do ângulo de rotação. Ao deslocar o olho 1/4 entre as pontas dos dedos, a agulha é girada em 90°; ao deslocar 2/4, a agulha gira 180°.

O movimento do *jing-qi* é estimulado ou travado pela rotação da agulha, e visa com isso um efeito tonificante ou dispersante. No emprego moderno, isso é alcançado sobretudo por meio de ângulo com diferentes medidas e frequências de giro (▶ Rotação/giro). Além disso, no modo de proceder clássico, é importante a ênfase do giro na direção ou contra a direção do fluxo do *qi*: se o giro da agulha estiver de acordo com a direção do trajeto do canal de energia, ele age como efeito tonificante; se o giro da agulha for contra a direção do trajeto do *qi* no canal de energia, o efeito é de dispersão.

Nesse ponto a literatura é controversa, já que, além disso, são indicadas diferentes direções de giro em caso de homens ou mulheres no período matutino ou vespertino.

Resumo da técnica de rotação/giro (▶ Tab. 7.3):

- **Fortalecimento:** enfatizar a direção de giro **na** direção do fluxo do canal de energia, enquanto o giro recebe um pequeno e vigoroso "impulso inicial" **na** direção do fluxo do canal de energia.
- **Dispersão:** reforçar a direção do giro **contra** a direção do fluxo do canal de energia, enquanto o giro recebe um pequeno e vigoroso "impulso inicial" **contra** a direção do fluxo do canal de energia.

Assim, a ênfase da direção de giro significa (▶ Fig. 7.19b, ▶ Fig. 7.19c):

- Girar a agulha de maneira intermitente **em sentido horário** (para a direita), com o **polegar sendo estendido** e, ato contínuo, reconduzido ao ponto inicial, portanto, sendo contraído (▶ Fig. 7.19b, em seguida, ▶ Fig. 7.19c).
- Girar a agulha de modo intermitente **em sentido anti-horário** (para a esquerda), com o **polegar sendo recuado** em direção a si mesmo e, de modo contínuo, reconduzido para sua posição inicial; portanto, a agulha é girada de volta (▶ Fig. 7.19c, em seguida, ▶ Fig. 7.19b).

Observação: o ato descrito de **recuar o polegar**, assim como o **movimento do dedo indicador** para a frente significam apenas que os dedos mexem-se, na respectiva direção, de modo mais vigoroso e mais rápido (mais dinâmico), ou mais intermitente. Em seguida, mover os dedos outra vez em direção contrária – a propósito, de maneira um pouco mais leve e mais lenta. Isto é, a agulha é girada em direção alternada, em sentido horário e anti-horário, e não apenas em uma direção. A diferenciação está relacionada à cadência diferente e ao emprego de força diferente no giro da agulha. Na China, esse processo é comparado com os movimentos dos braços no ato de remar: assim, o barco também desliza para a frente ou para trás, conforme a cadência e o emprego da força no movimento de remar. Classicamente, a frequência de rotação é contada em relação à respiração do paciente.

Tabela 7.3 Fortalecimento e dispersão por meio da técnica de rotação

	Fortalecimento	Dispersão
Direção dos canais de energia/fluxo	Nos três canais de energia *yang* da mão (mão para cabeça), bem como três canais de energia *yin* do pé (pés para o tronco): direção do fluxo do *qi* para **cranial**	Nos três canais de energia *yin* da mão (tórax para mãos), bem como três canais de energia *yang* do pé (cabeça para os pés): direção do fluxo do *qi* para **caudal**
Ênfase da direção do giro	Com **ênfase** da direção do giro **em sentido horário** (para a direita): **estender** o polegar, no ato de girar de modo intermitente (▶ Fig. 7.19b) e depois recuar suavemente (▶ Fig. 7.19c)	Com **ênfase** na direção do giro **em sentido anti-horário** (para a esquerda): no ato de girar de um lado para o outro, recuar o polegar de modo intermitente (▶ Fig. 7.19c) e estender outra vez suavemente (▶ Fig. 7.19b)
Direção dos canais de energia/fluxo	Nos três canais de energia *yin* da mão (tórax para as mãos) bem como três canais de energia *yang* do pé (cabeça para os pés): direção do fluxo do *qi* para **caudal**	Nos três canais de energia *yang* da mão (mão para cabeça), bem como três canais de energia *yin* do pé (pés para tronco): direção do fluxo do *qi* para **cranial**
Ênfase da direção do giro	Com **ênfase** da direção do giro **em sentido anti-horário** (para a esquerda): no ato de girar o polegar de um lado para o outro, **recuá-lo** de modo intermitente (▶ Fig. 7.19c) e estendê-lo novamente de forma suave (▶ Fig. 7.19b)	Com **ênfase** da direção do giro **no sentido horário** (para a direita): no ato de girar o polegar de um lado para o outro, **estendê-lo** de modo intermitente (▶ Fig. 7.19b) e depois recuá-lo suavemente (▶ Fig. 7.19c)

7.5 Técnicas complexas de punção

7.5.1 Introdução

O emprego das técnicas complexas de punção ocorre sempre apenas depois da inserção da agulha e do correto desencadeamento e manutenção da sensação de *deqi* (▶ 7.1.5). Nesse procedimento, são combinadas as técnicas básicas de manipulação (▶ 7.4.2) para fortalecer (*bu*) e dispersar (*xie*). São usadas principalmente as seguintes técnicas: devagar/rápido, levantar/abaixar, rotação, na direção/contra a direção do fluxo, três níveis ou profundidades de camada, método de 9 a 6, abrir/fechar.

7.5.2 Técnicas equilibradas ou neutras (*ping bu ping xie*)

Uma técnica de manipulação equilibrada ou neutra caracteriza duas variantes:

Técnica neutra "ponderada"

O termo *ping* significa uma medida igual ou uniforme. Em uma medida equilibrada, são aplicadas tanto técnicas de punção tonificantes (*bu*) como também dispersantes (*xie*) (▶ 7.4.2) em um ponto de acupuntura. Trata-se de um fortalecimento e uma dispersão **balanceados**. Um importante defensor dessa técnica foi o médico *Chen Hui*. Ele postulava que primeiro devia ser aplicada uma técnica dispersante (*xie*) no ponto de acupuntura, a fim de dispersar tanto o *qi* patogênico como também o *qi* gasto para fora do corpo. Depois disso, os canais de energia estariam livres, por assim dizer, para serem mais bem preenchidos com *qi*, por meio de subsequente técnica tonificante (*bu*). Se fosse empregada primeiramente a técnica tonificante, antes da técnica dispersante, seria fortalecido o *qi* patogênico em vez de diminuído. A técnica equilibrada ou neutra encontra emprego em pacientes com quadros mistos de síndrome, que apresentam ao mesmo tempo sintomas de repleção e de insuficiência, ou na terapia da dor.

Técnica neutra "suave"

O termo *ping* tem um significado antigo no sentido de **leve e suave**, e sob esse antigo aspecto a técnica neutra foi desenvolvida pelo médico *Yang Ji-Zhou*. Sob essa concepção, as técnicas básicas de estimulação não são tratadas de modo tonificante nem dispersante, mas sim de uma maneira moderada, ou seja, estimuladas apenas de modo leve e suave. Portanto, a estimulação pelas técnicas de manipulação é em geral muito suave, mesmo quando são empregados elementos tonificantes (*bu*) ou dispersantes (*xie*). Essa técnica é recomendada em especial para o tratamento de pacientes fracos ou sensíveis e na terapia da dor.

7.5.3 Técnicas de punção em um nível de camada

"O dragão luta com o tigre" (*long hu jiao zhan fa*)

▶ Fig. 7.20

Método de combinação neutro (▶ 7.5.2), já que são combinadas tanto técnicas básicas tonificantes como técnicas básicas dispersantes (▶ 7.4.2) em uma relação **ponderada**.

Pressuposto: são recomendáveis agulhas chinesas com ponta em estilete e olho na extremidade: ao deslocar o olho entre as pontas dos dedos em $^1/_4$, a agulha é girada em 90°; ao deslocar em $^2/_4$, a agulha gira 180°.

Efeito: conduz e regula o *qi* do canal de energia, harmoniza o *qi* do *ying* e do *wei*. Muito eficiente para a eliminação da dor.

Realização: depois de inserir a agulha e alcançar o *deqi*:

- **Variante simples**:
  Girar a agulha primeiro para a esquerda (o polegar gira nove vezes para trás, dragão *zi*) e depois para a direita (o polegar gira seis vezes para a frente, tigre *wu*). Esse método pode ser executado diversas vezes.
- **Variante mais complexa:**
  - Inicialmente, componente **tonificante**, primeiro passo (**giro do dragão**): rotação (giro de um lado para o outro) da agulha **nove vezes** de modo tonificante (*bu*), ou seja, girar a agulha de um lado para o outro com pequena amplitude (< 180°), frequência mais lenta **com ênfase** da direção do giro **na** direção do fluxo do *qi* do canal de energia (▶ Fig. 7.20, primeiro passo).

– Em seguida, componente **dispersante**, segundo passo (**giro do tigre**): rotação (giro de um lado para o outro) da agulha **seis vezes** de modo dispersante (*xie*), ou seja, girar a agulha de um lado para o outro com grande amplitude (> 180°), frequência mais rápida e ênfase da direção do giro **contra** a direção do fluxo de *qi* do canal de energia (▶ Fig. 7.20, segundo passo).

Essa sequência é repetida várias vezes. Nisso se realiza alternadamente um fortalecimento e uma dispersão (alternadamente giro do dragão e do tigre), daí vem a denominação "o dragão luta com o tigre".

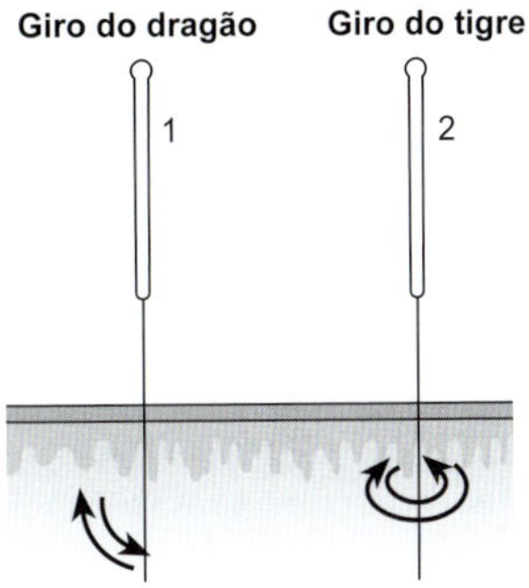

Ângulo de rotação	pequeno (< 180°)	grande (> 180°)
Frequência	baixa	alta
Ênfase	**a favor** do fluxo do canal de energia	**contra** o fluxo do canal de energia

Figura 7.20 "O dragão luta com o tigre": alternadamente fortalecimento (**1**) e dispersão (**2**).

"Pisar (triturar) o canal de energia como em um pilão"

▶ Fig. 7.21

Método de combinação neutro (▶ 7.5.2), já que são combinadas, em uma relação ponderada, tanto técnicas básicas tonificantes como dispersantes (▶ 7.4.2).

Pressuposto: são recomendáveis agulhas chinesas com ponta de estilete e olho na extremidade: ao deslocar o olho entre as pontas dos dedos em $^1/_4$, a agulha é girada em 90°; ao deslocar em $^2/_4$, a agulha gira 180°.

Efeito: harmoniza o *yin* e o *yang*, elimina estagnação local do *qi* e dos líquidos do corpo, por exemplo, nos inchaços edematosos e estagnação do *qi*.

Realização (**sequência** ▶ Fig. 7.21): após a punção da agulha e o alcance do *deqi*:

- Primeiro, **componente tonificante** (primeiro passo): **abaixar** agulha de modo **forte** (com emprego de força) e **levantar** de modo **suave** (sem emprego de força, levemente) com rotação simultânea (girar de um lado para o outro) com **ênfase da direção de giro** no fluxo do *qi* do canal de energia e um pequeno ângulo de rotação (< 180°). Repetir essa sequência **nove vezes**.
- Em seguida, **componente dispersante** (segundo passo): **abaixar** a agulha de modo suave (sem força, levemente) e **levantar** de modo **forte** (com força) com rotação simultânea (girar de um lado para o outro) com **ênfase da direção do giro contra** o fluxo de *qi* do canal de energia e grande ângulo de rotação (> 180°). Repetir essa sequência **seis vezes**.
- **Conclusão:** em seguida, retirar a agulha lentamente e deixar o ponto aberto.

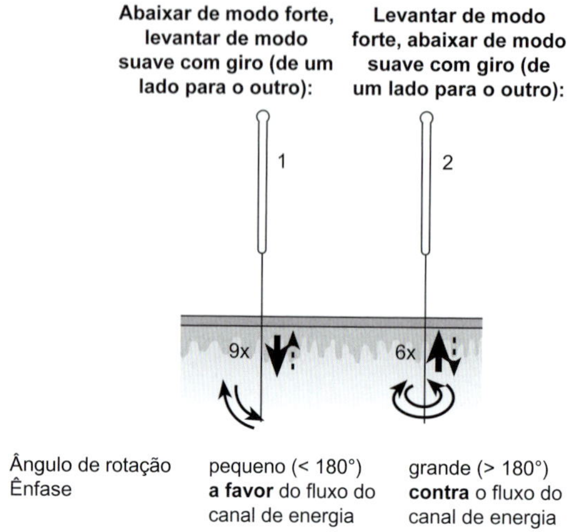

Figura 7.21 "Pisar o canal de energia como em um pilão".

"O dragão verde-azulado abana com a cauda" (*cang long bai wei fa*)

▶ Fig. 7.22 e 7.23

Método de combinação tonificante (*bu*), já que ele combina apenas técnicas básicas para o fortalecimento (▶ 7.4.2).

Efeito: auxilia nos "estados de deficiência", aquece o canal de energia, bom para regulação na estagnação local de *qi* e para conduzir *qi* ao foco da doença, em dores muito fortes.

Realização (**sequência** ▶ Fig. 7.22): após a inserção da agulha e do alcance do *deqi*, recuar a agulha para a camada superficial, segurar o cabo da agulha como um grampo com o polegar e o dedo indicador da mão direita e levar para baixo, em sentido quase horizontal, sobre a unha do dedo indicador esquerdo do terapeuta (▶ Fig. 7.23a). Nisso, a ponta da agulha deve apontar na profundidade em direção ao foco da doença. Essa é a posição inicial e intermediária na técnica descrita a seguir. Então, o próprio corpo da agulha não deve mais se mover na profundidade, ou seja, na manipulação da agulha o terapeuta **não deve abaixá-la mais** profundamente e **nem puxá-la para fora**. Ela deve permanecer **em um plano**. Agora, o cabo da agulha é movido de um lado para o outro na **horizontal** (!), **nove vezes** como um remo, ou em um múltiplo de nove (▶ Fig. 7.23b, 7.23c), enquanto a mão fica apoiada no dedo anular. O indicador esquerdo fica situado embaixo da agulha no mesmo lado que o cabo, de tal modo que o *qi* seja transmitido, de maneira correspondente no outro lado, em direção ao foco da doença.

Em seguida, retirar a agulha rapidamente, fechar o ponto de imediato e massagear.

Dicas para a prática clínica

- Executar a técnica em um ponto situado bem distante do foco da doença com a visualização "disparar o *qi* com impulso sobre a região doente".
- Continuar com a técnica pelo tempo necessário até o *qi* começar a fluir, mas **cuidado:** não manipular a agulha por mais de um minuto.

- Se o *qi* não fluir ou fluir de maneira hesitante, massagear ou bater de leve, partindo da inserção da agulha, no trajeto do canal de energia em direção à doença (▶ 7.3, Técnicas para transmitir o *qi*).

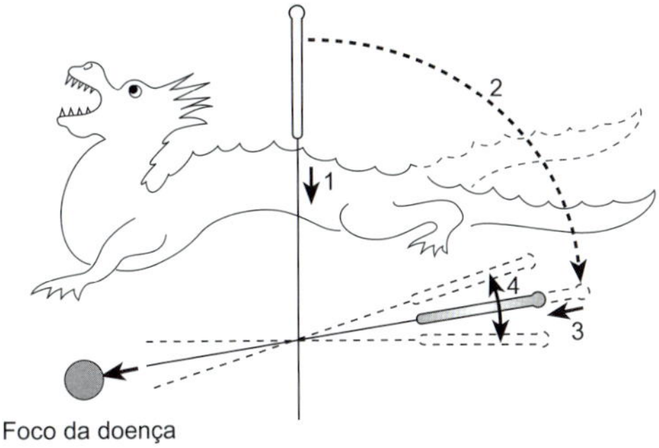

Figura 7.22 "O dragão verde-azulado abana com a cauda" (figura modificada de acordo com Kitzinger, 1995). 1 = inserção da agulha (superficial), 2 = curvar a agulha ao nível da pele, 3 = deslocamento subcutâneo da agulha para a frente, 4 = abanar a agulha de um lado para o outro com leve movimento de remar.

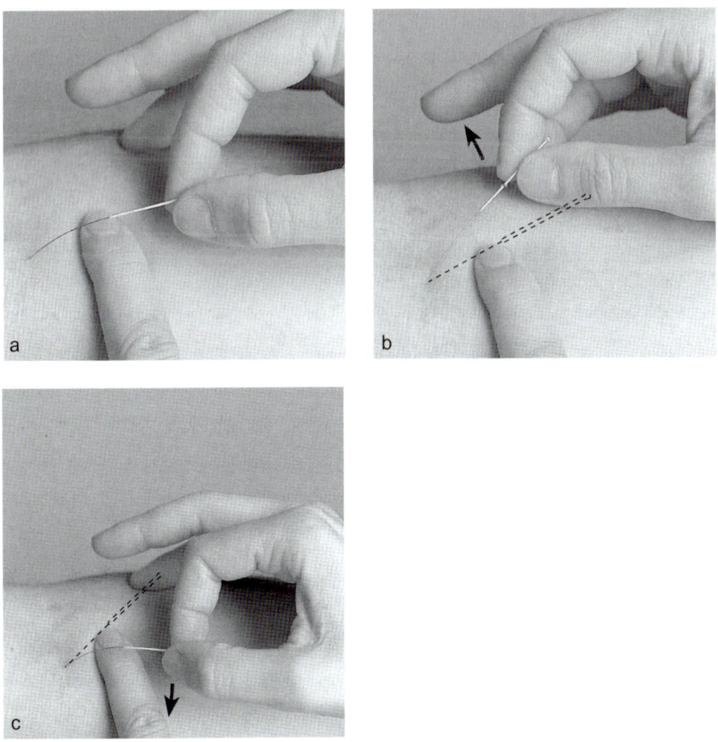

Figura 7.23 "O dragão verde-azulado abana com a cauda". **a)** Curvar a agulha para baixo. A extremidade aponta para o foco da doença. Posição inicial; **b)** Movimentar a agulha como um remo de um lado; **c)** Para o outro.

"O tigre branco sacode a cabeça" (*bai hu yao tou fa*)

▶ Fig. 7.24

Sinônimo: a sacudida de cabeça da fênix vermelha (*chi feng yao tou*).

Método de combinação dispersante (*xie*), já que combina apenas técnicas básicas dispersantes (▶ 7.4.2).

Efeito: estimula o fluxo de *qi* de maneira eficiente, dispersa estases, sobretudo nos vasos *luo*. Os pontos *luo* (▶ 4.1.2) devem ser empregados especificamente em casos crônicos. Nisso, o *qi* é largado, por assim dizer, de uma certa distância sobre o foco da doença para atravessá-lo como um alvo. (Atenção: "novas doenças estão localizadas nos canais de energia, as antigas [crônicas] ficam presas nos vasos *luo*).

Indicação: perda de consciência, estados de agitação e de medo, sensações de calor no tórax, congestões e inchaços nos canais de energia e nos vasos *luo*, espasmos e rigidez na nuca com sintomas de repleção e de calor.

Realização: após a punção da agulha e o alcance do *deqi*, deixar a agulha nessa profundidade em posição vertical. Segurar o cabo da agulha com o polegar, o dedo indicador e o dedo médio e balançar a agulha de um lado para o outro transversalmente em direção ao trajeto do canal de energia, ou seja, da direita para a esquerda, como nas badaladas de um sino. Nisso, o dedo indicador esquerdo é colocado atrás da agulha. Quando a agulha se encurvar sobre o dedo indicador esquerdo no ato de balançar de um lado para o outro, **o polegar será estendido para a frente**. Desse modo a agulha é **empurrada de leve na profundidade** (▶ Fig. 7.24a). Quando a agulha balança para o outro lado, **o polegar é, ao contrário, recuado**, o que faz a agulha subir de leve (▶ Fig. 7.24b). O próprio ato de balançar é executado geralmente **em uma maior velocidade** do que no "o dragão verde abana com a cauda". Toda a sequência é repetida **seis vezes** ou em um múltiplo de seis.

Em seguida, **puxar a agulha devagar** para fora, ainda balançando em um movimento circular antes e durante a retirada da agulha, a fim de aumentar o buraco e **deixar o ponto aberto**.

Dicas para a prática clínica

- Executar a técnica em um ponto situado bem distante do foco da doença com a visualização "disparar o *qi* com impulso sobre a região doente".
- Continuar com a técnica pelo tempo necessário para que o *qi* comece a fluir, mas cuidado: não manipular a agulha por mais de um minuto.
- Se o *qi* não fluir ou se fluir de maneira hesitante, massagear ou bater de leve, partindo da inserção da agulha, no trajeto do canal de energia em direção à doença (▶ Técnicas para transmitir o *qi*, ▶ 7.3).
- Pontos típicos para o emprego desse método são, por exemplo, **IG-4**, **E-40** nos estados de agitação psíquica.
- Esse método pode ser executado adicionalmente em combinação com o ato de inspirar e expirar. Para isso, o paciente deve inspirar pelo nariz de maneira natural e expirar pela boca. Durante a expiração, a técnica dispersante é continuada (polegar para a frente).

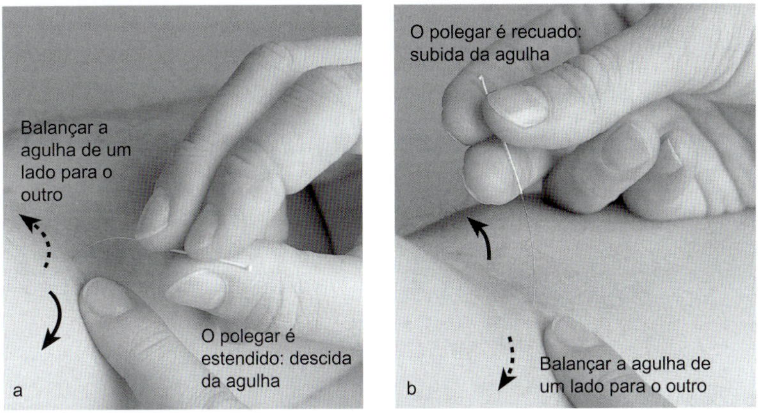

Figura 7.24 "O tigre branco sacode a cabeça". **a)** Estender o polegar (a agulha é levemente empurrada); **b)** Recuar o polegar (a agulha é levemente levantada).

Levantar voo (*fei fa*)

7

O "levantar voo" ou também o "voo do pássaro" (discutido resumidamente em ▶ 7.3.3, 7.4.2) pode ser executado em duas variantes, uma tonificante e uma dispersante (▶ 7.4.2).

Indicação: o levantar voo é um método eficiente para o fortalecimento ou desvio, e é empregado no caso de dores fortes.

Técnica:

- **Posição inicial dos dedos:** depois da punção da agulha e de alcançado o *deqi*, apertar a agulha firmemente entre o polegar e o dedo indicador e girá-la. São possíveis duas posições iniciais da postura da agulha (▶ Fig. 7.25a, 7.26a).

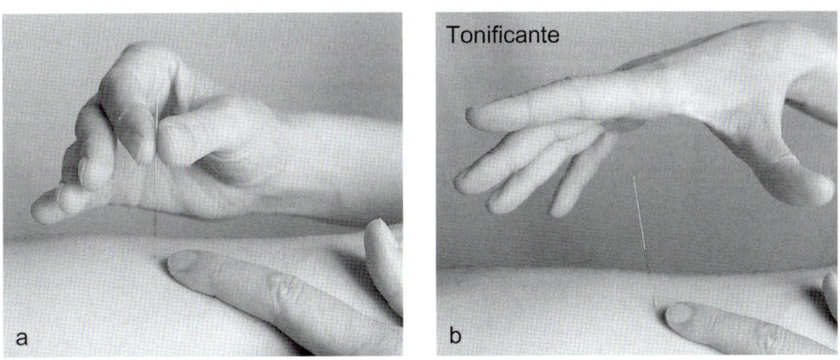

Figura 7.25 Levantar voo, variante tonificante, com posição inicial, variante 1.

- **Variante tonificante do levantar voo** (▶ Fig. 7.25b, 7.26b): girar a agulha nos dois sentidos na posição inicial. Durante a rotação, soltar, de modo repentino e rápido, **o dedo indicador** do polegar como quando se estalam os dedos. Ao mesmo tempo, abrir a mão e esticar todos os dedos. Dessa maneira a agulha é solta e vibra fortemente de maneira bem visível. Quanto mais nítidas forem as vibrações, mais forte é o efeito.

- **Variante dispersante do levantar voo** (▶ Fig. 7.27b, 7.28b): rotar a agulha na posição inicial. Durante a rotação, soltar, de modo repentino e rápido, **o polegar** do dedo indicador como quando se estalam os dedos. Ao mesmo tempo, abrir a mão e esticar os dedos, exceto o indicador, que é flexionado. A flexão parcial da articulação interfalângica proximal e distal do dedo indicador mostra a realização correta da técnica. A agulha solta-se e, dessa maneira, vibra de modo forte e visível. Quanto mais nítidas forem as vibrações, mais forte é o efeito.

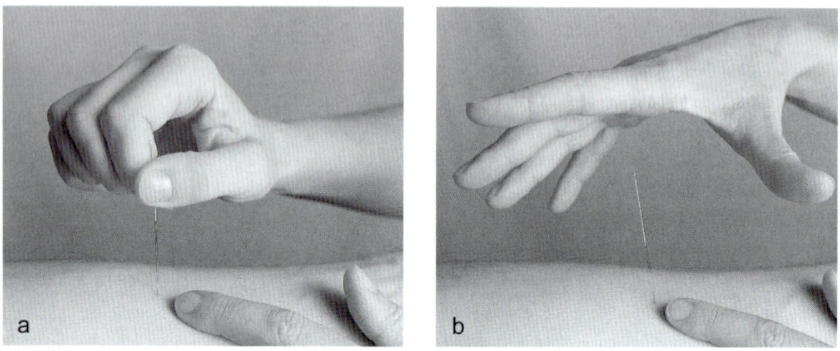

Figura 7.26 Levantar voo, variante tonificante, com posição inicial, variante 2.

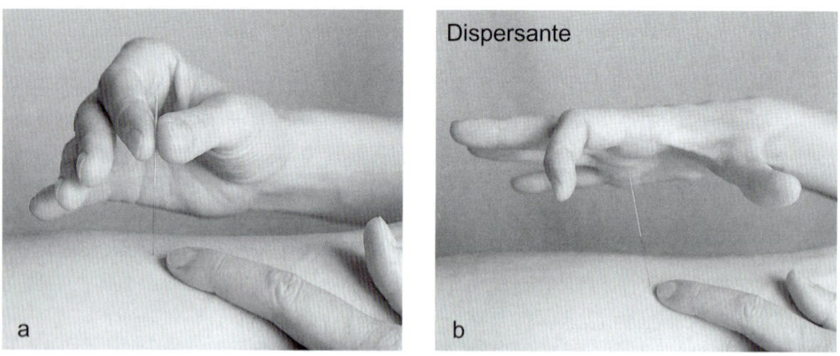

Figura 7.27 Levantar voo, variante dispersante, com posição inicial, variante 1.

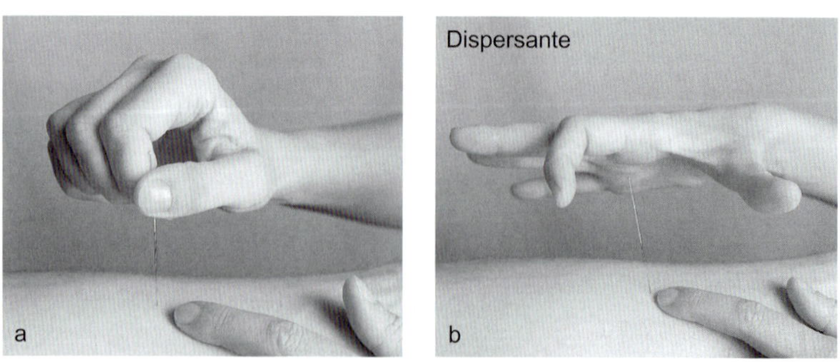

Figura 7.28 Levantar voo, variante dispersante, com posição inicial, variante 2.

Dicas para a prática clínica

Para intensivas vibrações de agulha e uma adequada transmissão, recomenda-se a utilização de agulhas mais longas.

A execução da técnica varia em pacientes obesos ou astênicos:

- Nos pacientes obesos (com sintomas de vazio): primeiro girar a agulha uma vez de maneira tonificante na direção do canal de energia e, em seguida, de modo dispersante contra a direção do canal de energia. Então, após uma fração de segundo, segue-se a variante tonificante do "levantar voo". Toda a sequência deve ocorrer em um fluxo flexível.
- Nos pacientes astênicos (com sintomas de repleção): primeiro girar a agulha uma vez de maneira dispersante contra o fluxo do canal de energia, em seguida, uma vez de modo tonificante no fluxo do canal de energia. Após uma fração de segundo, segurar a agulha firmemente e, então, segue-se a variante dispersante do "levantar voo". Toda a sequência deve ocorrer em um fluxo flexível.

7.5.4 Técnicas de punção em dois níveis de camada

Nas técnicas de punção em dois níveis de camada, a profundidade da inserção da agulha é dividida em duas camadas:

- **A camada superficial:** é relativa e refere-se à metade da profundidade de punção prescrita para o ponto. Por exemplo, no caso de um ponto com profundidade de punção prevista de até 1 cun, a metade da profundidade de punção máxima é, portanto, de 0,5 cun.
- **A camada profunda:** é relativa e refere-se ao valor máximo da profundidade de punção prescrita para o ponto. Por exemplo, no caso de um ponto com profundidade de punção prevista de até 1 cun, a profundidade máxima de punção é de 1 cun.

O *yin* (esconde-se) no *yang* (*yang zhong yin yin fa*)

▶ Fig. 7.29

Método de combinação de técnicas básicas tanto **tonificantes** como **dispersantes** (▶ 7.4.2). Elas são concatenadas de tal maneira que primeiro é visado um efeito tonificante no ponto, em seguida, um efeito dispersante. Inicialmente é executada a técnica tonificante (*bu*) na camada superficial, depois vem a dispersante (*xie*) na camada profunda. O paciente pode ter uma sensação de calor no final da série tonificante e, no final da série dispersante, uma sensação de frio. O método é o "contraponto" ao "*yang* no *yin*".

Indicação: síndromes do tipo frio com sinais de calor ou doenças que apresentam primeiro caráter de frio e depois de calor (p. ex., frio seguido de febre), bem como para o tratamento de síndromes de insuficiência com concomitantes sinais de repleção.

Técnica:

- **Primeiro passo, componente tonificante** (▶ Fig. 7.29): inserção da agulha primeiramente na **camada superficial** do ponto. Após alcançar o *deqi*, realizar manipulações da agulha em sentido tonificante nessa camada: por exemplo, **abaixar** a agulha de modo **lento e forte** (com emprego de força) e **levantá-la** de modo **rápido e suave** (sem emprego de força, leve) **nove vezes** ou uma quantidade de vezes que seja múltipla de nove.
- **Segundo passo, componente dispersante** (▶ Fig. 7.29): em seguida, empurrar a agulha mais à frente para a **camada profunda** do ponto. Após alcançar o *deqi*, realizar manipulações da agulha em sentido dispersante (sedação) nessa camada:

por exemplo, abaixar a agulha de modo **rápido e suave** (sem emprego de força, leve) e **levantá-la** de modo **lento e forte** (com emprego de força) **seis vezes** ou uma quantidade de vezes que seja múltipla de seis.
- **Terceiro passo, conclusão** (▶ Fig. 7.29,): retirar a agulha.

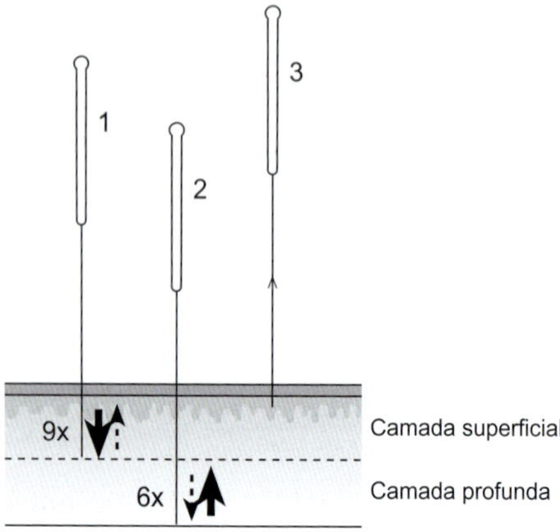

7

Figura 7.29 O *yin* (esconde-se) no *yang* (sequência): primeiro tonificar (**1**), depois dispersar (**2**).

O *yang* (esconde-se) no *yin* (*yin zhong yang yin fa*)

▶ Fig. 7.30

Método de combinação de técnicas básicas tanto tonificantes como dispersantes (▶ 7.4.2). Elas são concatenadas de tal maneira que primeiro é usado um efeito **dispersante** no ponto, em seguida, um efeito **tonificante.** Inicialmente executar a técnica dispersante (*xie*) na camada profunda, depois o fortalecimento (*bu*) na camada superficial. O paciente pode ter uma sensação de frio no final da série dispersante e, no final da série tonificante, uma sensação de calor. O método é o "contraponto" ao método "*yin* no *yang*".

Indicação: síndromes do tipo calor com sinais de frio ou doenças que apresentam primeiro caráter de calor, em seguida de frio (p. ex., febre seguida de frio), bem como para o tratamento de síndromes de repleção com sinais concomitantes de insuficiência.

Execução:
- **Primeiro passo componente dispersante** (▶ Fig. 7.30): inserção da agulha primeiramente na camada profunda do ponto. Após alcançar o *deqi*, realizar manipulações de agulha no sentido dispersante (sedação) nessa camada: por exemplo, **abaixar** a agulha de modo **rápido e suave** (sem força, leve) e **levantá-la** de modo **lento e forte** (com emprego de força), **seis vezes** ou uma quantidade de vezes que seja múltipla de seis.
- **Segundo passo, componente tonificante** (▶ Fig. 7.30): em seguida, recuar a agulha de volta para a camada superficial. Após alcançar o *deqi*, realizar manipulações de agulha no sentido tonificante nessa camada: por exemplo, **abaixar** a agulha de modo lento e forte (com emprego de força) e **levantá-la** de modo **rápido e suave** (sem força, leve) nove vezes ou uma quantidade de vezes que seja múltipla de nove.
- **Terceiro passo, conclusão** (▶ Fig. 7.30): retirar a agulha.

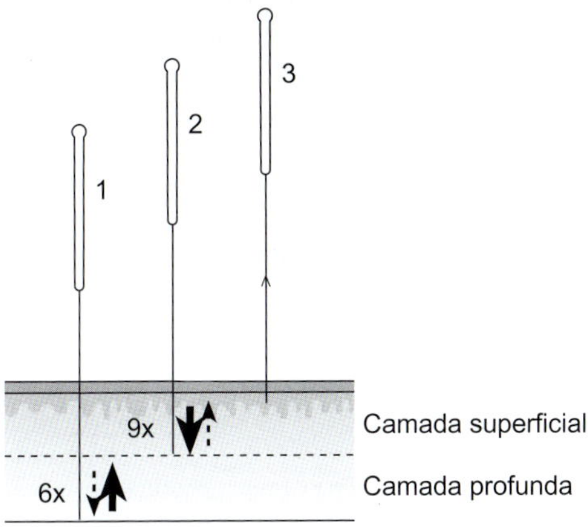

Figura 7.30 O *yang* (esconde-se) no *yin* (sequência): primeiro dispersar **(1)**, em seguida tonificar **(2)**.

7.5.5 Técnicas combinadas de punção realizadas entre três níveis de camada

Nas técnicas de combinação que são executadas entre três níveis de camada, a profundidade de punção do ponto é dividida em três níveis ou profundidades de camada:

- **Camada superficial:** "céu" (*tian*).
- **Camada média:** "homem" (*ren*).
- **Camada profunda:** "terra" (*di*).

Nisso, a divisão em níveis ou profundidades de camada (▶ Fig. 7.31) é efetuada em relação à profundidade de punção prescrita para um ponto (▶ 7.1.7, informações respectivas aos pontos no Cap. 5). Desse modo, por exemplo, no caso de um ponto com uma profundidade máxima de punção permitida de 1,5 cun, a camada superficial vai de 0 até 0,5 cun, a média, de 0,5 até 1 cun, e a camada profunda, de 1 até 1,5 cun.

As técnicas devem ser aplicadas, se possível, em pontos localizados em áreas ricas em músculos.

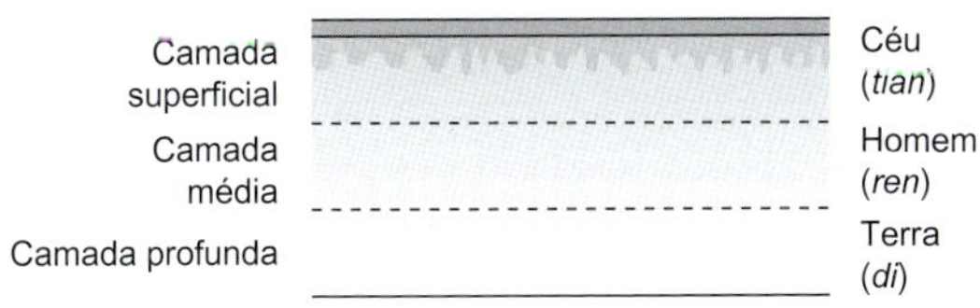

Figura 7.31 Os três níveis de camada de um ponto.

"Fogo que queima a mata da montanha" (*shao shan huo*)

▶ Fig. 7.32

Método tonificante de combinação (*bu*), já que ele combina apenas técnicas básicas para o fortalecimento (▶ 7.4.2). Combinação de rápido/lento, levantar/abaixar, método 9/6, abrir/fechar e, eventualmente, inclusão da respiração.

Efeito: essa técnica produz uma sensação de calor nos pacientes e pode gerar, como efeito, suor. Indicada para a terapia de síndromes de frio.

Pontos bons para a execução da técnica: por exemplo, **VC-12, VB-20, IG-4, E-36.**

Execução: dividir em três níveis (▸ Fig. 7.31, 7.32) a profundidade de punção do ponto em relação à profundidade de punção prescrita para ele (▸ 7.1.7).

- **Primeiro passo: inserção da agulha** durante a **expiração** e desencadeamento do *deqi*.
- **Segundo passo:** conduzir a agulha primeiro para a **camada superficial, abaixá-la** de **modo forte** (com emprego de força) e **levantá-la** de **modo suave** (sem emprego de força, leve) nessa camada **nove vezes** ou uma quantidade de vezes que seja múltipla de nove.
- **Terceiro passo:** introduzir a agulha na **camada média**, após desencadear *deqi*, **abaixar** a agulha de **modo forte** (com emprego de força) e **levantá-la** de **modo suave** (sem emprego de força, leve) nessa camada **nove vezes** ou uma quantidade de vezes que seja múltipla de nove.
- **Quarto passo:** executar a sequência na camada profunda.
- Após a execução, deixar a agulha na camada profunda ou eventualmente repetir todo o procedimento (passos 2 a 4), que não deve ser realizado mais que **três vezes** consecutivas.
- **Quinto passo, encerramento: retirar rapidamente** a agulha, **no momento da inspiração**, da camada profunda para cima, e **fechar o ponto imediatamente**.

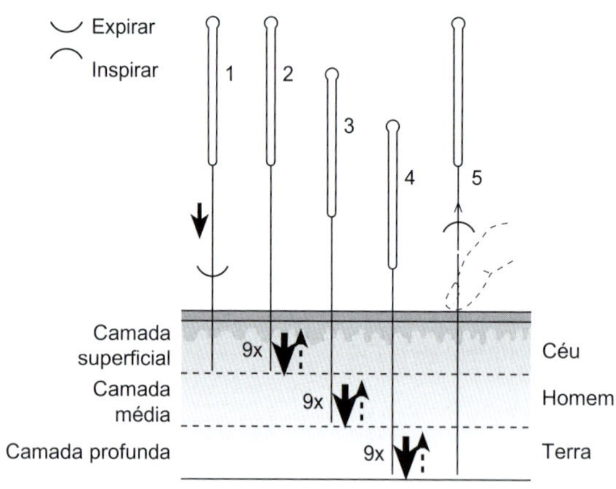

Figura 7.32 "Fogo que queima a mata da montanha" (*shao shan huo*): método tonificante.

"Deixar afluir o frescor do céu" (*tou tian liang*)

▸ Fig. 7.33

Método dispersante de combinação (*xie*), já que ele combina apenas técnicas básicas dispersantes (▸ 7.4.2). Combinação de rápido/lento, levantar/abaixar, método 9/6, abrir/fechar e, eventualmente, inclusão da respiração.

Efeito: essa técnica produz uma sensação local de frio no paciente. Indicada para a terapia de síndromes de repleção e calor.

Pontos bons para a execução da técnica: por exemplo, repleção e calor (**IG-11**), vento e calor (**VG-14, B-13, IG-4, VB-20**).

Execução: dividir em três níveis (▶ Fig. 7.31) a profundidade de punção do ponto em relação à profundidade de punção prescrita para ele (▶ 7.1.7).

- **Primeiro passo:** inserção da agulha no ato da **inspiração** e alcance do *deqi*.
- **Segundo passo:** empurrar a agulha para a **camada profunda**, desencadear o *deqi* nessa camada e **levantar** a agulha **seis vezes** ou uma quantidade de vezes que seja múltipla de seis, de **modo forte** (com emprego de força), e **abaixá-la** de **modo suave** (sem emprego de força, leve).
- **Terceiro passo:** recuar a agulha para a **camada média** e, após alcançar o *deqi*, **levantá-la** de **modo forte** (com emprego de força) e **abaixá-la** de **modo suave** (sem emprego de força, leve) nessa camada **seis vezes** ou uma quantidade de vezes que seja múltipla de seis.
- **Quarto passo:** executar a sequência na **camada superficial**.
- Após a execução, deixar a agulha na camada superficial ou eventualmente repetir todo o procedimento (passos 2 a 4), que não deve ser realizado, porém, mais que **três vezes** consecutivas.
- **Quinto passo, encerramento:** retirar **lentamente** a agulha da camada superficial **no momento da expiração**, balançando-a com um movimento circular, a fim de **aumentar o buraco** e deixar o **ponto aberto**.

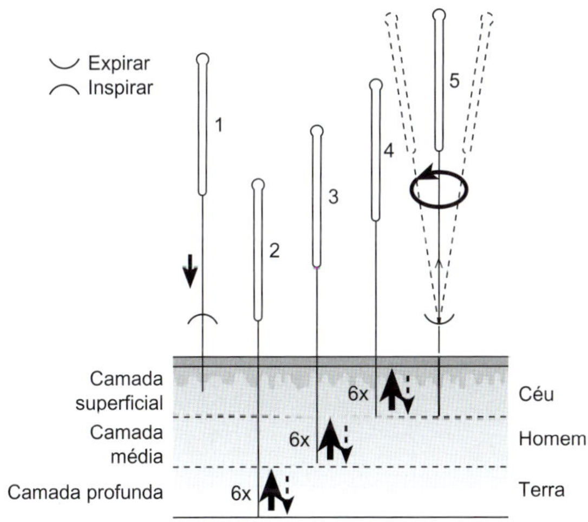

Figura 7.33 "Deixar afluir o frescor do céu" (*tou tian liang*): método dispersante.

"O dragão desce, o tigre sobe" (*long hu sheng jiang fa*)

▶ Fig. 7.34

Método neutro de combinação (▶ 7.5.2), já que são associadas de forma compensatória as técnicas básicas tonificante e dispersante (▶ 7.4.2).

Efeito: harmoniza o *qi* do *wei* e do *ying*. É colhido *qi* do *wei-fen* (da camada *wei-qi* de defesa) e do *ying-fen* (da camada *ying* nutritiva) e transportado para a camada média. Ela elimina a estagnação do *qi* e do sangue; por esse motivo, a terapia contra dor é a área clássica de utilização. Deve-se empregar a técnica apenas em pontos de regiões ricas em músculos, bem como em pacientes que suportam uma forte estimulação de agulha. Trata-se do mais intensivo dos métodos de combinação. Um bom ponto para a execução do método é, por exemplo, o **E-36.**

Execução: dividir em três níveis (▶ Fig. 7.31, 7.34) a profundidade de punção de um ponto em relação à profundidade de punção prescrita para ele (▶ 7.1.7).

- **Primeiro passo:** após a inserção da agulha e alcançado o *deqi*, conduzir a agulha para a **camada superficial** e girá-la para um lado e para o outro com um pequeno ângulo de rotação (< 180°), eventualmente com **ênfase de giro** no fluxo do canal de energia.
- **Segundo passo: abaixar** a agulha **de modo forte** (com emprego de força) até a **camada média** e depois **levantar** (recuar) de modo suave (sem emprego de força, leve) para a **camada superficial** com simultânea rotação de agulha (< 180°, eventualmente ênfase de giro no fluxo do **canal de energia**). Repetir esse procedimento **nove vezes.** Ele é chamado de "o dragão desce". Efeito: o *qi* da camada superficial (da camada *wei-qi* ou *wei-fen*) é enviado para a camada média.
- **Terceiro passo: abaixar** a agulha da **camada média para a camada profunda de modo suave** (sem emprego de força, leve) e girá-la nesta camada para um lado e para o outro em um ângulo grande de rotação (> 180°), eventualmente com ênfase de giro **contra** o fluxo do canal de energia.
- **Quarto passo: levantar** a agulha **de modo forte** (com emprego de força) para a **camada média** e, outra vez, **abaixar de modo suave** (sem força, leve) **para a camada profunda.** Repetir esse procedimento **seis vezes.** Ele é chamado de **"o tigre sobe". Efeito:** o *qi* da camada profunda (*ying-fen*) é enviado para a camada média.
- **Quinto passo, encerramento:** retirar devagar a agulha da **camada média** e deixar o ponto **aberto.**

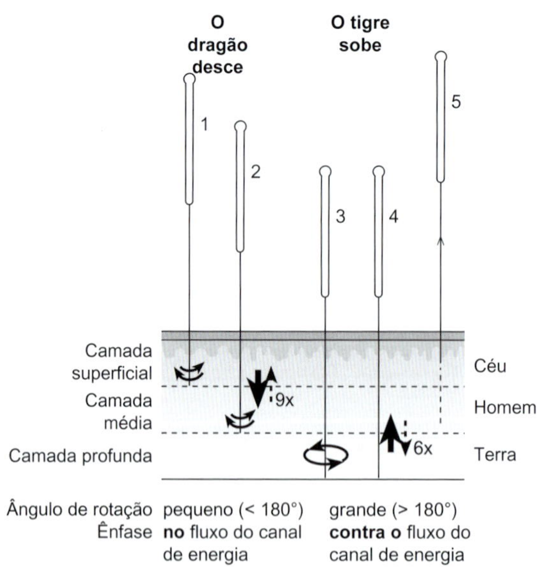

Figura 7.34 "O dragão desce, o tigre sobe".

"A tartaruga verde procura o ponto" (*cang gui tan xue fa*)

▶ Fig. 7.35

Sinônimo: "o ato de cavar da tartaruga verde ou a tartaruga negra descobre a caverna".

Método tonificante de combinação

Efeito: a técnica de punção tem um efeito tonificante muito forte e o fluxo do *qi* do canal de energia é fortemente estimulado.

Execução: dividir em três níveis (▶ Fig. 7.31, 7.35) a profundidade de punção de um ponto em relação à profundidade de punção prescrita para ele (▶ 7.1.7).

- Após a inserção da agulha, girá-la para um lado e para o outro e **abaixá-la de modo forte** (com emprego de força) **da camada superficial** para a camada **profunda.**
- Recuar a agulha **de modo suave** (sem emprego de força, leve) **até embaixo da pele.**
- **Mudar a direção da punção** e abaixar a agulha novamente sob rotação **forte** (com emprego de força) até a **camada profunda** e, então, recuá-la de modo suave até embaixo da pele. **Repetir esse procedimento várias vezes com diferentes direções de punção,** até ter sido puncionada uma grande área de propagação em torno do ponto. Devem ser empregadas, uma após a outra, todas as quatro direções de punção (ventral, dorsal, medial e lateral ao ponto).

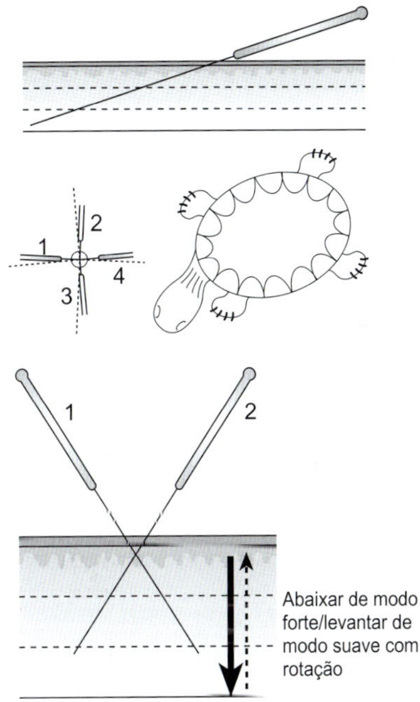

Figura 7.35 "A tartaruga verde procura o ponto" (figura modificada de acordo com Kitzinger, 1995 e Schnorrenberger, 1984).

"Fênix vermelha voadora" (*chi fen ying yuan fa*)

▶ Fig. 7.36

Sinônimo: a fênix vermelha voa ao encontro da fonte.

Método tonificante de combinação

Efeito: auxilia principalmente o fluxo de *qi* nos canais de energia e nos vasos *luo* (▶ 3.7).

Execução: dividir em três níveis (▶ Fig. 7.31, 7.36) a profundidade de punção de um ponto em relação à profundidade de punção prescrita para ele (▶ 7.1.7). Em primeiro lugar, realizar inserção da agulha e alcançar o *deqi*.

- **Primeiro passo: abaixar** a agulha até a **camada profunda**, até surgir ali uma sensação de *deqi*.
- **Segundo passo: levantar** (recuar) a agulha até a **camada superficial** e desencadear ali uma sensação de *deqi*.
- **Terceiro passo:** conduzir então a agulha até a camada média.
- **Quarto passo:** levantar e abaixar a agulha no local e, nesse movimento, girá-la e em seguida soltá-la, o que se assimila ao voo circular de uma fênix e favorece a circulação do fluxo do *qi* nos canais de energia. Ou estimular a agulha nesta camada da seguinte maneira:
  - Localização do **foco da doença na região superior do corpo:** suave levantar/abaixar com rotação (girar a agulha para um lado e para o outro) com ênfase no sentido horário (para a direita) e, ao mesmo tempo, com a inspiração do paciente.
  - Localização do **foco da doença na região inferior do corpo**: suave levantar/abaixar com rotação (girar a agulha para um lado e para o outro) com ênfase no sentido anti-horário (para a esquerda) e, ao mesmo tempo, com a expiração do paciente.
- **Quinto passo, encerramento:** em seguida, retirar a agulha rapidamente e fechar o ponto.

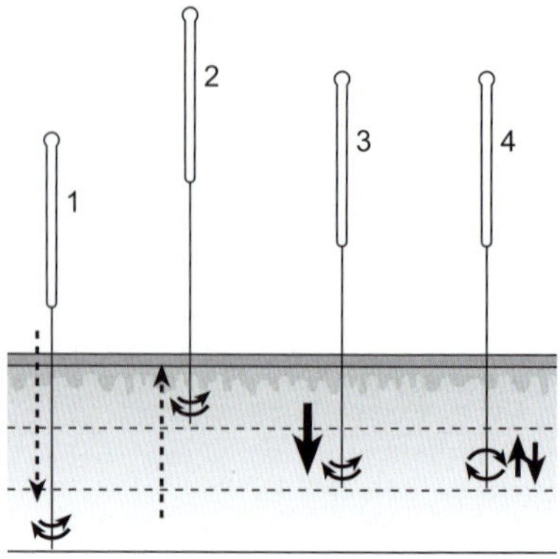

Figura 7.36 "Fênix vermelha voadora".

7.5.6 *dao qi*

(Modificado segundo R. Johns, 1999)

O termo *dao qi* significa "conduzir o *qi*" e descreve uma técnica que é qualificada por Robert Johns, 1999, como a "joia do antigo acupunturista". Por meio do *dao qi*, o *qi* é levado ou conduzido para a região onde está localizado o distúrbio. O *qi* perturbado, da região da doença, é levado de novo para sua ordem normal, e o fluxo do *qi* é estimulado.

Pressupostos

O paciente precisa estar tranquilo e relaxado. É importante que haja uma estreita cooperação entre terapeuta e paciente, a fim de poder avaliar o efeito do *dao qi*. As sensações no caso dessa técnica são diferentes das outras técnicas; assim, a impressão é de um fluxo contínuo de água ou de ar. O ideal é que o paciente alcance uma sensação que vá completamente até a região afetada a receber terapia, e sinta como se um fluxo contínuo de água fluísse do ponto de acupuntura para a região da doença. O *dao qi* caracteriza uma sensação leve, porém invariável e uniforme.

Técnica

Inicialmente, introduzir, com o auxílio da mão esquerda (▶ 7.2.2), a agulha no ponto escolhido e desencadear uma sensação de *deqi*. Nisso, dirigir a agulha para a localização da doença e não alterar mais o ângulo da punção durante a técnica do *dao qi*. Após provocar o *deqi* correto, deslocar a agulha repetidamente para cima e para baixo no ponto (levantar e abaixar). Na manipulação, prestar atenção para mover a agulha nas duas direções com a mesma velocidade, a mesma força e a mesma extensão de movimento, isto é, cada aspecto da manipulação da agulha precisa **permanecer igual**. Isso requer a constante atenção do terapeuta, que precisa concentrar-se em "pôr o *qi* para andar e conduzi-lo na direção correta".

Escolha de ponto

- Nas regiões de pele e músculo: pontos Fonte *ying* correspondentes (▶ 4.1.6).
- Nos distúrbios de músculos e canal de energia: pontos Corrente *shu* correspondentes (▶ 4.1.6).
- Nos distúrbios dos órgãos *fu*: pontos *mu* correspondentes (▶ 4.1.5), pontos Mar *he* (▶ 4.1.6).
- Nos distúrbios das vísceras *zang*: pontos *shu* correspondentes das costas (▶ 4.1.4), pontos *yuan* (▶ 4.1.1).

7

Profundidade da punção

Na técnica do *dao qi*, considerar a profundidade da punção prescrita do ponto em particular (respectivas recomendações) e variar as profundidades de punção conforme o tipo de doença. Isso significa, por exemplo, colocar a agulha mais superficialmente no caso de doenças dermatológicas e, em oposição a isso, puncionar mais fundo para o tratamento das doenças dos órgãos *zang* ou dos distúrbios crônicos (situados profundamente) (▶ 7.1.7).

Disposição da agulha

No caso dos distúrbios agudos, ou seja, quando o distúrbio se manifestou de forma superficial no quadro do pulso, os fatores patogênicos ainda se encontram na superfície. Nesse caso, puncionar no lado contralateral do distúrbio. Nos distúrbios crônicos, tratar primeiro o lado afetado com a técnica do *dao qi*. Em caso de efeito insuficiente ou errado da terapia, puncionar o lado contralateral.

7.5.7 Subdivisões modernas das técnicas (clássicas) de acupuntura

As técnicas de acupuntura apresentadas a seguir referem-se às técnicas clássicas (antigas) de punção, que são descritas no *Nei Jing*. Diferenciam-se as:

- **"Nove técnicas clássicas de punção"**, que se referem a diferentes doenças tratadas de maneira correspondente com diversos tipos de punção (relação parcial com as nove antigas punções), as
- **"Doze técnicas clássicas de punção"**, que se referem aos doze canais de energia regulares, e as
- **"Cinco técnicas clássicas de punção"**, que se referem aos cinco órgãos *zang*.

Técnicas superficiais de punção

Mao ci, punção sutil

▶ Fig. 7.37a

Técnica: punção muito superficial, rápida. Hoje empregada sobretudo por meio do martelo de sete pontas (batidas leves, ▶ 7.6.1) ou com agulha intradérmica. A agulha penetra apenas até a epiderme.

Indicação: cicatrizes, pele, parestesias superficiais e terapia de crianças.

Fontes clássicas: "nove técnicas clássicas de punção".

Ban ci, inserção até a metade (pulmão/pele)

▶ Fig. 7.37b

Técnica: inserir a agulha rápida e superficialmente e retirá-la imediatamente. Sensação semelhante a quando se arranca um cabelo. A agulha penetra apenas até a derme.

Indicação: pele e terapia de crianças.

Fontes clássicas: "cinco técnicas clássicas de punção".

Fu ci, punção superficial, suspensa ou rasa

▶ Fig. 7.37c

Técnica: inserir a agulha apenas de modo superficial subcutâneo até no máximo abaixo da parte subfascial do músculo, por exemplo, superficial subcutâneo no caso da acupuntura do punho e do pé ou no método de penetração (*Tou ci* ▶ 7.5.7), mas também no emprego de agulhas intradérmicas.

Indicação: por exemplo, acupuntura para o tratamento de dores crônicas do punho e do pé.

Fontes clássicas: "doze técnicas clássicas de punção".

Zhi ci, punção reta/direta para dentro

▶ Fig. 7.37d

Técnica: método de beliscar a pele e inserção superficial subcutânea/horizontal (a mais profunda das técnicas superficiais).

Indicação: para o tratamento das doenças que ainda se encontram na superfície: fator patogênico superficial (p. ex., frio, cãibra superficial, calor na pele superficial, p. ex., no caso de prurido ou urticária).

Fontes clássicas: "doze técnicas clássicas de punção".

Técnicas profundas de punção

Fen ci, punção dividida (no limite do tecido)

▶ Fig. 7.38a

Técnica: inserção vertical da agulha na musculatura profunda até pouco acima do periósteo (limite entre o tecido muscular e o periósteo).

Indicação: dores, tensões e espasmos musculares.

Fontes clássicas: "nove técnicas clássicas de punção".

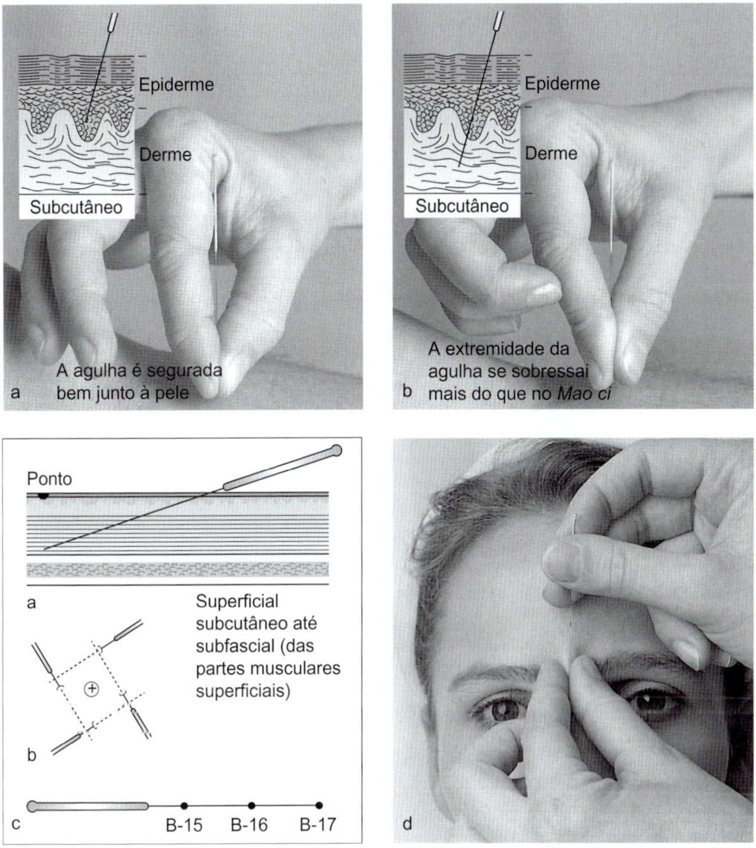

Figura 7.37 Técnicas superficiais de punção. **a)** *Mao ci*; **b)** *Ban ci*, **c)** *Fu ci*; **d)** *Zhi ci*.

Duan ci, punção curta (também punção movimentada)

▶ Fig. 7.38b

Técnica: punção com movimentação da agulha (para pontos periosteais), ou seja, a agulha é profundamente inserida pouco a pouco, em intervalos curtos. Abaixar a agulha devagar até as proximidades do osso e, durante o ato de abaixá-la aos poucos, a agulha é balançada para um lado e para o outro, respectivamente para a esquerda e para a direita (conduz fatores patogênicos para fora). Ao alcançar o periósteo, levantar e abaixar a agulha várias vezes nessa camada ("acupuntura periosteal") e depois retirá-la.

Cuidado: jamais tocar o osso! Essa técnica só deve ser aplicada por terapeutas treinados com condução segura da agulha, em razão do perigo de lesão traumática no periósteo.

Indicação: síndrome *bi* do osso (p. ex., doenças reumáticas com dores e inchaços musculares nas proximidades do osso e dores no periósteo).

Fontes clássicas: "doze técnicas clássicas de punção".

Shu ci, punção transportante

Técnica: (*shu*: dissipar, dispersar). Primeiro desencadear o *deqi* e depois inserir a agulha vertical e profundamente na região da dor, executar ali manipulações (dispersantes) da agulha (▶ 7.4.2) e retirá-la logo a seguir ou deixá-la ainda alguns minutos na região da dor. Após a retirada da agulha, deixar o ponto aberto.

Indicações: dores profundas e inchaços (agudos, repleção, calor).

Cuidado: efeito fortemente dispersante. É preciso ter a constituição do paciente em conta, escolher e realizar a terapia apenas em poucos pontos.

Fontes clássicas: "doze técnicas clássicas de punção".

Shu (gu) ci, inserir até o osso (rins)

▶ Fig. 7.38c

Técnica: para periósteo e inserções de tendão, realizar punção verticalmente até o periósteo. A profundidade é semelhante à empregada no *Duan ci*, porém deve-se abaixar a agulha diretamente na profundidade correspondente e desencadear um *deqi* ali.

Cuidado: jamais tocar o osso! Essa técnica só deve ser aplicada por terapeutas treinados com condução segura da agulha, em razão do perigo de lesão traumática no periósteo.

Indicação: síndrome *bi* do osso (p. ex., doenças reumáticas com participação de osso e dores no periósteo).

Fontes clássicas: "cinco técnicas clássicas de punção".

Guan ci, inserir na articulação (fígado)

▶ Fig. 7.38d

Técnica: a técnica de punção é executada nas inserções de tendão nas regiões de articulação. O ponto é fechado imediatamente após a retirada da agulha, a fim de evitar um sangramento (exceto no caso de calor muito forte, quando não se deve inserir a agulha tão profundamente no tendão).

Cuidado: técnica de punção dolorosa! É importante que a agulha seja conduzida de forma segura e profissional, pois há perigo de traumatização!

Indicação: síndrome *bi* do tendão (p. ex., doenças reumáticas com participação do tendão).

Fontes clássicas: "cinco técnicas clássicas de punção".

Hui ci, punção relaxante ou irradiante

▶ Fig. 7.38e

Técnica: introduzir a agulha primeiro verticalmente no ponto da dor, desencadear uma sensação de *deqi* por meio da ação de levantar e abaixar e depois levantá-la (recuar) para a camada superficial. A partir daí, puncionar profundamente ao redor do ponto, de forma simultânea e oblíqua, em todas as quatro direções (radialmente). Girar ainda a agulha para a direita e para a esquerda (a fim de aumentar o buraco).

Efeito: atua de maneira muito relaxante sobre a musculatura.

Indicação: para o tratamento das síndromes *bi* do tendão e do músculo, dores e espasmos musculares, peritendinite.

Fontes clássicas: "doze técnicas clássicas de punção".

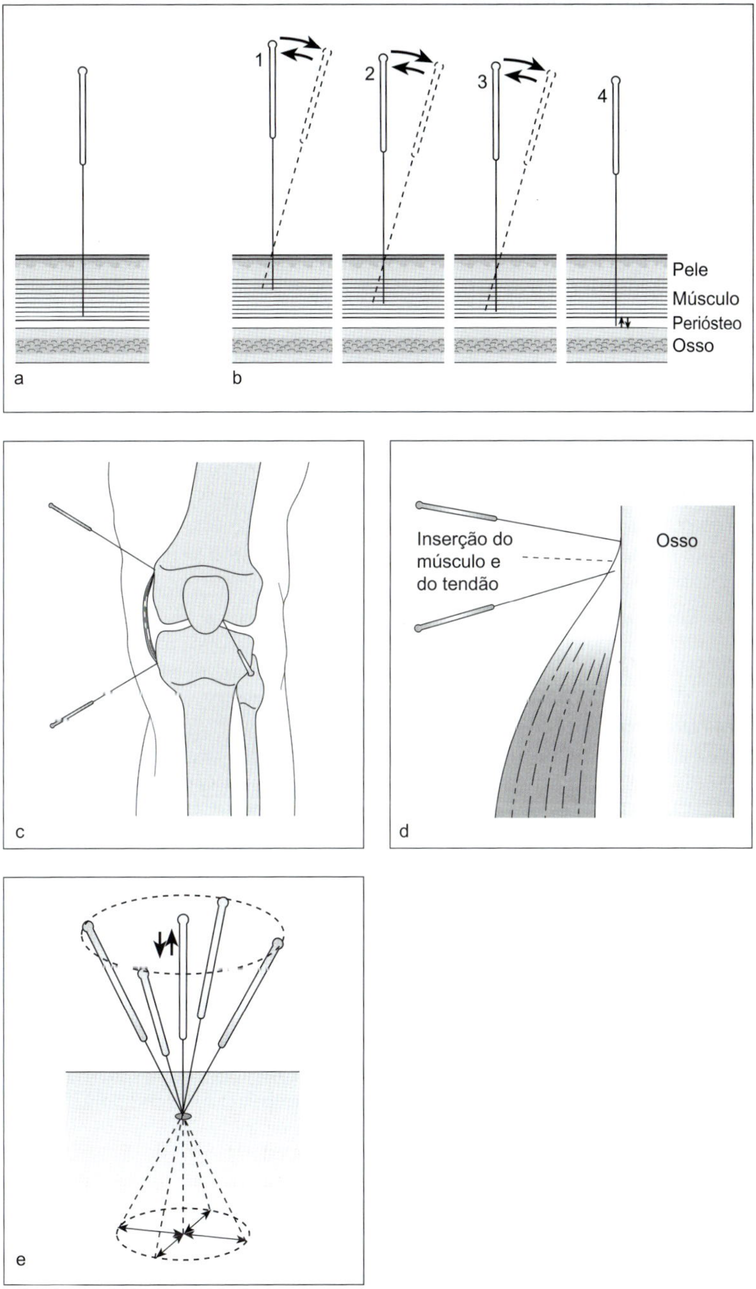

Figura 7.38 Técnicas profundas de punção. **a)** *Fen ci*; **b)** *Duan ci*; **c)** *Shu (gu) ci*; **d)** *Guan ci*; **e)** *Hui ci*.

Punção múltipla

Fundamentalmente, a "punção múltipla" contém **duas variantes**: inserir uma agulha em vários pontos ou várias agulhas em um ponto.

Bao ci, punção investigativa

▶ Fig. 7.39a

Inserir e estimular a agulha repetidamente em área de dor (músculo ou trajeto do canal de energia) sem ponto de fixação (*bi* em movimento).

Técnica: primeiro, procurar o ponto mais dolorido na área da dor, inserir nele a agulha e estimulá-lo. Soltar a agulha, pois o tônus muscular tenso a deixa no lugar adequado. Então, encontrar (investigar) o ponto que é o mais dolorido na área. Retirar a agulha e inseri-la nesse segundo ponto. Repetir esse procedimento várias vezes. A partir desse momento, inserir a agulha em cada ponto de dor que se apresentar como o "principal" – a dor ambulante é perseguida.

Indicação: para o tratamento das síndromes *bi* do músculo e do tendão, em especial no caso das síndromes *bi* do vento (problemas com caráter e localização alternantes).

Fontes clássicas: "doze técnicas clássicas de punção".

He gu ci, punção no vale (baço, tecido muscular)

▶ Fig. 7.39b

Técnica: inserir a agulha profundamente, vertical ao ponto da dor (p. ex., no músculo). Em seguida, recuá-la e puncionar obliquamente para a direita; após novo recuo, inseri-la obliquamente para a esquerda (de forma parecida a um pé de galinha tripartido). **Variante** como método de três agulhas: colocar, ao mesmo tempo, uma agulha na vertical, depois, em direção oblíqua, uma agulha à direita e outra à esquerda do ponto da dor.

Indicação: para relaxamento muscular no caso de dores e espasmos musculares e de bócio ou inchaços e intumescimentos de tecido.

Fontes clássicas: "cinco técnicas clássicas de punção".

Ou ci, punção em par ou bilateral (duas agulhas)

Técnica: uso de duas agulhas. *Clássica:* método *shu-mu* (▶ 4.3.3): puncionar o ponto *shu* das costas em combinação com o ponto *mu* do órgão *zang*/*fu*.

Variante na terapia da dor: amplificação do efeito por meio de uma agulha inserida na margem superior, e outra, na margem inferior da área da dor ou do músculo dolorido.

Indicação: dependendo do problema e da localização do ponto. Para a terapia da dor com o intuito de alcançar o relaxamento muscular.

Fontes clássicas: "doze técnicas clássicas de punção".

Qi ci, punção comum ou concentrada (três agulhas)

▶ Fig. 7.39c

Técnica: uso de três agulhas. Inserir uma agulha verticalmente no ponto, em seguida, inserir duas agulhas obliquamente laterais com foco na agulha vertical.

Indicação: no caso de dor concentrada, profunda, na síndrome fria *bi* também com moxabustão.

Fontes clássicas: "doze técnicas clássicas de punção".

Yang ci, punção leve ou de dispersão (cinco agulhas)

▶ Fig. 7.39d

Técnica: uso de cinco agulhas. Inserir uma agulha verticalmente no ponto, em seguida, outras quatro agulhas a partir de quatro direções, com foco na agulha vertical, de modo superficial subcutâneo ou obliquamente em sentido radial.

Indicações: no caso de dor superficial (p. ex., herpes-zóster), problemas de pele (p. ex., urticária, puncionando depois em torno da região da pele afetada), síndrome fria *bi* superficial.

Fontes clássicas: "doze técnicas clássicas de punção".

Bang ci, punção fortificante ou com punção secundária

▶ Fig. 7.39e

Técnica: ao lado de uma agulha já colocada no ponto, inserir uma outra agulha "secundária" (duas variantes, ▶ Fig. 7.39e). Porém, essa técnica também contém, "no sentido de duplicar o efeito", a seguinte variante: por exemplo, punção em ambos os olhos do joelho ou punção simultânea de **TA-14** e **IG-15**.

Indicação: no caso de síndromes crônicas *bi* ou dor crônica localizada.

Fontes clássicas: "doze fontes clássicas de punção".

7

Fazer sangrar

Luo ci, punção de vasos *luo*

Técnica: microvenipunção (fazer sangrar) em vasos *luo* (também ▶ 7.6.1, 3.7).

Indicação: síndrome de calor, estagnação sanguínea localizada, dor na garganta (p. ex., ▶ P-11).

Fontes clássicas: "nove técnicas clássicas de punção".

Bao wen ci, puncionar como um leopardo (coração)

Técnica: inserir outras quatro agulhas em torno do ponto de punção, a fim de deixar escapar sangue dos vasos *luo* (▶ 3.7).

Indicação: *clássica:* fazer sangrar pequenos vasos a fim de eliminar a estagnação sanguínea (coração). Emprego atual principal no caso de problemas de pele com calor patogênico.

Fontes clássicas: "cinco técnicas clássicas de punção"

Zan ci, punção de apoio

Técnica: introduzir e tirar verticalmente uma agulha e puncionar várias vezes de modo superficial subcutâneo até chegar a um sangramento.

Indicação: (classicamente para o tratamento de abscessos etc.) a fim de conduzir calor superficial para fora (p. ex., em herpes-zóster).

Fontes clássicas: "doze técnicas clássicas de punção".

Da xie ci, punção fortificante

Técnica: fazer sair pus com a lanceta.

Indicação: intervenção cirúrgica.

Fontes clássicas: "nove técnicas clássicas de punção".

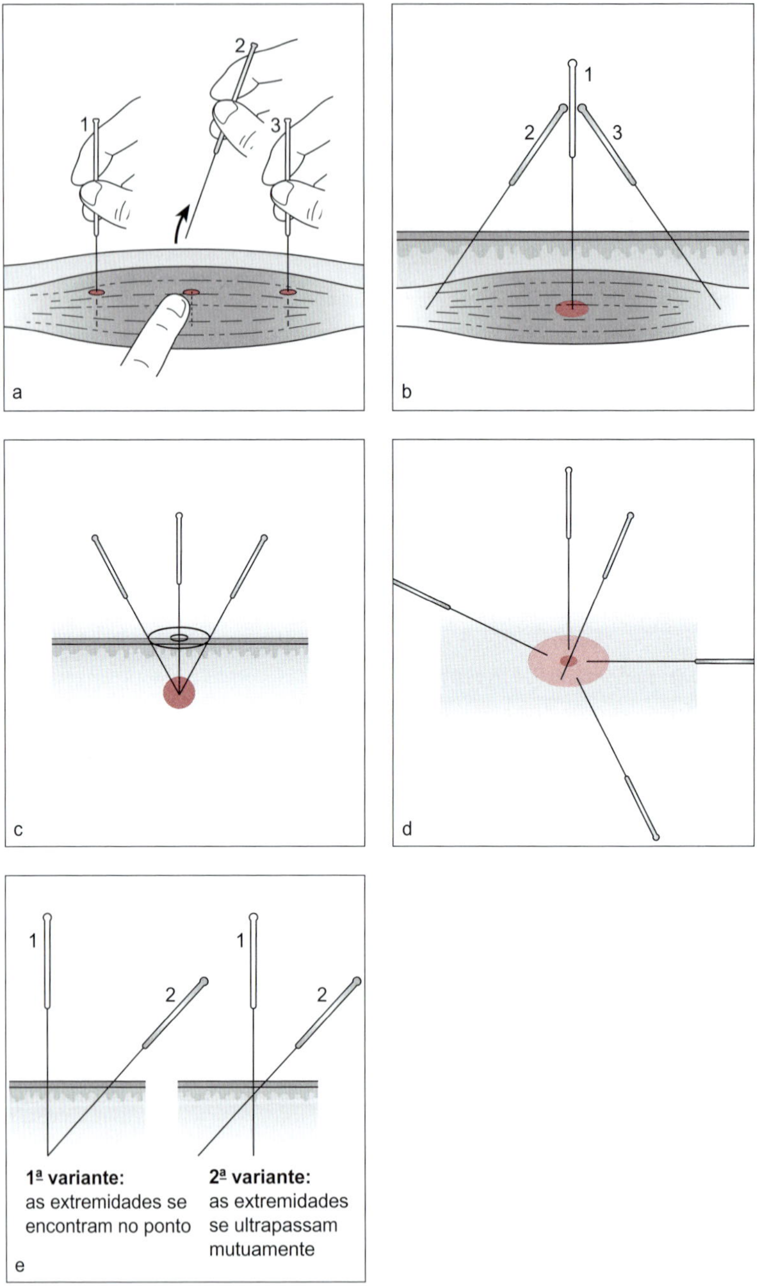

Figura 7.39 Puncionar várias vezes. **a)** *Bao ci*; **b)** *He gu ci*; **c)** *Qi ci*; **d)** *Yang ci*; **e)** *Bang ci*.

Técnicas que seguem o trajeto do canal de energia

Jing ci, punção de canais de energia, nodulação

Técnica: canais de energia musculotendíneos (▶ 3.5), punção profunda em pontos-gatilho com técnica dispersante da agulha.

Indicação: terapia da dor.

Fontes clássicas: "nove técnicas clássicas de punção".

Shu ci, punção transportante

Técnica: refere-se classicamente à punção dos pontos *shu* (cinco pontos *shu* e pontos *shu* das costas), que atuam sobretudo nos órgãos *zang/fu*.

Indicação: emprego moderno: punção dos cinco pontos *shu* (▶ 4.1.6), pontos *shu* das costas (▶ 4.1.4), pontos Mar Inferior *xiahe* (▶ 4.1.9), pontos *yuan* (▶ 4.1.1) e pontos *xi* (▶ 4.1.3) com efeito principalmente nos órgãos *zang/fu*.

Fontes clássicas: "nove técnicas clássicas de punção".

Yin ci, punção com caráter *yin*

Técnica: os pontos são puncionados bilateralmente, tanto à esquerda como à direita.

Indicação: classicamente: punção de **R-3**. Emprego moderno: punção bilateral de pontos no caso de estados de fraqueza.

Fontes clássicas: "doze técnicas clássicas de punção".

7

Acupuntura de pontos diferentes

Yuan dao ci, punção de pontos distantes

Técnica: punção de pontos distantes (▶ 4.3.2).

Indicação: sobretudo na terapia da dor, restrições de movimento, por exemplo, síndromes *bi*.

Fontes clássicas: "nove técnicas clássicas de punção".

Ju ci, grande método de acupuntura

Técnica: punção no lado oposto/transversal. Punção dos pontos dos canais de energia principais (▶ 3.3) e dos oito vasos extraordinários (▶ 3.8).

Indicação: por exemplo, no caso das doenças do lado esquerdo do corpo, puncionar os pontos correspondentes da região oposta, ou seja, do lado direito.

Fontes clássicas: "nove técnicas clássicas de punção".

Miu ci, método peculiar

Técnica: punção contralateral ou dos pontos *luo* correspondentes (▶ 4.1.2) ou ao longo do *luo mai* (▶ 3.7) ou em pontos *ashi* ou pontos Poço *jing* (▶ 4.1.6).

Indicação: sintoma agudo, doença ainda se encontra na superfície.

Tou ci, método de perfuração (penetração)

Técnica: por exemplo, **CS-6 a TA-5. Cuidado:** traumatizante, no Ocidente prefere-se não empregá-lo.

Cui ci, punção com a agulha de fogo ou em chamas

Técnica: punção com a agulha aquecida. Para essa técnica existem tipos especiais de agulha. Técnica raramente empregada no Ocidente.

Indicação: síndrome *bi*.

Fontes clássicas: "nove técnicas clássicas de punção".

7.6 Métodos complementares da acupuntura

7.6.1 Microvenipunção

Microvenipunção com lanceta ou agulha triangular (*san ling zhen*)

A microvenipunção, ou o "fazer sangrar" os vasos pequenos (*luo ci fa*) com a agulha triangular (*san ling zhen*), é uma técnica descrita nos nove métodos clássicos de acupuntura (refere-se em parte aos nove tipos de agulha ▶ 7.5.7). No Ocidente emprega-se frequentemente uma lanceta comum em vez da agulha triangular.

Efeito: desvia calor, move o *qi* e o sangue, torna os canais de energia e os vasos *luo* permeáveis.

Indicação: no caso das doenças com congestão venosa de sangue, síndromes *bi* (▶ Tab. 7.4).

Contraindicação: estados de fraqueza, distúrbios de coagulação de sangue, gravidez a partir do quarto mês, pós-parto, anemia, hipotonia.

Diferenciação dos seguintes métodos:

- **Inserção (punção) rápida, sangrenta:** com a agulha triangular ou a lanceta de punção.
- **Inserção (punção) lenta, sangrenta:** com instrumentos mais finos, por exemplo, uma agulha triangular mais fina, um pequeno bisturi para coleta de sangue ou uma agulha de cânula ligeiramente mais grossa que se encontra facilmente à venda.

Traços espalhados: realizar várias punções com a agulha triangular distribuídas na área afetada, por exemplo, sobre o dorso de um músculo enrijecido. Um método alternativo e menos doloroso: com o martelo de sete pontas "bater para fazer sangrar" na área sob forte estimulação e, em seguida, aplicar ventosaterapia "sangrenta" (ver também Microvenipunção com martelo de sete pontas ou "ventosaterapia sangrenta").

Venipuntura: perfurar pequenas veias ou vênulas ("vasos *luo*") (▶ 3.7) e deixar escapar um pouco de sangue. **Cuidado:** infecção da pele, prevenção de colapso (em decúbito dorsal). Por causa da forte estimulação, considerar as contraindicações!

Técnica:

- **Preparação:** antes da punção, esfregar a pele para aumentar a irrigação sanguínea na área da punção. No caso de punção de pontos nos dedos da mão ou do pé, esfregar em sentido proximal-distal a falange correspondente, como se "ordenha uma vaca", a fim de mover o sangue em direção à ponta do dedo do pé ou da mão.

- **Execução:** pegar a agulha como se fosse um lápis, deixando a ponta para a frente. Em seguida, inserir a agulha rápida e apenas superficialmente (cerca de 1 a 3 mm na pele, em pequenas veias 2 a 5 mm sobre a pele) e retirá-la rapidamente. Fixar o lugar da punção, por exemplo, um dedo, com a mão de apoio durante o procedimento. Pressionar depois o sangue para fora do lugar da punção. Para ajudar o fluxo do sangue, pode-se esfregar repetidas vezes a região com um algodão embebido em álcool durante a microvenipunção.

Tabela 7.4 Indicações importantes para microvenipunção com a agulha triangular

Indicação	Pontos	Técnica
Dores na cabeça	E-8, VG-20	Punção
Dores na cabeça, dores e vermelhidão nos olhos, rinite	Ex-HN-3 (*yintang*)	Punção
Dores na cabeça, resfriados com febre, dores e vermelhidão nos olhos	Ex-HN-5 (*taiyang*)	Punção ou punções dispersantes
Febre, tonsilite, dores e vermelhidão nos olhos, hipertonia	Ex-HN-6 (*erjian*), OP-78, as "três veias atrás da orelha" na concha da orelha	Venipuntura (veia auricular posterior)
Febre, perda da consciência, insolação, parestesias dos dedos	Ex-UE-11 (*shixuan*) ou pontos Poço *jing* (▶ 4.1.6) dos canais de energia da mão	Punção
Sintomas de vento (tontura hipertônica, acidente vascular cerebral, choque, dormência, sintomas de paralisia, prurido na pele), dores (lumbago, dores na garganta, dores na cabeça, enxaqueca, artralgia), doenças infecciosas (diarreia aguda e vômitos), tosse, escarlatina	Pontos Poço *jing* (▶ 4.1.6)	Punção
Dores e inflamações na garganta, inchaços na boca e na língua	P-11, P-10	Punção
Inflamações nas cavidades oral e da faringe, asma brônquica	P-10	Punção ou punções dispersantes
Estomatite	C-7	Punção
Insolação, sensação de aperto no tórax, vômitos	CS-3	Punção ou punções dispersantes
Insolação, sensação de aperto no tórax, tonsilite	P-5	Punção ou punções dispersantes
Insolação, lumbago, cãibra na panturrilha, prurido na pele, vômitos, diarreia	B-40	Punção ou punções dispersantes
Inapetência, distúrbios digestivos	Ex-UE-10 (*sifeng*)	Punção (principalmente pressionar o líquido linfático para fora)
Meteorismo, distúrbios da micção, úlcera e edema do membro inferior	BP-6, BP-9	Punção ou punções dispersantes
Dores, inchaço e parestesias na mão	Ex-UE-9 (*baxie*)	Punção

(continua)

Tabela 7.4 Indicações importantes para microvenipunção com a agulha triangular *(continuação)*

Indicação	Pontos	Técnica
Dores no hipocôndrio, distensão ou luxação no pé	VB-40	Punção ou punções dispersantes
Cãibra na panturrilha	BP-1	Punção
Dores, inchaço e parestesias no pé	Ex-LE-10 *(bafeng)*	Punção
Prurido na pele do corpo inteiro	IG-4, BP-10	Punção ou punções dispersantes

Microvenipunção com martelo de sete pontas (*mei hua zhen*)

Modo de segurar o martelo de sete pontas

▶ Fig. 7.40

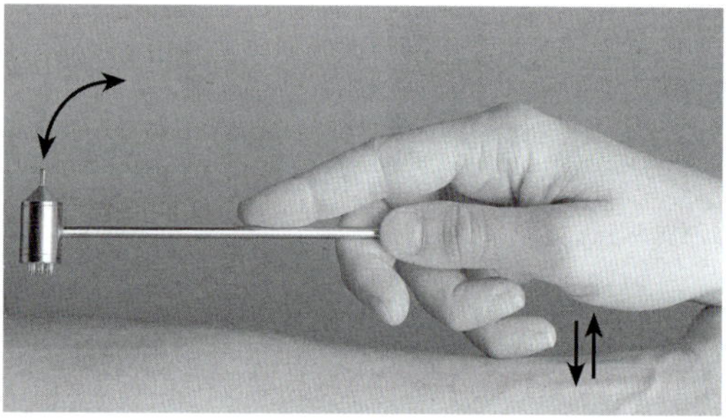

Figura 7.40 Modo de segurar o martelo de sete pontas.

Graus de estimulação

- **Estimulação leve:** dar batidas leves (com pouco emprego de força) até ocorrer ligeiro avermelhamento local na pele. *Efeito:* tonificante (*bu*). Emprego principalmente em crianças, pacientes mais idosos ou enfraquecidos (condução de linhas ▶ Fig. 7.41).
- **Estimulação média:** dar batidas de grau médio (ou seja, com emprego de um pouco mais de força) até ocorrer um avermelhamento mais forte na pele. Também é desejável em termos terapêuticos uma eventual e ligeira formação de pápulas na pele. Se aparecerem sangramentos na pele, significa que a manipulação foi forte demais. Durante o tratamento, o paciente deve sentir uma má sensação de grau leve. *Efeito:* tonificante (*bu*), o método ativa o fluxo do *qi* e do sangue (condução de linhas ▶ Fig. 7.41).
- **Estimulação forte:** com intenso emprego de força e movimento brusco de levantar o braço para bater o martelo até ocorrer um sangramento superficial na pele de grau leve. O efeito da terapia e da microvenipunção pode ainda ser aumentado por meio de aplicação de ventosa logo a seguir nas zonas tratadas. *Efeito:* dispersante (*xie*) e de conduzir para fora, elimina o calor local e o *yang* excedente (condução de linhas ▶ Fig. 7.41).

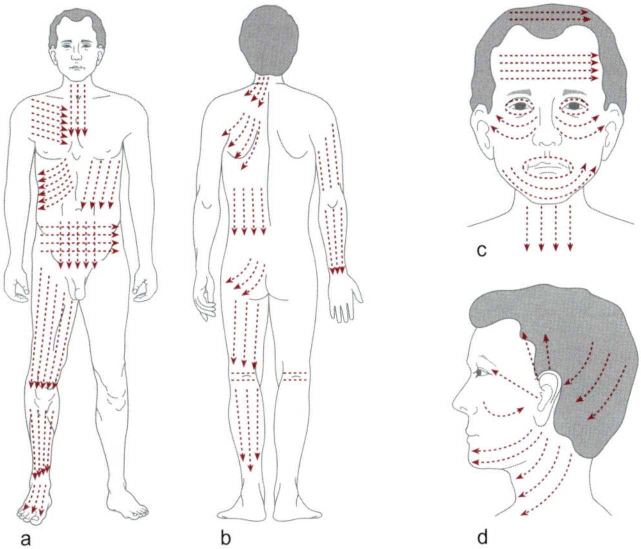

Figura 7.41 Zonas terapêuticas e condução de linhas com o martelo de sete pontas. **a)** Lado ventral (*yin*) com extremidades; **b)** Lado dorsal (*yang*) com extremidades; **c)** Região do rosto; **d)** Região lateral da cabeça.

Indicações

Tabela 7.5 Martelo de sete pontas: indicações e regiões de tratamento

Indicação	Região de tratamento
Doenças das genitálias externas, do ânus, do períneo	Cóccix
Dores na cabeça, enxaqueca	Segundo a localização da dor na cabeça
Doenças estomacais, das vias respiratórias, do sistema linfático	Região da mandíbula
Doenças das vias respiratórias e gastrintestinais, dos membros superiores, da região cervical da coluna, da escápula	Acima do músculo esternocleidomastóideo
Doenças dos membros superiores, das vias respiratórias, do coração	Acima/abaixo da clavícula
Dores na cabeça (região da nuca)	Acima da escápula
Doenças dos membros superiores	Margem medial da escápula
Doenças do baço, do estômago, do fígado, da vesícula biliar e do pâncreas	Zona do epigástrio
Doenças dos órgãos genitais	Zona inguinal
Doenças dos membros inferiores	Zona sacral inferior

(continua)

Tabela 7.5 Martelo de sete pontas: indicações e regiões de tratamento *(continuação)*	
Indicação	**Região de tratamento**
Doenças oculares, do nariz, da língua	C1 a C4 paravertebral
Doenças da faringe, das tonsilas, da glândula tireoide, dos linfonodos regionais, da região da nuca/ombro	C5 a C7 paravertebral
Doenças das vias respiratórias, do coração, dos membros superiores	T1 a T5 paravertebral
Doenças do baço, do estômago, do intestino delgado	T5 a T12 paravertebral
Doenças do fígado, da vesícula biliar, dos vasos sanguíneos, do diafragma	T7 a T12 paravertebral
Doenças do trato urogenital, do reto	L1 a L5 paravertebral
Doenças dos membros inferiores	L4 e L5 paravertebral
Doenças dos membros inferiores	S1 a S3 paravertebral
Doenças dos órgãos genitais	S1 a S5 paravertebral

7

Método de *gua sha* (*gua sha fa*)

▶ Fig. 7.42, 7.43, 7.44

O método de *gua sha* é uma técnica de raspar a pele e faz parte da medicina popular mais ainda do que a ventosaterapia (▶ 7.6.3). No Ocidente, sobretudo Nielsen (1995) merece louvor pela divulgação fundamentada desse método.

Efeito: expulsa fatores patogênicos da superfície e move os líquidos do corpo, bem como o *qi* e o sangue estagnado, estabiliza os poros e, dessa maneira, impede que fatores patogênicos penetrem mais.

Indicação: no caso de distúrbios com penetração de fatores patogênicos externos, como frio, umidade, secura, calor e vento com bloqueios do *qi* e do sangue na região do canal de energia e da rede de vasos *luo* (▶ Tab. 7.6).

Contraindicação: não empregar a técnica de raspar sobre lesões ou infecções na pele, por exemplo, espinha, feridas, manchas de pigmentação ou pintas, bem como queimadura de sol. Cobrir espinhas, feridas ou pintas individuais com a mão de apoio durante a terapia e raspar apenas acima ou abaixo dos pontos afetados da pele. **Cuidado:** não aplicá-lo sobre o abdome de grávidas nem em pacientes muito enfraquecidos.

Tabela 7.6 Exemplos de doenças e zonas a serem tratadas com *gua sha*	
Doença	**Zonas onde procurar o *sha* e realizar tratamento com *gua sha***
Infecção aguda com febre (vento, frio, umidade); sinusite, bronquite, asma brônquica, enfisema, tosse, tosse causada por insuficiência do *yin*	Região superior das costas, nuca, ombros e tórax
Dores na nuca	Adicionalmente *gua sha* na região do occipício

(continua)

Tabela 7.6 Exemplos de doenças e zonas a serem tratadas com *gua sha (continuação)*

Doença	**Zonas onde procurar o *sha* e realizar tratamento com *gua sha***
Dores na cabeça provocadas por estase sanguínea, dor na região frontal da cabeça (*yangming*, orbital), dor na cabeça por insuficiência do *xu*	Região superior das costas, nuca, ombros
Enxaqueca, cefaleia em salvas, fogo do estômago, da vesícula biliar ou do fígado	Adicionalmente na região cervical lateral
Dor no occipício (*taiyang*)	Adicionalmente ao longo dos dois canais de energia da Bexiga
Dor na região lateral da cabeça (*shaoyang*)	Adicionalmente ao longo dos dois canais de energia do Triplo Aquecedor
Dor no ápice do crânio	Adicionalmente na parte média das costas
Dores nos dentes, neuralgia do trigêmeo, paresia facial, problemas oculares	Região superior das costas, nuca, ombros
Doenças nas orelhas	Adicionalmente na região cervical lateral
Dores na região superior das costas	Região superior das costas, nuca, ombros até a parte média das costas
Dores no tórax, palpitações, angina de peito, doença coronariana	Regiões superior e média das costas, região medial da escápula, nuca, ombros, esterno
Dores na região dos membros superiores	Região superior das costas, ombros, nuca, região média das costas

Material: objeto plano, largo, ligeiramente arredondado, por exemplo, uma moeda grossa ou uma colher (p. ex., colher de sopa chinesa). Na Ásia também existem objetos especiais para raspar feitos de chifre de búfalo-da-índia.

"Síndrome *sha*":

Segundo Nielsen (1995), a síndrome *sha* é uma doença que se manifesta por meio de exposição a fatores patogênicos externos, como vento, frio ou umidade, e que leva a um bloqueio dos canais de energia. Manifestam-se calafrios, febre, sensação de tensão e dores no corpo, possivelmente também vômitos e desarranjo ou rigidez e dormência nas extremidades. Em geral, é de se suspeitar da existência de *sha* no caso de distúrbios ou doenças, sobretudo quando acompanhados de dores. Além disso, a reação ao *gua sha* pode fornecer importantes indicações diagnósticas e prognósticas.

Indicações da existência de *sha* (▶ Fig. 7.42) **na prática:**

- **Localização e zonas a serem tratadas:** procurar *sha* nas regiões onde se manifestam os problemas (▶ Tab. 7.6).
- **Exame para saber se *sha* existe:** no exame do paciente, pressionar com os dedos a área dolorida ou afetada sobre a pele do paciente e, em seguida, retirar a mão rapidamente. Na opinião de Nielsen (1995), as indicações de *sha* se mostram onde os lugares de pressão ainda permanecem visíveis durante algum tempo (▶ Fig. 7.42). Por meio da pressão exercida no tecido, o sangue é deslocado e surgem "pontos brancos". Eles desaparecem de imediato com o fluxo normal do *qi* e do sangue, mas, no caso de fluxo de sangue perturbado e retardado, definham de maneira hesitante.

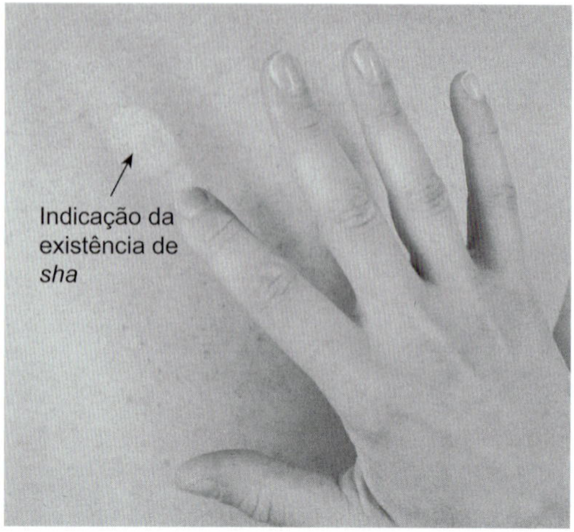

Figura 7.42 Verificar a existência de *sha*: pressionar brevemente sobre as regiões afetadas, retirar rapidamente os dedos e observar o desenvolvimento de "manchas brancas".

Técnica do *gua sha*

Preparação: o *gua sha* pode ser combinado com a acupuntura. Nielsen recomenda nesse caso a punção de acupuntura, por exemplo, dos pontos *ashi* ou pontos-gatilho antes do emprego do *gua sha*, já que por meio da acupuntura são ativados o *qi* e o sangue estagnados. A seguir, no tratamento de *gua sha*, aparece uma formação de manchas brancas ainda mais forte na superfície. Antes do tratamento, aplicar um pouco de óleo terapêutico com massagem leve na região do tratamento e examinar a área à procura de espasmos, tensões musculares e pontos-gatilho.

Execução: raspar em uma única direção as regiões afetadas, com um instrumento de borda arredondada e sem fio em um ângulo de 30° em relação à pele (▶ Fig. 7.43), de maneira suave, porém com leve pressão sobre a pele. Ao se usar uma colher, empregar a forma arqueada para fora, a fim de evitar um corte. Repetir os traços sobre a região do tratamento o tempo necessário até todo o *sha* chegar à superfície. Esse momento pode ser, para o paciente, o começo das sensações ruins na pele. Outro sinal é o fato de não se formarem mais manchas brancas na região (não "se segue" mais outro *sha* visível).

Sequência de traço: observar uma sequência de traço e uma sucessão regular na terapia com *gua sha* (▶ Fig. 7.44).

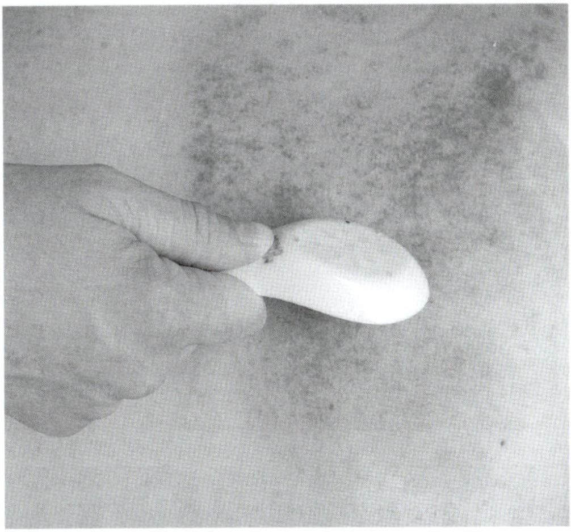

Figura 7.43 Técnica do *gua sha*: pressionar de forma suave o material de raspagem sobre a região de tratamento em um ângulo de 30° em relação à pele até que não se formem mais novas manchas brancas.

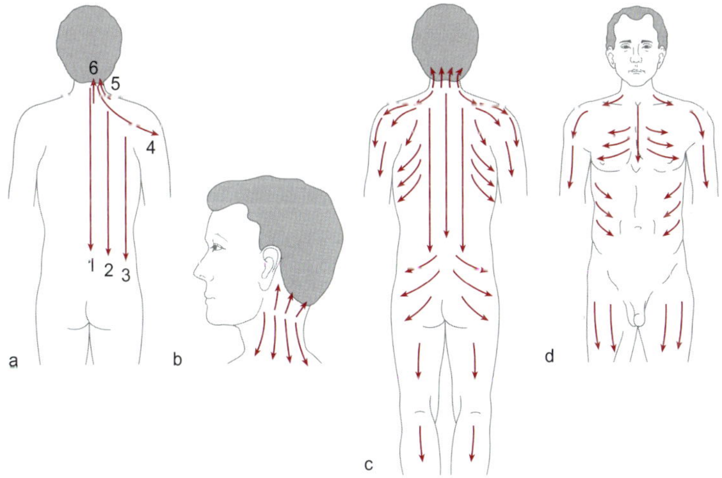

Figura 7.44 Técnica do *gua sha*: sequência e direção de traço recomendadas (modificado de acordo com Nielsen, 1995). **a)** Sequência de traço geral; **b)** Direção de traço na região da garganta; **c)** Direção de traço na porção dorsal do corpo; **d)** Direção de traço na porção ventral do corpo.

Após uma sessão de *gua sha*, só voltar a tratar com *gua sha* as regiões afetadas e tratadas quando as manchas brancas ou manifestações na pele regredirem o mais completamente possível.

7.6.2 Moxabustão

A moxabustão ("*jiu*", do chinês, traduz-se por "queimar") é uma terapia que combina fitoterapia e termoterapia, em que áreas do corpo ou pontos de acupuntura são aquecidos por meio da queima da erva artemísia (*Artemisia vulgaris*).

A queima da artemísia fortalece a energia *yang*, expulsa o frio e "seca" a umidade nos canais de energia, na superfície e nos órgãos, e estimula a circulação do *qi* e do sangue, no caso de estagnação sanguínea e do *qi*.

Indicações

▶ Tab. 7.7

Tabela 7.7 Indicações e pontos importantes para a moxabustão (retirado do *Leitfaden* CM, 7ª edição 2018)

Insuficiência da energia *yang*	VG-4, E-36, BP-6, VC-6
Eliminar o frio	pontos *yuan* ou Mar Inferior *xiahe*, ponto *shu* ou *mu*
Predisposição a infecções, bronquite crônica (insuficiência do *qi* do pulmão)	VG-12, B-12, B-13, VC-17
Cefaleia tensional (insuficiência do *qi* do baço)	B-20, E-36, BP-6, VC-6, VC-12
Gastrite crônica (frio no baço e no estômago)	B-20, B-21, E-36, BP-9, E-21, VC-12
Diarreia em caso de frio no intestino grosso	B-20, B-21, B-25, E-37, E-25
Lombalgia (insuficiências do *qi* dos rins, obstrução de frio)	B-22 a B-25, VG-4, B-52, B-60, VC-4
Enurese noturna (insuficiência do *yang* dos rins)	VC-4, B-23, R-7, VC-6

Emprego sobretudo no caso de sintomas de frio. Exemplos:

- Para as síndromes de repleção-frio, por exemplo, em um estado de infecção aguda com calafrio e dores nas articulações, combinar com técnica de punção sedativa (▶ 7.4.2).
- Para as síndromes de insuficiência-frio, por exemplo, em casos de síndromes de insuficiência do *yang* com esgotamento, a melhor opção é combinar com a técnica de punção tonificante (▶ 7.4.2).
- Na formação de edema (edema "pálido", não causado por inflamação), aplicar moxabustão somente com cuidado, por causa da possível diminuição de sensibilidade na região com irrigação sanguínea reduzida.
- Para dores, por exemplo, no aparelho locomotor ou no sistema reprodutor feminino, que são causadas pelo fator patogênico frio. Para prevenção, aplica-se moxabustão de maneira regular, por exemplo, para o fortalecimento do sistema imunológico E-36.

Contraindicações

- Síndrome de calor, por exemplo, síndrome de repleção do *yang* (com o fator patogênico calor externo ou interno), ou síndrome de insuficiência do *yin* (com relativo excesso do *yang*), ou insuficiência combinada do *yin* e do *yang* (com sinal, p. ex., de calor, mas também de frio).
- Doenças febris e agudamente infecciosas, inflamações agudas, hemorragias.

- Hipertonia (relativa), em crianças pequenas (pele sensível), na gravidez: no âmbito da região do hipogástrio.
- Pontos sobre vasos superficiais, varicose, em mucosas, regiões da pele infectadas e agudamente inflamadas, feridas de cura difícil. **Cuidado:** sobretudo em pacientes com doença arterial obstrutiva periférica (DAOP) ou diabetes melito, há perigo de queimadura por causa de distúrbios da sensibilidade.
- Pontos localizados, por exemplo, na orelha, na região dos olhos, no couro cabeludo, sobre órgãos logo abaixo da superfície da pele ou nas vizinhanças imediatas de artérias ou nervos, como **B-40**, **P-9**, são considerados inadequados (ver indicações de pontos correspondentes).

✓ Dicas

Durante o tratamento com moxabustão, monitorar constantemente o paciente! Ficar de prontidão para uma rápida retirada da agulha, tendo uma bandeja à prova de fogo com pinças, bem como extintores de moxa firmes para deter e apagar de forma segura, por exemplo, os cigarros de moxa.

Realizar a moxabustão pelo tempo necessário para que se tenha propagado uma sensação intensa de calor na área tratada.

A aplicação deve ser feita apenas em espaços bem arejados (eventualmente, com filtros de ar).

Logo após a sessão, o paciente não deve ingerir bebidas frias, deve se vestir para ficar aquecido, se possível descansar um pouco e não comer imediatamente após a aplicação (caso for necessário, beber algo quente e fazer uma pequena refeição quente, evitando alimentos crus), a fim de aproveitar o efeito do calor.

Moxabustão direta

Colocar os cones de moxa diretamente sobre a pele até que ⅔ do material queimem, e então retirá-los. No Ocidente é contraindicado o método chinês da moxabustão direta, no qual o cone queima por completo e deixa lesões na pele e cicatrizes.

Moxabustão indireta

Na moxabustão indireta não há qualquer contato direto com a pele. Diferenciam-se vários procedimentos:

Cigarro de moxa

Aquecer a pele ou uma agulha colocada em um ponto de acupuntura por meio de um cigarro de moxa (▶ Fig. 7.45). Diferença:

- Moxabustão pontual com cigarro de moxa (▶ Fig. 7.45b): segurar o cigarro a uma distância de cerca de 2 a 3 cm sobre o ponto de acupuntura pelo tempo necessário para o paciente ter uma nítida sensação de calor. Em seguida, retirar o cigarro de moxa e, com o polegar da outra mão, pressionar o lugar durante algum tempo a fim de impedir o escape da energia de calor. Esse processo pode ser repetido durante cerca de 5 minutos em cada ponto.
- Método da "bicada de ave" (▶ Fig. 7.45a,b): durante cerca de 5 a 15 minutos, mover um cigarro aceso para cima e para baixo sobre o ponto, como um pica-pau, sem contato direto com a pele.
- Moxabustão circular com um cigarro de moxa (▶ Fig. 7.45b): aquecer grandes regiões, como as costas ou o abdome, com movimentos circulares a uma distância de cerca de 2 a 4 cm entre o cigarro e a pele por aproximadamente 10 minutos.

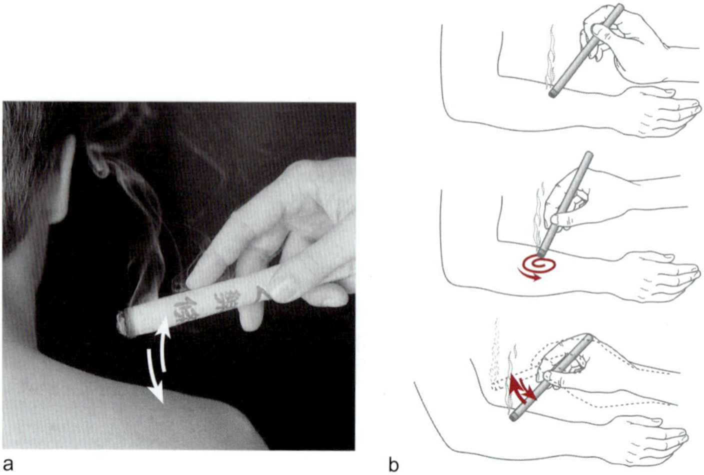

a b

Figura 7.45 Cigarro de moxa na região do ombro **(a)**, variantes no emprego de cigarros de moxa **(b)**, por exemplo, moxabustão pontual, "método da bicada de ave", moxabustão circular.

Agulha aquecida ou com moxa

"Moldar" a moxa no cabo de uma agulha previamente colocada no ponto de acupuntura (▶ Fig. 7.46a) ou prender cubos de moxa preparados industrialmente para esse fim (▶ Fig. 7.46b). Em seguida a moxa é acesa por baixo. Com esse procedimento, tanto o calor irradiado da erva que queima como também o que é conduzido através da agulha de metal distribuem-se no ponto de acupuntura. Para proteger o paciente contra cinzas que caiam, por exemplo, de calor irradiado forte demais, sugere-se colocar em torno da agulha um pedaço de papel ou uma lâmina de alumínio (▶ Fig. 7.46a). **Pontos adequados:** por exemplo, pontos *shu* e *mu* das costas (▶ 4.1.4, 4.1.5) dos órgãos internos *zang/fu*, pontos de tonificação dos órgãos (▶ 4.1.6), bem como pontos tonificantes gerais do *qi*, como **E-36, VC-6** etc.

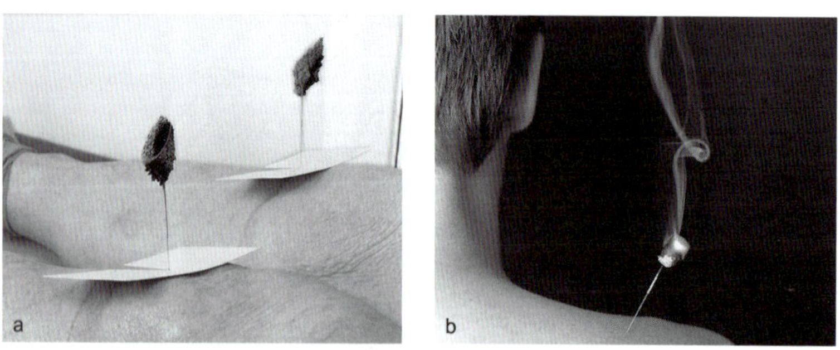

a b

Figura 7.46 Agulha de calor ou de moxa. **a)** Erva de moxa na agulha e base para proteção do paciente das cinzas que caiam (de Chirali, 2002); **b)** Cubo de moxa sobre uma agulha.

Caixa de moxa

▶ Fig. 7.47

Queima de moxa em uma caixinha de metal ou madeira que possui um fundo com orifícios, como uma peneira, na qual a moxa fica depositada. Mover a caixa de um lado para o outro com cuidado a uma distância de cerca de 5 cm acima da pele, sobretudo na região abdominal ou lombar de grande superfície.

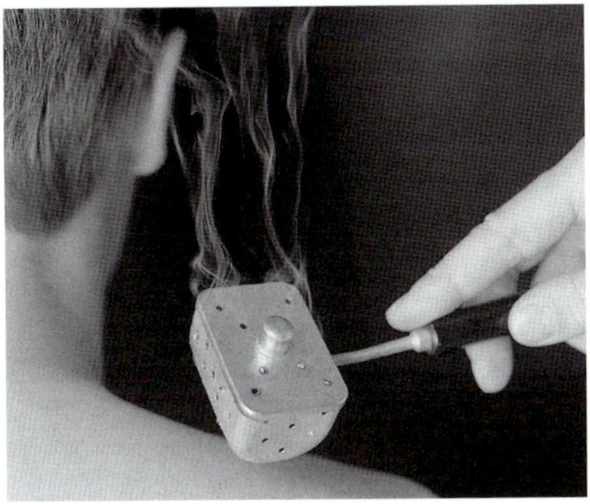

Figura 7.47 Caixa de moxa.

Cone ou apoio de metal para moxa

▶ Fig. 7.48

Encontram-se à venda apoios de metal ou cones de moxa sobre uma base fixa, geralmente autoadesiva, que são colados em um determinado ponto e depois queimados. Durante a queima, o calor infiltra-se no ponto através de um pequeno orifício na base. **Cuidado:** há diferentes qualidades de apoios. Alguns não produzem calor suficiente; em contrapartida, outros queimam, no caso de armazenagem e secagem mais longas, de maneira tão mais intensa e rápida que podem ser provocadas bolhas de queimadura no paciente.

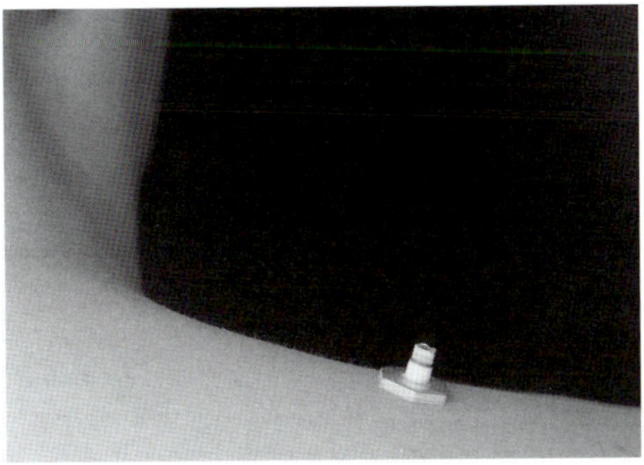

Figura 7.48 Cone ou apoio de metal para moxa.

7

Moxabustão com "camada intermediária" (p. ex., isolamento de gengibre, sal ou alho)
▶ Fig. 7.49

A mais conhecida é a moxabustão no umbigo (▶ Fig. 7.49). **Execução:** com o paciente em decúbito dorsal, preencher o umbigo com sal e colocar por cima uma fatia de gengibre fresco. Então, em cima da fatia, colocar um cone de moxa virado do tamanho de um polegar ou um pedaço de cigarro de moxa. O cigarro de moxa pode ser perfurado por baixo, a fim de garantir uma melhor saída da fumaça. Em seguida, queimar a moxa. A ardência causa um calor muito agradável em toda a região do abdome, uma tonificação em todo o corpo e aquece inclusive extremidades frias. **Indicação:** por exemplo, para o tratamento das síndromes de insuficiência do *yang* com sensações de frio, esgotamento, estados de prolapso ou dores na barriga com sintomas de frio e forte diarreia.

Exemplos para camadas intermediárias:

- **Com gengibre** (▶ Fig. 7.49): tonifica e aquece.
- **Com alho:** representa um estímulo intenso por meio da liberação etérea de óleo, que pode ser empregada terapeuticamente em caso de estados espasmódicos, tonsilite crônica, dores nas costas, inchaços em glândulas linfáticas ou também inchaços, por exemplo, após picadas de inseto.
- **Com sal** (▶ Fig. 7.49): com muita frequência, sobre o umbigo (**VC-8**) para o fortalecimento geral do *qi* e da energia *yang* ou no caso de diarreia ou dores abdominais.
- **Com tofu:** para a terapia sobretudo de inchaços e edemas, por exemplo, no caso de sinusite (então, aplicar moxa ao lado da asa do nariz e abaixo dele).

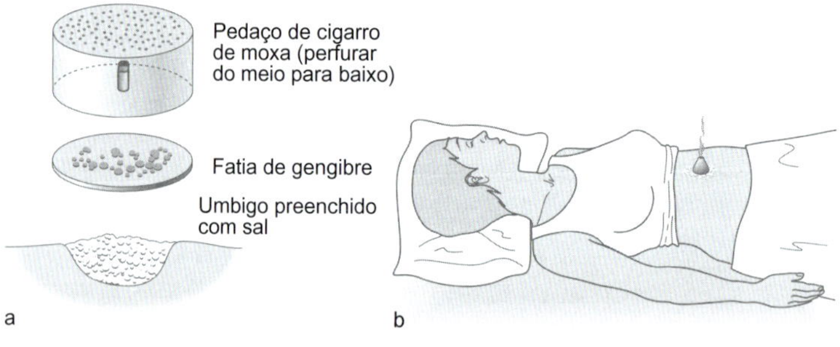

Figura 7.49 Moxabustão com "camada intermediária", por exemplo, moxa do umbigo (**a** e **b**).

7.6.3 Ventosaterapia

Indicações gerais

Efeito

- A irritação no ponto de acupuntura desencadeada por meio da ventosaterapia influencia a função dos correspondentes órgãos *zang/fu* internos.
- Produz, nas síndromes de repleção, uma condução local para fora e alívio.
- Conduz fatores patogênicos para fora (p. ex., vento no caso de infecções febris agudas).

Efeitos secundários

- Na ventosaterapia seca (não sangrenta) eventualmente ocorrem hematomas no tecido (reabsorção com o passar dos dias).
- Na ventosaterapia sangrenta surgem feridas superficiais.
- A ventosaterapia na região superior das costas pode causar um leve efeito de aumento de pressão sanguínea; em contrapartida, a ventosa colocada abaixo da L4 pode abaixar a pressão sanguínea.
- **Cuidado:** no caso de pacientes com pele sensível, há o risco de aparecerem bolhas de tensão.

Indicações

- Doenças do aparelho locomotor com miogeloses doloridas e dorso muscular enrijecido.
- No caso de neuralgias, como a neuralgia intercostal, uso de ventosa paravertebral na região do segmento afetado.
- Para doenças das vias respiratórias, como resfriado agudo, bronquite aguda e crônica etc.
- No caso de parestesias locais, aplicar ventosaterapia na região afetada.
- Para doenças dos órgãos internos, por exemplo, distúrbios gastrintestinais, dismenorreia etc.

Contraindicações

- Distúrbios de coagulação do sangue, sobre lesões abertas na pele, regiões da pele com condição pós-radiação ou edemas de congestão, não diretamente sobre os ossos, processos espinhosos, pequenas articulações, durante a gravidez sobretudo nas regiões abaixo do umbigo, em caso de febre alta, tendência à cãibra, bem como na epilepsia conhecida.
- Não fazer ventosaterapia sangrenta em caso de insuficiência energética e esgotamento.

Técnica

- **Posicionamento e preparação:** o posicionamento adequado do paciente é sentado ou em decúbito. Explicar bem ao paciente a técnica de ventosaterapia. Ter à disposição diferentes tipos de ventosas, pinças, chumaços de algodão, isqueiro e bandeja à prova de fogo.
- **Preparação** (▶ Fig. 7.50a, ▶ Fig. 7.50b): inicialmente provocar um vácuo dentro da ventosa; para isso, queimar, por exemplo, uma mecha ou chumaço de algodão embebido em álcool ou, então, usar a chama aumentada de um isqueiro a gás. Com isso, aquecer a ventosa em pouco tempo (▶ Fig. 7.50a, ▶ Fig. 7.50b), ou seja, segurar o chumaço de algodão aceso ou o isqueiro brevemente no interior do recipiente.
- **Colocação da ventosa** (▶ Fig. 7.50c): quando a ventosa estiver aquecida, pressioná-la, com um movimento rápido, sobre a região da pele a ser tratada. O ar que resfria produz um forte vácuo e suga a pele sob a ventosa, firmando-a. Dessa maneira, a pele muda de cor de maneira correspondente ao grau de sucção (ver a seguir), tornando-se vermelha e, em alguns casos, com forte sucção e dependendo da duração do tratamento, violeta.
- **Retirada da ventosa** (▶ Fig. 7.50d): para retirar novamente a ventosa, desfazer o vácuo outra vez. Para isso, firmar o recipiente com uma mão e, com a outra mão, pressionar para baixo a pele na borda da ventosa, para que o ar externo possa entrar e anular o vácuo.

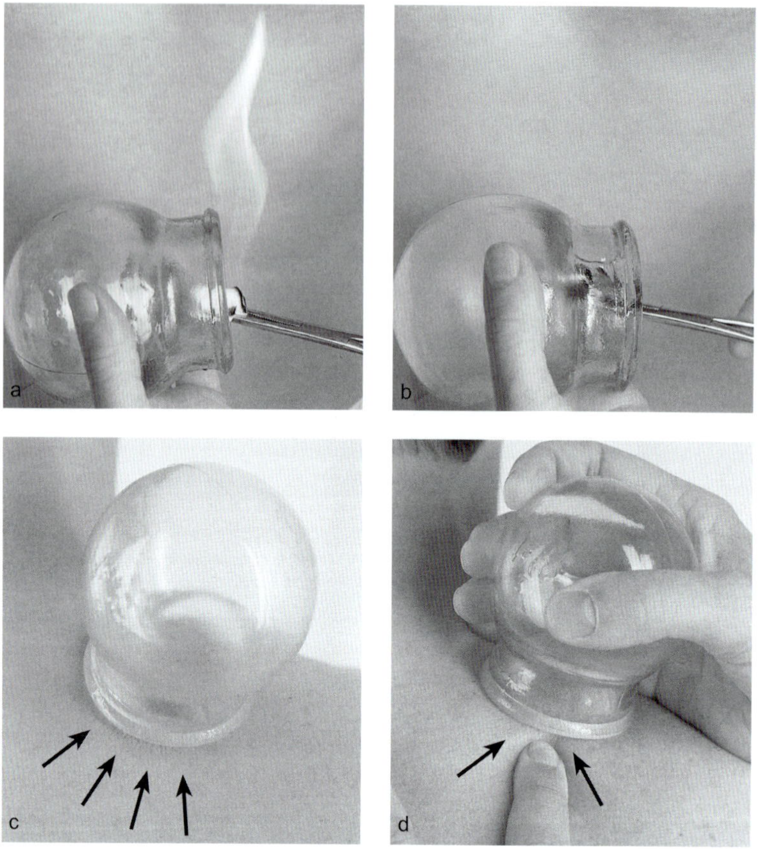

Figura 7.50 Técnica de ventosaterapia. **a)** Colocar fogo em um chumaço de algodão embebido em álcool; **b)** Gerar brevemente um vácuo dentro da ventosa; **c)** Pressionar rapidamente a ventosa aquecida sobre a pele da zona a ser tratada; a pele é sugada para dentro por meio do vácuo; **d)** Retirar a ventosa: a mão de apoio segura a ventosa; pressionar a pele junto à borda da ventosa para baixo com a outra mão para anular o vácuo.

Grau de sucção

▸ Fig. 7.51

Diferenciação dos diversos graus na ventosaterapia sobre o tecido trabalhado:

- **A ventosaterapia fraca** (**leve**) atua de modo mais tonificante, fortalece o fluxo do *qi* nos canais de energia, bem como o *qi* e o sangue.
- **A ventosaterapia moderada** atua de modo mais tonificante e é a variante empregada com mais frequência em pacientes que se encontram em um bom estado energético e também pode ser empregada em crianças a partir dos 7 anos. Indicação para o tratamento de estados de calor ou síndromes frias *bi*, de estados de estresse e tensão, para o fortalecimento do *qi* e do sangue ou também no caso de doenças infantis.

- **A ventosaterapia forte** tem um efeito dispersante e é, ao lado da massagem realizada com a própria ventosa (técnicas não sangrentas), a técnica mais fortemente dispersante. Empregar apenas em pacientes com constituição forte e em bom estado energético. Indicação, por exemplo, no caso de dores fortes, a fim de ativar o fluxo do *qi* e do sangue e eliminar estagnações ou fatores patogênicos.

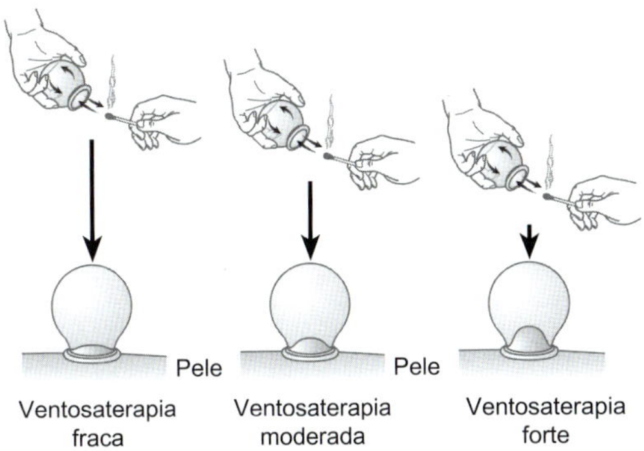

Figura 7.51 Técnica de ventosaterapia, grau da sucção: subdivisão em ventosaterapia fraca, moderada e forte.

Ventosaterapia seca (não sangrenta)

Efeito

No caso de curto tempo de realização da ventosaterapia, é atingido um efeito mais aquecedor, e em um tempo de realização mais longo que cinco minutos, um efeito mais dispersante. Uma sessão de ventosaterapia seca de curto tempo e com sucção fraca (▶ Fig. 7.51) é inclusive possível em caso de pacientes com constituição fraca.

Indicações

Para o tratamento de dores no aparelho locomotor, pode-se realizar ventosaterapia seca sobre o ponto principal de dor, ou então nos pontos *ashi* ou sobre miogeloses de insuficiência. **Cuidado:** em pacientes com pele sensível, a ventosa pode fazer aparecerem bolhas de tensão, e também em pacientes que estejam sob terapia com cortisona.

Massagem com ventosa ou ventosa móvel

▶ Fig. 7.52

A massagem com ventosa atua, dependendo da força da execução, de modo mais dispersante ou tonificante (ver também Graus de sucção, ▶ Fig. 7.51). Puxar a ventosa sobre uma parte da pele previamente lubrificada, por exemplo, a musculatura paravertebral, sobre o trajeto do canal de energia da Bexiga. Nisso, empurrar o vidro de maneira segura e puxar de forma regular, a fim de impedir que, durante a massagem, o ar exterior penetre no copo e ocorra uma perda de vácuo. Com a massagem, uma extensa área é estimulada por reflexos cutiviscerais até o avermelhamento da pele e a formação de uma sensação de calor. Aplicação especialmente em casos de dores no aparelho locomotor e de miogeloses frias, de irrigação sanguínea reduzida. A massagem também pode ser executada, com cuidado, porém, em pacientes astênicos com insuficiência do *qi*. Ela causa uma estimulação da irrigação sanguínea e liberação de linfa.

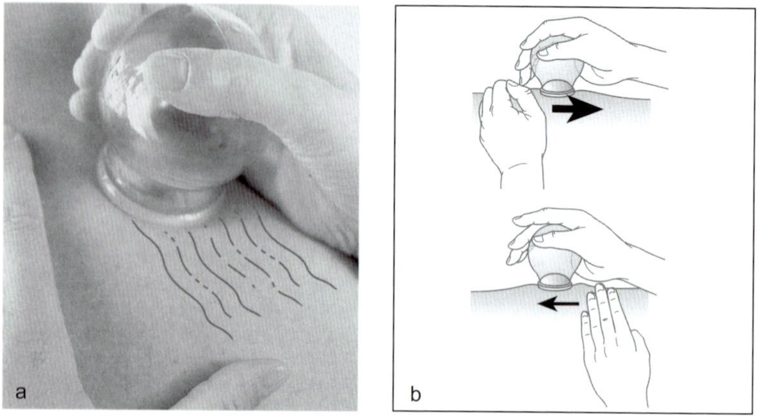

Figura 7.52 Massagem com ventosa: a ventosa é puxada sobre a área da pele pré-lubrificada.

Ventosaterapia sangrenta

▶ Fig. 7.53, 7.54

A ventosaterapia sangrenta é executada para o tratamento de síndromes de repleção, sobretudo em estados de calor, estagnação do *qi*, estase sanguínea, bem como sobre miogeloses de repleção.

Execução

Antes da sessão de ventosaterapia, puncionar ou escarificar uma parte da pele, por exemplo, com a agulha triangular (▶ 7.6.1, ▶ Fig. 7.54b) ou com o martelo de sete pontas (▶ 7.6.1, ▶ Fig. 7.53a, 7.54a). Em seguida, colocar a ventosa. Por meio da sucção é retirado sangue de uma parte do corpo (▶ Fig. 7.53c, 7.54c). **Cuidado:** empregar, na ventosaterapia sangrenta, ventosas de vidro desinfetadas e esterilizadas segundo as normas.

Duração e retirada

Deixar as ventosas pelo tempo necessário para que seja extraída a quantidade de sangue desejada, porém não mais que 10 minutos. Para a retirada da ventosa, ter à disposição material absorvente suficiente e luvas descartáveis (▶ Fig. 7.53d). Em seguida, cobrir a região da ferida com gaze esterilizada ou outro curativo.

Efeito

A ventosaterapia sangrenta tem um forte efeito dispersante (sobretudo de calor), dependendo do tempo de realização da sessão, bem como da quantidade de sangue retirada.

Representação esquemática do método na ▶ Fig. 7.54.

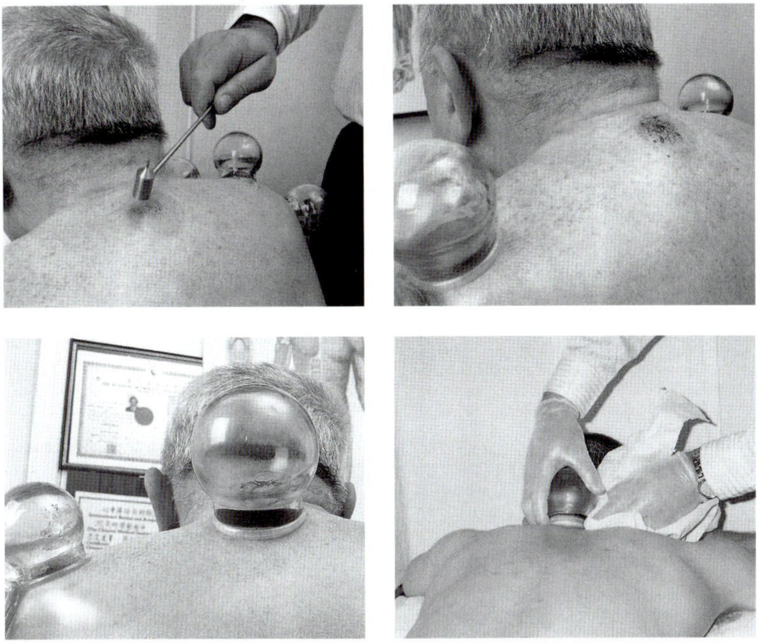

Figura 7.53 Ventosaterapia sangrenta (de Chirali, 2002).

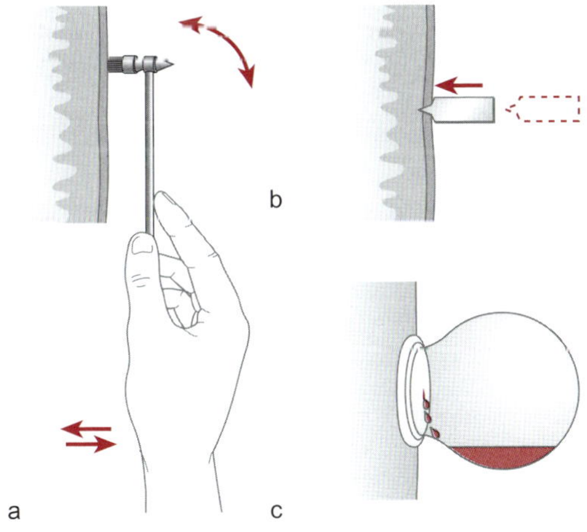

Figura 7.54 Apresentação esquemática da ventosaterapia sangrenta.

Ventosa sobre agulha

Inserir a agulha no ponto e desencadear uma sensação de *deqi*. Em seguida, colocar uma ventosa sobre a agulha. Esse método apresenta bons resultados, por exemplo, para o tratamento de hérnia de disco, da síndrome de ombro-mão ou das doenças dermatológicas. Variante: aplicar moxa na agulha. Após a queima e a retirada da erva de moxa, colocar uma ventosa sobre a agulha aquecida.

Efeito: aquece e tonifica.

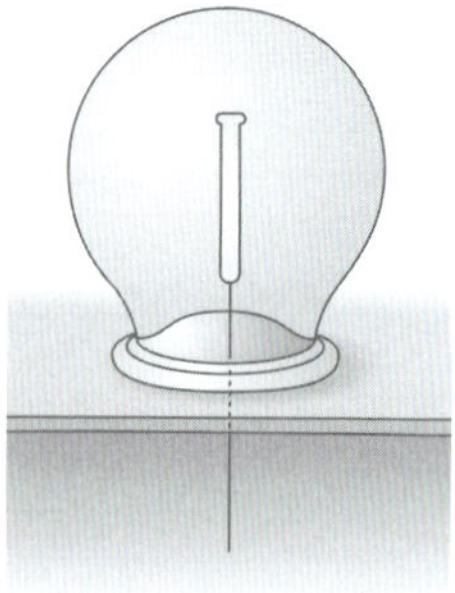

Figura 7.55 Ventosa sobre agulha (de Yuan, 2004).

7.6.4 Indicações para microvenipunção com ventosaterapia e moxabustão

Tabela 7.8 Indicações para microvenipunção com ventosaterapia e moxabustão

Indicação*	Pontos e técnica**
Febre	Fazer sangrar rapidamente **VG-14** (*dazhui*) e **Ex-UE-11** (*shixuan*) nas pontas dos dedos, fazer sangrar lentamente **P-5** (*chize*) e **B-40** (*weizhong*)
Insolação	Fazer sangrar rapidamente **VG-26** (*shuigou*), fazer sangrar lentamente **Ex-UE-11** (*shixuan*) nas pontas dos dedos e **B-40** (*weizhong*)
Sede	Fazer sangrar lentamente **R-5** (*shuiquan*)
Tontura por excesso (no caso de vento no fígado)	Fazer sangrar rapidamente **Ex-HN-1** (*sishencong*) e **B-2** (*cuanzhu*), fazer sangrar cerca de 1 a 2 mL
Acidente vascular cerebral	
Dor de cabeça hipertônica e tontura	Para prevenção, fazer sangrar rapidamente **Ex-UE-11** (*shixuan*) nas pontas dos dedos
Durante um ataque	Fazer sangrar rapidamente os doze pontos Poço *jing*, **VG-20** (*baihui*) e, se a pressão sanguínea não for alta demais, também **VG-26** (*shuigou*)
Estados de fraqueza e de vazio (insuficiência)	Adicionalmente moxa em **VC-8** (*shenque*) e **VC-4** (*guanyuan*)
Danos pós-apopléticos	
Afasia	Fazer sangrar rapidamente as duas veias sublinguais, **CS-9** (*zhongchong*) e **TA-1** (*guanchong*)
Paralisia facial	Fazer sangrar rapidamente **E-4** (*dicang*) e **E-6** (*jiache*)
Hemiplegia	Ventosaterapia sangrenta no lado afetado em **VB-39** (*xuanzhong*)

(continua)

Tabela 7.8 Indicações para microvenipunção com ventosaterapia e moxabustão *(continuação)*	
Indicação*	**Pontos e técnica****
Choque	Fazer sangrar rapidamente **VG-26** (*shuigou*) ou realizar forte estimulação do ponto com agulha de acupuntura normal
Parestesias das extremidades (no choque)	Fazer sangrar rapidamente **Ex-UE-11** (*shixuan*) nas pontas dos dedos ou os doze pontos Poço *jing* ou realizar moxabustão em **VC-12** (*zhongwan*) e **VC-6** (*qihai*)
Paralisias faciais	Fazer sangrar as veias situadas em torno de **E-4** (*dicang*), na metade afetada do rosto; fazer sangrar rapidamente **Ex-HN-5** (*taiyang*) e **E-7** (*xiaguan*)
Em caso de paralisia existente há muito tempo (face)	Moxa em **E-4** (*dicang*) e **IG-4** (*hegu*)
Tinha do pé	Fazer sangrar rapidamente **Ex-LE-9** (*waihuaijian*), tanto em caso de tinha causada por umidade como também por secura
Lumbago	Fazer sangrar lentamente **B-40** (*weizhong*); em caso de vazio (insuficiência) e frio úmido, realizar moxabustão em **B-23** (*shenshu*); para o tratamento de dor muscular, fazer sangrar lentamente **VG-28** (*yinjiao*)
Dores na garganta	Fazer sangrar rapidamente e punção normal em **P-11** (*shaoshang*)
Dores na cabeça	
Pontos principais	Punção em **VG-20** (*baihui*), **VB-20** (*fengchi*), **Ex-HN-5** (*taiyang*)
Por traumas	Moxabustão adicional em **VC-6** (*qihai*), **VG-20** (*baihui*) e **VG-21** (*qianding*)
Adicionalmente segundo zonas da cabeça	
Ápice do crânio	Fazer sangrar rapidamente **Ex-HN-1** (*sichencong*)
Occipício	Fazer sangrar rapidamente **B-67** (*zhiyin*)
Testa	Fazer sangrar rapidamente **B-2** (*cuanzhu*), **Ex-HN-4** (*yuyao*) e **VG-23** (*shangxing*)
Dor na região lateral da cabeça	Fazer sangrar lentamente **Ex-HN-5** (*taiyang*)
Artralgia (síndrome *bi*)	
Nas doenças febris	Fazer sangrar lentamente **B-40** (*weizhong*) e **CS-3** (*quze*)
Em dor forte	Fazer sangrar os pontos sensíveis à dor e pontos *ashi* (p. ex., também de forma extensiva com o martelo de sete pontas); em seguida, aumentar o sangramento por meio de ventosaterapia (sangrenta); adicionalmente **VB-39** (*xuanzhong*) e moxabustão
Gastrenterite aguda (diarreia com vômito)	Fazer sangrar rapidamente os doze pontos Poço *jing* e fazer sangrar lentamente **CS-3** (*quze*) e **B-40** (*weizhong*)
Tosse	
Na invasão de fatores patogênicos externos	Fazer sangrar rapidamente **P-10** (*yuji*) e **P-5** (*chize*)
Nas causas internas	Fazer sangrar lentamente **P-5** (*chize*)

(continua)

Tabela 7.8 Indicações para microvenipunção com ventosaterapia e moxabustão *(continuação)*	
Indicação*	**Pontos e técnica****
Asma	
Na asma por repleção	Punção rápida, porém de pouca profundidade, em **VC-17** (*danzhong*); **B-13** (*feishu*) com ventosaterapia sangrenta
Na asma por vazio (insuficiência)	Moxabustão em **VC-6** (*qihai*). **Cuidado:** a moxabustão pode provocar um acesso em alguns pacientes asmáticos
Escarlatina	Fazer sangrar lentamente **CS-3** (*quze*) e **B-40** (*weizhong*). Fazer sangrar rapidamente os doze pontos Poço *jing*
Anúria (*long bi*)	Fazer sangrar lentamente **F-8** (*ququan*) e fazer sangrar rapidamente **BP-6** (*sanyinjiao*)
Mania e psicose causadas por calor	Fazer sangrar rapidamente **VG-26** (*shuigou*), **CS-7** (*daling*), **P-11** (*shaoshang*) e **R-1** (*yongquan*). Em torno de **VG-1** (*changqiang*), fazer sangrar uma grande área (p. ex., com o martelo de sete pontas) e realizar moxabustão em **VC-12** (*zhongwan*)

*Lista modificada de acordo com Neeb com a gentil permissão do autor em *Focks* (2018).
Técnica da **punção rápida sangrenta: punção rápida e sangrenta (microvenipunção) com agulha triangular ou lanceta; técnica da **punção lenta sangrenta**: punção lenta e sangrenta (microvenipunção) com uma agulha triangular mais fina, um pequeno bisturi para coleta de sangue ou uma agulha mais grossa, normal (provoca um sangramento exíguo).

Anexo

Bibliografia

Auteroche, B. et al.: Übungen zur Akupunktur und Moxibustion. Hippokrates Verlag, Stuttgart 1993.

Bing Wang (Original note): Yellow Empero's Canon of Internal Medicine (Su Wen und Ling Shu). Übersetzt von Nelson Liangsheng Wu und Adrew Li Wu. China Science & Technology Press 1997.

Birch, S., Junko, I.: Japanische Akupunktur – Praktisches Handbuch. ML-Verlag, Uelzen 2001.

Chen, J.: Anatomical Atlas of Chinese Acupuncture Points. Shandong Science and Technology Press China, Beijing 1999.

Chinese Acupuncture and Moxibustion. Foreign Languages Press, Beijing 1987.

Chirali, I.Z.: Schröpftherapie in der Chinesischen Medizin. Urban & Fischer Verlag, München 2002.

Deadman, P., Al-Khafaji, M., Baker, K.: A Manual of Acupuncture. Journal of Chinese Medicine Publications, East Sussex 1998, Deutsch: Großes Handbuch der Akupunktur. Verlag für Ganzheitliche Medizin, Kötzting 2000.

Denmai, Shudo: Finding Effective Acupuncture Points. Eastland Press, Seattle 2003.

Ellis, A., Wiseman, N.: Fundamentals of Chinese Acupuncture. Paradigm Publications, Brookline MA 1991.

Ellis, A., Wiseman, N.: Grasping the Wind. Paradigm Publications, Brookline MA 1989.

Focks, C.: Atlas Akupunktur. Urban & Fischer Verlag, 2. Auflage München 2006.

Focks, C., (Hrsg.): Leitfaden Chinesische Medizin. Urban & Fischer Verlag, 6. Auflage München 2010.

Hecker, U., Steveling, A., Peuker, E., Kastner, J.: Lehrbuch und Repetitorium Akupunktur. Hippokrates Verlag, Stuttgart 2001.

Helms, J.M.: Acupuncture Energetics. Medical Acupuncture Publishers, Berkeley, California, U.S.A. 1997.

Hempen, C.-H.: dtv-Atlas zur Akupunktur. DTV, München 1995.

Hicks, A., Hick, J., Mole, P.: Five Element Constitutional Acupuncture, Elsevier, Churchill Livingstone, Edinburgh, London 2004.

Jarret, L.S.: The Clinical Practice of Chinese Medicine. Spirit Path Press, Stockbridge 2003.

Johns, R.: Die Kunst der Akupunkturtechnik. Verlag für Ganzheitliche Medizin, Kötzting 1999.

Kirschbaum, B.: Die 8 außerordentlichen Gefäße in der traditionellen chinesischen Medizin. ML-Verlag, Uelzen 1995.

Kitzinger, E.: Der Akupunktur-Punkt – Topographie und Chinesische Stichtechnik. Verlag Wilhelm Maudrich, Wien 1995.

König, G., Wancura, I.: Praxis und Theorie der Neuen Chinesischen Akupunktur. Bd.1 & 2, Verlag Wilhelm Maudrich, Wien 1979 und 1983.

Larre, C., Rochat de la Vallee, E.: The Eight Extraordinary Meridians. Monkey Press, Cambridge 1997.

Larre, C., Schatz, J., Rochat de la Vallee, E.: Survey of Traditional Chinese Medicine. L'Institut Ricci 1986 (Englische Version).

Li Ding: Acupuncture, Meridian Theory and Acupuncture Points. Foreign Languages Press, Bejing 1991.

Maciocia, G.: Die Praxis der Chinesischen Medizin. Deutsch: Verlag für Ganzheitliche Medizin, Kötzting 1997.

Maciocia, G.: The Channels of Acupuncture. Churchill Livingstone, Elsevier 2006.

Matsumoto, K., Birch, S.: Extraordinary vessels. Paradigm Publications, Brookline 1986.

Nielsen, A.: Gua Sha: A Traditional Technique for Modern Practice. Churchill Livingstone, Edinburgh 1995.

Ni Yitian: Navigating the Channels of Traditional Chinese Medicine. Oriental Medicine Center, San Diego 1996.

O'Connor, J., Bensky, D.: Acupuncture, a Comprehensive Text. Shanghai College of Traditional Medicine, Eastland Press, Seattle 1981.

Ogal, H., Stör, W. (Hrsg.): Seirin-Bildatlas der Akupunktur. KVM-Verlag, Marburg 1999.

Pabst, R., Putz, R.: Sobotta-Atlas einbändig. Elsevier Verlag, München 2004.

Peuker, E.T., Filler J. F., Hecker, H.U., Steveling, A.: AnatomieAtlas Akupunktur. Hippokrates Verlag, Stuttgart 2005.

Pirog, J.E.: The Practical Application of Meridian Style Acupuncture. Pacific View Press, Berkeley, California 1996.

Ramakers, F.: Physiologie und Pathologie der 72 Leitbahnen und Akupunkturtechniken (Kursunterlagen und -mitschriften 2003).

Ross, J.: Akupunktur-Punktkombinationen. ML-Verlag, Uelzen, 1998.

Schnorrenberger, C.C.: Spezielle Techniken der Akupunktur und Moxibustion. Hippokrates Verlag, Stuttgart 1984.

Shima, M., Chase, C.: The Channel Divergences, Deeper Pathways of the Web. Paradigm Publications, Brookline 2001.

Solinas, H., Mainville, L., Auteroche, B.: Atlas of Chinese Acupuncture, Meridians and Collaterals. Publishing Canada Inc. 1998 (englische version).

State Standard of the People's Republic of China: The Location of Acupoints. Foreign Languages Press, Beijing 1990.

Unschuld, Paul U.: Huang Di nei jing su wen. Universitiy of California Press, Berkeley, Los Angeles, London 2003.

Van Nghi, N.: Hoang Ti Nei King So Quenn. Bd. 1& 2. ML-Verlag, Uelzen, 2. Aufl. 1996 und 1997.

Van Nghi, N.: Traditionelle chinesische Medizin – Pathogenese und Pathologie der Energetik in der Chinesischen Medizin. Bd. 1 & 2, ML-Verlag, Uelzen 1989 und 1991.

Vangermeersch, L., Sun Pei-Lin: Bi-Syndromes or Rheumatic Disorders Treated by Traditional Chinese Medicine. SATAS, Brüssel 1994.

Video-Reihe „China Zhenjiuology“: Nadeltechniken: Nr. 6, 7, 20, 21, 26.

Wang, J.-Y., Robertson, J.D.: Applied Channel Theory in Chinese Medicine. Eastland Press, Seattle 2008.

Wiseman, N., Ellis, A.: Fundamentals of Chinese Medicine. Paradigm Publications, Brookline MA 1994.

Wu Jing-Nuan (Transl.): Ling Shu or the Spiritual Pivot. Asian Spiritualitiy, Taoist Studies Series, 2. Aufl. 2004.

Yan Zhengguo: Anatomical Atlas of Acupuncture Points – A Photo Location Guide. Donica Publishing, 2003.

Yin Ganglin, Lin Zhenghua: Advanced Modern Chinese Acupuncture Therapy. New World Press, Bejing 2000.

Yuan, H.: Traditionelle Chinesische Akupunktur. Ullstein Mosby, Wiesbaden 1999.

Zhong Meiquan: The Chinese Plum-Blossom Needle Therapy. The People's Medical Publishing House, Beijing 1986.

Índice remissivo

Pontos de acupuntura (denominação numérica)

Pontos de acupuntura (nomenclatura *pinyin*)

Vista geral dos pontos

Meridiano / Tempo máximo	Pontos	Ponto Poço *jing*	Ponto Fonte *ying*	Ponto Corrente *shu*	Ponto Rio *jing*	Ponto Mar *he*
Yin		Madeira	Fogo	Terra	Metal	Água
Yin da mão	Pulmão 3-5 h	P-11 *Shaoshang*	P-10 *Yuji*	P-9 *Taiyuan*	P-8 *Jingqu*	P-5 *Chize*
	Circulação-Sexualidade 19-21 h	CS-9 *Zhongchong*	CS-8 *Laogong*	CS-7 *Daling*	CS-5 *Jianshi*	CS-3 *Quze*
	Coração 11-13 h	C-9 *Shaochong*	C-8 *Shaofu*	C-7 *Shenmen*	C-4 *Lingdao*	C-3 *Shaohai*
Yin do pé	Baço-Pâncreas 9-11 h	BP-1 *Yinbai*	BP-2 *Dadu*	BP-3 *Taibai*	BP-5 *Shangqiu shang*	BP-9 *Yinlingqu*
	Fígado 1-3 h	F-1 *Dadun*	F-2 *Xingjian*	F-3 *Taichong*	F-4 *Zhongfeng*	F-8 *Ququan*
	Rim 17-19 h	R-1 *Yongquan*	R-2 *Rangu*	R-3 *Taixi*	R-7 *Fuliu*	R-10 *Yingu*
Yang		Metal	Água	Madeira	Fogo	Terra
Yang da mão	Intestino Grosso 5-7 h	IG-1 *Shangyang*	IG-2 *Erjian*	IG-3 *Sanjian*	IG-5 *Yangxi*	IG-11 *Quchi*
	Triplo Aquecedor 21-23 h	TA-1 *Guanchong*	TA-2 *Yemen*	TA-3 *Zhongzhu*	TA-6 *Zhigou*	TA-10 *Tianjing*
	Intestino Delgado 13-15 h	ID-1 *Shaoze*	ID-2 *Qiangu*	ID-3 *Houxi*	ID-5 *Yanggu*	ID-8 *Xiaohai*
Yang do pé	Estômago 7-9 h	E-45 *Lidui*	E-44 *Neiting*	E-43 *Xiangu*	E-41 *Jiexi*	E-36 *Zusanli*
	Vesícula Biliar 23-1 h	VB-44 *Zuqiaoyin*	VB-43 *Xiaxi*	VB-41 *Zulinqi*	VB-38 *Yangfu*	VB-34 *Yanglingqu*
	Bexiga 15-17 h	B-67 *Zhiyin*	B-66 *Zutonggu*	B-65 *Shugu*	B-60 *Kunlun*	B-40 *Weizhong*

Tecido	Órgãos (*zang*)	Vísceras (*fu*)	*Qi*
Pontos influentes *hui*	F-13 *Zhangmen*	VC-12 *Zhongwan*	VC-17 *Danzhong*
Vasos extraordinários	*ChongMai*	*YinWeiMai*	Vaso Governa
Ponto de abertura/Ponto de acoplamento	BP-4/CS-6 *Gongsun/Neiguan*	CS-6/BP-4 *Neiguan/Gongsun*	ID-3/B-62 *Houxi/Shenm*

Vísceras (*fu*)	Intestino Grosso	Triplo Aquecedor
Pontos Mar Inferior *xiahe*	E-37 *Shangjuxu*	B-39 *Weiyang*